U0396166

刺血疗法是祖国医学宝库中的一颗明珠，具有立起沉疴、顿消痼疾的作用。

第三版

博古通今探理论　临证百病拓技法
总汇历代医案著成中国刺血疗法集大成之作

○王峥　马雯　编著

中国刺血疗法大全

ZHONGGUO
CIXUE LIAOFA
DAQUAN

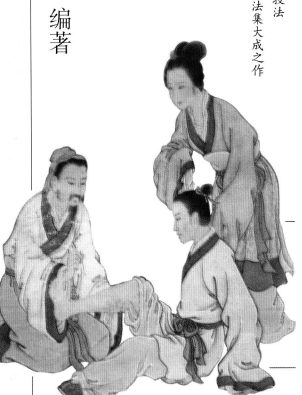

ARCTIME
时代出版
时代出版传媒股份有限公司
安徽科学技术出版社

图书在版编目(CIP)数据

中国刺血疗法大全 / 王峥,马雯编著. -- 3 版--合肥:安徽科学技术出版社,2017.6(2024.6 重印)
ISBN 978-7-5337-7164-5

Ⅰ.①中… Ⅱ.①王…②马… Ⅲ.①放血疗法(中医) Ⅳ.①R245.31

中国版本图书馆 CIP 数据核字(2017)第 083727 号

中国刺血疗法大全　　　　　　　　　　　　　　王峥　马雯　编著

出版人:王筱文　　　　选题策划:杨 洋　　　　责任编辑:杨 洋
责任校对:王一帆　　　　责任印制:梁东兵　　　　封面设计:王国亮
出版发行:安徽科学技术出版社　　　　http://www.ahstp.net
（合肥市政务文化新区翡翠路 1118 号出版传媒广场,邮编:230071）
电话:(0551)63533330
印　　制:安徽新华印刷股份有限公司　　　电话:(0551)65859178
（如发现印装质量问题,影响阅读,请与印刷厂商联系调换）

开本:787×1092　1/16　　印张:33.5　　插页:6　　字数:855 千
版次:2017 年 6 月第 3 版　　2024 年 6 月第 13 次印刷　　累计第 32 次印刷

ISBN 978-7-5337-7164-5　　　　　　　　　　　　　定价:98.00 元

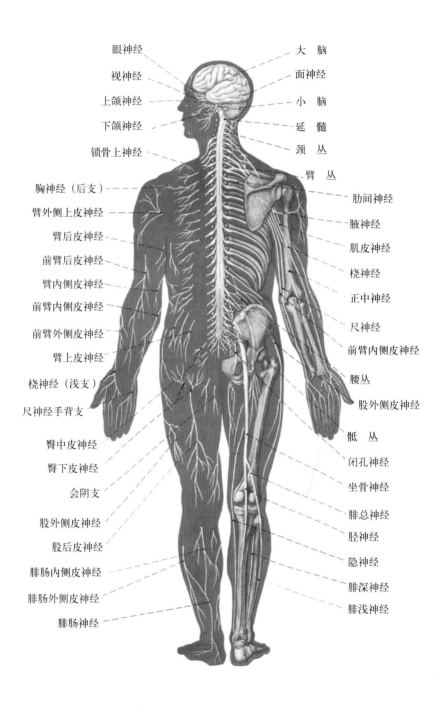

眼神经　　　　　　　　　　大　脑
视神经　　　　　　　　　　面神经
上颌神经　　　　　　　　　小　脑
下颌神经　　　　　　　　　延　髓
锁骨上神经　　　　　　　　颈　丛
　　　　　　　　　　　　　臂　丛
胸神经（后支）　　　　　　肋间神经
臂外侧上皮神经　　　　　　腋神经
臂后皮神经　　　　　　　　肌皮神经
前臂后皮神经　　　　　　　桡神经
臂内侧皮神经　　　　　　　正中神经
前臂内侧皮神经　　　　　　尺神经
前臂外侧皮神经　　　　　　前臂内侧皮神经
臂上皮神经　　　　　　　　腰　丛
桡神经（浅支）　　　　　　股外侧皮神经
尺神经手背支　　　　　　　骶　丛
臀中皮神经　　　　　　　　闭孔神经
臀下皮神经　　　　　　　　坐骨神经
会阴支　　　　　　　　　　腓总神经
股外侧皮神经　　　　　　　胫神经
股后皮神经　　　　　　　　隐神经
腓肠内侧皮神经　　　　　　腓深神经
腓肠外侧皮神经　　　　　　腓浅神经
腓肠神经

解剖图谱 1

神经系统模式图（解剖图谱 1～5 仿郭光文《人体解剖彩色图谱》）

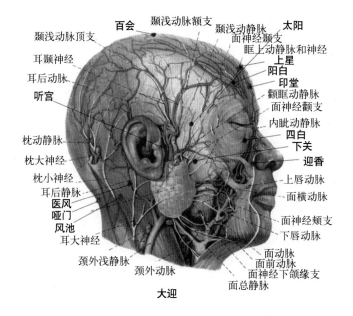

颞浅动脉额支　颞浅动静脉　太阳
颞浅动脉顶支　百会　面神经颞支
耳颞神经　　　　　　　眶上动静脉和神经
耳后动脉　　　　　　　上星
听宫　　　　　　　　　阳白
　　　　　　　　　　　印堂
枕动静脉　　　　　　　颧眶动静脉
枕大神经　　　　　　　面神经颧支
枕小神经　　　　　　　内眦动静脉
耳后静脉　　　　　　　四白
翳风　　　　　　　　　下关
哑门　　　　　　　　　迎香
风池　　　　　　　　　上唇动脉
耳大神经　　　　　　　面横动脉
颈外浅静脉　　　　　　面神经颊支
颈外动脉　　　　　　　下唇动脉
　　　　　面动脉
　　　　　面前动脉
大迎　　　面神经下颌缘支
　　　　　面总静脉

解剖图谱 2
头部常用穴位

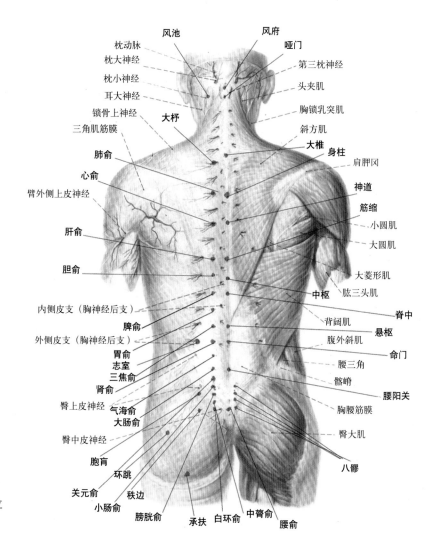

风池　　　　风府
枕动脉　　　　　　哑门
枕大神经　　　　　第三枕神经
枕小神经　　　　　头夹肌
耳大神经　　　　　胸锁乳突肌
锁骨上神经　　　　斜方肌
三角肌筋膜　　大杼
肺俞　　　　　　　大椎　身柱
心俞　　　　　　　　　肩胛冈
臂外侧上皮神经　　　　神道
肝俞　　　　　　　　　筋缩
　　　　　　　　　　　小圆肌
胆俞　　　　　　　　　大圆肌
内侧皮支（胸神经后支）　大菱形肌
脾俞　　　　　　　　中枢　肱三头肌
外侧皮支（胸神经后支）　背阔肌　脊中
胃俞　　　　　　　　　　悬枢
志室　　　　　　　　　腹外斜肌
三焦俞　　　　　　　　命门
肾俞　　　　　　　　　腰三角
臀上皮神经　气海俞　　髂嵴
　　　　　　大肠俞　　腰阳关
臀中皮神经　　　　　　胸腰筋膜
胞肓　　　　　　　　　臀大肌
环跳
关元俞　秩边　　　　　八髎
小肠俞
　　膀胱俞　承扶　白环俞　中膂俞　腰俞

解剖图谱 3
腰背部常用穴位

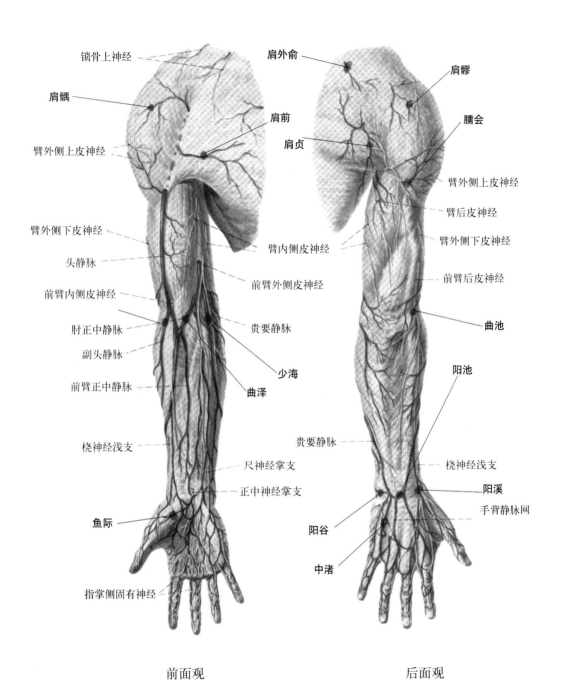

锁骨上神经
肩髃
臂外侧上皮神经
臂外侧下皮神经
头静脉
前臂内侧皮神经
肘正中静脉
副头静脉
前臂正中静脉
桡神经浅支
鱼际
指掌侧固有神经

肩外俞
肩前
肩贞
臂内侧皮神经
前臂外侧皮神经
贵要静脉
少海
曲泽
尺神经掌支
正中神经掌支

肩髎
臑会
臂外侧上皮神经
臂后皮神经
臂外侧下皮神经
前臂后皮神经
曲池
阳池
贵要静脉
桡神经浅支
阳溪
手背静脉网
阳谷
中渚

前面观

后面观

解剖图谱 4
上肢常用穴位

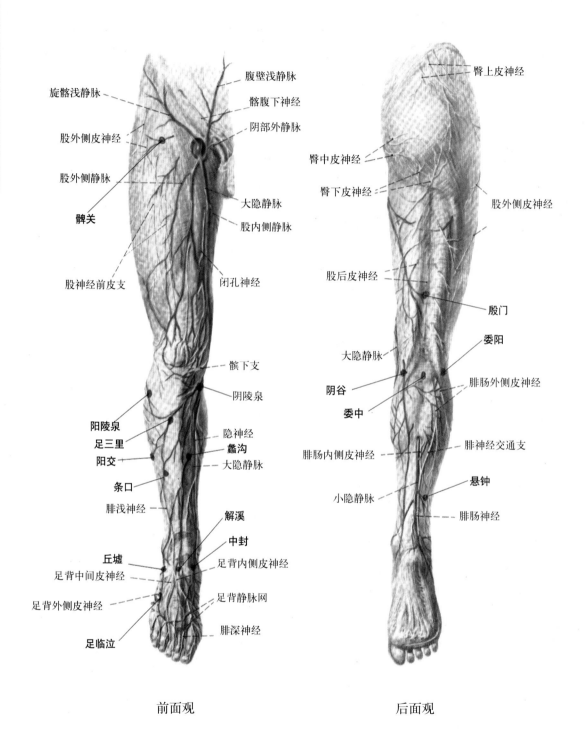

旋髂浅静脉
股外侧皮神经
股外侧静脉
髀关
股神经前皮支

腹壁浅静脉
髂腹下神经
阴部外静脉
大隐静脉
股内侧静脉
闭孔神经
髌下支
阴陵泉
隐神经
蠡沟
大隐静脉

阳陵泉
足三里
阳交
条口
腓浅神经
丘墟
足背中间皮神经
足背外侧皮神经
足临泣

解溪
中封
足背内侧皮神经
足背静脉网
腓深神经

前面观

臀上皮神经
臀中皮神经
臀下皮神经
股外侧皮神经
股后皮神经
殷门
委阳
大隐静脉
阴谷
委中
腓肠外侧皮神经
腓肠内侧皮神经
腓神经交通支
小隐静脉
悬钟
腓肠神经

后面观

解剖图谱 5
下肢常用穴位

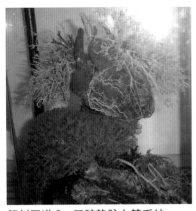

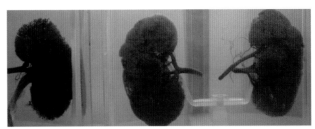

解剖图谱7 肾脏静脉血管系统（左）及动脉血管系统（右）

解剖图谱6 肝脏静脉血管系统

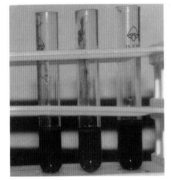

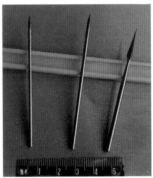

彩图1 静脉血色对照，左为正常静脉血呈暗红色，中为呈暗紫色，右为为瘀血严重时静脉血呈黑紫色

彩图2 刺血疗法使用的三棱针，从左向右依次分为大、中、小三种型号，大号规格 3mm×70mm，中号规格 2mm×70mm，小号规格 1.5mm×65mm

彩图3 玻璃火罐从左到右依次为大、中、小3种型号，刺血后根据不同部位选取使用，最好每处针孔都要拔火罐

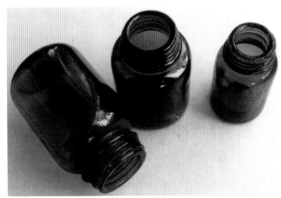

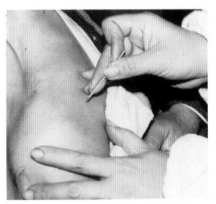

彩图4 药用玻璃瓶可代替玻璃火罐使用，对于体表一些较小部位可用不同口径的玻璃瓶拔火罐

彩图5 持针与直刺手法：右手拇指与食指持针体，中指在前靠近针尖处，三棱针直接快速地刺入穴位或静脉血管。进针时，既要控制进针方向，又要控制进针深度

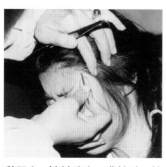

彩图 6　斜刺手法：进针时，针尖朝上，与皮肤形成 15°～30° 的夹角刺入皮下静脉血管

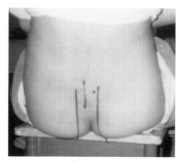

彩图 7　坐位，刺腰骶部穴位，让血液向下流入接血的容器中

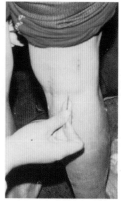

彩图 8　站立位，刺委中穴出血

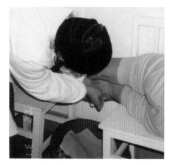

彩图 9　卧位，刺委中穴出血

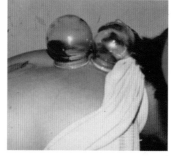

彩图 10　拔火罐吸出血液

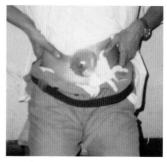

彩图 11　拔火罐吸出脓液

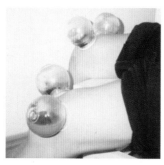

彩图 12　拔火罐吸出积液

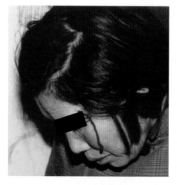

彩图 13　太阳穴附近颞浅静脉刺出血

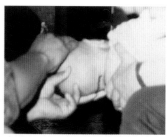

彩图 14　哑门穴刺出血

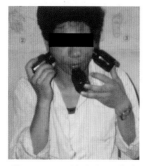

彩图 15　下关穴和承浆穴刺出血后拔火罐

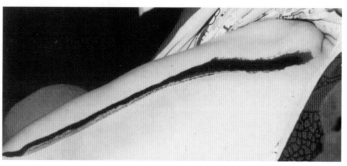

彩图 16　脑性瘫痪患儿，取大椎穴刺血，流出黑紫色静脉血

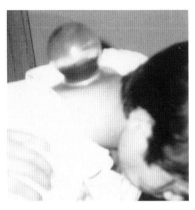

彩图 17 大椎穴点刺后拔火罐

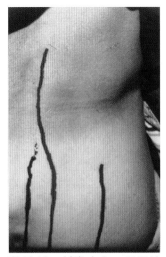

彩图 18 刺脊中穴、腰阳关穴和秩边穴，流出静脉血

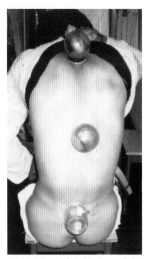

彩图 19 刺大椎穴、中枢穴和腰俞穴后拔火罐

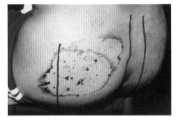

彩图 20 刺血次髎穴和环跳穴

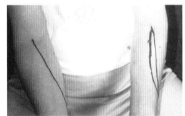

彩图 21 刺血尺泽穴

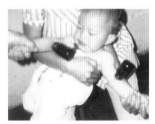

彩图 22 曲泽穴刺出血后拔火罐

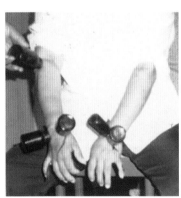

彩图 23 类风湿关节炎取阳溪穴、阳谷穴刺出血，拔火罐

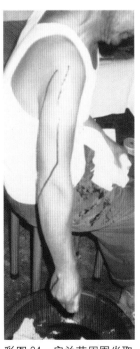

彩图 24 肩关节周围炎取肩髎穴、中渚穴刺出血

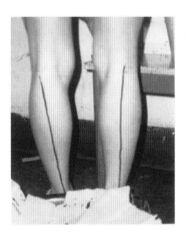

彩图 25 腰腿痛取双侧委中穴刺出血

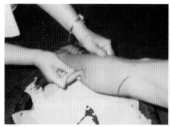

彩图 26 坐骨神经痛取委阳穴刺出血，再直刺飞扬穴附近静脉

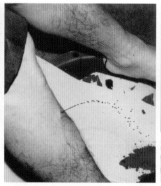

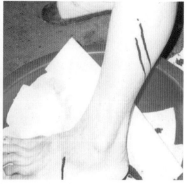

彩图 27 胃痛患者足三里穴处静脉瘀血，刺血后静脉血喷射而出

彩图 28 坐骨神经痛取丘墟穴、阳交穴刺出血

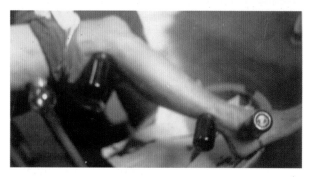

彩图 29 坐骨神经痛取丘墟穴、悬钟穴、委中穴、殷门穴刺出血后，拔火罐

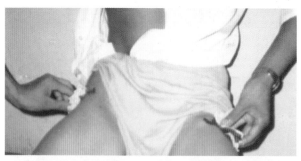

彩图 30 双侧股骨头坏死取髀关穴刺出血

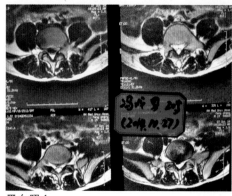

黑白照 1

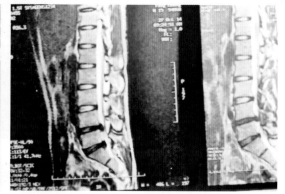

黑白照 2

黑白照 1、2 腰椎间盘突出引起坐骨神经痛，刺血治疗后虽 $L_4 \sim L_5$、$L_5 \sim S_1$ 椎间盘突出仍严重地存在，但疼痛症状全部消失

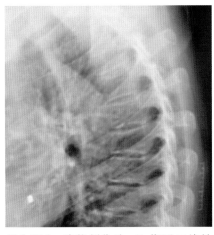

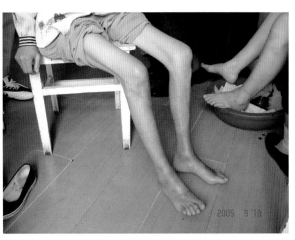

黑白照3　胸椎侧位片：T₇楔形压缩性
骨折

彩图31　双下肢远端肌肉明显萎缩，皮肤光亮，弹性消失，皮肤温度下降，大面积褐色素沉着，触之僵硬

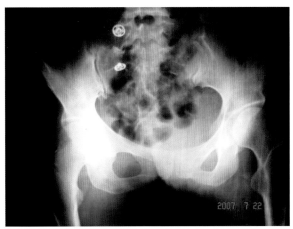

彩图32　X线摄片示骶骨下端骨质破坏，右侧见一边缘整齐、密度增高环形影。怀疑骶椎结核，建议排除肿瘤

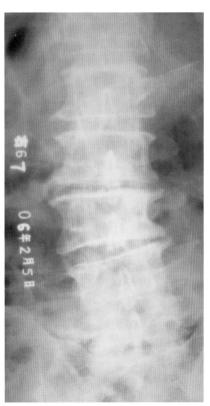

黑白照4　L₄、L₅椎体破坏并压缩、椎体上下缘骨赘形成

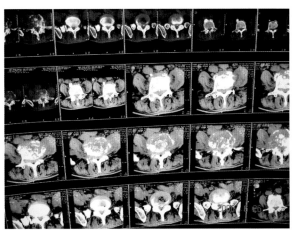

黑白照5　腰椎CT示L₄、L₅椎体骨质破坏，L₃、S₁退行性改变

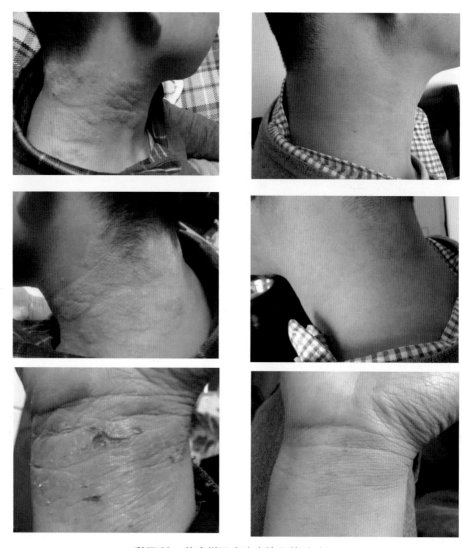

彩图 33　苔藓样湿疹治疗效果前后对比

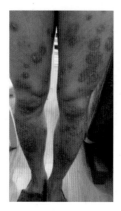 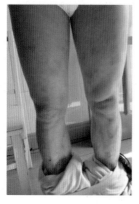 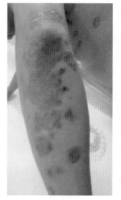 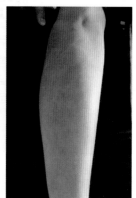

彩图 34　牛皮癣治疗效果前后对比

2017 版序言

余自幼见家母王秀珍老中医用祖传的三棱针刺血疗疾，一根小针常显奇效，遂立志也要做一名治病救人的良医。

余步入医学的神圣殿堂已有半个多世纪，时刻铭记继承、发扬祖国医学的志向，在漫长的学习和探索中、在艰苦的环境和烦琐的工作中，逐步积累了丰富的临床经验。每天除了治疗各地前来就诊的患者外，还孜孜不倦地攻读各家医学理论，夜深人静时更是凝神整理多年来的治疗医案。在女儿马雯的协助下，终于完成《中国刺血疗法大全》一书，并在 2004 年出版，于 2006 年荣获第十九届华东地区优秀科技图书一等奖。

此书出版后，得到了医学界的首肯，众多同道反馈：他们将从书中学到的医理和医技运用于临床实践，都取得了非常好的疗效，此书实为中国传统医学自然疗法的经典著作。很多电视节目对刺血疗法也做了大量报道，使更多的人了解到刺血疗法是一种科学、有效的治疗手段。全国各地及国外的医务工作者接踵而至，前来诊所学习此技术。

岁月如梭，刺血疗法随着临证施治，经验日渐丰富。现应医学界同道的建议，在原著的基础上进行新的修订，增加了新的理论和一些疑难医案，以期日臻完善。在修订过程中，令余欣慰和快乐的是能将多年的临证经验和心得体会汇集成书，将经络的实质加以更深刻的理解和全面的诠释。用现代医学理论来完善和丰富古老的刺络放血疗法理论体系，是余终生要做的一件实事。

《中国刺血疗法大全》的出版和修订，可谓几十年磨一"剑"，此"剑"是医务工作者战胜病魔的有力武器。最后，谨以此书的再版告慰慈母：刺血疗法的事业后继有人，古老的传统医学在实践中继续前进。

王　峥

2017 年 3 月 15 日

于安徽合肥

2004 版序言

刺血疗法是针灸学领域里的一种传统针刺疗法,源远流长。早在史前时代,我们的祖先就用砭石刺破脓疡,放出恶血,可以说是刺血疗法的发端。迨至金属医针取代砭石以后,在九种类型的医针之中,有了专做刺血之用的锋针,后世又名之为三棱针,一直沿用至今。

从历史角度来看,世界上不少民族在古代都有过放血治病的经历,我国的藏医、蒙医至今还盛行放血疗法。但是,这些放血疗法同针灸学所讲的刺血疗法是有所不同的。一是所用的工具不同,放血疗法常用刀形工具,而刺血疗法常用的工具是三棱针;二是施术部位不同,放血疗法的施术部位或在病痛局部,或在静脉血管丰盈之处。而刺血疗法的施术部位,除了也在病痛局部施术以外,更多的是要按照经络主治来选取腧穴处"血络"进行治疗。

针灸的基本作用,是疏通经络,调和气血,扶正祛邪。毫针的长处在于调气,三棱针的长处在于调血,二者兼备,相得益彰。据《灵枢》《针灸甲乙经》等经典著作记载,锋针刺血最适于治疗"痼疾"。《灵枢·官针》篇更明确地指出:"病在五脏固居者,取以锋针。"这些记载表明,对于那些久治不愈的疾病,采取刺血疗法是最好的选择。可是半个多世纪以来,在针灸界有一种只重视毫针疗法而忽视其他针法的倾向,在国外甚至将针刺出血视为临床大忌,因而干脆摒弃刺血疗法。这种倾向,既妨碍了针灸疗效的提高,对患者不利;又限制了针灸特色的发挥,对学术发展不利,不能不引起针灸界有识之士的深切关注。近年来,在北京、天津、南京等地,有些研究者专门立题研究刺血疗法,取得了成绩,就是为扭转上述倾向所采取的对应措施。

今天又看到王峥、马雯二人编著的《中国刺血疗法大全》一书即将出版,怎不令人欣慰!王峥医生的母亲王秀珍老中医,曾以祖传刺血疗法行医数十年,积累了丰富经验,王氏刺血疗法在国内外享有一定声誉。现女承母业,王峥医师也已从事刺血疗法临床工作 30 多年,并且对刺血疗法的治疗范畴有所发展。今观《中国刺血疗法大全》一书,不但包含了数代人的临床经验和对刺血治病机制的探讨,而且收载了全国各地医家刺血疗法资料和历代针灸典籍中刺血治病资料,具有一定的深度与广度。

我相信,这部专著的问世,无论对于临床医生或者对于针灸作用机制的研究者,都会有所帮助。同时也期待本书的出版能够激发针灸界应用、研究刺血疗法的热情,使这份宝贵遗产得以传承和发扬光大。

冬青斋主人 王雪苔

2004 年 8 月于中国中医研究院

前　　言

　　中医学是有着数千年历史的古老而深奥的学科，刺络放血疗法（简称刺血疗法）是中医范畴针灸学中的重要组成部分。应用放血治病的手段可以说是一种最古老的全球性的传统的医疗方法，从我国出土的砭石、石针、骨针等文物的考证中发现，人类早在 5 000 多年前就已使用放血治病的手段。我国最早的医学专著《黄帝内经》中就明确地将锋针（现称"三棱针"）定为刺血的工具，并多次提及刺血治病的操作、取穴、治病范围等。祖国医学发展至今，在中国辽阔的土地上各民族仍有许多专职的、民间的医生运用这一疗法治病救人。

　　此法操作简便，疗效迅速，在临床上常常是立起沉疴，顿消痼疾，具有药物和其他针法所不能达到的显著疗效。就现代医学改善血液循环障碍而言，是一种最快速和最直接的方法。从中医学理论来看，更是行之有效的活血化瘀手段。刺血疗法使用得当对人体绝无损害，又可减免某些中、西药对人体的毒副作用，它属于现今提倡的天然疗法之一种。

　　为使这一古老的医学技术能继续流传和发展，在此我收集古人和今人见于著述之经验汇集成册，其中尤以家母王秀珍老中医的临床经验以及本人 30 多年的临床经验为阐述的重点。"王氏刺血疗法"是在继承祖传绝技的同时，经过长期大量的临床实践，通过对人体各系统疾病的广泛治疗，使"锋针刺血"这一古老的针刺技术又有所突破、发展和推陈出新。在此特将"王氏刺血疗法"全面、真实地推介给医学界，以使"黄帝九针"中的这一针法能更好地造福于人类。

　　现在血液动力、血液流变、血液循环与疾病的关系正广泛地引起医学界的注意。美国 1983 年出版的《90 年代科学技术 23 项突破》（查尔斯·帕纳蒂著）一书中曾指出，放血疗法的复兴是医学领域里疾病治疗方面的一项重大突破。书中称大量的静脉出血为稀释血液疗法，通过放血可使血液黏度增高的患者血液恢复正常，可使脑细胞的思维和记忆更敏捷，是减少中风和心脏病发作的一个非常简便的方法。澳大利亚著名教授 L.丁坦法思所著《血液流变学在诊断及预防医学中的应用》一书中也提出"……即钟摆又摆向了古老的放血术……这种古老医疗经验具有其真理成分"。

　　在科学技术发达的当今世界，医学领域把许多疑难病的治疗寄希望于中医，而针灸更是被视为神奇的疗法。祖国的针灸学要领先于世界，就必须在继承和发扬传统特色的基础上，利用先进科学技术探索其原理和治病规律。本文在介绍刺血疗法的同时，还想把这门古老医术中所含的深奥科学道理阐述清楚，希望同道们特别是从事基础理论研究的学者能给以指正和帮助。

　　我们深信随着医学工作者对经络实质、活血化瘀、血液循环障碍、神经内分泌系统等学科多方位的深入研究,机制一定能够从生理、病理、生化、神经、免疫等方面深刻阐述刺血治病的内涵。许多经络现象也只有在广泛的临床研究过程中才能够被发现和阐述清楚。针灸学中的重要组成部分——刺血疗法将进一步拓宽应用领域,为医学实践提出新的方向,使人类现有的防治疾病的方法再次获得突破性的大飞跃,为人类的健康长寿做出贡献。

本书在编写过程中,得到诸多老师、同道和朋友的帮助,如在《理论探索》中有关血液的生理现象及其机制、有关疾病的病因病机、刺血疗法机制的理论探讨中参考了成全忠教授主编《组织学》和万选才教授主编《现代神经生物学》等著作(详见参考文献),引用了其中的一些观点;书后的解剖图谱参照了郭光文先生主编的《人体解剖彩色图谱》中的图片,并加注了一些重要穴位,在此一并致以深深的感谢。此外,特别要感谢上海针灸经络研究所的刘立公教授,多年来他用大量的时间,系统地梳理、归纳了中医古籍,为临床医生查找医学古籍资料提供了准确和便捷的支持。全书中唯一心存遗憾的是在《资料总汇》中引述的临床资料系余多年摘编、积累而成,大体上按篇名、引文、作者及原载杂志名及年份、期(卷),或原作者、书名、出版社、出版年份排列,但有些资料因当时疏漏,造成有的义项阙如,现已很难查找,特向这些被引用医案的作者表示感谢和歉意。希望有关作者能与我联系,以便今后订正。

欢迎广大读者提出宝贵意见,联系方式如下:

王峥刺血诊所:安徽省合肥市寿春路 240 号 204 室

邮编:230001

电话:0551 - 62675784

E-mail:wangzheng @hotmail. com

王　峥

2017 年 3 月 15 日

于安徽合肥

目　　录

第 一 篇　　理 论 探 索

第二篇　临床实践

第一篇

理论探索

第一章 如何用现代医学来描述经络系统的实质

应用刺血疗法在人体体表特定的静脉中放出一定量的血液就能治疗许多疾病,而且疗效奇特,使许多病情危重、久治无效、痛苦不堪的患者获得了新生。这其中的深奥道理如何探讨和解释呢?怎样用现代医学理论来阐述这一最古老疗法的科学道理呢?通过我们长期的临床体会,在此提出一些看法,请老师和同道们指正。

中医治病离不开经络,用针刺治病首先要弄清楚什么是经络,特别是刺血疗法刺静脉血管治病,具体的治病机制是什么。在此应对传统的经络实质有更精确的认识和剖析。

现代医学通过大量的解剖和精密仪器的科学观察,对人体从宏观到微观都有了一定的认识,把人体从形态功能上划分为运动系统、消化系统、呼吸系统、泌尿系统、生殖系统、循环系统、内分泌系统、感觉系统及神经系统九大系统。九大系统相互联系、相互制约,在神经-体液的支配和调节下,构成完整统一的有机体,进行人体正常的功能活动。

中医学早在几千年前也对人体进行了大量的解剖和肉眼的观察。如《灵枢·经水》篇中提出:"若夫八尺之士,皮肉在此,外可度量切循而得之,其死可解剖而视之……"《黄帝内经》中有许多篇幅的描述是中医最早对人体解剖的记叙,但这种观察是比较主观和粗糙的。我们的祖先通过解剖确定了人体的骨骼、肌肉、脏腑、器官,正确地指出了它们的基本功能,并通过大量的解剖和医疗实践提出了经络系统的学说,认为经络在体内是看得见、摸得着的有形部分。

笔者认为是血管、淋巴、神经系统构成了经络系统的有形成分,它们各系统的综合功能就是经络之气机的功能。

一、经络的有形成分包括循环系统的血管和淋巴管

古人把经络系统分为经脉、络脉、经筋、皮部等组成部分,根据经络系统在人体的不同分布,又具体分为十二经脉、十二经别、奇经八脉、络脉、别络(十五大络)、孙脉、孙络、浮络,以及十二经筋、十二皮部等。

早在《黄帝内经》中就已肯定经络是运行气血的通道,经络中流淌着红色的血液。《素问·调经论》曰:"五脏之道,皆出于经隧,以行血气。"从解剖中可见心、肝、脾、肺、肾都有较明显和集中的动、静脉血管进出,"经隧"用现代医学术语讲指的是人体的大动脉和大静脉。《灵枢·经脉》曰:"经脉十二者,伏行分肉之间,深而不见,其常见者足太阴过足内踝上,无所隐蔽也。"从现代解剖学观察较粗的大隐静脉在足内踝上端常清晰可见。这种对人体循环系统的初步认识,比西方的哈维和马尔培根领先 1 300 年,比西方医圣——希波克拉底对血管的描述详细、完整得多。

(一)血液循环系统是经脉、络脉的有形成分

循环系统是人体的生命之河。现代医学揭示,循环系统包括血液循环和淋巴循环两部分,这是人体中相互依存、不可分割的两部分。血液循环系统是由心脏和血管组成的基本封闭式的管道,在人体是一个立体式的网状结构系统。而淋巴循环系统也和血管一样在人体组成一个立体式的网状结构,只是淋巴管起始于结缔组织间隙的毛细淋巴管,淋巴循环要借助于血液循环才能在人体内形成一个完整的循环。

血液循环系统由心脏、动脉、静脉、毛细

血管组成,其中流动着红色的血液;淋巴循环系统是由淋巴管、淋巴导管和毛细淋巴管,以及淋巴结和淋巴器官组成,其管道中流动着无色的淋巴液。当血液从动脉到达毛细血管时,会有一定成分的液体渗入组织间隙构成组织液,一部分被血管重吸收进入血液,另一部分则透入淋巴管。大部分淋巴液被运送返回到颈根部的静脉,最终又注入血液中参加血液循环。

人体的动、静脉的血管在分布于人体时都反复分支,数量由少变多,就像树根和树枝一样有粗有细。根据血流的方向,动脉是由粗到细,口径由大变小,管壁由厚变薄,而静脉则相反。动、静脉可根据管径的粗细分成大、中、小、微4种级别的血管。动脉管径大的称为主动脉(管径为25~35 mm),从上面分出许多中动脉,从中动脉上又分出无数的小动脉(管径约0.5 mm),然后分出难以计数的微动脉(管径仅8~200 μm)。小动脉和微动脉具有很好的收缩性,通过平滑肌的舒缩活动,可以改变血管的口径,从而调节血流的阻力和各器官的血流量。血液从心脏射入最粗的动脉中,然后快速逐级地流到微动脉中,再进入遍布全身各组织器官中的无以计数的毛细血管中(管径只有5~10 μm,仅是一根头发直径的1/50~1/20)。毛细血管在组织内吻合成毛细血管网,人体的毛细血管网约有700 m² 表面积,是一个庞大的组织结构。它的管壁很薄,只有一层内皮细胞,其外有一薄层的基膜,通透性好,是血液与组织进行物质交换的场所。血管管径在300 μm以上时肉眼尚能分辨,而像微血管和毛细血管这样微小的结构,古人凭肉眼是无法观察到的,只能看到如网络状遍布全身的大、中、小分级的动、静脉。现代医学又进一步揭示人体各器官的有形部分,其中血管遍布整个脏器(见解剖图谱6、7)毛细血管又汇合成微静脉(管径为20~30 μm),然后逐步增粗成小静脉、中静脉、大静脉。微静脉和小静脉的管壁中平滑肌收缩时,也可使口径变小,而使血液阻力增

加。在体表能看到的静脉一般为中、小静脉(管径为1~5 mm),这是刺血疗法常取的血管。大静脉的管径在10~20 mm,最大的静脉是腔静脉,管径约有30 mm,管内压力接近0 mmHg,而血管中的血液经过循环后又回到了心脏。静脉和相应的动脉比较,其数量较多,口径较大而管壁较薄,故其容量大,可扩张性大,即静脉内较小的压力变化就可导致较大的容积变化。人体在安静状态下,循环血量的60%~70%位于静脉内,因此静脉在血管系统中起着血液贮存库的作用。肺、肝、脾等的静脉以及皮下静脉丛都能贮存大量血液,可随时补充循环血量。在中等以上静脉腔内有半月形向心方向开放的静脉瓣,可防止血液逆流,使血液逆重力方向而回流入右心房。静脉瓣在四肢较多,下肢静脉中多于上肢静脉,内脏的静脉一般没有瓣膜,若瓣膜有病变可引起静脉回流受阻。

静脉又分浅、深两种。浅静脉在皮下不伴随动脉走行,当血管容量增多或血液流速缓慢时,因管壁压力增高,管腔增粗,血液中含氧量减少,浅静脉血管可清晰地显现于皮下。这多是中医所言的"血脉""血络"之现象,"血脉者,盛坚横以赤,上下无常处,小者如针,大者如筋,则而泻之万全也……"。大隐静脉、小隐静脉、头静脉、贵要静脉、腹壁静脉都属浅静脉。浅静脉在行走一段距离后又都从一定位置汇合进入深静脉,进入位置多是血管、神经比较集中处,也多是针刺的取穴处。所以在刺血治病时虽多取浅静脉出血,但仍能改变深静脉的血管容量和血流速度,以及深部组织器官的血流状态。而古人也通过肉眼观察到浅静脉的走行,故有"络脉皆不能经大节之间,必行绝道而出,入复合于皮中,其会皆见于外"。(见《灵枢·经脉篇》)深静脉一般与同名动脉伴行,在四肢往往是两条静脉伴随一条动脉行走,这有利于控制四肢血液回流的速度,以保证组织物质的交换。

除了小的血管以外,血管壁都需要专门的血管组织供给营养,这种血管结构称为血

管自养血管。大动脉的外膜和中膜的外 1/3 有自养血管小动脉进入;到中膜的中 1/3 有动静脉吻合;而中膜的内 1/3 和内膜无血管,也有一部分动脉的中膜和内膜都没有自养血管。动脉在 40 岁以前,自养血管的密度较大,此后随着年龄的增大而密度减小。动脉内膜的结构可使管腔内血液的营养物质直接通过内皮细胞间隙渗透至血管壁内,但动脉血管内膜易受血管内血液的变化而发生病理改变。血管的中膜主要由平滑肌、弹性纤维和胶原纤维组成。血管的张力与弹性纤维及胶原纤维的数量相关,与平滑肌的数量不相关,平滑肌消耗能量以改变血管的张力,弹性组织的百分比到 20~30 岁时达到最大数值,到老年则由于胶原纤维增多而下降。动脉的老年变化,一般包括弹性丧失、纤维性变、钙化和脂质增多,可能均因为动脉的自养血管关闭,管壁的自身代谢低下所致。

静脉的自养小动脉行程较直,分支较少,分成毛细血管后汇合成为自养小静脉。自养小静脉管径较大,行程弯曲。自养血管延伸到中膜,并几乎达到内膜,可能开口于静脉内皮。静脉的结构容易变形扩张,常因瓣膜病变及血容量的增多而高度怒张,从而直接影响自养血管的供血状况,使管壁的中膜及外膜细胞代谢失常,失去正常的弹性。如静脉曲张时血管难以回缩,只有放出大量的静脉血,使管壁压力张力变小,才能使自养血管供血恢复正常,静脉管壁的弹力才能恢复,并使瓣膜恢复正常功能。静脉自养血管也是随着增龄而减少,静脉对自养血管的依赖性较大,随着营养供给减少而老化。

所有不同血管的内壁都衬有内皮细胞,整个血管床大约有 $6×10^{13}$ 个内皮细胞,其净重约 1.5 kg。内皮细胞具有多方面的功能,诸如调节血管通透性、物质代谢、合成与分泌作用,以及参与凝血、免疫调节的相关作用等,在人体是一个很重要的组成部分。内皮细胞功能的异常能严重威胁人体健康,内皮细胞已列入近代提出的弥散神经内分泌系统部分,血管的内分泌功能也是经络系统调整人体功能的物质基础。

人体的血管除经动脉-毛细血管-静脉相通连外,动脉与动脉之间、静脉与静脉之间甚至动、静脉之间,可借血管支(吻合支或交通支)彼此联结,形成血管吻合(见图 1 - A)。

1. 动脉间吻合 人体内许多部位或器官的两动脉干之间以吻合支连接。脑底动脉之间的吻合支称为交通支。在经常活动或易受压部位,其邻近的多条动脉分支常互相吻合成动脉网,如关节网。在时常改变形态的器官,两动脉末端或其分支可直接吻合形成动脉弓,如掌深弓、掌浅弓、胃小弯动脉弓等。这些吻合都有缩短循环时间和调节血流量的作用。

2. 静脉间吻合 静脉吻合远比动脉丰富,除具有和动脉相似的吻合形式外,常在脏器周围或脏器壁内形成静脉丛,以保证在脏器扩大或腔壁受压时血流通畅。在肝内可见静脉性网,其连接形式是由小静脉→静脉性毛细血管→小静脉。

3. 动-静脉吻合 在体内的许多部位,如指尖、趾端、唇、鼻、外耳皮肤、生殖器勃起组织等处,小动脉和小静脉之间可借血管支直接相连,形成小动-静脉吻合。这种吻合具有缩短循环途径,调节局部血流量和体温的作用。

4. 侧支吻合 有的血管主干在行程中发出与其平行的侧副管。发自主干不同高度的侧副管彼此吻合,称侧支吻合。正常状态下侧副管比较细小,但当主干阻塞时,侧副管逐渐增粗,血流可经扩大的侧支吻合到达阻塞以下的血管主干,使血管受阻区的血液循环得到不同程度的代偿恢复。这种通过侧支建立的循环称侧支循环或侧副循环。侧支循环的建立显示了血管的适应能力和可塑性,对于保证器官在病理状态下的血液供应有重要意义(图 1 - B)。以上这些增加的血管吻合和侧支循环的血管通路可进一步地保证组织、器官的血液供应。

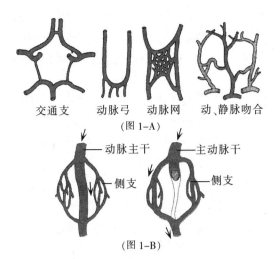

交通支　动脉弓　动脉网　动、静脉吻合

（图1-A）

动脉主干　　　主动脉干

侧支　　　　侧支

（图1-B）

图1　血管吻合和侧支循环

A. 血管吻合　B. 侧支循环

体内少数器官内的动脉与相邻动脉之间无吻合，这种动脉称终动脉。终动脉的阻塞可导致供血区组织缺血，甚至坏死。视网膜中央动脉是典型的终动脉，如血栓形成后不能及时再通，就可留下难以治愈的症状。

所以古人通过肉眼的观察又提出了"十二经别""别络"的经络组成部分，这也是因为有相对应的血管形态存在于人体。

古人形容经络是网络状分布全身，也认识到血液在其中的循环流注，只不过是根据客观存在的形态，主观地概括了十二经脉的走向和交接的规律。这样比较来看，《黄帝内经》中提出的"十二经脉、奇经八脉"从形态而言是指人体躯干及肢体直行的较粗大的动脉和静脉。"经隧""隧道"是指粗大的深部动、静脉。"经脉十二者，伏行分肉之间，深而不见"是指动脉和深静脉。"经脉者常不可见也，其虚实也以气口（体表动脉触诊处）知之，脉之见者皆络脉也"，由此可见"大经"是指中等的直行的动、静脉。"络脉""十五络"是指体表的中、小浅静脉。"经别""别络"是指动、静脉的侧副支血管和吻合支血管。而"浮络"是指在皮下可看到的静脉，其中包括中等到较小的静脉。"孙脉、孙络"是指小的和微小的动、静脉以及其间的吻合支。"血脉""血络"是指体表看到的充盈度增高的中、小静

脉，"陷脉"是指皮肤下充盈度减低的静脉，同时指搏动无力的动脉，《内经》中往往指显现于皮肤下的血管。"脉"在中医术语中时常提及，如"寸口脉"是指手腕处的桡动脉，"扶阳脉"是指足背动脉，"人迎脉"是指颈动脉等。古人所提出的十二经脉的"是动病"，主要是指动脉搏动异常，在体表的特定部位能触摸到脉搏跳动加强、加快。把十二经脉的"是动病"归纳一下，多是指实证、热证、痛证，如胀满、呕吐、心悸、癫狂、颈肿、齿痛等，故有"病在脉、调之血""脉动而实且疾者，疾泻之"之说。在临床上治疗躁狂型精神症状时，观察患者动脉搏动快而有力，通过刺委中（小隐静脉）、尺泽（肘正中静脉）、太阳（颞浅静脉）等穴位出静脉血后，再触摸桡动脉、耳前动脉、颈动脉就能转为正常搏动，患者也随即安静下来。

（二）淋巴循环系统包含"卫"的部分物质基础

淋巴系统是循环系统的重要组成部分。淋巴管和血管伴行，并且和血管一样也形成网络状结构。当血液从动脉到达毛细血管时，其中含有一定成分的液体从毛细血管滤出，渗入组织间隙构成组织液。组织液与细胞进行物质交换后，一部分重新被毛细血管所吸收，进入静脉；另一部分则透入毛细淋巴管，在淋巴管内向心流动，最后注入静脉。淋巴液的回流对毛细血管中组织液的生成与回流，起着一定的调整平衡作用。从淋巴管注入血液循环的淋巴液相当于人体血浆的总量，每天生成的淋巴液总量2～4 L。淋巴管的管壁很薄，内径一般在0.2 mm以下，集合淋巴管内径稍粗，但也只有0.3～0.6 mm。正常肢体淋巴干平均直径约1 mm，胸导管直径＜6 mm，乳糜池内径也只有2～16 mm。集合淋巴管在肢体上的位置比较固定，通常与肢体的皮下浅静脉主干伴行，如下肢的大、小隐静脉，上肢的贵要静脉。小淋巴管与微动脉或微静脉伴行，另外在淋巴结局部的部

位亦易找到淋巴的输入和输出的淋巴管。

大的淋巴管受血管运动神经支配，对肾上腺素和垂体后叶素产生反应，而毛细淋巴管对此无反应。微小淋巴管有其自动节律运动，淋巴器官及组织内也具有传入及传出神经纤维，各种淋巴器官及淋巴结内有细小的神经纤维离开血管分布于其内，它们对淋巴细胞、巨噬细胞、肥大细胞、浆细胞及网状细胞等的活动有一定的调节作用。反过来，淋巴细胞除了能产生免疫活性物质外，还能产生神经肽或神经递质，以及激素等活性物质而作用于神经细胞。淋巴管内亦有数目较多于静脉瓣的淋巴管瓣，以保证淋巴液向心流动，它们具有高度的弹性和扩张性。淋巴管平滑肌的收缩、呼吸运动及任何来自外部对淋巴管的压迫都能推动淋巴液的流动，淋巴液的流速亦很快。淋巴回流最重要的生理意义是回收蛋白质，另外因出血进入组织间隙的红细胞或侵入机体的细菌异物也可被淋巴液从组织中带走，并在途经淋巴结时，被淋巴结内巨噬细胞所吞噬。

全身除软骨、角膜、晶状体等处外所有的组织器官都有毛细淋巴管存在。大血管壁内常见淋巴管渗入，并多伴随自养血管分布，静脉比动脉配布的淋巴管多，并分布到中膜内层。毛细淋巴管以稍膨大的盲端起始于组织间隙，形态结构与毛细血管基本相似，内壁都衬有内皮细胞，在全身也彼此互相吻合成网，像静脉一样逐级增粗，汇集到胸导管和颈静脉接通。淋巴管也有深、浅之分，浅淋巴管和深淋巴管之间也有广泛的交通支及侧副支等，淋巴也能建立侧支循环。浅淋巴管与皮下静脉伴行，汇集皮肤及皮下组织的淋巴液；深淋巴管与深部的血管、神经伴行，收集深筋膜及深层结构的淋巴液。淋巴结位于淋巴管的通道上，分布于全身各部位，淋巴小结及弥散的淋巴组织广泛地分布在体内容易受到微生物或其他抗原异物入侵的部位，如消化道、呼吸道及泌尿生殖道的黏膜下。人体的淋巴管壁薄，质软，腔细，呈白色半透明状，在肉眼

观察下有时很难和周围组织区别，但古人通过许多生命活动现象还是感觉到淋巴系统的存在，而且用"卫"来描述这些客观现象，对淋巴液的循环也有描述："营在脉中，卫在脉外，营周不休。""营气循脉，卫气逆为脉胀，卫气并脉循，分为肤胀。""营卫之行也，上下相贯，如环之无端"，这些都是古人对淋巴系统的粗浅的认识。因淋巴管和血管、神经并行于人体，所以"卫"的走行也和"经脉"的走行有许多相似之处。《灵枢·卫气行篇》中描述"卫"也有"行""循""合""散""别""注"的布局，对照解剖学中淋巴循环的布局也就不难理解了。

淋巴系统借助于血管系统形成了一个庞大的立体网状结构，淋巴液的循环和血液的循环一样在人体内周流不休。刺血时，有时可刺到淋巴管而流出无色透明的淋巴液，笔者在临床上曾碰到数例因外伤引起的下肢肿胀，刺漏谷穴时有淋巴液淌出，可慢慢渗淌4～6小时，患肢很快消肿。因淋巴管阻塞而引起淋巴液停留，使肢体肿胀在临床上也是比较多见的病症。正常人在安静状况下，大约每小时有 120 ml 淋巴液进入血循环，如人体中主要的淋巴管阻塞，只需数小时毛细血管处的体液回流就会发生严重阻碍。针刺治疗淋巴性水肿，也是取体表相应的静脉血管来达到治疗的作用，如淋巴管炎引起的肢体红肿及淋巴管阻塞引起的"象皮腿"等，都能取得很好的疗效。

二、经筋是古人对神经系统的最早描述

"经筋"和"皮部"也是经络系统的重要组成部分，但许多研究经络现象的学者往往忽视了这些组成部分，这样就不能体现经络系统的完整性，也就无法解释经络系统的许多生理功能。

我们的祖先通过解剖确定了人体的骨骼、肌肉、脏腑、器官、血管（经脉、经络）等，在《内经》中也多处提及"脑""髓"，可见当时已

有了脑和脊髓的概念，并能正确地指出了它们的基本功能和存在的形态，所以肉眼能观察到的人体有形组织也应包括神经系统。《灵枢·经筋篇》中所描述记载的经筋系统，应是我们的祖先对中枢神经和周围神经的简单描述，只是比较笼统、粗浅和主观。

按照一些研究人员的解释，经筋是十二经脉连属于筋肉系统的筋膜、韧带及肌腱等部分，是气机聚散于筋肉的关键，有联络周身的作用。而《经筋篇》描述经筋是和经脉一样有规律地分布于人体的躯干，有起止，有上下，有循行，有主干，有分支，有结络，有别出，还有具体的病症。这样归纳起来看，经筋应是独立存在的穿行于人体各部位的条索状物，伴十二经脉和奇经八脉而行。

现代医学揭示神经系统是高度发展的系统，有主导人体生命活动的重要功能，神经系统协调人体内各系统器官的功能活动，保证人体内部的完整统一（见解剖图谱1神经系统模式图）。神经系统分为中枢神经系统和周围神经系统两部分。中枢神经系统包括脑和脊髓，脑位于颅腔内，脊髓位于椎管内，两者在枕骨大孔处相连续。周围神经系统包括三十一对与脊髓相连的脊神经及十二对与脑相连的脑神经，它们在脑和脊髓的两侧对称地向周围分布到各组织器官中。周围神经是混合神经，其中有运动、感觉神经纤维，是由周围向中枢或由中枢向周围传递神经冲动的途径。

神经组织和动、静脉血管一样在人体无处不有，无论是皮肤、骨骼肌、内脏、器官等，就连血管壁上都有神经纤维的分布。神经细胞轴突可延伸很长距离，有的可长1米左右，构成神经纤维的主体。周围神经就是由许多粗细不等有髓或无髓神经纤维组成，许多神经纤维组成一个神经小束，外有神经内膜；许多小束形成一大束，外有神经束膜；许多大束集合组成一支神经，外有结缔组织形成神经外膜。这些结缔组织形成的膜，对神经的牵拉有保护作用，故神经有很强的韧性。

神经束是周围神经肉眼可见的单位，每束含有400～10 000根神经纤维。例如人的坐骨神经干有将近30万条神经纤维组成，其内径和深部的大血管一样，最粗的在10～20 mm。神经干、神经束在延伸过程中像树根的根须一样分散出难以计数的神经分支，遍布全身，只不过传出和传入神经纤维都包绕在同一髓鞘中。神经和神经之间也有交通支互相在中途联系沟通，神经的分布也和血管一样是纵横交错的网络状态。从现代解剖观察，血管、神经、淋巴管在人体的分布都是紧密伴行，互相缠绕，形成你中有我、我中有你的状态。而在生理功能上也是互相依存，互相制约，共同维持着机体的生命活动。

《经筋篇》中对经筋在头部循行的描述有："足太阳之筋……其支者，别入结于舌本；其直者，结于枕骨，上头下颜，结于鼻；其支者，为目上网……""足少阳之筋……支者，结于目眦为外维""阳明为目下网，其支者，从颊结于耳前""手太阳之筋……直者，出耳上，上结于额，上属目外眦"，这些都是古人对脑神经的粗浅的认识。

文章中一些对经筋的描述完全符合现代解剖学神经的分布。如"手太阳之筋，起于小指之上，结于腕，上循臂内廉，结于肘内锐骨之后，弹之应小指之上，入结于腋下"。尺神经在腋窝中由臂丛神经内侧束分出，沿肱二头肌内侧沟下降，至臂中部转向后，经过肱骨内上髁后方的尺神经沟进入前臂，在前臂内侧下行到小指及无名指。尺神经在尺神经沟中比较表浅，敲击时有麻木感传到小指处，古人的观察描述把分布的方向正好反过来，但是符合传入神经的循行。"手太阴之筋……出缺盆……下结胸里，散贯贲，合贲下，抵季胁"，膈神经是颈丛的一个重要分支，沿前斜角肌前面进入胸腔，在心包两侧过肺根前方下降，分布于膈，右侧膈神经的感觉纤维还分布到肝的被膜和胆囊处。

古人也观察到了外周神经和脊髓的关系，以及脊髓和大脑的连接方式，《经筋篇》中多处提到经筋"结于枕骨""属脊""著于脊"，如"足太阳之筋……上夹脊上顶……结于枕骨""足太阴之筋……著于脊""足少阴之筋……循脊内夹膂，上至顶，结于枕骨"。人体 31 对脊神经是沿脊椎两侧分布，脊神经在椎间孔处分为前、后两支，对脊椎形成"夹脊上顶"的状态。而对应于经筋"循脊内夹膂"而行，似应与交感干神经节相对应，因交感干神经节大部分位于脊柱两旁，上、下神经节相互之间借纤维相连，上自颈部，下达尾部，几乎与脊柱等长。

经筋是古人对神经系统的归纳，经筋能支配肢体、躯干的运动，就能感觉到身体的疼痛，就可管理支配内脏的感觉和运动。所以篇中所描述的经筋病症的表现，除了吐血和唾脓血外，一部分是对运动神经病变的叙述，如"肩不举……不可左右摇""膝不可屈伸""在外者不能俯，在内者不能仰""舌卷""肩不举颈，不可左右视"等皆是运动功能受限的表现。而另一部分如"跟肿痛，腘挛……缺盆中扭痛""腘筋急，前引髀，后引尻，即上乘眇季胁痛""中指支……脚跳坚……腹筋急""内踝痛，转筋痛，膝内辅骨痛，阴股引髀而痛，阴器扭痛，下引脐。两胁痛，引膺中脊内痛""……及所过结者皆痛及转筋""内踝之前痛，内辅痛，阴股痛转筋……""肘内锐骨后廉痛……腋下痛，腋后廉痛，绕肩胛引颈而痛……""前及胸痛息贲""其病当所过者支转筋痛"。以上是对各种神经疼痛症状的描述，可对应于臂丛神经痛、坐骨神经痛、肋间神经痛等症状。而"手太阳之筋……本支者，上曲牙，循耳前，属目外眦，上颌，结于角。其痛当所过者支转筋"，以及"手少阳之筋……其支者，上曲牙，循耳前，属目外眦，上乘颌，结于角。其病当所过者即支转筋，舌卷。"《经筋篇》在此二处所描述的疼痛应为三叉神经痛和舌咽神经痛。

而《经筋篇》另一些描述神经系统病变的节段，如"腘挛、脊反折、项筋急"，这是指肌肉痉挛，角弓反张，颈部强直的神经系统的病变

表现。"维筋急，从左之右，右目不开，上过右角，并跷脉而行，左络于右，故伤左角，右足不用，命曰维筋相交"，这是古人对皮质脊髓纤维在锥体左右交叉的初步认识。现代解剖学指出左大脑脚损伤后出现右下肢痉挛性瘫痪，右眼睑下垂。"维筋相交"是否能和"锥体交叉"等同而言也是值得进一步探讨的问题。"足阳明之筋……颊筋有寒，则急引颊移口"，这是对面肌痉挛的具体描述。"卒口僻，急者目不合"，是对面神经麻痹的具体描述。"热则筋纵，目不开""有热则筋弛纵缓，不胜收故僻"，这是对弛缓性瘫痪症状的描述，临床上急性多发性神经炎、重症肌无力、脊髓灰质炎等均有这些病情出现。"足少阴之筋……病在此者主痫瘛及痓……此筋折扭，扭发数甚者，死不治"，古人对中枢神经疾病出现的痉挛、抽搐观察得较仔细，并提及脑部损害和病变而产生的扭曲性痉挛。扭曲性痉挛可使头部后仰，肢体扭曲，脊柱向不同方向过度弯曲，患者十分痛苦。在临床上癫痫持续状态、肝豆病后期的强直性痉挛都是不易治疗之症。"足厥阴之筋……上循阴股，结于阴器，络诸筋。其病……阴器不用，伤于内则不起"，男性的阴茎背神经、阴囊后神经、会阴神经等，以及支配外生殖器血管的盆神经内副交感神经纤维都发自脊髓骶部，故骶丛神经受伤可引起生殖系统的功能改变，出现阴茎不能勃起。

我们的祖先早在 2000 多年前就通过尸体的解剖，观察到神经系统的存在，命名为经筋。可是由于历史条件的限制，古人是无法分清传出神经和传入神经、自主神经中的交感神经和副交感神经的区别，对于微小的神经结构也无法发现，只能主观地认为经筋都是从肢端上行入脊髓和大脑。参看现代人体解剖神经系统模式图（见解剖图谱 1）也就不难理解古人对经筋循行分布的描述了。祖国的医学在当时就可以用针刺、外敷、热熨等手段治疗神经系统的一些疾病，而且还认识到了神经系统对人体躯干和内脏的调控，如足

太阳膀胱经从头到足经过了许多神经支配区,跨越了许多神经节段,因是夹脊而行,处在脊神经的根部位置,同时也是自主神经交感神经干的部位。所以,临床上治疗内脏的器质性病变和非器质性病变及运动系统的病变,都要选用膀胱经的背腧穴及夹脊穴。此处不但有丰富的血管供给营养,而且又是脊神经在椎管外比较集中处,通过针刺、艾灸、推拿、理疗、热熨、药敷等治疗方法刺激这些部位,都能起到调整人体各部位功能活动的作用,特别是调整内脏器官的功能活动。

从《黄帝内经》的描述综合来看,经筋和经脉既独立于人体存在,又相互依存的,且共同管理着人体的各种功能;从现代生理学来说,神经对血管有调控功能,血管对神经有营养作用。神经周围有丰富的动、静脉血管和淋巴管,它们常是缠绕伴行于肢体。血管组织中含有丰富的神经末梢、神经束或神经纤维丛。在周围神经中,血管又随结缔组织穿行进入神经束内,以保证神经纤维的血液供应。各种血管病变都可引起中枢神经和周围神经变性,而血管失去神经的调控又出现舒缩功能紊乱,引起血液循环障碍。

通过大量的对穴位的解剖观察发现,以0.5 cm为半径计算,穴位处有神经干或较大神经分支通过者在90%以上,在躯体中线上的穴位均位于两侧浅表神经的会聚处。组织学还发现穴位处的表皮、真皮、皮下、筋膜、肌层以及血管组织中都含有丰富的神经组织。而十二经脉所属的309个腧穴中,有286个穴位亦与动、静脉有关,体表皮静脉尚未计算在内。其中正当动脉干者计24穴,邻近动、静脉干者262穴。从以上组织学的结构来看,针刺时能同时对神经和血管起刺激作用,以达到神经-血管-体液的重新调整。古人也明确指出"筋与脉并为系",这个"系"既是指血管、淋巴和神经互相伴行和缠绕的分布状态,又可理解为血管、淋巴和神经组成了经络系统。所以,只有经脉(血管、淋巴)和经筋(神经)同时正常运行,才能保证人体的各种气机(功能)的正常发挥。

三、皮部通过神经、血管、淋巴管以及分子细胞结构和深层组织保持着内在联系

经络系统还有一个重要的不可忽视的部分——皮部,主要指经络在体表皮肤上的分布,总称"十二皮部"。皮肤是与外界环境接触最广泛的体表组织,由于其结构和功能的特殊性,形成了机体与外界环境之间的重要屏障,皮肤具有保护、分泌、排泄、吸收和调节体温等功能,皮肤内有大量丰富的血管网和神经纤维。来自脑神经或脊神经的感觉支,在皮肤内形成各种感觉神经末梢,有触觉小体、环层小体等。另外,还有来自交感神经的感觉纤维,它可将体表皮部的刺激主要通过交感神经对内脏产生影响。表皮内无血管和淋巴管,而真皮和皮下组织内的血管十分丰富,可以蓄纳血液总量的20%。皮肤内有两组平行排列的网状血管丛:浅血管丛和深血管丛。现代显微解剖观察所见:皮神经、皮动脉和皮静脉穿过浅层肌表面,合成皮血管神经束,呈树状结构。其内神经有细小分支入血管壁,血管有细小分支进入神经,在皮部血管和神经也为互生共利伴行关系。真皮乳头层内还有丰富的网状淋巴管丛,其中较大的淋巴管在皮下组织内伴行静脉分布。针刺、按摩、药敷、艾灸、熏洗等外治疗法都能通过对体表的刺激,引起皮肤的血管、淋巴管和神经反射活动。刺血疗法是施治于皮肤下的静脉血管,拔火罐也是直接施治于皮部。针刺、拔火罐时一方面刺激了皮肤内的感觉神经末梢和运动神经末梢,同时也刺激了交感神经纤维,另一方面刺激了血管壁上的感受器,可引起血管的收缩和扩张,从而调整了血管的血容量,调整了体液的分布及神经递质、调质和激素的分布等,继之对深层组织和内脏活动起调整作用。

脊神经前、后两支发至皮肤的分支,叫皮支或皮神经,主要含有躯体感觉纤维和交感

神经纤维,后者随脊神经分布到全身皮肤的汗腺、立毛肌和血管平滑肌。支配四肢内血管的交感神经纤维绝大多数引起血管收缩,一小部分引起血管舒张。人体 31 对脊神经的每一脊神经后根及其神经节的纤维所分布的皮肤区域称作一个皮节。熟悉皮节的分布具有重要的应用意义,在临床中可根据皮节出现的病症而确定脊髓和脊神经的损害情况。脊髓炎时,如平乳头处皮肤出现感觉减退或麻木,即可定为胸 4～5 脊髓节段有病理改变。在治疗肋间神经痛时,一方面治疗相应的皮节区域,另一方面要取穴于脊神经根区,这样才能有较好的疗效。

长期临床观察发现,内脏有疾病时常在体表的一定区域产生感觉过敏或疼痛,这种感觉过敏或疼痛有时发生在与该患病器官邻近的皮肤,有时则在与该器官相隔很远的皮肤。这种现象叫反射性疼痛或牵涉性痛。如胃有病时,除了上腹部疼痛外,有时在两肩胛骨之间出现疼痛。心绞痛时,疼痛可放射至左前胸和左上臂内侧,并且出现皮肤过敏,局部轻轻触摸就如针刺样疼痛,而此区域就是心经在体表的循行路线。内脏的疾患也可以引起一定皮肤区潮红、丘疹、出汗、立毛及体壁的肌肉出现强直。有学者认为,这是由于患病内脏的传入纤维与脊髓侧角的交感神经细胞和脊髓前角的运动神经细胞发生了突触联系,所以出现了这些特定的表现。但是这种理论却不能解释风湿性心脏病患者的两颧潮红,肝病的蜘蛛痣和肝掌,舌体和舌苔在疾病的变化中所显现的十几种改变,以及小小的耳郭上所出现的微小血管和皮肤的改变,等等,这都是经络系统皮部在人体外观的病理改变,是需要进一步去研究寻找答案的课题。

国内外有人对皮肤动脉的分布部位进行了研究,在表皮区域划分出"血管带"。在胸和上腰节段范围内,血管带和皮节区分布几乎相同,因肋间神经和动脉是并行的。而在头、颈、肩、背和腿的躯体神经支配和血管供应是有明显差别的。在血管带划分区的动脉病变时,可引起该区域的感觉失常及交感神经痛的典型症状,如灼性痛、麻木、感觉异常,以及缺血改变等。刺血疗法就是应用体表浅静脉血管对深层的动、静脉的影响来达到治疗目的。

疾病和体表的血管分布确实存在着一定的内在规律,前人通过长期的临床观察,认识到皮肤上有许多特定的位置和内脏有一定的密切关系,治疗时如不遵循这些规律,疗效就不好,"皮部"在经络系统中具有缺一不可的位置。所以今天进一步研究体表的神经、血管、淋巴管和深层组织、器官的内在联系,是一个重要的有待进一步开发的课题。比如为什么灸关元穴能增强机体的免疫力和增强性功能;为什么足三里穴既能治疗胃肠病,又能治疗肝胆病,而且还能治疗头痛和牙痛;为什么在背部挑治皮肤上的小血管就能治疗痔疮;为什么委中处的浅静脉出血能治疗几十种内、外科病症……

随着近年来对皮肤免疫研究的进展,皮肤也被看作是一个具有独特免疫功能并与全身免疫系统密切相关的组织器官。上皮下方的结缔组织中存在大量的巨噬细胞、浆细胞和肥大细胞。巨噬细胞是免疫应答中的效应细胞,能有效地杀伤细胞内的病原体和趋向入侵的部位,在消化管和呼吸道的固有层结缔组织内较多,浆细胞的功能是合成、贮存和分泌抗体。在正常人皮肤内每立方毫米有 7 000～12 000 个肥大细胞,肥大细胞在受到某些刺激时,能释放多种作用强烈的活性介质,其中组胺可引起速发型变态反应。肥大细胞在经络皮部中起到不容忽视的作用,肥大细胞通常遍布于结缔组织,毗邻血管和淋巴管。神经附近以及上皮表面的下方,特别是皮肤中存在大量的肥大细胞,约占肥大细胞总数的 95%。它们沿中、小血管呈单个分散排列,肥大细胞和肽能神经细胞相伴随。当机体皮肤受到各种刺激时,肥大细胞在特定的部位,对局部微环境的刺激进行感受和反应,产生和释放免疫、神经、激素等活性物质,以对局部微环境实行调控,如在神经周围的肥大细胞,受神经末梢释放的 P 物质刺激,即能释放出组胺,引起炎症反应,组胺局部浓度增高可出现荨麻疹、血管充血、瘙痒等反应。

在我国大量的经络感传研究中发现,循经感传线路的表皮层和真皮层的神经末梢和微血管的分布比非经络线区域更为集中。另外还发现皮肤和皮下结缔组织中,经络线区域肥大细胞的密度较非经络线区域为高。这样的基础结构相对集中导致了该区域有高度敏感的特性,以及在一定条件的诱导下,出现循经感传和循经皮肤的区域改变,如循经络路线的线状苔藓和硬皮病,循经络路线出现的红线和白线,循经络路线形成的皮下脂肪萎缩和湿疹皮炎,以及循经络路线体表皮下浅静脉的特殊显现。当时还发现在皮肤离体后,虽然脱离了神经、血液的控制和影响,在一段时间里原隐性循经感传线的低阻抗等特性依然存在。这就说明皮肤中的肥大细胞和血管、淋巴管中的内皮细胞的自分泌、旁分泌的作用是神经-免疫-内分泌系统之间的某一环节,它们具有一套调控方式。因为皮部有了以上的物质基础的存在,所以用针刺、艾灸、化学物质刺激、虫蜇、敲击等方法,都可诱发形成循经感传现象。人体的血管、神经、淋巴的循行位置有一定的稳定相似处,因此循经感传的位置亦相对一致,也有少数形成非经感传现象。

近几年生物医学研究,在临床中对"皮部"施行各种治疗手段时,可直接或间接激活皮质下的基底层,使储存在其间的干细胞转化为定向干细胞,以修复损伤的组织。但是对疾病影响的物质基础是如何起作用和变化的,这也是医学界亟待明确的问题,如能阐明将能进一步指导针灸治病的临床应用。

四、现代神经生物学研究认为,整个循环系统各组织细胞都具有内分泌功能

既然经络系统的实质是循环系统和神经系统,那么调整刺激循环系统和神经系统就能治病,而且能"处百病"。长期的研究认为经络系统是通过神经-体液对人体起调控作用的,近几年的医学研究又进一步提出了弥散神经内分泌系统和泛脑网络学说,它们构成神经系统的第三分支,即内分泌或神经内分泌分支,更进一步揭示了神经系统和内分泌系统的内在联系,它们形成了一个整体共同完成调节和控制机体动态平衡的生理过程。

近来许多学者发现整个循环系统都具有内分泌功能,心肌细胞、血管细胞和红细胞可产生和分泌 10 多种生物活性物质,调节心血管、呼吸、泌尿、水盐代谢和血液凝固等多种功能。所产生的多种生物活性物质,对整体和局部功能都具有重要的调节作用,它们既有循环激素的作用,又有局部激素的作用。

特别应引起重视的是血管内皮细胞的内分泌功能,成人整个血管床大约有 6×10^{13} 个内皮细胞,重约 1.5 kg,总面积约为 700 m^2,可以认为它是人体最大的内分泌腺体。内皮细胞具有多方面功能,诸如调节血管通透性和物质代谢。血管内皮细胞具备复杂的酶系统,有活跃的蛋白质合成功能,能合成和分泌许多生物活性物质与凝血、免疫调节相关。血管内皮细胞可以产生血管收缩因子和舒张因子,它们的旁分泌作用不仅在血液和血管平滑肌之间起信息传递、加工和调节的作用,而且可以调节和控制血小板聚集与血栓的形成。

内皮细胞分泌一种血管收缩因子-内皮素(生物活性多肽),是一种重要的神经肽类物质。在某些病理条件下,内皮素的过度合成及释放与疾病的发生发展有密切关系。目前已知内皮素有许多重要的生物学效应,内

皮素和其受体广泛分布于机体各种组织细胞,对机体的各种功能几乎都有影响。

1. 心血管系统 内皮素是目前已知的最强的血管收缩剂,其效应是去甲肾上腺素的 100 倍,前列腺素 F_{2a} 的 1 000 倍。内皮素对体内各脏器血管几乎都有收缩作用,且对静脉的作用比对动脉强。

2. 泌尿系统 内皮素受体在肾脏与血管紧张素受体和心钠素受体有相似的分布,内皮素使肾血流和肾小球滤过率减小,使滤过膜通透性增大,促进近曲小管对钠和水的重吸收,可造成肾脏的缺血缺氧和泌尿功能障碍。急性肾功能不全患者血浆内皮素有明显的升高。

3. 消化系统 内皮素作为脑肠肽,调节胃肠自律性蠕动和消化功能,促进回肠黏膜对水和钠的吸收。内皮素可使门脉血管发生强烈收缩,促进肝糖原分解,增加肝细胞的耗氧量。

4. 生殖系统 内皮素对下丘脑-垂体-卵巢轴有调节作用,亦参与肾素-血管紧张素-心钠素系统对卵巢的调控。内皮素能诱发子宫的节律性和持续性收缩,可能参与发动分娩的始动环节,对胎儿胎盘循环稳态和胎盘内分泌有重要影响。

5. 中枢神经和内分泌系统 外周血中的内皮素虽不能通过血脑屏障,但中枢神经系统可自己合成内皮素。内皮素作为一种神经肽,除参与行为调节外,还与循环、呼吸、消化、生殖和内分泌功能的中枢调控有关。内皮素有致痛作用,其作用可为吗啡所拮抗。内皮素还可刺激卵巢释放雌激素和孕激素,参与月经周期的调节。

6. 其他 内皮素可使呼吸道平滑肌强烈收缩,增加呼吸道阻力。它还有促进房水形成,调节晶状体的屈光度等作用。

内皮素的作用机制与增加细胞内 Ca^{2+} 浓度有关。内皮素与受体结合后,通过 G 蛋白-磷酸肌酶系统,增加细胞内 Ca^{2+} 浓度,产生内皮素快速效应。细胞内 Ca^{2+} 浓度升高后,又可激活 Cl^- 通道,使 Cl^- 外流,膜电位降低,进而激活电压依赖的 Ca^{2+} 通道,使 Ca^{2+} 进一步内流,产生内皮素持续性效应。

内皮细胞功能的异常与几种严重威胁人类健康的疾病如动脉粥样硬化、高血压、血栓形成、肿瘤发展及免疫疾病有着直接关系。某些病理条件下,内皮素的过度合成与释放与疾病的发生、发展有密切关系。目前已报道了上百种疾病的发生发展涉及内皮素的参与,并认为内皮素是某些病理过程中机体的一种内源性致病因子。血管内皮是最易受损伤的靶细胞,血小板激活时释放的溶酶体酶可直接损伤内皮细胞,而血小板栓子附着在血管壁时,可导致内皮肿胀和坏死。内皮素是涉及血管内皮损伤性疾病的共同发病因素之一。

感染性休克患者血浆内皮素水平显著升高。小剂量的内皮素即可使早期失血性休克向不可逆方向发展,内皮素可能是一种内源性休克因子。

内皮素能刺激血管释放白细胞介素 1、血小板衍化生长因子和血管紧张素 Ⅱ,促进血管平滑肌细胞的增生与肥大,再加其强烈而持久的缩血管效应,它在高血压的发病中有重要作用。内皮素还是心肌梗死和心肌再灌注损伤的发病因素之一,心肌梗死时血浆内皮素显著升高。此外,在成人呼吸窘迫综合征、门脉高压、消化性溃疡、急性重型肝炎、坏死性肠炎、胰腺炎、支气管哮喘、胎盘早剥、青光眼等疾病中都有内皮素的参与。内皮素与肿瘤亦有密切关系,它可激活原癌基因使细胞无限繁殖。另外,在组织损伤修复的过程中,血管的再生是通过内皮细胞的分裂和增殖完成的。

由于内皮素代谢的异常参与许多疾病的发展,调节内皮素的分泌将为有关疾病提供一个新的防治措施。而内皮素的作用不易为一般生化物质所直接对抗,人体的许多病变多在局部的血液中形成内皮素过度释放,所以只有调整局部的血液才能有效地改变内皮素的含量和浓度。刺血疗法通过流出静脉血，以及针刺拔罐的刺激，调整了局部缺血缺氧的状况。一是保护内皮细胞不受伤害，二是血液流速加快，及时转运和降解了局部过多的内皮素，从而调整了微血管收缩和舒张的状态。

乙酰胆碱(Ach)在体内具有强大的扩血管作用，发现 Ach 的扩血管作用也依赖于血管内皮的存在。内皮完整的血管对 Ach 呈舒张反应，内皮不完整则对 Ach 的扩血管作用减弱或消失，浓度高时还会使无内皮的血管发生收缩。内皮细胞受 Ach 刺激后产生具有扩血管作用的物质，称之为内皮源性舒张因子(EDRF)。目前已知，除 Ach 外还有许多扩血管物质，如缓激肽、硝普钠等的扩血管作用依赖于内皮细胞的存在。作为典型的旁分泌，内皮细胞在受到这些因素的作用时释放内皮舒张因子，内皮舒张因子弥散到邻近的平滑肌细胞使之松弛因而产生扩血管作用。现已证明，内皮源性舒张因子一氧化氮(NO)、前列腺环素，也是作用广泛的生物活性物质。它们可松弛平滑肌，扩张血管。EDRF在内皮细胞产生后弥散到平滑肌细胞，使胞质内 Ca^{2+} 浓度降低，造成平滑肌松弛和血管扩张。EDRF 对血小板聚集和血栓形成有强烈的抑制作用，EDRF 还有稳定溶酶体膜，以及对抗氧自由基损伤的作用。

气管、支气管黏膜上皮有合成 NO 样物质的能力，它可扩张气管，参与气道阻力的调节。在肾脏，EDRF 可抑制肾小管对钠、水的重吸收，亦可舒张系膜细胞和肾血管，调节肾血流量和肾小球滤过率。它与心钠素、血管紧张素、内皮素等共同协调，更加精细地调节肾脏的滤过和重吸收功能。

NO 还是一种特殊的生物信息分子，参与中枢神经和外周神经细胞间的信息传递和细胞内代谢过程的调节。在一些外周神经和部分中枢神经末梢中，NO 可作为突触前膜释放的一种神经递质发挥生物效应。目前认为 NO 是一种兴奋性神经递质，应用免疫组

化方法发现，大部分脑区都有 NO 合成酶存在，其中以小脑最丰富，延髓中最低。外周神经末梢中亦有 NO 合成酶的存在，说明 NO 在神经系统有重要生物效应。NO 还可以防止超氧负离子对细胞的损伤作用，抑制脂质过氧化和自由基的产生，是一种强大的细胞保护因子。

内皮源性舒张因子参与血管紧张性的调节，其代谢异常在血管紧张性改变的疾病中有重要意义。生理状态下内皮细胞中就不断有 EDRF 生成，维持 EDRF 的基础分泌，使得血管紧张性不致过高，高血压患者血管内皮细胞产生的 EDRF 明显减少，这是造成血管紧张性增高的一个重要原因。内皮受损伤或氧化修饰的低密度脂蛋白等能显著降低 EDRF 的产量，使局部血管紧张性增高，血小板的聚集性也升高，从而促进动脉粥样硬化和血栓的形成。EDRF 对心肌再灌注损伤有保护作用。EDRF 的前体 L - 精氨酸可减轻心肌的缺血再灌注损伤，而 EDRF 的拮抗剂 - NO合成酶抑制剂则可使其加重。在失血性休克和止血带休克的代偿期，EDRF 的释放是增加的，它可改善微循环，保护溶酶体膜，拮抗脂质过氧化，是一种代偿机制。妊娠高血压患者胎盘、脐带血管中 EDRF 的释放量减少，血管平滑肌对 EDRF 的反应性也减弱。支气管哮喘患者支气管上皮释放的 EDRF 亦明显减少，这可能是支气管痉挛、呼吸道阻力增加的一个原因。EDRF 释放不足可能亦是肾功能不全，肾小管上皮细胞重吸收钠、水增多以致发生钠水潴留的原因之一。由此可见，EDRF 代谢障碍参与许多疾病的发病过程，因此调整 EDRF 的代谢也可为许多疾病的防治提供一个新的途径。但是一定要有完好的血管内皮细胞存在时，才能保证其调节功能的发挥。

所有的组织器官，除少数必须有血液供应，从细胞层次讲，血管内皮细胞决不能只认为是血管的内壁。它们覆衬着整个心血管系及淋巴系的管腔，控制着进出血管壁的物质

和细胞。内皮细胞具有很强的感受局部环境变化的能力，从而不断调整着其数量和排列，而且终生具有分裂和运动功能。

血管内皮细胞在脑内形成的神经细胞（N）、胶质细胞（G）、微血管内皮细胞（Ec）之间的相互依存关系，是组成和维持脑功能和结构的必要条件。N-G-Ec的伙伴依存关系是泛脑网络学说的细胞生物学基础。而血管内皮细胞在脏器中也形成神经细胞-组织细胞-微血管内皮细胞之间的相互依存关系。综合以上来看，血管内皮细胞参与合成、分泌、免疫、炎症和再生修复的过程，所以血管内皮细胞在人体的生命活动中占非常重要的位置。

红细胞也是一个庞大的集团军，它们遍及全身所有组织和器官。近年研究发现红细胞也产生多种细胞因子，红细胞能产生高血压因子、利水钠因子、血啡肽和抑钠素等多种血管活性物质。血液中其他有形成分，如单核细胞、淋巴细胞、粒细胞等也产生多种的细胞因子，有白细胞介素、慢反应物质、趋化因子等，它们不仅可以调节机体免疫和防御功能，亦可影响和调节血管的运动和凝血功能。红细胞也是神经内分泌系统的一个重要组成部分，且在人体无处不有。

另外，血管平滑肌细胞除接受神经递质、循环激素和内皮细胞旁分泌激素的调控外，全身动脉、静脉和微细血管床的平滑肌细胞都有合成、分泌肾素与血管紧张素原的能力，这样在血管壁局部便随时随处构成了一个完整的肾素-血管紧张素系统，它以自分泌和旁分泌的作用调节局部血管的紧张性和血流量。血管的肾素-血管紧张素可作用于平滑肌细胞，引起平滑肌收缩；可作用于血管壁的交感神经末梢，促进儿茶酚胺的释放；可作用于邻近的内皮细胞，促进血管舒张因子（NO和PGI_2）的分泌，在局部血管构成一个反馈调节系统。这样人体各远离大脑的部位、各组织细小的部位都可形成一个比较完善的微调控系统，可以随时迅速地根据机体局部的需要调控血液流速、流量以及血压。

分布于血管组织的神经末梢也释放许多血管活性物质，如儿茶酚胺、乙酰胆碱、降钙素基因相关肽、速激肽、神经肽酪氨酸、血管活性肠肽等。此类物质含量低，代谢快，但活性高，对周围的血管有直接重要的生理作用，与许多心血管疾病的发生发展亦有密切的关系。

组成循环系统的这些细胞组织它们集胞内分泌、自分泌、旁分泌和周身分泌于一体，在人体内环境的恒定和自身防病机制中起十分重要的作用。它们的内分泌功能对机体的影响是广泛的，机体任何组织器官无一不受到它们的调节和控制。血管壁上具有或伴行着丰富的神经，血管内又流动着大量的免疫细胞和生物介质，因此血管、血液、红细胞与疾病的内在联系是一个必须进一步研究的领域，从而也能更进一步地证明经络实质中所包含的循环系统对人体的重要性。

就是因为有了以上这些具有内分泌功能细胞的存在，针刺、理疗、外敷、推拿等治疗手段才能在人体外周起治疗作用，如针刺内关穴对心脏有双向的调整作用，太阳穴、委中穴刺血既有退热作用，又有降压作用，还有镇痛作用；既能促使脑组织的复苏，又能抑制脑组织的过度兴奋，这都与局部血管、红细胞和神经所释放分泌的生物活性物质重新调整有关。正是因为血管系统具有的内分泌功能，才能使刺血疗法可以广泛地治疗许多疑难痼疾。如疼痛剧烈的坐骨神经痛，经刺血治疗后，随着瘀血的流出，有的立刻就能止痛并正常行走。实验研究表明，5-羟色胺在局部浓度很低时（10^{-9} g/ml）即有致痛作用，而一氧化碳、乳酸可刺激内皮细胞生成前列环素（PGI_2），前列环素加入组胺或缓激肽中，可导致剧烈疼痛。刺血改善了局部的血液循环状态，使局部的血管内皮、平滑肌和红细胞因循环障碍产生和分泌的致痛因子降解和灭活，从而使各种致痛因子不能对感觉神经末梢起刺激作用，使疼痛很快消失。临床上刺血疗法能使许多肾病、肝病、心脏病患者痊愈，可能也是调整了局部血管与红细胞的内分泌功能，使器官病变组织细胞转归，恢复正常的生理功能。

经络系统的调控作用应包括循环系统的内分泌功能，整个循环系统的血管平滑肌、血管内皮细胞、淋巴内皮细胞、红细胞组成了一个庞大的内分泌系统，对人体微环境的调控有不可缺少的作用。因此，笔者认为应是神经-血管-体液互相协调对人体起调控作用。至于血管平滑肌、红细胞、血管内皮细胞在组织和器官的病理变化中起什么作用，它们怎样集胞内分泌、自分泌、旁分泌和周身分泌于一体，它们是否是"第三平衡系统"，它们的内分泌功能和经络的局部自动调控作用是否可以等同，在针刺放血后起何变化，这都是需要科研工作者和临床医生共同努力去探索的奥秘。

五、血管、淋巴、神经系统共同构成了经络系统

祖国医学提出的经络系统，确实是一个多层次的生命系统，从存在形式上它包括了循环系统中的粗细不等、深浅不一的动静脉血管和淋巴管，也包括了神经系统中的粗细不等、深浅不一的神经干、神经节、神经丛、神经束以及无数微小的感受器等。从功能方面它包括了血液、淋巴液、组织液的生理功能，也包括了神经的感觉传导、对躯体运动的调整和对内脏的调控等功能，也包括弥散神经内分泌系统和传统的内分泌系统之间的调控作用，以及脑的高级神经活动对人体各大系统的作用。

近几年，费伦教授经络研究团队经过长期的探索及大量的实验研究，提出：经络是人体一种复杂巨系统，它至少由七种生理网络组织交叉构成。

它是由血管网络、淋巴网络、神经网络、内分泌网络（传统内分泌网络和弥散神经内分泌网络）、胶原纤维网络、多糖/水凝胶的基质网络以及组织液的长程输运网络等七个网络组织交错构成。现已发现后三种网络潜在存在光电信息、能量、组织液输运以及信号转换等功能。这是对经络实质的认识及经络功能研究的极大深化，而且和我们的看法又不谋而合。

经络系统分布是全身的，对称式的，呈多层次的立体式的网状结构。而血管、淋巴管、神经干的分布也是全身的、对称式的。在没有精密仪器观察的时代，除了微细结构不能用眼睛看见，其余都是有迹可查的。它们在人体都是有表有里、有深有浅地分布在皮肤、骨骼、肌肉、筋膜、内脏等处，人体几乎处处都有血管、神经、淋巴的存在，且动、静脉本身中也有神经纤维和滋养血管，解剖观察血管外膜中有小血管、淋巴管及丰富的神经分布，而大脑和脊髓更是一分钟也离不开血管的营养。血管、淋巴、神经所到之处就有经络现象的产生，它们的综合功能就是"经络之气"。现代研究认为经络系统是一个有序化程度很高的开放系统，经络系统的机制主要是传递信息和反应性调整，是一个高级的自动调控组织系统。这些高级功能就是神经-血管-体液各自功能的有机整合。这和我们聪慧的祖先所观察到的经络有"行气血、处百病、调虚实、决死生"等作用，以及内络五脏六腑、外连四肢百骸，网络状分布于全身的描述是完全吻合的。难怪国内外许多科研人员把经络系统视为单独存在的体系去研究和发现，虽然通过许多现代精密仪器的探讨观察，至今还是发现不了人体单独存在的经络形态，视经络实质为一个难解的谜团。

因为经络系统是一个多层次的结构，所以几千年来中医根据经络系统发明、创造了许多种治病的方法：砭法、灸法、中药（内服、外敷）、推拿、热敷、蒸洗、气功以及针刺。针刺疗法使用的针具还根据病情的不同部位而制定了"九针"，并一再强调"九针之宜，各有所为，长短大小，各有所施也，不得其用，病弗能移""针各有所宜，各不同形，各任其所为"。

临床上这些疗法都是给机体一定量的刺激，通过神经-血管-体液的调整，以保证机体的正常生理功能运行，使疾病得到康复。"黄帝九针"是古人长期大量临床经验的积累，"镵针"可刺激皮肤的神经、血管，"员针"可做穴位按压。"提针"可刺激浅层的小血管、神经。"锋针"直接刺破浅静脉，调整血液循环和体液的正常分布。"铍针"割破皮肤、肌层以排脓血，可以做一些小手术。"员利针"刺激量较大，以治疗急症、暴仆、闭症。"毫针"刺激各层次的神经装置，刺激量比较温和。"长针"可刺激深层的神经组织。"大针"可排皮肤水肿及腹水，调整体液循环。中医发展到近代针具和针法又有了很大改进，通过各种仪器产生声、光、电、热也都能对经络系统起作用，这里就不再细述了。

人体内还存在着许多与经络现象有关的已知结构的未知功能，如经络感传现象时，循经络走行的皮肤变化，还有小小的"寸口脉"能对脏器的病变有那么多种的搏动形式反应变化。内脏有病刺激体表特定的穴位就能治疗，而且必然会在体表特定的穴位处有血管的变化，等等。经络系统是人体血液循环、神经活动、生化物质、新陈代谢比较集中的位置，生命活动旺盛，能量的释放必然在人体特定的位置表现出生物场的各种反应，所以还有许多要进一步深入研究的中医课题。这些基础研究能有进展，又将进一步推动和指导临床的治疗。如现代神经内分泌学研究，当神经细胞被激活时，绝不是像过去认为的只有单一的经典递质释放，而是多种化学信息分子的释出。随着部位不同，刺激的质和量不同，信息分子的组成也不同，再加上各种信息分子的性质不同，受体各异，清除的途径与速度不一，以及它们之间复杂的相互作用，故其生物学作用呈现千变万化。这正是机体适应极其复杂生命活动需求的表现，也正因为在外周和中枢神经细胞中有了经典神经递质与神经肽共存的物质基础。所以不同的针刺手法(轻、重、缓、急)、刺激部位的深浅(天、人、地三部)和捻针的旋转方向都可以诱导出不同的感觉结果来。

经络系统给现代医学研究提出了难题，反之现代医学也给经络系统的功能活动提供一些研究思路。两者相互促进、发展、提高，最后形成一个统一的人体自我控制与调节的理论体系，再反过来指导医学科学，那么人类对疾病的防治又将产生一次可喜的大飞跃。

第二章 对血液及其功能的认识

生命离不开血液,人体的一切活动都离不开神经-血管-体液的调节。呼吸的进行、营养的吸收、能量的代谢、体温的调节、机体的免疫……以至微观中细胞的代谢、分裂、DNA 的复制等活动,这些都和血液循环有生死与共的紧密联系。一旦人体某一部分血液的组成成分发生了质和量的变化,出现了血液循环障碍,轻则有相关生理功能减退,重则危及生命。祖国医学早在两千多年前就提出了"百病皆由血引起"的认识。

刺血疗法就是从静脉血管中直接放出血液来治病,以达到调畅气血、治疗疾病的目的,这是一种改善血液循环障碍的有效疗法。为了更好地运用这一疗法,我们首先应对血液的生理功能有全面地了解。

一、血液的生理功能

概括起来说,血液是机体的营养、兴奋、调节、防御功能的基础,是人体生长、生存、繁衍、行为、活动和抵御疾病的物质基础。

(1)血液运输携带机体所需要的氧、蛋白质、糖类、脂类、维生素、水和电解质等,把它们运送到全身各部分的组织细胞。组织细胞的代谢产物二氧化碳、尿素、肌酐等也要由血液转送到肺、肾、皮肤和肠道而排出体外。血液能维持人体的正常营养和新陈代谢。

(2)血液能大量吸收体内产生的热,特别是深部器官能量代谢产生的热几乎全靠血液运送到体表散发,血液又能把能量转为体热以保证机体在寒冷时的温度。血液对酸、碱性具有强有力的缓冲作用,能稀释、降解、灭活、转运血管和组织中过量的生化物质,是机体内环境相对恒定的保证,也是药物发挥作用的保证。

(3)体内各内分泌腺分泌的激素,也是通过血液的运输,作用于相应的靶器官,调节人体的新陈代谢,以及生长、发育、生殖等重要的基本功能。因为激素是通过血液运输的,体液调节成了机体调控的一个重要环节。

(4)血液中的白细胞,对于外来的微生物和机体内的坏死组织,具有吞噬分解作用。血浆中含有多种免疫物质如抗毒素、溶菌素等,血液中的淋巴细胞也参与机体的免疫作用,从而使机体能对抗疾病的发生。血液中的血小板在机体损伤时又能大量粘着于血管破损处,防止伤口出血。所以,血液对机体具有防御和保护作用。

(5)红细胞具有内分泌功能。近年研究发现红细胞产生多种细胞因子,如红细胞能产生高血压因子、利钠尿因子、血啡肽和抑钠素等多种血管活性物质。利钠尿因子有强大而持久的排钠利尿作用,血啡肽具有降低血压的作用等。血液中其他有形成分如单核细胞、淋巴细胞、粒细胞等也产生多种细胞因子,如白细胞介素、慢反应物质、趋化因子等,它们不仅可以调节机体免疫和防御功能,亦可影响和调节血管的运动和凝血功能。红细胞也是神经内分泌系统的一个重要组成部分,它们和体内各内分泌腺分泌的激素对机体局部起着不容忽视的调控作用。

二、血液的组成、特性和血容量的调整

1. 血液的基本组成 血液是广义的结缔组织的一种,是在循环系统中流动的液态组织,由红细胞、白细胞、血小板、血浆构成。血浆是血液的液体部分,为淡黄色的透明液体,是对全身影响最广泛的一种多功能的细胞间质,血浆约占血液的 55%,是由水分、有机物

与无机物组成，血浆中各种成分在生理条件下是比较恒定的。红细胞悬浮于液态的环境中，才能在血管系统中不断地全身流动。血浆参与机体的免疫反应，血浆运载各种激素，参与机体功能的体液调节，血浆是体内营养物质和热能的运输者。血液凝固时，析出的液体称为血清。

2. 血液的颜色、比重和黏滞性　血液的红色主要取决于红细胞内的血红蛋白（Hb）中含氧量的多少，动脉血中红细胞内氧合Hb含氧量多，呈鲜红色。静脉血中红细胞内还原Hb含氧量少，故呈暗红色。临床上一般正常的静脉血是暗红色，病理情况下，如终端微循环出现动静脉短路或大量的直接通路开放时，动脉血可因不参与组织细胞代谢而直接进入静脉，这时静脉血可如动脉血一样鲜红。在静脉瘀血时，随着红细胞在静脉中停留时间的延长，因高度缺氧静脉血可呈黑紫色。临床上，可根据血液的颜色来辨别机体的供血情况以及病证的寒、热、虚、实。如静脉血色鲜红，流速快，压力大，是中医实证、热证的表现，如静脉血色暗紫，流速慢，是中医寒证、瘀血证的表现。血液清稀多为贫血，是血虚的表现。血肿时因红细胞分解释放大量含铁血黄素在血液中，在局部可形成咖啡色的血液。在刺血的过程中常可观察到病变处静脉血先是黑紫色，流淌一会儿可转为暗红色。病情严重的患者要刺数次后静脉血才能转为正常的暗红色，此时病情即可好转。所以，临床上所见的刺血颜色有鲜红色、暗红色、暗紫色和黑紫色之分（见彩图1）。

血液中含有挥发性脂肪酸，故有腥臭气味。正常人血液的比重在 1.05～1.06，血液为弱碱性，在 37℃时 pH 值为 7.35～7.45。

血液具有一定的黏滞性，黏滞性来源于液体内部分子或颗粒之间的摩擦力，它的量度是黏度。血液黏度主要取决于红细胞的数量、形态与质量，红细胞在血液中相对减少时，血液黏度下降。在某些病理条件下，白细胞的改变也可使血液黏度急剧增高。血小板

在血流减慢、切应力减小时易于聚集，也可使血液黏度升高。寒冷、低温、高热、出汗、创伤、缺氧、酸中毒等都可引起血液黏度增高。血液黏度升高，可直接引起血液的流动状况和流速的改变，引起微循环障碍。刺血疗法可以直接降低血液黏度，故对心、脑血管等疾病有很好的疗效。

3. 血容量的调整　血液、淋巴液和组织液共同组成机体的内环境，担负着机体的正常新陈代谢。且三者之间的容量可互相补充，处在动态的平衡之中。正常成人血量为体重的 7％～8％，即每千克体重有 70～80 ml 的血液，正常成人血量在 4 000～5 000 ml，刺血出血量在 200 ml 以下对人体无不良影响，儿童体内的血量按体重比例比成年人多，婴幼儿的许多疾病亦能刺血治疗，而对身体无危害。

人体在安静状态下，血液大部分都在心血管中迅速流动，这部分血液称为循环血量。还有一部分血液滞留在肝、脾、肺、腹腔静脉以及皮下静脉丛等处，流动较慢，其中红细胞比容较高，这部分血液称为贮存血量，这些地方也称为贮血库。正常情况下血液量的60％～70％循环在静脉血管中。人体作剧烈运动、情绪激动或大量失血时，贮血库的血液将释放出来参加快速循环，以补充循环血量。血量的相对恒定是维持正常机体生命活动的必要条件之一。人体血量虽然相对恒定，但每分钟流过机体各器官的血量却不相同，其决定于各器官的大小、运动强度、代谢的情况。头部血液约占心输出量的 16％，人在思考问题时血液涌向头部，血量过多则引起充血，颅内血管容量增加过多易引起头痛。刺血可改变人体各部位组织器官的血量，刺血出血量较大时（100～200 ml），由于心脏活动加强，失去的血浆可在数小时内由组织液渗入血管而得到补充。与此同时贮血库的血管释放出一部分血液，使循环血量得以补充，通过血量的重新分配，可以缓解心瘀血、肝瘀血、脾肿大、脑充血、黏膜充血等病理状况。

刺血的出血量不要超过全血量的6%，且一定要根据患者具体的情况掌握适当的出血量。有人刺血后感轻微头痛是一时性局部血量不够的表现，但很快就能自身调整恢复。

三、红细胞在人体内的具体功能及寿命

血液是一种非常特殊的悬浮液，含有数量非常庞大的红细胞，红细胞可分为红细胞、白细胞和血小板三种。

血液中的红细胞其功能有二，一为运输氧和二氧化碳，另一是对机体所产生的酸碱物质起缓冲作用。红细胞在血液中的生存期限平均约为120天。红细胞受损、减少、流动缓慢均可引起组织缺氧，二氧化碳和代谢产物的堆积，以及血液循环障碍。刺血后由于失血、缺氧等反应可引起促红细胞生成素增多，促红细胞生成素又可加速红细胞的生成和网织红细胞的释放，还可促使肝脏加速合成蛋白质，使造血功能活跃起来，所以许多患者刺血后感到食量增加，睡眠好转，全身舒畅和充满活力。红细胞的比容、大小、形态、变形性和聚集性等变化时，都可以使血液黏度显著增高，出现明显的血液流动减慢。刺血可通过稀释减少血液中的红细胞，以达到最佳比容，具有增加氧的运输量和降低血液黏度等作用。

白细胞在血液中只是"过客"，它由骨髓、淋巴组织或胸腺生成后进入血循环分布到全身各处，而后离开血液进入组织，除部分淋巴细胞外，其他白细胞离开血液后都不再返回，所有的白细胞都在血管外进行功能活动，并在此死亡，白细胞在血管外存在的时间也比在血液内长得多。白细胞主要功能是保护机体、抵抗外来微生物的侵害，是机体免疫反应的物质基础。白细胞可分为中性粒细胞、淋巴细胞、单核细胞、嗜酸性粒细胞、嗜碱性粒细胞、肥大细胞。

中性粒细胞主要功能是防御，它具有向细菌、异物处移动的趋化性，并有很强的吞噬作用，可吞噬细菌、真菌及其他异物。中性粒细胞在骨髓内储备停留约5天，进入血液后在血循环中待半天，离开血液后在结缔组织中生存2～3天。中性粒细胞杀死细菌后，本身也死亡，死亡的中性粒细胞成为脓细胞，是脓液的组成部分。

嗜酸性粒细胞能吞噬抗原抗体复合物，这种复合物如不被及时处理将对组织起有害作用，嗜酸性粒细胞对组胺、5-羟色胺有降解作用。嗜酸性粒细胞在骨髓中成熟后储备3～4天，进入血循环数小时后即离开血管进入结缔组织，在结缔组织中生存时间为8～12天。

嗜碱性粒细胞内有较大的颗粒，这些特殊的颗粒中含有肝素和组胺等，肝素具有抗凝血作用，组胺可使平滑肌细胞收缩和促使毛细血管扩张，并使毛细血管和微细静脉的通透性增加。创伤或某些药物，可使嗜碱性粒细胞中的组胺释放，引起机体的过敏反应，嗜碱性粒细胞表面也可吸附某种抗体。嗜碱性粒细胞的寿命约10天。

单核细胞具有活跃的变形运动，明显的趋化性和强烈的吞噬功能，还参与免疫作用。它从骨髓进入血液，在血液循环中的时间为40小时左右（24～48小时），而后即离开血管进入结缔组织，成为巨噬细胞。在体内不同的微环境内，单核细胞成为形态和功能不完全相同的细胞，但具有相同的特征，它们在功能上都具有吞噬能力。能吞噬较大的颗粒和较多的细菌及较多的坏死组织，能杀伤肿瘤细胞，消除体内衰老的细胞，在慢性感染中巨噬细胞起着很重要的防御作用。单核细胞在离开血液后仍具有分裂能力，它们在血管中的生存时间可达数月或更长的时间。

淋巴细胞是体液免疫和细胞免疫反应的物质基础，血液中的淋巴细胞绝大多数是与免疫功能有关的T淋巴细胞和B淋巴细胞。淋巴细胞对异己构型物质、肿瘤，特别对生物性致病因素及其毒性，如细菌、病毒、自身变形的细胞、异种蛋白等，都具有防御、杀灭和

消除的能力。淋巴细胞中的 B 细胞受抗原刺激后，迅速进行分裂增殖，更新率很快，其寿命一般只能生存数日或数周，其中对抗原物质有记忆能力的 B 淋巴细胞寿命较长，可达数年。T 淋巴细胞在胸腺内分裂增殖，其中进入血液的部分 T 淋巴细胞其生存时间可达数年甚至终生，并参与血液及淋巴循环之中。此种细胞受抗原刺激后，可出现变形和分裂增殖现象，最后形成记忆细胞和致敏淋巴细胞。当 T 淋巴细胞（指记忆细胞）再次受相应抗原刺激时，它即迅速被激活，能释放出多种生物活性物质，称为淋巴因子。在淋巴因子的直接或间接作用下，可将抗原局限或排除。

血小板有止血和加速血液凝固的作用，它有黏附、聚集、收缩、释放反应等生理特性，从而保持血管内膜的完整性。血小板在血管破损时，有引起血栓形成后而又溶解的两方面作用。血小板的寿命为 7～14 天。

红细胞在人体内各有其一定范围的功能，行使着各自的职责但又相互支援和联系，缺一不可。红细胞的寿命绝大部分是极短促的，一方面是在大量衰老死亡，一方面又在不断新生补充，这两种过程要保持相对平衡，以维持血液中细胞正常数目和比例关系。红细胞生长也需要从外界摄取充分的营养物质，进行旺盛的代谢活动，也就是说细胞内合成作用必须超过分解作用才能使细胞生长。红细胞生长往往受年龄、性别、营养、体质、温度以及某些物理化学等因素的影响，同时也受红细胞内遗传物质的控制。许多人都错误地认为血液在人体内终生不变，其实红细胞每时每刻都在大量的衰老和死亡，只有新生细胞的不断补充才能使生命力旺盛。刺血能刺激红细胞的更新，刺血后要吃一些有营养的物质来补充造血时所需要的各种基本物质，以保证红细胞的大量新生。

人体出生后骨髓成为终生的造血器官，红骨髓是一切红细胞的发源地。淋巴结、脾、胸腺、扁桃体、肠道淋巴组织等是淋巴细胞的增殖场所。骨髓本身分布有营养血管，这些营养血管由骨外膜穿过骨干上的滋养孔与哈佛氏管内的血管吻合，在骨髓上下分支，其末端成为壁薄腔大的血窦网。改善和加强骨髓的供血状况，可促进机体的造血功能，所以适当的运动以及特定穴位的按摩刺激都能促进骨髓的造血功能。老年人造血功能降低原因之一是由于哈佛氏管内的小动脉出现动脉硬化的改变，而不能正常供给骨髓血液。刺血可以改善血液的流速、状态，在治疗疾病的同时又能直接扭转骨髓供血不足的病理状态，故刺血能治疗贫血。

近几年的研究表明，红细胞具有重要的内分泌功能。它可以产生和分泌多种体液因子和生物活性物质，调节心血管、呼吸系统、泌尿系统、水盐代谢和血液凝固等多种功能，而不能再简单地认为血液只有携氧、运输和防御功能，因为红细胞在人体内是一个很庞大的组织，其内分泌功能是绝对不能忽视的。

四、中医对血液生理功能的认识

祖国医学早在 2000 多年前就提出"血主濡之""内溉脏腑、外濡腠理"的学说，是古人对血液营养作用的描述。"血气者，人之神""血脉和利，精神乃居"，是古人对血液保持机体的兴奋性的认识。而"肝受血而能视，足受血而能走，掌受血而能握，指受血而能摄"，亦指血液能保证各器官的正常生理功能。祖国医学经长期大量的实践，将血液的功能归纳为"气、血、营、卫、津液"对机体的具体作用，并认识到"血气不和，百病乃变化而生"，只有"疏其血气，令其条达，而致和平"。

中医指出"血"是由饮食精微所化生而循环于经脉中的液体，"中焦受气取汁，变化而赤，是谓血"。但因条件限制古人是绝对无法描述血液中存在的各种生化物质、各种红细胞的形态和功能作用的，只能客观地指出"血"是供养全身各脏腑、器官等维持其正常功能活动必不可少的物质，对于中医所指之

"血"，要泛化地去理解，即不仅对应于血液、淋巴液、红细胞等有形成分，还包括它们中所含的生化物质和生理功能等。

我们的祖先正确地认识到人的生命维持还需要"气"。古人所言之气一部分是指机体呼吸所需要的氧气，而另一种含义是指机体的功能活动，以及生命活动所需要的物质基础。氧气是依靠血液中的红细胞来运送，组织细胞则从血液中摄取氧气并排出二氧化碳，再由血中红细胞携带到肺部进行气体交换。血液又携带各种营养物质以及许多生化物质，其中具有调控神经功能的递质，故有"血为气之母"的说法。而"肺者气之本""诸气皆属于肺"是古人对呼吸依靠肺来进行的正确认识。而"经气""脏气""肾气"等则是伴随着生命活动而产生，并对生命活动起着重要的作用。所以，中医施治时调理气血的法则一方面改善了血液循环状态，另一方面调整了组织器官的功能。

而古人在实践中又认识到血液中还有营养机体的物质"营"，《灵枢·营卫生会篇》指出："营出中焦……中焦亦并胃中……化其精微，上注于肺脉，乃化而为血，以奉生身，莫贵于此，故独得行于经隧，命曰营气"，又《灵枢·邪客篇》："五谷入于胃也……营气者，泌其津液，注之于肺，化以为血，以荣四末，内注五脏六腑……"这已很明确地指出了"营"即是从饮食中摄取的人体所需要的营养物质，如无机盐、糖类、脂类、蛋白质、微量元素、各种维生素，等等，吸收的营养物质都进入血液，通过血液循环以营养组织器官，使人精力旺盛，"血脉和利，精神乃居，故神者，水谷之精气也"。

中医对"津液"的描述相当于人体各种体液的总称，包括唾液、汗液、尿液、胃液、脑脊液、关节液、血浆、组织液等。"津液"主要有滋润、濡养的作用，"津液"也和"血""气"一样来源于水谷精微，都能通过经脉运行全身，"饮入于胃，游溢精气……水精四布，五经并行"。"津液"与"血""气"有相互依存的关系，

"气旺生津""气随液脱""耗血伤津""津枯血燥"等都说明了"津液"存在的重要性。

中医所言的"血、气、营、卫、津液"即是人体生命活动所依赖的物质基础，又是指人体生命活动的许多表现。"血、气、营、津液"用现代生理学较易解释，而"卫"在人体则比较复杂，"卫"也可以称"卫气"，它包括人体卫外的功能，既包含防御疾病的侵入，保卫自身免受外界环境变化的危害，又包含攻击敌人，逃避危险等神经兴奋的过程。当人准备搏斗、攻击或逃避危险时，心跳加强加快，骨骼肌紧张度加强，且血循环量大为增多，汗腺分泌增加，毛发竖起，此时精力旺盛，力量倍增。这都是交感神经在起作用。而"……卫气留久于阴而不行，故卒然多卧焉"则是交感神经兴奋性被抑制的描述。"卫气不行，则为不仁"又是指神经感觉异常的表现。"刺营者出血，刺卫者出气"是针刺治病的方法，因营行脉中，"脉"现在已无疑是动、静脉血管的统称，刺破血管当然流出血液。而"刺卫者出气"，我认为此"气"应该和针刺中的"得气"相对应，在临床上针刺"得气"时患者有"酸、麻、胀、重、疼痛"感，而医者手指间的针有沉紧感，针被皮肤紧紧地吸住，不易拔出。而体质非常虚弱的患者应激反应差是无法引起"得气"的沉紧感，许多针灸医生还可以让针感沿经络的走行"气至病所"。而出现"得气"的现象主要是靠神经干、神经束、神经纤维以及神经末梢这些物质基础来进行的机体反应。《灵枢·卫气行篇》指出"卫气之在于身也，上下往来不以期……""其浮气之不循经者，为卫气，其精气之行于经者，为营气。"《灵枢·寿夭刚柔篇》亦指出："卫之生病也，气痛时来时去。"如此说来"卫"应包括神经系统的一部分功能表现。但《灵枢·痈疽篇》中又说："夫血脉营卫，周流不休……血泣则不通，不通则卫气归之，不得复反，故痈肿。"《素问·气穴论》篇也说："荣卫不行，必将为脓"。现代研究揭示白细胞依靠血液运行到全身，在血管内停留很短的时间，即从毛细血管内皮

细胞之间逸出血管外,靠变形运动的方式在组织内游走,并向发炎的组织、坏死的细胞、细菌、病毒等靠拢,以发挥其防御功能。此即对应于"卫在脉外"之描述,白细胞和被吞噬溶解的组织碎片及细菌一起成为脓液,这样一比较"卫"也包括了白细胞的防御功能。《灵枢·胀论》又有记叙:"卫气之在身也,常然并脉循分肉,行有逆顺""营气循脉、卫气逆为脉胀,卫气并脉循,分为肤胀。"古人对血液中水分增多,以及全身、四肢的水肿等病症表现,认为和"卫"有关,而现代医学认为和淋巴系统循环有关。如果淋巴管阻塞、淋巴液瘀滞都可造成局部组织液增多,形成水肿。

人体进食后,经小肠黏膜吸收的脂肪颗粒由毛细淋巴管而流入淋巴导管,因是高度乳化的脂肪微粒故成为乳白色的淋巴液,在胸导管内时淋巴可形成乳白色的液体。而《灵枢·营卫生会篇》描述:"谷入于胃……其清者为营,浊者为卫,营在脉中,卫在脉外"即是古人对这些生理现象的观察描述。淋巴细胞也是机体免疫功能的主要参与者,所以古人对"卫"的认识也应包括淋巴系统的功能。

《灵枢·本脏篇》:"卫气者,所以温分肉、充皮肤、肥腠理、司开阖者也……卫气和则分肉解利,皮肤调柔,腠理致密矣。"从以上的描述来看,"卫"即和神经系统对机体功能活动的调控指挥有关,也和淋巴液、组织液在循环中的作用有关,另外还和白细胞、淋巴细胞对机体的防御保护作用有关。祖国医学能在数千年前就已初步认识到以上的生理功能存在,并把它们命之为"卫"实在也是很不容易的客观的观察体会了。

综合以上所述,中医所言的"血、气、营、卫、津液"在人体都有一定的物质基础,通过现代科学的研究,它们都有形可见地存在着。深入地了解它们,将对用中医体系诊病、治病有很大的帮助和提高,特别是刺血疗法这一最古老的医术,在《黄帝内经》中大量的篇幅都是以此来作为治疗原则和施治标准的。血、气、营、卫、津液在人体相互依存,有时合有时分,但永远是紧密相连,缺一不可。而治疗血、气、营、卫、津液的病症时,刺血疗法也是一种行之有效的调整方法。

第三章 刺血疗法能直接
改善血液循环障碍

疾病的发生是一个极其复杂的过程，在病因和机体反应的相互作用下，患者机体有关部分的形态结构、代谢和功能都会发生种种改变。血液循环障碍是许多疾病过程的中间环节，亦是一些疾病的共同发病机制。

祖国医学对瘀血致病有很多论述，"气滞血瘀"是现代医学血液循环障碍的表现。尽管由于致病的因素不同，但机体在防御各种疾病过程中，都离不开"气""血"参与的演变反应。中医《千金方》提出："诸病皆因血气壅滞，不得宣通"，而《素问·调经论》指出："血气不和，百病乃变化而生"。

能引起血液循环障碍的原因很多，现代病理学认为物理性损伤（如机械、高温、冷冻等）、化学性损伤（如酸碱、药物等），以及生物性损伤（如病毒、细菌、立克次体等）都可以引起血液循环障碍，另外还有遗传、免疫反应等。而中医早就提出的外感六淫：风、寒、暑、湿、燥、火，内伤七情：喜、怒、忧、思、悲、恐、惊，以及疫疠、饮食、房劳、跌打损伤等致病因素，是更具体地认识到日常生活中所遇见的致病因素，都可导致神经调控异常，引起血管运动的改变、血液成分的改变、血液流动的改变，以及血管壁的损伤、局部血管活性物质释放的改变，等等。比如人在焦虑、愤怒、怨恨之时，可使胃黏膜充血，胃液分泌增多，从而导致胃溃疡发生。人在发怒时，心脏的冠状动脉会痉挛，可引起动脉管腔狭窄，以致引起致命的心肌梗死。

为什么中国最早的医著《黄帝内经》一直把"寒"列为引起疼痛的主要原因呢？生理学研究寒冷，首先侵犯人体皮肤，引起皮肤血流量减少，血管收缩，当温度低于 15℃ 时红细胞变形能力显著降低，血液黏度随温度降低而增加，血液流速减慢，血小板易于聚集。肌肉也因寒冷而紧张收缩，温度太低还能抑制酶的活动，而降低了代谢率。特别是骤冷还会使血管痉挛，当局部血流缓慢形成缺血、缺氧的环境时，痉挛血管的内皮细胞可分泌一种极强的血管收缩因子-内皮素，从而使血管进一步痉挛，痉挛可以延续几小时或数天，甚至从小血管延伸至大血管，严重时血管难以自我调控恢复。局部血液循环障碍形成后，可使组织氧气和营养物质缺乏，可使代谢产物堆集，可使神经末梢和循环系统中的神经递质及调质不能对靶细胞起作用，不能及时降解、灭活和重吸收神经末梢周围的组胺、5-羟色胺、脂类介质等致痛因子，可使局部血浆组胺浓度在短时间内升高数倍。这些物质对游离神经末梢达到伤害性刺激的程度，就能使肢体出现剧烈的疼痛、麻木等感觉，而且是药物无法控制的难以忍受的疼痛。寒冷时皮肤的浅层血管能保持适当的血流，深层血管可因收缩和痉挛引起深层组织的缺氧改变。在临床上许多患者自述睡水泥地、吹电风扇、淋了暴雨后，肢体多突然或逐渐发生疼痛、酸胀、麻木，而皮肤表面难以看到改变。主要是局部的血管已不能通过自身调整恢复正常的血液循环状态，这时可以通过浅层静脉的出血，以调整深层的血液循环障碍。

当人体遭受到各种外伤损害时，有的是显而易见的血肿和破损，有的则是许多患者受伤的局部肉眼看起来正常，但在受损部位已形成小面积的微循环障碍，在肌肉的切片上能发现数量较多的变性肌纤维。此时受损部位如能及时建立或恢复血液循环，能保证机体修复创伤之需，患处则无不适感，但是有因外环境和内环境的进一步改变，使微循环障碍逐渐发展扩大，到局部血循环已不能代偿之时，就会出现各种症状。故临床上许多外伤患者当时无明显症状，而在数月甚至数年后才出现症状，如脑外伤的癫痫发作、颈外伤引起的上肢麻木和肌肉萎缩、外伤后的股骨头坏死以及一些癌症的发生等。

血液循环障碍可以分为全身性和局部性两类，两者既有区别又有联系。在针刺治病的临床上以局部血液循环障碍为多见。血液循环障碍主要包括：①局部循环血量的异常，有充血和缺血之分别；②血管内容物的异常，包括血栓形成、栓塞以及梗死；③血液性状和流速的改变；④微循环障碍；⑤水肿和积液；⑥出血。

由原林教授主持的南方医科大学国家重点基础研究工作，在数字虚拟人体研究的基础上提出了人体结构的两系统理论。他们认为生命的活动有赖于人体的功能系统和支持与储备系统的相互协调、支持。功能系统是以功能细胞为核心，其主要作用是通过功能细胞的不断活动和代谢维持生命的功能活动。支持与储备系统是为功能系统提供源源不断的物质基础和营养物质，以及为功能细胞的更新与修复提供大量的细胞源（干细胞），并对功能系统的细胞活动进行调控，为功能细胞的更新、代谢活动提供一个稳定的内部环境。而人体的循环系统正是这两大系统的运输和供给的途径，是这两大系统的活动和存在的基础。一旦发生血液循环障碍，生命的两大系统的活动就会产生各种各样的问题。

正常的血液循环保证机体的内环境稳定，各种器官新陈代谢和功能活动正常进行的基本条件。一旦血液循环发生改变，并且超过了神经-血管-体液所能调节的范围时，特别是影响了局部的神经、血管、红细胞的内分泌调控作用时，即可引起有关组织器官的代谢、功能和形态结构的改变，出现组织的萎缩、变性、坏死等改变，严重者甚至可导致机体死亡。各个器官虽然在功能和结构上互不相同，但在各种致病因子的影响下，不同器官都可呈现同样的基本反应和结构改变，都具有局部血液循环障碍，以及细胞变性和组织的损伤。刺血疗法是一种最直接和快捷地改善血液循环障碍的好方法。

一、刺血疗法能改变局部循环血量的异常

人体局部循环血量的异常有充血和缺血之分。局部组织、器官的血管内血液含量比正常增多的状态称为充血，又分动脉性充血、静脉性充血以及静脉性瘀血。而局部组织通过的血流量较其他部位减少，或者血液停留在毛细血管中缓慢不动都可引起缺血性改变。

1. 动脉性充血 致病因子使某一局部的动脉血管扩张，造成动脉中的血流加快，流入局部的血液增多。动脉还有代偿性充血，如颈内动脉的分支大脑中动脉部分阻塞时，因它的血液和颈外动脉同来源于颈总动脉，此时同侧的颞浅动脉充盈度增高、血管增粗，颞额的皮肤下可清晰地看见小动脉血管呈蜿蜒扭曲状，触之搏动明显加强。

在正常情况下，动脉系统含有全部循环血液的 15%～20%，毛细血管系统与心脏中各含 5%～10%，如果动脉系统中循环血量增加，将增加心脏的负荷。虽然脑部的供血较丰富，但颅内的动脉血管容量不能增加过多，否则将引起剧烈的头痛和烦躁不安。临床上的高热、情绪激动、急性炎症等，都可出现动脉性充血。血管搏动加快，局部皮肤红肿热痛，组织器官代谢增强。如动脉性充血发生在肢体，患肢大、小动脉血流都增加，以致肢体肿胀，肢端脉搏加强，皮肤潮红和温度升高。动脉性充血即是中医所言的"血热互结""气血上逆""肝火上炎""胃火上扰"等症状。这时，患者心跳加快，血压升高，动脉血管容量增加，脉搏加强加快；再加上微循环中的动静脉短路的大量开放，营养通路中的血流量反而减少，因动脉血不经营养通路与组织细胞进行氧气及物质交换，故局部小静脉血和动脉血呈现同样的鲜红色，并且小静脉

压力接近于小动脉压力，为 10 kPa 左右，而正常时小静脉压为 2kPa 左右。此时刺破小静脉管壁，静脉血急涌喷射而出，且血液的温度较高，流量比较多，也就是中医所指的血实证，"血热宜决之""血实者泄之"是古人对动脉性充血所采取的治疗方法。而《灵枢·经脉篇》中指出的十二经脉"是动病"，多是对动脉性充血所引起的症状描述。

刺血疗法在治疗动脉性充血时，并不需要直接刺动脉，可通过局部浅静脉出血以调整血容量。这样能迅速退热、去狂躁、安心神，能降血压，使炎症肿胀消退，并能迅速止痛。因为动脉性充血多为一时性的，待原因去除后，即可恢复正常，故刺血治疗时可起到立竿见影的效果。动脉性充血时刺静脉出血量要多一些，这样可以使动、静脉中的血容量重新分配，以恢复正常的循环血容量。

2. 静脉性充血及静脉性瘀血 器官或组织由于静脉血液回流受阻而发生的充血称为静脉性充血。静脉性充血如不能很快改善，即可形成静脉性瘀血。引起静脉性充血的原因可概括地归纳为以下几点：静脉受压、心力衰竭、静脉腔阻塞以及受动脉性充血的影响。静脉性充血可以发生于局部，也可发生于全身，静脉性充血远较动脉性充血为多见，且具有重要的临床意义。

静脉受压在解除压迫后，血液就能恢复正常。心力衰竭时要纠正心脏的功能，血液运行的动力正常血流即可正常。静脉腔阻塞是临床上常见的病症，血栓、栓塞、管腔狭窄、瓣膜病变等，都可造成静脉腔阻塞，可引起相应器官或组织的充血。但由于静脉的分支多，只有当静脉阻塞而血流又不能充分地通过侧支回流时，才能形成静脉性充血。静脉性充血如不能纠正时，多易引起静脉性瘀血。血液可瘀积于大静脉中，亦可瘀积于局部小静脉和毛细血管内；既可瘀积于浅静脉中，又可瘀积于深静脉中。由于静脉管壁较薄，管腔可以相对增大、增粗数倍，故瘀血局部的静脉、小静脉和毛细血管显著扩张，血管容量增

多，但该区域的有效血液灌注量则减少。在临床上可见表浅的静脉因充盈度增高而显现于皮下，严重时静脉曲张，蜿蜒扭曲，而见"青筋暴露"，有的还可见微小静脉呈"红纹血缕"状浮现于皮肤下。当微静脉瘀血严重时，可见皮肤青紫；瘀血较轻时皮肤可见暗红色的斑块，隐约如网状分布。现在通过血管造影也可显现深部静脉的充血状态，深层血管也呈高度扭曲、扩张状态。如恶性骨肿瘤时，除了逐渐增大的局部肿块外，局部皮肤逐渐发紧发亮，色泽发生改变，每呈暗紫红色，表浅静脉发生怒张，同时深静脉也充血扩张。当肝门静脉高压时，食管下段和胃底部的黏膜静脉都高度扩张、弯曲、突出于黏膜表面，极易破裂出血。静脉极度扩张后，可呈麻痹状态而丧失收缩功能。

由于静脉回流受阻，局部可出现肿胀，但皮肤温度不增高。同时血中氧分压降低，氧合 Hb 减少，还原 Hb 相对增多，使局部静脉血呈暗紫色甚至黑紫色。局部组织也呈暗红或紫红色，严重时可发生发绀。瘀血的器官体积增大，由于血流缓慢、单位时间内局部的血液灌注量也显著减少。加之局部组织缺氧，代谢率降低，产热减少，而毛细血管大量扩张，又使散热增加，所以体表瘀血区温度下降，局部畏寒怕冷，患者自述这些部位需要多穿衣服、多盖衣被而加以保温。

根据瘀血时间的长短、程度轻重，刺出的静脉血颜色有暗红、紫红、黑紫之分（见彩图1），临床上反过来辨血色也可知道瘀血的程度。在静脉回流受阻瘀血严重时，刺出的静脉血可如动脉血一样喷射而出，射程可达 30～50 cm 之远，但没有和心搏一致的跳动，随着静脉压力减小，喷射状血流自然回缩而止血，血色也可由黑紫转为暗红色。但是因心功能不全，久病卧床、微细血管过度舒张等原因致使血液回流无力而形成瘀滞，刺血时可见静脉血缓慢流出，血色多暗紫，血液比较黏稠。

较长期的静脉性瘀血，使局部组织氧和

营养物质供应不足,代谢中间产物蓄积,从而损害毛细血管,使其通透性增高,加之瘀血时小静脉和毛细血管内流体静力压升高,导致局部组织发生水肿,轻者局部实质细胞变性,形态改变和功能降低,重者实质细胞由于营养不良而萎缩或脂肪变。长期缺氧及细胞崩解产物、组织代谢产物,可使局部纤维组织增生,间质的网状纤维亦可转变为胶原纤维,使组织纤维化,从而使器官变硬,称"无细胞性硬化"。在体表可见皮肤粗糙,失去弹性和光泽,即中医所指的"肌肤甲错"。关节因结缔组织增生而肿大、僵硬,肢体局部可触摸到包块或条索状的增生组织,或者局部范围的肿胀,临床上可通过对称部位的仔细比较发现。局部有酸、麻、胀、痛、无力等不适感,刺血后增生组织多数都能消退。慢性瘀血在脏器中形成后,脏器实质或增大或缩小或硬变或坏死。由于红细胞分解,释放大量含铁血黄素堆积于组织内,使组织变为灰褐色,器官多有褐色硬变,皮肤可见大面积褐色素沉着,面色黧黑灰暗无光泽。

血管的内皮细胞和平滑肌细胞、红细胞在缺氧的状态下都能分泌缩血管因子和致痛因子,而静脉内皮细胞对缺氧反应强于动脉内皮细胞,当静脉性瘀血时使局部神经内分泌系统发生紊乱,致使局部神经肽的释放亦可出现紊乱。这时就会出现瘀血性剧痛,疼痛难以忍受,且引起精神烦躁不安和全身性症状。刺血如能及时改变瘀血症状,就能很快地消肿和止痛。

短暂的、轻微的静脉充血,对机体并无严重影响,侧支循环建立完善,即使血管完全阻塞,血液回流不一定受太大影响。在肢体可以患有严重的静脉性充血如下肢静脉曲张,甚至由于静脉瘀血造成肢体溃疡,但不直接危及生命。然而部分重要实质性器官,无论是急性或慢性瘀血,严重者均可危及生命。静脉性充血时间长了形成静脉瘀血,静脉瘀血可进一步发展到血流停止,中医称为"污血""蓄血",又可进一步促进血栓形成。

动脉性充血可引起静脉性充血,因小动脉充血压力升高,使一部分血液在毛细血管中停留时间缩短,甚至动静脉短路开放增多,局部静脉血管明显扩张,静脉血色鲜红如动脉血,小静脉的压力接近于小动脉压,刺血时静脉血可喷射状涌出。这种静脉性充血在临床中多见高热不退、疖肿初期、过敏性损害、外伤早期、类风湿关节炎肿胀期、精神狂躁等,刺血治疗也能迅速地取得效果,能很快地退热、镇静、消肿、止痛,使静脉血管压力恢复正常,同时也调整了动脉性充血的状况。而发展到静脉瘀血时刺血治疗次数就要增加,症状的改善比较缓慢,随着病情的好转,可见静脉血的流速和颜色逐渐转为正常。

局部的静脉性充血或瘀血可以是一侧肢体或某一器官,也可以是肢体或器官的某一部分,也可以是局部的一条或数条血管。故在临床治疗中常常可见两侧肢体对称位置的静脉血,颜色可以相差很大,有时甚至在同一部位相距数厘米的静脉血管中刺出的静脉血颜色也相差很大。所以治疗的关键是一定要选取有瘀血状态的病变血管刺血,这样才能取得较好的疗效,才能改变血管的充血或瘀血状况,这是刺血疗法的最基本选穴原则。

3. 局部缺血 脏器的某一部分或躯体的某一部位通过的血流量较正常情况减少时即可形成局部缺血。常见的原因是血管阻塞、血管收缩痉挛、血流通过受阻等,如动脉粥样硬化、血管内膜炎、血栓形成、肿瘤的挤压等。另外,临床上多见由于物理、化学、生物等致病因子的作用或强烈的精神刺激,可反射性地引起血管特别是小动脉持续性收缩,造成局部缺血,如胃及十二指肠溃疡、雷诺综合征等疾患,都与局部小动脉痉挛有直接关系。在临床上还多见供血不足和部分缺血的疾患,如椎-基底动脉供血不足。局部严重缺血时可引起疼痛,造成局部血流停止,继而发生细胞的坏死和组织的梗死。肢体动脉有阻塞时,动脉搏动可消失或减弱,肢体发凉,皮肤苍白,甚至出现肢端溃疡或坏死。在局部急性缺血缺氧时,可突然出现剧烈的钻凿或针刺样痛,疼痛的肢体可伴有麻木感、蚁行感,远端皮肤感觉丧失,而近端感觉减退或出现痛觉过敏,轻触局部即疼痛难忍,甚至不能接触衣被,这主要是周围神经急剧缺血引起的神经功能障碍。由于肌肉组织缺血,肢体肌力减弱,从而丧失运动功能或肢端下垂甚至麻痹,而被动活动时则疼痛加重。肢体血供障碍,皮肤乳头层下静脉血管排空,皮肤呈苍白状,若血管内积聚少量血液,则在苍白皮肤间出现散在青紫斑。继之静脉干瘪,肢体周径缩小,皮肤温度下降触之冰冷。针灸医生临床上常见的慢性肢体缺血患者,多伴有肢体麻木,发凉和间歇性跛行,皮肤变薄、干燥、光板、肌肉萎缩、汗毛脱落、指(趾)甲变形增厚,静脉充盈弯曲,等等。脑缺血至正常供血的 60% 时,可产生意识障碍,减少至 75% 时即引起局部神经功能失调,再进一步缺血可发生脑意外。

急性缺血性的症状出现后要抓紧时间尽早使用刺血疗法抢救,并积极配合以毫针和药物,出血量要多一些,加强火罐的吸拔力,以增强心脏的搏动,促使血管的舒缩运动,来调整血流的速度。如一次效果不显,可在短时间内再次刺血,临床中的心绞痛、脑梗死、肾缺血性疼痛、肢体缺血苍白等,都可以采取刺血治疗,通过对血管的刺激、对血管容量的调整、对血液流速的改变,以及对局部神经递质和调质的重新调整,可使血管阻塞状况改善,解除血管痉挛状态,避免病情进一步恶化和遗留后遗症。

二、刺血疗法能促使血管内血栓的转归

在活体的心血管内血液成分互相聚集或发生凝固的过程称为血栓形成,这一过程所产生的凝块叫作血栓。当血管破裂时,血栓形成有止血作用,炎症时周围小血管内的血栓形成,有防止病原菌蔓延扩散的作用,但绝大部分血栓形成对人体健康有害。现在血栓引起的各种疾病已引起了广泛地注意,医学界对其形成机制也有了更为深入的研究,同时也在寻找抗栓、溶栓的各种手段和方法。而刺血疗法通过针刺、出血、拔火罐等手段,使人体在受到多种刺激后,对血管内容物施行自身调整和重组,对血栓的形成有着抗凝、溶栓、解聚和再通的强大作用。

(一)血栓的类型

血栓可依发生在循环系统内的部位而分为:动脉血栓、静脉血栓、微血管血栓、心脏内亦可形成血栓。按照组成血栓的基本成分,又可分为血小板血栓、纤维蛋白血栓、红细胞血栓与混合血栓四种类型。

1. 血小板血栓 亦称白色血栓,主要由血小板聚集组成,带有少量的纤维蛋白,但不含红细胞。此血栓常见于动脉粥样硬化及动脉炎的病变部位,而在微血管中则仅由血小板聚集体组成。这种血栓容易脱落和崩解,容易被血流冲散,在临床上使用刺血疗法可加快病变部位的血流速度,使此血栓解聚,病情能很快得到控制。

2. 纤维蛋白血栓 亦称透明血栓,主要由紧密的纤维蛋白组成,其中夹有少量的血小板,多见于静脉血管,特别是在毛细血管中可形成纤维蛋白沉淀,从而造成组织灌注障碍。但如纤溶系统能恢复功能,有效循环血流通过增加,纤溶系统抗凝作用得以发挥,就可去除此种已形成的血栓。

3. 红细胞血栓 又称为红色血栓,主要由纤维蛋白与红细胞组成。局部血流极度缓慢或停滞是红色血栓发生的主要条件,红色血栓多见于静脉中,在临床上多见。小血管血流停止后,液体可扩散掉,只剩下压紧的红细胞,类似"腊肠"。当刺破静脉血管壁血液从创口处涌出时,由于疼痛的刺激和精神的紧张,全身血管均可收缩,而静脉血在流出后可造成局部血液压力梯度改变,从而使局部血管中的平均流速增大 6~7 倍。血液流速加快可稀释血中凝血因子的浓度,而微血管

中的红细胞聚集体因流速加快而解聚,以阻止血栓进一步形成,亦可增加血液和血栓的接触面,以促使血栓机化和再通。

4. 混合血栓 这是由血小板、红细胞、白细胞及纤维蛋白组成的血栓。可在动脉、静脉或心脏内形成。多数是以内皮损害为基础,形成的白色血栓突入血管腔内,又引起血流减慢和漩涡,进一步使局部内皮受损和凝血因子激活,因而产生新的血小板聚集体,并在聚集体表面形成纤维蛋白层,如此持续交替下去形成珊瑚状结构的混合血栓。当混合血栓增长致血管完全受阻时,则其下游又出现红色血栓,所以临床上大多是以白色血栓为头部、混合血栓为体部、红色血栓为尾部的大血栓。此血栓形成时间较长,也较大。凝固性较强,故不易再通,其危害性也较大。临床治疗时应尽早使用刺血疗法,出血量要大,缩短刺血间隔时间。

血栓有大有小,小的白色微小血栓肉眼不能看清,大的血栓阻塞大血管,并伸进侧支血管中,如股静脉内之血栓,有的可长达 $10\sim20$ cm。血栓大多在一个区域内出现,但有时也可以在全身几个部位同时发现。血栓多是逐渐形成的,临床上的症状多是逐步加重的,静脉血栓并不少见,但常因无明显症状而被忽视,有人发现中年以上尸检病例中有 $25\%\sim50\%$ 存在下肢静脉血栓。据美国医学研究统计,血栓引起死亡人数比癌症约高出 5 倍,寒冷季节发病率高,老年人发病率高于青年人。

血管内膜的主要功能是抗血栓形成,而内膜下成分则是促进血栓形成。当内膜受损后,不但局部内皮细胞抗血栓形成活性物质丧失,而且暴露了促血栓形成的内皮下成分。此时抗血栓的前列腺环素,在血管内膜中其活性和含量逐渐减弱、减少,而血小板激活因子合成增强。外伤、高脂血症、病毒、老龄、免疫复合物、缺氧等,都能使血管内膜损伤。而血管的自养血管流速减慢或关闭,也能引起血管内皮细胞的退行性改变。动脉粥样硬化斑块的溃疡表面和血管内膜炎的病变处,都容易形成血栓。较大的动、静脉内的血栓,其形成过程都以血小板黏附于内膜裸露的胶原开始。

血流速度、血管内膜损伤、血液成分这三者的改变都与血栓形成有直接或间接的关系,实际上在许多疾病中这三个因素常常是同时存在着,但在一定条件下,可以是其中的一种因素起主要作用。在静脉血栓形成时是血流速度和血液成分改变起主要作用,而在动脉血栓形成时是血管损伤和高凝状态起主要作用。所以缺乏运动、久病卧床、高脂饮食、大量烟酒、寒冷刺激、高热脱水、跌打损伤、细菌病毒、手术创伤、精神刺激等,凡是能引起这三者改变的原因,都能促使血栓形成而出现不同临床症状。

在创伤局部经常出现血管痉挛,可引起继发性缺血甚至使损伤扩大,受伤血管和静脉瘀血可促进血栓形成,创伤后肌肉运动受限制有利于血栓形成。血栓脱落后可引起栓塞产生或扩大梗死范围。血栓形成与栓塞亦可造成血管闭塞或血流减慢,血流如果停止,内皮细胞可发生改变,这时血管内膜水肿血小板黏附其上,再次形成血栓。

(二)血栓的后果与转归

血栓形成后,其后果与转归对疾病的恢复有直接的关系。

1. 软化、解聚、吸收 部分血栓可以被血流冲开解聚,较小的血栓纤维可以不留痕迹,较大的血栓中央部分可以被纤溶素溶解吸收形成软化灶,残存的细胞碎片由吞噬细胞所清除,形成空腔,这是比较好的结局,取决于凝血系统和纤维蛋白溶酶系统两者之间活性的对比。新形成的血栓易于溶解,所以治疗越早越及时,康复得越好,几乎可以不留后遗症。血栓解聚过程取决于血栓大小、血栓的组分、血栓和血液接触面积的多少、血栓的新旧程度。许多疾病的短暂性发作,如一过性单肢瘫或偏瘫,肢体感觉障碍或失语、失明、疼痛,多由于一部分细小栓子暂时阻塞了某一小动脉,引起功能障碍,但尚未引起组织的坏死,栓子即已脱落或解聚。著名的病理学专家黄克维曾观察,有一例左眼突然失明的患者,查左眼小动脉内有玻璃样血栓,数小时后患者恢复了视力,再查眼底完全正常,这些短暂的可逆性的病变取决于血栓的消失和侧支循环的形成。

2. 机化再通 血栓机化过程首先是水分被吸收,血栓变得干燥而出现裂隙,随着血栓内原有的细胞成分崩解、吸收,纤维素被机化,由内皮细胞被覆的裂隙逐渐增多,形成毛细管样的结构,渐吻合成网状或迷路状通路。血液流通后在其走向和口径方面加以适应和改建,使被血栓阻塞的血管达到再通,然而通常并不能达到血栓发生前的血流量。机化的血栓和血管壁有牢固的黏着,血栓机化的速度颇有差异,完全机化的时间可由数天到数年不等,在血管壁已有坏死的情况下,机化则从不发生。血栓机化再通后,血流如能达到原供血的 30% 即能恢复部分功能,达到 70% 即能康复。刺血可使局部血流速度加快,血管扩张和使流通血量增多,以增加血流和血栓的接触面积,进而促使血栓的机化和再通,以减轻临床症状。

3. 钙化 长久的血栓既不被溶解,又不被充分机化时,可发生钙盐沉着,在血管中形成动、静脉结石。如在浅静脉中形成时体表能触及到坚硬如石的条索状物体。

血栓由于本身脱水,纤维素逐渐溶解吸收,血栓变得脆弱易碎,这时血栓常被血流冲走部分或全部。这对血栓形成后的再通是好事,但如果冲走的血栓不能较快溶解,反而能阻塞较小的血管形成栓塞。其危害的程度,视其所阻塞之部位和循环侧支的建立而定,有时仅表现为暂时性局部缺血,并无严重后果。

如果动脉的血栓是逐步增大的,侧支循环也逐步形成后,就能有一定的代偿能力。但血栓是在短时间内形成,而且是在较大的

动脉中,血栓形成后又往往伴有血管痉挛,侧支循环一时难以建立,就可以引起严重的局部缺血、局部疼痛,将引起由该动脉供血的组织缺氧、坏死。城市中因急诊抢救设备很多,针灸医生对血栓急性期患者不易接触到,但在边远地区和农村,在碰到血栓形成的危重患者时,首先使用刺血疗法抢救,能收到快速的疗效,特别是在战时和灾时更具有很高的实用价值。对肢体因动脉血栓而引起的苍白、冷凉、疼痛,使用三棱针和毫针一齐施治,往往立刻就能改善症状。深静脉血栓形成后,血液回流受阻可引起肢体肿胀和瘀血性青紫,皮肤温度正常或略低,静脉高度扩张,肌肉酸痛,有时又可因动脉间接受压,使血液流速减慢,产生动脉的痉挛和供血障碍。因静脉吻合支较多,易建立侧支循环,故常可部分代偿,较少发生坏死,但回流仍部分受阻。瓣膜处血栓机化后可引起瓣膜粘连变硬、变形,形成瓣膜病变,对血液回流形成阻力。因浅静脉位于体表,更易受外界环境改变的影响而发生血栓。静脉血栓形成可发生于浅静脉与深静脉,躯体部静脉血栓形成大多发生在下肢。浅静脉血栓在下肢多累及大隐静脉、小隐静脉及其分支,腿部小静脉丛亦可形成血栓。血栓形成过程通常能激发炎症反应,而炎症反应又可导致内膜受损与激活凝血过程,故静脉血栓形成与血栓性静脉炎可能是同一病变不同时期的表现。

由于血栓引起静脉炎症和上游静脉的急剧扩张,故静脉血栓形成通常伴有疼痛。疼痛的程度因血栓形成的部位、范围、炎症反应轻重和个体敏感性差异而不同。若血栓形成仅发生在小静脉,有侧支循环存在时,可以不出现肿胀。

在血管中还能形成栓塞,循环血液中有异常物质随血流运行至相应的血管而不能通过,引起管腔阻塞使血液不能流通。栓子可以是固体、液体或气体,常见的栓子是脱落的血栓、脂肪滴、空气泡、心脏内赘生物、细菌栓子等,都可经动脉血流进入脑、肺、腹腔、股动

脉等处。临床上常见病情危重,病情的转归多不理想。但也有刺血后因血流加快,侧支循环建立而减轻症状者。

凡是动脉狭窄或阻塞,而没有能代偿的侧支循环或侧支循环不能及时建立时,局部组织即发生缺血。由于缺氧、营养物质供给不足、代谢中间产物堆积,组织即可出现病理改变,其程度决定于缺血的程度和受累组织对缺氧的耐受性。一般而言,缺血程度较轻时,实质细胞发生萎缩和变性。严重而迅速发生的缺血可引起组织坏死,缺血与坏死有着密切的因果关系。缺血性坏死在临床上比较多见,如血栓、栓子、动脉粥样硬化等,都可引起血流阻塞,造成细胞和组织的氧气和营养供应极度不足或断绝,从而形成梗死。有些组织较长时间的缺血也不会产生严重的后果,如结缔组织、皮肤组织等。神经细胞对缺氧十分敏感,高级中枢的神经细胞血液完全阻断 3～10 分钟后,即发生不可恢复的损伤,更有一些神经细胞,连供氧不足延续一定时间都会引起死亡,如灰质中的神经细胞。而低级神经中枢细胞完全缺氧 30 分钟后,尚有恢复的可能。肌肉缺血 12 小时后,就可发生肌肉纤维本质上的完全坏死,从而导致肢体产生功能性残废,严重的缺氧可引起肝小叶中心的脂肪变性以至坏死,栓塞可引起肾、脾等梗死,血栓闭塞性脉管炎引起指(趾)的坏疽。动脉硬化的老人,糖尿病合并动脉粥样硬化的患者,多见下肢干硬收缩,肤色多为褐色或暗紫色,肢体温度下降,触之冷凉,皮肤枯燥,皮屑增多。如阻塞四肢及腹部的小血管,可发生四肢及腹部的痉挛性疼痛;阻塞肺的小动脉,可引起胸闷、胸痛。而脑的小血管受累可导致烦躁不安、晕厥、瘫痪等神经症状。缺血性坏死的原因包括血管阻塞和循环功能不全两大类,许多梗死区血管并没有严重阻塞的现象,而是血管痉挛持续状态,使已有管腔病变的血管进一步狭窄不能通血,组织因供血断绝而发生梗死。

对于血栓和栓子形成的缺血和梗死的各种病症,不但要及时地多次地刺血治疗,而且要配以毫针、热敷、药物、按摩等综合治疗,能取得很好的疗效。如动、静脉栓塞引起的肢体疼痛,肾动脉阻塞引起的剧痛等,刺血后能很快地使病情好转。如脑梗死的患者,刺血后能很快控制头痛、头晕,并且使昏迷的患者能很快苏醒,肢体偏瘫的症状可减轻或康复。刺血疗法在抗栓、溶栓和减轻血栓形成后引起的缺血、坏死等方面,确实有着巨大的潜力需要进一步发挥。

三、刺血疗法能改变血液的性状和流速

生命的维持与血液的流动是分不开的,机体的正常生理功能及防御功能都必须要有正常的血液流变状态。只有这样,才能保证器官组织得到正常的血液灌注,及时供给氧气与营养物质,排出代谢产物,使组织细胞有一个稳定的内环境。

(一)血液黏度

血液是一种由红细胞悬浮于血浆的胶状流体,血液中红细胞的浓度较高,而红细胞是黏弹性物体,红细胞之间有相互聚集能力。血浆也是由多种成分组成的胶状流体,血浆中不仅有脂质、无机盐等,还含有多种不同的蛋白质,血浆成分的变化可以影响到红细胞流态。所以,血液是具有黏度的流体。血液黏度是由血浆和红细胞的流变特性所决定的。影响血液黏度的因素有血液内在、外在因素之分。

1. 影响血液黏度的内在因素

(1)红细胞比容:正常人血液的红细胞比容为 45％左右,因红细胞约占红细胞总体积的 95％,故红细胞比容、形状、大小是影响血液黏度的最重要因素。比容对各器官血流动力学影响随各器官而异。比容从 45％升至 60％时,各器官血流基本维持恒定;比容高于 65％时,心、脑血流下降明显。在正常生理状态下,白细胞和血小板对血液黏度影响不大。

在病理状态下,由于白细胞和血小板的数量增多,而且白细胞和血小板的硬度增高,此时可影响血液黏度。

(2)红细胞变形性:红细胞在血管的流动中可根据需要改变形状,这种可变形性对血液的流动性、红细胞寿命以及微循环的有效灌注方面都有十分重要的作用。

(3)红细胞聚集:红细胞聚集取决于局部血液流速和比容等因素,血液流动缓慢易引起红细胞聚集。红细胞在血管中的聚集是可逆的,当血流速度增大时,红细胞聚集体即可以解聚。但聚集增多时可使血液流速进一步减慢,血液黏度进一步增高,血流阻力增大,局部组织的血液灌注量减少,造成微循环紊乱,甚至导致微血管中血流停滞、微血管闭塞等严重后果。

(4)血浆黏度:血浆中含有各种血浆蛋白、脂类及电解质等,其中以蛋白质对血浆黏度影响较大,而血浆蛋白又以纤维蛋白原对血液黏度的影响最大。正常时 Hb 存在于红细胞中,当发生溶血反应时,同样量的 Hb 以溶解的形式释放于血浆之中,则其血浆黏度可比不溶血时血浆黏度增加 25%,这样明显地增加了血液流动的阻力。

2. 影响血液黏度的外在因素

(1)外界温度:当温度在 15℃ 以下时人的红细胞变形显著降低,在 25～37℃ 无明显改变,在 37～41℃ 时血液黏度随温度升高而降低,在 42℃ 时红细胞变形有轻度降低,导致红细胞硬度增加,使血液黏度升高,而在 49℃ 时红细胞很快丧失变形能力。低温时,温度每下降 1℃,脑血流量下降 6.7%,脑血管直径随温度下降而变小,体温下降至 32℃ 时,大脑皮质动脉的直径缩小 50%,静脉直径缩小 25%,体温下降至 20℃ 时,肺循环及外周循环阻力增加 3 倍,有半数以上的外周血管的血流停止。对人体经络感传研究中发现,气温低于 15℃ 以下不产生感传现象,经络感传是否和血液黏度有内在的关系也是我们要探讨的课题。所以,古人把寒、热、暑作

为致病因素是不无道理的;且在临床上做热敷和熏洗治疗时温度不宜过高,温度太高反而影响血液的流动。而伏天治疗某些疾病效果较好,可能是血液黏度易调整。人体也不宜把肢体暴露在低温下过久,因易引起血液黏度升高,如将手指浸在冰水中,局部血液的黏度可增加 2 倍以上。另外,温度降低时红细胞的悬浮稳定性也会降低,易发生聚集,因而又进一步增加血液的黏度。风、寒、湿都可引起体表温度的降低,使皮肤下的浅静脉和小动脉出现血液黏度升高,引起流动缓慢。

(2)渗透压和酸碱度:渗透压和酸碱度的变化可引起红细胞形态、大小和膜硬度的改变,如在低渗透压时,组织中的水分透入红细胞内,使红细胞体积胀大呈球形变化,变形性下降,使血液黏度升高。

现代医学研究血液黏度增高能引起许多机体的不适,妇女在经期前血液黏度增加,月经前期多有烦躁易怒、肢体疼痛等。体育运动及劳动出汗使血浆体积减小、血液黏度升高,故此时老年人易出现心、脑血管疾病,而高脂食物也会引起人体头昏及四肢无力。高血压患者运动时血浆蛋白水平可明显升高,恶性高血压患者纤维蛋白原含量增加。而糖尿病患者全血黏度、血浆黏度、血清黏度均升高。动脉粥样硬化患者红细胞变形性下降,伴随纤维蛋白原增加。血液黏度升高时,可出现神经系统的症状,表现为头痛、耳鸣、精神异常等。

(二)血液动力与血液流速

血液在血管中流动需要动力,而能保证血液流动的一系列物理条件都属于血流动力学研究范畴。其中包括心脏的搏动、动脉压、毛细血管压和静脉压力的变化,包括血液的流量和流速,包括血流阻力和血管阻力,以及流量、流速、压力、阻力和血液黏度之间的关系。疾病时往往既有血液流动改变又有血液动力的改变,两者互相影响。造成人们死亡和致残率最多的心、脑血管疾病,以及恶性肿

瘤等的发生发展都与此两者有关。

1. 血液流速 血液在血管中的流速是在不断地变化着，在主动脉中流速约为 100 cm/s，在升主动脉中约为 25 cm/s，在小动脉中约为 1 cm/s 左右。在下腔静脉约为 12 cm/s，在微血管中约为 0.5 cm/s，在毛细血管中约为 0.5 cm/s。健康人体在安静状态下维持心输出量和血压的循环血量，循环一周约需 25s。循环功能有障碍时，循环时间大为延长。而人体在过度紧张、环境温度过高、剧烈运动时，心输出量可增加 4～5 倍，动、静脉血液流速可随之加快。血流速度过快可形成动、静脉及微小血管充血，使微循环中的直接通路过量开放，而营养通路中的流量减少，可使肢体发红发热。动脉血流太快易损伤血管内膜，还易使风湿性心脏病的赘生物脱落阻塞血管。老年人因血管壁退化，剧烈活动和过度激动时血流速度加快，血液黏度增高，可冲刷血管内皮细胞激活凝血因子促使血栓形成。所以，最好的自我保健方法是动、静结合，根据不同的年龄段调整动与静的比例关系，使血液流速处在一种良性的状态下。

血管受物理、化学等因素损伤后（不包括撕裂出血）能否产生血栓，主要决定其损伤程度和发生血栓部位的局部血流速度。如血管内膜受损较轻，范围较小，局部虽然可以形成血栓，但由于其体积较小，在血流的冲击和抗凝因子的作用下易脱落和解聚，血管腔内不致形成大血栓。所以临床上许多外伤患者，肢体能活动时应尽早和多做运动，以使血流加快促使血栓崩解。血栓的形成多由于血流缓慢，不能及时转运被激活的凝血因子，内皮细胞的清除和灭活作用无法发挥，抗凝物质被消耗后得不到补充，使局部形成足量的促凝血因子，从而使瘀滞的血液发生血栓。血流缓慢或不规则都会使血小板聚集在血管壁上形成血栓。静脉血流远较动脉慢，故静脉血栓比动脉血栓临床多见，下肢静脉血栓又比上肢静脉血栓高出三倍。寒冷使血液黏度

增高，高温出汗使血浆减少，久卧久坐缺乏运动，都可使血流缓慢，易形成血栓。血液成分、血流状态及血管壁的改变是血栓形成的三个因素，而血流状态、血管内皮功能状态、血液黏度、红细胞变形性与血栓形成的关系，是近代研究的重要课题。当血流速度由缓慢变快时，红细胞不易聚集，血小板也不易聚集，已形成的聚集体亦可发生解聚。有研究提出生理范围内的切应力可在数分钟至数小时的时间内杀死肿瘤细胞，液体的机械力量可以抗癌，而血流改善可以明显降低肿瘤细胞的转移率。

2. 血管压力差 决定于血液在血管中正常流动的动力是血管的压力差，又称压力梯度。血管内血液对于血管壁的侧压力，称为血压。血管是一种有弹性的管道，产生血压的一个重要因素是心脏射血的力量，这种压力推动血流克服阻力流向大小动脉、毛细血管和静脉，最后回至右心房。外周阻力和血管壁弹性是决定血压的另外两个因素。血液由主动脉首端流到大静脉尾端的整个过程中，压力的降落不是均匀的。人体体循环各段血管中平均压，在主动脉首端约为 100 mmHg(13.3kPa)，微小动脉首端约为 85 mmHg(11.5kPa)，毛细血管动脉首端约为 30 mmHg(4kPa)，静脉端约为 10 mmHg(1kPa)。当血液最后由大静脉回流至右心房时，压力已接近于零。所以主动脉与腔静脉之间的压力差约为 100 mmHg，血管中最大的压力差是在小动脉和微动脉中，最小的压力差是在微静脉和小静脉中。

在体内要维持正常的血液流动状态，在各级血管中必须要有足够的压力差。当小动脉压力降低，小静脉压力升高，血管收缩或血液黏度增高时，都可以使毛细血管中压力差明显减小。微循环的血液流动有其特有的调节方式，微动脉平滑肌的舒缩活动可以调节局部微血管中的血流，其活动一方面受神经-体液的调控，另一方面局部的血管内皮、平滑肌细胞、红细胞都可以根据不同的条件分泌

许多生物活性物质,以调整血管的舒缩和压力。而刺血是选取有循环障碍的中、小静脉血管出血,并且还加用负压火罐吸拔。随着静脉血液的流出,使局部血管中形成一个较大的压力差,这样就可促使停滞或缓慢的血液改变流动状态,以利于疾病的转归。刺血疗法改变局部血液流速缓慢比任何药物都来得迅速和直接。

3. 如何改善血液的流动状态是临床医生需要探讨的问题 在疾病的病理过程中,虽然引起血液流变障碍的原因不尽相同,但其发生机制不外乎血液的各组分发生了质和量的变化,其共同结果是血液黏度显著增高,血液流动状态发生紊乱。长期以来,为了改善紊乱的血液循环,一般均采用扩张血管的药物,血管径变化对血流量的改变是较为敏感的,它是改变血流量的有效因素。然而在长期的临床实践中发现,有些血管性疾病用扩张血管药物已不能奏效,患者反感难受、不适。其原因可从以下几方面考虑。

(1)血管本身在结构上已经硬化,因而不易被药物扩张,即使有作用,但因长期使用也产生了耐药性。

(2)长期的血液循环障碍,血管本身的调控作用已失去,再加上微循环的关闭,即使给予扩张血管药物,血管已不能起调节作用。

(3)应用血管扩张药物很可能扩张非缺血区的血管,而缺血区血管如上述已不易被扩张,或小静脉瘀血时血管已扩张,这样反而使缺血区更加缺血。

因此,在临床治疗中必须从其他角度来设法改善血液循环状态。如增加血管中的压力差(压力梯度)、降低血液黏度、控制血液的流速和流量等,以达到改善血液流变的异常,特别是微循环流变的异常。而古老的刺血疗法恰恰具备了以上几项治疗作用。

在国外,近十几年来采用定期对高血液黏度患者抽血的治疗方法,称为稀释血液疗法。每次从患者的静脉中抽出约 300 ml 血量的静脉血,随着血液的流失,红细胞的数目

减少,白细胞、血小板、纤维蛋白原、脂类亦可减少。而减少的血浆立即可由细胞液和组织间液来自行补充,因此循环中的血容量不变,而血中细胞(特别是红细胞)的补充是需要一段时间,这样红细胞的比容可以降低,血液黏度亦降低,有利于血液在循环系统内的正常流动。当然出血量要控制在一定范围内,按我国人体素质,每一次出血量可在 200 ml 左右,间隔时间为半个月比较适宜。血液稀释疗法就是从古老的放血疗法演变而来。

实验室研究:使用放血疗法的患者,如脑动脉粥样硬化患者,可使流入脑中的血流量增加 50%,特别是微循环的改善使脑细胞不仅能获得更多的氧,而且还可获得更多的营养物质而转化成神经递质,充实了神经细胞之间传递信息的化学物质,加强了代谢产物的排泄,使脑细胞处在一个完善的内环境中,从而恢复了旺盛的生命力。结果患者思维清楚,记忆力加强,行动较前敏捷。因此,医学界提出了对高血液黏度类型的患者可以定期向血库捐血,这是一举两得的治疗方法,即有益于健康能预防心、脑血管的疾患,又能增加血库的贮存量。

通常的输液能增容使血液稀释,输液后红细胞的比容相对降低,血浆黏度亦降低,这种疗法适用血中水分减少的患者,如高热、脱水、腹泻等患者。但随着血液的水分过量的增加,不可避免地增加了心脏的负担,并使血管通透性改变,形成组织水肿。现在临床上采取了等容血液稀释疗法,即在放血的同时输液,要求放血和输液的速度和量完全一致。这种稀释方法可有效地降低血液黏度,同时避免了血容量增加引起的不利影响。虽然这几种血液稀释疗法对人体的血液黏度能有效改变,但忽视了排除人体某一局部的血液循环障碍,而中国的刺血疗法正是选取有病理改变的静脉血管放出血液,按照人体经络的循行和穴位的主治范围进行辨证施治。三棱针静脉刺血疗法是一种最简捷的血液稀释疗法:能直接有效地改变局部或全身的血液黏

度。通过穴位的刺激和血管的分布情况，有选择性地改变局部的血流状态，对血液流速起双相调整作用。通过静脉血流出和火罐的负压作用，增加了局部血管的压力梯度，促使血流流速加快，流量增多，使毛细血管及微小静脉血管中因流速缓慢而形成的血栓解聚，可改善微循环的流变状态，使营养通路血流量增加，氧分压增高，使细胞的生命活力增强。但是体表静脉的血容量、流速的改变是如何影响深层血液的流变状态，以及脏器的血液流动状况，这些都是需要进一步阐明的临床医学课题，这其中一定包含有一些尚待揭示的生命科学现象。

四、刺血疗法能改善微循环障碍

微循环是心血管系统在组织内真正实施其重要功能的部位，包括氧和营养物质的供应、运送各种代谢产物，以及分配循环激素和调控局部激素的作用；可随局部组织代谢需求的改变而调整血流量，并能局部自我调整以稳定血流、血压和血容量。同时，由于毛细血管内静水压及血液内胶体渗透压之间的差异，在此处可调节组织及血液内的含水量。因此，微循环功能状态正常与否，对机体的内环境的平衡稳定有直接影响。人体是一个复杂而又奇妙的机体，仅靠心脏的有限的收缩力是不可能将血管内的血液输送到组织细胞，而必须依靠微血管自身的节律性运动，才能将血液灌注到全身各处营养组织细胞。微循环的运动节律不同于大血管的收缩节律，它有一套自我调节的生理功能，所以现代研究提出了"微循环是人体的第二心脏"。由于各器官功能不同，其微循环的任务也不同，小肠绒毛的微循环主要是吸收营养，肾小球微循环主要是排除废物，肺泡壁微循环主要是保证红细胞吸收氧气和排出二氧化碳。

器官的代谢越旺盛，微血管网越稠密，如肌肉和腺体中毛细血管网致密，而肌腱和韧带中毛细血管网很少。肌束内的毛细血管走

行在肌纤维之间，一条毛细血管可同时营养数根肌纤维，而一根肌纤维又能同时被多条毛细血管所营养。毛细血管的数量多而致密，在单位面积内的毛细血管数量：心肌为2 000条/mm²、骨骼肌为600～1 200条/mm²、大脑皮质约为1 000条/mm²，而皮肤和结缔组织只有50条/mm²左右。且每个机体的差异也很大，并可通过功能的锻炼增加局部毛细血管数量。疾病时局部毛细血管可以关闭、消失和被吸收。

人体的毛细血管的总面积很大，一个成人约有700m²的毛细血管床来进行物质交换。毛细血管总的容量也很大，总长度占全身血管总长度的90%以上。假如全身毛细血管都尽量舒张，则大部分血液都将潴留在毛细血管中，从而大大减少了静脉回流，心输出量将得不到保证，血压会下降，组织细胞也将形成缺血缺氧状况。

（一）微循环的不同通路

微循环系统是指直接参与细胞、组织物质交换和体液（血液、组织液、淋巴液）交换的动态体循环部分，微循环是肉眼看不到的血液循环部分，必须经仪器放大后才能观察到。典型的微循环一般由微动脉、中间微动脉、毛细血管前括约肌、真毛细血管、通血毛细血管、动静脉吻合支和微静脉等七个部分组成。正常微循环其微血管走行比较自然圆滑，边缘整齐，没有局部畸形膨大、缩窄、扭曲等现象；微动脉、毛细血管、微静脉内血流畅快如同线条状，血流方向固定；真毛细血管内血液流速慢而连续，可以区分单个红细胞的流动。

微循环的血液可通过三条途径从小动脉流向小静脉，这三条途径可根据机体的需要而不断地自我调整和互相配合。

1. 营养通路 也称迂回通路或真毛细血管通路。血液从微动脉→中间微动脉→毛细血管前括约肌→真毛细血管网→微静脉流过。营养通路毛细血管分支多，通路迂回曲折，血流较慢，是组织与血液物质交换的主要

场所。血液流经营养通路时,营养物质、氧和激素等透过毛细血管壁,供细胞进行生理活动之需,同时细胞排出的代谢产物和二氧化碳,经毛细血管壁进入血液内转送。机体在安静时只有约20%的真毛细血管处于开放状态,且毛细血管是轮流交替地开放与关闭。相邻的微血管中流速可以是不同的,在部分血管中较快,在部分血管中较慢,且快慢互相交替。毛细血管前括约肌的舒缩活动控制着相应的真毛细血管网的血流。在静息状态下肌肉的毛细血管绝大部分处于闭锁状态,其管腔非常狭小,仅有少量血浆通过,实验观察在安静时每平方毫米的肌肉横断面上约只有5支毛细血管开放,当该肌肉在进行活动后同一断面上可增到190支以上,因为肌肉在剧烈的运动时,血流量比静息状态时要大35倍以上。器官组织的活动越强烈、越持久需氧量越多,释放的代谢产物越多。有氧与无氧的代谢产物,如二氧化碳、乳酸、氢离子及三磷酸腺苷的分解产物都急需要及时稀释和转运。因各种原因使营养通路不能及时开放,如缺乏锻炼、寒冷的刺激、血液黏度增高、血管受损、毛细血管前括约肌不能开放等,就能使局部组织形成缺氧及代谢产物的堆集。这时局部乳酸的含量可以比平时增高100倍左右,故患者稍微活动即感软弱无力,肌肉组织易产生疲劳、酸痛,或进入僵态,器官组织的功能受到抑制。身体任何部位的营养通路都具有可塑性,能和周围环境的变化起相适应的反应而时常改变形式。故而多运动、各种抗寒的锻炼、气功、按摩、针刺、艾灸等都能促使真毛细血管不断增生。即使在正常的稳定条件下,也是由原有的毛细血管不断地生长出新的毛细血管,而一些旧的毛细血管出现收缩而被吸收。这样可以随时增强细胞、组织、器官的功能,达到抵抗疾病、防止衰老、延年益寿的目的,此即中医上所说的"气血调达""经络之气旺盛"的表现。

2. 直接通路 也称通血毛细血管,血液从微动脉→中间微动脉→通血毛细血管→微静脉流过,这条通路的路程较短,血流速度较快,与组织细胞几乎不进行物质交换,血流的压力也较大,近似于4kPa的压力,并经常处于开放的状态。器官和组织处于安静时大部分血流通过此捷径进入微静脉回流入心脏,以保证心输出量和动脉压的维持。直接通路在骨骼肌中较多见,这条通路还能保证机体在活动增强时,营养通路供血增多的需要。

3. 动静脉短路 也称动静脉吻合。血液从微动脉→吻合支→微静脉流过。在机体血流可发生很大变动之处都存在动静脉短路。如手指皮肤的动静脉短路十分丰富,食指甲皱至第三节指骨皮肤,每平方毫米有动静脉短路93～501条。这条通路管壁稍厚,血流迅速,在一般情况下,动静脉短路的开放和关闭是交替进行的,每分钟可开放8～12次,然而也有持续开放或关闭数天的情况。在某些疾病状态时,如感染、发热、免疫反应等,动静脉短路可大量开放,这时微静脉的压力近似于微动脉的压力,在10 kPa左右。因动脉血温度高于静脉血,这样微静脉中的血液温度增高。而血液在流程中无氧交换过程,血红蛋白含氧量仍较高,故在动静脉短路大量开放的病理状态下,刺血时可见小静脉因压力增高显现于皮下,刺破静脉壁血流即涌出,有时可呈喷射状,静脉血颜色可呈鲜红色,温度也可增高。如风湿热、类风湿关节炎肿胀期、疖肿周围的小静脉血管都可有此改变,即为中医上所言的"血热互结"。动静脉短路受交感神经支配,对温度、某些化学和机械刺激比微动脉敏感,动静脉短路在正常开放时调整回心血量、体温、血管的充盈度,但大量开放过久,营养通路的真毛细血管网血流将减少,甚至关闭或停止。此时物质无法进行交换,细胞缺氧、变性、代谢紊乱,进而机体酸中毒,使器官功能减退或衰竭(图2)。

以上三种微循环通路是血流通过微血管的不同方式。机体有着精密的自身调节方式,静止时动静脉直接通路开放较多,而运动时真毛细血管营养通路又大量开放,体温高时动静脉短路开放可降低体温,而寒冷时关闭又可保持体温。当三种微循环通路不能协调配合运输血液时,机体将出现病理性改变。如通过血管造影观察肿瘤周围的血管开放增多、血流加快,这可能是营养通路出现萎缩、消失,但微循环中直接通路或短路开放增多的原因所致。老年人除了动脉扩张屈曲、弹性下降,动脉内膜增厚伴有粥样硬化外,微血管也逐渐减少、萎缩,常有异形、扭曲、打结等改变,特别是营养通路逐渐关闭,进而使各脏器细胞间质纤维组织增生,器官组织进入老化。微循环的毛细血管在其方向上、血流速度上以及血容量上经常处在变化之中,是依据局部组织代谢需求方面的反应而不断调整,也是神经-血管-体液调节控制功能在微环境中的表现。

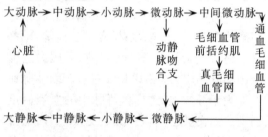

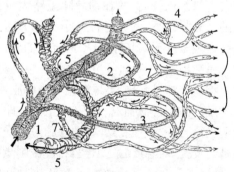

图2　微循环中血液流动的三条通路示意图
1.微动脉　2.中间微动脉　3.通血毛细血管
4.真毛细血管网　5.微静脉　6.动-静脉吻合
7.毛细血管前括约肌

微循环灌注量在正常时可自身调节,一方面是通过肌原性反应调节,当毛细血管血流增多,血管内压力升高时,可直接刺激微动脉和毛细血管前括约肌,有时也包括微静脉和小静脉,使血管平滑肌收缩,血管口径缩小,毛细血

管内压回降;反之,则因血管内压降低而使血管舒张,这对控制局部组织液的形成具有一定意义。另一方面是依靠代谢反应来调节,当组织内血液流量减小时,由于氧分压降低,局部血管中代谢产物浓度增高,如二氧化碳、乳酸、氢离子、腺苷、核苷酸以及神经、肌肉在除极时所释放出的钾离子等,导致血管舒张,血流阻力降低,血液流量增加;反之,组织血液流量增加时,代谢物质浓度降低,使血管收缩,阻力增加,血流减少。这两种调节方式主要是调节局部的血液流量。

与真毛细血管相比较,微静脉易受温度、变态反应等的影响,对组胺和其他血管活性物质具有高度敏感性。对这些因素的反应表现为内皮细胞连接处的开放和开裂,形成小通道,结果血浆渗出增加,白细胞的漏出增多,白细胞离开血管后行使其防御功能,而血浆渗出过多可使局部组织液增多形成水肿。

(二)微循环障碍的病理表现

微循环功能障碍所引起的微循环有效血液灌注量减少,不能满足组织氧代谢的需要,而引起组织器官功能不全或衰竭,是很多疾病的直接原因,而所有的物理、化学、生物等的外界刺激,以及自身免疫等病变都可以引起微循环障碍。微循环障碍是现代医学研究的重点,微循环障碍有以下多种表现。

1. 流速减慢和血流停滞　在正常状态下,毛细血管中的血流速度为0.4～0.9 cm/s,而舒张时流速约为1.3 cm/s,也有部分毛细血管中有暂时静止的血流。当微循环障碍时,血管中的血流减慢、静止或停滞,显微镜下可见血流不成连续光滑的线条状,出现程度不等的颗粒,血流时快时慢,或一进一退,严重时完全停滞不动。起先多局限于毛细血管,而后扩展至病变的微静脉区,结果减少了该区域组织的血液灌注,引起严重缺氧,代谢缓慢,代谢产物堆积,破坏了内环境的平衡,使组织细胞损伤。真毛细血管网的血流停滞多发生在小动脉和毛细血管前括约肌痉挛之后,此时小静脉也处于收缩状态,真毛细血管网弛张,形成滞留性酸中毒。如内毒素能使微动脉强烈收缩,甚至可使血流完全阻滞,以后强烈收缩与扩张相互交替,病情加重时,可使毛细血管完全闭锁甚至消失。微循环障碍的晚期,微血管反应性极度降低,呈弛张麻痹状态,对任何血管活性物质都失去反应。当皮下瘀血形成时,显微镜观察可见皮肤乳头下静脉都极度扩张,呈麻痹状态,体表静脉青紫,充盈度降低,形成肉眼能看见的"陷下脉"。这时刺血流出的血液流速缓慢,血色呈黑紫色,在临床上一方面要针刺治疗,同时宜重灸以回阳,并要注意身体保暖。当血液停滞的原因被解除时,停滞的血液又可开始缓慢地移动,完好的红细胞又彼此分开,血流速度恢复,血流状态又变均匀,严重的晚期停滞状态有时是不可逆转的。

2. 红细胞聚集 当微血管中血流速度减慢,管壁通透性增高,使血浆渗出,血液黏度增高时,红细胞易形成聚集。轻度时血流如同浑浊的泥沙状,中度聚集时血流中出现大小不等的颗粒,重度时红细胞聚集成团块和血浆分离流动,形成血液泥化现象。

红细胞的聚集块可阻滞于极细的毛细血管,如阻滞于心、脑毛细血管,引起急剧的心绞痛、头痛或眩晕,严重时可影响器官的功能。红细胞聚集块可附着在微血管壁上,使微血管内腔缩小,由于较大的聚集块不能进入真毛细血管网,因而通过直接通路后,附着于或滞留于流速缓慢的小静脉里,引起内皮细胞损害,诱发弥散性血管内凝血。红细胞的聚集块对机体是异物,在脾或肝中被巨噬细胞急速吞噬,结果既加快了红细胞的破坏,又增加了单核吞噬细胞系统的负担。刺血疗法在活血化瘀的同时,也就纠正了因红细胞聚集被过度破坏形成的贫血状况。在临床上冠心病、糖尿病、高血压、肢端动脉痉挛症等许多疾病都可以出现红细胞聚集的病理症状。

轻、中度红细胞聚集一般是可以逆转改变的,聚集的红细胞进入血流速度快的区域可以解聚,但重度聚集可增加血液黏度,使血流缓慢,阻碍氧气和二氧化碳及物质的代谢,加重微循环阻力,引起微血管内皮细胞的损伤。

3. 白细胞填塞毛细血管腔隙 一些组织的营养毛细血管直径小于白细胞直径,白细胞的变形缓慢,在正常情况下白细胞就可以引起毛细血管中血流呈间歇流,但由于其数量少,并未干扰局部血液供应与代谢需求间的平衡。然而在病理状况下,白细胞变形能力降低,此时再有微血管内皮细胞的肿胀、微血管痉挛、微血管血压降低等因素存在,在白细胞数量明显增加时,将有50%的毛细血管被白细胞阻塞而停止血液灌注,如感染、炎症、抗原抗体反应时,由于白细胞大量阻塞毛细血管,会明显干扰该区域的微循环灌注。白细胞粘于小静脉壁,可使毛细血管后阻力增加200多倍,从而造成微循环通路的血流停滞。进入缺血区的白细胞可被激活,释放各种溶酶体及超氧阴离子等,加之代谢物质的蓄积,不仅造成血管内皮细胞肿胀,管腔狭窄,而且也可进一步刺激血管收缩,这将导致更多的毛细血管被白细胞嵌塞。刺血加拔火罐可通过对血管形成压力梯度,促使毛细血管中的血液回流速度增大,从而带动毛细血管中的白细胞运动。

4. 白色微小血栓形成 在微循环中形成的血栓主要以血小板为主,又称透明栓子。当血流速度快时,血小板相互间接触时间短,不易形成聚集;已形成的血小板聚集体可发生分裂。当血流速度过快,易引起血小板激活;若血流速度太慢,又引起血小板聚集。动、静脉各种血管中的流速存在很大差异,而个体的活动度、年龄段、气候温度对血管都有很大的影响。血小板容易在损伤的血管处凝集,纤维素析出固着于损伤部位则成为壁栓,这种血栓多无纤维蛋白,容易脱落和崩解。5-羟色胺在血中的含量只要有非常微小的增加,就可导致强烈的血小板和白细胞的聚集,此现象又可被二磷酸腺苷所加强。若有大量的透明栓子同时阻塞于众微血管中，在肢体可引起酸软无力、疼痛麻木等不适，在脏器可引起危及生命的严重病变。但若能及时用药物、针刺、艾灸等治疗手段施治，这种白色微小血栓是较易被解聚和消散的。有人观察了部分中、晚期糖尿病患者的甲襞微血管，其中即有大量的透明栓子形成，又有严重的红细胞聚集，患者都有手脚麻木、发胀、疼痛的感觉，视力急剧减退，甚至有的反复出现偏瘫，也有的双目失明，双足趾溃烂或坏死。这些症状通过刺血治疗和活血化瘀的手段都能得到控制和缓解。

5. 微血管的萎缩消失　久病卧床的患者、严重冻伤的患肢、大出血后，以及各种因素引起的微动脉长期强烈收缩，毛细血管易形成闭锁。由于缺少血液供应，毛细血管内压明显降低，继之毛细血管、微静脉都可萎缩、吸收、消失，数量明显减少者多是营养通路。原来的微血管的正常分布和结构完全被改变，只有直接通路和动静脉短路尚部分开放，更甚者只有动静脉短路开放，因供血不足常伴有微血管周围组织的改变。淋巴结、骨髓、肠绒毛、皮肤等在严重病变时，都可形成微血管萎缩和消失。但这些变化在病变改善后，又往往继之以微血管的新生，所以病后加强锻炼是很重要的康复手段，能促使微循环中营养通路的重新建立。

6. 弥散性血管内凝血　多器官、大面积的微循环障碍如不能及时纠正，病情进一步发展可出现慢性、急性弥散性血管内凝血，形成后先有血液流速减慢，管壁通透性增高，血流速度进一步变慢，直到最后高黏度的血液不能再向前畅流而停滞，堵塞于微血管管腔。微血管可出现扩张、迂曲等形状，微血管数目减少，且模糊不清、时隐时现。

急性弥散性血管内凝血，可出现不同脏器的病变。中枢神经系统可出现痉挛、昏睡，主要引起严重的低血压休克；消化道则出现恶心、呕吐、腹痛、便血；肺部则出现呼吸困难、发绀及咯血……此时，在临床上病情危急

复杂多变，出现连续出血和溶血症状。而慢性弥散性血管内凝血，病情可迁延数月，病情时轻时重，全身皮肤、黏膜和器官有出血点，脑、肝等脏器都可出现局灶性坏死，胃肠黏膜可因微血栓形成后发生坏死和溃疡，等等。此时要纠正弥散性血管内凝血的循环障碍，首先要恢复微血管的自动节律运动，我们在抢救弥散性血管内凝血的患者时，刺血、毫针、艾灸、药物一齐施用，往往能收到可喜的疗效。

（三）微循环障碍的临床表现与治疗

微循环直接给细胞供氧、供能量及有关营养物质，同时将对人体有害的代谢产物带到相应的器官排出体外，以使人体内环境保持动态平衡，它是生命的最基本保证。微循环出现障碍后，细胞进行物质交换、合成、分解、排泄的代谢过程都将受到影响，而细胞繁殖中的 DNA 分子复制、染色体分裂等都将受到直接的影响，细胞增殖或分裂周期可以被阻断、破坏或发生异常改变。细胞可停止生长与繁殖，甚至发生变性，出现肿胀或萎缩，继之破裂、死亡，也可出现异常增殖，形成肿瘤。病理性的细胞死亡对人体有很大的危害和影响，器官及组织可因细胞的萎缩或数目减少而出现体积缩小。如骨组织萎缩时，骨皮质变薄，骨小梁变细而使骨质疏松，骨骼的强度降低易于发生骨折。器官及组织也可因细胞的肥大或增生引起增大，也可因实质细胞萎缩而间质组织增生使组织器官体积增大，而功能降低。如下肢淋巴液回流受阻引起微循环障碍形成的皮肤增厚、变硬、上皮棘突状增生等。在临床上常见肌肉受损的患者，在体表能观察到某一肌群局部形成肿胀，并可触及增生、僵硬的肌肿块。对于萎缩、增生和肥大的病理性改变，在刺血治疗改变了其血液循环障碍后，这些病理状况都是可逆转的。

人体的任何器官、任何部位都必须有正常的微循环，否则就会出现相应的症状。当

心脏微循环障碍引起心肌缺血时,人体可出现心慌、胸闷、期前收缩、心电不稳、甚至心肌梗死等。当脑微循环障碍时可出现神经衰弱、失眠、健忘、头痛、头晕、精神失常、甚至瘫痪等症状。如发生皮肤大面积微循环障碍,可发生退行性改变,皮肤萎缩变薄,出现脱毛、脱屑、瘙痒、色素沉着、皮肤和皮下组织硬结等症状。肢体引起血管神经缺血综合征时,肢体可出现灼痛、压痛和触痛敏感,甚至骨质疏松,皮肤轻微损伤就可继发感染,有的还有湿疹或出血等,患者常伴有肢体发冷、麻木、疼痛和感觉异常。在许多情况时,人体只是局部组织或器官的某一范围的微循环出现了障碍,往往是检测仪器无法捕捉到的。而在使用扩张血管、增加血流量的药物治疗后,又往往无法对病变的微血管床起作用,而只能对正常的血管起扩张作用,所以反而使患者感到不适。刺血疗法对微循环障碍的改变是选取有病变的部位治疗,通过调整局部血液的流速、流量以调整微循环的流动状态。在临床上可使久治不愈的骨折、溃疡康复,可使肝硬化腹水的患者肝功能恢复,可使肌萎缩的肢体复原,可使肿块消失。总之,微循环障碍的改善是疾病康复的基础。

治疗微循环障碍的关键是恢复微循环的自动节律运动。微动脉有自律运动,微静脉和微小淋巴管都有明显的自律运动,只是不如微动脉表现的活跃。真毛细血管没有自律运动存在,它的排空和充盈主要是受两端的微动脉和微静脉影响的一种被动表现。微血管对器官和组织的灌注,是波浪式的前进,如同海涛的跳跃和冲击。中西药物、推拿按摩、刺血针灸、气功导引、补液输血等各种治疗手段,只要能加强微动脉自律运动的振幅和频率,激活处于抑制状态的微动脉自律运动,则病症就可以迎刃而解,就能使局部血流重新分布,改善缺血区的血流灌注。所以临床治疗许多长期昏迷的患者时经刺血后能很快苏醒过来,甚至都不需要使用药物治疗。

中国科学院微循环研究所对相关针灸和气功治疗学进行研究。结果表明,这两种方式的确可以改变微循环的自律运动。针刺聋哑患儿的听宫、听会等穴位,有的患儿鼓膜及其周围的微血管立刻出现瞬间收缩反应,继而微血管扩张,血流增快并充盈,听力就有所恢复。毫针的补泄手法也可能蕴藏着调整微血管的振幅和频率的作用。气功的特有呼吸调整也是加强了自身微循环的自动节律运动的振幅和频率,人体外气发放治病,也是要和患者的微血管自律运动同步才能起治疗作用。而机械性的快速灌注反而能破坏微循环的正常自律运动,补液时灌注液与体温间的温差太大也能干扰和破坏自律运动,形成微循环障碍。

刺血疗法可通过刺中、小静脉出血和拔罐形成的负压,使微静脉和小静脉形成压力梯度,促使微动脉血液流动,毛细血管前括约肌开放,使消失的微血管自律运动出现,并使自律运动的振幅和频率明显增大和加强,来自体循环的血流即可向缺血区冲击,并可带走和降解局部血管内皮细胞、平滑肌细胞、红细胞缺血后异常分泌在局部血管中的微量的影响血管舒缩活动的生化物质。而这些部位往往是单纯用药物治疗无法到达的闭塞区。

甲襞(甲皱)是覆盖在指甲根部的皮肤皱褶。甲襞微循环观察是对人体微循环的一种直接观察法,可以客观地反映出人体的许多病症。田牛教授等在其所著的《临床微循环检查手册》一书中指出的观点如下。

(1)短期内管襻数的急剧减少,患者可能存在明显的血压降低,循环血量不足,感染性休克或末梢血管特别是微动脉收缩等。急剧减少的管襻又重新出现,表明病情有好转。

(2)管襻管径显著增宽,形态特殊,血流减慢,患者可能患有结缔组织疾病、慢性缺氧等。

(3)多数管襻血流停滞或呈粒摆流,管襻增宽,乳头下静脉丛明显可见并扩张,患者可能存在心力衰竭、严重感染或处于各种疾病(血容量不减少)的危重时期。停滞或严重减慢的血流重新逐渐增快,预示病情可有所好转。

(4)严重的红细胞聚集提示,患者可能存在血浆成分的异常,高脂血症、抗原抗体复合物增多、血黏度增加或红细胞增多症。亦常见于慢性心脑血管疾病、糖尿病、结缔组织疾病等。慢性进行性红细胞聚集,是发生心脑血管意外的危险因子,治疗上应考虑相应的对症措施,如活血化瘀等。

(5)多数管襻及乳头下静脉丛内出现大量白色微小血栓时提示患者可能存在弥散性血管内凝血,多为心脑血管意外先兆,或由白血病、结缔组织疾病、妊娠毒血症等所致。应结合临床进行相应的检查,采取适当的防治措施。

(6)多数管襻连续或进行性出血,提示患者体内存在引起出血的因素或病理改变,建议临床做进一步的检查。在抗凝治疗或服用大量降血压药过程中,出现管襻出血(排除经期或其他因素的影响)时,应结合临床建议停药或减少药量。

(7)短期内管襻周围明显渗出时,提示患者可能存在严重感染、中毒、过敏、血管通透性增强等。

南通市中医院吴峻等医生对患有颈椎病、腰椎病、肩周炎、脑梗死、冠心病、高脂血症、偏头痛的33例患者,进行了刺血前后的甲襞微循环观察。治疗前甲襞微循环检测显示,血液流速偏慢、红细胞聚集、血色明度变暗、毛细血管周围轻度渗出等改变,提示微血管瘀滞,组织供血不足。采用刺血疗法后微循环中的粒线流加速,红细胞聚集解散,红细胞往返活跃,血氧含量增加,血色变明亮,微循环瘀滞改善,血管渗出减少等一系列良性变化。

五、刺血疗法能很快地纠正体液循环障碍

血液中55%为血浆,45%为血液的有形成分。血浆中水占90%～92%,只有8%～10%是固体物质。除了血液,人体的组织间隙和细胞中也充满了水分。人体各处含有的大量液体总称为体液,全身体液总量约为体重的60%。按其所存在的部位可分为两大部分:存在于细胞内的叫细胞内液,占体重的40%;存在于细胞外的叫细胞外液,占体重的20%。这两部分体液保持着动态平衡且互相交换。细胞外液又可进一步分为血浆和组织间液,组织间液占细胞外液的大部分,其中一部分在细胞间隙,一部分在结缔组织和骨基质中,淋巴液也是组织间液的一部分,细胞外液构成了机体的内环境。另外,还有腹膜腔、胸膜腔、心包腔中含极少量的细胞外液。人体中还有一些主要由上皮细胞分泌出的分泌液,如唾液、胃液、脑脊液等。这几部分体液是彼此隔开而又相互联系、转化的,在细胞内液与组织液之间隔有细胞膜,水分和一切能够透过细胞膜的物质,可以在这两部分体液中进行交换。在组织液与血浆之间隔有毛细血管壁,水分和一切能够透过毛细血管壁的物质,可以在组织液与血浆之间进行交换。淋巴液的成分与血浆成分相似,是血浆成分渗入细胞间隙形成组织液后,再渗入毛细淋巴管中形成淋巴液。淋巴液是血液的辅助成分,它能调节物质交换,如脂肪酸、脂肪颗粒和脂溶性维生素。分子量较大的物质,微血管不能吸收,但能渗入淋巴管至淋巴液,吸收后的物质经淋巴循环再进入血液内至体内各器官组织,参与代谢活动。组织液与细胞进行物质交换后,一部分重新被毛细血管所吸收,进入静脉血流;另一部分进入毛细淋巴管。

组织间隙内体液的异常增加,称为水肿,体腔内体液的增加,称为积液。体液的增加可以是局部的,如局限于某一器官或某一体腔;也可以是全身性的。根据发病原因水肿分为心源性水肿、肾源性水肿、肺源性水肿等。积液可依积聚体腔的位置分为胸腔积液、腹腔积液、心包积液、关节腔积液等。细胞外液的改变,可使细胞膜直接受损,导致细

胞内水分增多,形成细胞水肿,细胞内液可大量增加,人体水分大量停留在细胞中,严重地影响组织或器官的功能,妨碍细胞、组织物质交换,损伤实质细胞。脑水肿可引起颅内压升高,肺水肿可引起呼吸困难及缺氧,胸腔积液亦可引起呼吸困难。结缔组织水肿时,体积肿胀,颜色苍白、质软,皮肤表面绷紧,压之凹陷,用针刺破表皮即有大量的组织液溢出。

体液循环障碍的出现是由于体液交换的动态平衡中某一环节被破坏,水肿和积液的发病机制相同。引起体液平衡失调的因素可分为以下两个方面。

1. 血管内外的体液交换障碍 正常情况下组织间隙内的液体与血管中的液体不断地进行交换,使组织液的生成和回流处于动态平衡。影响这个平衡有四种力量:毛细血管压和血浆胶体渗透压、组织液压和组织液胶体渗透压。毛细血管压和组织液胶体渗透压使体液由血管壁渗出到组织间隙,毛细血管的通透性也影响体液自血管内外出。血浆胶体渗透压和组织液压使体液从组织间隙回到血管内。四种力量相互作用的结果,正常时体液在毛细血管动脉端外出,在毛细血管静脉端被回吸至毛细血管,部分体液还可以经淋巴管回流到血管内。当上述几种力量使血管壁通透性有改变时,即可导致组织液的增加,形成水肿或积液。

(1)毛细血管压增高:当静脉回流受阻时,静脉压及毛细血管内的压力必然增高,这就使毛细血管动脉端透入组织的体液增多,而由毛细血管静脉端回流入血的体液减少,因而形成水肿,如血栓性静脉炎引起的肢体水肿。

(2)血浆胶体渗透压降低或组织液胶体渗透压升高:使液体自毛细血管动脉端透出增多及毛细血管静脉端回流入血的体液减少。临床可见由于蛋白质的摄入不足,引起血浆蛋白的降低时所出现的水肿。组织液胶体渗透压升高见于炎症区,因局部组织的细胞坏死、崩解,大分子的蛋白质分解成小分子,使局部组织胶体渗透压升高,局部形成水肿。

(3)毛细血管壁通透性增加:通过毛细血管的物质主要是从内皮细胞间的许多小孔透过,当血管活性物质(组胺、激肽类等)、细菌毒素、缺氧等刺激时,可使毛细血管的小孔扩大,血管壁的通透性增加,此时不仅体液且血浆蛋白也易漏出,因而引起水肿。

(4)淋巴回流障碍:组织液除了从毛细血管静脉端回流外,一部分还从淋巴管回流入血,所以淋巴管阻塞也可引起水肿,如广泛的淋巴管炎可致局部组织水肿,外伤引起淋巴管阻塞可引起患肢水肿等。

当血浆蛋白降低引起血浆胶体渗透压降低而出现水肿时,首先要用刺血疗法治疗疾病之根本,如消化道吸收障碍、肝功能的损害、肾病综合征等,只有使病源解除后水肿才能消退。而炎症区组织液胶体渗透压升高,局部组织细胞坏死崩解物刺激时,使毛细血管壁通透性增加,这时取局部的静脉刺血后能立刻使毛细血管压降低,使组织液回流入血,炎症区很快消肿。而当某些原因,如血管活性物质(组胺、激肽类等)、细菌毒素、缺氧等刺激,使毛细血管的通透性增加,血浆蛋白大量漏出,此时不但肢体肿胀,而且伴有疼痛、酸胀、麻木等感觉。刺血后,能随血液流动而带走或降解了使微血管功能紊乱的血管活性物质,使血管壁通透性恢复正常,所以不但能消肿,而且能止痛。对于因静脉回流受阻引起的静脉压和毛细血管内的压力增高所形成的水肿如瘀血性水肿,只要运用刺血疗法去除了瘀血症状,水肿也就自然消退了。而当淋巴回流受阻时,一部分从淋巴回流入血的组织液不能正常运行,可引起淋巴管阻塞性水肿,这时候小静脉压亦升高,静脉有瘀血滞留,使正常的毛细血管营养通路关闭,细胞缺血、缺氧、发生变性,肢体出现肿胀及皮肤粗糙。刺血治疗时,静脉血因压力增高而喷射涌出,且出血量较大。通过大量静脉血的流失,使腔静脉内的压力暂时减小,淋巴液经胸导管进入颈静脉的阻力减少，可促使淋巴液的回流，另外毛细血管静脉端回流入血的液体也增加，故而促使淋巴水肿消退。

2. 体内水、钠排除障碍 正常时肾通过滤过和重吸收功能维持体内水、钠的动态平衡，当肾的这些功能紊乱时，可使水、钠在体内过多的潴留而形成水肿。醛固酮和抗利尿激素对此过程有重要影响，醛固酮由肾上腺皮质球状带分泌，它能促进肾远曲小管对钠的重吸收，使水的重吸收增加，使过多的体液潴留于组织间隙。全身性水肿的主要病理生理学基础是钠水潴留。

广义的微循环，除了血液微循环外，还应包括淋巴和组织液的微循环，这三个系统间有着广泛而密切的有机联系，它们互相依赖、相互影响，维持着体液的正常运行，调节着组织间液、细胞内液、淋巴液和血液之间的平衡。刺血疗法在改善血液瘀滞状态时，调整了体液的分布，这是因为形成水肿的体液来自血液。人体大量的体液又维持着血容量，如少量失血后，所损失的血液水分和无机盐成分，在1~2小时内即可由组织间液渗入血管而完全得到补充。在临床治疗时，随着瘀血的流出，静脉压立刻减小，往往能看见肿胀的肢体消肿，周径减小，绷紧的皮肤回缩。全身水肿的患者可在数日内消肿，腹腔积液消退。用三棱针刺血调整体液循环障碍，既快捷又方便，安全可行，是中医极好的一种治疗手段，应予以推广。

六、刺血疗法有止血作用，并能促进血肿的吸收

血液自血管腔流出到体外、体腔或组织间隙，称之为出血；可以分为破裂性出血和渗出性出血两种。破裂性出血多由外伤引起，或因血管畸形、高度曲张而破裂出血，如动脉瘤破裂，门静脉高压引起食管静脉破裂等。急性大出血时，可导致失血性休克，需要及时入院抢救并予以尽快止血。而重要器官的出血，如脑出血、心包积血，虽然出血量不多，但可因器官功能受损而致死亡。许多慢性出血的疾病，如胃溃疡出血、咯血、经血不尽、鼻出血、痔疮出血、血尿等，因长期出血引起机体贫血而致器官功能衰退。

血管、血小板、血浆凝血因子三者中任何一种因素功能异常或几种因素复合的功能异常均可引起出血性疾病。当微小血管管壁的通透性增高，使红细胞渗出血管，这种出血称为渗出性出血。渗出性出血多由于血管壁的损害而出血，如缺氧、内毒素、某些抗原的刺激，以及维生素C的缺乏等，导致毛细血管脆性增加。出血除肉眼所见之明显出血外，还要注意潜在的内出血，特别是微小血管损害引起的渗血。在炎症过程中血管壁通透性增强，同时伴有广泛性小血管炎，微小血管坏死、易破裂引起炎性出血。当某些致病因素引起微动脉血管痉挛，引起管壁和局部组织缺血缺氧时，管壁结构变薄弱，易引起破裂出血。而血小板数量减少或功能改变也可致出血，另外还有凝血因子缺乏引起的渗出性出血。多发性的渗出性出血常在皮肤、黏膜、浆膜和脑实质内形成较小的出血瘀点，或形成较大的不规则瘀斑，这种出血常表明引起出血的疾病具有严重的危险性。

小血管在出血和止血过程中有一定的变化，外伤时，受损的小血管可通过神经轴突反射发生收缩，使血管的伤口缩小或闭合，血流变慢，有利于止血。中间微动脉、毛细血管前括约肌可在儿茶酚胺、5-羟色胺、血管紧张素、加压素等体液因素作用下发生收缩。但如果微小血管长时间收缩，又可引起局部缺血改变。受损血管内皮下的基底膜和结缔组织暴露，其中所含的胶原纤维可使血小板在局部黏附和聚集，形成血小板栓子，堵塞伤口。可是如栓子形成过多，血小板栓子在止血后不能及时解聚，对局部供血反而造成障碍。血管壁受损后，血小板被激活所释放出的血管通透因子可使毛细血管通透性增高，使血浆外渗，局部血液浓缩，黏度增高，使血流变慢，虽然有利于止血，但如不能很快调

整,又将引起局部水肿和机体修复时的血液循环障碍。如产后恶露不止的患者,血液流变呈高凝、高黏和高聚的病理状态,其原因是产后子宫内膜的微小血管不能及时调整,使局部形成微循环障碍,又继之发生炎症感染。临床所见出血量不多,血色呈黑紫色,内有小血块,腹痛、发热。这时如用大量止血药物反而有碍凝血及抗凝血机制的自身动态调控和平衡,只有改善局部的血液循环障碍才是最安全有效的治疗手段,即祛瘀生新的中医治疗法则,以活血化瘀法达到止血的目的。

血小板激活时释放的溶酶体酶可直接损伤内皮细胞,当血小板栓子附着在血管壁时,可影响该处内皮细胞的血液供应,造成组织缺氧,导致内皮细胞肿胀和坏死。血小板脂质氧化酶产物以及血小板磷脂酶产物在炎症过程中能直接影响内皮细胞的通透性。近代研究内皮受损后不但不能及时摄取和灭活一些血管活性物质,如 5 -羟色胺、组胺等,反而又释放出内皮素等细胞因子,这些因素能使微小血管收缩,刺激神经末梢而引起疼痛。

在组织损伤修复的过程中,血管的再生是通过内皮细胞的分裂和分化而形成的。所以微循环的血流正常运行是血管壁完整修复的保证,也是内出血后血肿的吸收,以及损伤组织重新修复和恢复自身调控功能的保证。

对于非急性出血的患者,许多病情是刺血疗法的适应证,特别是许多患者,在受伤害过程中表面无伤口,撞击力传至深层,使小血管损伤,引起内出血。出血表浅者当时即可察觉,而出血较深者数小时后方可觉察或始终未能发现,当出血停止后,流出的血液不能排出体外,滞留于组织间隙、皮肤、黏膜、体腔或关节腔,所形成的内出血亦引起机体的病变,内出血的病理变化主要与血肿和组织水肿有关。内出血常引起针刺样疼痛,影响肢体活动,可日轻夜重,得温则减,时有低热或自觉发热。有局部肿胀、青紫、压痛,以及中枢神经或周围神经的缺血性损害,剧烈的疼痛往往是经久不愈,甚至可诱发出其他疾病。

如一男性患者因房屋倒塌砸伤右颧部,有少量出血,昏迷 2 小时许,一周后出现多饮多尿症状。一男孩因玩耍不慎而跌倒,当时头部无出血,一年后出现尿崩症。许多癫痫病患者病因的追溯中都有外伤史,一些骨肿瘤的患者也常有局部损伤的病史。所以,使用刺血疗法可尽快地改善血液循环状况,能促使出血的吸收和病情的转归,使之不出现后遗症状。

如失血过多时尽量不要采用刺血疗法,但对于脑血肿、吐血、便血、尿血的患者如有可能还是要用刺血疗法抢救,刺血治疗后可减轻血管壁压力,调整血流速度,冲刷已形成的血栓,加快运输凝血因子至破裂处止血,使出血停止。

我们在临床治疗血小板减少的患者时,发现用三棱针刺中、小静脉时可以自然或稍加压迫就能止血,但毫针针刺或皮下注射后,针孔可长时间渗血,这是否与凝血因子不能在有微循环障碍的部位被激活有关。虽然用刺血疗法治愈了许多出血病症,但在治疗过程中血液的出血、凝血机制是如何转化的,因缺乏实验室研究也就无法阐明。希望从事基础理论研究的同道者,能对应用刺血疗法来止血的治疗机制进行深入的研究。对临床医生而言,尚需通过临床大样本的积累,将刺血疗法对出血的治疗提高到一个新的水平。

王氏刺血疗法通过数代人大量的临床实践,总结出三棱针刺血治病是最直接改善血液循环障碍的方法,临床使用安全可靠,疗效快捷。

刺血疗法调整了血液的流速、流量、血管容量和血液黏度,可促使微循环通路中停滞的血液流动,使微小血栓解聚,促使大血栓机化和再通,使损伤的血管内皮细胞得到正常血液供应后修复;从而使局部血管和神经恢复了微环境中的调控作用,恢复了血管的舒缩功能,血液的流变性也随之改善,降低了循环阻力,调节了代谢功能,促进了组织修复,也增强了机体的免疫功能,抑制了炎症介质的过度释放。在调整血液循环障碍的同时，改善了体液循环障碍，使水肿消退。许多疾病治疗的关键就是要解除已形成的微循环障碍。其余的问题，可以通过神经-血管-体液的自身调控功能来进行修复和完善。

现代生物医学目前也开始从系统生物学的角度去研究生命体，但大多仍停留于静态的形态研究层面。较少研究各种生理动态过程之间互相作用的协调性；更少研究人体在生理动态过程后的生命系统的自主性调控作用。人体血液中的各种生化物质的改变对生命的影响仍是需要临床关注的。

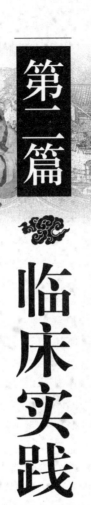

第二篇 临床实践

第四章 三棱针刺血疗法的
具体操作及注意事项

一、治疗工具

三棱针是现代针刺疗法的针具之一，三棱针源于古代流传的九针中的第四针——锋针，《灵枢·九针十二原篇》中记载："四曰锋针，长一寸六分""锋针者，刃三隅，以发痼疾。"经过2 000多年的漫长岁月，三棱针的外形基本无大的改变，仍然是锋利的针尖和三个边棱，组成尖利的三角形锥体，针身后是圆柱形的，以便于持针操作（见彩图2）。其针尖的结构能保证三棱针刺入组织时，在针孔处形成一个三棱锥体空腔，且空腔的每个横断面及其三个侧面均为三角形。三角形具有结构的稳定性，这是圆形和其他形状所不具备的，这种针孔有利于瘀血流出，"以发痼疾"。另外，由于三个棱有锋利的边刃，在刺入组织过程中可由其刃切开周围组织以减小针孔张力，与圆锥体或其他形体针具所形成的创口相比，不会因高张力导致针孔迅速闭合，从而使瘀血流出通畅，达到"菀陈则除之"的目的，所以古人将锋针定为刺血疗法的首选针具。而现代的三棱针是用不锈钢制成，根据针体的粗细可分为大、中、小三种型号以备使用。王氏刺血疗法使用的三棱针多为中号针（规格2 mm×70 mm），这样可保证较大的刺激量和出血量。

不锈钢三棱针，在新针使用前，先要用人工做的细油沙石将三棱针的三个侧面分别磨平，同时要将三个锋刃磨锋利。磨针时，不能将针头磨得太细太长，如太长时要打磨去1～2mm。然后用很细腻的磨刀石将三个边棱磨锋利，称为"开口"。磨针时，一定要使针头形成一个尖利的、三边有锋刃的小锥体，这样在治疗中就容易刺破血管壁，流出血液以达

到治病的目的。三棱针在使用过程中会变钝或带钩刺，要经常检查，将其磨锋利后再使用，以减轻患者的疼痛，所以一定要选一块好的天然磨刀石备用。如在紧急情况下没有三棱针时，可以用粗毫针或圆利针或粗注射针头消毒代替使用，亦可用尖利的手术刀片。

另外，还要准备各种型号的玻璃火罐，在出血停止后再在针孔处拔火罐。玻璃火罐根据口径大小，有1～4种型号，可根据不同部位选用（见彩图3）。如没有玻璃火罐，可用不同大小的玻璃瓶代替使用（见彩图4），但瓶口一定要光滑。玻璃火罐洗干净后用消毒液浸泡、严格消毒后再使用。

二、具体操作方法

1. 持针手法 三棱针临床操作比较容易掌握。用右手拇指和食指持针体，中指在前靠近针尖处，一方面控制进针方向，另一方面控制进针深度（见彩图5）。如进针深度只需刺0.5 cm，中指就固定在针尖上0.6 cm处，如需深刺2 cm时，中指前针尖就相应地留长点。在快速针刺时，中指碰到皮肤后，针尖也就不能再深刺入了，这样就可避免因进针过度而损伤其他组织或深层血管。但是要达到熟练操作、心中了然，就必须准确掌握解剖位置和勤学苦练进针手法。

2. 三棱针的进针方法 有直刺、斜刺、点刺三种。直刺是用三棱针直接快速地刺入穴位、体表浅静脉，或需要排脓的痈疽、疖肿，以及腱鞘囊肿、腘窝囊肿、脂肪瘤等处，根据所刺部位进针可深可浅（见彩图5）。《灵枢·官针篇》中称之为"赞刺"，"赞刺者，直入直出，数发针而浅之出血"。斜刺多用于皮下软组织较少的部位，如果用直刺手法时就要碰

到骨骼，而且可能刺穿血管，如百会穴、印堂穴、足临泣穴等处（见彩图6），因是斜挑进针，速度就稍微缓慢一些，故有人称之为"缓刺"。进针的方向为针尖一般向上或与皮肤成15°～30°的夹角，让血液能自然向下流淌。进针深度以刺破皮肤下血管为度。点刺是用三棱针尖在皮肤上快速点刺，进针比较表浅，可只点刺一个穴位，亦可在病变区点刺数十下，在这样使用时可对应于排针、密刺、豹文刺和围刺等治疗方法，并能代替梅花针用以临床治疗。

3. 临床操作　根据不同的体质、所要选的操作部位和血管的粗细来确定三棱针的型号。一般婴幼儿、体弱者、细小的血管多选小号针，如需多出血或体壮者可选用中号针，用以排脓、排积液可选用大号针。检查针具，针尖要锋利和没有钩刺，以尽量减轻患者的疼痛感。

三棱针在使用前先用1：1000浓度的新洁尔灭或2%的戊二醛液浸泡消毒，然后放入针盒再经高温高压消毒备用，所使用的镊子和血管钳亦浸泡消毒。医者选好进针处后，局部皮肤用75%酒精棉球常规消毒，即可施术进针治疗。进针的深浅度、进针的方向、针体与血管的角度都是要通过长期的临床实践，才能做到得心应手。进针要轻而快捷，尽量做到一针见血，进针的深度在0.2～1.5 cm，皮下软组织少的部位，血管浅浮在皮肤下时，轻轻点破接近皮肤处的血管壁即可。而臀部、腰部，以及体胖的患者，因脂肪层厚，浅静脉血管位置深一些，所以进针要在1.5 cm左右，这样才能刺破血管壁以出血。进针的方向可根据体位的不同而有所改变，总之是要让血液向下流淌，而不能倒流入进针处为准。流出的血可用方盘垫铺卫生纸接住，也可用塑料盆代替使用，或直接用卫生纸接血。在正常条件下，刺破血管引起的出血在几分钟内就会自行停止，出血时间为1～4分钟。但当血管压力增加，充血或瘀血严重时，病变血管在出血过程中调整着血压、血容量、流速、黏度等，所以出血时间可稍微延长。对于有凝血功能障碍的患者，刺血时先选刺一穴观察出血时间，出血时间超过5分钟可用消毒棉球加压止血。

刺血时患者多取坐位，即使有些穴位要立位取穴时，针刺后也嘱患者坐下，待出血完成（见彩图7、8）。对于体弱、精神紧张和易晕针的患者尽量取卧位取穴（见彩图9），治疗出血后用卫生纸接血，以免患者眼见出血而引起恐惧。如刺委中穴周围的静脉血管出血时，患者取立位，进针时针尖微向上，深度0.2～0.5 cm，只能刺破皮下的血管壁，使血液顺势自然流出，而不能贯穿下层的血管壁，使血液流入皮下组织，局部形成血肿。

刺出的静脉血液的颜色，根据病情有的呈鲜红色，有的呈暗紫色，而瘀血严重时血色呈黑紫色。在静脉血管充血或瘀血时血液可喷射状射出，但不像动脉血喷出时随心脏的搏动而伸缩，这时医生应告之患者不要紧张，这样的出血有利疾病的恢复。当充血血管的压力减小时，血流亦慢慢停止喷射而自然止血。在血液黏度高、血液流速慢时，刺破静脉管壁静脉血可缓慢流出。出血量少时一般在数滴至50 ml，中等出血量一般在50～100 ml，出血量多者在100～200 ml。

三棱针施术后，等出血自然停止时，选取的每个穴位上都要再加拔火罐。用镊子或血管钳夹住95%的酒精棉球，点燃后采用闪火法拔罐，此法安全易掌握，不受体位限制。针刺后不出血的部位可通过拔火罐吸出很多血液，出血的部位又可再拔出一些血液（见彩图10），以增强刺血治疗的效果。在化脓处针刺后可用火罐拔出脓液（见彩图11），经过多次吸拔，至脓液排出彻底干净为止，这样处理后可避免外科深部切开排脓，使创口过大，以及用纱布条引流不易愈合的弊端。对肢体水肿患者，又可快速拔出多余的组织液（见彩图12），使肢体消肿。所以要想提高治病的疗效，一定要针不离罐，两者相辅相成，缺一不可。拔罐一般在5～10分钟后取下，但如罐中吸出的血液太多,应尽快取下以控制出血量。取下火罐后,擦净血迹,针孔处以2%碘酊棉球涂抹以防感染。有时拔火罐时间太长,可在皮肤处形成如烫伤样水疱,疱小无须处理,疱大可用消毒三棱针挑破放出液体。拔火罐时要注意不要让酒精滴下而烫伤皮肤,如有烫伤,可用风油精或烫伤膏涂抹在烫伤处。

4. 治疗间隔时间 一般以半个月为宜,给机体有一个调整修复的过程,但对于急症、痛症可缩短间隔时间,如急性阑尾炎第一天刺血好转,第二天仍可再刺一次,以促进炎症消退。剧烈的坐骨神经痛患者刺一次不见效时,可隔一天再刺一次。对于体质好的患者也可隔一周后继续刺血。在每次治疗过程中,要控制好出血量,需要多出血的患者在刺血治疗过程中,让其延长休息时间和多饮水,这样就不会出现失血过度的反应。相反由于一定量出血,刺激了骨髓造血功能,血液中补充了代谢旺盛的红细胞,使机体生命力更旺盛。对于刺血次数多的患者,在病情好转后治疗间隔时间可延长至20天左右再进行下一疗程刺血。

5. 针刺后出现血肿的处理 在针刺刺血治疗时往往在局部形成血肿包块,形成血肿的原因有以下几点。

(1)不能准确地掌握进针的深度,针尖刺穿近皮肤的静脉壁后又贯通深侧的管壁,使血液通过静脉壁下方的破损处流入皮下组织中而形成血肿。避免的方法是熟练掌握进针的深浅度,以免刺穿血管下方的壁层。

(2)患者在针刺出血后改变了体位而使静脉壁上针孔不能直对皮肤处针孔、静脉血不能顺利流出,流入皮下组织中致瘀积。故在出血治疗过程中嘱患者一定不要随意改变体位,尽量帮助患者取舒适体位治疗。

(3)不能准确地掌握动脉的解剖位置,进针时没有避开浅静脉下的动脉血管,刺穿动脉管壁动脉血急涌而出,在脂肪、筋膜下形成血肿,这样形成的血肿易引起关节活动受限

和疼痛。凡是在能触摸到动脉搏动的部位,都要避开动脉进针,针尖可斜刺,进针不能太深。如刺到动脉血管时不要紧张,动脉血是鲜红色,喷射而出,并且随心脏跳动有一伸一缩的改变,可用干棉球或消毒纸按压住针孔,不要按压太紧,让血液缓缓流出,这样反而能启动凝血因子发挥止血功能,一般5分钟后即能止血。

(4)因静脉充血压力增高,刺破管壁后血液喷涌而出,来不及流出皮肤外,而急涌到皮下组织中。此时医者可用手指按压一下针孔的周围,让静脉血流速减慢后再流出。碰到以上几种血肿情况时,可立即在针孔处拔火罐,一方面可以止血,另一方面可限制血肿扩大。

(5)拔火罐吸力太大,去罐后局部也易形成包块。包块去罐半天后就能消退,拔火罐时间不要超过10分钟。

针刺放血时在局部形成血肿后,易引起局部的胀痛,如在关节处可影响肢体的活动。血肿形成2~3天后,瘀血可以向皮肤表层散开,可见局部皮肤上出现紫红色出血斑片,后转为青紫色,这是因进入皮下组织的红细胞中Hb被释放。约一周后红细胞又分解出含铁血黄素,故出血区又呈灰黄色,此时肿块消退,组织内红细胞迅速被巨噬细胞吞噬而消除,不留痕迹,一般的小血肿是不会留下后遗症的。治疗时应给患者解释清楚,嘱其不要紧张,出血量大的血肿可以适当用温毛巾热敷,促使血液吸收,防止血块机化而影响关节功能。

6. 刺血疗法治疗次数 多数患者经针刺放血治疗一至三次后,就有明显效果或治愈,但也有病例需刺血治疗多次以后始见效果,如曾有1例下肢血栓闭塞性脉管炎患者刺6次后才好转,8次治愈。临床上刺血次数多者可达10余次,类风湿关节炎就要反复治疗多次,许多疾病只要坚持治疗一般都能见效好转或痊愈。

7. 刺血后患者的感觉 针刺放血治疗后

许多患者立即感到轻松愉快,病若消失。有些腰腿痛患者立刻能痛止而行,头胀痛者可即感症状消失,顿觉眼明耳聪,精力充沛,饮食增加,睡眠沉实,浑身有劲。而也有一部分患者刺血后症状反而加重,几天后才能减轻好转。还有一些患者刺血治疗后,全身倦怠无力、头昏、头晕、昏沉嗜睡,这是失血后的正常反应,有的患者会因自觉出血量较多而产生上述心理反应。这时要让患者安静休息2～3天,并增加饮食营养,3～5天即可恢复正常,渐感病情好转。因各人对针刺的反应不一样,一般在3～6天后不适症状可逐渐缓解或消失。等机体调整好后,间隔10天或半个月再进行下一次治疗。随着一次次对血液循环障碍的调整,患者在疾病的恢复中,身体可日见强壮,刺血后的反应和不适感也逐渐减轻。

三、如何正确地掌握出血量

在使用刺血疗法治病的时候,如何正确地掌握出血量是一个关键的问题,在治疗中医生必须要做到心中有数。

正常成人的血液总量为4～5 L,是体重的8%～9%,儿童的血液总量占体重比例比成年人高。出血量超过全血量的20%时(约700～1 000 ml),机体的代偿功能将不足以保持血压于正常水平,可出现口渴、恶心、乏力、眩晕、手足厥冷、脉搏加快、血压降低、站立或轻微活动时可发生昏倒。如失血量超过30%,为1 000～1 500 ml时失血者在卧位也出现低血压,心跳加快,颈静脉平坦,缺氧严重,脉搏微弱,皮肤苍白和湿冷,患者即可发生出血性休克甚至死亡。出血量太多时可造成肌肉无力、食欲减退、肠蠕动缓慢,患者懒动卧床等表现。严重影响组织供氧量,可以发生代偿失调,出现循环紊乱。刺血疗法在治疗时出血量只要不超过全血量的10%(约400 ml时),对人体都是无伤害的,在一般情况下出血量都控制在200 ml以下,这是现在

献血者抽取的血量,对人体无任何不适反应。出血量不超过400 ml时,人体基本上无不适,机体也能很快地调整和恢复。

刺血治疗时一定要把握住出血量,首先要根据病情来决定出血量的多少,然后还要考虑患者的体质、年龄、季节和个体耐受性等具体因素,再进一步斟酌治疗方案。如脉沉细、贫血状、体虚弱、不能食者及婴幼儿尽量少出血,病情严重的心、脑血管病患者可适当多出血。天气炎热时外周循环血量增加,浅静脉血管扩张容易刺出血,而出汗又使体液流失,故夏季出血量就要注意控制。气候寒冷时外周血管收缩,循环血量相对减少,浅静脉血管不易刺到,出血量自然就少。

王氏刺血疗法出血量一般在100 ml左右,刺血治疗时即不能害怕多出血,又不能无度乱放血。古人早在《灵枢》各治疗篇中指出:"取五脉者死……但用针尽大泻其诸阴之脉也""取三脉者恇(恇,虚弱貌)""刺解溪出血不止死""夺阴者死,言取尺之五里五往者也""阴尺动脉在五里,五腧之禁也"。解剖观察手五里穴(桡侧副动脉)和解溪穴(足背动脉)处都有动脉经过,古人所用针具较粗大,所取穴位又多故出血量也较多,甚至有的又刺中动脉出血不止,常因失血过多引起死亡或衰竭。

临床上按出血量的多少,可分为较多出血、中等出血和较少出血三种治疗方案。

1. 刺血治疗较多出血量 出血量一般在100～200 ml,最多不能超过400 ml。对成人而言这样的出血量占全血总量的2%～5%,对人体是无伤害性的。而治疗婴幼儿时出血量在50 ml左右时,出血量就是较多了。出血量的多少是按年龄、体重相对比较而言的。

血管出血量的多少实际也是病情的一种表现,临床上治疗动、静脉性充血,静脉性瘀血,动、静脉血栓形成,以及微障形成、水肿形成等病症时,这时浅静脉出血多是急涌而出,或是呈喷射状流出,让其自然流淌,2～3分

钟后大部分患者都能在血管压力、容量、流速调整好后而自然止血。取穴多时就要根据每个穴位的出血量予以整体估算，使所有穴位加起来的出血量不要超过界线。没有病变的静脉血管刺破管壁后，只流淌数滴暗红色血液就自动止血，拔火罐也不易吸出血。

对于实证、热证、急症刺血，出血量可大一些已是刺血医学界统一的看法，但对久病体弱的患者出血多有不同的看法。我们认为对新近失血过多的患者确实不能在刺血过程中让其多出血，只能在穴位点刺，加大刺激量即可。但对"大赢有实证"之疾患，还是要用多出血的方法。《灵枢·根结篇》中指出："形气不足，病气有余，是邪胜也，急泻之。"许多久治无效的患者，只要还能进食，即中医所言尚有胃气存在，即可以适当多出些血。如门脉性肝硬化患者，由于脾窦及门脉血管扩大、扭曲，血液停滞在肝、脾之内，在大量浅静脉出血后，可促使瘀积在肝、脾中的血液补充到外周循环血液中，从而解除肝、脾瘀血的状态，并可促使血液流速加快而使肝血窦内形成的纤维蛋白血栓崩解，使肝细胞供血供氧好转，以利肝功能恢复，同时使小静脉压下降后液体渗入腹腔减少，使腹水减退。尤其重要的是肝、脾微循环障碍改善后，局部血管内皮细胞、红细胞和肥大细胞在缺血缺氧时所释放出的组胺、5-羟色胺、缓激肽等血管活性物质得以降解、灭活，使微血管舒缩功能紊乱得以纠正。许多肝硬化的患者经大量出血治疗后而康复。重病久病之人，身体虚弱，体质消耗，血气将尽，病变到了晚期，这样的情况就要慎重考虑，并且要有丰富的临床经验才能妥善处理。

王氏刺血疗法的一个特点，就是出血量比较多，因此才能在治疗许多重病和痼疾中取得很好的疗效。清代名医徐大椿在《医学源流论》中指出："古人刺法取血甚多，如头痛腰痛大泻其血，今人偶尔出血，惶恐失据，病何由除……"宋代著名医家陈自明著《外科精要》一书中有一医案："一男子患背疽肿痛，赤晕尺余……遂砭赤处，出紫血碗许，肿痛顿退。"此出血量为 200 ml 以上。而金元时期的名医张子和不但以刺血疗法为他人治病，而且自患眼疾时，也邀医生在其上星至百会穴处，攒竹穴、丝竹空穴及眉际上快速点刺几十针，有三处出血如泉涌，有两升许（合 300 ml）。3 天后眼睛畏光、干涩、肿痛全部治愈。虽然王氏刺血疗法出血量多，但不提倡针数太多，除了治疗皮肤病的牛皮癣及皮炎需要在患处多点刺几针外，其余治疗时均选出有病变的浅静脉血管做到一针见血，以减轻患者的疼痛感。我们曾治疗一巨脾患者，脾肿大已平脐，质硬，经刺双足三里、双曲泽四穴约 300 ml 的出血量后，第二天检查脾已明显缩小至肋下 3 cm。北京积水潭医院也曾用大量静脉抽血治疗巨脾症，均取得满意疗效。国内外曾有报道，用静脉放血治疗血色病（铁代谢障碍伴有肝硬化的铁质沉积症），有时放血多达 400 ml，在 3～4 年中每月 2 次，患者对治疗均能耐受，未见任何意外或衰竭表现。还有人报道 10 余例哮喘患者，经几次献血抽血后，一次抽取静脉血 400 ml，哮喘病不治而愈。而美国有人用稀释血液疗法治疗和预防心、脑血管疾病，一次出血约 300 ml，患者均感到思维和记忆力增强。许多久病顽症患者，虽然身体虚弱，但医者只要选穴正确，出血量掌握适宜，患者都有舒适的感觉，自述呼吸通畅、浑身轻松、腹胀消退等。如有几例食管癌患者刺血后立刻就能进食，一例再生障碍性贫血患者，就诊时体瘦面黄，家人只抱着一线希望背来治疗，经刺血后患者反自感有力，即刻能自己行走。人体在失血后机体要产生应激反应，这种应激反应对疾病的恢复能起良性作用，机体如何进行调整以下将专题讨论。对出血量大的患者治疗前嘱其多饮水，以补充血容量，治疗时刺完一组穴位后让其休息一会，并适量饮水，再进行下一组穴位的治疗，以免血液丢失过快，组织间液来不及补充血容量。

2. 中等出血量 治疗时出血量在 50～

100 ml,这是刺血疗法一般常用的出血量。这样的失血只是全血总量的 1%～2%,根本不会影响身体健康。患者只要除去精神紧张状态,是不会有任何不适或危险的,临床上比较切实可行。如初使用者还不能熟练地运用刺血疗法时,出血量以此为限比较适宜。但是在中等出血量时,有些患者也出现类似失血过多的表现,治疗后感到头晕、心悸、全身无力等,这多为心理因素引起,可嘱患者卧床休息,增加营养,一般 2～3 天后即能恢复。

3.较少出血量 刺血治疗时出血总量在 10～50 ml,多用于病情较轻者和儿童,天气炎热流汗多时,因体液损失多,出血量要适当控制,特别是对年老和体弱之人。血液对人体是宝贵的,能少量出血缓解病情的就应尽量控制出血量,但也不能因害怕出血而延误病情。对于久病体虚、体质消耗的患者,可先行少量出血治疗,再加药物调理,视其饮食好转,再增加出血量。

总之,在临床治疗时要因人因病而异,要能熟练和灵活的掌握出血量,这样才能取得好的疗效。

四、人体失血后的应激反应

三棱针刺血疗法施治时,对人体的刺激有躯体因素和心理因素两个方面。针刺和拔火罐时对机体有疼痛刺激,出血对机体有失血后的应激反应,而精神紧张、害怕出血和想病早愈、相信刺血的各类患者,可有不同的心理应激反应。不同的情绪反应引起神经内分泌反应不尽相同,不管应激的定义如何,它都包括神经系统和整个内分泌系统广泛的激活作用。

针刺的刺激和少量的出血对机体都有一定的影响,而中等量及较多的出血量(100～200 ml)时,机体可出现失血应激反应。

(1)失血以后,生理性止血机制首先表现为受损局部及附近的血管立即收缩,特别是小动脉、微动脉与毛细血管前括约肌收缩反应最为明显,同时疼痛的刺激也使血管收缩。止血后血浆中血管活性物质水平成倍增加,可使心、脑、肾、肺和骨骼肌的血管扩张,外周阻力减小,血压也随之降低。

(2)由于小动脉收缩,或静脉出血使小静脉、毛细血管血压降低,故毛细血管外的组织液便能渗入血中以补充血浆,使血浆量迅速恢复。组织液的回流大于生成,血液中水分和电解质浓度可在 1～2 小时内得到补充。临床治疗时随着血液的流出可观察到肿胀的肢体,原先绷紧光亮的皮肤出现细小皱纹回缩。有人曾报道,失血后组织液重吸收的速度可达到每千克体重 0.25 ml/min,即每小时可从组织中重吸收约 1 000 ml 液体,以补充流失的循环血量,故刺血能使组织很快消除水肿。

(3)失血后血浆容量迅速补充而恢复正常,但红细胞的恢复尚需一段时间,红细胞比容降低,一段时间中使血液稀释,血黏度降低,流速加快,微循环改善,适量的出血后患者可感到呼吸通畅、头脑清醒、精力充沛。

(4)失血后人体血管选择性收缩,一方面调动了部分原先贮存在肝、脾、肺、皮肤等组织中的血液加入体循环中,使部分滞留在毛细血管中的血液流速加快,改善了局部细胞的供氧和新陈代谢。另一方面又关闭一些非生命器官的血管床,使减少了的循环血量保证主要生命器官(脑、心、肺等)的血液灌注。有实验证明,失血后,腹腔脏器的血流减少但同时冠状动脉血流却增加 30%。故刺血能调整脏器组织中的血流量重新分配,如食管静脉曲张、肠黏膜充血、心肺瘀血时,一定量的出血后患者多自述症状减轻。

(5)出血较多时,由于红细胞的流失,携带的氧气减少,所以刺血后有人可感到头昏、心慌。失血缺氧可引起促红细胞生成素增多,而促红细胞生成素可刺激红骨髓加速红细胞的生成和网织红细胞的释放,红骨髓的造血功能明显活跃。骨髓利用体内储存的铁大量制造红细胞,而肝脏加速合成蛋白质(主要是白蛋白),交感神经兴奋活动明显增强,机体需要大量的营养和多种氨基酸来供给 Hb 合成,所以刺血后进食会更觉香甜有味。一些患者刺血后可出现轻微水肿,是因为血浆蛋白恢复不及时而引起。临床观察出血后红细胞、血浆蛋白一般在 2 周内可恢复正常,甚至可以超过失血前的水平,而新生的红细胞代谢活动旺盛,白细胞多在 3～4 天恢复正常。刺血能治愈胃、肠疾病,使铁和营养物质能被机体正常吸收,促进造血功能增强,故出血能治疗许多慢性疾病引起的贫血。

(6)失血时交感神经兴奋活动明显加强,同时促使肾上腺髓质分泌增加,因此,交感-肾上腺系统即作为一个整体被动员起来,这样就可以动员体内许多器官的潜在功能,提高机体的适应能力。

针刺放血疗法通过针刺、出血、拔罐给予机体刺激。适度的应激反应对机体是有利的,可出现肾上腺皮质细胞、胸腺、淋巴结和胃肠道等器官的一系列变化,应激反应是全身性的变化,各系统、器官都参与反应。机体各功能通过反馈、调控、自组织等一系列的调整,达到一个新的稳定的内环境水平。

刺血疗法的适量出血,在改善机体局部血液循环障碍的同时,还能调整机体整体的功能,所以刺血疗法治病对人体有利无弊,从生理学和病理学来看是一种对机体无损害的值得提倡的天然疗法。同时患者一定要树立战胜疾病的信心,不能悲观失望和有消极情绪,要以良好的心理状态促使疾病康复。

五、刺血疗法的注意事项

刺血疗法属于天然疗法的一种,使用得当对人体无任何不良作用。但为了减少和避免出现晕针、失血过度以及其他意外情况的发生,临床治疗时要注意以下几点。

(1)医者用刺血疗法施治于患者时,首先一定要根据病情,经过认真考虑制定一套相应的治疗方案。对疾病的发展和转归都要做到心中有数,并告知患者,让患者树立战胜疾病的信心。

(2)全身系统性认真检查、明确诊断后再予以治疗。因针灸医生接触的病种范围很广,如笔者在临床上曾碰到自发性气胸、宫外孕的患者都因及时明确诊断,住院抢救而脱险,当时如按胸痛、腹痛去针刺,后果就难预料了。《灵枢·九针十二原》指出"凡将用针,必先诊脉,视气之剧易,乃可以治也"。可见,古人早就认识到明确诊断的必要。

(3)对于饥饿、疲劳、精神高度紧张以及晕车的患者,宜先进食、休息、解除思想顾虑,等心情平静后再予施治。对血压急剧升高的患者应让其休息,待血压平稳后再行治疗,但脑血管意外时要立刻刺血降压。

(4)刺血治疗操作过程中,针具、火罐等器具都要严格消毒,嘱患者施针处不要接触污物,以防针孔被感染。

(5)要因人因病掌握好出血量。出血量也是刺血治病的一个关键问题,在临床上如何灵活而具体的应用,施治者都要先仔细考虑成熟后再操作。体弱、贫血者少出血,病情需要出血量多时一般不要超过 200 ml。

(6)治疗时要注意观察、多询问患者的具体反应,如出现晕针情况,应立即让患者平卧、多饮开水,晕针严重者可用毫针针灸人中、内关等穴。对于身体虚弱、精神紧张、以往有晕针史者,刺血时宜采取卧位治疗,可预防晕针的出现。

(7)医者施治时要避开动脉血管,如不慎刺破动脉出血,可用消毒棉球在局部加压止血。刺血时如局部形成血肿后,嘱患者用热敷促使瘀血消散。

(8)应避开高度曲张的静脉和静脉大血管,选取边缘较小的静脉血管进针,以控制出血量。

(9)患有凝血机制障碍者、外伤出血和失血过多者要慎刺。如必须治疗时,应先针刺一个穴位,并仔细观察患者的反应,再决定治疗方案。

（10）孕妇、产后以及月经期间最好不要施刺。当必须刺血治疗时，刺激量、出血量都要掌握好。

（11）刺血后嘱患者勿暴怒、劳累、饥饿、惊恐，要安静休息，补充营养，勿食刺激性食物，以促进疾病的康复。

（12）刺血后避免肢体接触冷水，不易待在温度太低的环境中。温度太低，可影响机体的神经调节功能，又可使血管处于收缩状态，不利血液循环的正常运行。

（13）刺血后有失血反应属正常情况，患者可感疲倦无力，轻微的头晕、头痛，一周后即可消失。

（14）根据患者的病情、体质和出血情况决定下一次的治疗时间，避免频繁就医致失血过度。且患者要按照医生所嘱咐的时间按时就诊，以免延误治疗。

针刺放血疗法的禁忌，在《内经》中早已有详细的记载。《灵枢·五禁篇》中指出："形容已脱，是一夺也。大脱血之后，是二夺也。大汗之后，是三夺也。大泄之后，是四夺也。新产大血之后，是五夺也。此皆不可泻"。《素问·刺禁论篇》中亦指出："刺跗上中大脉，血出不止死……刺舌下中脉太过，血出不止为喑。刺足下布络中脉，血不出为肿。刺郄中大脉，令人仆脱色。刺气街中脉，血不出为肿鼠仆……刺阴股中大脉，血出不止死……刺臂太阴脉，出血多立死……"《禁刺论》中所指的"脉""大脉"均是指动脉血管，刺中动脉可引起组织血肿，如动脉出血时又不会止血处理，将引起危险。《灵枢·终始篇》中有："新内（性生活）勿刺，新刺勿内。已醉勿刺，已刺勿醉。新怒勿刺，已刺勿怒。新劳勿刺，已刺勿劳。已饱勿刺，已刺勿饱。已饥勿刺，已刺勿饥。已渴勿刺，已刺勿渴。大惊大恐，必定其气，乃刺之。乘车来者，卧而休之，如食顷乃刺之。出行来者，坐而休之，如行十里顷乃刺之"。此外，还应特别注意防范四季中最剧烈之天气变化，如冬至、夏至、春分、秋分时最好不要施以针刺，这些季节变化时疾病易出现转化。另外，许多患者根据病情治疗后在饮食上要注意"忌口"，刺血后最好不要进食公鸡、鲤鱼、猪头肉、鹅肉、海鲜等食品，临床上发现，如进食这些食物，易加重病情，不利疾病的康复，尤其在急性炎症期间不要进食鱼、肉类食品，以清淡饮食为宜。痛风患者禁酒，禁过食鱼虾和动物内脏等。

第五章 刺血疗法的治疗作用与适应证

从古至今,众所周知血液是生命的保障,是人体一切生理功能的物质基础。而血液循环障碍是许多疾病的中间环节。外界的不良刺激甚至心理因素都能引起血管的舒缩以及血液组分、血管容量及血液流速的改变,可引起神经调控的失常,以及体液与内分泌的异常等,从而引起整体或局部的血液循环障碍,导致细胞和组织的代谢失常、功能紊乱。

刺血疗法不但能从整体调整循环系统的大环境,而且还能从细胞、分子水平调整循环系统的微环境,增强细胞、组织、器官的生理功能,达到抵御、治疗疾病的作用。临床证实刺血疗法是最有效的活血化瘀手段,是最直接地改善血液循环障碍的方法。中医在2000多年前所提出的经络系统的功能,从现代医学来看是神经-血管-体液在人体自稳态中的调控作用,是人体各系统生理功能的综合作用。调整血液循环是治疗疾病的枢纽,只有血液循环正常运行时人体的各种调控功能(经络之气机)才能得以充分发挥作用。

祖国医学认为"气血"是人体生命活动的动力和源泉。气血充足,运行正常,则精力充沛,抗病力强,生命活动正常。故有"血气者,人之神""得神者昌"之说。如气血亏虚,外邪凑之,引起人体气机逆乱,气血壅滞,则脏腑功能失调,疾病发生;故有"诸病皆因血气壅滞,不得宣通""血气不和,百病乃变化而生"之说。《素问·血气形志篇》中指出:"凡治病必先去其血,乃去其所苦,伺之所欲,然后泻有余,补不足"。中医经典著作《黄帝内经》162篇中,就有67篇提及刺血治病,涉及病症30余种。由此可见,古人早就在临床实践中观察到了血液和血管对疾病的调控作用,肯定了血管是经络系统的有形成分,刺激血管和放出静脉血就能使患者康复。仔细归纳

一下《内经》中古人用刺血治疗的目的,有止痛解痉、清热解毒、消肿祛腐、安神治癫、止咳平喘、止呕降逆、止血调经、止痒祛麻、退水利尿、强壮筋骨、祛瘀生新、祛风逐痹、补肾壮阳等作用。

刺血疗法经过历代医学临床上的应用,主治范围越来越广,治疗病种仍在不断增加。王氏刺血疗法就是在前人的基础上,在大量的临床中有所发展,如刺某一膝关节疼痛患者取穴足三里,与此同时患者的胃痛好转。在刺某一腰痛患者取穴委中出血后,而患者的颈椎病或头痛症状也一起痊愈。刺血疗法就是在实践中不断得到提高与开拓的。我们有一种设想,如刺血疗法能从细胞分子水平处破译出治疗作用原理,将来就不一定要将静脉血放出来,在病变的局部也可用血液透析法除去或添加一些生化物质,利用血管自身的调控作用,使血压、血容量、血液流速及组分能保持在正常的生理水平,以促使细胞和组织病理改变后转复。

一、针刺放血疗法的治疗作用

我们对临床治愈的病种认真地总结了一下,认为刺血疗法对各系统疾病的治疗有以下作用。

(1)有促使血液循环障碍改善的作用。

(2)有很好的镇痛作用,特别是对缺血性疼痛能迅速止痛。

(3)有阻止细胞和组织病理性萎缩及变性,促使病变细胞转复的作用。

(4)有促使组织再生和修复的作用。

(5)有阻止炎症的过度反应和促使炎症转复的作用。

(6)能提高机体的免疫功能,有控制自身

免疫性疾病的作用。

（7）有抗过敏和止痒作用。

（8）通过对微环境的调整，有使神经细胞功能恢复的作用。

（9）能调控机体的温度，有退热的作用。

（10）有延缓机体的老化和抗衰的作用。

另外，还有许多其他作用，如治疗精神疾病，对生殖功能起调整作用，等等。

总之，我们通过大量的临床治疗，在实践中感知到刺血疗法对许多疾病有治疗作用，但是因缺乏实验室研究，也就无法能很清楚地说明对这些疾病为什么有效，其机制如何阐明，其治疗前后细胞水平如何发生变化。所以，我们希望对此疗法感兴趣的同道们能加入刺血疗法的这一研究之中。

（一）刺血疗法有促进血液循环障碍改善的作用

刺血疗法能直接改善血液循环障碍，而且疗效迅速和显著。北京杨秀娟医生曾观察24例循环障碍患者刺血前后的甲襞微循环变化，病种有高血压病、肺心病、脑梗死、神经血管性头痛、三叉神经痛、颈椎病、腰椎骨质增生、类风湿关节炎、脂膜炎等。观察结果是针刺放血对甲襞微循环的血色、流速、瘀血有明显改善作用。这种微循环的调节不仅是局部调节，也是全身调节，其效应在30分钟为高峰，60分钟恒定，在放血的同时患者自诉症状有所缓解。

现代病理学将血液循环障碍分为：血管充血、局部缺血、微循环障碍、血栓形成、栓塞、梗死、出血、弥漫性血管内凝血、血液凝固机制缺陷、水肿等多种形式。这些不同的表现都与血液的容量、压力、流速、温度、黏度、性质、组分以及其中的生物活性物质的含量有直接的关系。

刺血疗法能快速地调整血液流速，通过病变局部静脉血液的流出，在血管中形成压力梯度。局部再拔火罐后，负压又进一步降低了刺血处的静脉压。这样促使血液流动缓

慢处和已形成血栓处的血流速度加快，使小血栓解聚，使血液中的抗凝因子、溶栓物质和血栓的接触面增加，促使血栓溶解，血管再通，并可促使侧支循环建立。

刺血疗法通过一定部位的出血，重新调整人体各处的血管内容量和脏器的贮血量。对于动脉性充血和静脉性瘀血的状况，刺血能给予最直接的调整改善。

刺血疗法可通过适量的出血以减少血中的红细胞达到稀释血液黏度的目的，使微血管中的血液能正常运行。它还能改变组织局部生化物质的浓度，促使血管活性物质的及时灭活、转运和稀释，使微血管恢复正常的舒缩活动，促使血管内皮细胞修复。

刺血可促使微动脉血液流动，使真毛细血管前括约肌开放，增加营养通路的开放，使消失的微血管自律运动出现，并使自律运动的振幅和频率明显增大和加强，使来自体循环的血流向缺血区冲击，改善局部组织细胞因缺氧后发生的病理性改变，这是单纯使用药物治疗所无法达到的。

刺血疗法能很快地纠正体液循环障碍，因人体各处的体液循环都和血液循环密切相关，所以静脉回流受阻常引起组织液的蓄积。随着静脉压减小，毛细血管静脉端回流入血的液体增加，故能治疗水肿，如淋巴回流受阻形成的象皮肿，以及因肝、肾、心脏功能障碍引起的腹水。

血液循环障碍的临床表现是多种多样的，而且可随时产生，引起的原因也很复杂，病变可涉及各个系统。血液循环障碍形成后，可引起各种细胞的病理改变，可使组织器官的功能减退，使神经调控出现障碍，严重时可危及生命。所以排除血液循环障碍是治疗许多疾病的关键，特别是改善微循环障碍对治疗许多疾病具有关键作用。刺血疗法只要能及时和准确地去除血液循环障碍，就能使疾病很快康复，所以其治疗作用的特点是快捷性和广泛性。刺血疗法对各种血液循环障碍的具体治疗作用详细本书第三章内容。

(二)刺血疗法有很好的镇痛作用，特别是对缺血性疼痛能迅速止痛

镇痛一直是临床医学的一大课题，疼痛也是针灸医生临床上最常见的症状。针刺的镇痛作用已被世界承认和广泛应用，其中三棱针刺血疗法的镇痛作用更是迅速快捷，临床上对一些痛症往往能血出痛止，有立竿见影的疗效。为什么在一定部位针刺适量的静脉血后就能有镇痛作用呢？这是现代医学需深入研究的课题。

1. 疼痛的分类及表现　在临床上疼痛大致可分为活动痛和自发痛两种类型。自发痛是在没有明显外界刺激的情况下而发生的疼痛。现在的研究揭示这主要是由于体内一些神经生化物质发生改变而引起的，而微循环障碍是发生的主要原因。骨关节及肌肉损伤时多是活动痛，带状疱疹、血管性头痛引发的神经痛多是剧烈的自发痛，而坐骨神经痛患者既有活动痛，又有自发痛，许多患者在夜间休息时疼痛更剧烈。

疼痛的性质大致可分为四种：①搏动性疼痛：疼痛跳动如钻凿样，并胀痛难忍，多见于局部动脉性充血和急性化脓性感染时。②电击或针刺样放射性疼痛：是一种快痛，痛觉剧烈而定位明确，发生和消失均迅速。有时可沿神经传导，有时仅在局部如针刺状痛几下即消失。如三叉神经痛、肋间神经痛、肌纤维组织炎等病变时。③酸胀钝痛：多为肌肉过度疲劳以及代谢障碍时的自觉症状，如骨质疏松症、多发性肌炎。当某些内脏有疾病时，可在体表一定部位出现此类型牵涉痛，如胆囊疾病引起的背胀痛，肾炎引起的腰酸痛等。④灼性疼痛：亦可称交感神经痛或慢痛，多由周围神经损伤引起。痛觉性质变化多端而定位不甚明确，发生和消退均缓慢。患者有不同自述，如烧灼感、麻木感、撕裂感、冰冻感等，甚至有的形成痛觉过敏，轻触皮肤即疼痛难忍，冷热水的刺激也可产生胀麻刺痛。疼痛反应持久强烈，可引起患者烦躁不安，以致不能进食或睡眠，多见于血栓闭塞性脉管炎、末梢神经炎、红斑性肢痛症，以及组织缺血、缺氧时形成的缺血性疼痛。

根据疼痛在人体的部位，又可分为全身性疼痛和局部性疼痛，游走性疼痛和固定性疼痛，浅表疼痛和深部疼痛，以及内脏疼痛和中枢疼痛等。

2. 疼痛的产生　疼痛是由于生命系统的功能结构出现异常变化，并为意识所感知而产生的一种主观感觉。神经末梢和神经纤维是主要的痛觉感受器，它们接受人体内、外环境中各种引起组织损伤的刺激。痛觉感受器的效应不是孤立的，要受邻近其他感受器状态的影响，要受脑的下行性调控，但主要是受局部血液和组织内生化物质变化的影响。

神经和血管之间存在相互依存、相互制约、相互调控的关系。神经和血管总是紧密伴随、穿行于组织之间，微动、静脉及毛细血管周围包绕着致密的交感神经丛（肾上腺素能神经和胆碱能神经）。现已证明，还有多种神经肽免疫反应性物质分布于血管周围神经丛中，构成血管调节的第三类神经——肽能神经。微血管的细小变化很快被周围的神经丛感知，而上行传递给中枢神经。

当组织受到各种理化因素的损伤时，甚至精神受到刺激时，往往是血液循环最先出现障碍，血管的舒缩失控，血管的容量、压力改变，血液的组分、黏度改变，血液的流速异常，以及血栓形成等，这些改变均可引起微循环障碍，从而使机体局部的微环境失去动态的平衡，造成体液激素、细胞因子、酶类等的异常分泌，继而干扰免疫功能，亦使内源性镇痛物质分泌减少，致痛物质分泌增多。机体在损伤时，微血管、神经细胞、组织细胞都可同时受到伤害。这些损伤组织又释放出组胺、5-羟色胺、缓激肽、前列腺环素、白三烯，以及钾、氢离子等各种致痛物质，如局部微环境不能及时灭活、降解、转运这些物质，即可作用于神经末梢，而引起传入冲动进入中枢神经系统引起疼痛感觉。有些生化物质极其

微量的存在就可引起伤害性刺激,如激肽在浓度为 10^{-5} g/L 时,即能引起疼痛。炎症反应时,很微量的激肽物质也有强烈的致痛作用。血小板聚集后释放出 5-羟色胺,局部浓度在 10^{-9} g/L 时,即有致痛作用;而一氧化碳、乳酸均可刺激内皮细胞生成前列腺环素,此物质加入组胺或缓激肽中可导致剧烈疼痛。

在正常情况下,血管内皮细胞能从血液中摄取一些血管活性物质,如组胺、5-羟色胺、ADP、去甲肾上腺素等,在内皮细胞各种酶的作用下使之灭活,从而对循环血液起着重要的"清道夫"作用,可是一旦内皮细胞在各种损伤因素的作用下,结构与功能受到破坏时,一方面不能对以上血管活性物质起降解、灭活作用,另一方面反而激活凝血系统,并通过一系列酶促反应相继激活纤溶、激肽和补体系统,产生大量血源性炎症介质。体液中这四个系统之间相互作用,使反应进一步增强,这往往是自发痛产生的重要原因。

在缺血、缺氧的情况下,血管内皮细胞、红细胞、血管平滑肌细胞都能各自分泌许多生物活性物质,不但血管内皮细胞丧失"清道夫"作用,而且内皮细胞分泌的内皮素又引起血管痉挛,使缺血、缺氧进一步加剧。缺血可使神经细胞受到伤害,轴突长的神经,其远端受缺血的影响最严重。缺血又可使组织细胞受损,受损细胞又可分泌出许多致痛物质,以形成恶性循环状态,使疼痛持续,疼痛性质常为持续性钝痛,可伴有间歇性剧痛,故患者临床表现十分痛苦。如坏疽发生时,患者局部常感烧灼及撕裂样剧痛,这多是由于动脉闭塞的同时又发生静脉回流受阻,坏死组织已完全没有血液供应。

如缺血不太严重,动脉血流量只是减小时,在静止时躯体只产生麻木、感觉异常或刺痛,但是在不断进行运动后则产生疼痛,有时可酸胀剧痛到不能忍受的状态,这是因为微小动脉供血不足或微小静脉瘀滞时,不能及时将肌肉运动产生的代谢产物运走,致使这

些物质在组织间隙内积聚,增加到一定浓度时,就会刺激局部末梢神经感受器而引起疼痛、麻木、酸胀等感觉。

3. 刺血疗法的镇痛作用　在临床治疗时,镇痛手段既要针对产生痛觉的病因来治疗,又要针对疼痛的反应来考虑。目前的镇痛方法主要通过两个途径:一是阻断痛觉冲动的产生、传递和感知。二是激发中枢神经系统内痛觉调控系统的活动,以及机体局部对疼痛的自调控能力,从而抑制疼痛。简单地说,镇痛的方法可以从中枢和周围神经两个方面来着手。

针刺放血疗法的镇痛机制,一方面是通过局部血液的流出,可直接使部分致痛物质随血液排出体外,恢复微环境正常的动态平衡,减少致痛物质的生成和堆积。另一方面刺血疗法在改善局部血液循环障碍的同时,使组织损伤时、炎症反应时、变态反应时、血管神经缺血时,由血管内皮细胞、红细胞、肥大细胞、血管平滑肌细胞、组织细胞所产生和释放的各种超微量致痛物质及时降解、灭活和转运。通过阻断痛觉冲动产生的这一环节,也就是直接改变了神经末梢和神经纤维所处微环境中神经递质等生化物质的失衡,使疼痛冲动不能产生、传递和感知。

刺血疗法调整了血液的流速、流量,促使机体恢复对疼痛的自我调控能力,在正常的血液循环中血管内皮细胞所产生的一氧化氮可以防止超氧负离子对细胞的损伤作用,抑制脂质过氧化和自由基的产生,是一种强大的细胞保护因子。而嗜酸性粒细胞颗粒中存在一组酶,能分别灭活组胺、白三烯和血小板激活因子,从而间接起到抑制炎症,调节炎症疼痛反应的作用。炎症时大量的白细胞聚集到炎症部位,执行杀菌和免疫功能,这些细胞内含有较多的阿片肽,包括 β-内啡肽和脑啡肽,当这些细胞死亡时释放出所含的阿片肽,作用于神经末梢上的阿片受体,有明显止痛作用。当血液流动缓慢时,白细胞常被嵌塞在毛细血管中,不但不能去执行吞噬和免疫

功能,反而成了干扰微循环的不良因素,血液流速改变后白细胞多在微静脉处游离出血管。疼痛刺激可促使后根神经节细胞的胞体部分阿片受体基因加速表达,通过轴浆运输将阿片受体输送到周围神经末梢上,从而产生局部性的镇痛作用,神经细胞的轴浆转运过程和周围的微环境也有着密切的关系。人体所具有的对疼痛的自我调控能力,都必须在体液循环能正常运行的情况下完成。一旦微循环出现障碍,这些自我调控能力都将受到遏制。

因为刺血疗法是通过神经-血管-体液的调整,来阻断疼痛的产生,恢复机体对疼痛的自我调控能力,所以镇痛的范围十分广泛。通过临床上反复验证,对炎症反应时引起的疼痛、缺血引起的疼痛、急腹症引起的疼痛、神经病变引起的疼痛、外伤引起的疼痛、代谢障碍引起的疼痛、肿瘤引起的疼痛等,给予针刺放血后,疼痛可明显减轻或消失。针刺出血镇痛的效果,与患者的体质、精神状态、出血量的多少和对血管壁的刺激强度、选取经络穴位的正确性等均有直接关系。

祖国医学认为:瘀血是疼痛的主要原因之一,疼痛多由气血瘀滞、闭塞不通所引起。所有的痛证都可归结为气血的病变,或因气血不通,或因气血不荣。脏腑和经络"外感六淫"或"内伤七情"时,均可使气血运行失常而引起疼痛,"瘀则生痛、痛则不通",现在看来瘀血应等同于现代医学的血液循环障碍。活血化瘀是中医止痛的有效方法,"菀陈则除之,去血脉也",是古人早就总结的针刺放血的活血化瘀手段。古人治痛症多采用"视其血络,尽出其血""取血脉以散恶血"的治疗手段。

笔者通过大量的临床观察,疼痛严重时刺出的静脉血,也是根据病情的不同而有所改变。炎症反应和变态反应的早期静脉血色呈鲜红色;而瘀血和血栓导致剧烈疼痛时,血色是暗紫色或黑紫色。随着疼痛的缓解,静脉血转变为正常的暗红色。临床上刺血疗法

镇痛作用十分明显,如曾有一例15岁女孩跌伤左臂,无骨折及明显破损,但引起缺血性疼痛,左上肢痛得日夜不能入睡,经几家省级医院治疗无效,而建议其截肢,后经3次刺血治疗后痛去病愈。另外临证中对大量的坐骨神经痛,长期不能治愈的三叉神经痛、头痛等,刺血疗法都能很快使之痛去病愈。

现在西医对疼痛的治疗方法有神经阻滞、切断传入神经纤维或神经节,切除病灶组织等手术治疗和应用镇痛药物等治疗。但是,一些顽固性疼痛,如癌性痛、神经痛及慢性头痛等顽症,尽管通过手术和大量的镇痛药物治疗仍不能奏效。而中医的针刺镇痛及刺络放血镇痛在临床被证实有效,故还应更加深入研究其机制,进一步拓宽相关治疗领域。东方医学和西方医学要取长补短,对疼痛和镇痛从不同的角度,全方位地进行研究、攻关。

(三)刺血疗法能阻止细胞和组织的病理性萎缩、变性,以促使病变细胞的修复

细胞生活在机体内环境中,不断地与血液进行物质交换。细胞内进行着合成、分解等代谢活动,获得或消耗能量,并将分解产物从细胞排出,再依靠血液运走或排出体外。细胞的这些代谢活动是一系列酶控化学反应。通过复杂的调节机制对代谢活动进行控制,以保证机体生长、发育、繁殖等正常进行,而不出现细胞所需的各种代谢物质过剩或不足。

细胞在进行物质交换、合成、分解以及排出代谢产物的过程中,可以由于外界的损伤、强烈的刺激、内部先天的缺陷或超出生理范围的异常调控使细胞和组织的代谢活动发生障碍,从而导致细胞与组织的病理变化——萎缩、变性、坏死。临床上比较多见的是细胞和组织的供血不足所引起的病理性萎缩。如脑动脉硬化引起的脑萎缩,侧索硬化引起的肢体肌肉萎缩,老年期引起的骨质疏松,等

等。在萎缩的早期，器官和组织表现为实质细胞缩小，细胞内的合成过程减弱，分解过程反而增强，细胞和组织功能降低，而细胞周围的纤维组织和脂肪组织往往有不同程度的增生，在临床上常常可见，如臀筋膜炎时，臀部可先见肿胀，继而出现肌肉萎缩。

因为神经和血管是紧密伴行，有着互相支持的关系。所以，供血不足可引起神经缺血性损伤，而神经损伤又可导致血管壁的舒缩活动异常，进一步加剧血液循环障碍。引起神经支配及血管所营养的部位发生萎缩。萎缩是可复性的病理变化，当缺血改善和神经修复后，萎缩的细胞可以恢复原状。缺血状况改善的越早，细胞损害就越容易恢复。

临床上各种感染、中毒和缺血较严重时均可引起细胞变性。细胞发生形态结构的变化，出现一些异常物质，反映出不同物质的代谢障碍。细胞变性有多种不同的表现，如浑浊肿胀、水性肿胀、黏液样变、玻璃样变、纤维素样变、脂肪变等。这些变性的细胞及组织功能降低，出现代谢障碍。细胞肿胀引起器官组织不同程度的增大，如变性发生在皮肤真皮及皮下组织的基质中，可有较多黏液及水分滞留形成肿胀。而纤维素样变可使组织增厚、僵硬，在一些慢性炎症时由于炎症长期的、反复的刺激，引起局部组织增生而肥大。如慢性扁桃体炎时，扁桃体因淋巴组织增生而肥大；慢性鼻炎时鼻黏膜增生肥厚。变性也是可复性的病变，病因去除后，细胞和组织可恢复到正常的形态和功能，但严重的变性可招致坏死的出现。细胞及组织变性也和血管损害有直接关系，各种致病因素使毛细血管壁损伤、通透性增高、血浆外渗、血管内微血栓形成，使细胞难以进行代谢活动。

刺血疗法改善各种血液循环障碍的目的，就是要使微循环中的营养通路能正常地开放运行。如营养通路中的真毛细血管不开放，只有直接通路和动静脉短路开放，虽然也有血液流经组织，可是有效循环血量仍不足，使组织细胞仍然处在缺血缺氧的环境中，有

时越使用扩张血管的药物，反而越易使细胞缺血。刺血疗法通过一定部位和一定量的出血后，调整了局部毛细血管的流速、压力及容量，特别是调整了微血管中的生物活性物质。当微动脉、微静脉恢复了自动节律运动后，真毛细血管血流得以通过。这样就能保证细胞正常代谢的需要，保证了神经细胞的轴浆转运和对靶细胞作用的正常发挥。

临床上观察已出现肌肉萎缩、功能障碍的肢体，通过刺血治疗，肌肉和功能可逐步恢复，各脏器的细胞变性引起的功能低下也可出现复转，如肝硬化转愈，肾功能恢复正常，对甲状腺功能的双向调节等。能使肿胀的肢体或关节肿退炎消，能使急性脑血管病引起的脑细胞损害减轻，使瘫痪的肢体恢复功能，以及能使周围神经损伤引发的许多症状痊愈，使变硬、肿胀的皮肤恢复原来的弹性等。

（四）刺血疗法有促使组织再生和修复的作用

王氏刺血疗法在临床运用中，能使脑组织修复，能使心肌、肝细胞的炎症转归，能促使久治不愈的溃疡愈合，能促使骨组织损伤早日修复，能促使多年的瘘管闭合，还能促使慢性炎症修复等。

引起人体伤害的原因很多，机体受伤后即刻出现炎症反应过程，炎症反应的整个过程和血管的变化有着极为密切的关系，而再生和修复也是和血液循环密不可分的。

正常细胞的增殖与分化处于精细的调控网络之中，参与控制的因子除一些激素及神经肽外，还有各种细胞生长因子。细胞生长因子是一类调节细胞生长的多肽，包括细胞生长刺激因子及细胞生长抑制因子，它们通过自分泌和旁分泌的方式发挥作用，在细胞内被合成后分泌到细胞外，作用于自身细胞或邻近细胞。创伤组织内能否出现巨噬细胞产生的内皮细胞生长因子、成纤维细胞生长因子，以及血小板凝集释放出血小板生长因子、β-转化生长因子，是创伤修复的首要条

件。因为它们能吸引周围正常组织里的成纤维细胞向创伤区内移动，并在创伤结缔组织中分裂、增殖，形成新的细胞间质使创伤愈合。但是结缔组织严重水肿缺氧、炎症反应过于强烈、坏死组织不能及时消除，都将影响这一修复过程的进展。

肉芽组织增生是创伤愈合的基本过程，肉芽组织主要由毛细血管及成纤维细胞组成。毛细血管的内皮细胞分裂、增殖形成突起的侧支，侧支增长延伸，形成实心的内皮细胞条索，在血液的冲击下，数小时后便可逐渐出现管腔，形成新的毛细血管，并进而彼此吻合构成毛细血管网。微血管生长是组织细胞增生期必不可少的条件，如没有微血管深入到创伤组织中，影响创伤修复的巨噬细胞和成纤维细胞则不能生存。如果组织在受损伤时，血管也同时遭受损伤难以整复，或者是先出现血液循环障碍后有创伤时（如下肢静脉曲张），这样机体组织的再生能力就减弱。老年人多因动脉硬化、微循环关闭，再生能力也逐渐低下。

创伤组织由于致炎因子的直接损害、血管的充血和血栓形成，以及缺氧和一些代谢产物对内皮细胞的损伤，都能改变毛细血管或小静脉的通透性，血浆内的一些成分渗出血管外，引起组织水肿，长期水肿引起细胞间质的功能改变。细胞间质有营养和支持细胞的作用，是细胞最密切的微环境，从血液中来的营养物质，首先必须通过间质，然后才能进入细胞内。细胞的代谢产物，也要先排入间质，而后进入血液和淋巴液，细胞和细胞间质不仅在结构上互相联系，且在功能上也是不可分离的。刺血可使毛细血管和小静脉的通透性获得改善，使渗出液重新回到血液，让细胞间质的水肿很快消退，以恢复细胞所处微环境的动态平衡。

一些组织的营养毛细血管的直径小于白细胞直径，白细胞又不如红细胞易变形，因此在正常情况下白细胞可以引起毛细血管中血液呈间歇流，但由于其数量少，不干扰局部血液供应与代谢需求间的平衡。然而在病理情况下，白细胞数量明显增加时，将有约 50% 的真毛细血管被阻塞而使血液停止灌注。在炎症区域由于白细胞大量聚集会明显干扰该区域毛细血管的微循环，反使抗炎能力减弱，并影响组织的修复能力。刺血后改变了血流的速度，使白细胞能游出血管发挥吞噬、杀菌、免疫等作用，同时又能补充大量的抗炎物质和促细胞生长因子到创伤区域。

中医对创伤的治疗也提出："腐肉不化，则新血亦断无以生"，以及"化腐生肌"的原则。刺血疗法在刺血的同时，也用火罐直接吸拔溃疡、瘘管或化脓处，尽量使渗出物、脓液、坏死组织直接排出体外，以减轻脓液、坏死物对组织的恶性刺激，同时也减轻了机体单核-吞噬细胞系统的负担。

用刺血疗法的治疗手段改变了创伤组织的微环境后，创伤部位各组织、细胞能行使各自正常的生理功能。组织间质水肿消退，代谢产物及炎症反应过程中产生的过多的炎症介质、细胞毒等随血液排出体外，可使大量的白细胞游出血管，在创伤部位发挥吞噬、免疫等作用。促细胞生长因子大量产生，使内皮细胞及成纤维细胞分裂增殖，共同联手修补创伤。毛细血管网的形成和营养通路的开放，使组织细胞的营养供应充足，即能进行正常的增殖与分化。人体储备系统中的成体干细胞向定向干细胞分化，而定向干细胞向功能细胞分化，从而使损伤的脏器功能得以修复和改善。机体自身的调控网络恢复后，创伤的组织就可按一定程序而逐步修复，所以调整血液循环是解决组织、细胞再生修复功能受抑制的关键。

(五)刺血疗法有阻止炎症过度反应和促使炎症恢复的作用

炎症是机体对致炎因子的一种防御反应，其目的在于局限、消灭或排除致炎因子，并清除炎症及损害所产生的坏死组织。引起局部感染和全身性炎症的因素很多，大致可分为机械性的、物理性的、化学性的以及生物性的。临床上多见跌打损伤、细菌、病毒、真菌感染，以及某些异性蛋白抗原或自身抗原所引起的过敏等炎症反应，免疫反应所造成的血管和组织损伤也都属此范畴。

炎症反应是人体最基本的自卫形式，其反应过程和血管及神经的反应有着密切的关系。反应的主要病变过程可归纳为组织损伤、血管反应和细胞增生三个阶段。从本质上看，病变的基础在于血管、神经和体液的反应。

红、肿、热、痛和功能障碍是炎症的临床特征，局部的红、肿、热、痛是由于损伤组织所释放出的炎症介质，先引起局部微血管扩张，继之血浆自受损伤和扩张的微血管渗出。由于渗出物压迫神经组织，以及炎症反应过程中产生的炎症介质直接作用于神经末梢而引起疼痛。当炎症反应过于强烈或免疫功能低下时，炎症介质又可随血液循环作用于远处部位，造成广泛的组织、器官损伤。在损伤因子刺激较为强烈、组织损伤较为严重的情况下，炎症反应多伴有全身无力、发热、畏寒等全身症状和白细胞升高、代谢障碍、甚至休克。

血管反应是炎症反应过程的中心环节，炎症反应早期时小动脉扩张，血流加快，微循环中直接通路大量开放，营养通路关闭，此时局部小静脉明显扩张，压力增高，血流速度亦加快，局部刺出的静脉血色鲜红，并急涌而出。而后血流逐渐变慢，白细胞靠边，并穿过血管壁到达血管外组织处，由于局部微血管通透性改变，部分血浆自管壁渗出，血液浓缩使局部小静脉内红细胞聚集停滞不动。此时局部刺出的静脉血色多是暗紫色，且流动缓慢，血黏度增高。

炎症时机体的白细胞参与整个反应过程，它们包围、吞噬、溶解、消化致炎因子，具有抗过敏反应和参与免疫反应等，因此血液运送到组织的白细胞越多，对局部致炎因子控制得就越彻底。白细胞的趋边、黏附及其

运动的行为，除与生化因素有关外，与流体力学因素也有关。白细胞在进入组织间隙前，必须靠近血管壁然后再穿过管壁进入组织间隙，白细胞是在毛细血管后静脉段进入组织间隙的。在病理状态下，血液黏度增加，血压较低时，白细胞黏附到血管壁的倾向性增高，加之白细胞的数量增多又不容易变形，故难以通过毛细血管网，白细胞填塞在毛细血管腔中，不能到毛细血管后静脉段进入组织间隙，发挥吞噬等作用，此时的白细胞反而成为微循环中血液流动的障碍物。白细胞在吞噬、杀伤入侵的致炎因子时，在某些情况下白细胞产物向细胞外释放，如溶酶体和氧代谢活性产物。此外，还有白细胞死亡时形成的细胞毒释放，反过来又伤害自身细胞。正常时血清、组织液和靶细胞内存在抑制及对抗这些伤害的生化物质，如抗蛋白酶、超氧化物歧化酶等。因此，在炎症局部溶酶体蛋白酶和氧代谢活性产物的损伤作用，取决于细胞组织对产生和灭活这一过程的动态平衡。

某些细菌在死亡和破裂时，能释放出内毒素，它具有抗原性，能形成免疫复合物，还能激活补体，产生过敏毒素等一系列血管活性物质。内毒素能引起强烈的血管痉挛和瘀血停滞，使静脉回流降低。这些多种因素使血管运动出现异常，使微循环出现障碍，从而使神经细胞无法发挥正常的调控作用。

单一的血流动力学的改变还解释不了炎症水肿和大量蛋白质渗出的原因，最主要的因素是炎症反应过程中产生的炎症介质所起的作用。当组织细胞受到损伤时，它们能很快地释放出活力很强的介质，机体如不能很快地生成拮抗物质，及时地限制介质过强或过量的反应，则可引起局部或全身的损害。致炎因子的种类繁多，其性质极不相同，但它们所引起的炎症反应都基本一致。如无菌性炎症在临床上多见，机体损伤后即使在没有细菌感染时，也会出现炎症反应；这说明致炎因子主要是通过内源性化学因子的作用导致炎症反应。炎症介质是在炎症过程中由细胞

释放或由体液产生,并参与或引起炎症反应的生化物质。炎症介质有以下几种形式。

(1)血管活性胺,其包括组胺和5-羟色胺。组胺在体内分布很广泛,主要储存于肥大细胞的颗粒中。人体除软骨和骨骼外,几乎所有的组织内均含肥大细胞,尤以皮肤、肠黏膜和肺组织中含量丰富。组胺也存在于血液嗜碱粒细胞、血小板、肠嗜铬细胞、内皮细胞和神经细胞中。组胺生成后储存于胞质中的次级颗粒中,在许多因素的刺激下,如创伤、药物、酶、多肽、蛋白质和无机化合物等均可引起组胺的释放。炎症反应时,血浆组胺浓度在短时间内局部即可升高100倍。在迅速生长和修复的组织中,组胺可持续不断地释放而不贮存起来。组织坏死分解产物中的组氨酸也可脱羧基形成组胺。

(2)血浆蛋白酶,在一定的条件下能激活血浆中存在的补体系统、激肽系统和凝血系统,这三个相互有关的系统在炎症反应中成为重要的介质。补体系统促使血管通透性增加,协助白细胞消灭病原微生物。激肽系统的激活最终产生缓激肽,它能使血管通透性明显增加、血管扩张、平滑肌收缩、引起疼痛感。炎症灶的血管内凝血系统激活使血栓形成,可加剧组织的破坏,但也可限制炎症的血管反应。

(3)花生四烯酸代谢产物——前列腺素和白三烯。近代研究发现,花生四烯酸代谢产物在炎症反应时,导致发热、疼痛、血管扩张、通透性增高及白细胞浸润等变化。除白细胞外,内皮细胞、血管平滑肌细胞、红细胞等都可产生白三烯类介质,以加强炎症的反应过程。

(4)溶酶体成分、中性粒细胞和单核细胞溶酶体的一些成分也是炎症介质,能促使炎症反应和破坏组织。

(5)氧代谢活性产物——自由基,具有细胞毒作用,可损伤血管内皮,激活补体,灭活抗蛋白酶,从而加重组织结构成分的破坏。此外,还有乙酰甘油醚磷酸胆碱、淋巴细胞因子、血小板衍生生长因子等,在一定条件下都可成为炎症介质。

由于介质之间的相互作用导致炎症介质被连续激活,因此炎症反应可持续较长时间。正常时所有介质都处于灵敏的调控和平衡之中,炎症介质一旦被激活或释放,又被迅速灭活或降解时,不能产生炎症反应。如白细胞在炎症反应中可产生白细胞产物——溶酶体酶和氧代谢活性产物,在一定条件下能损伤自身组织,但损伤作用受血清和组织液内对抗酶的抑制。且血清、组织液和靶细胞内也存在着对抗氧化剂作用的保护机制。在炎症反应的过程中如炎症介质释放过度,而分解、灭活和清除炎症介质的生化物质不能及时产生和起作用,这种动态自控平衡则会遭到破坏。

炎症反应导致的组织损伤,一是致炎因子直接损伤的结果,二是炎症过程中所发生的局部血液循环障碍和炎症介质共同作用的结果,从而造成局部组织的变性或坏死。炎症的转归受多种因素的影响,如致炎因子和机体抵抗力的强弱、病变部位和范围的大小、机体的营养状况,特别重要的是血液循环能否及时得到调整和组建。

刺血疗法能直接改善炎症初期的血管充血状况,减轻血管内压力,恢复管壁的渗透压,使外渗的液体重新回到血循环中。刺血疗法通过静脉血的流出,加快了微循环中的血液流速,使已形成的小静脉血栓解繁,使停留在毛细血管中的白细胞能运动到毛细血管静脉段后再渗出到组织间隙中发挥吞噬等作用。随着炎症区血液的流出,可使内毒素、细胞毒性物质和过度分泌的炎症介质直接排出体外。随着血液循环障碍的恢复,机体内神经-血管-体液的自动调控系统将正常发挥作用,从而减轻血液循环障碍和炎症介质共同作用对机体组织的损伤,使炎症反应前两个过程——组织坏死和血管反应的程度减轻或终止,并加强了第三个过程——细胞增生的修复和再生。我们通过多年的临床经验认为,在炎症反应过程中的不同阶段,促使血管功能的正常运行和毛细血管网的重建是炎症恢复的关键。

刺血疗法能控制炎症的扩散,许多局部感染的患者,如疖肿初起,淋巴管发炎红肿形成,按一定穴位刺血后红肿热痛很快消退,发热、畏寒也随即消失,并遏制化脓性炎症反应。许多反复发作的毛囊炎、睑腺炎、痈肿,经刺血后不再复发。刺血疗法对炎症有很好的控制作用和促使转归的作用,所以迁延性肝炎、慢性肾炎、尿路感染、慢性中耳炎等都能用刺血疗法再加上药物治疗快速治愈。刺血能促进炎症的恢复,或减轻炎症反应,减轻疼痛等,甚至使昏迷的患者转危为安。

现在临床上对于细菌性炎症的治疗,多采用大量抗生素控制,但抗生素都有一定的副作用,使用不当会引起药源性疾病。据1990年统计,全国滥用抗生素造成中毒性耳聋的患者逾百万,并以每年2万～4万人数递增。使用刺血疗法可以尽量不用或少用抗生素类药物,同时刺血疗法在改善血液循环的同时,也可增加药物的效价,使抗生素充分发挥作用。古老的刺血疗法为炎症性疾病开辟出一条有效的治疗途径,具有深远而广泛的临床应用价值。

(六)刺血疗法有提高机体免疫功能、控制自身免疫性疾病的作用

人类在长期的进化过程中逐步形成了复杂的免疫系统,免疫反应是指机体的免疫系统"识别"和"排除"非己抗原物质的一种生物学应答过程,以维持机体的生理生化平衡。在正常情况下,免疫系统通过细胞或体液免疫,消除病原微生物和毒素,以及其他异物的危害,起到保护机体的作用。但免疫反应异常,无论是反应过高或反应过低,均能引起组织损害而致病,这称之为免疫性疾病。

1. 改善血液循环障碍能提高机体的免疫功能 高等动物体内存在完整的免疫系统,是由免疫器官、免疫细胞、免疫分子及其基因所组成。人类的中枢免疫器官包括胸腺及胚胎期的肝、骨髓、阑尾、扁桃体、集合淋巴结、增殖体等。来自骨髓的造血干细胞,通过胸腺微环境中的细胞和多种体液因子的作用,分化为成熟的T淋巴细胞,经血液循环转移至脾、淋巴结内,一旦有抗原产生,即分裂增殖。而在骨髓循环至囊类同结构中的干细胞,在这些结构中的微环境的作用下,分化成熟为B淋巴细胞,并释放至周围血循环中,经血循环还可回至脾、淋巴结的特定区域,在抗原出现时可分化成熟为浆细胞。人类的周围免疫器官包括脾、淋巴结、淋巴小结及全身弥散的淋巴组织,脾是体内最大的淋巴器官,也是能直接过滤血液的唯一淋巴组织。淋巴细胞经常地由免疫系统的中枢器官出来,通过血液循环进入外周系统,T淋巴细胞的寿命很长,可从几个星期到十几年的时间里不进行细胞分裂或分化的活动,而B淋巴细胞的寿命较短。周围血液中的淋巴细胞可经淋巴结毛细血管后静脉的内皮细胞间隙游出血循环进入淋巴组织,淋巴组织内的淋巴细胞可由淋巴窦经胸导管重新回入血循环,血液及淋巴样器管中淋巴细胞不断进行循环更替,增加了它们与抗原接触的机会。T淋巴细胞、B淋巴细胞都能够通过淋巴及血流到达身体的每一部分,发挥它们的监视或捕获抗原的作用,或被召集到任何发生反应的现场去,整个淋巴系统的广泛反应和血液循环是紧密联系在一起的。

T淋巴细胞和B淋巴细胞都是人体免疫活性细胞,它们能识别特异的抗原物质,受抗原刺激后发生向免疫母细胞转化及分裂增殖,并能产生免疫效应物质——抗体或淋巴因子。淋巴因子能激活巨噬细胞、中性粒细胞等。单核-吞噬细胞系统,是指体内具有吞噬及免疫防御能力的细胞,包括结缔组织中的浆细胞、巨噬细胞、肥大细胞,淋巴结及脾、骨髓中的巨噬细胞,血液中的单核细胞,肝的枯否氏细胞,等等。它们能吞噬病菌及异物颗粒,它们都起源于造血干细胞。造血干细

胞在骨髓内发育分化为单核细胞进入血液，再通过血液循环进入各器官组织，转变为巨噬细胞。这些细胞不仅能主动吞噬，而且在抗体及其他体液因子的协同下吞噬活动明显增强。免疫细胞还包括一类具有杀伤作用的淋巴细胞——K细胞，占体内淋巴细胞的5%～15%，也是从骨髓造血干细胞直接衍化而来的。它主要存在于脾脏、淋巴结、血液和腹腔渗出液中。K细胞所杀伤的靶细胞主要是比微生物大的寄生虫或恶性肿瘤细胞等。

从人类免疫细胞的产生来看，骨髓中产生的造血干细胞是其主要来源，骨髓的供血正常，免疫细胞的来源就充足。血液循环、淋巴循环能正常运行，特别是血液和淋巴液的微循环不出现障碍时，才能保证免疫器官各自不同功能的正常发挥。如脾静脉中除血液的各种成分外，还含有许多巨噬细胞，这些巨噬细胞随门静脉入肝，在肝内行使免疫功能，最后在肝内或肺内被清除，一旦肝门静脉血栓形成，必将影响其免疫活动。

淋巴细胞的再循环依靠血液循环来完成，这一过程有利于监视、识别侵入的病菌、异物抗原，保持对特异抗原的"记忆"，将免疫信息传递给全身各淋巴器官中的淋巴细胞，以动员更多的细胞投入免疫反应中。所以，血液循环障碍能直接影响免疫系统的功能，刺血疗法能及时解除血液循环障碍，以利淋巴细胞的再循环。临床应用时，能有显著的提高机体免疫的作用。

2. 刺血疗法对自身免疫性疾病的治疗作用 自身免疫性疾病是指以自身免疫反应导致组织器官损伤和相应功能障碍为主要发病机制的一类疾病。正常时免疫系统清除衰老退变或畸变的自身细胞成分，并且对免疫应答反应起调节作用。但在某些情况下，免疫系统对自身组织成分产生了过度的免疫应答反应，在体内产生了针对自身组织成分的抗体或致敏淋巴细胞，产生自身免疫反应。目前，已被确认的自身免疫性病至少有30多种，而且广泛涉及全身各个系统范围。

近几年陆续发现免疫细胞还可分泌多种神经肽和激素，如促肾上腺皮质激素、β-内啡呔、生长素、促甲状腺激素、催乳素、P物质、神经垂体激素和绒毛膜促性腺激素等。所以也可将免疫细胞视为体内的微小感受器，它们能接受抗原刺激、分泌免疫递质，将信息传到中枢神经系统，再通过传出神经、激素对免疫功能进行反馈调节，形成神经-内分泌-免疫网络。免疫系统产生的细胞因子、神经肽类和激素等生化物质影响或调节神经细胞的活动，以及神经细胞的生长和修复。免疫系统对机体的体温调节、食物摄取、睡眠等都有直接的影响，但是所有的一切作用还是离不开血液循环这一基本条件。

针灸医生临床接诊的患者以抗原抗体复合物型变态反应为多，它是由抗原抗体复合物引起的病理性损伤过程。引起该型变态反应的抗原多半是微生物和一些可溶性蛋白，以及半抗原与载体蛋白结合的复合抗原，它们与免疫球蛋白类抗体结合成复合物而致病。在正常情况下，微循环中产生的免疫复合物是机体清除抗原物质的一种形式，并不会导致组织的免疫性损伤。只有在抗原与抗体结合后，在一定条件下沉积于全身或局部血管壁基底膜或组织间隙，通过激活补体，导致多种免疫介质释放，白细胞趋化因子促使单核细胞吞噬体及溶酶体释放，并有多种促炎介质释放使组织细胞受损，而引起侵蚀性和破坏性病变。

免疫复合物沉积于体内的致病因素有以下几方面。

（1）血液中长期有抗原物质的持续存在，如持久和反复的病原微生物感染。病毒感染以及长期使用某些药物等可直接损伤免疫系统功能。

（2）免疫复合物的大小和它结合补体的能力。较大分子的免疫复合物可通过单核-吞噬细胞系统迅速清除，小分子的免疫复合物可通过肾小球滤过被排除，它们不会结合补体而致病。只有中等大小的可溶性免疫复合物,它们可在血中维持较长时间,并在某些因素的影响下嵌入血管间隙并在那里激活补体,引起血管壁的损害和一系列的组织损伤。

(3)单核-吞噬细胞系统功能低下,对免疫复合物的清除能力减低。

(4)局部血管通透性增高和血流动力学的改变等。

以上这些因素都有利于免疫复合物在局部组织中的沉积。如皮肌层中的血管炎,长期站立的患者病变常发生在下肢,而卧床的患者病变常发生在骶骨部位,这是因为流体静力学的作用使免疫复合物易在这些部位沉积而损伤血管。外部环境和机体内部的许多致病因素都可以引起微小血管通透性的增加,以及内皮细胞的损害,使循环免疫复合物易在有基底膜暴露的小血管处沉积,如从细菌体中释放出的内毒素也能形成免疫复合物激活补体,产生过敏毒素等一系列血管活性物质。过敏毒素是一种拟交感神经物质,能引起强烈的血管痉挛,使静脉回流减少。精神因素特别是应激反应也会对某些自身免疫病的发生产生影响,如甲状腺炎多发生于暴怒、忧郁的过程中。而炎症介质同样可引起血管平滑肌的强烈收缩,增加毛细血管的通透性引起组织充血、水肿。

免疫复合物沉积引起组织损伤的中心环节是激活补体,进一步促进血管通透性增高、血管内皮细胞损伤及血小板凝集,可出现坏死性血管炎,表现为典型的纤维素样坏死。血管壁有免疫球蛋白、纤维蛋白及补体的沉积,局部有电子致密物沉积。全身多脏器的动、静脉小血管均可受累,并有大量的中性粒细胞浸润,细胞间质的充血、水肿,常伴有血栓形成。免疫复合物易侵犯血管丰富的组织,可以是一次大量的免疫复合物在多脏器中的沉积,亦可以是慢性反复持续的沉积。免疫复合物特别易在肾脏的小血管中沉积,引起肾小球的病理改变,这样就更不利于对部分免疫复合物经肾脏的排出。在治疗变态反应疾病时,我们在长期的临床中观察到,在

腰部命门、腰阳关穴位处静脉血管刺血,有改善肾脏对部分免疫复合物排泄的作用,能提高治疗效果。

自身免疫损伤过程中组织器官都有中、小血管壁的损害,结缔组织发生纤维蛋白样变性,甚至坏死,以及血栓形成,出血和局部缺血等病变,引起血管闭塞。如肺部损害病变初起为血管炎和血管周围炎,后波及间质和实质,为间质组织肺泡壁和毛细血管的纤维蛋白样变性、坏死和玻璃样变,伴有淋巴细胞和浆细胞浸润。在神经系统中可见小血管和毛细血管的内皮细胞增殖和淋巴细胞等浸润,有广泛的微血栓和局限性软化灶形成等。进一步引起神经细胞的供血不足,引起感觉的异常,如痉挛、烧灼感、针刺或钻凿痛。

自身免疫性疾病有共同的临床特征,如长期不规则发热、关节痛、肌痛、不同程度的皮肤、内脏损害,病程缓解和加剧交替,共同的结缔组织病理变化和免疫学改变。微循环中有微小血栓形成,特别是微循环中的营养通路易堵塞,只有直接通路和动静脉短路开放,虽然血液也经局部组织流过,但实际上局部组织细胞都处在缺血、缺氧的状态。微小血管一方面受免疫复合物的刺激,激活免疫反应;另一方面由于抗原抗体免疫复合物沉积于微小血管壁,造成血管内皮细胞损伤,损伤后的内皮细胞可分泌内皮素、5-羟色胺等,又可激活血小板聚集并释放血小板因子,促使微小血栓形成,促使管壁纤维化,以致使管腔狭窄、微循环中的真毛细血管关闭等,进一步导致组织的缺血和缺氧。对局部组织产生干扰使肿胀明显、关节疼痛加剧,皮肤及肌细胞进一步损害,特别是骨髓的微小血栓形成,直接影响机体的造血功能而出现贫血,使免疫细胞的来源减少或中断。

刺血疗法治疗免疫变态反应病症时,出血量比较大,一方面是因为局部肿胀,真毛细血管通路关闭,动静脉短路和直接通路开放,使小静脉充血。刺破体表浅静脉时静脉血急涌而出,有的甚至是喷射状。另一方面是需

要多流出一些血液,通过对血容量的调整,促使血液的流速加快,开放真毛细血管通路,调整血管的通透性,使血管内皮细胞修复和毛细血管再生。随着血液的流出能排除部分抗原物质、免疫复合物,以及参与组织损伤的炎症介质,如补体、C反应蛋白、纤维蛋白原等。随着血液循环的调整,使免疫复合物不致在血液中维持较长的时间,或沉积在血管、组织间隙,以致激活补体引起组织损伤。血流速度加快使沉积的免疫复合物转移,并提高单核-吞噬细胞系统清除循环免疫复合物的能力,达到减轻或消除症状的目的。

有学者观察发现,结缔组织疾病患者的甲襞微循环管襻管径显著增宽、形态特殊、血流减慢,有时可见严重的红细胞聚集,甚至有的还可见到多数管襻及乳头下静脉丛内出现白色微血栓。刺血治疗后可见停滞或严重减慢的血流速度逐渐增快,红细胞解聚,白色微血栓被冲散开。可见,刺血疗法有改善微循环、抗凝血、抑制成纤维细胞的过度增生,促进胶原组织分解,促使增生的病变软化和再吸收等作用。临床上治疗类风湿关节炎时,通过几次刺血治疗后,许多患者关节肿胀和疼痛的症状得到改善,但部分患者复查类风湿因子仍是阳性,血沉仍有增快,分析为患者的自身免疫反应仍在进行,只是因血液循环改善后,减轻了免疫复合物对血管的损伤程度。刺血治疗可使硬皮病早期皮肤的肿胀、硬化好转和治愈,而进入萎缩期则治疗效果就不太明显,这可能是治疗手段已不能使毛细血管再通和再生的原因。

中医学治疗自身免疫性疾病时,离不开祛邪和扶正两大原则,以活血化瘀为主,辅以益气养阴、健脾消肿及引火归原、水火共济等治疗方法,以使先天之本和后天之本的功能得以加强。刺血疗法将祛邪与扶正统一起来,对免疫功能呈双重影响,既增强了机体的免疫功能活动,又抑制了过度的免疫反应,使这种相互对立的状况转化成相互制约和相互统一的关系,故对其免疫调节的作用是多环

节、多作用的复杂过程,是单一用免疫增强剂或免疫抑制剂不能替代的。而长期经免疫抑制剂治疗的患者,因"正气"被持续损伤而破坏了机体的自我调控能力,使病情复杂化。

(七)刺血疗法有抗过敏及止痒的作用

病理生理学研究表明,肢体皮肤发红和瘙痒为组胺刺激神经末梢的两种不同表现。组胺主要储存于肥大细胞颗粒中。皮肤、血管内皮细胞、嗜碱性粒细胞和血小板,以及神经细胞中都存在组胺。经络分布的研究发现,经络循行线区的皮肤和皮下结缔组织中的肥大细胞密度高于非经络循行线区。笔者就有两次被小黑虫叮咬后,形成瘙痒并瘙痒反应按经络循行线路发生的经历。

机体在受到某些理化因素的刺激后,如寒冷、暑热、药物、食物、生物体聚合物、情绪波动、感染及昆虫叮蜇等,均可引起组胺的过量释放,使局部组胺浓度短时间内迅速升高,如不能很快被酶分解,即对局部神经末梢产生刺激引起瘙痒、血管舒张,在皮肤上可见皮肤发红。组胺可作用于微静脉造成血管通透性增高,致使一些大分子物质渗出,造成组织水肿。组胺常是速发型超敏反应的重要介质。

组织在修复过程中,也可引起组胺持续不断地释放,所以创伤、疖肿后期如感到局部瘙痒时,即预示伤口在恢复,但瘢痕组织过度增生,组胺分泌过度不能及时降解,又可引起难忍的剧痒,使患者烦躁不安。

另外,炎症反应时花生四烯酸代谢产物肽酯白三烯,能直接作用于微静脉的内皮细胞,引起血管通透性增加,其作用比组胺强100～1000倍,即使极低浓度亦可使人的皮肤发红,引起荨麻疹反应。血小板激活因子增强血管通透性的作用比组胺强 1 000～10 000倍,比缓激肽强 100 倍,亦可引起荨麻疹反应。

从感觉神经末梢释放的 P 物质,也能使邻近的肥大细胞释放组胺,引起局部血管扩

张发红。P 物质作用于内皮细胞又可导致内皮素的释放，引起微血管的舒缩运动异常。情绪波动、运动和暑热等，都能刺激胆碱能神经释放乙酰胆碱，作用于皮肤血管引起血管扩张，也能促使肥大细胞释放组胺。过多的纤维蛋白沉积和纤维蛋白溶解的不平衡，增多的纤维蛋白降解产物也有血管活性作用，从而导致毛细血管通透性的改变，有的瘙痒还与前列腺素 E 有关。

古人在《灵枢·终始篇》中对瘙痒的治疗方法是"痒者阳也，浅刺之"，早在 2 000 多年前的人类通过实践就总结出刺痒要浅刺皮肤。针刺治痒多用梅花针敲击皮肤或用三棱针在皮肤浅层散刺、点刺，刺后再在局部拔火罐，可吸拔出许多淡黄色液体，或液体夹杂血液。王氏刺血疗法治疗瘙痒时还要选取四肢的穴位刺出静脉血，对全身的血液循环进行大的调整，以达彻底治愈的目的，这样能很快治愈顽固性的皮肤瘙痒症状。

通过血液、组织液的流出，直接排出组胺、肽酯白三烯、内皮素等刺激神经感受器的生化物质，并通过神经-血管-体液的调整在改善血液循环的基础上，阻断了致敏源引起的反应过程，故在临床上对牛皮癣、神经性皮炎、湿疹、瘀滞性皮炎、神经性水肿、荨麻疹、结节性痒疹等引起的瘙痒都有很好的疗效。如一例头痛女性患者，伴有头皮瘙痒症，几乎天天都剧痒，痒起时狠抓狠挠都不能止痒，要用热水烫洗。经太阳穴、曲泽穴、委中穴刺血一次后头痛、头皮瘙痒均治愈。

（八）刺血疗法通过对微环境的调整，有促使神经细胞功能恢复的作用

神经系统是自然界最复杂的系统，至少由 $10^{11} \sim 10^{12}$ 个神经细胞和相当于其数量 10～20 倍的神经胶质细胞组成。脑和脊髓内的神经细胞联系成无数条大回路与微回路，精密准确地管理着机体的各项功能。神经系统的基本结构是神经细胞和神经间质，神经细胞有胞体和突触，神经间质包括神经胶质、微小血管和结缔组织。

现在通过对神经系统进一步的研究指出，神经系统内除了神经细胞与神经细胞之间的关系，还包括神经细胞与胶质细胞、神经细胞与脑脊液、神经细胞与激素，以及神经细胞与血管和血液的关系，这是一个复杂的网络关系。而神经细胞（N）、胶质细胞（G）、微血管内皮细胞（Ec）之间的相互依存关系，是组成和维持神经系统功能和结构的必要条件。N－G－Ec 形成了神经的泛脑网络系统。引起中枢神经系统感染的病毒，一般通过血管和周围神经入侵，故先有血管内皮细胞的损害，再有胶质细胞的受累。神经细胞处在胶质细胞的包裹中。胶质细胞对神经细胞有支持、分隔、绝缘，形成髓鞘、营养、修复等多种功能，而且还积极参与神经细胞的活动，是调节神经细胞与血管之间的代谢物质的"转运站"；能保证神经细胞外环境的动态平衡，对神经系统的发育和正常生理活动以及病理变化都具有重要作用。胶质细胞又发出许多突起，其中较长者常在其远端有脚板与血管相连，脚板包围毛细血管，与血管内皮细胞之间仅隔一层基膜，以维持神经细胞的营养。电镜下观微血管外有稠密网状的神经丛包绕，血管上的神经纤维分布在血管外膜并穿入到血管中膜处。

代谢失调、毒物作用、缺血、缺氧、外伤、免疫反应等都能引起神经系统的损伤。神经系统本身的病变与其他组织一样，有轻有重，轻者细胞可以恢复，重者可以死亡。轻重的标准亦在于核的改变，不同病因可造成相同的病变。机体在受到内、外致病因素的影响后均可引起局部神经组织的缺血性改变，神经细胞核固缩为三角形，结构及核仁皆消失。缺血严重不能及时改善则胞核恢复困难，并可引起神经细胞迅速死亡，有时可引起单纯性萎缩。在缺血改变时，粗大的神经纤维较中等的或细小的神经纤维先受损，远端的纤维较近端的先受损，神经细胞最后受累。

神经细胞的代谢能力极高，是耗能、耗氧

的大户，一刻也离不开血液的供养。脑的血流量占心输出量的 12%～15%，耗氧量占全身静息氧量的 20%。在正常体温下，脑神经细胞供血暂停数十秒，即可发生不可逆性改变，脑血流中断 5 分钟后，所有需能反应全部终止。脑局部缺氧后可引起神经细胞、神经胶质细胞和脑微血管内皮细胞肿胀。脑组织损伤的同时，脑微血管也受到损伤，脑震荡后脑组织镜下都能见到不同程度的神经细胞发生缺血性改变。

周围神经组织缺血后造成的损害与缺血时间有着密切关系，一般在缺血 30 分钟后即可出现神经功能的异常，完全缺血 12～24 小时则可发生永久性神经功能残废，从而导致肢体产生功能残废。若损伤过于严重则整个神经细胞死亡；损伤较轻时神经细胞可恢复，再生出新的突触。神经疾病或损伤时应争取早期治疗，通过正确的治疗可以完全恢复功能，如多发性神经炎症、中毒性神经炎、脊髓灰质炎，以及神经震荡和过度牵拉、挤压所造成的损伤等。

周围神经比中枢神经系统更易受到各种内外因素的影响而受到损伤，这类损伤常常发生在髓鞘膜和轴突处，髓鞘膜脱落是最常见的损害之一。不论急、慢性神经损害都会导致感觉和运动障碍。感觉的异常表现为感觉分辨力减弱，局部麻木、疼痛、感觉过敏，一些非伤害性刺激也可引起疼痛感觉异常。运动障碍主要表现为肌无力，易疲劳，颤抖，腱反射减退或消失等。有时周围神经明显增粗，易于触及。周围神经常因血管闭塞性疾病引起病变，慢性血管闭塞疾病的患者中 50%～88% 合并缺血性神经痛，病变程度与缺血程度呈平行关系。如神经外膜血管坏死性炎症、神经内膜血管因病毒引起的血管损伤，常突然发病，可使桡神经、正中神经、坐骨神经等出现麻木、疼痛，数日后运动感觉功能发生障碍，可由于缺血而造成暂时的传导功能阻滞。

中枢神经系统的软化乃由于区域的供血

丧失而引起，不仅神经细胞受到完全损害，胶质细胞亦不能幸免。若血运的丧失只是短暂的或不完全的，对缺氧敏感的神经细胞将会死亡，而耐受力较高的胶质细胞并不受损，相反有时尚会增生，神经组织的连续性亦能保存。所谓的脊髓炎实际上绝大多数是由于脊髓供血不足而引起的软化。如软化波及脊髓全部切面或上下几个节段，临床上则出现完全瘫痪，并伴有膀胱功能障碍，深浅感觉在病灶以下消失。椎管内各种病变如肿瘤、脊椎疾患、外伤、血栓形成等，都可使动脉供血改变引发症状。脑动脉硬化可引起患者智力减退、痴呆，毛细血管管壁缺氧而使通透性增加而引起脑水肿，而营养通路关闭脑细胞缺氧后又可产生肿胀变性，进一步发展成为脑组织萎缩。老年患者常出现脊髓前动脉慢性供血不足，而引起行动缓慢。脊髓前角细胞慢性供血不足是侧索硬化性肌萎缩的原因之一。

神经轴突被切断、压伤或其他性质的损害后，都可以有远侧段神经纤维的全长至其终末都发生溃变。但神经纤维可以再生，周围神经、中枢神经都有再生的能力。只要有正常的血供来源，再生的神经纤维发育成熟特别良好，恢复血液循环是修复长段神经缺损的重要环节。通常多由于局部供血不足而导致神经营养因子的失常，而神经营养因子的失常、缺乏或不足也是导致某些神经系统疾病和神经再生失败的主要原因之一。

神经系统内各种细胞间的信息交换是组成复杂的神经网络的基础。神经系统发挥调控功能的物质基础是生物信息。生物信息大致可以归纳为两类：一类是神经细胞表面传递的生物电信息，另一类是由神经细胞胞质转运所形成传递的分子信息。胞质转运包括跨细胞分子信息传递。胞质转运形成的神经系统中的分子信息传递，与神经冲动的生物电信息在功能上相互整合，体现了神经系统的调控作用。而神经系统中自分泌、旁分泌和内分泌的形成基础都是胞质转运。

神经细胞胞质转运包括神经细胞胞体中

合成的结构和功能物质在胞体内部的往返转运，或者在神经细胞之间，神经细胞与靶细胞之间，神经细胞与细胞外间质、胶质细胞、微血管内皮细胞之间的跨细胞转运。

微循环结构包括毛细血管、毛细淋巴管、内皮细胞和红细胞。胞质转运中的活性物质包括代谢降解的物质和一些亲神经的内源性、外源性物质。胞质转运物质有活性离子、低分子量物质、神经激素、调质、递质及其代谢酶、细胞结构组分、功能调节物质，以及某些抗体、毒素、病毒等。顺向转运和逆向转运是形成物质跨细胞转运的基础。

神经细胞的信息传递必须有一个适宜的微环境，微环境包括神经细胞的靶细胞、邻近的胶质细胞以及供给神经细胞和胶质细胞血液营养的微循环结构。现在研究认为不少神经细胞若是不能从它所支配的靶细胞中获得生长因子，将导致其不能正常发育、生长，不能和微循环结构进行正常的物质交换，其功能也将受影响。

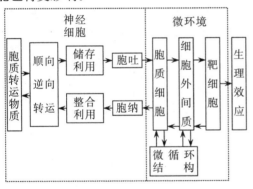

图3　神经细胞胞质转运过程示意图

神经细胞的胞质转运不仅有利于细胞内环境的稳定，也有利于维持神经系统的正常生长、发育及损伤后的再生、修复等重要生理作用。在缺血、感染、中毒、遗传及代谢障碍等致病因素的作用下，周围神经病变中均有胞质转运异常。胞质转运途径上的某一环节出现障碍必将引起病理变化，而微循环结构这一环节最易受到阻断，因为许多致病因素都可直接导致微血管的改变。顺向或逆向转运的阻断必然妨碍转运物质的正常利用、功能的整合和结构的代谢更新，从而导致轴突的萎缩和变性。最终影响细胞中蛋白或其不同亚基在合成过程中的调节，使DNA转录过程中的修饰以及聚合和装配等发生变化，使神经细胞产生病理改变。所以，微循环结构在神经系统疾病的修复中是一个不能忽视的环节（见图3）。

神经细胞之间的信息交换主要是通过各种化学信使物质（递质、调质等）实现的，很多非源于神经细胞的生化物质，如激素、细胞因子等对神经细胞的作用也是以这种方式实现的。分泌至血液或组织间液中的信息分子都被高度稀释，因此靶细胞的应答反应都是在浓度很低的情况下被诱发的（通常多小于10^{-8}mmol/L）。在疾病过程中，由于某种信息分子释放过多或产生不足而引起功能代谢异常是常见的，并非细胞内信息传递过程本身有障碍。大量的现代医学研究证实，人的一切生理功能都离不开血液。整个神经系统信息的产生是由血液循环调控着的，如脑从血液循环中获取5-羟色胺的前体色氨酸，脑内胆碱的主要来源也是在血-脑屏障处从血液中摄取游离胆碱。血液成分的变化可使神经细胞中的递质、调质水平发生改变或改变靶细胞对神经递质的反应，结果使信息量和信息的传递也随之发生改变。在临床中发现神经系统疾病中一些以前找不到病因的"不治之症"，多可从这些环节中寻找医治的方法。

特别要强调的是在神经泛脑网络中占重要角色的微血管内皮细胞，内皮细胞覆衬着整个心血管及淋巴系的管腔，控制着进出血管壁、淋巴管的物质和细胞。毛细血管壁仅由一层内皮细胞组成，并且直接和神经胶质细胞接触，控制着血管和神经之间的物质交换。内皮细胞具有很强的感受局部环境变化的能力，从而不断调整其数量和排列以及分泌物质。它是弥散神经内分泌系统的组成部分，可以分泌10多种生化物质调节血管的运动、通透性、凝血机制、物质代谢和合成，以及免疫调节的相关作用，它参与调控人体微环境的平衡。

刺血疗法在调整血液微循环障碍的同时,能直接改善神经细胞所处微环境的状况,能使微循环中内皮的细胞缺血、缺氧状态改善。只有血管内皮功能完好,血液－神经屏障才能得以发挥作用,病毒不易侵入神经,进入血管内的药物才易转入神经细胞中起治疗作用。笔者长期大量的临床实践证明,刺血疗法能对神经系统的许多疾病起治疗作用,如脑血管病及后遗症、神经炎症、神经疼痛、脊髓血管病、癫痫病等。用刺血疗法再加上药物治疗,能使病情得到控制和好转,以至痊愈。

(九)刺血疗法能调控体温,有退热的作用

刺血疗法有很明显的退热作用,这是我们在长期大量的临床实践中总结得出的结论。对细菌引起的肺炎、肠炎、脑膜炎等,病毒引起的流感、麻疹等,螺旋体和疟原虫感染性发热都有很快的降温作用。甚至一些白血病患者刺血治疗后也能很长一段时间不发热,病情得以缓解。笔者曾随王老医师下放在长丰县工作,县级医院中易接触到这些疾病。如在1971年夏季安徽省长丰县和邻近县内出现钩端螺旋体病暴发流行,一个生产队中就有20多人患病。患者寒战、高热、头痛、全身酸痛,用常规方法退热治疗效果不显。我们使用三棱针刺太阳、委中、曲泽穴出血治疗,患者头痛症状立刻减轻,体温可在1~6小时降至正常,不需再行抗生素治疗,比不用刺血疗法治疗的患者病程明显缩短。笔者也曾有高热多日不退病史,经用三棱针刺血后,半小时内体温由41℃降至正常。临床上对结缔组织病、类风湿关节炎、皮肌炎等长期低热患者,在刺血治疗的过程中,经1~3次刺血后低热大都退去。

病理生理学研究,体温的相对稳定是在体温调节中枢的调控下实现的。发热是由发热激活物作用于机体,激活内生致热原细胞

产生和释放内生致热原后,再经过一系列环节引起体温升高。细菌、病毒、真菌、螺旋体、寒冷、酷暑、外伤、应激等都可引起发热。内生致热原再经血液循环至脑内,在视前区前下丘脑附近,引起中枢发热介质的释放。后者继续作用于相应的神经细胞,使体温调定点上移。体温调节中枢对产热和散热进行调整,从而把体温升高到与调定点相适应的水平。

内生致热源白细胞介素-1(IL-1)是由单核细胞、巨噬细胞、内皮细胞、星状细胞、角胶细胞等多种细胞在发热激活物的作用下所产生的多肽类物质。IL-1对体温中枢的活动有明显的影响,在内毒素引起发热的动物循环血液内有大量的IL-1出现。而内毒素等又可诱导巨噬细胞、淋巴细胞产生和释放肿瘤坏死因子,肿瘤坏死因子在体内又能刺激IL-1的产生。此外单核细胞、纤维细胞和内皮细胞在病毒、内毒素、IL-1等的作用下又可产生白细胞介素-6(IL-6),此物质也能引起发热反应。白细胞还可产生干扰素,是一种具有抗病毒、抗肿瘤作用的蛋白质,亦具有一定的致热反应。

许多致病因子侵害人体后均可引起血液循环障碍,特别是微循环障碍。血液循环障碍形成后对机体的许多调节功能都有多方面的影响。单是内皮细胞在一定病理条件下分泌出的IL-1和IL-6就是比较可观的了,再加上血液循环不能正常运行,又不能及时降解、灭活这些生化物质,在血液中就能形成一定浓度。这些内生致热原在外周血中产生后,经血液循环到达脑内,作用于血脑屏障的巨噬细胞,使其释放中枢发热介质。如前列腺素E(PGE)是中枢发热介质,发热期间中枢神经中的PGE水平明显升高。发热介质经体温调节中枢传递到血管运动中枢,引起交感神经兴奋,使产热过程增强,散热过程减弱导致发热。

人体在发热过程中有3个阶段。

(1)体温上升期:中枢发热介质使调定点

上移以后,机体对正常体温感受为"冷刺激",引起皮肤血管收缩和血流减少,导致皮肤温度降低,使散热减少,同时机体引起寒战和代谢加强,产热活动也随之增加。结果是产热大于散热,体温开始升高。

(2)高温持续期:当体温升高达到调定点上移水平时,便不再继续上升,此时体温调节中枢以正常时相同的方式来调节产热和散热。因散热反应时皮肤血管呈扩张状态,微循环中动静脉短路大量开放,局部血流量增加,心跳加快,皮肤温度上升,故患者有酷热的感觉。此阶段刺血时,静脉血多是鲜红色,流速快和流量大。此期持续时间因病因不同而异,从几小时、几天到许多天不等。

(3)体温下降期:发热持续一定时间后,随着激活物质被控制或消失,内生致热原及发热介质被灭活和降解,体温调节中枢的调定点返回至正常水平,皮肤血管处在扩张状态,散热增强,产热减少,体温开始下降,汗腺分泌增加,引起大量出汗,退热期可持续几小时或几天不等,在此阶段就不需要采取刺血治疗了。

刺血疗法多是在高热持续期介入,而且是一般用药物所不能控制住的高热。临床治疗通过对穴位处的浅静脉刺血,就能控制许多种疾病引起的发热,对高热不退和低热持续都有明显疗效。这说明机体对体温的调控功能,也和血液的流速、组分、血管的舒缩状态,特别是皮肤层的血管和神经末梢有直接的关系。现代神经内分泌学研究,人体的循环系统也有神经内分泌的功能。循环系统中的组织结构心肌细胞、内皮细胞、血管平滑肌细胞、白细胞、红细胞、淋巴细胞都可分泌细胞因子,对局部的微环境和机体的整体环境调控起不容忽视的作用。它们的数量庞大,在人体组织器官中无处不有,而且在感受到局部内外环境的变化后可迅速释放分泌细胞因子,它们的作用范围可能比经典的神经递质的作用范围更广泛,它们在外周血液中产生的内生致热原物质对机体发热有直接影响,能在外周血液中将它们及时清除或灭活是退热的好办法。

刺血疗法通过浅静脉出血,改变了外周血液循环的流速和状态,帮助机体在发热高温持续期尽快将来自体内外的发热激活物、内生致热原和发热介质灭活、降解和排出,使体温调节中枢的调定点返回到正常水平,所以刺血疗法的退热作用是快速而明显的。

一定程度的发热可增强单核-吞噬细胞系统的功能,促进抗体形成和吞噬作用,并加强肝的屏障解毒功能,故患病时的发热具有一定的防御意义。临床上患者的体温不超过38℃时,可以不要使用退热药物,只要对引起发热的疾病采取治疗措施即可。但热度过高或长期发热,可引起各系统尤其是中枢神经系统功能紊乱,出现昏迷、烦躁、谵妄、幻觉和头痛,小儿更易出现抽搐。所以要尽快采取治疗措施使患者体温下降,最好不要用冷敷法降温,特别是冰块,这样更易使体表的微循环障碍加剧,使微血管的自动节律运动难以恢复,破坏了机体的调控功能。刺血疗法只是调整了神经-血管-体液系统对体温的调控作用,是安全、可靠、无副作用的一种退热手段。

(十)刺血疗法有延缓机体衰老的作用

老化是机体随着年龄增长所发生的结构和功能的变化,也是随着生命发展,体内平衡和适应环境能力逐渐衰退的表现。而衰老是老化的最终阶段,是老化的结果。怎样延缓衰老,是面对社会老龄化需要好好研究的课题。

人体老化是一系列生理、病理过程综合作用的结果,其机制极为复杂。衰老学说众说纷纭,许多资料表明,遗传控制在生命老化中起着决定作用,而内外环境的变化起着不容忽视的作用。研究衰老的学说大致可分为基因、代谢和器官三大类主要学说。

近几年的研究表明:微循环功能障碍是导致人体老化的主要因素。人体全身的血管是一个庞大的系统,仅全身微血管的长度连在一起就可绕地球一周半。血液要输送氧、营养物质到组织细胞,必须靠微血管的节律运动来完成。微血管自律运动与心跳并不同步,有自己的规律性和微调控系统,是人体维持生命活动的基础。微循环又最容易受到内外环境各种因素的影响而出现障碍,如气温、精神、创伤、疲劳和疾病等都能使微血管的舒缩活动出现异常而引起血液循环障碍。随着各种刺激的不断干扰,使微循环功能减退,出现不同程度的障碍与异常,并由此造成了组织细胞与器官的血液灌注量不足,使人体的多系统、多脏器和组织的功能减退,故可加速和加重老化过程。血管的自养血管关闭又可使大、中动脉和静脉本身的营养供应减少和中断,血管逐渐出现老化,并可促使动脉硬化,静脉管壁松弛,引起回心血液量减少,机体组织供血供氧减少。观察老化的机体微循环中的毛细血管逐渐减少,微血管常见异形、扭曲、打结等改变。

机体在许多致老因素的作用下,出现血管胶原纤维增生、内膜增厚、弹性纤维变性、脂质增多等。动脉硬化是动脉的一种非炎症性、退行性和增生性的病变,导致管壁增厚变硬,失去弹性和管腔缩小。动脉硬化有多种类型,其中常见的有动脉粥样硬化,动脉中层钙化,小动脉硬化三种类型。动脉硬化最终都可导致组织的供血改变,特别是动脉粥样硬化引起的冠心病已成为老龄人死亡的常见原因。动脉硬化后,血管壁弹性减弱,因而脉搏压增高,动脉扩张屈曲,弹性下降或丧失,老年人的动脉可出现长度的延长和横径的增加。青年时主动脉单独离体后能明显缩短,而年老时这种短缩逐渐减弱,老龄者几乎一点也不回缩。老龄人血管神经递质的含量和血管周围神经密度减低,神经对血管的调控作用减退。组织学研究,动脉的弹性以 30 岁为最强,以后渐减。30 岁以上的许多人开始有轻度毛细血管前动脉硬化,也是和增龄呈平行关系。早期小动脉管壁中层的平滑肌增

生,而后中层及内膜皆有胶原纤维增生及玻璃样变,同时亦可有玻璃样物质的沉积。因此管壁变厚,管腔狭窄,严重时小动脉壁由于缺氧而出现坏死,有破裂或阻塞,故可出现组织供血不足,有效循环量减少,这和老人脏器功能的减退有着最直接的关系。血液流体力学研究动脉粥样硬化和血管壁局部区域所受血液切应力有关,高切应力能使血管内皮细胞受到损伤,低切应力又使血管内存积脂肪物质难以从血管壁流向血液,从而形成沉积。老年人的血流速度减慢,年轻人剧烈运动时血流速度过快,故缺乏锻炼和过度运动都可使血管受损。最佳的自我保健方法是动静结合,根据年龄段调整动与静的比例关系,使血流速度处在一种良性状态。

代谢学说研究,细胞内的废物随着增龄而逐渐增多,这些废物因微循环障碍而不能及时被分解或排出细胞外,结果在细胞内不断积累,堆集到一定程度就会妨碍细胞的正常功能。随着增龄,机体内一方面自由基产生增多,另一方面抗自由基的防御能力下降。从而使核酸、蛋白质、氨基酸及多糖氧化而受损伤,自由基还能与不饱和脂肪酸作用产生过氧化脂质,过氧化脂质也能使蛋白质变性,促使血小板聚集、血管痉挛和微循环障碍等。

老化的原因是多方面的,这些原因彼此之间不是孤立的,而是密切相关的,有些因素可同时起作用。随着循环系统的血管老化、微循环的损伤、小血管血栓的形成等,可引起机体在分子、亚细胞、细胞、组织器官和系统等各个水平上的变化。供血不足引起细胞和组织萎缩,功能减退,是衰老阶段常见的状况。机体继动脉硬化、微循环营养通路关闭、静脉管壁弹性减弱等血管循环系统的老化之后是神经系统的调节功能减退,各脏器的形态改变和功能减退。当血管的供血供氧不足时,机体或是维持着最低的生命活动,或是生命活动全部停止走向死亡。对 80 岁以上老人尸检的结果显示,老年人大部分脏器都有缺血性的病理改变。

老年人的各种组织、脏器的共同变化特征是动脉硬化、组织纤维化和形态萎缩等。动脉硬化和毛细血管减少随着增龄加重的，但由于动脉的种类、部位和支配脏器的不同，其病变特点也明显不同。动脉硬化引起供血不足，促使实质细胞的数量减少。各脏器组织的间质常随增龄及实质细胞的减少而增多，甚至可导致纤维化。脏器的萎缩主要是由于实质细胞的减少所致，如老年人肺泡数量减少，毛细血管明显减少，使肺泡扩散面积减少直接影响气体的交换作用，故老年人易出现气短。而老年肾实质减少，皮质萎缩，为了维持髓质的血液供应，肾小球入球与出球小动脉间可形成直接通路，使肾小球滤过功能降低。皮肤的毛细血管 20 岁以前呈增生状态，20 岁以后营养毛细血管逐渐减少，而微循环中的直接通路大量开放，故有毛细血管扩张、扭曲现象，并常有蜘蛛痣和手掌红斑形成。老年人不仅下肢静脉的大、中、小血管都可出现曲张，而且手掌和手指的静脉也可出现曲张。随着年龄增大消化道黏膜和肌层萎缩，胃肠运动减弱，肝脏质量减轻、肝脏的解毒、蛋白质合成及其他功能都有降低。老年时骨骼中的哈佛氏管内的小动脉也有动脉硬化的改变，使骨细胞供血不足，形成骨质疏松改变。血供减少后软骨发生变性，骨髓亦发生改变引起造血功能低下，使免疫细胞的来源减少和中断。

神经系统由于微循环结构减退，可使神经细胞和胶质细胞营养供给减少，使神经细胞萎缩，并使胞质转运出现异常，从而使生物信息的传导速度减慢或失去调控功能，破坏了神经-血管-体液对人体的控制作用。缺血时末梢神经传入系统的感受器功能低下，老年患者常出现双足及小腿的深浅感觉减退，跟腱反射减弱或消失，以及肌力的减弱。

随着脑血管硬化出现，老年人大脑皮质和小脑皮质的神经细胞减少 20%～44%，而脑干神经细胞减少不明显，神经细胞体积缩小，胞质内有脂肪沉积，神经纤维缠结，树突萎缩和树突棘减少。主要表现为学习与记忆力减退，思维刻板，易有意识障碍，常因供血不足引起眩晕。

研究表明：老年人垂体实质细胞减少，血管亦减少，结缔组织反而增加。垂体门脉系统的毛细血管关闭和减少。胸腺的萎缩是免疫系统老化的起因，老年人单核-吞噬细胞系统免疫能力下降，免疫复合物易沉积在微血管中形成微循环障碍。微循环、血液流变、血液动力的改变使机体免疫功能出现异常改变。老年人脑的血流量降低，尤其是老年性痴呆患者，氧代谢率下降，葡萄糖代谢率降低，从而使神经细胞的活动能力减退。神经内分泌系统在人体的整个生命过程中具有特殊的重要性，它几乎控制体内所有组织细胞的每一种功能和代谢活动，包括生长、发育与蛋白质、脂肪、糖、维生素、盐和酶的代谢以及生殖、免疫、呼吸、循环和泌尿等功能。但是神经内分泌系统也必须依靠血液来营养和维持其功能，当血液循环逐渐减少中断，其生命活动亦逐渐低下、停止。

鉴于以上机体老化的种种表现来看，保持血液循环的正常运行，可延缓老化的出现，所以经常锻炼的人不易出现老化。而刺血疗法对改善血液循环障碍有直接的作用，对抗衰老亦有很好的临床效果。刺血疗法可使老年人的肢体温度回升，减轻畏寒程度，可使因骨质疏松引起的双腿异常的酸重难忍的症状消失。刺血对冠心病、支气管哮喘、肾功能减退都有很好的疗效，对老年性脑血管疾病有直接的改善作用。针刺放血能使血液黏度恢复正常，使血液流速加快，使微小血栓解聚，促使微循环通路中的营养通路开放和再生，使沉积在血管中的免疫复合物及代谢产物排出体外。实验室研究表明，使用放血疗法的老人，可使脑血流量增加 50%，特别是微循环得到改善后，脑神经细胞可获得更多的氧和营养物质，补充了神经细胞之间传递信息的化学物质，加强了代谢产物的排泄，使神经递质和调质能及时释放、转运、灭活、降解等，保持了神经细胞微环境的动态平衡，使脑组织处于一个年轻态的内环境中。结果老人感到思维清楚，记忆力加强，行动较治疗前敏捷。定期给老年人针刺放血能预防心、脑血管疾病的发生，延缓衰老的到来。刺血疗法对老年病的治疗行之有效，但缺乏系统的实验室研究，今后要争取在此方面多做些工作。

起源于中国的针刺放血疗法确实对许多疾病有显著疗效，治疗作用广泛、可靠，使用正确则无任何不良副作用。放血疗法只是通过调整血液循环的状况，使神经-血管-体液对机体内环境动态平衡的调控作用恢复正常，达到机体对疾病进行自稳态的修复组建，是一种返朴归真的纯自然疗法。

在长期的临床实践应用中，刺血疗法还有许多治疗作用，如对肺部有止咳平喘的作用，对女性生殖系统有促进受孕的作用，对精神疾病有镇静安神作用，等等。虽然刺血疗法治病的作用是多方面的，但它也不是万能的。当机体丧失恢复能力时，细胞处于不可逆的衰亡过程中，机体出现严重的血液循环障碍，特别是弥散性血管内凝血大面积的出现，此时使用刺血疗法也无回天之力了。对于许多严重和顽固的病症一定要配以相应的中西药物治疗，要多种治疗手段并举。

祖国医学具有许多有效的治疗方法，现在急需基础理论研究队伍紧紧跟上，以发掘传统医学的精髓。要减少对中医针灸某些概念和理论的争论，以现代医学上存在的疑难病症为突破口，改变传统的研究思路，深入揭示针刺放血的奥秘，应实行其他各科疗法同针灸的密切协作，取长补短，拓宽针刺的应用领域，能以高水平的理论研究奉献给医学界，这样既能推动中国针灸走向世界，又能促进现代生命科学的发展。

二、针刺放血疗法的适应证

血液循环障碍是许多疾病的中间环节，调整和扭转这一中间环节是治病的关键。因此，针刺放血疗法的主治范围非常广泛，疗效特别显著。从远古到近代，从中国到世界，许多民族都有用放血治病的文字记载。在我国广阔的土地上，有许多医生应用此法来治病。

针刺放血疗法不仅能够治疗慢性病，而且也能够治疗危急症。不但对实证有疗效，而且对虚证也能有起死回生的效果。刺血疗法最突出的特点，是对许多疑难痼疾、奇病怪症有神奇的疗效，所以古人早就指出了"锋针者，刃三隅，以发痼疾""病在经络痼痹者，取以锋针""病在五脏固居者，取以锋针，泻于井荥分输"。我们在长期临床的实践中认识到，针刺放血疗法对肿瘤亦有一定的治疗作用，可治愈或缓解症状，延长生命，对某些遗传病也有改善症状的作用。此治疗手段有可能为这些不治之症找到突破口。

我们查阅了自 1957 年到 1999 年 3 月期间医学刊物有关刺血疗法的部分论文 468 篇，提及的治疗病种有 160 多种。安徽省合肥市以王秀珍老中医为首开展的王氏刺血疗法治病范畴更广泛，凡是针灸经典记载可以治疗的人体九大系统的疾病，运用三棱针刺血都可以治疗。且许多使用其他方法无法解决的病种，用刺血治疗可取得很好的疗效。通过数代人 100 多万人次的治疗观察，三棱针放血疗法可以治疗 300 多种疾病，对以下各科的病种均有一定的疗效。

(一)内科疾病

(1)传染病：流行性感冒、风疹、流行性乙型脑炎、流行性腮腺炎、各系统结核感染、病毒性肝炎(甲肝、乙肝)、病毒性胃肠炎、钩端螺旋体病、阿米巴肠炎、疟疾、淋巴丝虫病(淋巴象皮肿)。

(2)细菌感染所致的疾病：白喉、细菌性痢疾、破伤风、流行性脑脊髓膜炎、咽炎、扁桃体炎、丹毒、肺炎、败血症、泌尿生殖系统感染、肠炎、腹腔感染、肠道感染。

(3)化学、物理因素所致的疾病：中暑、冻伤、毒蛇咬伤、一氧化碳中毒、食物和药物中毒及其后遗症。

(4)新陈代谢疾病：水和钠代谢紊乱、渗透压调节障碍、低血钾、糖尿病、痛风及高尿酸血症。

(5)免疫性疾病：荨麻疹、过敏性鼻炎、药物性皮炎。

(6)结缔组织病：风湿热、红斑狼疮、类风湿关节炎、皮肌炎、硬皮病、混合结缔组织病、结节性动脉炎、结节性脂膜炎、干燥综合征、筋膜炎。

(7)呼吸系统疾病：上呼吸道感染、急慢性支气管炎、支气管哮喘、支气管扩张、肺水肿、肺结核、胸膜炎、肺脓肿。

(8)循环系统疾病：慢性心功能不全、心律失常（期前收缩及心动过速）、风湿性心脏病、动脉粥样硬化、冠心病、心绞痛、高血压病、心肌炎、肺心病、血栓性疾病。

(9)消化系统疾病：反流性食管炎、食管癌、食管贲门失弛缓症、幽门梗阻、胃下垂、胃炎、胃癌、胃肠痉挛、消化道溃疡、消化道慢性出血、结肠炎、溃疡性结肠炎、便秘、腹泻、肝硬化、脂肪肝、胆囊炎、胆管炎、胆管蛔虫症、胰腺炎、急慢性腹膜炎、肠系膜淋巴结炎、胃肠道功能紊乱、心因性呕吐、癔球症（梅核气）、嗳气、神经性厌食症、黄疸、脾肿大。

(10)泌尿系统疾病：肾下垂、慢性肾衰竭、肾小球肾炎、肾病综合征、淋病、泌尿道感染、肾盂肾炎、膀胱炎、急性尿道综合征、肾结石及绞痛、膀胱结石、尿道结石、乳糜尿、血尿、遗尿症、尿潴留。

(11)造血系统疾病：缺铁性贫血、慢性系统性疾病而致的贫血、过敏性紫癜、单纯性紫癜、血小板减少性紫癜、红细胞增多症、脾功能亢进。

(12)内分泌系统疾病：慢性肾上腺皮质功能减退症、单纯性甲状腺肿、甲状腺肿瘤、甲状腺功能亢进症、甲状腺炎、更年期综合征、骨质疏松综合征。

(13)周围血管病：多发性动脉炎、雷诺综合征、血栓闭塞性脉管炎、闭塞性动脉硬化、手足发绀症、红斑性肢痛症、血管神经性水肿、网状青斑、静脉炎、静脉血栓形成、静脉瓣关闭不全、椎-基底动脉供血不足。

(二)外科疾病

疖肿、疔疮、背痈、蜂窝织炎、多发性毛囊炎、感染性休克、伤口感染、急性淋巴管炎、淋巴结炎、颈淋巴结核、急慢性骨髓炎、胸及腰椎结核、软组织损伤、筋膜间隙综合征、挤压综合征、创口不愈合、急慢性阑尾炎、直肠脱垂、肛门脓肿、肛瘘、内外痔、腹股沟疝、甲沟炎、腱鞘囊肿、腘窝囊肿、食管胃底静脉曲张、下肢静脉曲张。

(三)运动系统疾病

颈椎病、肩关节周围炎、肱二头肌长头肌腱炎、肱骨外上髁炎、狭窄性腱鞘炎、落枕、菱形肌损伤、肩胛炎、顽固性肩背痛、棘上韧带损伤、棘突骨膜炎、腰肌扭挫伤、梨状肌卡压综合征、椎管狭窄症、股骨头坏死、强直性脊柱炎、脊椎骨关节炎、骨质增生、老年增生性关节炎、风湿性关节炎、外伤性关节炎、痛风性关节炎、化脓性关节炎、骨与关节感染、膝关节滑膜炎、滑囊炎、骨关节结核、颞下颌关节紊乱综合征、下颈髓损伤综合征、膝内外侧副韧带损伤、半月板损伤、肋软骨炎、急性腰扭伤、腰肌劳损、腰臀骶筋膜炎、脂肪疝、腰及颈椎间盘突出症、腕管综合征、跗管综合征、腓骨小头炎、跟腱炎、跟骨骨刺、急性关节扭伤、指趾轧伤、骨折后遗症、跌打损伤及后遗症、退行性关节病、纤维织炎。

(四)神经系统疾病

面神经炎、面肌痉挛、视神经炎、三叉神经痛、舌咽神经痛、皮神经炎、臂丛神经痛、桡尺神经麻痹、坐骨神经痛、腓总神经损伤、肋间神经痛、末梢神经炎、多发性神经炎、急性感染性多发性神经炎、脊髓炎、脊髓血管病、运动神经细胞疾病、肌萎缩性侧索硬化症、进行性脊肌萎缩症、进行性延髓麻痹、脑震荡后遗症、癫痫、脑血管病及后遗症、短暂性脑缺血发作、脑梗死、蛛网膜下腔出血、脑外伤后遗症、颅内压增高、震颤麻痹、小舞蹈病、手足徐动症、扭转痉挛、灼性神经痛、肌营养不良、不宁腿综合征、梅尼埃病、偏头痛、丛集性头痛、紧张性头痛、中毒-高热性头痛、外伤性头痛、高血压性头痛、五官科疾病伴发头痛、头项肌收缩性头痛、膈肌痉挛。

(五)五官科疾病

急性结膜炎、急慢性泪囊炎、鼻泪管阻塞、眼睑炎、睑板腺炎、睑缘炎、视网膜出血、视网膜血栓、视网膜脱落、电光性眼炎、青光眼、眼干涩、翼状胬肉、急性咽喉炎、慢性咽炎、牙痛、牙周炎、牙髓炎、舌肿、舌炎、软腭麻痹、口唇干裂、慢性多发性口腔溃疡、鼻炎、鼻窦炎、鼻疖、鼻衄、齿衄、慢性中耳炎、耳疮、耳痛、爆发性耳聋、药物性耳聋、酒渣鼻。

(六)妇科疾病

急慢性盆腔炎、子宫内膜炎、子宫颈炎、子宫脱垂、阴道炎、会阴剧痛、月经不调、痛经、继发性闭经、带下异常、不孕症、产前子痫、产后慢性出血、妊娠呕吐、乳腺炎、乳汁不足、乳腺小叶增生、乳腺纤维腺瘤、乳腺癌。

(七)男科疾病

阳痿、早泄、阴茎痛、不射精、精子活动率低、精子数量少、精液不液化、前列腺炎、前列腺肥大、精囊炎、睾丸炎、精索静脉曲张、隐睾症。

(八)皮肤科疾病

神经性皮炎、瘀滞性皮炎、接触性皮炎、牛皮癣、股癣、头癣、湿疹、药疹、瘙痒症、寻常疣、扁平疣、跖疣、面部痤疮、黄褐斑、色素沉着、局限性硬皮病、斑秃、肉芽组织增生、带状疱疹及后遗症、结节性红斑、下肢溃疡、脓疱疮、单纯疱疹、毒虫咬伤。

(九)小儿科疾病

小儿上呼吸道感染、小儿肺炎、麻疹不透、小儿哮喘、新生儿破伤风、小儿夜啼、小儿重舌、小儿急慢惊风、小儿厌食症、小儿消化不良、婴幼儿腹泻、小儿百日咳、小儿急性喉炎、小儿肾病、小儿夜游症、脑炎及后遗症(流行性乙型脑炎、流行性脑脊髓膜炎、结核性脑膜炎、病毒性脑炎、急性化脓性脑膜炎)、脑发育不全、小儿脑瘫、小儿癫痫、小儿脊髓灰质炎及后遗症。

第六章　针刺放血疗法的常用穴位及主治范围

一、针刺放血疗法的取穴原则

　　针刺放血疗法是中医治病的一个组成部分，三棱针又是针灸中的重要针法之一，所以使用三棱针刺血治病的取穴原则，是离不开中医的辨证施治和经络腧穴的理论体系。临床治疗的取穴多与十四经脉的统领范围，以及各穴位的主治功能相关。在治疗中选取穴位时，即有辨证取穴、循经取穴、局部取穴、远近取穴、上下取穴、表里取穴，又有经验取穴。全身所有皮肤上及穴位处都可以用三棱针施术出血，只是有的地方能拔火罐，而有的地方无法用火罐吸拔，如头上毛发处、手指和足趾上以及耳郭上等，在这些部位医者可用双手挤压，促使局部出血。

　　医生在接诊患者时，首先要应用中医的望、闻、问、切来诊断病情，要明确病症的阴阳、表里、寒热、虚实和脏腑的归属等，对患者的身体状况及疾病的发展和转归都要做到心中有数。再加上现代各种检测手段的应用，对病症一定要有一个比较明确的诊断。综合以上各种诊断依据，医生脑海中就要很快考虑出一套治疗方案，对施治步骤做到胸有成竹，通过逐步治疗以达到治愈的目的。

　　针刺放血疗法重在出血治病，所以选取"血脉""血络"很重要，从现代医学来讲就是找准有病理改变的体表可见的浅静脉血管，并在这些部位针刺施治，这是治病的关键。

　　古人在《灵枢·九针篇》中早就明确指出："凡用针者，虚则实之，满则泄之，菀陈则除之，邪胜则虚之""菀陈则除之者，去血脉也。"并在《黄帝内经》多篇中对"血脉""血络"有所描述："血脉者，在腧横居，视之独澄，切之独坚"（澄：色青，不流动状。坚：硬也。）"取

血脉以散恶血，取耳间青脉以去其掣""凡诊络脉，脉色青则寒且痛，赤则有热。胃中寒，手鱼之络多青矣；胃中有热，鱼际络赤；其暴黑者，留久痹也；其有赤有黑有青者，寒热气也；其青短者，少气也""血脉者，盛坚横以赤，上下无常处，小者如针，大者如筋，则而泻之万全也""解脉令人腰痛如引带……刺解脉在郄中结络如黍米，刺之血射以黑，见赤血而已""络刺者，刺小络之血脉也""刺络脉者，必刺其结上，甚血者虽无结，急取之以泻其邪而出其血，留之发为痹也""审视血脉者，刺之无殆"。通过以上的描述可以肯定"血脉""血络"是指体表可见的静脉而言，古人也就是通过刺出静脉血来治疗许多疾病。

　　人体在正常状况下，中、小浅静脉在皮肤下若隐若现，虽然体瘦时浅静脉可清楚地显现在皮下，但充盈度适中，血管壁颜色不发青蓝色。正常时静脉压是很低的，人体所测部分静脉压：毛细血管静脉端压 1.59 kPa（1 kPa＝7.5 mmHg）、足背静脉压 1.37 kPa、内踝静脉压 1.08 kPa、大隐静脉 1.24 kPa、下腔静脉 0.53 kPa、手背静脉 1.17 kPa、贵要静脉 1.08 kPa、头部静脉 0.69 kPa、胸壁浅静脉 0.78 kPa、腹壁浅静脉 1.08 kPa，一般不超过 2 kPa（15 mmHg），体循环的平均充盈压是 0.93 kPa（7 mmHg），此时刺破静脉血管后，只流出几滴血后就可自然止血。刺血所取体表浅静脉，管径一般在 2.5～5 mm，管壁厚度较薄，弹性组织较少，且容易受内外环境的影响而改变。

　　正常情况下，血液静脉回流受以下因素调节：①通过静脉瓣的开闭分担作用于静脉壁的流体静压，并阻止血液逆流。②通过肢体肌肉和关节的运动，驱使静脉血回流。③静脉管壁本身的弹性，受神经体液因子的

调控。④微血管的自律运动，促使静脉血流动。⑤腔静脉和周围静脉的压力差。⑥心脏的泵作用。在许多理化因素的作用下，造成以上血液回流调节因素有改变时，使静脉血液回流受阻。在血管收缩、血管扩张、静脉瓣功能改变、静脉受压、血容量增多等情况下，有时静脉压力可增高，有时静脉血流可减慢或停滞不前，有时静脉血液回流速度反而加快。

（一）静脉血管可出现的病理生理改变

针刺放血疗法的治疗取穴和毫针取穴不尽相同，而是要选取穴位处或穴位附近有病变的浅静脉血管，通过流出一定量的静脉血液来达到治病的目的，因此怎样选取有病理改变的血管来进行施治，是医治者必须要掌握的技术性问题。

1. 静脉性充血 常因静脉压力增高、血容量增加引起静脉管壁的扩张，此时静脉凸出于皮肤，因血流无瘀滞现象，静脉管壁外观无青蓝色显现，血液温度稍高。在动脉性充血时，微循环通路中的动静脉短路和直接通路过量开放，则小静脉压力增高，接近于小动脉压力，静脉小血管可增粗、扭曲，突出于皮肤，触之有坚硬感，压之不易塌陷。刺出的静脉血可喷射而出，血色可呈鲜红色，和动脉血颜色接近。另外一种情况是某一段静脉回流受阻，其侧副支或交通支中血流代偿性增多，使局部静脉充血增粗，刺出的血可快速流出，是正常的静脉血色，呈暗红色。

2. 静脉性瘀血 当回心血量减慢时，静脉管壁极度扩张时，静脉瓣膜不能正常开闭时，腔静脉和周围静脉压力差减少时，静脉血栓形成时，以及血液黏度增高等情况时，静脉血流速度可减慢或停滞不前，在中、小静脉中形成瘀血状况。静脉血管扩张，血容量增加，血色因还原 Hb 的含量增多而呈暗紫色，缺氧严重时呈黑紫色。因血管充盈度增加和血色暗紫，皮肤下清楚可见增粗且呈青蓝色的静脉血管。这样的静脉易于刺出血，血液多

呈喷射状流出，射程常可达 20~50cm 远，血色多暗紫和黑紫，有时如墨汁一样浓稠。当血液流速减慢时，刺破血管血液可缓缓流出，但出血量较多。静脉性瘀血时，血液的温度低，手触之有冰凉感。这样的病变血管多见于经络循行于体表的部位，如胃病、肝病时可在足阳明胃经胫前外侧循行处很容易看见瘀滞的静脉血管，腰背痛的患者在下肢足太阳膀胱经循行的线路上也能找到这种病变血管。这也是对《灵枢·根结篇》中"此所谓十二经者，盛络皆当取之"的现代临床应用。

3. 静脉曲张 可见静脉血管增粗、增长，在体表弯曲迂回，严重者血管怒张蜿蜒扭曲成疙瘩状，比正常管径扩大数倍，多见于下肢的大、小隐静脉及其分支循行处。每当上腔静脉压力增高时，舌下静脉亦可迂曲、怒张，呈现青紫或黑紫色。在临床上腹部或腰背部，甚至下腹部出现了表浅静脉曲张时，这表示体内深静脉或肝门静脉有回流障碍，提示静脉血绕道回流。如血液向上表示下腔静脉阻塞，向下表示肝静脉阻塞。静脉曲张时，如刺增粗的中等静脉，血可喷射而出，出血量相当多，一般需加压止血。明显增粗扭曲的静脉血管不要针刺，否则出血量太多不易控制。在治疗因静脉曲张引起的继发症状时，最好选取穴位周围的小静脉出血，这样容易控制出血量，当出血量少时可陆续再选穴位加刺。但在深静脉有血栓形成时，出血量要多一些才有治疗效果。临床上还能碰见在经络循行处有节段性曲张的中、小静脉显现，如一双颊疼痛 5 年患者，痛时自觉一股气从下肢经腹部，循足阳明胃经循行路线上冲两颊，经检查无阳性体征，唯见双颊部的静脉血管屈曲怒张，取足三里及下关穴附近静脉出血，两次而治愈。

4. 细小静脉扩张 许多患者在出现微循环障碍时，皮肤上能出现肉眼可见的细小静脉改变。有的如"红纹血缕"，有的呈青紫色细线状。多见细小的血管扭曲扩张，或单独或片状，或成小球状，多在面颊，鼻部，手掌皮

肤下,以及背部皮肤下可见。这样细小的扩张静脉如在穴位上出现,可用三棱针点刺,拔罐后也能吸出很多静脉血。日本有学者对扩张的细小静脉进行观察,取下有明显的细小血管扩张患者的皮肤,用光镜作了病理组织学检查:①细小血管部位的皮肤组织,真皮上层及中层出现毛细血管及微静脉血管的持续性扩张。②主要为淋巴细胞浸润的各种程度的毛细血管周围炎。③毛囊、皮脂腺周围炎。④肥大细胞的集簇及细胞肿大。⑤末梢淋巴管扩张。⑥镜下显示血管通透性异常的真皮表层水肿,纤维增生。这样看来细小静脉血管不单是血管扩张,也有明显的炎症表现,是体表的血管结缔组织炎的一种表现。多数情况下是全身性综合症状,特别是血液循环功能障碍出现的一种表现,反映血管舒缩、修复功能失调的一个侧面。

5. 静脉管壁增厚和管壁硬化 因静脉血管完全依赖自养血管的营养作用,所以易受供血毛细血管的影响出现内膜下纤维结缔组织增生,血管内膜炎等病理改变。在皮肤下可见静脉血管呈条索状隆起,血管多见不到青色,手触摸之血管较硬或有结节状改变,三棱针刺上去血管容易滑开,不易刺出血。

6. 静脉管壁充盈度不足甚至塌陷 因局部血流缓慢或充盈不足引起的体表静脉塌陷,静脉血中还原 Hb 也增多,血管的颜色可呈现青蓝色,皮肤下较易看清楚。《灵枢·经脉篇》一再提及:"为此诸病,盛则泻之,虚则补之,热则疾之,寒则留之,陷下则灸之,不盛不虚,以经取之",在《灵枢·禁服篇》中又解释:"陷下者,脉血结于中,中有著血、血寒,故宜灸之。"古人所指"陷下"即有深入和不足的意思,也指脉色青蓝,血液不能流动的状况。从现代医学临床观察,在静脉炎、静脉血栓形成时,可在肢体血管循行的某一段见到血管凹陷形成沟槽,另外在压迫静脉的远端或抬高肢体时亦能显现塌陷的血管沟。对失血、脱水、长期饥饿、危重患者观察,外周浅静脉多塌陷,这时治疗就要侧重灸法,重灸关元、

神阙等穴,以温煦脏腑和固补元气。另外心脏病、肝硬化、肿瘤晚期患者,如见肢体上出现塌陷的静脉血管,预示病情难以治愈,是气血将竭的表现。我们在长期的临床中体会到,如因寒冷引起的"脉血结于中,中有著血"的静脉瘀血之状,一方面要以多灸为宜,同时还要刺出静脉中瘀滞的黑紫色血,重加拔火罐,以达到祛瘀生新、疏通经络气血的目的。

(二)在体表区可观察到的动脉变化

在正常情况下动脉不易在皮肤下显现,人体可在颞侧耳前上方(颞浅动脉)、颈侧(颈总动脉)、肘中(肱动脉)、腕部(桡动脉、尺动脉)、中指两侧(指掌侧固有动脉)、腹股沟(股动脉)、腘窝处(腘动脉)、内踝与跟腱之间(胫后动脉)、足背中部最高处(足背动脉)等处触摸到动脉搏动。当高血压、高热、精神分裂症急性发作时,肉眼即可在这些部位看见动脉在皮肤下的搏动,古人所指经脉"是动病"和"大脉"就是对动脉搏动加强、加快而言,"脉动而实且疾者,疾泻之"。动脉性充血是刺血疗法的适应证。在临床治疗中有的病情可直接选动脉出血,但不易控制出血量,最好不要直刺动脉,通过周围的静脉出血,可间接地改善动脉血管的充血状况。如颞浅动脉额支在颞额处凸出于皮肤,有时可增粗、扭曲,搏动加强,见此动脉血管显现,即可诊断颈内动脉有瘀阻形成,此处显现的动脉不能刺血。另外还有动脉搏动在这些部位消失或减弱,可作为诊断大动脉炎、动脉栓塞的依据。

在临床取穴时,有几处穴位易刺到动脉,太阳穴附近有时可见颞浅动脉呈迂曲状显现,但没有静脉的青色,触之有搏动感。大迎穴下有面动脉穿过,耳门穴前有耳前动脉,四白穴附近有面动脉分支。取曲泽穴处肘正中静脉或贵要静脉时,易碰到肱动脉及其分支。刺太渊穴处有桡动脉,神门穴处有尺动脉,手五里穴处有肱动脉分支——桡侧副动脉经过,取委中穴处静脉时,不要进针太深以免刺伤附近的腘动脉,取髀关和足五里穴时要注

意避开股动脉。解溪和冲阳穴处有足背动脉经过，而取太溪穴时不要刺到胫后动脉及足底内侧动脉，刺手、足背穴位时不要进针太深而刺到手、足动脉弓上。另外于锁骨上窝中点下方，可触到锁骨下动脉，在脐左侧可触到腹主动脉等。在这些部位取穴针刺时，都要小心避开动脉血管。

二、选取进针施治血管的可循方法

1. 通过对疾病的明确诊断后，按经络循行和腧穴主治选穴 如对胃病患者必选足三里穴为主穴，坐骨神经痛患者离不开委中穴，肾病患者选阴谷穴，肝病患者选曲泉穴或蠡沟穴。对选取的穴位仔细观察，在穴位周围寻找能看见的静脉血管针刺出血。

2. 常规所选穴位处若没有静脉显现，可循经寻找病变血管取穴 如腰腿痛患者在委中正穴上找不到病变血管，可在委阳、浮郄这大腿后这一段足太阳膀胱经循行处寻找充盈度增高的血管。

3. 针刺放血疗法有经验取穴 王氏刺血疗法在前人的基础上对选用穴位治疗病种又有所发现和开拓，并且简便易行。如手厥阴心包经的曲泽穴，此处有肘正中静脉或贵要静脉经过，在病变时可有一条或两条静脉充盈显露。针灸经典记载此穴主治：心痛、心悸、烦热、口干、胃痛、呕吐、肘臂酸痛。但在刺血治疗的实践中总结发现，此穴处刺出静脉血还能治疗精神分裂症、癫痫、急性乳腺炎、乳腺小叶增生、不孕症、上肢关节肿痛，以及其他脏器的病变，如乙肝、胰腺炎、肠炎、肺结核等。

4. 针刺放血治疗选穴时要考虑神经和血管的分布 针刺放血的治疗作用是以恢复神经-血管-体液的调控机制为理论依据和物质基础的，在治疗取穴时医者要考虑这些方面的诸多因素。施治者要明了现代医学的解剖学，熟悉常用穴位处动、静脉血管和神经的分布及人体31对脊神经对皮肤感觉的节段性神经支配区——皮节区，肢体肌肉运动与神经节段的分布关系。此外，还应明了颈、臂、腰、骶丛等神经对躯体的控制范围也是十分必要的，特别是以动脉在躯体表皮区域划分出的"血管带"，对治疗交感性神经痛和缺血性神经痛有一定的指导意义。还可借助反射性疼痛的来源来识别内脏疾患。根据脊髓节段性支配确定神经系统病变的部位，对肢体瘫痪疾病的诊断和治疗具有临床指导意义。而治疗关键是临床上一定要充分考虑皮肤、肌肉、骨骼和器官的血液供应来源，所以熟悉和了解人体各部位动、静脉的行走路线，也是指导针灸医生选穴的重要环节。刺血疗法是利用体表浅静脉对深静脉以及动脉的影响，利用血管和神经的相互依存关系，利用躯体循环血液和器官循环血液补充调整作用来达到治疗的目的。如肩关节周围炎时，肩部疼痛可在肩髃、肩髎处静脉血管刺血。肩部的皮节区是脊髓颈4所分布，三角肌参与上臂外展与后伸的运动，三角肌受颈5~6运动神经所支配，所以取穴时要在颈椎4~5处患侧旁点刺（脊髓在颈段比颈椎高一个节段）。还要通过刺肘部的头静脉或贵要静脉以改善深层静脉血液的回流，从而使上肢及肩部的动脉供血增加，以使肩关节周围的肌肉萎缩、韧带硬化等病理状态转归。这样综合考虑选取穴位，疗效就能提高。

5. 可直接在穴位上点刺 初学者不能准确找到患者静脉血管时，可直接在穴位上点刺0.2~0.5 cm的深度，流出数滴血后，再用闪火法拔火罐吸出一些血液，这样治疗也有一定疗效。

三、常用穴位及主治范围

刺血疗法所选穴位，并不是如毫针取穴时的精确无误，而是在穴位的上下或左右寻找有病理改变的浅静脉血管，针刺进针刺破血管壁以流出静脉血治病。在此所提及的穴位名称，是为了让医者能掌握大致的取穴施治部位,也是为了便于经验交流和学习。实际上临床选穴应灵活变动,即要考虑经脉的循行,又要明了穴位的主治,还要寻找"血脉""血络",在掌握大的原则的基础上,再根据具体情况变通施治,不能限于用固定的穴位来死搬硬套以治病,要多注意审视"血脉",积累临床经验,才能取得理想的疗效。

中医学经过长期大量的临床观察创立了经络藏象学说,人体内部的脏器可通过一定的形式,将生理和病理的现象显示于体表固定的位置故有"望而知之谓之神"之说。如指甲光亮红润,可知肝脏无病且造血功能正常。耳朵形状饱满润泽,无皱纹和枯萎,此人身体必然健康而且长寿,精力旺盛,头脑敏捷,肾气充足,性功能正常。如果双耳枯萎、干瘪,即预告生命将慢慢结束。小拇指是心经的循行终端,故小拇指长而直的人,心脏功能好,不易患心脏病。我们通过多年来的临床观察发现,人体脏腑有病可在体表一定部位的静脉血管上显示出来。如脑性瘫痪的患儿,在足少阴肾经的合穴"阴谷穴"处多有一小段青色静脉血管显露;而急性多发性神经根炎的患儿,在足少阳胆经前额处的"阳白穴"上多有一条静脉血管竖在此处;脊髓病变下肢瘫痪的患者,在督脉循行的背部正中线上,与病变脊髓相对应处皮肤上可看到静脉怒张;胃部有病变的患者,可在胫前外侧上中段找到青蓝色凸出于皮肤的静脉血管……只要在临床上仔细观察和比较,就能发现许多很有意义的血管变化,并且能反过来作为经络血管诊断脏腑疾病的依据。

人体皮肤上均能用三棱针施术,所有的穴位可根据病情的需要,用三棱针点刺,只是注意不要刺伤脏器,不可刺到动脉致出血太过。针刺放血疗法常使用的穴位并不多,如在肢体取穴放血多用"合穴",因经脉之气至此最为盛大,是其经气汇合、深入之处,也是邪气易深入之处。《素问·皮部论篇》中曰:"邪客于皮则腠理开,开则邪入客于络脉,络脉满则注入经脉,经脉满则入合于脏腑也。"

《灵枢·九针十二原篇》指出:"五脏有六府,六府有十二原,十二原出于四关,四关主治五脏。""四关"即指四肢肘、膝关节处。我们在长期的临床观察中发现,使用四肢的"合穴",不仅能治疗局部的病症,还可治疗远隔部位的组织、器官、脏腑的病症,有的甚至具有影响全身的作用。对机体不同的状态,可起着双向性的良性调整作用。所以《灵枢·邪气脏腑病形篇》中早就总结出:"荥输治外经,合治内府"的治疗原则。四肢肘、膝关节处有上、下肢的浅静脉行走,且此处的静脉血管粗细适中,即易于针刺,又能控制出血量。我们还发现在四肢的"合穴"穴位刺血不但能治疗本经"所生病""是动病"、表里相关两经病,而且还能治疗它经"所生病"和"是动病"。在此将王氏刺血疗法常用穴位介绍于下(见解剖图谱2~5)。

(一) 太阳穴

(经外奇穴,是手少阳三焦经与足少阳胆经相交会处,代号 Toyag)

[取穴部位] 在眉梢与外眼角中间向后1寸处(寸为手指同身寸,以患者中指中节屈曲时桡侧两端纹头之间的距离或以患者拇指指关节的横向宽度作为1寸)。刺在颞窝周围的颞浅静脉血管上,《奇效良方》:"在眉后陷中,太阳紫脉上。"《针灸大成》:"太阳二穴在眉后陷中,太阳紫脉上是穴。"

[局部解剖] 此处有颞浅静脉的额支分布,并有颞筋膜间静脉丛、颧眶动、静脉,颞深动、静脉通过。分布有颞神经、面神经,深层有颧颞神经。

[进针施术] 患者坐位,微低头前倾,昏迷和危重患者卧位取穴。颞浅静脉如在颞窝处显现时,三棱针可直刺0.2~0.5 cm深,如在额部或眉梢处时,三棱针针尖向上以15°夹角斜刺进针。急症和热证时静脉血急涌而出,血色可鲜红色,如此处静脉血暗紫时,显示脑缺氧严重(见彩图13)。出血量可在5~20 ml,出血量多时疗效好且快,对急症、热证

和狂证宜多出血。

因此处有颞浅动脉分布，有些病症可见动脉充盈显现，用手指触摸有搏动感，针刺时仔细观察。如不慎误刺动脉血管，血液呈喷射状流出，血色鲜红，血管有一伸一缩的变化，局部隆起包块。医者可用消毒干棉球压迫针孔，轻压皮肤适当出些血反而有好的疗效。约5分钟血止，拔火罐时用罐口压住针孔，也有止血作用。有时局部可形成皮下血肿，在吸收消散过程中眼眶皮肤处可出现青紫现象，嘱患者不要紧张，1周后就能恢复正常。

[主治范围] ①急诊抢救：休克、高热不退、流行性乙脑、流行性脑脊髓膜炎、破伤风、败血症、中暑、一氧化碳及食药物中毒、哮喘、脑出血、脑梗死、脑缺血发作、蛛网膜下腔出血、高血压危象。②内科疾病：感染性发热、流行性腮腺炎、钩端螺旋体病、麻疹不透、白喉、急慢性咽炎、扁桃体炎、局限性红斑狼疮、上呼吸道感染、急慢性支气管炎、支气管扩张、食管炎、心因性呕吐、神经性厌食症、慢性肾上腺皮质功能减退症、单纯性甲状腺肿、甲状腺肿瘤、甲状腺功能亢进、甲状腺炎、甲减、更年期综合征。③神经系统疾病：面神经炎、面肌痉挛、视神经炎、三叉神经痛、舌咽神经痛、多发性神经炎、急性感染性多发性神经炎、脊髓炎、肌萎缩性侧索硬化症、进行性延髓麻痹、脑震荡后遗症、脑外伤后遗症、脑血管病及后遗症、脑性瘫痪、癫痫、震颤麻痹、小舞蹈病、梅尼埃病、椎-基底动脉供血不足、偏头痛、丛集性头痛、紧张性头痛、高热性头痛、外伤性头痛、高血压性头痛、五官科疾病伴头痛、头项肌收缩性头痛、颈椎病。④外科疾病：头颈部多发性毛囊炎、颈淋巴结核、面部疖肿。⑤精神疾病：精神分裂症、躁狂及抑郁症、焦虑反应、性功能障碍、恐惧症、强迫症、神经衰弱、癔症、肝豆病。⑥五官科疾病：急性结膜炎、急慢性泪囊炎、鼻泪管阻塞、眼睑炎、睑板腺炎、睑腺炎、视网膜出血、视网膜血栓、视网膜脱落、电光性眼炎、青光眼、眼干

涩、翼状胬肉、牙痛、牙周炎、牙髓炎、舌肿、舌炎、软腭麻痹、口唇干裂、慢性多发性口腔溃疡、过敏性鼻炎、鼻疖、酒渣鼻、鼻窦炎、鼻炎、齿衄、急慢性中耳炎、耳疮、耳痛、突发性耳聋、药物性耳聋、耳鸣。⑦妇科疾病：月经不调、继发性闭经、产前子痫。⑧皮肤疾病：面部痤疮、黄褐斑、色素沉着、斑秃、口唇单纯性疱疹、头面部带状疱疹。⑨小儿科疾病：小儿哮喘、新生儿破伤风、小儿急慢性惊风、脑炎后遗症、脑发育不全。

[穴位小结] 太阳穴是头面部一个非常重要的穴位，有130多种疾病要以此穴为主要穴位。为什么在头部颞额处的静脉上刺一针，流出一些血，再加拔火罐，就有如此神奇和广泛的治疗作用呢？这是因为针刺太阳穴是通过放出颞浅静脉中的血液来达到治病作用，所以应和头部血管的分布有直接的关系。

太阳穴处分布的颞浅动脉是颈外动脉的分支之一，颈外动脉共有5个分支，分布于颈部、头面部、硬脑膜和颅骨处。①甲状腺上动脉至甲状腺的上端，分支营养甲状腺及喉部。②舌动脉进入舌内分支营养舌肌、舌和口腔黏膜。③面动脉通过下颌下深部达面部，再经口角和鼻翼外侧至眼内眦部，改变为内眦动脉，并与眼动脉吻合。营养下颌下腺、面部、口唇、鼻翼、眼。面部静脉与眼静脉互相交通，眼静脉向后又通入海绵窦。海绵窦内有颈内动脉、动眼神经、滑车神经、展神经、眼神经和上颌神经通过，故海绵窦血栓形成时，或静脉血回流受阻时，可压迫这些神经，出现相应的病症。④颞浅动脉在耳屏前方上升，分支营养腮腺、眼轮匝肌、额肌和头顶部的皮肤。⑤上颌动脉分布于上、下颌牙齿、咀嚼肌、鼻腔、腭、扁桃体等处，负责营养以上组织。其中还分一支到颅内，称脑膜中动脉，它由棘孔入颅，再分前、后两支分布，以营养硬脑膜。通过颞浅静脉出血，必定要影响到颞浅动脉的血液流速、流量、组分，进一步又可引起颈外动脉的血流状况的改变。

颈内动脉由颈总动脉发出后，向上经颅

底进入颅腔,分支营养脑及视器。有眼动脉分布营养眼球及其周围结构,有大脑前动脉和大脑中动脉分支,营养脑的大部分,还分有后交通动脉。以上动脉和椎—基底动脉的分支大脑后动脉吻合交通成大脑动脉环,以保证脑组织的营养和血液供应。颈内动脉的第一分支眼动脉沿眶上缘的内侧分为眶上和额动脉两个终支,供应前额部的皮肤、肌肉和颅骨膜的血运。因此,太阳穴周围不但要接受颈外动脉的血液,而且也要接受来自颈内动脉的血液,并且在此处来自颈外动脉的面动脉及面静脉,与来自颈内动脉的眼动脉及眼静脉,分别互相形成动脉、静脉的交通吻合。所以在此部位刺激血管和放出静脉血可波及影响到颈内、外动脉的血液流动状况,从而能调整它们分支血管的血运状况。由此能改善脑组织和头面部的皮肤、肌肉、神经以及耳、眼、鼻、口腔、咽喉、甲状腺等处的血液循环障碍,以调整局部血液的流速、容量以及神经调控物质分子信息的分布,而促使疾病的转归。

(二)印堂穴和上星穴

(印堂穴为奇穴,代号 yintang 上星穴属督脉,代号 DU_{23})

[取穴部位] 都位于额头正中处,印堂穴在两眉连线的中点,上星穴在前发际正中直上 1 寸处。在此两穴位置之间前额部常有静脉显现。

[局部解剖] 在前额处有滑车上动、静脉通过,有颅骨导血管-额导血管穿颅骨而出分布此处。布有滑车上神经和眼神经。

[进针施术] 患者取坐位,微低头,三棱针由下向上和皮肤成 15°夹角,斜刺入显现的静脉血管中,让血液顺额流下,用卫生纸或器具接血。血止后拔小号火罐。出血量可在 5～20 ml。

[主治范围] 流行性感冒、中暑、面神经炎、面肌痉挛、视神经炎、三叉神经痛、脑震荡后遗症、癫痫、脑血管病及后遗症、脑外伤后遗症、颅内压增高、前额皮肤感染、精神分裂

症、神经衰弱、前额头痛、急性结膜炎、视神经盘水肿、视网膜出血、视网膜脱落、过敏性鼻炎、鼻窦炎、鼻出血、海绵窦内血栓形成,小儿脑发育不全。

[穴位小结] 大脑硬脑膜内的硬膜窦通过板障静脉,借助于穿过颅骨的导血管与头皮浅静脉相互交通。所以印堂穴至上星穴前额处刺出静脉血不但能影响眼静脉、面前静脉的血流状态,而且可影响上矢状窦和海绵窦中静脉血流状态。

(三)百会穴

(属督脉,是三阳五会、百脉聚会处,代号 DU_{20})

[取穴部位] 在两耳尖头顶部连线的中点。此处有头发遮挡,无法看到血管,但是斑秃或剃光头者可看到头顶部在督脉循行位置上有静脉显现。

[局部解剖] 头部皮肤下有丰富的血管和神经,血管在腱膜下间隙中形成广泛的交通支,并有从颅内穿出的顶导血管分布。它们大致互相伴行,其中动脉和神经由前、后、左、右四个方位,自下而上向头顶集中,而静脉侧反方向回流至颈部静脉,前组有眶上静脉、滑车上静脉,外侧组有前额浅静脉,耳后有耳后静脉,后组有枕静脉,头顶有顶导血管分布。头皮上神经分布由前向后分别为滑车上神经、眶上神经、额颞神经、耳颞神经、枕小神经、枕大神经、第三枕神经。

[进针施术] 患者坐位低头,三棱针由前向后和皮肤成 15°夹角斜挑进针。如刺一针不出血,可加刺 2～3 针使此处出血。在头部血管充血时,此穴可流出鲜红色静脉血,出血量在 10～20 ml,有头发者无法拔火罐,出血停止后消毒针孔即可。

[主治范围] 脑血管病变及后遗症,内分泌失调,癫痫,脑积水,精神分裂症,躁狂及抑郁症,神经衰弱,头痛,头皮瘙痒,头皮肿胀,头部神经痛,斑秃,脂溢性脱发,子宫脱垂。

[穴位小结] 解剖上头部有前、后、左、右四组血管自下而上向头顶集中，此处中的头顶部还有从颅骨中穿出的顶导血管，以联络头顶的静脉和颅骨板障静脉而与颅内硬膜窦相交通，因此能直接影响颅内的血液循环。故前人将百会称为三阳五会、百脉聚会处，《灵枢·经脉篇》中言："膀胱足太阳之脉……其直者，从巅入络脑，还出别下项"，此处描述和古人观察到的头顶部导血管和脑血管的联系，以及和颈部的动、静脉血管的分布有关联。

(四) 哑门穴和风府穴

（均属督脉，是督脉、阳维之交会处，代号分别为 DU_{15}、DU_{16}）

[取穴部位] 均在后发际正中直上 0.5 寸处和 1 寸处，刺血治疗时因要拔火罐，取穴时尽量选在后发际的下缘处，而且两穴可互相替代使用，此处看不见静脉血管，可在局部直接点刺。

[局部解剖] 有枕动、静脉分布，在头后枕部有颅骨枕导血管分布。并布有第三枕神经和颈髓 3～5 神经后支。在颈后此处的皮肤上，有时可出现皮肤皱折加深，形成大块的菱形花纹，提示椎-基底动脉供血不足。

[进针施术] 用三棱针直接点刺哑门穴和风府穴，或在后发际下点刺，深度在 0.5～1cm，对于中风失语、聋哑患儿可于哑门穴上点刺两下以加强刺激（见彩图 14）。有些病种此处刺血后能流淌出许多血来，还要尽量拔火罐以提高疗效。

[主治范围] 脑血管疾病及后遗症、各类失语、舌咽神经痛、肌萎缩性侧索硬化症、进行性延髓麻痹、脑干病变、脑震荡后遗症、震颤麻痹、痉挛、椎-基底动脉供血不足、颈椎结核、颈椎病、头项肌收缩性头痛、枕神经痛。

[穴位小结] 解剖学显示，脑静脉的深、浅静脉有其特殊的分布形式。深静脉收集大脑半球内部的血液向后注入直窦内，而上矢状窦其后端与直窦及横窦会合于枕内隆凸处，形成窦汇。在头后枕部刺血，通过枕导血管、板障静脉和硬膜窦的互相联通作用，对大脑内部深部的血液流动有较大的影响。

小脑后下动脉、椎动脉最大的分支供应延髓背外侧和小脑底面后部的血液。当以上动脉供血不足可损伤延髓疑核、前庭神经核、绳状体和脊髓小脑后束及小脑，所以产生真性延髓麻痹和小脑病变体征。临床在风府、哑门处针刺放血，可以改善椎动脉及小脑后下动脉血液循环。

(五) 下关穴

（属足阳明胃经，是足阳明胃经与足少阳胆经之交会处，代号 ST_7）

[取穴部位] 位于耳前面部，当颧弓与下颌切迹之间的凹陷处，病变时此处有小静脉显露。

[局部解剖] 此处有面横动、静脉通过，深层为上颌动、静脉及翼静脉丛分布。并分布有面神经颧支及耳颞神经的分支，以及三叉神经的分支下颌神经。

[进针施术] 坐位或仰卧位取穴，三棱针对准小静脉直刺，进针深度为 0.3～0.5cm。如局部不易找到静脉，可点刺穴位出血，血止用小号火罐吸拔（见彩图 15）。

[主治范围] 面神经炎、三叉神经痛、面肌痉挛、颞下颌关节综合征、腮腺炎、下颌关节炎、牙痛、牙周炎、牙髓炎、面部黄褐斑、面部痤疮。

(六) 听宫穴

（属手太阳小肠经，是手、足少阳经及手太阳经之交会处，代号 SI_{19}）

[取穴部位] 位于耳屏前方、下颌骨髁状突的后缘，张口时呈凹陷处，患耳疾时此处可见长 0.5～1cm 的小静脉显现。

[局部解剖] 血管有颞浅动、静脉的耳前分支，神经布有面神经分支及耳颞神经。

[进针施术] 患者坐位，仔细观察耳屏前方寻找小静脉，直刺进针 0.3～0.5cm 深，

出血量在 5～10 ml,因此处在耳前不易拔火罐,可用 2 cm 口径的小玻璃瓶代替火罐使用,多吸出血疗效更好。看不见"血络"可直刺穴位,此处有耳前动脉,要小心避开。

[主治范围] 急慢性中耳炎、外耳道炎、神经性耳聋、突发性耳聋、药物中毒性耳聋、聋哑症、梅尼埃病。

(七) 迎香穴

(属手阳明大肠经,代号 LI_{20})

[取穴部位] 位于鼻两侧鼻唇沟内,平鼻翼旁 0.5 寸处。

[局部解剖] 有面动、静脉的吻合支及眶下神经分布。

[进针施术] 患者坐位或仰卧位,三棱针由下向上斜刺进针约 0.5cm 深,此处不易见到小静脉,点刺后加拔火罐亦能吸出一些血。

[主治范围] 感冒鼻塞、过敏性鼻炎、鼻窦炎、鼻衄、鼻泪管阻塞、口唇神经性水肿、三叉神经痛。

(八) 大迎穴

(属足阳明胃经,代号 ST_5)

[取穴部位] 位于面部下颌角前方咬肌附着部前缘,闭口鼓气时,即出现沟形凹陷处,触之有动脉搏动,病变时有小静脉显现。

[局部解剖] 有面动、静脉分布,布有面神经及下颌缘支神经。针刺时应注意避开动脉血管。

[进针施术] 对面部肌肉丰满者可直刺静脉 0.2～0.4 cm 深,如面颊消瘦可由下向上成 30°夹角斜刺进针,深度以刺破血管为宜。血止后尽量拔火罐,以增加刺激强度,改善血液循环。

[主治范围] 面神经炎、腮腺炎、面肌痉挛、三叉神经痛、舌咽神经痛、颈淋巴结核、下牙痛、牙周炎、牙髓炎、舌肿、舌炎、慢性多发性口腔溃疡、痤疮、面部色素沉着。

以上穴位见解剖图谱2头部常用穴位。

● 头部取穴讨论

在头颅中静脉血管以最节省颅脑空间的方式分布,脑的静脉不与动脉并行,只以深、浅两种静脉分布于脑组织的外周。浅静脉位于大脑表面,收集大脑皮质及白质的血液,注入附近的上矢状窦、海绵窦及横窦内。深静脉收集大脑内部的血液,通过大脑大静脉向后注入直窦。

大脑脑膜内的硬膜窦,收集颅内的静脉血和脑脊液注入颈内静脉,硬膜窦还通过板障静脉及穿过颅骨的导血管与头皮静脉相互交通。在颅前额、颅顶部、颅枕部、颅底和乳突附近,都有穿过颅骨沟通颅内、外静脉的导血管。而硬膜窦内只衬有一层内皮细胞,无收缩和扩张功能,在硬膜窦内静脉血容量增加时,颅骨的导血管可起疏导和减压作用,当扎紧颈部时,不但颞浅静脉能暴露显现,而且额前正中平时不显现的额部导血管也能暴起。反之头皮下静脉血液的变化也能通过导血管和板障静脉波及颅内血管。所以取头皮上的颅骨导血管相对应的穴位,能直接调整颅内血液循环。

在前几章中我们阐述了刺血疗法是通过调整浅静脉中血液的流速、流量、容量及组分,以带动深静脉中血流的改变,从而影响动脉中血液的流速、流量、容量及组分。通过动、静脉中血液的重新调整,可直接改善各种形式的血液循环障碍,以保证组织器官的正常血供,以及神经系统和内分泌系统,特别是弥散神经内分泌系统所分泌的神经调质、递质、激素等生化物质,使之产生对人体各系统的调控作用。

从临床观察总结来看,以上头部穴位对头部的血液循环都有直接的影响。太阳穴能直接调整颈内、外动脉和静脉的血流状况,额前的印堂穴和上星穴对大脑的前端及视器影响较大,头顶的百会穴对大脑皮质及白质的影响较大,对大脑皮质的感觉、运动、语言等中枢区域缺血都有治疗作用。而枕后的哑门穴和风府穴对脑干、颈髓及小脑的影响较大,对共济失调、软腭及声带麻痹、脊髓丘脑束受损等都有治疗作用。而在耳、鼻、眼周围的穴位处静脉血管出血就能治疗它们相应的疾病。

在临床治疗时，还可在头部皮肤上，按大脑皮质一些中枢区域在头皮上的相对应位置来取穴。如肢体瘫痪者，可在头皮上的运动区穴位上斜刺几针出血，如小脑疾患时，可在头后枕部的穴位上斜刺进针出血。

（九）大椎穴

（属督脉，是手、足三阳与督脉交会处，故有诸阳之会之称，代号 DU_{14}）

[取穴部位]　位于颈后第七颈椎棘突下，约与肩峰平齐。此处很少能看到较粗大的显现的静脉血管，但能看到很多细小的静脉血管浮现在皮肤下。

[局部解剖]　血管分布有椎后静脉丛、棘突间静脉丛、颈横动（静）脉分支。神经有第一胸神经后支的内侧皮支，及第八颈神经的后支分布。

[进针施术]　患者坐位、微低头，局部皮肤消毒，三棱针对准穴位直刺，进针深度 $0.5\sim1\,cm$，如类风湿关节炎、高热、癫痫、颈椎病、脑性瘫痪患者针刺大椎穴，往往能立刻流出许多血液，有的色呈鲜红色，有的色呈暗紫色，而且拔火罐后又能吸出 $20\sim50\,ml$ 的血液，正常人此处不易流出和拔出血液（见彩图 16、17）。

[主治范围]　脑血管病及后遗症、高热不退、长期低热、流行性乙脑、流行性脑脊髓膜炎、破伤风、风湿热、药物中毒和后遗症、荨麻疹、红斑狼疮、类风湿关节炎、皮肌炎、硬皮病、混合结缔组织病、上呼吸道感染、急慢性支气管炎、支气管哮喘、肺结核、高血压病、更年期综合征、面神经炎、面肌痉挛、三叉神经痛、臂丛神经痛、桡尺神经麻痹、腕管综合征、末梢神经炎、多发性神经炎、急性感染性多发性神经炎、癫痫、脑外伤后遗症、小舞蹈病、痉挛、进行性肌营养不良症、血管神经性

水肿、椎-基底动脉供血不足、钩端螺旋体病、疟疾、颈项部蜂窝组织炎、多发性毛囊炎、颈椎病、落枕、风湿性关节炎、精神分裂症、躁狂及抑郁症、肝豆病精神症状、紧张性头痛、中毒性头痛、高血压性头痛、头项肌收缩性头痛、神经性皮炎、小儿百日咳、脑发育不全等。

（十）神道穴和身柱穴

（均属督脉，代号分别为 DU_{11}、DU_{12}）

[取穴部位]　身柱穴位于背部第 3～4 胸椎棘突，神道穴位于背部第 5～6 胸椎棘突。仔细观察选取浮现于此区域皮肤下直径在 $0.2\,cm$ 左右的静脉小血管。

[局部解剖]　血管有第 3～6 肋间动、静脉后支，椎体后外静脉丛分布。布有第 3～6 胸神经后支的内侧支。胸椎血管来自肋间动脉的分支，肋间动脉由主动脉的背面分出后，绕过椎体的侧面，行至椎体与横突间所形成的凹槽处，分出一个较大的分支进入椎间孔，进入椎间孔后又分成三个小支。第一支至椎体的后面；第二支至脊髓和脊膜并与脊髓中的动脉交通；第三支至脊椎后部的各个棘突。而这些血管彼此互相吻合，再分出分支至椎体的各部位，在椎体前缘形成椎外前动、静脉丛，在椎体棘突后侧形成椎外动、静脉丛。

[进针施术]　可在穴位上下左右寻找小静脉血管，如未见显现的静脉可直接点刺穴位 $0.3\sim0.5\,cm$ 深，血出后再加大号火罐吸拔。如此处椎体或脊髓节段有病变时，往往能刺出和吸拔出很多黑紫色血液。

[主治范围]　骨质疏松综合征、胸椎压缩性骨折、脊髓炎（第 4～7 胸髓节段）、胸椎结核（第 3～6 胸椎）、顽固性肩背痛、脊上韧带损伤、棘突骨膜炎、强直性脊柱炎、脊椎骨关节痛、小儿脑发育不全。

（十一）命门穴、腰阳关穴及腰俞穴

（均属督脉，代号分别为 DU_4、DU_3、DU_2）

[取穴部位]　命门穴位于腰部第 2～3

腰椎棘突之间。腰阳关穴位于腰部第 4～5 腰椎棘突之间,约与髂嵴相平。腰俞穴位于骶部第 4 骶椎下,在骶管裂孔处。在此穴位周围常因病情的变化有不同状态的静脉血管显现。

[局部解剖] 此处有腰动、静脉后支,命门穴深处有一对粗大的肾动脉干,起于腹主动脉水平走向两侧,再分支入肾实质,肾动脉还分支至肾上腺处。此外,还有一对动脉直达睾丸处。腰俞处有骶动、静脉分支。在以上穴位处布有腰神经后支的内侧支,以及尾骨神经分支。

[进针施术] 患者最好取坐位,露出腰骶部,尽量将腰部向前弯曲,以使皮肤绷紧,静脉血管更易看清。取穴时尽量刺在穴位处,避开棘突,直刺 0.5～1cm 深度。有的病例可出很多黑紫色的静脉血,血止拔大号火罐(见彩图 18、19)。

[主治范围] ①内科疾病:泌尿生殖道感染、急慢性肠炎、腹腔感染、痛风及高尿酸血症、类风湿关节炎、皮肌炎、硬皮病、混合结缔组织病、胃下垂、结肠炎、溃疡性结肠炎、阿米巴肠炎、便秘、腹泻、肝硬化及腹水、脂肪肝、急慢性腹膜炎、肠系膜淋巴结核、胃肠道功能紊乱、脾肿大、肾下垂、慢性肾衰竭、肾小球肾炎、肾病综合征、淋病、肾盂肾炎、膀胱炎、肾结石及绞痛、膀胱结石、尿道结石、乳糜尿、血尿、遗尿症、尿潴留、慢性肾上腺皮质功能减退症、更年期综合征、骨质疏松综合征、坐骨神经痛、末梢神经炎、多发性神经炎、急性感染性多发性神经炎、脊髓炎(腰骶节段)、腰节段脊髓血管病、进行性肌营养不良、不宁腿综合征、红斑性肢痛症、下肢多发性动脉炎、下肢血栓闭塞性脉管炎、闭塞性动脉硬化、手足发绀症、下肢静脉炎及静脉血栓形成、淋巴丝虫病(淋巴象皮肿)。②外科疾病:腰及下肢的多发性毛囊炎、多发性疖肿、急性淋巴管炎、淋巴结炎、下肢的急慢性骨髓炎、腰椎结核、腰及下肢的软组织损伤、下肢溃疡及创口不愈合、直肠脱垂、肛门脓肿、肛瘘、痔疮、腹股沟疝、下肢静脉曲张。③运动系统疾病:棘上韧带损伤、腰肌扭挫伤、梨状肌损伤综合征、椎管狭窄症、股骨头坏死、强直性脊柱炎、脊椎骨关节炎、骨质增生、退行性骨关节病、风湿性关节炎、痛风性关节炎、急性腰扭伤、腰肌劳损、腰臀骶筋膜炎、脂肪疝、腰椎间盘突出症、跟腱炎、跟骨骨刺。④精神疾病:抑郁症、焦虑反应、性功能障碍。⑤妇科疾病:急慢性盆腔炎、子宫内膜炎、子宫颈炎、子宫脱垂、会阴剧痛、月经不调、痛经、继发性闭经、带下异常、不孕症、产后慢性出血。⑥男科疾病:阳痿、早泄、阴茎痛、不射精、精子活动率低、精子数量少、精液不液化、前列腺炎、前列腺增生、精囊炎、睾丸炎、精索静脉曲张、隐睾症。⑦小儿科疾病:小儿消化不良、小儿长期腹泻、小儿肾病、小儿脑发育不全、小儿脊髓灰质炎及后遗症。

以上穴位见解剖图谱 3 腰背部常用穴位。

● 督脉脊椎循行处取穴讨论

我们在长期的临床中发现,在腰、背、骶部督脉循行的穴位上,用针刺放血拔火罐的方法,不但可治愈许多中枢神经和周围神经的危重病症,而且在督脉上相应部位的刺血又能治疗许多内科疾病,还能治疗椎体的许多骨科疾病。其治病机制仍然是离不开神经-血管-体液对局部的调控作用。

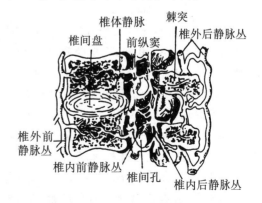

图 4　椎静脉系统侧位解剖示意图

脊椎既是人体的顶梁柱,又是脊髓的保护者,脊椎和脊髓同时由无数条血管组成的精密而庞大的椎动、静脉系统营养供血。这些血管动脉可分为三大组：①颈和胸1～2节段由椎动脉发出的脊髓前动脉和来自锁骨下动脉的分支（升颈动脉、深颈动脉、上肋间动脉）供应血运。②胸段由胸主动脉发出的10对肋间动脉供应胸部以下的血运。③腰骶部由腹主动脉分出的4对腰动脉、髂腰动脉及外侧骶动脉供应血运。主动脉的胸壁支和腰壁支，分为前支（肋间支和腰支）和后支（脊髓支）。营养脊髓的根髓动脉发源于脊髓支，又分成前根髓动脉和后根髓动脉，骶髓是由下腹部动脉直接分出的脊髓支或间接由下腹部动脉的外侧髓支所发出的脊髓支供应。

脊髓前根髓动脉双侧共有6～8支不等，直径在2mm左右，进到脊髓腹则分为上升及下降两支，形成脊髓前动脉而达到圆锥或终丝。脊髓后根髓动脉有8～28支不等，在到达脊髓或未到达时已分成许多分支，形成脊髓周围动脉网，常分为两个上升支与两个下降支，在脊髓的背侧及外侧形成辅助供应血管。在脊髓周围的动脉网中，脊髓前动脉纵行于中央沟，两支对称的脊髓后动脉居于脊神经根的内侧，脊髓前、后动脉在延伸中，由各节段的后根髓动脉加强血供。

脊髓前动脉供应脊髓前3/4血运，包括双侧前角、侧角、中央灰质、双侧后角底部、双侧前束、外侧束和后束的前1/4处。脊髓后动脉供应后束的大部分血运，还有部分后角顶部及小部分皮质脊髓束的血运。围绕脊髓横行的冠状动脉是由前、后根软膜动脉和根髓动脉发出，起着联系脊髓前、后动脉的交通作用，以及调节整个脊髓的血液供应情况。

自脊髓内部来的静脉，在脊髓表面组成静脉丛，由6条主要静脉管道组成前、后脊髓外静脉，其血液再流入根静脉，根静脉随神经根穿出硬膜后，在硬膜外间隙中与前、后椎内静脉丛连接，前后椎内静脉丛又从椎间孔穿出，并直接收集椎体和棘突中的静脉血，汇合成椎外前、后静脉丛（见图5椎静脉系统与其他静脉关系示意图）。这些大大小小的静脉

血管，在人体的脊髓和脊椎内外形成了一套复杂的椎静脉系统，上至枕骨大孔，下达尾骨尖端。

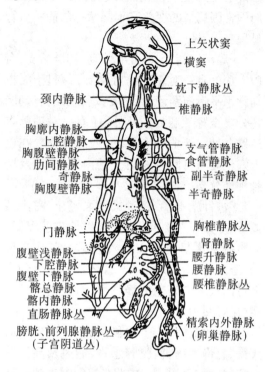

上矢状窦
横窦
枕下静脉丛
椎静脉
颈内静脉
胸廓内静脉
上腔静脉
胸腹壁静脉
肋间静脉
奇静脉
胸腹壁静脉
支气管静脉
食管静脉
副半奇静脉
半奇静脉
门静脉
胸椎静脉丛
腹壁浅静脉
肾静脉
下腔静脉
腰升静脉
腹壁下静脉
腰静脉
髂总静脉
腰椎静脉丛
髂内静脉
直肠静脉丛
膀胱、前列腺静脉丛
（子宫阴道丛）
精索内外静脉
（卵巢静脉）

图5 椎静脉系统与其他静脉关系示意图

三棱针在督脉穴位上所刺静脉血管是椎静脉系统中的椎外后静脉丛中的血管，在一些病理改变时，临床上可见督脉节段上显现出怒张的静脉血管，有时在脊椎的附近能看见成段显现的静脉血管或成网络状显现的静脉网，血管充盈呈青蓝色。对脊髓炎患者的督脉针刺时，病变脊髓节段相对应处的椎外后静脉能流出许多黑紫色的血液，或用火罐吸拔出许多黑紫色静脉血，当病情好转时血色转红，出血量减少（见彩图18、19）。在椎体后外侧静脉处出血，不但能影响脊髓和脊膜的供血状况，而且也能调整椎体和骨膜的血运状况，从而对脊椎和脊髓的病理改变起治疗作用（见图4椎静系统侧位解剖示意图）。

现代临床神经病理学研究，脊髓炎绝大多数是由脊髓供血不足而引起的软化，软化常波及脊髓全部切面，及上下几个节段，在临

床上会出现弛缓瘫痪、膀胱功能障碍、深浅感觉在病灶以下消失。脊髓前动脉阻塞可引起一个或几个节段的脊髓前部的坏死，临床上出现瘫痪、膀胱功能障碍、痛温觉丧失，但深感觉无异常，触觉一般亦无异常，损伤的节段控制区有肌萎缩。老年患者常因脊髓小动脉硬化、微循环关闭出现一些慢性缺血现象，损害表现为肌萎缩与痉挛性瘫痪，有时可见肌束震颤，而慢性供血不足为肌萎缩性侧索硬化症的原因之一。脊髓后动脉受阻，首先出现感觉异常和根性痛，有的出现剧烈的背痛，继后位置觉、震动觉在病灶以下消失，伴感觉性共济失调，有时由于部分皮质脊髓束受波及，可出现轻度运动功能障碍，如下肢轻度无力、反射亢进等。刺血疗法在脊椎后外侧针刺、拔罐出血是用最直接的方法就近解决了脊髓供血状况，使血流速度加快，使小血栓解聚，使微循环开通和恢复毛细血管供血功能。所以对治疗许多中枢神经系统的疾病及椎体的病变都有迅速缓解的疗效，是一种简便易行的治疗手段。

椎静脉系统还与颅脑、胸腔、腹腔、盆腔的静脉系统有着直接和间接的联系，通过椎静脉系统与其他静脉关系显示，可初步了解椎静脉系统与胸腔和腹腔静脉的连接途径。所以临床上用督脉上的穴位及脊椎两侧的华佗夹脊穴刺出血，也能治疗内脏的疾病。从而能初步解释为什么命门穴、腰阳关穴和腰俞穴能治疗肾病综合征、肝硬化腹水等100多种疾病，而且有神奇和快捷的疗效。但是其中的血液循环是如何相互影响和作用、器官组织细胞是如何复转的，这都是有待于研究病理和解剖的学者去进一步探讨的课题。

（十二）背俞穴

（均属足太阳膀胱经，依次为肺俞、厥阴俞、心俞、督俞、膈俞、肝俞、胆俞、脾俞、胃俞、三焦俞、肾俞、气海俞、大肠俞、关元俞，代号分别为 $BL_{13\sim26}$）

[取穴部位]　都位于脊椎两旁，从第三胸椎棘突下至第五腰椎棘突下各向左右旁开1.5 寸处，依次排下共有 14 对穴位。可根据病情需要选取相关的 1～2 对穴位三棱针点刺，但最好找到穴位周围显现的静脉血管直刺出血效果更好。

[局部解剖]　在胸椎两侧的背俞穴处布有肋间动、静脉后支的内侧支，并有胸神经后支的内侧皮支，以及深层的外侧支通过。在腰椎两侧的背俞穴布有腰神经后支的外侧皮支，以及腰动、静脉后支。

[进针施术]　患者坐位或俯卧位，三棱针直刺穴位，进针深度根据患者的胖瘦而定，在 0.3～0.5 cm，背部取穴时一定要用中指控制进针深度，以免进针太深引起气胸。针刺时有的穴位能流出很多血液，血止后尽量用大号火罐拔罐再吸出一些血液来。

[主治范围]　以背俞穴的命名治疗相对应的内脏病变，如肾俞穴能治疗肾下垂、慢性肾衰竭、慢性肾小球肾炎、肾病综合征、淋病、泌尿道感染、肾盂肾炎、膀胱炎、急性尿道综合征、肾结石及绞痛、膀胱结石、尿道结石、乳糜尿、血尿、遗尿症、尿潴留等，另外还能治疗腰肌劳损、脊椎骨关节病等。其余穴位可以依此类推。

（十三）骶俞穴

（均属足太阳膀胱经，依次为小肠俞、膀胱俞、中膂俞、白环俞。代号分别为 BL_{27-30}）

[取穴部位]　分别位于 1～4 骶骨后孔旁边，距骶正中线 1.5 寸处，因此处和八髎穴相距很近，而且血管的变化能同时显示在几个穴位处，所以取穴时尽量加以区别而取在正穴上。

[局部解剖]　局部有骶外侧动、静脉后支，以及臀下动、静脉的分支。布有第 1～4 骶神经后支的外侧支。

[进针施术]　患者取坐位，暴露臀部并将臀部移到椅子边缘，让血液能顺势流入接血的容器中（见彩图 7），因此处皮下组织较丰富，三棱针可直刺静脉血管，深度在 0.5～

1 cm，血止拔大号火罐。

[主治范围]　泌尿生殖道感染、盆腔炎、腹腔感染、肠道感染、水钠代谢紊乱、痛风、肠系膜淋巴结核、肾下垂、慢性肾衰竭、肾小球肾炎、淋病、泌尿道感染、肾盂肾炎、膀胱炎、急性尿道综合征、肾结石及绞痛、膀胱结石、尿道结石、乳糜尿、血尿、遗尿症、尿潴留、更年期综合征、骨质疏松综合征、坐骨神经痛、不宁腿综合征、红斑性肢痛症、下肢静脉血栓形成、疝气、急慢性阑尾炎、梨状肌损伤综合征、纤维织炎。如果八髎穴处的静脉血管不显现，而在此段膀胱经的俞穴上有静脉血管显露时，即可代替八髎穴治疗妇科疾病和男科疾病。

（十四）八髎穴

（均属足太阳膀胱经，即上髎、次髎、中髎、下髎穴，因是两侧对称取穴，简称八髎，代号分别为 $BL_{31\sim34}$）

[取穴部位]　分别位于1～4骶骨后孔中。取4穴附近显现的静脉血管，因4穴紧靠在一起，所以取静脉刺血时只要在此范围中即可。

[局部解剖]　有髂外侧动、静脉后支。布有第1～4骶神经后支，有脊神经骶1～2的皮神经节段分布，骶骨前方的盆腔内有丰富的血管和自主神经丛，布有骶交感干、腹下丛、骶丛、盆丛、直肠丛、膀胱丛等。

[进针施术]　患者最好取坐位，身体前倾腰部弓起，这样腰骶部血管易显现，三棱针直刺血管，深度可因人而异，一般在0.4～1 cm（见彩图20）。如刺一针出血不理想，可在附近再刺，刺激量大、效果好，血止拔大号火罐。

[主治范围]　直肠下垂、子宫脱垂、膀胱结石、子宫内膜炎、痛经、继发性闭经、不孕症、阳痿、早泄、不射精、前列腺炎、前列腺增生、睾丸炎、坐骨神经痛、骶髂关节炎等。

（十五）胞肓穴和秩边穴

（均属足太阳膀胱经，代号分别为 $BL_{53\sim54}$）

[取穴部位]　都位于骶骨正中线旁开3寸处，胞肓穴与第2骶后孔相平，秩边穴与骶管裂孔相平。

[局部解剖]　有臀上动、静脉和臀下动、静脉通过。布有臀上皮神经，深层为臀上神经、臀下皮神经及坐骨神经通过。

[进针施术]　患者坐位，暴露臀部，在此处足太阳膀胱经第二侧线上下察看静脉血管，三棱针直刺血管处，进针深度可在1～1.5 cm，如找不到血管时也可直接点刺穴位，然后用大号火罐吸拔。出血量可在50ml以上。

[主治范围]　与附近第一侧线关元俞和白环俞的治疗作用基本一致，但是偏重于坐骨神经痛、梨状肌损伤综合征、臀上皮神经损伤、臀筋膜炎、股骨头坏死、脂肪疝、急性腰扭伤等。

以上穴位见解剖图谱3腰背部常用穴位。

● 膀胱经背、腰、骶部取穴讨论

我们聪慧的祖先早就观察到了刺激足太阳膀胱经的背、腰、骶部的腧穴能治疗相应的内脏疾病。三棱针在这些腧穴上点刺出血、拔火罐是通过血管、交感干神经节，对胸、腹腔内的组织器官进行调控和修复。

解剖学展示能控制内脏、血管平滑肌、心肌和腺体活动的交感干神经节大部分位于脊椎两旁，每侧所有神经节连成一个链索叫作交感干，它排列在脊椎的两侧，上自颈部下达尾部，几乎与脊柱等长。由交感干全部神经节发出的节后纤维也分别经灰交通支又返回到31对脊神经，并成为脊神经的组成部分，再随神经分布到全身皮肤的汗腺、立毛肌和血管平滑肌。

从脊髓各节段发出的腹腔内脏传入神经纤维先集中分布于内脏的动脉起始部，形成与动脉同名的神经丛,而后伴随动脉的分支再到各部位。由胸3至腰2的10个脊髓节段的交感神经纤维汇合成为与腹腔动脉、肠系膜上和肠系膜下动脉、髂内动脉同行的四组神经丛。如脊髓第5～12胸节侧角发出的节前纤维,经脊神经和白交通支到达交感干相应的胸神经节,在此不换神经细胞而穿过交感干神经节,以后组成内脏大、小神经。两者沿胸椎的两侧向下穿膈肌到腹腔丛内的腹腔神经节或肠系膜上神经节交换神经细胞,又有节后纤维参加组成腹腔丛,包绕在腹腔动脉和肠系膜上动脉的根部周围。再由腹腔丛发出许多分丛,伴随腹腔动脉、肠系膜上动脉和腹主动脉的分支分布到肝、胰、胆囊、胆总管、脾、肾、肾上腺、睾丸或卵巢,以及结肠左曲以前的胃肠道。

脊神经在第1胸节至第3腰节,以及第2～4骶节发出的前根中除含有躯体运动纤维外,还含有交感神经纤维和副交感神经纤维。而发出的后根中除含有躯体感觉纤维外,还含有内脏感觉纤维。脊神经后支经椎骨横突之间向后穿行,大部分后支都分为内侧支和外侧支,并和血管、淋巴管穿行在项、背、腰和骶部脊柱两侧,调控着深层组织和皮肤的血液循环及供血状况。内侧支靠脊椎近些,有13～15条对称性地分布在脊椎两侧,是经外奇穴华佗夹脊穴。外侧支有18～20条对称地分布在脊椎两侧,是膀胱经第1背侧线和第2背侧线腧穴的分布处。神经和血管结伴而行,神经调控血管,血管营养神经,而神经细胞对靶细胞的作用也离不开血管的微循环结构。

(十六)中极穴和关元穴

(均属任脉,是足三阴经与任脉之交会处,关元是小肠之募穴,中极是膀胱之募穴,代号分别 $RN_{3,4}$)

[取穴部位] 都位于腹正中线上,中极在脐下4寸处,关元穴在脐下3寸处,腹部在正常时一般不易看到静脉血管,但某些病变

时也可见到血管显露。

[局部解剖] 有腹壁浅动、静脉分支及腹壁下动、静脉分支通过,布有髂腹下神经的分支及第十二脊神经的皮神经节。

[进针施术] 患者仰卧,常规消毒。此处的腹壁静脉血管显露时,可用三棱针直刺。左手绷紧腹部的皮肤以便针刺,进针深度在 $0.2～0.4$ cm。如用于治疗腹水形成、全身水肿时,因皮下组织水肿血管不易显现,可用中号针深刺此二穴,让皮下组织液顺针孔流出,用干净卫生纸接住,这样治疗能很快排水消肿。

[主治范围] 痛经、遗尿、继发性闭经、肝硬化腹水、肾病全身水肿、尿潴留、癫痫等。

(十七)曲池穴

(属手阳明大肠经,是合穴,代号 LI_{11})

[取穴部位] 位于肘横纹外侧端,病变时常有静脉血管显现。

[局部解剖] 此处有副头静脉,桡侧返动、静脉的分支通过,布有前臂侧皮神经,内侧深层有桡神经经过。

[进针施术] 患者坐位或仰卧位,手掌朝上、外展上肢,医者左手拇指固定穴位上方,其余四指托住患者肘部。此处可见明显青蓝色静脉血管,三棱针直刺 $0.2～0.5$ cm 深度。有时静脉充血、出血量多时,就要根据出血总量的估算而适时止血,血止拔小号火罐。

[主治范围] 流行性乙型脑炎、流行性腮腺炎、白喉、细菌性痢疾、破伤风、风湿热、肠道感染、过敏性鼻炎、类风湿关节炎、皮肌炎、硬皮病、面神经炎、面肌痉挛、视神经炎、三叉神经痛、舌咽神经痛、肌萎缩性侧索硬化症、癫痫、肘部骨关节病、肘关节结核、肱骨外上髁炎、肩关节周围炎、精神分裂症、偏头痛、鼻炎、鼻窦炎、鼻衄、慢性中耳炎、面部痤疮、白癜风、斑秃。

（十八）尺泽穴

（属手太阴肺经，是合穴，代号LU₅）

[取穴部位]　位于肘横纹中，在肱二头肌腱桡侧缘皮下显现静脉上取穴。

[局部解剖]　此处有头静脉通过，布有前臂外侧皮神经、桡神经。

[进针施术]　进针施术方法基本上同于曲池穴刺血的手法，针刺时此处头静脉，常流淌出黑紫色血液，可任其流淌至血色变成暗红色，血止后一定要拔火罐，特别是对一些血色仍黑紫的患者要多放出些血，疗效才好（见彩图21）。

[主治范围]　①内科疾病：流感、感染性发热、流行性乙型脑炎、流行性腮腺炎、白喉、破伤风、流行性脑脊髓膜炎、咽炎、扁桃体炎、败血症、中暑、药物中毒及后遗症、荨麻疹、过敏性鼻炎、药物性皮炎、类风湿关节炎、皮肌炎、硬皮病、结节性动脉炎、混合结缔组织病、上呼吸道感染、急慢性支气管炎、支气管哮喘、支气管扩张、肺水肿、肺结核、单纯性甲状腺肿、甲状腺肿瘤、甲亢、甲状腺炎。②外科疾病：肩背部疖肿、桡侧皮肤和软组织坏死及脓肿、多发性毛囊炎、颈淋巴结核。③运动系统疾病：颈椎病、肩关节周围炎、肱二头肌长头腱鞘炎、肱骨外上髁炎、狭窄性腱鞘炎、落枕、菱形肌损伤、顽固性肩背痛、风湿性关节炎、创伤性关节炎、化脓性关节炎、下颈髓损伤综合征。④神经系统疾病：面神经炎、面肌痉挛、视神经炎、三叉神经痛、舌咽神经痛、皮神经炎、臂丛神经痛、桡神经麻痹、癫痫、脑血管病及后遗症、脑外伤后遗症、良性颅内压增高、震颤麻痹、小舞蹈病、手足徐动症、扭转痉挛、肌营养不良、梅尼埃症、椎-基底动脉供血不足、偏头痛、丛集性头痛、紧张性头痛、中毒-高热性头痛、外伤性头痛、高血压性头痛、五官科疾病伴头痛、头项肌收缩性头痛。⑤精神疾病：精神分裂症、躁狂症、抑郁症、焦虑反应、恐惧症、强迫症、神经衰弱、癔症。⑥五官科疾病：急性结膜炎、急慢性泪囊炎、视网膜出血、视网膜血栓、视网膜脱落、青光眼、急性咽喉炎、牙痛、牙髓炎、舌肿、舌炎、鼻炎、鼻窦炎、鼻疖、鼻衄、齿衄、急慢性中耳炎、突发性耳聋、药物性耳聋。⑦皮肤疾病：神经性皮炎、头癣、头皮瘙痒、面部痤疮、黄褐斑、色素沉着、斑秃、上肢带状疱疹及后遗症。⑧小儿科疾病：小儿哮喘、新生儿破伤风、小儿急慢性惊风、小儿百日咳、小儿急性喉炎、小儿脑病及后遗症（流行性乙型脑炎、流行性脑脊髓膜炎、结核性脑膜炎、病毒性脑炎、急性化脓性脑膜炎）、脑发育不全。

[穴位小结]　曲池穴和尺泽穴是相邻的两个穴位，此处所取的浅静脉是头静脉和副头静脉的血管，所影响的血液流动区域基本一致，而且又存在肺和大肠相互表里的关系，所以临床上既有能互相替代的作用，又有各自主治的范围。在治疗时认真观察，有时可见两个穴位上都有显现的静脉，有时只在一个穴位上存在，有时两处都不显露血管。两穴都能治疗人体头部、肩部、颈部的病变，不但能治疗皮肤、肌肉、骨骼、神经的各种病变，而且对胸腔内各组织器官的病理改变，都有调整和促恢复作用。

（十九）曲泽穴

（属手厥阴心包经，是合穴，代号PC₃）

[取穴部位]　位于肘横纹中，在肱二头肌腱尺侧缘处显现的静脉血管上取穴。

[局部解剖]　此处浅静脉有肘正中静脉和贵要静脉通过，深层有肱动、静脉，所以在此针刺时一定要避开肱动脉血管，布有正中神经主干，针刺时碰到正中神经有触电样麻木感。

[进针施术]　患者坐位，体弱及易晕针者可用仰卧位，伸上肢，掌心朝上并使前臂下垂。三棱针在刺破浅层的肘正中静脉或贵要静脉时，一定要避开肱动脉所在位置，如肱动脉正好处在所要刺入的静脉下时，三棱针针尖可斜向上，和皮肤成30°夹角，采用斜刺法即可避免刺到动脉血管，引起局部血肿。医

者左手托住患者手臂,静脉血管清晰时易进针,如初学者不易掌握时,左手可卡紧患者肘横纹的上方,使静脉血管进一步充盈以便于针刺(见彩图22)。

[主治范围] ①内科疾病:病毒性肝炎(甲肝、乙肝)、病毒性胃肠炎、细菌性痢疾、肺炎、风湿热、腹腔感染、肠道感染、水钠代谢紊乱、渗透压调节障碍、低血钾、糖尿病、痛风及高尿酸血症、红斑狼疮、类风湿关节炎、皮肌炎和硬皮病、干燥综合征、混合结缔组织病、腹膜炎、慢性心功能不全、心律失常(期前收缩及心动过速)、风湿性心脏病、病毒性心肌炎、动脉粥样硬化病、冠心病、心绞痛、肺心病、反流性食管炎、食管癌、食管贲门失弛缓症、幽门梗阻、胃下垂、胃炎、胃癌、胃肠痉挛、消化道溃疡、消化道慢性出血、结肠炎、溃疡性结肠炎、肝硬化、脂肪肝、胆囊炎、胆管炎、胆管蛔虫症、胰腺炎、急慢性腹膜炎、肠系膜淋巴结核、胃肠道功能紊乱、心因性呕吐、嗳气、神经性厌食症、黄疸、脾肿大、肾下垂、慢性肾衰竭、慢性肾小球肾炎、肾病综合征、淋病、泌尿系感染、肾盂肾炎、膀胱炎、急性尿道综合征、肾结石及绞痛、膀胱结石、尿道结石、乳糜尿、血尿、遗尿症、尿潴留、缺铁性贫血、慢性系统性疾病的贫血、淋巴瘤、过敏性紫癜、单纯性紫癜、血小板减少性紫癜、红细胞增多症、脾功能亢进、慢性肾上腺皮质功能减退症、更年期综合征、多发性动脉炎、雷诺综合征、血管神经性水肿、手足发绀症、上肢静脉炎和静脉血栓形成、钩端螺旋体病、阿米巴肠病。②外科疾病:上肢多发性毛囊炎、上肢皮肤感染及丹毒、上肢急慢性骨髓炎、胸椎结核、急慢性阑尾炎、腹股沟疝、食管胃底静脉曲张。③运动系统疾病:肩关节周围炎、肩胛炎、顽固性肩背痛、上肢风湿性关节炎和外伤性关节炎、上肢痛风性关节炎和化脓性关节炎。④神经系统疾病:臂丛神经痛、尺神经麻痹、腕管综合征、末梢神经炎、多发性神经炎、急性感染性多发性神经根炎、脊髓炎、脊髓血管病、扭转痉挛、灼性神经痛、中毒性头痛、高

血压性头痛、膈肌痉挛。⑤精神疾病:精神分裂症、躁狂及抑郁症、焦虑反应、神经衰弱、肝豆病精神症状。⑥妇科疾病:急慢性盆腔炎、子宫内膜炎、子宫颈炎、子宫脱垂、阴道炎、月经不调、痛经、继发性闭经、带下异常、不孕症、乳腺炎、乳腺小叶增生、乳腺纤维腺瘤、乳腺癌。⑦男科疾病:阳痿、早泄、不射精、精子活动率低、精子数量少、精液不液化、前列腺炎、前列腺肥大、精囊炎、睾丸炎。⑧皮肤科疾病:(上肢)神经性皮炎和接触性皮炎、(上肢)牛皮癣和湿疹、局限性硬皮病。⑨小儿科疾病:小儿上呼吸道感染、小儿肺炎、麻疹不透、小儿哮喘、小儿急慢惊风、小儿消化不良、小儿急性喉炎、小儿肾病、脑发育不全。

(二十) 少海穴

(属手少阴心经,是合穴,代号 HT_3)

[取穴部位] 位于肘横纹内侧端,此处有时有静脉显现,但不如曲泽穴处多见。

[局部解剖] 此处浅静脉可见贵要静脉,并有尺侧下副动、静脉和尺返动、静脉通过。浅层神经有前臂内侧皮神经,深层有尺神经,偏桡侧处有正中神经通过。

[进针施术] 患者取坐位或仰卧位,上肢微下垂,选取少海穴处暴露出的静脉,常规消毒后,左手扶住患者肘部,大拇指可卡在肘部上方,使静脉血管进一步充盈,以便于进针。三棱针可直刺 0.2～0.4 cm,不要刺穿深层血管壁。

[主治范围] 基本上同于曲泽穴,但更偏重于心脏的疾患。并用以治疗上肢尺侧及腋窝处的疼痛,如尺神经损伤、肩关节周围炎时肱三头肌处疼痛等。

以上穴位见解剖图谱4上肢常用穴位。

● **肘部取穴讨论**

笔者在学习针灸的初期曾有一个疑问,为什么古人在肢体一定区域上针刺,就能按其经脉所属脏腑去治疗相应的病症。特别是同在肢体一侧的经脉,却在治疗范围中有很大的区别,在临床中如不遵循这些古人的经

验,治疗效果就不理想。如上肢肘横纹处就有四条经脉通过,有互为表里关系的大肠经与肺经,有紧密联系的心包经和心经。

笔者通过近40年的临床观察,用三棱针刺血治疗时,取曲池或尺泽穴附近显露出的头静脉血管时,两穴所主治的范围基本相同。在取曲泽或少海穴附近显露出的贵要静脉时,两穴所主治病种的范围也基本一致,而且治疗病种范围还超出了古人所划经脉主治的范围。而头静脉和贵要静脉在治疗疾病时确实又有很多区别和不同疗效。笔者在治疗之余常在思考,为什么同是上肢的静脉血管,而治病的范围却有差别呢?在肘部的头静脉偏重于治疗中枢神经的病变、脑神经的病变、头面五官科的病变,以及肺部、颈肩部的病变。而肘部的贵要静脉却偏重于治疗心、肺、肝、胆、脾、胃的病变,并且对肾脏和肠道,以及生殖系统和泌尿系统的病变也有治疗作用。到底上肢的血管和内脏的病变有什么内在的联系呢?

我们在第一章中讨论了用现代医学来描述经络系统的实质,认为经络的有形成分包括血管、神经和淋巴管。皮肤通过神经、血管、淋巴管和深层组织保持着内在联系,它们的综合功能就是经络之气机。经络系统的功能主要是传递信息和反馈调整,是一个高级的自动调控组织系统。这些高级功能就是神经-血管-体液各自功能的有机整合。因为血管是经络组成部分,所以刺激血管能治病已成为不容置疑的事实。

上肢血管和神经的分布应该和组织器官有一种规律性的内在联系。上肢的动脉血管由锁骨下动脉到第一肋外缘时改称为腋动脉,再经腋窝至背阔肌下缘改名为肱动脉。锁骨下动脉→腋动脉→肱动脉在向上肢远端延伸的途中分出许多小动脉分支。在靠近颈肩上部及臂外侧处有椎动脉,经枕骨大孔入颅,营养脑和脊髓。有颈升动脉营养颈部的肌群。有甲状腺下动脉分布营养甲状腺、喉、气管和食管。有颈横动脉以及其分支颈横动

脉降支,营养肩背部的肌群。肩胛上动脉营养肩胛骨及冈上肌、斜方肌等肌群。胸肩峰动脉其中一条分支上升到肩部,还有旋肱后动脉分支营养肩部的三角肌及肩关节,以及旋肱前动脉营养肩关节的前部。再向下有桡侧返动脉加强肘部的供血,有桡动脉以供给桡骨及附近肌肉的营养。在靠近胸腋部及臂内侧处有胸廓内动脉,其终支进入腹直肌鞘内,改名为腹壁上动脉,并在脐部与腹壁下动脉吻合交通,沿途分支营养肋间肌、乳房、心包、膈及腹直肌。有肩胛下动脉在肩胛下肌的外缘附近分为两支,一支为胸背动脉,一支为旋肩胛动脉,分别供应背阔肌、前锯肌和冈下肌的营养。有肱深动脉向后内分支营养喙肱肌、肱三头肌。沿途还有尺侧上副动脉,尺侧下副动脉分布,另外尺动脉斜穿肘窝,营养尺骨和尺侧腕屈肌和指浅屈肌,其主要分支骨间总动脉分别营养骨间膜掌侧和骨间膜背侧以及邻近的肌肉。

腋动脉内侧有腋静脉伴行,而肱动脉有两条深静脉伴行,周围被臂丛神经围绕。另外腋静脉又有两条大的浅静脉汇入,一条是头静脉循行于肩部及上肢外侧,另一条是贵要静脉循行于上肢及腋内侧,两静脉之间又有肘正中静脉互相交通。上肢的静脉有深浅之分,深静脉多以两条血管伴随一条动脉分布,静脉之间的吻合支丰富,浅静脉和深静脉之间也有许多交通支互相联通。上肢的深静脉与同名动脉伴行,延续为锁骨下静脉。此静脉收集上肢,颈部和一部分胸腹壁的静脉血。如果上肢静脉血的回流出现障碍能引起相应部位的动脉供血的改变。

人体的脊神经在上肢的分布也有其独特性,前后颈及肩部由颈3~4脊神经分布,而上肢可根据脊髓神经节段分布在手臂的中间形成一划分带。上肢的桡外侧由颈5~6脊神经分布、管理,而上肢的尺内侧和腋部由胸1~3脊神经分布。在这些脊髓节段中每节脊髓前角发出的运动纤维,由前根进入相应的神经,支配肢体一定部位的肌肉运动,而脊

髓前角发出的感觉纤维,通过脊神经后根的传入纤维,管理着肢体一定部位的深浅感觉。自脊髓1～5胸节段侧角的一部分细胞发出节前纤维,经相应的脊神经和白交通支到达交感干神经节换神经细胞,然后自这些神经节发出节后纤维至肺门与迷走神经分支共同组成肺丛,再由丛分支入肺内分布到支气管平滑肌和腺体以及肺内的血管旁。

根据以上对上肢血管、神经的剖析,就可以初步找出在上肢不同部位取穴治病范围的差异之所在的原因。头静脉和贵要静脉这两条浅静脉分居于上肢的桡、尺侧,它们通过交通支和深静脉互相沟通。头静脉可收集手背静脉网以及上肢桡侧、三角肌、胸大肌等处的静脉血穿深筋膜注入腋静脉,而腋静脉上移为头臂静脉。在曲池、尺泽穴处的头静脉刺血拔罐,施以针刺等刺激手法,均可通过头静脉的血液流出,改善深层头臂静脉血的容量、流速、组分;从而能波及椎动脉的供血状况,椎动脉有营养脑和脊髓的作用,从而能治疗中枢神经的疾病。在改善了旋肱后动脉的供血后,可使肩部的三角肌和肩关节的病变痊愈。在改善了甲状腺下动脉的供血状况后,能治疗甲状腺、喉、气管和食管的疾病。而尺泽穴的脊神经节是发自下颈段,所以针刺尺泽穴处对颈部疾患亦有治疗作用。贵要静脉收集手背静脉网尺侧血液,以及上肢尺侧部位各组织的静脉血穿过深筋膜注入肱静脉,通过交通支和深层静脉保持联系,在针刺曲泽穴和少海穴处的贵要静脉出血时,可牵涉到胸廓内动脉的血液流动状态,从而改善肋间肌、乳房、心包、膈及腹直肌的血液循环障碍,以利这些区域的病理转归,因胸廓内动脉的分支腹壁上动脉和腹壁下动脉是互相吻合动脉,所以又能波及腹腔中的血液循环,从而对心、肝、脾、胆囊、肠道和肾脏都有治疗作用。曲泽和少海穴所处位置是脊髓胸1～2的神经节段的分布区域。可通过脊髓侧角和分布到支气管平滑肌、腺体以及肺内血管旁的肺丛神经纤维发生联系,所以针刺此处对肺和支气管的疾病都有治疗作用。在治疗肺部疾患时,当尺泽穴处静脉血管不显现时,即可刺曲泽穴处的静脉血管。

经络治病的规律性绝不是凭空而来的,是前人在大量的临床实践中摸索总结出来的,只有在神经和血管这些物质基础存在的情况下,才能演变出中医的许多治疗方法。王氏刺血疗法应用以上穴位治疗数百种疾病也是在长期大量的临床实践中总结出来的。前人对手太阴肺经和手阳明大肠经的合穴——尺泽穴和曲池穴的治疗范围,很少提及神经系统的病症。对此两穴附近的头静脉针刺放血,再配以其他的穴位,能治疗30多种神经系统的病症。前人对手厥阴心包经和手少阴心经的合穴——曲泽穴和少海穴的治疗范围,很少提及肝、胆、脾、胃、肾的病症,而对此两穴附近的贵要静脉针刺放血,再配以其他的穴位,能治疗40多种腹部脏器的病症。针刺放血疗法在临床上既取穴简便又疗效迅速,特别是用于急症的抢救,往往有立竿见影的效果。望广大的医务工作者在使用刺血疗法治病时,有新的发现、开拓和总结。

(二十一) 中渚穴

（属手少阳三焦经,是输穴,代号 SJ$_3$）

[取穴部位]　位于手背第四、五掌骨间,掌指关节后方凹陷处。因此处皮下组织少,常可见静脉血管分布,但是无病变时血管充盈度适中,而且静脉血管只能隐伏在皮肤下;有病理改变时静脉血管充盈度增高,血管扩张可凸出于皮肤。有的可因血中缺氧、流速缓慢而以青蓝色改变显现在皮肤下。

[局部解剖]　有尺侧手背静脉网和第四掌背动、静脉通过,布有尺神经手背支和桡神经浅支的分支。

[进针施术]　患者坐位或仰卧位,轻轻握拳,医者左手托住患者的手,右手持针斜刺进针,让静脉血向下流(见彩图24)。避免深刺碰到动脉而引起血肿,但有时因血急涌而出或针孔处血管和皮肤位置改变,血液不易

流出,在手背处形成皮下血肿,此时可立即拔罐,并多拔一次,嘱患者回去作局部热敷,3～6天后血肿即可消退和吸收。

[主治范围] 臂丛神经痛、尺神经麻痹、末梢神经炎、偏瘫(上肢)、疟疾、耳聋、耳鸣、突发性耳聋、药物性耳聋、脑发育不全、脑炎及后遗症。

(二十二) 阳溪穴、阳池穴及阳谷穴

(分别属手阳明大肠经、手少阳三焦经、手太阳小肠经,阳溪、阳谷是经穴,阳池是原穴,代号分别为 LI_5、SJ_4、SI_5)

[取穴部位] 都位于腕关节背横纹上,阳溪穴在背横纹桡侧,阳池穴位于背横纹中央,而阳谷穴在背横纹尺侧,取局部显现的血管。

[局部解剖] 阳溪穴处有头静脉分支,桡动、静脉及其腕背支分布,布有桡神经浅支。阳池穴处有腕背静脉网,腕背动、静脉,布有尺神经手背支和前臂背侧皮神经末支。阳谷穴处有腕背侧动、静脉,布有尺神经手背支。

[进针施术] 患者坐位或仰卧位,手背向上伸出,医者左手托住患者腕部,右手持针可直刺静脉血管,在小静脉压增高时可流出许多血,控制出血量,血止拔小号火罐(见彩图23)。

[主治范围] 多用于治疗风湿性关节炎、类风湿关节炎、反应性关节炎、创伤性关节炎的腕部肿胀疼痛,以及腕管综合征和上肢的瘫痪。

(二十三) 鱼际穴

(属手太阴肺经,是荥穴,代号 LU_{10})

[取穴部位] 位于手掌大鱼际处,第一掌骨中点赤白肉际处,取显露的青蓝色小静脉血管。

[局部解剖] 有头静脉的小静脉支,布有桡神经浅支。

[进针施术] 患者仰掌,医者左手托住患者手掌,右手持三棱针直刺小静脉血管,要快而准确,进针深度约0.2cm,血止后拔小号火罐。

[主治范围] 急慢性气管炎、支气管哮喘、小儿咳喘。

(二十四) 肩髃穴和肩髎穴

(分别属手阳明大肠经、手少阳三焦经,代号 LI_{15}、SJ_{14})

[取穴部位] 肩髃、肩髎穴均位于肩部,肩髃穴在锁骨肩峰端与肱骨大结节之间,三角肌上部中央凹陷处。肩髎穴在肩髃穴后一寸凹陷中,位于肩峰突起之后下方。取两穴附近显现的小静脉血管。

[局部解剖] 有旋肱前和旋肱后动、静脉通过,布有锁骨上神经后支及腋神经肌支。

[进针施术] 患者取端坐位,露出所要治疗的肩部,仔细寻找局部显现的静脉血管,有时可在肩髃的前下方看见很清晰的静脉血管(见彩图24)。常规消毒后,三棱针快速直刺血管,血流出后用卫生纸接血,不要弄脏衣物。血止后可用大、中号火罐吸拔。出血量在20～50 ml,血色可由黑紫色转成暗红色。肩髎穴不易见到静脉血管,可直接点刺穴位拔罐。

[主治范围] 肩臂疼痛、臂丛神经炎、肩关节周围炎、类风湿关节炎、风湿性关节炎、肱二头肌长头腱鞘炎等。

以上穴位见解剖图谱4上肢常用穴位。

(二十五) 委中穴

(属足太阳膀胱经,是合穴,代号 BL_{40})

[取穴部位] 位于膝关节后,腘横纹之中点,当股二头肌腱与半膜肌肌腱的中间,在此常有显露的血管,有的静脉可蜿蜒扭曲,有的充盈度明显增加而怒张,有的可见管壁呈青蓝色暴于皮肤下。

[局部解剖] 浅层血管有小隐静脉分支、股内侧浅静脉,以及深浅静脉之间的交通支,深层内侧为腘静脉,深层外侧为腘动脉。

布有股后皮神经、腓肠外侧皮神经,深层有胫神经、腓总神经。

[进针施术] 刺委中穴时,三棱针进针深度要根据患者的胖瘦,血管的深浅,一般在0.2～0.5 cm,针尖可微向上进针,左手扶住患肢的膝部,防止进针时患者避让移动肢体。可先让患者站立背对医者,充分暴露 部,注意裤脚不能勒紧腿部,以免使血液流动不畅,针刺施术后可让患者再转身坐下(见彩图8、25)。观察委中穴周围的静脉血管,许多瘦人往往能看到比较粗大的小隐静脉主干,这条主干静脉不要刺。小隐静脉分支高度曲张的患肢,进针时要避开过分扭曲的浅静脉,而选取较小浅静脉针刺,另外一定注意不要刺到腘动脉。委中穴处的静脉血管常有瘀血状况,三棱针刺后静脉血可喷射而出,有时射程可达30～50 cm,医者不要紧张,让其自然流淌用容器接住,此穴出血量往往比较多,拔火罐时亦能吸拔出许多血,出血量多时一穴即出血100 ml之多。但要不时观察出血量,如出血太多仍不能自然止血时,可加压止血,或用火罐压住针眼吸拔止血。危重患者或易晕针患者可卧位取穴(见彩图9)。

[主治范围] ①内科疾病:高热不退、流行性乙型脑炎、破伤风、流行性脑脊髓膜炎、风湿热、下肢丹毒、下肢毒蛇和毒虫咬伤、一氧化碳及药物中毒和后遗症、低血钾、痛风、类风湿关节炎、皮肌炎、硬皮病、结节性动脉炎、结节性脂膜炎、混合结缔组织病、高血压病、肾下垂、慢性肾衰竭、肾小球肾炎、肾病综合征、肾盂肾炎、肾结石及绞痛、乳糜尿、更年期综合征、骨质疏松综合征、坐骨神经痛、腓总神经损害、多发性神经炎、急性感染性多发性神经炎、脊髓炎、脊髓血管病、肌萎缩性侧索硬化症、进行性脊肌萎缩症、进行性延髓麻痹、脑震荡后遗症、癫痫、脑血管病及后遗症(脑出血、短暂性脑缺血发作、脑梗死、蛛网膜下腔出血)、脑外伤后遗症、偏头痛、紧张性头痛、头项肌收缩性头痛、震颤麻痹、小脑共济失调、小舞蹈病、手足徐动症、扭转痉挛、缺血

性神经痛、不宁腿综合征、红斑性肢痛症(下肢)、多发性动脉炎、雷诺综合征、血栓闭塞性脉管炎(下肢)、血管神经性水肿、网状青斑、下肢静脉炎、下肢静脉血栓形成、下肢静脉瓣关闭不全、椎-基底动脉供血不足、钩端螺旋体病、淋巴丝虫病(下肢淋巴象皮肿)。②外科疾病:背痛、多发性毛囊炎、颈部蜂窝织炎、下肢急性淋巴管炎、下肢急慢性骨髓炎、脊椎结核、腰背及下肢软组织损伤、小腿骨筋膜室综合征、创口不愈合、直肠脱垂、肛门脓肿、肛瘘、内外痔、腘窝囊肿、下肢静脉曲张。③运动系统疾病:颈椎病、菱形肌损伤、肩周炎、顽固性肩背痛、棘上韧带损伤、下颈髓损伤综合征、棘突骨膜炎、腰肌扭挫伤、腓肠肌损伤、梨状肌损伤综合征、椎管狭窄症、股骨头坏死、强直性脊柱炎、脊椎压缩性骨折、脊椎骨关节炎、老年增生性关节炎、风湿性关节炎、膝关节滑膜炎、下肢骨关节结核、急性腰扭伤、腰肌劳损、腰臀骶筋膜炎、脂肪疝、腰及颈椎间盘突出症、跟腱炎、跟骨骨刺、腰椎及下肢骨骨折、半月板损伤。④精神疾病:精神分裂症、躁狂及抑郁症、焦虑反应、强迫症、神经衰弱、肝豆病精神症状。⑤皮肤科疾病:(下肢)神经性皮炎、瘀滞性皮炎、牛皮癣、股癣、结节性红斑、下肢溃疡。⑥小儿科疾病:小儿急慢惊风、脑炎及后遗症、脑发育不全、小儿脊髓灰质炎及后遗症。

(二十六)委阳穴

(属足太阳膀胱经,是三焦之下合穴,代号 BL_{39})

[取穴部位] 位于膝关节后腘横纹外侧,股二头肌腱内侧缘处。

[局部解剖] 浅静脉血管有小隐静脉分支及膝上外侧静脉,布有股后皮神经、腓总神经。

[进针施术] 有些以委中穴为主治的病种,如在委中穴上找不出显露的血管,即可在委阳穴周围寻找(见彩图26),进针施术同于委中穴。

[主治范围] 基本上和委中穴相同,因

是三焦之下合穴,有通调三焦脏腑的作用,故治脏腑病用相对应穴效果不理想时,可选择刺血此穴治疗,往往能有显效。

(二十七) 足三里穴

(属足阳明胃经,是合穴,代号 ST_{36})

[取穴部位] 位于小腿前外侧,髌韧带外侧凹陷处直下 3 寸、胫骨前嵴处,在此位置的上下左右可有静脉血管显现。

[局部解剖] 有胫前动、静脉通过,布有腓肠外侧皮神经及隐神经分支,深层正当腓深神经。

[进针施术] 患者屈膝 90°端坐,仔细观察足三里穴位附近血管的变化,尽量针刺通过穴位的浅静脉血管。如足三里穴处没有明显的静脉,可在此段足阳明胃经循行的线路上寻找病变的血管。三棱针直刺血管深度在 0.2～0.5 cm,当静脉充血或瘀血严重时,静脉血可喷射而出(见彩图 27)。让其自然流淌和自动止血,血止后拔火罐。

[主治范围] 病毒性肝炎、胃肠炎、细菌性痢疾、腹腔感染、食物中毒、糖尿病、痛风及高尿酸血症、类风湿关节炎、干燥综合征、支气管哮喘、胸膜炎、风湿性心脏病、心律失常、冠心病、心绞痛、心肌炎、食管炎、食管癌、食管贲门失弛缓症、幽门梗阻、胃下垂、胃炎、胃癌、胃肠痉挛、消化道溃疡、消化道慢性出血、结肠炎、溃疡性结肠炎、便秘、腹泻、肝硬化、脂肪肝、胰腺炎、急慢性腹膜炎、肠系膜淋巴结核、胃肠道功能紊乱、脾肿大、脾功能亢进、甲状腺肿、甲状腺肿瘤、甲状腺功能亢进、甲状腺炎、面神经炎、三叉神经痛、舌咽神经痛、多发性神经炎、急性感染性多发性神经炎、癫痫、红斑性肢痛症、血管神经性水肿、阿米巴痢、淋巴丝虫病(淋巴象皮肿)、急慢性阑尾炎、膝关节炎、膝关节滑膜炎、膝内外侧副韧带损伤、半月板损伤、腓骨小头炎、精神分裂症、肝豆病、偏头痛、膈肌痉挛、牙痛、牙周炎、牙髓炎、舌炎、慢性多发性口腔溃疡、鼻炎、鼻窦炎、鼻衄、齿衄、乳腺炎、乳腺小叶增生、乳

腺纤维腺瘤、乳腺癌、神经性皮炎、瘀滞性皮炎、牛皮癣、湿疹、痤疮、下肢溃疡、小儿消化不良。

(二十八) 阳陵泉穴

(属足少阳胆经,是合穴,又是八会穴筋会之处,代号 GB_{34})

[取穴部位] 位于小腿外侧,腓骨小头前下方凹陷处,穴位上下寻找病理改变的静脉血管。

[局部解剖] 有膝下外侧动、静脉通过,布有腓浅及腓深神经支。

[进针施术] 患者坐位,双足垂直平放,在穴位附近寻找浅静脉血管,局部皮肤消毒,用左手拇、食指固定穴位处血管,右手持三棱针直刺进针 0.2～0.5cm 深,血止后可拔中号火罐。

[主治范围] 病毒性肝炎、药物中毒后遗症、筋膜炎、结肠炎、肝硬化、脂肪肝、胆囊炎、胆管炎、胆管蛔虫症、黄疸、脾肿大、视神经炎、癫痫、梅尼埃病、膝外侧韧带损伤、肋间神经痛、腓骨小头炎、偏头痛、青光眼、急性结膜炎、耳痛、中耳炎、突发性耳聋、药物神经性耳聋、脑发育不全。

(二十九) 阴陵泉穴

(属足太阴脾经,是合穴,代号 SP_9)

[取穴部位] 位于小腿胫骨内侧髁下缘凹陷处,选取穴位周围的显现的静脉血管。生殖系统、泌尿系统有病变时,此穴位上下必有病理性改变的静脉血管。

[局部解剖] 有大隐静脉及其分支胫后静脉通过,深层有膝下内侧动脉。布有小腿内侧皮神经,深层有胫神经。

[进针施术] 患者取坐位,双足垂直平放,有的患者穴位上可见一段静脉血管显现,易选取。但有的患者大隐静脉曲张,下肢内侧有大大小小蜿蜒扭曲极度扩张的血管,这时就要在阴陵泉穴位附近,或沿脾经循行线路寻找一条小一些的静脉针刺,不要刺极度

扩张的血管,以便控制出血量,三棱针直刺、深度在 0.2～0.5 cm,血止拔火罐 5～10 分钟。

[主治范围] 下肢丹毒、药物中毒后遗症、荨麻疹、皮肌炎、系统性硬皮病、病毒性肝炎、肝硬化、脾肿大、淋巴瘤、血小板减少性紫癜、脾功能亢进、下肢静脉曲张、直肠脱垂、腹股沟疝、内外痔、股骨头坏死、痛风性关节炎、膝内侧副韧带损伤、膝创伤性关节炎、急慢性盆腔炎、子宫内膜炎、子宫颈炎、子宫脱垂、阴道炎、会阴疼痛、月经不调、继发性闭经、痛经、带下异常、不孕症、产后慢性出血、阳痿、早泄、阴茎痛、不射精、精子活动率低、精子数量少、精液不液化、前列腺炎、前列腺肥大、精囊炎、睾丸炎、精索静脉曲张、隐睾症、股癣、瘀滞性皮炎、瘙痒症、下肢溃疡、股内收肌损伤、下肢血栓性静脉炎、腹股沟淋巴结炎。

(三十) 阴谷穴

(属足少阴肾经,是合穴,代号 KI_{10})

[取穴部位] 位于膝内侧横纹头,半腱肌腱与半膜肌腱之间凹陷处,病变时有静脉显现。临床上脑瘫的患儿此处多有一段青色静脉显露,刺出的静脉血呈暗紫色。

[局部解剖] 浅层有大隐静脉分支,深层有膝上内侧动、静脉通过,布有股内侧皮神经。

[进针施术] 患者直立或伏卧位,三棱针直刺穴位处的浅静脉血管,进针深度为 0.2～0.5 cm,不要刺穿深层的管壁。

[主治范围] 小儿脑发育不全、脑炎及后遗症、肾病综合征、肾盂肾炎、性功能障碍、子宫脱垂、盆腔静脉血栓形成、不孕症、痔疮等。

(三十一) 丰隆穴和条口穴

(属足阳明胃经,代号分别为 ST_{40}、ST_{38})

[取穴部位] 都位于小腿前外侧,丰隆穴位于髌韧带外侧凹陷(外膝眼)与外踝尖连线的中点处。条口穴位于丰隆穴前方 1 寸处,取局部显露的静脉血管。

[局部解剖] 有胫前浅静脉以及大、小隐静脉的交通支分布,深层有胫前动脉。布有腓浅神经、腓深神经、腓肠外侧皮神经及隐神经的分支。

[进针施术] 患者可取坐位或卧位,因两穴相距很近,主要是选取胫前浅静脉出血,所以施治时不能像毫针那样明显区别。三棱针可以直刺血管,进针深度为 0.3～0.5 cm,血止拔火罐。

[主治范围] 急慢性支气管炎、支气管哮喘、肺炎、胸膜炎、脑血管疾病及后遗症、精神分裂症、癫痫、胫骨骨髓炎、神经性皮炎、胫腓骨折及后遗症等。

(三十二) 中封穴、解溪穴及丘墟穴

(分别属足厥阴肝经、足阳明胃经、足少阳胆经,中封、解溪都是经穴,而丘墟是原穴,代号分别为 LR_4、ST_{41}、GB_{40})

[取穴部位] 三穴位于足背横纹处。中封穴位于足背横纹内侧,胫骨前肌腱内侧缘凹陷处。解溪位于足背横纹中央,当踇长伸肌与趾长伸肌之间凹陷处。丘墟位于足背外侧,外踝前下缘趾长伸肌腱外侧凹陷处。均要取穴位上的"血络"即小静脉血管出血。

[局部解剖] 中封穴处有大隐静脉的分支,布有足背内侧皮神经的分支及隐神经。解溪穴处有胫前静脉,可触及足背动脉搏动,布有腓浅神经、腓深神经、足背中间皮神经。丘墟穴处有小隐静脉的分支,及足背静脉网,布有足背中间和外侧皮神经的分支和腓浅神经的分支。

[进针施术] 中封、丘墟穴都可以用三棱针直刺穴位处的静脉血管,而解溪穴处有足背动脉通过,针刺时一定要避开动脉,可用斜刺法刺静脉血管使之出血。局部用小号火罐吸拔,或用小口径玻璃瓶拔火罐(见彩图 28)。

[主治范围] 踝关节扭伤、踝关节骨折、踝关节结核、风湿性关节炎、痛风性关节炎、

类风湿关节炎、坐骨神经痛、下肢瘫痪、神经性皮炎、小儿麻痹后遗症、血栓闭塞性脉管炎等。

（三十三）阳交穴和悬钟穴

（均属足少阳胆经，代号分别为 GB_{35}、GB_{39}）

［取穴部位］ 都位于小腿外侧，阳交位于外踝尖直上 7 寸腓骨后缘处。悬钟穴位于外踝尖直上 3 寸腓骨后缘处。寻找穴位周围或两穴之间的静脉血管进针。

［局部解剖］ 浅层布有小隐静脉的分支，局部有腓动、静脉分支和胫前动、静脉分支。布有腓肠外侧皮神经、腓浅神经。

［进针施术］ 三棱针可直刺进针，如悬钟穴处的静脉靠近腓骨时，就要由下向上斜刺进针，因两穴是同一经脉，而且部位靠近，故两穴所取静脉治疗范围基本一致。取穴时主要是观察哪个穴位附近的静脉血管显现，就刺哪个穴位（见彩图 29）。

［主治范围］ 肋间神经痛、肋骨骨折、肋软骨炎、急慢性肝炎、胆囊炎、胆石症、肩周炎、腓总神经损伤、坐骨神经痛、视网膜脱落、青光眼、视神经萎缩、急慢性结膜炎。

（三十四）髀关穴

（属足阳明胃经，代号 ST_{31}）

［取穴部位］ 位于大腿前外侧，髂前上棘直下与会阴相平处，取此处的静脉血管。

［局部解剖］ 分布有旋髂浅静脉，以及有旋股外侧动、静脉分支通过，布有腹外侧皮神经。

［进针施治］ 患者坐位或仰卧位均可，用左手拇、食指固定血管，右手持三棱针直刺血管 0.3～0.5cm 深，血止拔大号火罐（见彩图 30）。

［主治范围］ 股外侧皮神经炎、股骨头坏死、先天性髋关节脱位、股骨颈骨折及后遗症、髂骨化脓性骨髓炎、急性阑尾炎、髂窝脓肿等。

（三十五）足临泣穴

（属足少阳胆经，是输穴，也是八脉交会穴之一，通带脉，代号 GB_{41}）

［取穴部位］ 位于足背外侧，当第四、五跖骨结合部之前方凹陷处，小趾伸肌腱的外侧。取此处足背上小静脉血管。

［局部解剖］ 有足背动、静脉网及第四跖骨背静脉分布，布有足背中间皮神经分支。

［进针施术］ 选好足背静脉后，左手拇、食指固定血管周围的皮肤下，右手持三棱针由下向上斜挑进针。因足背处皮下组织少，并容易刺穿上、下血管壁，引起血液向皮下流淌形成血肿。如血肿形成可多拔一下火罐，以利血肿消散。

［主治范围］ 坐骨神经痛时足外侧麻木和疼痛、足背肿痛、足趾红肿疼痛等。

以上穴位见解剖图谱 5 下肢常见穴位。

● 下肢取穴讨论

三棱针刺血疗法在人体下肢不同部位的静脉处刺出血，就能治疗运动系统、泌尿系统、生殖系统、循环系统、消化系统、内分泌系统、神经系统的许多种疾病。委中穴一处就能对 130 多种疾病起治疗作用，而足三里穴和阴陵泉穴又能分别治疗消化系统和生殖系统的疾病。下肢的浅静脉血管和人体各系统之间的生理结构和病理改变到底有什么内在联系呢？

古人通过对人体的肉眼观察，大致将人体的血管、神经、淋巴管的分布，归纳为经脉在人体的分布和循行。人体的下肢外侧分别有足阳明胃经、足少阳胆经及足太阳膀胱经分布，下肢的内侧分别有足太阴脾经、足厥阴肝经、足少阴肾经分布。从现代解剖学提示古人所划分的下肢经脉区域和下肢血管、神经、淋巴的分布是有其规律性的，是有相应的形态结构为基础的。

人体的腹盆部动脉，由胸主动脉延续为腹主动脉，其位于腹壁的后面，沿途发出许多分支营养胃、肝、胆、脾、大小肠、胰及十二指肠等。供给肾的动脉比较粗大,水平走向两肾,肾动脉又分出供给肾上腺及精索或卵巢的动脉。腹主动脉在行程中还有四对腰动脉分出,营养腰部和腹侧壁的肌肉和皮肤,亦有分支进入椎管营养脊髓。腹主动脉在第4腰椎高度分为左、右髂总动脉,髂总动脉向下至骶髂关节处又分为髂内动脉和髂外动脉。髂内动脉营养盆内所有脏器及盆内外的肌肉,其壁支营养臀部肌肉、大腿内侧肌群及髋关节等;其脏支营养膀胱,在男性发出输精管动脉至输精管、精囊腺和前列腺处,在女性发出子宫动脉至阴道壁,还有分支营养子宫、阴道、输卵管及卵巢等。其分支还分布于直肠、肛门、阴囊及阴茎等处。髂总动脉的另一分支髂外动脉是输送血液至下肢的主干,在入股前发出腹壁下动脉和腹壁上动脉吻合交通。腹壁上动脉来自锁骨下动脉分支胸廓内动脉,故此处是上、下腔动脉的交通联合处,上、下腔动脉血可在此处根据需要而机动调整分布,而不需要通过心脏来调控,这也是临床应用上、下肢体的静脉出血能治疗内脏病的生理基础。

髂外动脉经腹股沟韧带深面入股部后改称为股动脉,并有股静脉和股神经相伴行走,股动脉的主要分支有营养股部肌肉的股深动脉。股动脉再向下延伸到达腘窝又改称腘动脉。腘动脉又发出若干膝动脉营养膝关节及其周围肌群。再分为胫前动脉和胫后动脉,胫前动脉穿行于小腿前肌群之间,移行为足背动脉,而胫后动脉沿途分支营养小腿肌后群、外侧群和足底肌,较大的分支有腓动脉。

下肢的深静脉与同名动脉伴行,在小腿以下的部位都是两条静脉伴随同名动脉延伸,到腘窝处合成一条腘静脉,上至股部延续为股静脉。下肢的浅静脉主要有两条,即小隐静脉和大隐静脉,小隐静脉收集足外侧静脉网血液,经外踝后方上升,沿小腿后面正中线至腘窝,穿过深筋膜注入腘静脉中,故在委中穴附近的小隐静脉出血能波及腘静脉的血流状况,所以小隐静脉分支出血能治疗下肢的疼痛。大隐静脉收集足内侧静脉血液,经内踝前方,沿小腿和大腿内侧上行,经卵圆窝注入股静脉中。大隐静脉要接纳五条属支的血液:①来自腹前壁下部的腹壁浅静脉。②来自外生殖器的阴部外静脉。③来自髂前上棘附近的旋髂浅静脉。④来自大腿内侧的股内侧浅静脉。⑤来自大腿外侧的股外侧浅静脉。所以在阴陵泉穴附近的大隐静脉刺血时能波及和影响这些静脉血液流动状况,故能治疗消化系统、生殖系统、泌尿系统的疾病及髋关节疾患等。大、小隐静脉与深静脉之间,借丰富的立体结构的交通支互相沟通,以保证血液由下而上、由浅而深正常回流。小隐静脉回流受阻时,曲张的浅静脉往往分布于小腿后面的下部,延伸至踝的外侧和足背部。大隐静脉回流受阻表现为小腿内侧的浅静脉扭曲扩张,严重时可比正常血管直径扩张数倍,大隐静脉主干病变时可在大腿内侧呈现曲张的静脉。盆腔静脉阻塞时在大阴唇、大腿后股内侧皮下静脉怒张,有时治疗妇科病及不孕症的取穴就要取此处肾经循行线路上的静脉血管。

当腹主动脉在延续过程中所分出的血管出现了循环障碍时,其所营养供血的部位就要出现相应的病理改变。如肠系膜血管阻塞、受压或血液灌注不足均可引起肠缺血,受累肠段全层充血,血管明显扩张,组织极度水肿和出血,进而发生坏死,这时如不能尽快改善血液循环障碍将导致肠坏疽。如髂内动脉壁支营养臀部肌肉,当血管因寒冷或扭伤而受损时,将引起臀部的肌肉或筋膜出现缺血性炎症,并因供血不足引起缺血性疼痛。肌肉肿胀将压迫从此处通过的坐骨神经,并分泌出许多强致痛生化物质,刺激神经末梢,引起剧烈的坐骨神经痛。而对下肢静脉的刺血治疗,可最直接地改善腘动脉和股动脉以及腹主动脉的局部血液循环障碍。所以古人通过长期的摸索,归纳总结出在经脉上"启脉""决脉"的施治方法,实际上就是刺体表静脉出血以达到治病的目的。

在第三章中提及疾病的发生是一个极其复杂的过程，在病因和机体反应的相互作用下，血液循环障碍是许多疾病过程的中间环节，致病因素都可导致神经调控异常，引起血管运动的改变，血液组成成分的改变、血液流动的改变，以及血管壁的损伤、局部血管活性物质释放的异常，等等。一旦血液循环发生改变，超过了神经-血管-体液所能调控的范围时，特别是影响了局部的神经、血管、红细胞的内分泌协同调控作用时，即可引起有关组织和器官的代谢、功能和形态结构的改变，出现组织的萎缩、变性和坏死等改变，严重者甚至可导致机体死亡。古希腊名医希波克拉底精辟地指出："患者的本能就是患者的医生，医生是帮助本能的。"刺血疗法是通过浅层静脉的出血，以调整动脉、静脉以及微循环所出现的血液循环障碍，恢复血管的自我调控能力，从而帮助患者本身各种功能的恢复，而正常血液循环是保证机体的内环境稳定，是所有器官组织新陈代谢和功能活动正常进行的基本条件。所以，刺血疗法是帮助患者实现自我修复的一种最有效的手段。

第七章 针刺放血疗法的临床治疗及验案选录

本章刺血疗法的临床治疗主要介绍安徽省合肥地区王氏刺血治病的经验。王氏刺血疗法取穴简便易行,灵活多变,同属一种疾病,但因中医辨证的不同及静脉血管的变化各异,所以取穴也不尽相同,强调因人而异、因病而异。针刺放血疗法是针灸的重要组成部分,临床治疗时必须正确选择适应证,取穴时要细心审视,辨证选穴,不断实践和积累经验,才能保证和提高治疗效果。作为针灸医生,也应多掌握几种治疗手段,这样才能在众多疾病的变化中掌握主动权。

一、周围神经疾病

(一)面神经麻痹

周围性面神经麻痹也称面神经炎,是指在神经核以下病变所致面部肌肉麻痹、口角喝斜的周围性面瘫。此病是针灸、刺血科的常见病和多发病,任何季节均可发病,而以春、秋两季发病较高。任何年龄均可发病,而以 20～40 岁年龄段为多。绝大多数为一侧性面瘫,中医学称"口眼喝斜""吊线风""口僻"。《灵枢·经筋篇》中早有描述:"卒口僻,急者目不合。"面神经麻痹起病后,用毫针、药物、推拿等方法治疗,多能很快转愈,但也有顽固性的面瘫久治不愈,使用刺血疗法能够使其痊愈。多年来我们用刺血疗法治疗了数千例面神经麻痹患者,除了病程在 3 年以上者不易治愈外,其余均能治愈。特将治疗方法介绍于下。

病 因 病 机

临床上追溯起病原因,一部分患者有着凉史,从热环境中突到冷环境中,或面部受冷风吹拂过不久后发病。一部分患者于发痛前有病毒性感冒症状,或因茎乳突内急性非化脓性炎症引起。另外还有骨质增生,肿物压迫等也可引起面瘫。以上原因可致使局部营养神经的血管痉挛收缩,易形成血栓,面神经组织因缺血、水肿、受压引起功能改变。血液循环障碍是致病的中间环节。中医辨证认为是风寒闭阻或风热侵袭而致瘀血阻络,使经筋弛缓不收而发生本病。

临 床 表 现

通常是急性起病,一部分患者在睡眠醒来时,或在冷风吹面后,发现一侧面部表情肌突然瘫痪。而部分患者起病前几天有同侧耳后下乳突区或面部的轻度疼痛,有的压痛明显。患者自觉面部僵硬、表情活动受限,口角喝斜,食物滞留于病侧的齿颊间。检查可见患侧前额纹消失,眼裂扩大,病侧鼻唇沟变浅,口角歪向健侧,不能皱眉、蹙额、露齿、鼓腮、吹气。闭目时患侧眼睑不能闭合,有 0.5～1 cm 的缝隙,亦称闭目露睛。

患侧角膜反射、眼轮匝肌反射、口轮匝肌反射、瞬目反射均减弱或消失。当病变在茎乳孔以上影响鼓索神经时,病侧舌面前 2/3 味觉障碍;如在镫骨肌支以上时有味觉损害和听觉过敏;如膝状神经节及岩浅大神经被累及时,可有乳突部疼痛、外耳道剧痛和感觉减退。面神经完全变性者如在 6 个月后仍不能完全恢复时,常出现瘫痪肌的挛缩,而形成倒错现象或出现面肌痉挛,治疗不当将留下终生后遗症。

治 疗 方 法

三棱针刺血取穴:足三里(患侧)、尺泽(双)、太阳(患侧,久病不愈取双侧)、大椎(点刺拔罐出血)。另取翳风(患侧)、地仓(患侧)、颊车(患侧)、阳白(患侧)。足三里、尺泽、太阳穴附近有病变的静脉血管,一定要刺出血,总出血量在 40～60 ml。大椎、翳风、地仓、颊车、阳白等穴可用三棱针直接点刺,深度 0.2～0.5 cm,然后用各种不同口径火罐吸拔出血。还可根据舌象、脉象配以温经散寒、清热息风、活血通络之中药内服。

面神经麻痹有一个发展过程,面瘫的第 1 周内,针刺疗效不显著,过早过强的刺激反不利病情的转归。刺血疗法可早期使用,但刺激强度要轻,拔火罐时也不易久留。在第一次刺血后,根据病情可间隔 3～7 天,再进行下一次治疗,随着病情的好转可间隔 10～15 天再治疗,直至面瘫痊愈。面神经受损部位较深者,要多刺血治疗几次,多者可达 8 次,临床上是可以完全恢复的,面神经无变性反应者刺血 1～3 次即可很快恢复。

验案举例

例 1　面神经麻痹(继发面肌痉挛)

严××,女 35 岁,江西省彭泽县楼关乡马桥村人。

现病史:于 2000 年 4 月初因劳累后,突发右耳后疼痛、耳鸣、伴双眼干燥模糊,2 天后晨起发现右侧面部僵硬,鼻唇沟变浅,口角㖞斜,不能皱眉、蹙额、鼓腮、吹气,耳后及颧骨处压痛(+),右眼睑闭合时有 1 cm 裂隙,右面颊部存饭和口角漏水。T 37.5℃,HR 82 次/分,BP 120/80 mmHg,诊为面神经炎。在当地医院经针灸、理疗、药物等治疗,病情无好转,近来又出现右侧面部痉挛,紧张时即出现抽动,每日 5～10 次不等,特从外地赶来刺血治疗。

治疗经过:2001 年 2 月 18 日初诊,中号三棱针刺足三里穴(双),流出黑紫色静脉血 20 ml。继刺尺泽穴(双),流出黑紫色血 20 ml。再刺太阳穴(双)、大椎穴、翳风穴(右)、阳白穴(右)、颧髎穴(右)。每穴均拔火罐吸出血,3～5 分钟去罐。刺血 3 天后右面部痉挛消失,右眼渐能闭合。3 月 15 日二诊时,面肌不运动时,口角已看不出㖞斜,但笑时仍有偏歪。蹙额、鼓腮、吹气试验明显好

转。右眼睑已能用力闭合,右耳内仍有不适感,继续刺血治疗。3 月 29 日三诊时,面部两侧对称,已无明显偏歪,唯右侧腮部鼓气轻度受限,继以上法治疗。

经 3 次刺血治疗,10 个月未治愈的面瘫完全恢复,面肌痉挛亦痊愈。

例 2　面神经麻痹(早期)

王××,男,27 岁,安徽霍邱县陈里乡周台村人。

现病史:于 1990 年 10 月 20 日夜间外出吹风,回来即感右侧面部麻木僵硬,第二天出现口角歪斜,右眼不能闭合,见风流泪,不能蹙额、鼓腮、吹气和露齿,吃饭时右齿颊存饭。无发热、头痛,无呕吐,饮食睡眠均正常。

治疗经过:患者 8 年前曾患肢体瘫痪经刺血治愈,又于 1990 年 10 月 26 日因面瘫求治。用中号三棱针刺血足三里(右)、尺泽(右)、太阳(双)、大椎、地仓(右),出血后拔火罐,总出血量约 80 ml。刺血 3 天后面部一切恢复正常,无任何异常感觉,一周后参加农业劳动。

于 1993 年 1 月 2 日追访,刺血治疗后面部至今无任何不适感,功能完全正常。

(二) 三叉神经痛

三叉神经痛是三叉神经分布区域内反复发作的短暂性剧烈疼痛,临床上以第二支、第三支发病为多见。本病多发生在中年以后,以老年人、女性患者居多。按病因可分为原发性和继发性两种,目前将常规检查尚查不出明显原因的一类疼痛称为原发性三叉神经痛,本症为针灸、刺血科临床中多见病种。

病 因 病 机

三叉神经痛的发病机制众说纷纭,有人认为原发性三叉神经痛多由血管压迫造成,如老年性动脉粥样硬化性血管改变,导致颅内血管伸长、扭曲,故老年人好发病。如血管压迫神经后根,使神经根局部产生脱髓鞘变化即可发病。还有人认为炎症、外伤、硬脑膜

增厚、骨质压迫等都能引起神经功能紊乱而导致疼痛。因为 MRI 的普遍应用，现临床中经常发现脑干梗死后引起三叉神经痛。邻近器官有病灶时也能对三叉神经形成慢性刺激。

中医认为"面痛""眉棱骨痛"均属本病，其病机有感受风寒和风热之分，也和气滞血瘀有关。《灵枢·经筋篇》中指出："颊筋有寒，则急引颊移口。"三叉神经是最大的脑神经，由感觉与运动神经纤维混合组成，而原发性三叉神经痛，除了有短暂的剧烈疼痛外，没有运动和功能的损害。既然三叉神经受压迫就应同时引起感觉和运动的异常，而临床上却只有疼痛感，笔者认为三叉神经的疼痛还应属于缺血引起的疼痛。痛感受器的效应不是孤立的，要受邻近组织状态的影响，要受脑的下行性调控，但主要受局部血液和组织内生化物质变化的影响。在三叉神经的微血管减压手术中观察到，三叉神经近脑干段的血管确有变异，可见动、静脉血管增粗、伸长、扭曲。老年人在动脉粥样硬化时可出现此类型血管改变，这可部分地解释了原发性三叉神经痛多见于老年人的原因。人体在感受风寒、暑热和炎症感染时，也可使血管直接发生变化，老化的血管更易发生改变，动、静脉小血管可出现充血、增粗、扭曲，并且出现微循环障碍，使局部的微环境失去动态平衡，使内源性镇痛物质降低。血管内皮和红细胞在缺血时都可释放出许多致痛物质，如局部微环境不能及时灭活、降解、转运这些物质，即可作用于神经末梢感受器，从而引起传入冲动进入中枢神经系统引起疼痛感觉。治疗神经痛的关键在于改变痛感受器的周围环境，使致痛物质减少或不能生成。所以，刺血疗法在改善了局部的血液微循环障碍后能达到镇痛的目的。

临 床 表 现

疼痛范围限于三叉神经分布区域，疼痛为阵发性剧烈疼痛，每次发作历时短暂，可于数秒或数分钟后缓解，连续数小时或数十天内反复发作。疼痛犹如刀割、针刺或钻凿样难以忍受，患者用手掩面，用力揉搓按压以减轻疼痛。疼痛可因说话、进食、洗脸、刷牙、冷刺激或震动而诱发，致使有的患者不能洗漱，不能进食和饮水，老年患者可因此出现脱水和营养不良。相当部分患者的面部、口唇有特别敏感区，如唇、鼻翼、颊部、齿龈、舌等，轻微的触碰即可引发疼痛。严重的患者可伴有痛侧面部肌肉抽动，皮肤潮红、眼结膜充血、流泪、流涕、流涎等，近似丛集性头痛发作时的部分表现。

祖国医学《灵枢·经筋篇》中亦有描述："手太阳之筋……本支者，上曲牙，循耳前，属目外眦，上颌，结于角。其痛当所过者支转筋。"三叉神经痛突发突止，间歇期时完全正常，多数患者疼痛的发作频率和严重程度常进行性加重，病程可迁延至十数年之久，很少自愈。早期易误认为牙痛，临床上见许多患者多次拔牙而不能使疼痛缓解。患者精神抑郁，无法正常劳动和工作。

治 疗 方 法

仔细聆听患者的病史，详细了解疼痛的部位、程度、持续时间、触发刺激点，做相关的体格检查，对头面部的疼痛要认真鉴别诊断，以明确诊断后再治疗。

治疗主穴：太阳、下关、翳风、尺泽、足三里处静脉出血。治疗配穴：阳白、四白、巨髎、颊车、地仓、完骨、大椎、阳陵泉处刺出血。面部以患侧取穴，四肢穴位取双穴，治疗时每次可选取 4～5 穴针刺出血。

治疗可在疼痛期进行，在缓解期治疗更好，对久病体虚者以及年老体弱者，取卧位治疗。剧痛时出血量还是要多一些，因为只有瘀血流出，疼痛才能速去。根据脉象辨证并配以活血化瘀、平肝熄风、化痰祛湿，以及养阴益气等中药治之。治疗间隔时间视病情而定，如刺血后疼痛消退，可以 15 天后进行下一次治疗，而疼痛仍未缓解者，可 3～7 天再治疗一次，中间可配以毫针治疗。

多数患者经 1～3 次治疗可终止发作，外科手术过的患者,有部分治疗效果不明显,临床上最多治疗6次即可痊愈。

验案举例

例1 三叉神经痛

吴××,女,64岁,皖霍邱县宋店乡关塘村人。

2000年7月22日初诊,主诉:右面颊部间歇性疼痛10余年,近又痛剧已3天不能进食及睡眠。

现病史:右侧三叉神经痛10余年,初起一年只痛5～6次,间歇期渐缩短。今年7月初又出现面部阵发性刀割样剧痛,1小时即有6～8次发作,面部抽搐,不敢洗漱,不能饮水,因痛剧已3天不能进食。曾做过封闭治疗,但疗效不持久,长期服用大剂量镇痛药物,症状未控制。

查体:神清,营养不良,体弱消瘦,痛苦面容,不敢说话。面部无红肿,五官(一),右侧齿龈、舌面、右鼻翼处触碰可使疼痛诱发。T 38.3℃,HR 96次/分,律齐,两肺(一),BP 110/80mmHg,脉弦细,舌质红,苔厚腻,大便已3日未解。

治疗:考虑患者体虚痛剧,并已3天不敢进食、饮水,使其平卧位针刺,三棱针点刺太阳穴(双)、尺泽穴(双)、足三里穴(双)、下关穴(右)、巨髎穴(右)、大椎穴,面部穴位点刺后轻拔火罐,四肢穴位刺出黑紫色静脉血,总出血量约40ml。刺血拔罐后剧痛发作减轻、发作次数减少,即刻能缓缓饮水和进流质饮食。口服穿心莲片每次2片,3次/日,维生素C每次200mg,3次/日,嘱进食清淡和易消化食物,禁刺激性食物。

2000年8月8日二诊:半月前刺血治疗后疼痛缓解,当日大便排出。4天后疼痛未再发作,能正常饮食和睡眠,洗漱无碍,但右侧舌面不能辨别味道,T 37.3℃,HR 88次/分,心肺(一)。

治疗:复取以上穴位,使出血量比初诊时稍多一些,出血约50ml,穴位重拔火罐。

经以上治疗,10多年的间歇性三叉神经痛缓解。随访2年已无发作,患者精神愉快。

例2 三叉神经痛

张××,女,32岁,皖合肥市杏花镇人。

1999年3月15日初诊,主诉:右侧面颊部间歇性剧痛30多天。

现病史:于2月10日午间进食了病死的猪肉,夜间突然面部疼痛,由右侧上齿龈处向鼻翼处放射,如烧灼、针刺感,不敢进食,不能洗漱。误认为牙痛,拔去右上侧牙齿后仍疼痛,痛剧影响睡眠。自己又用皮蛋外面的泥土敷脸,皮肤过敏起水疱溃破,自服索米痛片4片,3次/日,疼痛仍无法控制。

查体:神清,痛苦面容,右面颊部红肿,表皮脱落,右鼻翼旁不能触摸,T 36.8℃,HR 82次/分,心肺(一),脉紧细,舌质红,苔薄白。

治疗:三棱针刺血足三里穴(双)、尺泽穴(双)、迎香穴(右)、下关穴(右)、翳风穴(右)、太阳穴(双),刺后各穴拔火罐5～10分钟,出血量约100ml。口服螺旋霉素每次0.2g,3次/日。

刺血后立刻痛减,晚上能安静入睡,晨起亦能正常刷牙、洗脸,仍有轻度阵发性疼痛,又于7天后和15天后各刺血一次以巩固疗效。2年后带他人来看病时,高兴告知,刺血治疗后,再无面痛发作。

例3 三叉神经痛(脑动脉硬化)

陈××,女,65岁,皖肥西县南分路乡姚塘村人。

1996年12月10日初诊,主诉:右侧面颊及眼眶处阵发性剧烈疼痛10余天。

现病史:于当年11月底乘三轮车吹风后,出现右侧面部疼痛,无发热、无头晕、呕吐。疼痛呈刀割样剧痛,牵扯面部抽搐,发作2分钟左右自行停止,间歇10～30分钟又痛,不能说话,3天前痛剧时曾昏迷10余分钟。

查体:精神萎靡,痛苦面容,右侧眶上、眶下、鼻翼及齿龈处均有触痛引发点,T 37.2℃,HR 88次/分,心音亢进,$A_2>P_2$,BP 140/90 mmHg,1996年12月6日脑彩超示①左侧大脑前动脉供血不足,伴硬化可能。②右侧椎动脉硬化,双侧椎段流速不对称。③脑血管弹性减退。

治疗:三棱针刺血阳交穴(双)、曲泽穴(双)、太阳穴(双)、阳白穴(右)、完骨穴(右)、下关穴(右)、大椎穴,出血总计在50 ml左右,血色暗紫。口服逍遥丸每次6粒,3次/日,复方丹参片每次2片,3次/日,维生素C每次200 mg,3次/日。

1996年12月17日二诊:刺血后剧烈疼痛已减,仍有阵发性针刺样疼痛,右侧舌面及下齿龈处仍有触发痛,已能进食流质。脉浮,舌质红,苔薄黄。

治疗:继续以上法治疗。嘱半个月复诊,患者未按时来诊。

2001年2月23日复诊:4年前刺血治疗2次后,右侧面痛消失。今年冬季感受风寒后又出现右面颊部间歇性剧痛,不能进食,时有头晕。T 37.5℃,HR 90次/分,BP 160/110 mmHg。

治疗:仍以4年前初诊时穴位刺血治疗,口服复方降压片每次1片,2次/日,维生素C每次200 mg,3次/日。经刺血治疗后疼痛好转,间隔15天刺血治疗一次,连续三次,顽固性的疼痛临床治愈。

(三)舌咽神经痛

舌咽神经痛在头面部的神经痛中并不常见,笔者在30多年的临床治疗中,仅遇到过不足10例,患者亦很痛苦,应用刺血疗法也都能基本治愈,特此总结出来,以供临床医生参考。

病因病机

舌咽神经痛的病因尚未明确。可能原因有:①血管压迫神经根,这些血管可以是椎动脉、小脑后下动脉或其分支、小脑前下动脉或

其分支,以及与小动脉伴行的静脉血管。②蛛网膜粘连,舌咽神经周围的蛛网膜炎症、出血等原因可造成舌咽神经与血管或脑组织粘连而使舌咽神经受压。③肿瘤压迫、感染、外伤等均可引起疼痛。这些原因均可引起舌咽和迷走神经纤维变性、增生或结构破坏,发生脱髓鞘病变,引起舌咽神经传入冲动与迷走神经之间发生短路而导致舌咽神经痛。笔者认为其病变之根源和三叉神经痛形成的原因一样,仍是因血液循环障碍所诱发。

临床表现

舌咽神经痛也多发生于成人和老年人,疼痛在咽喉部、扁桃体区、舌根部或下颌角深部,为单侧发作。另有些患者的疼痛区域包括耳部、外耳道深部或一侧喉部。疼痛多突然发作,呈电击、刀割、针刺样的剧痛,以及烧灼或异物感等不同感觉。患者常因疼痛剧烈而难以准确定位,疼痛可放射至耳道、下颌和齿龈,疼痛历时短暂,从数秒至数分钟。每日能发作几次至数十次,有时间不等的间歇期。说话、饮食、伸舌、喷嚏、吸气等常可诱发疼痛。发作时可伴流涎及阵发性咳嗽、喉部痉挛、心律失常,少数患者出现晕厥。发作时虽然疼痛剧烈,但神经系统检查无阳性体征,患者因怕痛而不敢下咽食物,发作次数随病程延长而渐趋频繁。

治疗方法

舌咽神经痛的刺血治疗方法基本同于三叉神经痛,主穴:足三里穴(双)、尺泽穴(双)、太阳穴(双)、大椎穴。配穴:下关穴(患侧)、颊车穴(患侧)、天鼎穴(患侧)、翳风穴(患侧)、风府穴(双)。每次选5~6穴刺血拔罐,尽量刺穴位处显现的静脉血管,出血后每穴都要拔火罐,但颈部拔罐时注意不要压住颈动脉。

验案举例

例1 舌咽神经痛

王××,男,62岁,皖无为县泉塘乡长胜村人。

现病史：1999年6月28日初诊，3个月前突然发生右侧咽部、舌根部及颈喉部疼痛，痛如刀割样和针刺样。每次持续2~3分钟，每日发作10余次，吞咽食物和大声说话时可触发疼痛发作，痛剧时烦躁不安。多家医院诊为舌咽神经痛，经以卡马西平等药物治疗，疼痛不减。

查体：神清，痛苦面容，总要用手揉按颈部咽喉处才感舒服。扁桃体（一），舌咽部无红肿破溃。

治疗：三棱针刺血足三里穴（双）、尺泽穴（双）、太阳穴（双）、颊车穴（右）、天鼎穴（右）。口服复方丹参片每次2片，3次/日，复合维生素B每次2片，3次/日。

1999年7月19日二诊：刺血治疗后疼痛立刻明显减轻。10余天中几乎没有发作过，近2天咽部及舌根又有轻微阵痛，声音嘶哑，大便燥结。

治疗：继以上法给予治疗，口服牛黄解毒片每次2片，3次/日（服3天即停药）。

第二次刺血治疗一周后再无疼痛发作而病愈。

例2　舌咽神经痛

张××，女，48岁，皖肥东县白龙乡三圩村人。

现病史：2000年8月20日初诊，当年年初不明原因出现右侧咽喉部阵发性疼痛，呈烧灼样、针刺样痛，有时放射至右耳道、下颌角处，不能具体触摸到疼痛处，手指按压右侧胸锁乳突肌处能缓解疼痛。有时触摸右耳，或向右侧转动头部即能触发疼痛，影响劳动和日常生活。经采用封闭、外敷、药物治疗后，只可使疼痛间歇数日，而后又发作。

查体：神清、精神萎靡，五官（一）、颈部淋巴结无肿大，右胸锁乳突肌处轻肿，头部不敢转动，活动即引起右侧颈及下颌角处放射痛。

治疗：取穴针刺方法同例1，刺血治疗后当天疼痛减轻，又于9月14日来刺血治疗一次，以后疼痛再无发作痊愈。

（四）枕神经痛

枕神经痛是指枕大神经、枕小神经所分布区域的颈枕部疼痛及后头痛。枕大、小神经属于颈神经丛分出的皮神经支，它们从颈部胸锁乳突肌后附近穿出，呈放射状分布到颈枕部和耳后，管理着感觉传导。枕大神经自颈部深层穿出，分布在枕外隆凸两侧向后头顶部走行。枕小神经自颈部深层穿出，在耳后乳突后上缘分布。

病 因 病 机

临床上观察其发病原因一方面可为细菌、病毒感染，许多患者在病毒性感冒时伴有枕神经痛。另一方面由于颈枕部暴露于外界，最易直接感受寒冷的袭击，常因直接吹电风扇，或空调温度太低，或冬季不戴围巾、帽子，使局部血管在低温中过度痉挛收缩，血液黏度升高，破坏了血管的微调作用，形成微小血栓，进一步引起肌组织的缺血和挛缩，使神经纤维处在缺血的环境中，缺血的组织中能释放出微量的生物性致痛物质，刺激神经末梢，引起剧烈的疼痛。另外颈部骨关节炎、颈椎结核、硬脊膜炎等，均可刺激颈丛的感觉支产生症状。

临 床 表 现

在乳突与第一颈椎之间有枕大神经痛的痛点，在胸锁乳突肌附着点的后上缘处有枕小神经痛的痛点，当按压这些痛点时，患者感到疼痛并沿神经分布扩散。

枕神经痛有的可在数天内好转，而有的枕神经痛患者常在此两处有压痛和自发性疼痛，可从颈部向后头顶部放射，局部有针刺、钻凿或烧灼样疼痛。疼痛多为持续性，并呈阵发性加重，皮肤可有感觉过敏，轻触即疼痛难忍，活动、咳嗽、情绪激动均可使疼痛加重，发作间歇期枕部仍可有钝痛，其疼痛有类似三叉神经痛的性质。疼痛可长期存在，特别是中老年人在血管老化后更易出现颈枕部的疼痛。枕神经痛可使患者睡卧不安、心情烦躁。

治疗方法

用三棱针刺血治疗,先取委中穴,根据委中穴周围的血管变化,刺双侧或单刺患侧。在枕神经痛伴有颈肩部的麻木酸痛时,就要取患侧尺泽穴处的静脉刺出血。枕大神经痛时在局部可点刺风池穴出血,枕小神经痛时可点刺完骨穴出血,出血后尽量设法拔火罐。如刺以上穴位病情不能控制,可在下一次治疗中,加刺患侧太阳穴处的浅静脉出血,以及点刺大椎穴出血。一般间隔10天治疗1次,痛剧时可隔日1刺,经过1~2次刺血治疗后,枕神经痛均能痊愈。如颈部有其他疾患时,还要对症治疗颈部的疾患,以消除对颈丛的刺激症状。

验案举例

例1 枕神经痛

翁××,男,54岁,安徽省干部学院职员。

现病史:2001年3月6日初诊,当年元月下旬右上侧齿龈肿痛,又加劳累及饮酒后,出现右侧枕后钻凿样跳痛,局部皮肤轻触即如针刺痛,并向后头顶部放射,右侧耳郭后亦触痛过敏。跳痛间歇期感右侧颈、肩部酸麻胀痛,局部畏寒怕风,遇冷后疼痛加剧。经药物治疗无效,心中烦躁,饮食减少,严重影响睡眠和工作。

查体:精神不振,面色憔悴,T 36.8℃,BP 120/82 mmHg,脑神经检查无异常,右侧枕外隆凸及右乳突后上缘可触及压痛点,局部触觉过敏,引发枕后针刺样跳痛。实验室检查均在正常范围,颈椎X线片无异常改变。

治疗:三棱针首先针刺尺泽(右)出血,出黑紫色血约15 ml。继刺委中穴(双)处出血,出暗紫色血约20 ml,血止后均拔火罐。再点刺大椎穴、风池穴和翳风穴,用小口玻璃瓶拔火罐,吸出血数滴。

治疗完毕患者即感枕区疼痛减轻,肩颈部轻松舒适。当晚安然入睡,晨起病痛尽失,

枕后头部及耳郭处皮肤触摸感觉正常。

(五)股外侧皮神经炎

股外侧皮神经是从腰丛发出的脊神经,由腰2~4神经纤维构成,为感觉神经,分布于股外侧。股外侧皮神经炎主要是大腿外侧处疼痛、麻木,常伴有针刺、蚁走或烧灼等异常感觉。多见于成年人,常为单侧发病。一般以慢性或亚急性起病,常可由腰部外伤,腰大肌压迫,腰腿部受寒冷刺激,腹部手术后,以及长期蹲坐、站立或行走过久而引起。

局部检查常有痛觉和触觉减退或消失,温度觉也可减退,麻木、疼痛常经久不愈,有的可长达数十年。

治疗方法

三棱针刺血治疗,取患侧阳陵泉穴、风市穴,以及腰2或腰3椎体周围的浅静脉刺出血。另外可在大腿外侧皮肤麻木处,直接寻找显现的浅静脉血管点刺,视出血量可刺1~3处,血止后每穴均拔火罐。经1~3次刺血治疗都能痊愈。

验案举例

例1 股外侧皮神经炎

吴××,男,48岁,皖长丰县吴店乡吴店村人。

现病史:1989年7月16日初诊,当年4月初步行5千米后,出现右大腿外侧皮肤麻木,伴有针刺样疼痛。卧床休息时刺痛尤甚,行走及劳累后麻木加重。

查体:右下肢各关节无红肿,功能活动正常,未引出病理反射,右大腿外侧皮肤外观正常,约有20 cm×10 cm面积皮肤触觉和痛觉轻度减退。

治疗:三棱针刺血取穴阳陵泉(右)、风市(右)、腰阳关,出暗紫色血50 ml,血止后拔火罐。

1989年8月2日二诊,现右大腿外侧疼痛、麻木明显好转,现只有轻微异常感。

治疗:三棱针取穴阳陵泉(右侧)和右大

腿麻木处显现的浅静脉血管,刺出的血色已转暗红色,出血约20ml。1周后右腿股外侧皮神经炎痊愈。

(六)多发性神经炎

多发性神经炎又称周围性神经炎或末梢神经炎。是指各种不同病因引起的全身多数周围神经的对称性损害,主要表现为四肢远端对称性的感觉、运动和自主神经功能障碍。

病 因 病 机

多发性神经炎的病理改变主要是周围神经的节段性脱髓鞘或轴突变性,能引起其病理改变的原因很多。针灸和刺血临床上常见病例的诱发原因有:①感染性疾病引起,如病毒性感冒、菌痢、疥疮化脓、肺炎等。②代谢及内分泌障碍引起,如糖尿病、甲状腺功能减退、尿毒症等。③药物和化学品中毒引起,如异烟肼、呋喃唑酮、磺胺类药物,有机磷农药、甲醇以及铅、汞等重金属中毒等。④营养缺乏和吸收障碍引起,如维生素 B_{12} 缺乏、慢性酒精中毒、胃肠道慢性疾病等。⑤周围血管疾病引起,如肢端动脉痉挛症、老年性动脉硬化等。⑥遗传和其他原因。

根据临床表现不同,本病属中医"痿证""痹证"范畴。中医认为肺热伤津、湿热浸淫、脾胃虚弱、肝肾亏虚为致病因素,并根据辨证分型应用清热利湿、健脾益气、补益肝肾、活血化瘀为治则。

临 床 表 现

各种病因引起的多发性神经炎,其主要临床症状相似,表现为四肢远端对称性的感觉、运动及自主神经功能障碍,感觉障碍多为肢体远端的麻木、刺痛、烧灼感,亦有部分患者只有上肢或下肢的发病,常有感觉异常或感觉过敏,进而有痛、温、触觉的减退,部分患者的感觉异常局限在肢端,常呈手套和短袜状分布。运动障碍表现为肌无力,肌张力减低,肢体萎软无力,肌肉萎缩,腱反射减退或消失。自主神经功能障碍初期表现为手指、足趾的肿胀,皮肤潮红或发绀,继之出现皮肤菲薄光亮,干燥起裂,过度角化失去弹性,手掌多汗或无汗,温度降低等表现。病情轻重不一,轻者仅有肢端疼痛、麻木,而无感觉缺失或运动障碍。病情可逐渐加重,迁延不愈数十年,辅助诊断有肌电图、神经传导速度检查和神经活检等。

治 疗 方 法

治疗多发性神经炎的主穴:大椎穴、曲泽穴、尺泽穴、腰阳关穴、委中穴、足三里穴。配穴:身柱穴、命门穴、阳陵泉穴、解溪穴、足临泣穴、中渚穴、阳池穴、八风穴、八邪穴。根据病情每次灵活选取3～5穴,一般均选取双侧穴位。如是感染引起疾病,要先对症治疗。而代谢及内分泌障碍引起的,如糖尿病伴多发性神经炎,治疗时依辨证或清泻胃火或温阳固肾,取穴以足三里穴、命门穴为主。如药物和化学品中毒引起的,立刻停服药物,离开慢性中毒的环境,有的还要及时用药以排除体内毒素。针刺取穴用曲泽穴、腰阳关穴能促使肝、肾的解毒排泄作用。对周围血管病要注意温通经络、活血化瘀,而营养缺乏和吸收障碍还需治疗原发病灶和补充营养。

验 案 举 例

例1 多发性神经炎

赵××,男,38岁,皖淮南市孔集煤矿工人。

现病史:1988年冬季冷水中工作,出现高热3天,热退后继感腰酸及四肢无力和轻度麻木。至1996年夏季因贪凉,病情加重,四肢麻木、刺痛,痿软无力,不能久站和下蹲,行走时足尖下垂易跌倒,双手不能负重,倒开水都困难。饮食、睡眠正常,长期治疗无效。精神状况好,面色萎黄,T 37℃,BP 136/90 mmHg。双手指、足趾变细,皮肤菲薄、枯燥、无汗、温度下降,并有典型的手套、短袜状麻木区域。四肢肌张力减退,腱反射减弱,肌肉轻度萎缩,上肢肌力Ⅳ级,下肢肌力Ⅲ级。

治疗经过:患者于2001年5月14日初诊,取委中穴(双)、下巨虚穴(双)、太冲穴

（双）、尺泽穴（双）、腰阳关穴，出血总量约120 ml。口服健脾丸每次6粒，3次/日。第一次治疗10天后能下蹲站起，行走较前有力，刺痛感消退，仍有麻木感，肢端温度恢复，长期的腰酸转愈。于6月10日二诊，取委中穴（双）、陷谷穴（双）、曲泽穴（双）、阳谷穴（双）、腰阳关穴及大椎穴。出血总量约120 ml，继服上药，加强肢体的锻炼。第二次治疗后足部活动功能渐恢复至正常，下肢肌力增至Ⅳ级，上肢肌力Ⅴ级，已能久站，行走不易跌倒，双手能持重物，掌心有微汗，皮肤枯燥好转，麻木感减退。于7月20日三诊，三棱针取委中穴（双）、曲泽穴（双）、命门穴，口服补肾强身片每次5片，3次/日，复合维生素B每次2片，3次/日。经过3次刺血治疗，4个月时间的机体调整恢复和功能锻炼，多年的病痛痊愈。于当年9月29日带母亲来看病时，复查肢体各功能正常，肢端肤色转润，外观及温度正常。

例2　感染及药物引发多发性神经炎

王××，男，61岁，皖来安县舜山乡炮嘴村农民。

现病史：2000年10月诊为肠结核，服异烟肼2个月后，出现四肢末端麻木、肿胀、刺痛感，行走足底如踩硬物，夜间刺痛、麻木加剧，影响睡眠，饮食减少，双手肿胀无法劳动。形体消瘦、营养不良，T 37.7℃，HR 72次/分，心肺（一）。肝肋下0.5 cm，触痛（＋），脾肋下未及，下腹部左侧压痛（＋），左侧腹股沟淋巴肿大，触痛（一），四肢肌张力减退，肌肉无萎缩，手、足肤色发绀肿胀明显，皮下静脉扩张并呈青蓝色。

治疗经过：于2001年8月2日初诊，三棱针刺足三里穴（双）、内庭穴（双）、曲泽穴（双）、中渚穴（双）、肺俞穴（双）、大肠俞穴（双），每穴均拔火罐。出血量约100 ml，血色暗紫，停服抗结核药，口服健脾丸每次8粒，3次/日，复方丹参片每次2片，3次/日，十大功劳叶每日10 g泡水代茶。刺血治疗后四肢末端肿胀、刺痛感逐渐消失，仍有麻木和足踝硬物感，手、足肤色发绀亦好转。8月17日二诊，三棱针刺血委中穴（双）、太冲穴（双）、尺泽穴（双）、阳池穴（双）、腰阳关穴，总出血量约100 ml。第二次刺血后肢端麻木感减退，夜间已能安睡，下腹部疼痛消失，食量增加，精神好转。于9月10日三诊，三棱针刺血同第一次取穴，出血总计约80 ml，血色已由暗紫转暗红。第三次治疗后四肢肤色、肢端感觉和运动均恢复正常，继以中药内服调治肠结核，2月后身体康复。

例3　中毒引发多发性神经炎

姚××，男，14岁，皖凤阳县官塘乡王圩村人。

现病史：2000年8月25日自服有机磷农药中毒，经抢救脱险。继出现四肢痿软麻木感，不能久站，举步困难，双手不能负重已近40天，父亲背来就诊。神清，语言清晰，双手、足功能活动受限，双手不能对指，足微下垂，跖屈困难，掌心多汗，肢端温度降低，肤色潮红，下肢肌张力减退，膝腱反射消失。双上肢肌力Ⅲ级，双下肢肌力Ⅱ级。

治疗经过：于2000年10月3日初诊，三棱针刺血治疗取委中穴（双）、阴陵泉穴（双）、曲泽穴（双）、太阳穴（双）、大椎穴。第一次治疗2天后患儿即感行走有力，四肢麻木减轻，精神好转，食欲增加。于10月29日二诊，治疗取阴陵泉穴（双）、曲泽穴（双）、太阳穴（双）、腰阳关穴，口服健脾丸每次6粒，3次/日，维生素C每次200 mg，3次/日。

2002年4月3日追访，患儿经2次刺血后病情很快转愈，现肢体功能正常，上学读书已如常人。

例4　风湿引发多发性神经炎

章××，女，47岁，皖淮南供电局职工。

现病史：患有风湿病5年，肘、膝关节酸重疼痛，天阴加重，ASO 625～1 250U，ESR 38～43 mm/h，RF（一），CRP（一）。近两年来出现双手及前臂麻木、刺痛感，自觉四肢无力，喜卧懒动。T 37.7℃，四肢各关节无红肿畸形，肘、膝关节活动时疼痛，手掌皮肤干燥、僵硬、无弹性，位置觉、温度觉存在。ASO 625U，ESR 43 mm/h。肌电图示：神经根病变。

治疗经过：1987 年 3 月 12 日初诊，刺血曲泽穴（双）、足三里穴（双）、委中穴（双）、大椎穴，出血总量约 90 ml，口服天麻丸，每次 6 g，2 次/日，复合维生素 B 每次 2 片，3 次/日。4 月 16 日二诊时，双手及前臂麻木消失，唯手指触之仍有疼痛，手掌皮肤转柔润。肘、膝关节疼痛亦减，天阴时已无疼痛加重感，精力充沛，刺血治疗仍按前法。1 个月后肢体麻木、无力以及肘、膝关节疼痛均消失，复查 ASO＜400U，ESR 11 mm/h，病告痊愈。

（七）急性感染性多发性神经根炎

本病又称急性感染性多发性神经炎，或格林-巴利综合征。此病主要是周围神经广泛的炎症性脱髓鞘改变，主要病变在脊神经根和脊神经，并常常累及脑神经。

病 因 病 机

近年来国内发病率明显增高，多数学者研究认为此病与病毒感染和自身免疫反应有关。任何年龄均可发病，但儿童发病后症状较重。多数患者在发病前几天、几周有发热或有上呼吸道、胃肠道、皮肤等处的感染。中医早在《灵枢·经筋篇》中有描述："有热则筋弛纵缓，不胜收故僻"。《医宗金鉴》中指出："五痿皆因肺热生，阳明无病不能成。"所以感染是主要原因。急性感染性多发性神经根炎属中医的"痿证""痿躄"范畴，本病可因热毒侵淫而致，病重则耗伤脾胃之气，病久而致肝肾亏虚。

临 床 表 现

主要症状是肢体对称性下运动神经元性瘫痪，感觉异常。呈急性或亚急性起病，瘫痪常自下肢开始很快扩展到上肢和躯干，并可累及脑神经，仅少数病例症状自上肢开始。瘫痪为弛缓性，一般呈对称性分布，腱反射减弱或消失，肌张力减退，锥体束征阴性，感觉障碍不明显或只有轻度减退。严重病例可有四肢瘫痪、肋间肌和膈肌无力，引起呼吸困难，如处理不当患者往往因呼吸麻痹死亡。脑神经以面神经最常受累，为两侧周围性面肌瘫痪，当累及舌咽、迷走、舌下神经时，可有吞咽与发音困难，个别病例有视神经盘水肿和出血，引起视力障碍。肢体远端感觉异常，自觉麻木、疼痛不适感。自主神经症状为肢端发红、多汗、发凉、皮肤营养障碍，起始时肢端肿胀，病变日久，可见皮肤变薄和干枯、肌肉萎缩。肢体或全身肌肉有自发性疼痛、压痛。脑脊液检查常于第 2 周开始见细胞数正常而蛋白明显增加，运动神经传导速度可正常，但波幅减低，肌电图有失神经支配现象。

治 疗 方 法

三棱针刺血疗法选穴正确与否是决定疗效的关键。治疗急性感染性多发性神经根炎的选穴基本同于多发性神经炎。而急性感染性多发性神经根炎的病情复杂多变，一定要结合中医的望、闻、问、切四诊合参辨证治疗。如发热汗出、低热不退要选取大椎穴和太阳穴。如脘胀纳呆、身体倦怠、肢体痿软要选取足三里穴或阴陵泉穴，而上肢取曲泽穴。肺热伤津即取尺泽穴，腰膝酸软、肌肉萎缩就要选取委中穴或阴谷穴，因病变多侵犯脊神经根，故督脉上的身柱、命门、腰阳关穴是必取之穴位。另外还要配以膀胱经上的肝俞、脾俞、胃俞、肾俞、关元俞等背俞穴的穴位。笔者在临床上发现，10 岁以下儿童患本病时，常见两眉上阳白穴处有一条青蓝色静脉呈垂直状显现，此处需要刺出血。三棱针可直接在穴位上点刺出血，但最好是寻找穴位附近有病变的血管刺出血，并用火罐再吸拔出血，这样见效更快。

病变早期配以清热解毒、养阴生津、利湿通络之剂，后期配以健脾益肾、舒筋活血之中成药，则可使患者尽早康复。

验案举例

例 1 急性感染性多发性神经根炎

朱××,男,18岁,安徽省太湖县共和乡象狮村学生。

现病史:1990年9月14日由亲戚背负来诊,四肢麻木,双腿不能站立、行走2月余。今年6月初高热3天后又持续低热20余天,当时无呕吐、头晕、头痛、腹泻。渐出现四肢酸胀麻木感,双下肢痿软不能站立和行走,饮食及睡眠正常,大小便能自控,无排尿困难。在省级医院住院治疗2个月,病情无好转。

查体:神清、脑N(一),T 37.2℃,心率106次/分,律齐,两肺(一),四肢末端肤色红紫,轻度肿胀,腱反射减弱,四肢深、浅感觉减退,划跖试验(一),双上肢肌力Ⅳ级,双下肢肌力Ⅰ级。脉沉细,舌质红,苔白腻,证属湿热阻络,发为痿证,治宜清热利湿。

治疗:三棱针刺血委中穴(双)、尺泽穴(双)、大椎穴、脊中穴、太阳穴(双),血色暗紫,出血总计约100 ml。口服维C银翘片每次4片,3次/日,健脾丸每次8粒,3次/日。

1990年9月29日二诊,首诊刺血5天后,双下肢酸重好转,即能独自站立,但迈步仍困难,肌力恢复至Ⅲ级,双上肢活动正常。现已能端碗吃饭,肌力恢复Ⅴ级,四肢末端肤色亦转正常,肿胀消退。

治疗:取穴阴陵泉(双)、曲泽(双)、大椎穴、命门穴、太阳穴(双)。血色转暗红,出血总计约80 ml。

1990年10月30日三诊,双上肢已无不适感,双下肢远端仍感痿软无力,脉细数,舌质淡红,苔薄黄。

治疗:三棱针刺血太阳(双)、委中(双)、解溪(双)、曲泽(双)、腰阳关穴,出血总计约80 ml。

第三次刺血半月后病情完全康复,第2年考取大学,1999年6月追访一切正常。

例 2 急性感染性多发性神经根炎(累及脑神经)。

杨××,男,51岁,安徽省长丰县曹庵乡大树村农民。

现病史:1983年9月22日抬来就诊,今年9月初低热1周后,继之出现四肢麻木、酸痛,渐不能站立,不能端坐,双手不能持物,双眼睑下垂,饮水发呛,吞咽困难,上腹胀闷,食量减少,大便干燥,小便能自控。既往无高血压及头痛史。

查体:神清,T 37.3℃,HR 92次/分,心肺(一),BP 120/80 mmHg,双侧面神经轻瘫,蹙额不能。声音嘶哑,腹部平软,未扪及包块。四肢各关节无红肿,肢端肿胀伴发绀,深、浅感觉存在,肌张力减退,膝腱反射消失,划跖试验(一),上肢肌力Ⅲ级,下肢肌力Ⅱ级。WBC 7.8×10⁹/L,N 0.68,L 0.32,ESR 65 mm/h。舌质红,苔黄腻,脉浮数。中医辨证属湿热熏蒸,筋脉失养,发为痿证,治宜清热化湿,通经活络。

治疗:三棱针取穴委中(双)、曲泽(双)、太阳(双)、大椎、腰阳关刺出血,总计出血量约100 ml。内服中药清热利湿之剂5副,水煎服,2次/日。

1983年10月24日二诊,经以上治疗第二天即能站立,双手能持物,7天后能扶物行走,蹲下能站起,饮水不呛,吞咽困难消失,发音正常。但仍感四肢麻木,行走无力。WBC 6.8×10⁹/L,N 0.69,L 0.31,ESR 85 mm/h,脉浮数,舌质淡红,苔薄白滑,治宜健脾化湿。

治疗:三棱针取穴足三里(双)、曲泽(双)、太阳(双)、肾俞(双),针刺出血量约100 ml,刺后拔火罐。口服健脾丸每次6 g,2次/日。

半个月后已能正常参加农业劳动。

例 3 急性感染性多发性神经根炎(儿童群发病)。

方××,女,6岁,安徽省长丰县兴隆公社李拐大队人。

现病史:1983年10月6日抱来初诊,今年 9 月 3 日发热（T 38～39.5℃）3 天后，出现肢体软瘫，不能站立和行走，肢体疼痛麻木，吞咽困难，双手不能持物。无头痛、呕吐、腹泻，无传染病史。在某部队医院住院诊为格林-巴利综合征，经治疗吞咽功能恢复，但长期低热不退，肢体瘫痪无改善，食欲不振。

查体：精神萎靡，言语低微，营养不良状，两侧瞳孔等大、等圆，对光反射存在，无眼球震颤，脑膜刺激征（－）。周身汗出，T 38.1℃，HR 110 次/分，两肺（－），腹部平软，肝脾未及，腹壁反射减弱。不能独坐，肢体远端潮红，掌心汗多，肌肉轻度萎缩，肢体牵拉痛明显，四肢肌张力减退，膝腱反射消失，双上肢肌力Ⅲ级，双下肢肌力Ⅱ级。WBC $8.8×10^9$/L，N 0.68，L 0.32，ESR 14 mm/h。10 月 2 日脑脊液检查，外观黄色清晰，潘氏试验（－），Su 500 mg/L，WBC $6×10^9$/L，Pr 631 mg/L。脉浮数，舌质淡、苔薄白。

治疗：三棱针取穴委中（双）、大椎，出血约 20 ml。因患儿体质虚弱，继用毫针取穴三阴交（双）、内关（双），轻刺激平补平泄手法。内服清热养阴、解肌固表中药 3 剂。

3 天后 10 月 8 日复诊：经以上治疗第二天长期低热退去，身凉汗止。精神好转，饮食增加，已能端坐，T 37.2℃，HR 96 次/分。

治疗：第一步清热解表、调和脾胃的目的达到后，刺血治疗取穴和出血量就可多些，三棱针刺血取穴曲泽（双）、太阳（双）、腰阳关（双），出血总量约 40 ml。口服小儿奇应丸每次 6 粒，2 次/日。

10 月 15 日三诊：已能扶物站立，但举步仍困难，双上肢抬举过头，四肢末端肤色正常，麻木、刺痛感基本消失。双上肢肢力Ⅳ级，双下肢肌力Ⅲ级。

治疗：三棱针刺血足三里（双）、尺泽（双）、阳白（双）、腰阳关处浅静脉出血。口服归脾丸每次 3 粒，3 次/日。

后又于同年 11 月 2 日及次年元月 3 日刺血治疗 2 次，患儿诸症均愈，四肢活动如

常。曾和其一起住院的 4 个患儿，用药物治疗无效均死亡。

（八）周围神经损伤

周围神经由三种神经组成，一种为脑神经，分布于头面部；一种为脊神经，由脊髓经椎间孔至躯干及四肢，有感觉和运动纤维；另一种属自主神经系统，有交感及副交感神经纤维。脊神经是由运动、感觉和交感神经纤维组成的混合神经。周围神经中运动及感觉神经纤维均有髓鞘包绕。自主神经系无髓鞘纤维，随感觉神经支走行，故与感觉神经的分布相同。

周围神经的损伤分神经震荡、神经失功能、神经受压、神经部分断裂和神经完全断裂等情况。当周围神经损伤后如不及时治疗，常留有不同程度的后遗症，给患者造成一定的残疾。使用刺血疗法后可以改善肢体的血液循环和新陈代谢，减轻组织水肿，能促使周围神经损伤后的功能恢复和神经的再生，特介绍于下。

病 因 病 机
机体的机械性外伤、缺血、中毒或代谢异常等因素都可直接或间接地引起外周神经的损伤。各种开放伤及闭合伤都能使神经损伤，切割撕裂能造成神经和血管的缺损、断裂。牵拉过度使神经和血管同时受损，挫伤和挤压伤也使神经和血管同时受损，缺血形成后又加重神经的损害，可引起神经刺激症状。在周围神经血管痉挛缺血时，肢体也出现功能减退和灼性神经痛，以及神经功能紊乱和营养改变等。

周围神经维持其功能必须具备以下两个基本条件。

（1）与中枢神经母细胞获得连续性。

（2）周围神经本身必须通过神经内、外血管获得足够的血氧供应，才能保证神经活动的动力。

近年来研究周围神经血管结构，发现具有两套完整的功能上既独立又互相联系的血

管系统。

（1）神经外血管系统，是由节段性排列的血管组成，这些节段性血管可起源于邻近神经的动脉血管，也可起源于邻近的肌肉与骨膜所发出的动脉分支。神经外血管系统具有很大的弯曲性，以保证神经在变换体位时不影响血氧的供应。

（2）神经内血管系统，是由神经外膜、束膜及内膜血管丛及其交通支所组成，在神经系统内贯连神经全长，并与神经外血管系统互相吻合。这两套血管系统的正常运行，从而保证了神经对血供的需求，使其尽量不出现神经缺血后的改变。在神经断裂修补术时，如能尽量保留其血管，神经移植术的成功率将提高。

许多致病因子在损伤神经的同时，也损伤了神经周围的血管系统，而且往往是先有血管的病变，而后才有神经系统的病理改变和症状。临床上发现外周神经损伤有的当时无大的变化，而是在一段时间后才出现疼痛和痛敏反应。观察动物慢性结扎损伤神经试验发现，动物在术后5～7天开始出现疼痛行为反应。如在外周神经损伤前7天摘除交感神经节后神经，则神经损伤后不再出现痛敏和其他感觉异常。因交感神经纤维包绕在血管周围，继之血管损伤变化后，内皮细胞、红细胞产生的生物活性致痛物质，刺激血管周围交感神经感受器，产生剧烈和持久的疼痛。而神经损伤的恢复是先由交感神经开始，周围神经损伤后，情绪激动、缺氧等凡与交感神经活动增加有关的因素都易诱发疼痛的产生。

临床表现

周围神经损伤后，可直接或间接引起外周神经轴突和末梢的损伤，从而引起一系列神经感觉和运动功能活动异常。神经损伤时的痛觉异常，通常表现为自发性、随机性和持久性的烧灼痛、绞痛、抽痛等异常感觉，一些非伤害性刺激，如轻触、温热等刺激均可引起病变区剧烈疼痛和感觉异常。

刺血和针灸临床上所能接触的周围神经损伤的病症，多为神经震荡、打击、挤压以及化学药品所致医源性损害。在上肢可引起指神经损伤、正中神经损伤、尺神经损伤、桡神经损伤、臂丛神经损伤，在下肢可引起腓神经损伤、胫神经损伤、坐骨神经损伤等。

周围神经损伤，也包括交感神经纤维损伤，出现一系列自主神经功能紊乱的征象，患肢肢端肤色红紫，伴肿胀，皮肤干燥、萎缩，渐成菲薄紧绷光亮状。指甲失去光泽变厚生长缓慢，皮肤温度明显比健侧降低、触之冰凉。在神经功能的恢复过程中，自主神经首先恢复，表现在皮肤的颜色和弹性好转，出汗或无汗状况改善，皮肤潮红减退，然后是肌萎缩停止和肌张力恢复，最后肌力也恢复，并且是由肢体近端向远端呈渐进性复转。

肢体感觉有缺失、减退、过敏、麻痛之区别，具有不同程度的肌肉萎缩。关节运动和肌群功能均有改变，严重时使肢体丧失部分活动功能。当局部感觉缺失，肢体功能减弱或丧失后，腱反射可减弱或完全消失。诱发电位生理检查可有助于鉴别神经源性或肌源性损害，有助于观察神经再生情况。神经部分损伤时，诱发电位可出现程度不同的波形改变、振幅降低、潜伏期延长或传导速度减慢。

治 疗 方 法

三棱针刺血治疗时要根据周围神经受损伤的神经控制范围，以及神经的供血来源考虑治疗方案。可按神经分布和血管分布相对应的原则来选取穴位，并且一定要在经络的穴位上寻找病变的血管进行治疗，才有明显的效果。尺神经损伤时，三棱针刺血可选少海、中渚、大椎穴处的静脉出血。正中神经损伤时，三棱针刺血可选曲泽、阳池、大陵穴处的静脉刺出血。桡神经损伤，三棱针取穴可选尺泽、阳溪处的静脉刺出血，并且要多拔火罐再吸出血。对于指神经损伤即可在局部选取小静脉血管刺血，医者可用手指挤压帮助出血。

对于下肢的腓神经损伤时,可选委中、阳交、悬钟、昆仑穴处的浅静脉血管刺出血,而胫神经损伤时,可选取委阳、足三里、丰隆、解溪穴处的浅静脉刺出血,也是每穴都要拔火罐再出血。对于分布于头面部的周围神经损伤时,治疗主要选用太阳穴处的颞浅静脉刺出血,再根据神经分布的区域选用穴位点刺拔罐出血。

对周围神经损伤的治疗,还要选取神经根部的穴位,可选损伤神经根部夹脊穴,或膀胱经第一侧线的背俞穴。对于头面部和上肢的周围神经损伤,要分别选刺翳风、大椎穴,对于下肢的神经损伤,要选刺腰阳关穴和秩边穴。在神经和血管同时受损伤时,肢端肿胀,肤色发绀,可在八风、八邪穴上点刺足背、手背静脉出血以消肿止痛。对周围神经的损伤也是越早使用刺血疗法效果越好,可尽量减轻后遗症的程度。

对于时间较长的神经损伤也要积极治疗,一般认为神经细胞损伤后不能再生,而神经纤维在一定条件下可以再生,但是一定要有良好的微环境保证神经细胞的胞质转运,使细胞分泌的神经生长因子、神经营养因子、促神经轴突生长因子等多种多肽类活性物质,对诱导刺激和调控轴突的再生及恢复起作用,所以争取尽快改善血运状况是神经修复的保障和关键。神经的恢复期在损伤2天后开始,有的在2年后,神经功能还可有不断的改善。

验案举例

例1 注射引起胫神经损伤

刘×,男,8岁,皖六安金安区红塘岗乡龙安村人。

现病史:2000年5月9日因发热、咳嗽,在右臀部注射氨基比林和青霉素,注射后即感右腿无力,麻木,不能行走,后经半年的多方治疗,病情无好转。2000年11月15日初诊,患儿发育良好,步行缓慢,跛足,右足跟抬起困难,右小腿外侧、足跟内外侧及足背外侧

感觉减退。右小腿腓肠肌萎软。右足趾不能跖屈,萎缩变细,踝关节跖屈、内翻受限,右跟腱反射消失,膝腱反射减弱。

治疗经过:三棱针刺血取穴委中(右)、悬钟(右)、足临泣(右)、秩边(右)、腰阳关。委中和足临泣周围静脉流出黑紫色血,每穴拔火罐,总出血量约40 ml。11月30日二诊,行动较前有力,右足趾已能主动活动,继续刺血拔罐同上。后又于12月15日行第三次刺血治疗。到2001年元月12日复查,行动正常,右足趾及小腿后外侧肌萎缩消失,跟腱反射出现,已能步行上学,惟行走远距离后感右下肢无力。为巩固疗效,三棱针又点刺委中(右)、足三里(右)、环跳(右)、腰阳关,出血总量约40 ml,血色均转暗红。1年后追访患儿肢体功能正常,无任何不适感。

例2 外伤引起腓总神经损伤

陆××,女,10岁,皖固镇县宋店乡五里村人。

现病史:2001年6月15日其母骑自行车载患儿向左侧跌倒。当时只是擦伤左侧肢体皮肤,无出血和骨折。数日后出现左足疼痛,有烧灼感,左下肢无力、跛行,行走时跨越式步态足下垂。左足趾活动受限,不能背伸,小腿外侧与足背皮肤浅感觉减退,并有麻木感。肢端肤色红紫、足趾肿胀,肌肉无明显萎缩。

治疗经过:2001年7月9日刺血治疗,三棱针取穴委中(左)、悬钟(左)、昆仑(左)、腰阳关,出血约60 ml,治疗3天后左足疼痛消失,下肢行走较前有力。7月19日二诊时左足趾已能背伸,但仍有抬足跛行,继续刺血。8月4日复诊,左下肢功能恢复,行走步态正常,唯跑步时感下肢无力,复刺血委阳(左)、足临泣(左)、关元俞(左)。半月后患儿跑跳均无异常。

例3 外伤引起臂丛神经损伤

吴××,男,53岁,皖庐江县沙溪乡街道

居民。

现病史：2000 年 8 月 26 日中午酒后骑车，跌入路边沟中，当时无昏迷，无外伤破损。只是感双手、双足麻木，休息片刻后双足好转。返家后当晚肩部及双上肢疼痛、麻木，双手肿胀，皮肤不能触摸，刺痛异常，活动受限。X 线颈椎片示：C_4 椎弓根骨折，无移位改变。颈段 MRI 未见异常。

药物治疗近 3 个月病情未减，双上肢不能外展、上举、后背、旋前及旋后时疼痛加重，颈部前屈时双下肢有触电麻木感，双肩如负重物，酸重难忍。双手高度肿胀，肤色紫红并充血，皮肤变薄，手掌无汗，皮肤干枯，双手指不能屈曲固握，拇指不能外展，不能对掌及对指。终日双手抱胸，动则痛剧。每于夜间休息时疼痛加重，严重影响睡眠，丧失劳动能力。

治疗经过：2000 年 11 月 21 日初诊，三棱针取穴曲泽（双）、阳池（双）、肩井（双）、大椎。曲泽和阳池附近的静脉出血急涌，血色暗紫，总出血量 100 ml 左右，治疗结束后，患者即感双上肢肿胀好转，双手能轻微活动而痛减。口服舒筋活血片每次 5 片，3 次/日，复合维生素 B 每次 2 片，3 次/日。半个月后 12 月 3 日二诊，双手肿胀已消退，皮肤触痛减轻，肢端仍充血，肤色暗红，左上肢已能外展、上举，但右上肢及双手功能活动仍受限，双肩部酸重，夜间胀痛。继以上法治疗，背部加天宗穴（双），颈部加风府穴和风池穴（双），重拔火罐。12 月 18 日三诊，双手充血减轻，右手指已能屈曲，但握力差，双手桡侧皮肤仍有触痛，拇指对掌、对指不能，颈部前屈时双下肢仍有触电麻木感。脉浮数、苔白腻。三棱针刺血取穴委中（双）、尺泽（双）、阳溪（双）。血色仍暗紫，出血总计约 100 ml。内服中药活血化瘀、强壮筋骨。后又于次年 1 月 7 日，2 月 17 日刺血治疗 2 次，肩背疼痛消退，双上肢夜间疼痛减轻，左手功能恢复，右手仍有麻木感。至 2001 年 4 月 10 日六诊，患者肩部、双上肢、双手疼痛逐渐好转，双

手功能恢复正常，低头时双下肢触电感已消失，唯右手拇、食指仍有麻木，再刺血治疗一次。嘱参加农业劳动时近期不能负重和挑担。

（九）臂丛神经痛

臂丛神经是由 $C_{5\sim 8}$ 和 T_1 脊髓所发出的神经组成，主要支配上肢的感觉和运动。由这些神经成分所组成的神经根、神经丛和神经干的原发性或继发性病变所产生的疼痛，总称为臂丛神经痛。臂丛神经痛在临床上也是一种困扰患者的病症，常使患者疼痛不安，影响正常生活。

病 因 病 机

臂丛神经痛可根据解剖学分为根性、丛性和干性臂丛神经痛。颈椎病变、颈椎间盘突出、颈脊髓脊膜病变、颈椎结核、颈神经根炎等均可引起根性疼痛。而锁骨上、下窝的各种病变以及臂丛损伤、肿瘤、淋巴结病变、肩关节炎、臂丛神经炎等可引起丛性疼痛。干性臂神经痛主要为周围神经损伤、胸廓出口综合征、周围神经炎等引起。但往往三者之间没有明显的诊断界限，临床患者常常是混合存在其中的二型或三型。主要病因是炎症、缺血、受压而引起臂神经的感觉和运动功能活动异常。

临 床 表 现

臂丛神经痛多在颈部、肩部、上肢出现疼痛，有时可沿神经放射，所属神经分布区出现感觉障碍，肌力减弱与肌萎缩，上肢腱反射减弱，疼痛呈钝痛、刺痛或灼痛，常使患者烦躁不安，影响饮食及睡眠。病程初期上肢可出现肿胀、肢端肤色红紫、手指增粗，上肢功能活动受限。在根性臂神经痛为主时，头颈部活动受限，咳嗽、打喷嚏或用力时可使疼痛加重，部分患者臂丛牵拉试验（＋）。在丛性臂神经痛时，疼痛起始于锁骨上、下窝的臂丛区域，压痛（＋）。继而扩展至肩后部，并向上臂、前臂放射，上肢做外展、上举等动作时疼痛加剧，患者胸前抱臂，臂丛牵拉试验（＋）。

而以干性臂丛神经痛为主要表现时，疼痛多以上肢单神经病变区域分布，如正中神经受累时，手掌桡侧出现感觉障碍，2～4手指麻木、刺痛，拇、食指不能对指，病久则大鱼际肌群萎缩，屈腕、握掌无力。臂丛神经疼痛因和缺血有关，故长时间不能改善微循环障碍时，易出现上肢肌力减弱与肌萎缩、肩胛带肌无力和萎缩。

治疗方法

治疗臂丛神经痛时，要仔细对上肢进行检查。先看颈、肩、背、上臂、前臂肌肉是否有萎缩，局部软组织是否红肿热痛，再进行上肢各功能检查。还可借助现代检测手段，以明确病变的根本所在，施以对症治疗取穴。主穴：尺泽、曲泽、阳池、肩中俞、肩髎、肩井、大椎，均取患侧穴位，刺出血拔罐。配穴：根据臂神经痛判定属哪个神经节段，在相应的脊髓颈、胸段表面偏患侧处点刺出血拔罐。胸廓出口卡压引起的丛性臂丛神经痛可在缺盆、中府穴处寻找病变静脉刺出血。干性臂丛神经痛可根据神经损害的分布，选取阳溪穴、阳谷穴或中渚穴，刺局部有病变的静脉血管，使之流出静脉血。每次选穴4～5处刺之，总出血量可在80～100 ml，以期尽快改善上肢血管充血或瘀血的状况。

验案举例

例1 右臂丛神经痛(臂丛神经炎)

孔××，女，54岁，皖合肥市搬运公司起重大队工人。

现病史：1987年6月3日初诊，不明原因出现右颈、肩部及锁骨窝处疼痛。10余天来疼痛向右上臂、前臂及手部发展，转为持续性和阵发性加剧。疼痛如烧灼、针刺样，夜间痛剧，严重影响工作和休息。

查体：脉紧细，舌质淡微紫，苔黄腻。T 37.7℃，BP 130/90 mmHg。右上肢远端明显肿胀，指端肤色暗红，痛觉过敏，触痛(＋＋)，腱反射减弱，右上肢外展及上举受限，臂丛牵拉试验(＋＋)。

治疗：三棱针刺血取穴曲池(右)、肩髎(右)、大椎，并在右手背显现静脉上点刺两针，静脉血急涌而出，每穴均拔火罐，总出血量约50 ml。刺血后患者自述右上肢烧灼感立刻减轻。口服舒筋活血片每次5片，3次/日，复合维生素B每次2片，3次/日。

6月13日复诊，患者高兴告知，刺血后右上肢疼痛渐减，当晚即能正常入睡，第二天晨起肢端肿胀消退。现右手指端肤色正常，触痛(－)，右上肢外展、上举功能恢复。右锁骨窝处压痛(＋)，右颈、肩处已无疼痛，右上肢有时尚有刺痛感。

治疗：三棱针取穴曲泽(右)、肩井(右)、大椎、中渚(右)，出血约40 ml，每穴拔火罐。

经第二次治疗1周后右臂神经痛完全消失，而告痊愈。

例2 左臂丛神经痛(颈椎病)

完××，男，57岁，皖六安市造纸厂工人。

现病史：1996年9月6日初诊，因长期伏案工作，2年前出现颈部僵硬及活动痛，渐左上肢近端、肩胛区亦出现麻木、酸胀、钝痛，在活动时有触电感。常因颈、肩、臂疼痛麻木而不能入睡。

查体：神清，神经系统(－)，T 36.8℃，左上肢各关节无红肿，活动范围正常。臂丛牵拉试验左(＋)、右(－)，头顶部叩击试验(＋)、挤压试验左(＋)、右(－)。颈椎X线平片示：颈椎生理弯曲消失，C_{5-6}前后缘唇样增生，椎间隙变窄。

治疗：三棱针取穴委中(双)、尺泽(双)、大椎，并在第5颈椎左侧点刺，每穴均拔火罐，出血量总计约100 ml。口服天麻丸每次2粒，3次/日。

刺血治疗1周后颈部及左臂神经痛均愈。后于2001年8月15日又因右臂神经痛来刺血治疗，也1次治愈。

例3　左臂丛神经痛（腕管综合征）

王××，女，32岁，皖合肥建材一厂制瓦车间工人。

现病史：1985年10月26日初诊，劳累过度引起左手腕疼痛，伴有左手桡侧麻木，感觉减退1年余，有时疼痛沿前臂放射到肩部。经药物治疗效果不显，近半年来每于入睡后麻木剧痛而醒，手指抽搐，不能睡卧，只能搓揉左手而坐，痛苦不堪，严重影响睡眠和工作。

查体：左手及上肢各关节无红肿，肢体功能活动正常。左手大鱼肌轻度萎缩，肤色正常，皮肤温度比右手降低。腕部叩击试验（＋）、弹指试验（－），左腕关节X线摄片未见异常，实验室检查均正常范围。

治疗：三棱针刺曲泽穴（左），出黑紫色血液20ml，点刺大椎穴、大陵穴（左），出暗红色血10ml，重拔火罐吸出血。药艾条灸腕横韧带处15分钟。

11月10日复诊，经以上治疗左手及前臂夜间麻木及剧烈疼痛明显减轻，已能卧床休息。继续刺血曲泽穴（右），静脉血色已转暗红，血止后拔火罐。三棱针点刺阳池穴（左）、大陵穴（左）、大椎穴，总出血量约40ml。药艾条灸左腕周围20分钟。

经2次治疗后左前臂及手指麻木、疼痛消失，夜间痛麻而醒再未出现。

（十）坐骨神经痛（附：腰椎间盘突出症）

坐骨神经系由腰4至骶3神经干所组成，是全身最大、最长的一条神经，它从梨状肌下孔出骨盆，至臀大肌深面，在坐骨结节和股骨大转子之间下行至大腿后面，沿途分支到大腿后肌群。坐骨神经一般在腘窝上角处分为胫神经和腓总神经。沿坐骨神经通路及其分布区内的疼痛称为坐骨神经痛，它是较常见的多种病症的共同综合临床症状。坐骨神经痛多为单侧痛，也有双侧性疼痛。根据病变影响部位，疼痛可沿坐骨神经的全长呈放射性疼痛，也可沿坐骨神经的某一区段疼痛。

病　因　病　机

引起坐骨神经痛的发病原因很多，诊断也较为复杂。如腰、臀、大腿和小腿部外伤和扭挫伤，寒冷和潮湿的侵袭，以及慢性劳损和感染等均可诱发。而腰椎间盘突出、腰椎管狭窄、腰骶椎关节炎、骶髂关节炎、髋关节炎、臀部肌肉的损伤及筋膜炎、腰骶椎结核、腰椎骨折、椎管和盆腔内肿瘤、椎管内外血管病变、椎体血管瘤等，都可伴随不同程度的坐骨神经痛。

对坐骨神经痛传统的解释多以神经受压迫为主，如椎间盘突出时，髓核的突出部分和碎裂的纤维环突入椎管内，压迫相应的神经根、圆锥等，就会产生严重的症状。而椎管狭窄时肥厚的黄韧带，异常增多的硬脊膜外脂肪，病理性钙化和骨赘等都可直接压迫神经根，从而引起相应的症状，外科也多以手术实行减压来治疗。

现在，临床上有些医生都简单地将坐骨神经痛归因于腰椎间盘突出症内，仅依靠影像报告诊断，而未进行详细的检查。

但是我们在临床上发现坐骨神经痛的症状并不和压迫因素成正相关性，而是和神经缺血因素成正相关性。人体在受到不同病因侵袭时，骨骼、韧带、肌肉、神经、筋膜、皮肤等都可能受到损害，但往往都忽视了血管的损害，特别是微小血管的损害，这是肉眼无法观察到的。当血液循环障碍形成后，又可因缺血使肌纤维、神经纤维、皮肤组织等引起进一步的病理改变。缺血可引起肌纤维的痉挛，缺血可引起交感神经末梢释放大量的5-羟色胺，同时血管内皮细胞、红细胞也能释放许多致痛因子刺激神经感受器。周围神经和血管是相互伴行分布于人体，神经纤维包绕在血管周围，而无数条微小血管又进入神经纤维束中，它们有着不可分割和相互依存的关系，血管很微小的病变就可以引起神经的强烈反应。当坐骨神经干周围的微循环障碍形成后，供血不足和缺血，都可形成钝痛和顽固性灼性神经痛。临床上有许多患者在扭伤、跌伤后当时并没有什么大的不适，可是在劳累、受寒、紧张等诱因下，在数天或数月后才出现坐骨神经痛的症状，而有的患者疼痛症状经过治疗好转后，又在受凉和劳累中复发。还有许多坐骨神经痛患者追踪发病原因多有久坐凉地、睡卧湿处和水泥板、久吹电风扇、淋雨受寒、冷水中浸泡过久，以及久坐不动等原因。以上这些不同原因，其结果都能形成血液循环障碍。

临床表现

坐骨神经痛多为一侧腰部、臀部、大腿后侧、小腿后外侧及足部外侧，出现不同程度的钝痛、针刺样痛和麻木感，严重时出现撕裂、刀割及烧灼样持续性疼痛，如长期不治愈则下肢出现麻木和后外侧感觉减退。坐骨神经痛常可突然发病，有时无明显腰痛，只在下肢的后外侧或小腿胫骨下端后外侧剧痛。患者烦躁不安，严重影响休息及食欲，常长期卧床不能活动，有的患者疼痛时轻时重，可长达10余年之久。患者常有腰、臀部的疼痛，在咳嗽、喷嚏、屏气时可使疼痛呈放射性加重。检查时腰椎旁有压痛、叩击痛，腰部活动范围不同程度受限。沿坐骨神经通路上有压痛点，直腿抬高试验阳性，跟腱反射减弱。

我们在大量的临床观察中认为坐骨神经痛和缺血性神经炎的疼痛有某些相似处，都有疼痛（刺痛、刀割样痛）、酸胀、麻木、烧灼等异常感觉，都有肢体怕冷、皮肤温度降低的表现，都有静脉血缺氧而使血色暗紫和黑紫的表现，常有皮肤色泽变化、皮肤干燥、肌肉萎缩等改变，许多患者都有间歇性跛行和出现静息痛。

间歇性跛行是下肢供血不足的一个重要症状。主要是微循环营养通路（真毛细血管）开放不足，可一方面使肌细胞的氧和营养供给不足，而另一方面又不能将代谢产物及时运走。使其在组织间隙内积聚，随着每次肌肉运动而增加，直至达到一定浓度时，就会刺激局部末梢神经感受器引起疼痛。而休息后，积聚的代谢产物或被局部氧化而降解，或被血液稀释带走，浓度下降后疼痛症状即缓解。

坐骨神经痛时往往也出现静息痛，每于卧床休息时、夜深入睡时疼痛常加剧，致使患者夜间要下床行走或站立或抱膝坐于床沿以减轻痛苦，许多患者痛得数十天都不能入睡。动脉或静脉病变都可引起静息痛，人体在安静时，心跳减慢，血压比正常时下降，微循环中的营养通路大部分关闭，这时血流缓慢，代谢产物堆积，从而使已经缺血的症状进一步加重。缺血的血管内皮、红细胞释放出许多致痛因子，即引起剧烈的疼痛。坐骨神经严重缺血改变时，伴有间歇性刀割样或撕裂样剧烈疼痛，或在下肢近侧，或在肢体远端，尤其多见于小腿外侧。这种缺血性疼痛是使用镇痛药物无法控制的疼痛。只有当患肢浸入温热水中，或做热敷和理疗，使血液循环能得以改善，疼痛才能暂时缓解。此时治疗刺出的静脉血呈黑紫色，表现为严重缺氧。

缺血不但可以引起神经的损伤，也使皮肤、肌肉、筋膜受影响。外界不良因素的刺激，首先使皮肤组织的小动脉收缩，毛细血管和小静脉内血流停滞，时间一长，皮肤呈暗紫色，并产生皮肤干枯、汗毛脱落等症状。在坐骨神经痛早期，可能有一段肌组织肿胀的阶段，有时可观察、触摸到局部软组织肿胀、膨隆，多在臀大肌、骶棘肌、髂腰肌在体表相对应的位置处，要和健侧仔细观察比较。而有的患者则出现应激性肌痉挛，如病程拖长，筋膜、肌腱增厚，肌肉出现僵硬，在腰、臀部处可触摸到条索状或块状僵硬的肌组织，有的小腿腓肠肌酸痛、抽搐。缺血状况如得不到改善，则引起肌肉松弛、肌肉萎缩，多有膝或跟腱反射减弱或消失、肢体无力表现。坐骨神经痛病程长的患者，分别有股四头肌、腓肠肌、臀大肌、胫骨前肌等肌群的萎缩。

治 疗 方 法

（1）取穴原则：首先要诊断明确，找出引发坐骨神经痛的原因而对症治疗。三棱针刺血取穴一定要结合经络的循行和穴位的主治，并要根据肢体的神经节段分布来确定穴位。因坐骨神经属骶丛范围，骶丛由第4～5腰神经和全部骶神经以及尾神经的前支组成。而臀部和大腿外侧的神经支配又属腰丛，所以针刺取穴时要考虑到这些因素，根据坐骨神经痛在临床上的疼痛位置而灵活选取。刺血治疗取穴时，是在穴位或周围附近查看病变显现于皮下的静脉血管处进针，要一针见血，正确选择病变的血管从而改善局部的血液循环障碍是治病的关键。

坐骨神经痛时临床观察多是中、小静脉和毛细血管内瘀血，而很少见动脉性充血的症状。因为是静脉瘀血，血液回流缓慢，静脉血中含氧量极少，所以静脉血颜色为暗紫色，疼痛剧烈时颜色多为黑紫色。坐骨神经痛的肢体，体表的浅静脉可观察到相应的变化，局部血管颜色青蓝，充盈度增高，可显现于皮肤下，有时呈迂曲状态，针刺时暗紫色血可呈喷射状流出。《黄帝内经·刺腰痛篇》中已具体指出了选穴的方法："解脉令人腰痛如引带，常如折腰状，善恐，刺解脉，在郄中结络如黍米，刺之血射以黑，见赤血而已。""结络如黍"是古人对体表静脉瘀血状态的描写。患病时间越长、病情越重者，血管的病理改变就越明显。

取下肢穴位时，如患者臀部疼痛，足跖部疼痛麻木，足背屈力减弱，胫骨前肌轻度萎缩，则取足阳明经的胫前段穴位：足三里、上巨虚、下巨虚或条口穴，足上可取陷谷穴。如患者腓肠肌轻度萎缩，跟腱反射减退或消失，足跟及足背外侧疼痛、麻木、发凉，则取足太阳经循行线路上的跗阳、昆仑或申脉穴。如患者臀外侧疼痛，下肢外侧麻木、疼痛，则取足少阳经循行路线上的风市、阳陵泉、阳交、悬钟、丘墟或足临泣穴，这一组穴位是常用穴。而大腿后侧疼痛、麻木，则要取承扶、殷门穴，大腿内侧疼痛要取阴谷穴。但是不管用哪组穴位，都一定要先取委中穴。腰部督脉上取穴时多在命门到腰俞穴这一范围内针刺，如棘突处不好进针，可在椎旁外侧寻找血管针刺。而腰、臀部其他的穴位也要根据病情来选取，如骶髂关节炎要取膀胱俞、中膂俞，而臀筋膜炎时则要取秩边、环跳或胞肓穴，腰、骶椎病变和椎间盘突出时，要在对应的局部取穴。治疗时不但要仔细观察腰、臀部的静脉变化，还要仔细观察局部的肌肉、筋膜的变化，在肿胀的部位或痉挛的部位都可点刺出血。

（2）操作方法：用锋利的中号（规格2 mm×70 mm）三棱针，常规消毒备用。选取穴位周围显现的静脉血管，用75%酒精棉球常规消毒，用三棱针点刺出血，让血自然流出。血止后用闪火法拔罐，视穴位的不同情况，选用不同型号的火罐。拔罐5分钟左右去罐，再用2%碘酒棉球消毒针孔，让患者用湿毛巾擦干血迹，针刺后肢体不能用冷水洗浴。针刺深度可因取穴部位不同，在0.2～1.5 cm，碰到骨骼要避开。

（3）正确掌握出血量：王氏刺血疗法的特征就是要求出血量要多些，这样才能缓解疼痛，数穴总出血量一般在50～100 ml，最多不要超过200 ml。因为刺血疗法是最直接改善血液循环障碍的手段，出血量大可使局部血管中由于血容量的改变形成压力梯度，促使血液流速加快，使形成的小血栓解聚，促使真毛细血管开放，改善局部组织的营养代谢状况。部分患者经刺血后可有轻微头晕和疲乏感，但经饮食调养和适当休息后能很快恢复正常。

（4）治疗时间：许多患者刺血后疼痛可很快缓解，第一次治疗后可隔10～15天再进行第二次治疗。若刺血后剧烈疼痛仍未缓解，可用镇痛药和毫针辅助治疗，体质好的患者可隔日再刺，体弱者可2～3天再刺。

（5）辅助药物：对剧烈疼痛者可配以索米痛片，对单纯劳损、外伤引起者辅以中成药舒筋活血片或三七片，对肾气亏虚型辅以补肾强身片、金鸡虎补丸。对寒积湿重型辅以天麻丸、木瓜丸，再配以复合维生素B效果更好。

临床资料

多年来我们运用刺血疗法治愈了大量的坐骨神经痛患者,现将部分病例治疗概况介绍如下。

(1)本组病例共 755 例,男性患者 484 例,女性患者 271 例,男女比例约为 1.8 : 1。

(2)年龄统计:20 岁以下 8 例,20～25 岁 28 例,26～30 岁 45 例,31～35 岁 68 例,36～40 岁 136 例,41～45 岁 129 例,46～50 岁 92 例,51～55 岁 93 例,56～60 岁 80 例,60 岁以上 76 例。临床观察年轻人发病率较低,而 36～50 岁年龄段发病率较高,这可能多是过度劳累和负重以及经常感受湿寒引起的。而 51～60 岁年龄段发病率稍高,多是腰、骶关节退行性改变,微小血管同时硬化所引起。

(3)病程:在 1 年以内 503 例,5 年以内 185 例,10 年以内 44 例,10 年以上 23 例,最长病程 30 年,最短病程 2 天。左下肢疼痛 370 例,右下肢疼痛 321 例,双下肢疼痛 64 例。临床上发现左下肢坐骨神经痛发病稍高,可能是劳动时多是左腿在前,左侧软组织损伤而致。

在 755 例患者中经过腰部 X 线摄片、CT 或 MRI 检查的有 387 例,其余 241 例因条件限制或发病时间短而未行这些检查。能确诊腰椎间盘突出症者 338 例,其中包括椎间盘突出后已做过手术又复发者 45 例。伴有腰椎骨质增生 119 例,其中许多高龄患者椎间盘突出和骨质增生同时存在。伴有骨质疏松症 31 例,腰椎骨折损伤 17 例,椎管狭窄 29 例,椎体滑脱 5 例。另诊断为臀筋膜炎 83 例,梨状肌损伤综合征 57 例;伴有脂肪疝 38 例,多为高龄女性肥胖患者。

疗效观察

(1)评定标准 ①痊愈:坐骨神经痛各症状完全消失,恢复正常的工作和劳动。②好转:坐骨神经痛基本消失,但肢端仍有轻微麻木,腰及下肢活动稍有障碍。③无效:症状与体征无改善者。

(2)疗效分析:本组共 755 例患者,临床治愈 625 例,治愈率占 82.8%。其中刺血 1 次治愈 181 例,2 次治愈 219 例,3 次治愈 132 例,其余 53 例大多在 4～6 次治愈,最多者刺血 10 次治愈。临床好转 123 例,好转率为 16.4%,其中 68 例刺血 1 次即好转。本组总有效治愈率为 98.9%。本组无效 7 例,无效率为 0.8%,其中 6 例患者治疗一次后因未能立即止痛而停止治疗。临床观察,患者病程短,舌象和脉象基本正常者,属单纯的扭伤、劳损容易治疗。而病程时间长,伴有肢体麻木者,舌苔白腻厚滑,脉象涩迟,属寒湿夹杂、气滞血瘀,治疗次数就要多些。且多数患者只要坚持治疗,坐骨神经痛都能改善,甚至完全恢复健康。

验 案 举 例

例 1 左侧坐骨神经痛(腰椎间盘突出)

李××,男,47 岁,安徽省霍邱县三元镇街道居民。

现病史:2000 年 9 月 26 日初诊,腰及左下肢疼痛麻木 4 年多,有扭伤史。1996 年 4 月 12 日腰椎 CT 片示 L_{4-5} 椎间盘膨出,经牵引治疗好转,但不能负重。今年 6 月份因贪凉吹电风扇后左下肢疼痛、麻木加重,腰部活动受限,行走困难,夜间痛剧影响睡眠。

查体:T 37.2℃,行走时轻跛,上身右侧弯,腰椎向左侧突。腰 5 椎旁左侧压痛(+),左臀部及左下肢后外侧放射痛,左足外侧麻木,左腓肠肌轻度萎缩。跟腱反射消失,腰椎前屈活动 70°,直腿抬高左 70°(+),右 90°,血、尿常规均在正常范围。

治疗:取穴委中(双)、阳交(左)、丘墟(左)、足临泣(左)、腰阳关、中膂俞(左)穴位附近的静脉血管,出黑紫色血总计约 80 ml。刺下肢穴位时,血止拔火罐后即感疼痛减退,再刺腰部穴位后又有轻松感。配以舒筋活血片每次 5 片,3 次/日。复合维生素 B 每次 2 片,3 次/日。

10 月 11 日复诊,自述经上次刺血后疼痛、麻木均有好转,已能直腰行走,夜间能入睡,但劳累后仍感疼痛,尤以左小腿为重。继以刺血治疗,取穴同上,加委阳(左)穴,共出暗紫色血 80 ml,血色转红时局部再加拔火罐。经以上治疗 20 天后腰腿恢复正常,负重、弯腰均无障碍。

例 2 双侧坐骨神经痛(腰椎间盘突出症)

冯×,男,20 岁,皖舒城百神庙元棚村。

现病史:长期在山中开铲车,于 2013 年冬季出现腰及右腿疼痛,渐双腿疼痛伴麻木。多方治疗无效,现行走困难,身体向左倾斜,夜间痛剧不能入睡。

2014 年 8 月 16 日初诊,检体双下肢各关节无异常,脊椎向左侧弯成 45°。叩击 L_4、L_5 时双下肢有放射痛,直腿抬高试验左 60°(＋)、右 45°(＋＋)。舌质红,苔白、厚腻,脉沉紧,为水湿中阻之象。腰椎 CT:L_4、L_5 椎间盘向后方突出约 10 mm,压迫椎管内神经,$L_5\sim S_1$ 椎间盘向右后方突出,压迫右侧神经根(见黑白照 1)。多家医院建议手术治疗。

治疗经过:三棱针取穴委中(双)、阳陵泉(右)、悬钟(双)、丘墟(右)、腰阳关、关元俞(双)。选穴位附近的静脉血管刺出血,血止拔火罐 5～10 分钟,出血总量计约 150 ml,血色均呈暗紫色。口服木瓜丸每次 6 粒、每日 3 次;复合维生素 B,每次 2 粒、每日 3 次。后半个月左右来刺血治疗 6 次,病情逐渐好转。至 12 月 22 日第 7 诊,双下肢已无疼痛,唯长时间行走后感右下肢轻微麻木,腰椎轻度侧弯,已有显效,继续行刺血治疗。2015 年元月 10 日第 8 诊,行走正常。腰椎无侧弯,只是双大腿后侧不适,又行刺血治疗,血色已转红色。

现患者临床疼痛症状已去,复查 CT(见黑白照片2),突出的腰椎间盘无任何改善。由此可见,血液循环障碍是引起坐骨神经痛的直接原因,而腰椎间盘突出压迫神经的理论尚待进一步探讨。

例 3 左侧坐骨神经痛(梨状肌损伤综合征)

王××,男,35 岁,安徽省滁州市辛广镇元山村人。

现病史:2000 年 9 月 6 日由他人背来就诊,腰部及双下肢疼痛 3 年余,经毫针和药物治疗时轻时重,10 余天来左腿如刀割样剧烈疼痛,坐卧不安,昼夜只能弯腰站立以减轻痛苦,已多日不能入睡,饮食减退,大便燥结。

查体:痛苦面容,T 37.8℃,HR 90 次/分,不能直立和行走,不能端坐,要弯腰屈左膝站立才能减轻疼痛。上身右侧弯成 70°,直腿抬高左 30°(＋),右 80°,骨盆分离试验(一),屈髋试验(＋＋),梨状肌体表投影处压痛(＋),可触及条索状结节硬块。舌质红、苔厚白、脉弦迟,证属寒凝气滞,血瘀痹痛。

治疗:取穴委中(左)、足三里(左)、丘墟(左)、命门、白环俞(双)附近的静脉血管,刺出黑紫色血约 60 ml,刺血后已能卧床休息,辅以索米痛片内服。第二天再以毫针加火罐治疗,3 天后晚间已能入睡。

9 月 10 日复诊,已能安坐,腰部能伸直站立,但左大腿后侧仍有阵发性剧痛。复又取初诊时穴位刺血,另加刺承扶穴下显现的浅静脉血管,血止拔罐,又出黑紫色血约 60 ml,嘱回家调养。

半月后 9 月 25 日三诊时,已能长距离行走,腰、臀部及左下肢疼痛基本好转,唯左小腿后外侧及足外侧仍感麻木,T 37℃,舌象、脉象均正常,继续刺血,刺血取穴委中、悬钟(左)、足临泣(左)、殷门(左)、腰阳关、环跳(左),出血约 50 ml。10 天后诸症状全部消失而痊愈。

例 4 左侧坐骨神经痛(腰部急性扭伤)

唐××,男,56 岁,安徽省庐江县沙溪乡五河村人。

现病史:2000 年 9 月 18 日由两人背负来就诊,既往下腰及右腿疼痛 5 年,于 1997 年因腰椎间盘突出,行椎板切除手术,术后仍疼痛,来刺血一次好转。今年8月初因劳累后腰及右腿痛又复发,刺血2次后痊愈。2天前弯腰搬重物时,即刻腰痛如刀割不能转动,并放射至左下肢剧痛,现只能保持左膝屈曲侧卧位,动则剧痛难忍。

查体:痛苦面容,呻吟,强迫体位。T38℃,腰椎处10 cm手术瘢痕,$L_{3\sim4}$棘突两侧腰肌压痛(+),左下肢不能伸展,各关节无红肿,脉弦紧,舌质红,苔薄白。

治疗:立刻在委中(双)周围静脉血管取穴,血呈喷射状流出,血色较暗,复取命门和腰阳关穴点刺,火罐吸拔,共出暗红色血60 ml。刺血治疗休息半小时后剧烈疼痛渐止,患者当即下床行走。

例5　左侧坐骨神经痛(腰椎骨质增生)

王××,男,51岁,农民,安徽省潜山县梅城镇河湾村人。

现病史:2000年4月20日初诊,腰部疼痛20余年,仍能坚持从事农业劳动。今年4月5日行路不慎跌入水中,未及时换掉潮湿衣裤,2天后即感下腰及左下肢疼痛。痛剧如针刺不能行走,不能端坐,肢体畏寒发凉。夜间小腿后外侧如刀割状痛,严重影响睡眠。

查体:营养中等,脊椎无侧弯,前屈受限,$L_{4\sim5}$左侧压痛(+)。双下肢各关节无红肿,直腿抬高左70°(+),右90°。X线腰椎片:$L_{4\sim5}$左侧骨赘形成。

治疗:三棱针刺血取穴委中(左)、阳交(左)、悬钟(左)、腰阳关、白环俞(左)。小腿静脉血血色黑紫,血止拔火罐又吸拔出暗紫色血液。出血量总计约80 ml,治疗结束后即感疼痛减轻。口服舒筋活血片每次5片,3次/日;止痛片每次1片,2次/日;复合维生素B每次2片,3次/日。

5月4日复诊,经以上治疗后,腰部及左下肢疼痛明显好转,当晚即能正常入睡,第二天已能行走。但久坐和远行后左小腿后外侧仍有疼痛不适,局部怕凉如吹风感。继续刺血治疗,取穴同上,出血约60 ml,每穴均拔火罐。1周后疼痛全消,腰部活动亦明显好转。

例6　右侧坐骨神经痛(腰椎间盘突出伴腰椎管狭窄)

简×,男,45岁,皖固镇县王庄镇简马村人。

现病史:2005年5月20日初诊,诉腰及右腿疼痛2月余,不能负重,行走约250 m路后,右腿后外侧即感疼痛、麻木不能行走,休息10分钟后缓解。

检体:双下肢无红肿,步态正常,右侧腓肠肌轻度萎缩。直腿抬高试验左90°,右70°(+);腰椎CT:$L_5\sim S_1$椎间盘向右后方呈弧状突出,突入椎管约8 mm,伴黄韧带肥厚,硬膜囊及双侧神经根明显受压,以右侧为重。下腰椎体缘及椎间小关节增生、肥大。诊为:1. $L_5\sim S_1$腰椎间盘突出。2. 椎管狭窄。3. 下腰椎体及小关节退变。

治疗:三棱针取穴委中(双)、阳交(右)、悬钟(右)、腰阳关(偏右侧),出血约100 ml,血止拔火罐,血色暗紫,流速缓慢。

后又于6月4日、6月25日刺血治疗,经3次刺血治疗后,腰痛改善,且行走无论多远,右下肢也未见麻木、疼痛。

讨论及体会

针刺放血疗法对坐骨神经痛有很好的治疗效果,临床使用往往能立竿见影,这种古老的治疗方法确实需要用现代医学理论来加以充实和提高。

近代研究弥散神经内分泌系统在人体内环境的恒定和自身防病机制中起十分重要的作用,并且发现血管和红细胞也有重要的内分泌功能,它们可产生几十种体液因子和生物活性物质,可调节着机体的多种功能。

患者坐骨神经痛的出现多有寒冷刺激和扭伤劳累史,这些致病因素易引起腰部及下肢循环障碍,特别是容易发生微循环障碍。在缺氧、感染、寒冷以及乳酸、凝血酶、儿茶酚胺等因素作用下,血管内皮细胞、血小板和肥大细胞都会释放出5-羟色胺等一些血管活性物质。这些生化物质一方面引起微血管强烈收缩,一方面刺激感觉神经末梢引起疼痛,如5-羟色胺在浓度很低时(10^{-6}/L)即有很强的致痛作用。血管内皮细胞在缺氧时又能生成前列腺环素(PGI_2),前列腺环素加入组胺或缓激肽中,又可导致剧烈性疼痛。同时内皮细胞又分泌内皮素,它具有极强的收缩血管作用,血液在血管收缩、流动缓慢时易形成微小血栓。正常时内皮细胞能降解和灭活血浆中的缓激肽,当发生炎症反应时,内皮细胞的清理作用减退,即使很微量的缓激肽也有很强烈的致痛作用。在形成微循环障碍时,局部微环境如不能及时、迅速地降解、稀释、灭活这些生物活性物质,即可刺激神经感受器引起剧烈的疼痛、异常的感觉和血管进一步的收缩。

随着肢体血液循环障碍的形成,周围神经的血液供应也直接受影响,坐骨神经痛有明显的感觉减退或麻木区。轴突长的神经,其远端受缺血的影响较大,故损害也最严重,但由于神经供血的吻合支丰富,故即使某一段供血发生阻塞也极少引起神经的完全性坏死。神经损害程度与血管缺血程度和时间有直接的关系。临床治疗坐骨神经痛时,多见腰、臀、大腿部疼痛先好转,而小腿和足部后好转,有时甚至遗留足部轻度麻木和凉感。刺血也能使局部的动、静脉充血和组织水肿获得改善,从而一方面使神经的供血改善恢复,另一方面也减轻了软组织肿胀对神经根和神经干的压迫和刺激。

现代检测手段通过X线、CT扫描、MRI图像等检测手段,对患者的腰、骶椎及局部的软组织进行观测。在长期的临床中,我们发现影像检测出来的异常表现与患者的症状有时并不一致。如腰椎间盘只有轻微突出的患者,坐骨神经痛的症状可能很严重;而有的骨质增生和椎间盘突出都很严重,疼痛症状却很轻微。许多椎管狭窄者、椎体滑脱者、骨质增生者、腰椎间盘突出者,经刺血后跛行、疼痛、麻木、冰冷感都能消失。可是增生的骨赘不可能消失,破裂的纤维环也不能顷刻修复,

突出的髓核也不可能立即回缩。有一些疼痛症状消失的患者,我们对比了其治疗前后的影像学资料,发现突出的椎间盘、狭窄的椎管、增生的骨赘、滑脱的椎体并没有明显地好转和改变,许多经手术治疗后的患者,在一段时间后又出现顽固性的坐骨神经痛症状。而经刺血疗法治愈的椎间盘突出伴有坐骨神经痛的患者,当再一次受到寒冷刺激时往往疼痛又复发,刺血后又可痊愈。有许多异常痛苦的患者,用其他方法治疗而效果不显著,经刺血治疗后症状立刻减轻。刺血疗法只是直接地改善了血液循环障碍,所以血液循环障碍是引起疼痛的关键因素。

许多研究疼痛原因的学者,认为神经痛是因为神经支经过狭窄的关节孔、椎孔、肌门等处受压迫引起。笔者在长期的临床观察中认为,神经受压迫只是神经疼痛的部分原因,主要的还是神经支的供血改变而引起。在临床上观察许多严重骨质增生患者、椎间盘突出患者,只要没有外因引起血液循环障碍时,是没有任何症状或只有轻微的疼痛感,周围神经只有在局部微环境失去了动态平衡后才引起疼痛感觉。不能排除突出的椎间盘和增生的骨质仍可能随时压迫和刺激神经,但只要注意不要过度劳累和感受寒冷潮湿,使局部血管不要再形成收缩运动改变,以及缺血、缺氧的血循环障碍状况,就可以不出现疼痛、麻木症状。

刺血疗法是用最直接和最简捷的方法恢复了局部神经-血管-体液调控功能,使局部紊乱的血液循环恢复到正常的动态平衡,从而保证坐骨神经的血液供应,以达到气血"通则不痛"的目的。

(十一)带状疱疹(附:疱疹后神经痛)

带状疱疹是由病毒引起的急性炎症性皮肤病,因伴有剧烈的神经痛以及在疱疹平复后常遗留长期的神经痛,是刺血、针灸科的常见病种。祖国医学称其为"缠腰丹毒",俗称"蜘蛛疮"。

病因病机

带状疱疹是由水痘——带状疱疹病毒引发,当机体在过度疲劳、局部创伤、年老体弱、免疫功能低下,以及在高温湿热环境中都易发生此病症。带状疱疹病毒侵犯皮肤、脊神经或颅神经,引起神经分布区域的疼痛和皮损改变。

临床表现

常先有轻度的前驱症状,如发热、乏力、全身不适、食欲不振,局部淋巴结肿痛。患处皮肤感觉过敏或出现疼痛,往往神经痛可于皮损出现前许多天发生,临床医生经验不足则易出现误诊。

典型的皮损是在发红的皮肤上出现成簇的粟粒至黄豆大丘疹,丘疹继而变成为小水疱,疱液澄清,围以红晕。少者只有一两簇水疱,多者可有数十簇水疱,各簇水疱沿周围神经分布,排列成带状。各簇水疱群间皮肤正常,若无继发感染,数日后水疱干涸、结痂,留有色素沉着或小块皮色变浅,许多年后仍清晰可见。由于各人免疫反应状态的不同,临床上可见只有红斑、丘疹而不出现水疱者,严重者不但成簇水疱融合成大水疱,还可见局部出血和坏死。在一般情况时,带状疱疹病毒只侵犯周围神经的某一节段,少部分患者可累及数个神经节段或双侧神经节段同时发病。颅神经受侵犯的也时有出现。带状疱疹病毒亦可累及内脏,引起肺炎和脑炎,使脑血管损害出现脑性瘫痪,病情比较危重。

带状疱疹可引起剧烈的神经痛,常出现在疹前或出疹时,疼痛如烧灼、针刺样,可阵发性加剧,使患者难以忍受。疼痛一般持续10～20天,但有许多患者在疱疹消退后神经痛仍可持续数月、数年。疱疹后神经痛为局限性神经根病变,局部皮肤可有触觉减退或感觉过敏。笔者在临床上曾见疱疹后遗留神经痛20多年的患者。

带状疱疹病毒能侵犯人体头面、躯干及四肢神经,引起的神经痛依据病毒侵犯的部位不同而各异。所以,临床上要认真检查皮

损的位置,特别是四肢上疱疹较少或只有丘疹时往往被忽视,而寻找不出神经疼痛的原因。带状疱疹发生后不能认为只是皮肤病而掉以轻心,脑神经在其相应的分布区出现皮损后,除伴剧烈神经痛外,还可合并眼炎、口腔炎、动眼神经麻痹,严重者导致失明和脑性瘫痪。如面、听神经受病毒侵犯后,可有患侧面瘫、耳鸣、耳聋、眩晕、恶心以及呕吐,另外病毒由脊髓后根神经节侵入自主神经的内脏神经纤维后,可出现胃肠炎、膀胱炎、腹膜炎、胸膜炎等病症,所以带状疱疹发生后,应尽快抓紧时间治疗。

治疗方法

三棱针刺血疗法能缩短带状疱疹愈合的时间,快捷、有效地消除神经疼痛,对遗留的疱疹后神经痛也有很好的疗效。

刺血治疗时,首先选取疱疹侵犯的相应神经节段的根部和局部刺血,如肋间神经受侵犯时,要在脊椎患侧相应的华佗夹脊穴点刺出血,拔罐。再在疱疹周围部正常皮肤处寻找显现的浅静脉血管刺出血,可用相应型号玻璃罐拔火罐尽量吸出血。疱疹面积范围大时除局部多点刺几针出血外,还要循经取穴,确定疱疹发生部位所在经脉,刺该经脉的"合穴"。如腰背部及臀部发生疱疹,要刺膀胱经的委中穴出血。肩前出现疱疹,要刺肺经的尺泽穴出血。大腿前侧疱疹侵犯,要刺胃经的足三里穴出血。在头面部的三叉神经受侵犯时,可参照刺血治疗三叉神经痛的穴位放血拔罐。

带状疱疹形成成簇水疱时,要用三棱针在水疱下方的根部挑破疱壁,让水液自然流出,用消毒药棉吸尽流出液体。如化脓感染,可用生理盐水或双氧水冲洗消毒。

最后用点燃的清艾条在疱疹局部,做广泛性温和灸10～15分钟。也可用长方形的艾灸盒,置于疱疹上方熏灸15分钟,灸至皮肤潮红。许多患者刺血、排液、加艾灸后疼痛立减或消失。对于带状疱疹遗留的长期神经痛,除在相应的神经节段的根部和局部取穴,

以及循经取穴外,还要在带状疱疹遗留下的皮损改变处点刺出血拔罐,以使神经痛尽快消失。

验案举例

例1 带状疱疹伴上肢疼痛

凌××,男,61岁,皖合肥市杏花村竹器厂工人。

现病史:1993年6月23日初诊,一周前出现低热和乏力,自服2天感冒药热退,继之左前胸及上肢疼痛,如针刺烧灼样,不能入睡,食欲减退。昨日洗澡发现左前胸多处水疱。

查体:T 37.4℃,左前胸乳头外侧,第3~4肋间皮肤色红,有许多成簇如绿豆、黄豆大小疱疹呈带状分布,大的两处皮损面积约有4 cm×5 cm和2 cm×3 cm。

治疗:三棱针在左肘曲泽穴处的正中静脉刺血,出黑紫色血约15 ml。在左胸第3~4肋间局部找充盈度增高的小静脉2处,点刺出血拔火罐,出血5~10 ml。然后用三棱针挑破较大水疱的下方根部,任疱中水液流出,用消毒棉球擦干。最后点燃艾条熏灸疱疹处,温和灸10分钟后,患者自述左胸和上肢疼痛立减。第二天复诊,患者告知回去后安睡整晚,已无明显疼痛,食欲恢复。昨日挑破水疱已干瘪,再用三棱针挑破剩余的小水疱,依然用艾条予以温和灸15分钟。治疗结束后患者已无疼痛感,左上肢活动正常,嘱暂时忌食发物。

例2 带状疱疹伴下肢疼痛

黄××,男,38岁,皖合肥市皮革制品厂工人。

现病史:1987年7月11日初诊,不明原因出现右下肢近端处烧灼样疼痛5天,行走时加重,夜间痛剧不能入睡,心中烦躁,大便燥结。

查体:T 37.8℃,HR 96次/分,右下肢各关节无红肿,功能活动正常。右侧腹股沟前下方有一片1 cm×2 cm成簇粟粒状大小疱疹,根部红晕,有刺痛瘙痒感。舌质红,苔薄白,脉浮滑。

治疗:三棱针刺右髀关穴和关元俞穴处浅静脉,出鲜红色血15 ml,血止后拔火罐。再用灸盒罩于疱疹处艾熏,灸至皮肤变红。治疗后患者自述疼痛缓解,右腿行走轻松。第二天来复诊时,患者行走正常,告知昨晚已能安睡。现疱疹液体已吸收,鲜红色转暗,已无刺痛、瘙痒感。晨起排便通畅,再用灸盒熏灸患处20分钟,右大腿疼痛完全消失。

二、中枢神经疾病

(一)癫痫

癫痫发作为常见的神经系统疾病,据国内外的调查统计,其发病率约为5‰。癫痫的临床表现多种多样,可出现短暂的感觉障碍、意识丧失、肢体抽搐、呼叫吐沫、行为障碍、自主神经功能异常等不同表现,不经治疗常会反复发作以致终生难愈。

病因病机

①先天遗传因素:如结节性硬化症、脑发育不全的患儿多伴有癫痫发作。②颅脑损伤:由于产程损伤,多见于胎头吸引、产钳及产道挤压后脑血肿造成。也有因颅脑外伤,甚至是轻微的外伤引起,既可在近期出现症状,也可在数月、数年后才出现症状。③脑炎、高热、感染史、代谢性中毒:可在近期引起癫痫发作,也有数十年后才发作者。幼时有过以上病史的青少年易发生癫痫。④脑部缺氧:临床上多见于有过中毒病史,有落水淹溺及窒息史的患者。⑤惊恐暴怒:因情志失常诱发癫痫发作者也比较多见,常可即刻发作,而且能反复发作。⑥脑血管疾病:有些颅内出血、血栓形成、脑血管畸形、脑动脉硬化等患者可出现癫痫发作。⑦代谢性及内分泌障碍:急慢性肾衰竭、低血糖、低血钙、急性肝昏迷等。另外,还有许多患者追述不出明显病

因,可能是脑部疾病或内、外环境的影响引起惊厥阈值降低,因而产生原发性癫痫发作。针灸刺血临床多以1～5项中病因所引发的癫痫居多。

中医学将本病归属"癫证""痫证"范畴,认为其病机为风、火、痰、瘀而引发,治宜使用平肝熄风、豁痰泻火、活血祛瘀等法则。

临床表现

癫痫发作大多具有间歇性、短时性和重复性,在临床上大致可分为4种类型。

(1)大发作:患者突然神志丧失,发出尖叫声、跌倒、瞳孔散大、对光反射消失。全身肌肉强直性收缩,呼吸可暂停,脸色由苍白或充血转为青紫,伴有肢体的阵挛,数分钟后缓解,继进入昏迷和昏睡状态。部分患者在发作前数秒有先兆症状,有短暂的头昏、胸腹部不适、心悸、幻觉、恐惧、肢体麻木等,发作后感到头痛、头昏、全身酸痛无力。脑电图描记约50%患者有节律紊乱、阵发性尖波、棘波或棘—慢复合波。

(2)小发作:患者往往突然失神发呆、意识丧失、双眼直视、呼之不应。有时两手相互摩擦,或机械地从事原先的活动,或做点头、摇头动作,既不跌倒,亦无抽搐。一般持续在20秒以内恢复清醒,一天可数十次至数百次发作不等,为失神小发作。另外亦有一种复合性小发作,患者突然意识障碍和肌张力消失,使患者跌倒或两腿无力行走。还有的是以头部及上肢为主的双侧节律性肌阵挛抽动,患者自觉心中难受不适,查无阳性体征。

(3)局限性发作:患者发作时或为一侧口角、一侧肢体或半身的抽搐,或由手指和足趾开始的短暂感觉异常,表现为发麻、触电或针刺感,偶然发生温热感、动作感及感觉缺失感,大多无意识障碍。

(4)精神运动型发作:这一类型的发作,以意识障碍与精神症状为突出表现,患者突然意识混乱,出现呶嘴、咀嚼、吞咽、流涎、抚摸身体某一部位。有的表现为精神运动性兴奋,如突然外出、无理吵闹、唱歌、骂人、脱衣裸体、爬高跳楼,甚至可因之而损物伤人。每次发作持续达数分钟或更长时间后,神志逐渐清醒。此症状常被误认为精神病症状去治疗,有的患者可和大发作同时或交替发作。

以上四种常见的发作类型,每个患者可以只有一种发作,也可有一种以上的发作,又能由一种类型转成其他类型。

对于癫痫发作后应积极治疗,现有的抗癫痫药物对许多患者疗效低、副作用大,甚至要终身服药还时有癫痫发作,许多患者长期服药,造成齿短、牙龈肿胀、智力下降、头晕无力,严重者可伴有肝、肾功能损害。使用针刺放血疗法和中药治疗后,许多患者得以根治,而且无须服用药物且再无发作。

治疗方法

主穴:太阳、委中、曲泽、尺泽、大椎。配穴:痰湿中阻取穴足三里、丰隆。肝火上炎取穴蠡沟、百会。瘀血阻络根据所属脏腑、经络取相应穴位。另外还可取任督两脉上的灵台、鸠尾,以及上星和风府等。还可取背俞穴的心俞、肝俞等。另有一经外奇穴腰奇穴(在尾骨尖端直上2寸处,居督脉上),许多癫痫患者在此穴的上、下附近处有一条静脉显现,刺之有时能流出许多暗紫色血液。根据中医辨证每次选取3～4组穴位刺血,穴位要灵活变动。

对本病发作有固定时间的患者,可按子午流注选取经穴,如早晨易发作取足阳明胃经的合穴,中午可取心经的合穴,夜间发作取肝胆经的合穴。

体质好的患者首次出血量可多一些,成人在100～200 ml,儿童可在50～80 ml,出血量大一些效果好。每穴都要尽量拔火罐,以促使血液的流动。

治疗时间在头几次以间隔15天治疗一次,视病情好转可间隔20～30天再进行下一疗程治疗,如发作频繁,间隔7天左右即可针刺,并可配以毫针治疗。一般治疗4～5次即能痊愈,许多患者刺血1次后即痊愈,最多有刺血8～12次而愈者。

临床资料

笔者对 1985～2002 年治疗的部分癫痫病患者 266 例,根据临床记录观察总结如下。本组病例男 163 例,女 103 例;年龄最小 9 个月,最大 59 岁,1 岁以下 2 例,1～10 岁 67 例,11～20 岁 97 例,21～30 岁 64 例,31～40 岁 21 例,41 岁以上 15 例;病程最短 8 天,最长 30 年,1 年以内 60 例,2～5 年 95 例,6～10 年 57 例,11～20 年 43 例,20 年以上 11 例;临床表现大发作 171 例,小发作 34 例,大、小发作交替 30 例,局限性发作 12 例,精神运动型发作 7 例,精神运动型伴大发作 11 例,癫痫持续状态 1 例。

患者有先天遗传因素 4 例,大、小脑发育不全 12 例。颅脑损伤、产程损伤 11 例,脑外伤 24 例。脑炎及高热病史 58 例,感染史 9 例,代谢性中毒 5 例。脑部缺氧中毒病史 1 例,淹溺窒息史 7 例。惊恐或暴怒引发 9 例。脑血管疾病 8 例,脑肿瘤 2 例,不明原因者 116 例。

266 例患者均经县级以上医院明确诊断。131 例患者有脑电图诊断,24 例有颅脑 CT 诊断,1 例脑血管多普勒检查。57 例脑电图正常,74 例脑电图轻度到中度异常;脑 CT 20 例无异常,2 例有脑肿瘤(刺血 3 次无效),1 例左颞叶点状钙化(患者 3 岁,刺血 3 次无效),1 例脑组织萎缩(患者 7 岁,刺血 3 次好转);1 例脑血管多普勒检查,两侧大脑中动脉血流速度增高血管痉挛(患者 12 岁,刺血 3 次痉愈)。

266 例患者均采用三棱针刺血治疗,在刺血治疗的同时,根据病情配以疏肝理气的逍遥丸、养血安神的养血安神片或宁心安神的天王补心丸,痰湿重者用健脾丸以健脾化湿,再辅以中药煎剂进服。长期服用抗癫痫药物者药量逐渐减少,视病情的转复情况慢慢停药。

疗效评定

(1)临床治愈:经刺血治疗后癫痫未再发作,并停服抗癫痫药物。也有治疗后长期不发作,但因发热、精神刺激等因素又有发作,经刺血后又能控制。此组病患者有 194 例,治愈率 72.9%。

(2)临床好转:经刺血治疗后发作次数明显减少,发作症状减轻,或减服抗癫药物长期不发作者。此组患者有 59 例,好转率 22.2%。

(3)无效:治疗前后无转变。此组有 13 例,无效率 4.9%(其中 5 例治疗 1～2 次未再继续治疗)。

验案举例

例 1　外伤性癫痫大发作

张××,男,22 岁,皖濉溪县西南乡李山村农民。

现病史:1992 年 6 月 24 日初诊,1991 年 6 月中旬骑牛从牛背上倒跌下来,前额血肿伴疼痛,当时无昏迷,神志清楚。2 个月后出现阵发性昏迷、抽搐、尖叫吐沫、肢体强直性痉挛,2～5 分钟自行缓解,醒后头部剧痛。每月发作 4～5 次。服苯妥英钠每次 0.1g,3 次/日,仍经常发作,自觉头晕乏力,不能参加农业劳动。

查体:神清,NS(－),T 37.2℃,BP 110/76mmHg,心肺(－),舌质红,苔薄白,脉弦。脑电图:颞额区散在性慢波发放。

治疗:三棱针刺血,取穴委中(双)、尺泽(双)、太阳(双)、上星,出血量约 100ml。

7 月 1 日复诊:经以上治疗后 1 周内无发作,苯妥英钠已减服中午 1 次。

治疗:继续刺血,取穴委中(双)、曲泽(双)、印堂,出血量约 60ml。

8 月 18 日三诊:近 50 天中只发作 1 次,而且病情减轻,时间缩短,醒后头部无剧烈疼痛。苯妥英钠改为每晚服 1 次。自感精神愉快,体力增加,复查脑电图轻度异常。

治疗:刺血取穴委中(双)、尺泽(双)、太阳(双)、大椎,出血量总计约 120ml。

9 月 30 日四诊:病情稳定无发作。脑电图复查仍有痫性波发放,以头前部为甚。

治疗：继续刺血取穴阳陵泉（双）、尺泽（双）、百会、大椎，并渐停服苯妥英钠。

8年后追访，经4次刺血治疗后再未发作，病告痊愈。

例2　流脑后癫痫大发作

郭××，男，14岁，皖淮南郊区黑泥乡上郭村学生。

现病史：1987年3月24日初诊，4岁时春季患流脑治愈，至10岁时无诱因开始出现肢体抽搐、强直痉挛、昏迷吐沫，5～10分钟缓解。1月有2～3次或1日即有3～4次大发作。长期服用苯巴比妥、硝西泮，仍时有发作。

查体：营养中等，智力低下，回答问题不切题，牙齿短小，牙龈肿胀，步态不稳。

治疗：刺血取穴委中（双）、太阳（双）、尺泽（双）、腰奇，出血量约60 ml。

后又于当年4月16日及5月10日治疗两次，取穴同上，并逐渐减停抗癫药物。三次刺血后再无发作，智力亦有所提高。

例3　癫痫大发作和小发作交替

张××，女，14岁，皖六安市浐东乡徐郢村人。

现病史：1989年3月8日初诊，自4岁开始每逢夜间出现1～2次抽搐，有时昏迷、尖叫、口中吐沫、面色青紫，强直性痉挛或阵挛，有时仅肢体抖动和眨眼，醒后一切如常。10多年来一直服用苯妥英钠和硝西泮，但每逢天气变化仍时有发作。

查体：患儿营养中等，反应迟钝，牙齿短小，牙龈肿胀。NS（－）脑电图轻度异常。

治疗：刺血治疗取穴太阳（双）、委中（双）、曲泽（双）、大椎。出血量约80 ml。

此患儿只刺血1次再未复发，并渐停抗癫痫药物，1996年追访一切如正常人。

例4　腹泻后癫痫大发作

陶×，女，16个月，皖霍邱县长集区五杨乡墩坊村人。

现病史：1992年8月22日初诊，今年2月患腹泻治疗半月未愈，随后出现发作性四肢抽搐、颜面青紫、昏迷不醒，1～5分钟后自行缓解。醒后不愿吃奶，昏睡，平时精神萎靡。现每月有1～3次大发作，并伴有长期腹泻。其外祖母有癫痫病史。

查体：营养不良，面色萎黄，T 37.2℃，HR 96次/分，心肺（－），腹部平软，肝脾未及。哭闹不安，不能站立和行走。大便稀薄，为不消化物。脑电图：轻度异常。

治疗：三棱针点刺取穴足三里（双）、曲泽（双）、太阳（双）、腰阳关，出血量总计约20 ml，口服健脾丸每次1粒，3次/日。

9月7日复诊：其母高兴告知，经上次治疗后患儿已无抽搐发作，腹泻亦愈，精神好转，自己能扶物站立。

治疗：继续刺血，取穴委中（双）、尺泽（双）、太阳（双）、大椎，出血量约30 ml。

11月19日三诊：患儿经治疗后饮食睡眠均好转，现已能站立和学步，停服抗癫药苯巴比妥，为巩固疗效，再次刺血取穴委中（双）、太阳（双），出血量约20 ml。

2年后追访患儿生长、发育良好。

例5　癫痫失神与肌阵挛小发作

李×，男，11岁，皖六安市独山镇土桥岗村人。

现病史：1996年7月15日初诊，1995年10月份高热10余天治愈，一周后频繁出现失神凝视，四肢无力，呼之不应，10秒左右自行好转。今年4月又出现肢体不自主抽动，以左侧为甚，每月20～30次不等，发作时心中难受，无昏迷和跌倒。平时纳差，长期服丙戊酸钠和氯硝西泮，只是发作次数减少，不能控制不发。学习成绩差，已无法上学。

查体：精神萎靡、面色苍白，NS（－），心肺（－），四肢肌力正常，未引出病理反射。舌质淡，苔薄白，脉沉细。脑电图异常，有癫痫波发放。

治疗:取穴委中(双)、曲泽(双)、太阳(双)、大椎点刺,血止后拔火罐,出血量约60 ml,养血安神片每次3片,3次/日,复合维生素B每次1片,3次/日。

8月1日复诊:患儿刺血后的第3天已无肢体抽动和失神,心中难受亦减轻,每日只服一次丙戊酸钠,精神明显好转,也能出门玩耍。为巩固疗效继续按以上治疗程序施治,渐停服丙戊酸钠。后家人带信告知患儿一切正常。

例6 癫痫大发作和局限性发作交替

陈××,女,48岁,皖桐城县大关乡定湾村农民。

现病史:2001年4月2日初诊,1995年春季不明原因出现四肢阵发性疼痛,伴不自主抽动,并有阵发性腹痛、头晕。严重时出现昏迷,强直性痉挛和阵挛抽动,5~30分钟缓解,醒后头痛、头昏、全身乏力。每月1~4次不等发作,轻重交替,间歇期尚能料理家务,饮食正常,嗜睡。长期服用抗癫药无效自动停药。

查体:神清,营养中等,T 37℃,BP 106/74 mmHg,HR 86次/分,律齐,两肺(一),NS(一),未引出病理性反射。舌质暗,苔少,脉沉细。脑电图:轻一中度慢波发放。

治疗:三棱针取穴阳陵泉(刺双侧膝下外侧浅静脉,血色暗紫,出血约40 ml)、尺泽(刺双侧头静脉,出黑紫色血20 ml)、太阳(刺双侧颞浅静脉血管,出暗红色血约20 ml,拔火罐吸出约10 ml血)、大椎、心俞(出暗紫色血数滴后,加拔火罐,出血约20 ml)点刺,总出血量约110 ml。服逍遥丸每次6粒,3次/日,维生素C每次200 mg,3次/日。

4月19日二诊:经以上治疗后已无大发作,但仍有阵发性腹痛及肢体疼痛伴小抽动,较前精神好转。

治疗:三棱针取穴委中(双)处静脉针刺,出黑紫色血30 ml。刺曲泽穴(双)处贵要静脉出暗紫色血30 ml。刺太阳穴(双)附近颞浅静脉出暗红色血30 ml。点刺大椎穴后拔火罐,出血约10 ml。总出血量约100 ml。

5月9日三诊:近20天中只有两次小发作,自觉阵发性腹痛及不自主点头,数分钟停止。

治疗:刺血足三里穴(双)、尺泽穴(双)、委中穴(双),出血量约80 ml。继服逍遥丸每次4粒,3次/日和维生素C每次200 mg,3次/日。

5月26日四诊:经以上治疗已没有四肢刺痛和不自主抽动,腹痛亦很少出现,只是有时头晕。

治疗:刺委中穴(双)、曲泽穴(双)、太阳穴(双)、腰俞穴,出血约60 ml。委中和曲泽附近的静脉血色由开始的黑紫色转为暗红色,出血量亦自然减少。

患者经4次刺血治疗后精神好转,自述干家务有力,已能从事轻体力劳动。嘱避免过度劳累,忌食"大发物"如公鸡、鲤鱼、猪头肉等。2年后追访癫痫一直没有复发。

讨论及体会

癫痫发作是由于大脑局部神经细胞的瞬间异常放电而引起的神经网络信息传递障碍,属于神经损伤性疾病。脑神经细胞外周由胶质细胞包裹,胶质细胞伸出许多血管周足与毛细血管的内皮细胞紧密接触。脑毛细血管表面85%的面积都被这些血管周足所包绕。胶质细胞是神经细胞与血管之间代谢物质的"转运站",也是神经细胞多种化学信息分子释放的贮存处。脑组织在受到致病因素的伤害时,如挤压、撞击、高热、一氧化碳、组胺、病毒、内毒素、细胞因子等,甚至精神刺激都可使血管和神经细胞受到损伤,而胶质细胞和神经细胞都可同时受到伤害。

血管损伤引起营养毛细血管关闭,微循环障碍形成时,可引起神经组织的缺血缺氧,出现不同程度的细胞缺血性改变。对缺氧敏感的神经细胞,严重缺血缺氧时会死亡,而耐受较高的胶质细胞在缺血缺氧时尚会增生,可增生繁殖形成胶质瘢痕，补充神经细胞的缺损，使神经组织保持连续性，这是神经组织在缺氧时的一种改变。星形胶质细胞功能异常可导致神经细胞对 γ —氨基丁酸的摄取减少，这种抑制性神经递质的减少，可引起癫痫发作。

我们在长期的临床观察中发现，脑炎、高热、中毒、感染、脑部缺氧、脑血管疾病、代谢性及内分泌障碍、脑外伤和精神因素等，有的当时即刻就引起癫痫发作，而有的却在数月甚至数年后才有癫痫发作。这可能和脑血管受到损伤后的自我调整能力有关，以及受损脑血管的分类、分级有关。在急性损伤脑部大、中级动脉血管时，可有生命危险和出现中枢性病变，而损伤微小动脉，特别是血栓形成或梗死时，由于脑部的动脉吻合支丰富，局部脑组织可暂时不出现症状，但当碰到内、外环境的恶化时，微小动脉的代偿功能一时不能调整，即可出现微小局部的供血不足和神经细胞的改变。

还有许多癫痫的发作系静脉回流障碍引起，并非由于动脉供血不足所致。如婴幼儿长期腹泻、发热及营养不良时，血压低，血流慢，又因失水而使血液浓缩，都可促使静脉血栓形成。成年人亦可因同样原因使脑部微小血栓形成。颅脑的供血占全血的 15%，颅脑的静脉结构脑硬膜窦、板障静脉、导血管因缺乏弹性，不允许管壁尽量扩张，所以颅脑的静脉回流不能有阻塞。脑内静脉血液稍有瘀滞将引起神经细胞的功能紊乱，使分子信息的传递出现故障，使胞质转运跨膜分子信息与神经冲动的生物电信息的相互整合作用失常，这些缺血的神经组织部位可成为癫痫异常放电的触发部位。所以一些轻微的脑外伤看来并不严重，但是只要使静脉受损，使血液回流受阻，就可引发癫痫发作。如有的患儿只是在玩耍中被棍子戳到鼻根部，有的背上被绳索抽打几下，有的虽碰到头部但外观却无明显损害，但在当天或经过一段时间癫痫发作。

脑组织缺血、缺氧时，神经细胞内 Ca^{2+} 的增加可达正常浓度的 200 倍，细胞内 Ca^{2+} 聚积激活许多代谢酶，导致细胞代谢严重紊乱。脑缺血可产生兴奋性神经递质的大量释放，释放量与神经细胞损伤程度成正相关。在癫痫放电活动期间，神经细胞外液 K^+ 浓度明显升高，而 Ca^{2+} 浓度明显下降，提示离子通道受阻。神经细胞被激活时，释放多种化学信息分子。刺激部位不同，刺激的质和量不同，信息分子的组成就不同，再加上各种信息分子的性质不同，受体各异，消除的途径与速度不一，以及它们之间的复杂的相互整合作用，故其生物学效应呈现多种表现。临床上癫痫发作的表现也是多种多样的，并且可由一种类型转成其他类型。对于神经活动所释放的神经递质，脑毛细血管内皮细胞内的单胺氧化酶可能起灭活作用，当毛细血管内皮细胞受到损伤时，这种调控作用失常，不但不能及时灭活某些化学信息分子，内皮细胞反而释放多种生物活性物质，引起血栓的形成和管壁通透性的改变。处在这种部分去极化状态中的神经细胞，一旦内环境有不利改变即可发生高频放电，甚至在睡眠的某些时相，因血流缓慢供血不足而引起癫痫发作。皮质损害后间脑和皮质的抑制性作用减弱或消失，也能使癫痫易于发作。

刺血疗法的目的是要改善脑组织的供血状况，通过浅静脉的出血，调整颅内血液的流速、流量、组分、压力等，使微小脑血栓解聚，使微循环再通，以保证脑神经细胞的正常调控活动，促进回返抑制的恢复，使脑组织不能形成异常的瞬间放电。刺血疗法对癫痫症状有很好的治疗效果。此法应推广使用，让众多的癫痫患者免受疾病的折磨而早日康复。

(二)急性脑血管病及后遗症

急性脑血管病，亦称"中风"，是发病率和死亡率较高的严重危害人类健康的疾病。尽管现代医学进行了大量的临床研究，但对此病症的治疗并不理想，近几年临床上的治疗抢救方法使存活率较以前有所提高,但致残率还是占存活者的75%,急性脑血管病的后遗症使得许多中老年人的生活质量受到不同程度的影响。

病因病机

中枢神经对氧的需求甚高,脑部供血占全身供血量的20%,脑的耗氧量亦占总耗氧量的20%,因此正常的脑血液供应是维持脑功能的前提。脑组织不能储存能量,也不能进行无氧糖酵解,在缺血2分钟后已不能测出ATP,缺血缺氧引起能量合成障碍是脑细胞损伤死亡的主要原因。局部血供中断10秒,就出现神经功能障碍,几分钟以上就发生梗死。梗死后8小时,灰质与白质间的界限就变得模糊不清,脑组织亦发生水肿与软化。

能引起脑血管自动调节功能失常,以及血管管壁损害的因素很多,其中主要的危险因素有高血压、心脏病、糖尿病、高脂血症、饮酒吸烟,另外寒冷暑热、过度疲劳、情绪激动等,都可诱发脑血管病的发生。降低脑血管病发病率和死亡率的关键,就是要消除和预防这些危险因素的发生。当各种病变引起脑血管阻塞、狭窄、痉挛或破裂时,脑组织的正常血液供应受到干扰,从而使该脑组织区域受到损害。而绝大多数急性脑血管病的病理背景是动脉粥样硬化和小动脉硬化。

临床表现

根据脑血管受损的分类、级别不同,以及脑组织受损的区域不同,临床表现也有很大的区别。临床分类有脑缺血发作,是指脑血管痉挛或短暂脑梗死发生;有局限性脑梗死,是指因脑动(静)脉血栓形成、栓子、炎症、损伤等导致局部脑组织急性缺血而发生的坏死;有原发性脑出血及蛛网膜下隙出血等。所以临床上既有轻微头痛、头晕,或几分钟的肢体无力、麻木,感觉异常、构音障碍、失明等症状,也可有急性起病,发展迅速,很快出现昏迷,以及偏瘫、失语、痴呆,甚至死亡等症状。按病理性质可分为出血性和缺血性两大类。但有时脑缺血(如脑梗死)后可继发脑出血,脑出血后又可引发缺血性改变,脑缺血和脑出血又可能先后或同时发生在脑的不同部位。

临床上大脑深静脉血栓形成也应引起重视,当脑内几个较大静脉阻塞或损伤后,可能有严重后果,如间脑水肿、智能障碍、长期昏迷、高热、心动和呼吸加速、瞳孔缩小、四肢强直、腱反射亢进等。在室间孔处如丘纹等静脉阻塞可能引起意识迟钝、偏瘫、缄默以及基底节瘀血性坏死。

治疗方法

王氏刺血疗法通过数代人大量的临床治疗,所总结出的三棱针刺血治疗急性脑血管病方法,不但能用于急性脑血管病的突发昏迷抢救,使昏迷的患者很快清醒,而且能用于恢复期,可控制住脑组织的病理损害,对脑缺血和脑出血的损害都有及时的治疗作用,使神经系统病变后恢复期的时间缩短,后遗症状减轻,致残率明显降低。

抢救时首选穴位是太阳穴(双)处的颞浅静脉,此时不论是出血或缺血的脑损害,太阳穴处的浅静脉都有变化。当血压升高时静脉可怒张于皮肤下,当供血不足血流缓慢时,静脉可呈青蓝色显现。刺出的静脉血根据病情不同,有的呈鲜红色,有的呈暗红色,如静脉血呈暗紫色时,提示脑组织严重的缺氧。治疗时卧位取穴,斜刺静脉,急性期时出血量较多,让血向下流淌用卫生纸接住,自然止血后再拔火罐,可用玻璃药瓶代替火罐(因太阳穴处无法用瓶口大的火罐吸拔,而用100 ml的小口玻璃药瓶的吸力比4号小火罐的吸力大,故疗效好),吸拔时每瓶中又能吸出10～20 ml的血量。然后卧位刺患者两上肢尺泽穴处的头静脉血管,用容器接血,在危重期出血量也很多。让血自然流淌,血止后也用100 ml的玻璃药瓶吸拔,也能再吸出10～20 ml的血量。再视患者状况取委中穴处怒张的浅静脉,如在抢救中无法翻身,可根据患者的脉象、舌象配穴,风火夹痰取足三里穴处的胫前浅静脉,痰湿阻络取丰隆穴处的浅静脉、肝风内动取蠡沟穴处的大隐静脉分支。在抢救时出血量要多一些，一般总出血都在100 ml以上，对于实证的患者总出血量可多于200 ml，每穴都要尽量拔火罐。刺血后许多原血压暴涨的患者的血压可下降，呼吸可由间歇或不规则转为正常，心率可双向调整，使昏迷程度减轻，有许多患者能很快清醒。如病情有好转时可加刺风府穴、哑门穴，以促进语言的恢复，急性期可间隔3～4天进行下一次治疗，出血量就要相应减少一些。

取穴不能单取偏瘫肢体侧穴位，因为脑干的锥体束是由大脑皮质下行到脑干和脊髓的运动传导束（皮质脑干束）。在锥体下部，大部分纤维互相交叉（锥体交叉）到对侧脊髓侧索。大脑皮质、延髓、脑桥、中脑部位病变涉及锥体束时，即引起对侧偏瘫。治疗脑血管病变时，必须要考虑到锥体交叉的解剖关系，在治疗半身瘫痪时，不但要取对侧头部的穴位，而且一定要取健侧肢体的穴位。这也是古代所使用的"巨刺"和"缪刺"的现代临床应用。

急性脑血管病发生时，虽然有的患者起始时病情不太严重，但有一周左右的发展期，如不注意护理病情可恶化。所以针刺时不能施以太强的刺激手法，要让患者卧位治疗，不宜走动和站立。在急性发病期稳定后，以及进入恢复时期，三棱针刺血治疗就可以由下向上取穴，先取委中或委阳穴处的小隐静脉的分支出血，再取尺泽或曲泽穴处的静脉出血，然后再取太阳穴处的颞浅静脉，并根据病情配以百会穴、风府穴、哑门穴、风池穴、大椎穴刺出血。脑干梗死、椎-基底动脉供血不足时以颈后穴位出血效果好。还可以用三棱针斜刺头皮上的与中枢神经运动、感觉区域相对应的位置，以促使大脑皮质运动、感觉区域的血液循环改善。对于严重高血压患者，以及年高体弱者仍要卧位治疗。每次治疗时根据病情轮换选取穴位，并要依据中医的脉象、舌象辨证配以中药内服，特别是阴虚火旺的光剥镜面舌，一定要配以滋补肝肾、养阴息风

之剂，不能一味地扩张血管和活血化瘀。刺血治疗间隔时间可视病情、体质的情况以7～15天为好。

临床资料

我们从1985～2002年所记录的部分较完整的病案中，选出107例患脑血管疾病的医案，总结如下：此组患者中男性65例，女性42例；年龄最小2岁，最大79岁，年龄段2岁1例，10～20岁2例，21～30岁2例，31～40岁3例，41～50岁14例，51～60岁44例，61～70岁26例，71岁以上15例；病程最短1天，最长12年。本组病例中局限性脑梗死84例，其中包括脑血栓形成73例，脑栓塞4例，腔隙性脑梗死5例，脑动脉炎2例。原发性脑出血22例，蛛网膜下隙出血1例。

疗效观察

（1）评定标准：①痊愈：经治疗后肢体肌力恢复至V级，肢端精细功能正常，语言、思维清晰，生活、工作、劳动能力如常。②基本治愈：经治疗后肢体肌力虽恢复至V级，生活能自理，但肢端仍遗留有麻木感，一些精细动作不能完成。③好转：经刺血治疗后，瘫痪肢体肌力有进步，能独自行走，语言转清楚，生活部分能自理。④无效：经刺血治疗后肢体肌力虽有改善，但功能活动仍受限，神情痴呆，构音困难，生活不能自理。

（2）治疗结果：治疗结果痊愈37例，占34.6%；基本治愈27例，占25.2%；好转30例，占28.1%；总有效率87.9%。无效13例，无效率12.1%。

在脑血管病治疗的过程中，我们体会到急性脑血管病发生后要尽快使用三棱针刺血抢救和治疗，这样能使病情恢复较快，使部分患者不留后遗症或后遗症减轻。本组107例患者中痊愈和基本治愈者，病程大都是在数天至6个月，只有个例病程在2～4年后治愈。脑血栓患者易恢复，此类病例痊愈和基本治愈占此类病例的86.9%。脑梗死单一小面积（也有大面积）患者易恢复，多发性梗死、腔隙梗死并伴有脑组织萎缩患者难治愈。

素有糖尿病和心脏病患者难治愈,此类病例痊愈和基本治愈的占此类病例的56.3%。脑栓塞患者要视栓子的性质,有小部分能恢复,但是病情多险急,特别是风湿性心脏病患者有反复和多次栓塞发生,难以治愈。脑出血患者早期接受刺血治疗后多能达到基本治愈和好转,出血量多、病程稍长则难以治愈,且多遗留有轻重不等的后遗症。年龄段高,出血面积较大和多发性梗死,以及反复发作者较难恢复,病程超过3年者也难有所进步。

治疗急性脑血管病变时,要考虑到许多患者已达高龄,脑和其他器官都有不同程度的动脉硬化和老年性病理改变,尚合并其他疾病。血压、心脏、血糖正常者,患病后各种功能恢复得较好,反之则难恢复,在治疗血管病的同时,要积极治疗这些疾病,特别是糖尿病往往不引起重视。脑血管病以越早刺血治疗效果越好,因为某一中枢受损后所丧失的功能,经过适当的治疗和功能锻炼,可由周边部位在相当程度上予以代偿。

验案举例

例1 脑静脉窦血栓形成

方×,男,12岁,皖舒城县春秋乡龙河镇万寿村人。

现病史:1991年3月4日由父亲背来初诊,慢性中耳炎史多年,因左耳流脓伴发热、头痛6天,于1990年11月13日到某县医院治疗。当时查体:神清,T 39.5℃,心肺(一),NS(一),左耳道脓性分泌物。诊为中耳炎继发颅内感染,收住院行乳突凿开术排脓。术后持续高热伴头痛,于1990年11月20日转入某省级医院治疗。查体:神清,T 39.2℃,NS(一),左耳道脓液、鼓膜穿孔,耳后乳突腔已凿开,收住院予以抗感染治疗。脑CT确诊为脑脓肿,在全麻下行脑脓肿穿刺术,抽出脓液约23 ml,术后体温下降,但仍有低热,于第5天出现浅昏迷、嗜睡、大小便失禁、右侧肢体软瘫,再次穿刺,未抽出脓性分泌物。予以大剂量抗生素治疗,病情无好转。又于

1991年1月1日转入某省级医院脑外科住院,3个月治疗中患儿一直意识障碍、嗜睡、大小便失禁、右侧肢体偏瘫,依靠喂食流质及输液维持营养,因经济困难自动出院,出院诊断:①脑脓肿;②左耳慢性中耳炎术后;③脑膜炎。

查体:患儿面色萎黄贫血貌,意识模糊,反应迟钝,不能坐立,语言低微不清。T 37.7℃,HR 86次/分,律齐,两肺(一),颈软无抵抗,脑膜刺激征(一),双侧瞳孔等大等圆,对光反射存在,鼻唇沟对称。左乳突处瘢痕愈合,左耳道无脓液。右侧上、下肢肌力Ⅰ级,肌张力减退。舌质淡,苔白腻,脉沉细。

治疗:卧位治疗,三棱针刺取穴太阳(双),出暗紫色血10 ml。委中(双)、曲泽(双)、腰阳关,均出暗黑色血液,每穴拔罐5分钟左右,总出血量约50 ml。配以清热解毒、化痰祛瘀、醒脑开窍中药5剂:金银花10 g,苦桔梗10 g,紫花地丁6 g,粉葛根10 g,全当归10 g,西川芎6 g,清半夏6 g,化橘红6 g,胆南星6 g,丝瓜络10 g,石菖蒲6 g,建神曲10 g,水煎服1日2次。环扁桃酯每次1粒,3次/日,复合维生素B每次2片,3次/日。

3月18日复诊:父亲高兴告知,刺血治疗第3天后患儿神志清楚,大小便即能控制,饮食渐增,言语转清晰,并能独坐和站立,现已能行走。

查体:T37.2℃,神清,语言欠流利,回答切题,四肢未引出病理反射,步态正常,但蹲下后不能站起,右手握力差,抬举仍感无力,右侧上、下肢肌力Ⅳ级。

治疗:继续刺血治疗,取穴同上,内服中药5剂。

4月1日三诊:神清,NS(一),四肢功能活动正常,语言清晰,智力正常。

治疗:为巩固疗效三棱针刺血尺泽(双)、太阳(双),出血量约20 ml。

后同村人来看病告知患儿已恢复正常。

例 2 脑梗死恢复期

杨××,男,54 岁,皖长丰县水家湖镇李集村农民。

现病史:2000 年 12 月 13 日初诊,2000 年 6 月 24 日突发言语不清,右侧肢体无力,诊为脑梗死住院治疗。经半年治疗右侧肢体仍遗有偏瘫,生活不能自理,言语仍不清,近来右肩疼痛影响睡眠。

检体:神清,构音含糊,右侧鼻唇沟变浅,伸舌偏右,T 37℃,BP 120/90 mmHg,HR 80 次/分,律齐,两肺(一),右膝腱反射亢进,右上肢肌力 I 级,右下肢肌力 III 级,肌张力亢进,拖拉步态。脑部 CT:左侧基底节区低密度影。

治疗:三棱针刺血,先刺委中穴(双),出黑紫色血约 20 ml,以左侧量多。再刺双曲泽穴,左侧肘正中静脉血液呈喷射状涌出,出血约 20 ml。然后刺双太阳穴处颞浅静脉分支出血约 10 ml 血止拔小号火罐。因语言不清在哑门穴处发际下点刺拔罐,吸出紫黑色血 5 ml。口服大活络丸每次 1 粒,2 次/日,复方丹参片每次 2 片,3 次/日。

12 月 28 日二诊:经以上治疗 2 天后自觉头脑清楚,构音转清晰,行走步态较稳,右上肢抬举平肩,右肩部疼痛亦减。近几日上腹部感胀痛。

治疗:继续刺血,先刺足三里穴(双)处的怒张浅静脉,出暗紫色血 30 ml。再刺尺泽穴(双)处显现的头静脉,出血约 30 ml。然后刺太阳穴和风府穴处,血流停止均拔不同型号火罐。口服大活络丸每次 1 粒,2 次/日,环扁桃酯每次 2 粒,3 次/日。

2001 年元月 20 日三诊:现言语清晰、构音正常,右上肢肌力 IV 级,抬举过头,右下肢肌力 V 级,生活已能自理。唯手指精细活动受限。

治疗:三棱针刺血委中(双)、尺泽(双)、中渚(右)、太阳(双)、大椎穴,出血量总计 80 ml。并继续服环扁桃酯。

2 月 9 日四诊:右侧肢体肌力恢复正常,步态正常,右手已能扣纽扣、系鞋带,唯劳累后感头晕,BP 120/84 mmHg。

治疗:三棱针复取委中穴,血色已转暗红,且出血量也减少,刺双侧太阳穴出血 10 ml,血色鲜红,点刺双风池穴,火罐吸拔出数滴血,随着病情好转出血量亦自然减少。

1 年后追访已能正常参加农业劳动。

例 3 脑梗死急性期

章××,男,48 岁,皖含山县攀桂街居民。

现病史:1999 年 6 月 24 日初诊,发现有高血压史 1 年余,BP150～180/90～114 mmHg,常有头晕,于本月 17 日上午突然头昏头痛,左侧上、下肢麻木无力,软瘫,昏迷约 20 分钟,经急诊治疗稍有缓解,因本街道有数人患脑血管病,均经刺血治愈,遂出院前来刺血治疗。

检体:神清,T 37℃,BP 168/108 mmHg,HR 90 次/分,心音增强,A2＞P2。搀扶站立,左下肢抬举困难,语言尚清晰,鼻唇沟对称,伸舌居中,左侧肢体远端肿胀,左上、下肢肌力 II 级。6 月 21 日脑 CT:右基底节梗死。

治疗:卧位治疗,取穴太阳(双)、委中、尺泽处的显现静脉,另点刺大椎加拔火罐,口服复方降压片每次 1 片,2 次/日、维生素 C 每次 200 mg,3 次/日。

第一次刺血治疗后明显好转,又于 7 月 16 日治疗 1 次。8 月 22 日复查,独立行走,言语正常,左侧上、下肢肌力 V 级,各功能活动正常,BP 136/90 mmHg,无头痛头晕,已恢复工作能力正常上班。

例 4 脑出血

杨××,女,52 岁,皖长丰县曹庵乡戚圩村农民。

现病史:2001 年 2 月 2 日由子女背负来诊,高血压病史 7 年,BP 150～200/100～120 mmHg,时有头痛,长期服用降压灵。今年元月 7 日午后突然出现头痛,左侧肢体无力,呕吐数次,渐意识障碍,嗜睡,语言含糊。BP 190/114 mmHg,收住院治疗。元月 14 日脑 CT:右侧基底节脑出血(出血量约 15 ml)。

检体:意识模糊,语言欠清晰。T 37.5℃,BP 160/100 mmHg,心肺(一),左侧上、下肢肌力 0 级,肢体远端肿胀。脉弦细,舌体抖颤,舌质红,无苔、镜面舌。中医辨证:肝肾阴虚,肝阳上亢。

治疗:卧位,先刺两臂肘中尺泽穴处静脉出黑紫色血 40 ml,拔火罐后又吸出 20 ml。再侧位刺双腘窝中委中穴处浅静脉出黑紫色血 20 ml,拔中号火罐。最后,平卧刺太阳穴处颞浅静脉出暗红色血 10 ml,拔小号火罐,刺血后意识转清楚。口服杞菊地黄丸(浓缩)每次 6 粒,3 次/日,银杏叶片每次 4 片,3 次/日。

2 月 17 日二诊:饮食增加,头晕减轻,左下肢已能抬举,肌力 II 级,左上肢远端肌力 0 级。BP 150/100 mmHg,舌质淡红,镜面舌已生薄苔,脉细。

治疗:继以上法治疗。

后又于 3 月 12 日和 4 月 16 日刺血治疗,第四次复诊时语言清晰,头晕消失,BP 134/90 mmHg,左下肢肌力 IV 级,左上肢肌力 III 级,能自己扶拐行走,病情明显好转。

例 5　脑动脉炎

余×,男,27 岁,皖长丰县兴隆乡农民。

现病史:1992 年 1 月 3 日初诊,不明原因低热 1 周,自觉全身不适,时有汗出,元月 1 日上午突然感头痛、复视、右半身麻木,当时有轻度昏迷,现右侧肢体软瘫,时感眩晕欲吐。

检体:T 37.8℃,HR 90 次/分,律齐,不能端坐,意识模糊。鼻唇沟对称,伸舌居中,右侧上肢桡、肱动脉搏动减弱,右侧 BP 90/60 mmHg,左侧 BP 120/70 mmHg,右手温度较左手低,右上肢肌力 0 级,右下肢肌力 III 级,能搀扶站立,不能举步。双侧颞浅动脉显现,搏动加强。脑 CT:脑组织结构未见异常改变。

治疗:卧位施治,三棱针先取穴尺泽(双),右侧头静脉出暗紫色血 10 ml,再刺委中(双),拔火罐,出血 20 ml,最后刺双侧太阳穴处颞浅静脉,注意避开皮下显现的颞动脉。口服环扁桃酯每次 2 粒,3 次/日,复方丹参片每次 2 片,3 次/日,注意休息观察。

1 月 5 日复诊:刺血后即感头部舒适,次日头痛消失,仅时有眩晕,右上肢已能活动。肢力 II 级,右侧肱、桡动脉搏动较前增强。

治疗:以上治疗已有效果,继续刺太阳穴处颞浅静脉,出血约 10 ml,两侧再拔火罐吸出静脉血 10 ml。

嘱回家休息调养,1 周后痊愈。

讨论及体会

脑血管的分布按生理需要有其独特处,脑动脉血管丰富,椎动脉和颈内动脉分出许多分支分布在大小脑延脊髓、脑桥、眼和内耳等处,两者的分支在脑底又吻合成大脑动脉环。所以脑部的大动脉阻塞可因起病急剧程度、脑动脉受损节段、侧支循环代偿情况,以及体内溶栓过程的差异等,使病情有很大的不同变化。即使是大血管血栓形成,有时可不引起或只引起轻微脑组织损害。刺血治疗能促使溶栓过程的加速,临床上对动脉血栓形成有一定的治疗作用。

颅内脑外静脉不与动脉并行,浅静脉位于大脑表面,收集大脑皮质、白质等处的血液注入附近的硬膜静脉窦中,深静脉收集大脑内部的血液向后注入直窦中。外伤、寒冷、感染扩散可引起静脉窦血栓形成,能引起大脑蛛网膜下隙有过多的脑脊液积聚,使颅内压升高。亦可引起脑梗死或脑出血,患者有头痛、恶心、呕吐、视力降低或失明等症状。海绵窦血栓可引起眼球内、外侧肌的瘫痪和失明,而皮质浅静脉血栓形成后,可引起附近出血性软化,造成肢体的瘫痪。临床观察脑静脉血栓使用刺血治疗后,能迅速促使血栓解聚和再通。

脑组织内的血管只有微动脉、微静脉和毛细血管,这是一种最合理的血管结构,即不占用脑组织的有限空间，又能保证脑组织对大量血、氧及营养物质的需求。脑内微血管的收缩和舒张是通过复杂的神经生物过程来完成的。当微动脉和毛细血管前括约肌收缩时，可因收缩程度不同而出现相应的微循环灌流量减少，以及不同形态的微血管改变，造成单位面积中营养毛细血管密度下降。微静脉收缩常引起毛细血管内血液淤滞，出现血流速度减慢，血色变暗，甚至停滞不动。在微循环障碍十分严重时，微血管对血管活性物质反应性极大降低，甚至消失，使微血管处在麻痹状态，微血管口径明显扩大，血液淤滞在血管内。而刺血疗法通过一定部位中、小静脉的出血，形成管腔内压力梯度的增大，促使微循环中淤滞的血液流动，所以是一种最直接和最有效的改善脑部微循环障碍的治疗手段。在改善了血液循环状态的同时，也使脑内血管的神经-血管-体液调控功能恢复。现代神经生物学研究，许多体液因子如血小板因子、5-羟色胺、血管紧张素、内皮素、白三烯、纤维蛋白降解产物都能引起脑血管的痉挛，脑血管痉挛引起大脑缺血、水肿、颅内压增高。刺血疗法在恢复了脑部的血液灌注后，使缺血组织和神经细胞得到氧的供应，提供代谢所必需的营养物质，并能及时清除代谢产物，使神经所需要的生化物质及时合成、释放、转运、降解和灭活，以保持神经细胞的微环境平衡，以利于某些神经细胞在可逆性损伤后获得功能上的恢复。也就是恢复了神经细胞—胶质细胞—微血管内皮细胞形成的泛脑网络系统的功能活动。所以治疗缺血性脑损害时，微循环的开放和毛细血管的再生是关键。

还有一种先天或病变引起的血管结构异常动静脉短路，其供血动脉管腔扩张、增大，动脉血不经过毛细血管营养通路，而直接通过细小的动静脉短路进入静脉回流。因静脉血的压力接近于小动脉，使得这些静脉血管增粗、扩张、迂曲，有时呈轻微搏动状，可发生于脑和脊髓的任何部位。这样既可造成脑组织的缺血缺氧状况，又可引起动、静脉管壁的破裂出血，并可引起偏头痛和癫痫的发作。这种异常血管常不能手术，也不能服用扩张血管的药物，最有效的方法是促使其微循环的营养通路开放。

脑组织内的微血管有自动调节的功能，脑微动脉的自动节律运动每分钟0～6次，使微血流伴有节律性血流加快或减慢，能将脑内血流量控制在代谢所需要的水平上，但在脑缺血、外伤、出血等病变时，脑的正常自动调节功能丧失。当局部脑血管的自动调节功能受到损害后，局部脑血流随血压的升降被动地增减，如脑动脉硬化的患者。当血压突然升高时，脑血流量可显著增加，这种在高血压作用下的过度灌注，导致毛细血管内压力增加和血管破坏，可引起严重脑水肿和出血，此时应用任何血管扩张剂显然是有害而无益的。改变这种充血状态的最直接方法就是将局部循环血量排放出一部分，以减轻毛细血管内压力。脑动脉硬化发展到一定程度，脑血管阻力显著增大，使脑血流减慢减少，脑动脉血流量减少可使毛细血管大量关闭和消失，脑组织萎缩接踵而至。

现代医学认为增加脑血流量的临床方法是保持良好的脑灌注压，其方法有以下几种。

（1）降低颅内压：刺血疗法从头部静脉刺血是最直接的降压方法。

（2）保持足够血容量：刺血疗法在治疗后能调动储存在其他脏器及组织中的血液，以保证脑部的供血量。有试验测试证明一定量的失血后，脑和心脏的血流量可增加30%，但是不能失血过度。

（3）保持适当的血管压力梯度：刺血疗法是有选择性的调整充血或瘀血的状态，拔火罐的负压作用可促使血液在血管中流动。

（4）改善局部充血和水肿的状况：当脑组织病变区血液能流动时，血管的渗透压得以调整，使组织间隙中过量的液体进入血管参加循环，以达到减轻组织水肿的目的，并有利于毛细血管自动节律运动恢复。刺血疗法这种传统的中医治疗手段是通过体外的简单治疗恢复脑灌注血流量的正常运行时所需的生理条件。

脑出血在急性脑血管病中占有较高比重，而且病情多险恶，后遗症难以恢复，以高血压动脉硬化性出血为常见。另外，动静脉畸形、动脉瘤、脑肿瘤、血液病，以及外伤等都可引起脑出血。脑出血若能在短时间内停止，出血吸收，水肿消退，则局部脑组织损害可减轻。现在临床上有脑CT和MRI的先进检测手段，脑出血的病变能快速诊断。临床刺血治疗观察出血较少的患者可完全恢复，并且无大的后遗症，而出血较多者常遗留后遗症。损害若引起重要的脑组织结构软化，则留有严重的偏瘫、失语、痴呆等症状，而且治疗时难以有好的进展。脑出血的患者如有可能要立刻采用刺血疗法，一能减轻破裂血管处压力，二能促使局部血液循环运行后凝血机制的启动，三是能促使出血区瘀血的吸收，四是能减轻出血区周边范围的充血和水肿，五是能避免脑血管痉挛进一步发展。患者可减轻昏迷程度，促使苏醒，再配合药物的治疗，能减少后遗症。千万不要等脑部损害已形成定局再治疗，不利于患者的康复。脑出血后由于引起颅内压增高，致使继续出血的可能性降低，但脑出血患者大多是由其血液黏度增高，动脉硬化等症引起，此时脑保护与脑复苏便成为治疗的关键环节。要达到脑保护与脑复苏的目的，最有效的手段就是开通微循环通路，恢复有效的脑血流量。刺血疗法能改善血液黏度，加快血液流速，提高供血供氧，在血流的冲击下，毛细血管可以再生和再通，故见效快、疗效高，从而大大降低了脑出血的致残率。现代医学已能通过颅骨钻孔术抽吸出脑内血肿，但如再配以体外刺血治疗，效果将更佳。

天津中医学院曾对经CT确诊为脑梗死和脑出血的30例患者，再采用三维颅内超声多普勒诊断仪(3D-TCD)分型，有22例检测为流速减低型，8例为流速加快型，经井穴刺血后可呈现出良好的双向性调整作用，认为放血可通过神经体液系统的调节作用，完成对血管舒缩、血液黏度、血管通透性、血液灌注等多方面的调节，达到对组织流量控制和调节的目的，以促使机体病理变化的转归。江西中医学院附属医院通过对60例脑梗死的体针和刺络治疗的对比观察，结果认为脑梗死患者应尽早接受刺血治疗。刺血能尽快降低血液黏度，改善患者脑部的血流状态，而且能促使缺血区边缘的侧支循环迅速建立，这些作用可减轻脑缺血的程度以及缩小脑缺血范围。缺血性脑中风患者采用刺血治疗后，症状恢复快，后遗症少而轻，且复发率降低。希望刺血疗法能成为急诊中抢救的一种手段，这是祖国医学中既安全、又快捷的救治方法，应引起医学界的重视。

（三）震颤麻痹

震颤麻痹又称帕金森病，是多发生于中老年人的疾患，为脑内黑质—纹状体通路变性而导致锥体外系运动调整异常所致，是当今世界性的疑难病症之一。临床上发现随着人口的老龄化，此病症发病率有逐年增高的趋势。我们用刺血疗法治疗震颤麻痹亦取得一定的疗效，特将治疗方法介绍如下。

病因病机

脑炎、动脉硬化、腔隙性脑梗死、颅脑损伤、慢性肝脑变性疾患，以及某些化学物质、利血平和抗抑郁剂等中毒均可产生震颤麻痹的临床症状。至于引起黑质变性的原因至今不明。近年来发现震颤麻痹患者的纹状体中的多巴胺(DA)含量显著减少。患者因黑质严重破坏，不能制造DA，且此通路的神经纤维亦变性，导致居于纹状体内的神经末梢处DA的不足。DA是纹状体抑制性神经递质，而乙酰胆碱是纹状体的兴奋性神经递质，这两种神经递质处于动态平衡中。现因DA不足，使纹状体失去抑制作用，乙酰胆碱的兴奋性就相对增强。同样原理另一对神经递质组胺与5-羟色胺之间的平衡调整关系一经破坏,也会产生震颤麻痹的症状。

临床表现

震颤麻痹起病多缓慢且逐渐加重。主要症状包括进行性运动徐缓、震颤、肌强直、姿势反射丧失等临床表现。在起病早期,当肢体处于静止状态时震颤出现,多从上肢及同侧肢体出现震颤,再发展到四肢震颤,头部最后受累,每当情绪激动和紧张时可使之加重。

四肢、躯干、颈部及面部肌肉均可出现肌张力增高,患者可见头部前倾,躯干俯屈,上臂内收,肘关节屈曲,腕关节伸直,手指内收,拇指对掌,指间关节伸直,髋、膝关节均呈屈曲状,这些姿势障碍逐渐加重。站起时缓慢,起步困难,以小步伐向前冲或慌张步态行走,不能立刻停步及转弯。患者运动徐缓,由于不能作精细动作,生活难以自理。患者多见面部无表现,形成"面具脸",双目凝视,有的口角流涎。有时患者可有言语障碍,语音变低,发音呈爆发性,咬字不准,使旁人难于听懂。相当一部分患者至晚期可出现痴呆,很多患者都具有忧郁症状。

治 疗 方 法

三棱针刺血治疗震颤麻痹取穴基本上同与脑血管疾病的取穴。主穴:委中、尺泽、太阳、大椎。配穴:足三里、阴陵泉、曲泽、风府、百会、风池。四肢针刺均取双侧穴位,每次取4～6组穴位处静脉出血,能流淌出黑紫色瘀血。出血量最好在100～150 ml,血止后拔火罐。间隔半个月治疗一次,配以活血化瘀、平肝息风、镇静安神的中药内服,一般2～3次治疗即能见效。临床上观察病程短不超过3年的患者疗效较快,许多患者能停止震颤发作,而病程长、年龄高的患者见效较慢,病情不能完全控制,但治疗后都有不同程度的好转,如能明显地改善患者的僵硬状态,缓解肢体和躯干的拘挛强直,可使其言语转清晰,行走姿态好转,并且能使其病情稳定而无进行性加重。

验 案 举 例

例1 震颤麻痹(脑动脉硬化)

李××,男,79岁,皖合肥市巢湖路117号居民。

现病史:1998年7月28日初诊,1年前出现右上肢震颤,渐发展为双侧上、下肢均震颤,行走身体前倾,步伐前冲。坐下站起困难,双上肢僵硬,抬举困难。整日郁闷不乐,面无表情。

检体:患者双目凝神,表情痴呆,语言尚清楚。BP 150/106 mmHg,心肺(一),双眼角膜圈灰白色老年环形成。双手不能持物,静止时震颤明显。起步困难,行走时上肢无摆动,呈慌张步态,反应迟钝。四肢肌张力亢进,颅脑CT示脑萎缩。实验室检测:直接胆红素10.7 μmol/L,甘油三酯1.72 mmol/L,总胆固醇 5.8 mmol/L,高密度脂蛋白 C 1.26 mmol/L,低密度脂蛋白 C 3.92 mmol/L。

治疗经过:第一次刺血治疗取穴委中(双)、双尺泽、太阳(双)、大椎及百会穴。出血总量约100 ml。又于8月12日二诊,经一次刺血后四肢震颤已消失,但走路步态仍呈慌张状,自觉头脑清醒,精神好转,BP 140/90 mmHg,继续刺血治疗,按第一次取穴位置,再加双风池穴,点刺后拔火罐。第二次刺血治疗后病情明显好转,愿意说话,并能扶拐行走,四肢肌力正常,行走时腰背已能挺直。

(四)流行性乙型脑炎、流行性脑脊髓膜炎后遗症

流行性乙型脑炎及流行性脑脊髓膜炎均属传染性疾病,特别是对儿童健康危害较大。都具有发病急、变化快的特点,不但在病程中损害中枢神经系统,患者异常痛苦和危险,而且往往还留有严重的后遗症状,如治疗不当将影响患者的终生生活。

病 因 病 机

乙脑病毒是通过蚊虫叮咬而传播,流脑病菌存在于带菌者的鼻咽部,借飞沫传播。

乙脑多发于夏秋季节,流脑发病以冬春季节为高峰,乙脑发病以 2～6 岁儿童最多见,流脑发病率以 6 个月～2 岁幼儿为最高。近年来由于儿童和青少年广泛接种"乙脑"疫苗,故成人和老年人发病相对增多。而流脑暴发流行时,15 岁以上发病者可占发病率的一半以上。当机体防御功能减弱时,病毒、病菌通过血脑屏障进入中枢神经系统发病。

中医把乙脑归属于"暑温",把流脑归属于"冬温""春温",它们同属温病范畴,均是感受瘟疫邪毒,因正气不足,温邪入里,热陷营血,上扰神明,很快即见神昏、谵语等症状。

临 床 表 现

乙脑临床上多急性发病,有高热、意识障碍、惊厥、强直性痉挛和脑膜刺激征等。在恢复期重症患者仍可留有神志不清、失语、吞咽困难、面瘫、肢体强直性瘫痪、扭转痉挛、不自主样运动,很少见弛缓性瘫痪。如不能及时治愈,后遗症以失语、瘫痪、挛缩畸形、精神异常、性格改变和记忆力减退等为主,有的还出现多汗和长期低热,有的在数年后还可出现癫痫发作。

流脑临床上主要表现有发热、头痛、呕吐、皮肤瘀点及颈项强直等脑膜刺激征。危重时出现寒战、四肢厥冷、指端发绀、血压下降或频繁呕吐、剧烈头痛、烦躁不安、昏迷惊厥、肌张力增高、血压上升等症状。患者在度过危重期后也常遗留有严重的后遗症状,肢体痉挛性瘫痪、表情痴呆、吞咽困难、耳聋、失明、失语、精神异常、记忆力差和脑积水,有的病中即有癫痫发作,有的患者在数年后出现癫痫发作。

乙脑和流脑出现的后遗症状都比较顽固,一定要不失时机治疗以促使神经系统病变的恢复。

治 疗 方 法

我们在基层医院工作时,用刺血疗法治愈了许多脑炎后遗症患儿,特别是在"文革"期间因预防工作的停顿,在农村中曾有乙脑和流脑小范围的传播,有时一个小村庄就出现十几位患儿。脑炎急性期在药物治疗的同时,如能配以刺血疗法的治疗,一能迅速退热、止痛止呕,二能减轻患者昏迷惊厥的程度,三能使危重患者的后遗症状减轻。当高热退后病情稳定时,也应尽早使用刺血疗法治疗,可使患者出现的神经系统损害的症状康复,避免留下后遗症,使致残率降到最低限度。

治疗取穴基本上同与脑血管疾病的取穴,主穴:委中(双)、尺泽(双)或曲泽(双)、太阳(双)、大椎。配穴:头痛剧烈配穴上星、百会,失语配穴哑门、风府,失明配穴阳白、阳交,耳聋配穴听宫、翳风,强直痉挛配穴筋缩、命门,上肢挛缩屈曲配穴中渚,神志反应迟钝配穴巨阙,并可根据具体情况辨证取穴。每穴都要尽量选用合适型号的火罐吸拔出血。

在病程发展的各个阶段中都可以使用刺血疗法,各种脑炎的病情变化多端,医者要对病情的发展做到心中有数,刺血疗法正确使用无不良副作用,只可使病情危重程度和神经系统受损的程度减轻。急性期可间隔 1～3 天刺一次,恢复期可间隔 6～8 天刺一次,在治疗后遗症时可 10～15 天进行下一次治疗。刺血治疗的次数根据病情恢复状况而定,一般 1～10 次不等,有的患儿要经多次刺血后疗效才能显出。

临 床 资 料

本组选出有较完整记录病案 112 例统计于下:其中男 57 例,女 55 例;年龄最大 16 岁,最小 1 岁,1～2 岁 6 例,3～4 岁 26 例,5～6 岁 38 例,7～8 岁 11 例,9～10 岁 6 例,11 岁以上 25 例。其中流行性乙型脑炎 83 例,流行性脑脊髓膜炎 25 例,中毒性脑病 4 例。出现后遗症状最长有 13 年,在 1 个月以内有 22 例,1～3 个月有 39 例,3～6 个月有 10 例,1 年以后仍留有后遗症状者 41 例。

疗 效 观 察

(1)评定标准:①痊愈:所有症状全部消失,精神、智力、语言、听力、视力、功能活动均恢复到正常范围。

②基本治愈:语言、听力、视力、肢体功能活动基本恢复到正常,但遗留轻度的肢端手、足畸形和挛缩。

③好转:所有症状均有进步。语言有进步,精神障碍好转,癫痫发作控制,挛缩肢体功能活动有改善。

④无效:经1～3次刺血治疗后,症状无明显好转。

(2)疗效分析:此112例脑炎及后遗症患者,治疗痊愈48例,占42.8%。基本治愈20例,占17.8%。好转29例,占25.9%,总有效率86.5%。无效15例,无效率13.5%。

发病后在1个月内接受治疗的22例患者都达到痊愈,患儿均是在发病或热稍退后即接受治疗。有6例只刺血1次,症状就全部消失,就诊时12例有严重的瘫痪、失明、失聪、失语、痴呆、不知吞咽、啼哭不安、癫痫发作等症状患者,最多只刺血治疗4次而愈。

患病数月后接受刺血治疗的49例患者中,有23例痊愈,16例基本痊愈,8例好转,只有2例无效。而患病时间长久的41例患者中(1～13年不等),经3～10次刺血治疗后,痊愈3例,基本治愈7例,有明显好转21例,有13例患者治疗无效,挛缩畸形的肢体、痴呆、失语、耳聋等功能恢复缓慢。由此对照来看,脑炎后遗症患者最好尽早采用刺血疗法治疗,这样患者恢复得比较全面且不留后遗症状。

验案举例

例1 流行性乙型脑炎后遗症

周××,女,12岁,皖长丰县前进乡大杜村人。

1983年11月2日初诊,其父代诉:2岁时患"乙脑",至今不能行走、呆傻、语言含糊已10年。

现病史:1973年夏季突发高热,继之昏迷5天,伴惊厥,肢体强直痉挛。诊为流行性乙型脑炎,经抢救治疗热退后,遗留有痉挛性瘫痪,肢体僵硬,不能言语,表情痴呆,虽经多方治疗,但仍不能正常行走和讲话,智力障碍,并时有肢体抽搐癫痫小发作。

查体:营养中等,精神欠佳,反应迟钝,双眼直视,听力、视力尚正常。构音困难,吐字不连贯,双下肢肌张力亢进,搀扶行走,剪刀步态。T 37℃,BP 100/70 mmg,心肺(一)。

治疗:三棱针刺血取穴委中(双)、尺泽(双)、太阳(双)、大椎、腰阳关,血色均黑紫,出血总量约100 ml。

11月26日二诊,经上次刺血治疗后行走较前稳,双下肢僵硬有所好转,语言能力也有进步。

治疗:三棱针刺穴委阳(双)、曲泽(双)、哑门、太阳(双)、命门,口服补肾强身片每次3片,3次/日,复合维生素B每次1片,3次/日。

1月26日三诊,家长高兴告知,经2次刺血治疗后,患儿十年多的"乙脑"后遗症状有明显进步,已能自己行走,但行动缓慢,已能跟随大人学语和数数字,面部表情亦好转。

治疗有显效,继以上法治疗。后于1992年5月6日追访,9年前经3次刺血治疗后,病情改善明显。能如正常儿童玩耍,但智力稍差,长大后能从事农业劳动和料理家务,并已成家生子。

例2 流行性乙型脑炎

陈××,女,13岁,皖旌德县庙青乡新水村人。

现病史:1990年9月6日被人背来初诊,今年7月16日突发高热,剧烈头痛,很快转入昏迷、抽搐,诊为流行性乙型脑炎急诊入院。发热、昏迷持续8天,经抢救治疗于8月25日热退出院,但遗留有严重的痴呆、失语、全身痉挛性瘫痪,吞咽困难。

查体:营养不良,神志不清,哭闹不止,不能言语,颈部僵硬,瞳孔等大等圆,对光反射存在,喂水发呛,流涎,对声音和眼前物体无反应。腱反射亢进,四肢挛缩卷曲位,肌张力亢进,全身时有阵发性抽搐。T37.7℃,HR

92 次/分,律齐,两肺闻及痰鸣音。舌质红,苔白腻,脉细数,中医辨证属温病后期,热伤津液,肝风内动。

治疗:三棱针刺血取穴委中(双)、曲泽(双)、太阳(双)、哑门,总出血量约 60 ml,每穴都拔火罐。中药治以清热解肌、平肝熄风之剂:板蓝根 10 g,苦桔梗 10 g,连翘壳 10 g,白僵蚕 10 g,钩藤钩 10 g,胆南星 6 g,清半夏 6 g,广陈皮 6 g,化橘红 10 g,粉葛根 10 g,炒二芽各 6 g,建神曲 6 g,水煎服 1 日 2 次,共 5 剂。

9 月 24 日二诊,上次治疗后患儿颈部变软,停止哭闹。3 天后吞咽功能恢复,流涎渐止;7 天后能简单发音,语言逐渐恢复,肢体抽搐已停止。现神志清楚,回答切题,能独自行走,但步态不稳。左侧肢体仍有痉挛僵硬,肌张力亢进。治疗显效,继以上法刺血治疗。

10 月 5 日三诊,神清,无头痛、头晕,言谈举止正常,已能正常行走,唯左侧上下肢肌力稍差,左手握力比右手减弱。

治疗:三棱针刺血取穴委中(双)、曲泽(双)、太阳(双)、中渚(左)、足临泣(左)。出血量约 60 ml,血止每穴均拔火罐。

3 年后亲属告知经 3 次刺血治疗后,患儿迅速恢复健康,没留下任何后遗症,学习成绩优良。

例 3 流行性脑脊髓膜炎

阮××,男,4 岁,皖长丰县庄墓乡刘郢村人。

现病史:1970 年 6 月 12 日被抱来初诊,1970 年 4 月底出现高热、头痛伴呕吐,继而昏迷抽搐,皮肤瘀斑显现,颈部强直,诊为流行性脑脊髓膜炎入院治疗。T 40℃持续 3 天,高热退后,出现全身僵硬,痉挛性瘫痪,失语,失聪,吞咽困难,烦躁哭闹,表情痴呆,长期低热,经进一步治疗病情不见好转。

查体:营养发育差,患儿消瘦、表情痴呆、颈部及四肢僵硬,肌张力亢进,双上肢呈 45°屈曲位,双手挛缩紧握,无听力反应,饮水发

呛,平卧不能翻身,抱起不能站立,T 37.8℃,HR 90 次/分,心肺(一),腹部平软,肝肋下 0.5cm,脾肋下未及。

治疗:三棱针刺血取穴委中(双)、尺泽(双)、太阳(双)、哑门、大椎。委中、尺泽处静脉血色暗紫,大椎处血色紫黑,总出血量约 60 ml。口服小儿奇应丸每次 10 粒,3 次/日,羚羊感冒片每次 1 片,3 次/日。

6 月 26 日二诊,刺血 2 天后低热退尽,能吞咽食物,哭闹渐止,8 天后颈部能自由活动,10 天后四肢僵硬程度减轻,能把双上肢拉直。治疗有显效,继以上法治疗。

7 月 15 日三诊,第二次刺血后患儿渐有听力,并能简单吐字,饮食增加,精神好转,已能逗笑出声,搀扶站立双足落地,双下肢已能活动,双上肢亦能伸展,能主动去拿物。

治疗:小号三棱针刺血取穴委阳(双)、曲泽(双)、太阳(双)、百会、命门。出血量总计 40 ml。

经 3 次刺血治疗后,病儿患流行性脑脊髓膜炎所遗留症状很快康复。于 15 岁时随父亲来看望医生时,复查智力及肢体各功能活动均正常。

例 4 流行性乙型脑炎

袁××,女,7 岁,皖长丰县罗圩乡李岗村人。

现病史:1979 年 10 月 17 日抱来初诊,今年 8 月 7 日突发高热,T 39.2℃,呕吐、头痛、昏迷抽搐,诊为"乙脑"住院治疗,急性症状缓解,出现痴呆、失语、瘫痪、痉挛等症状。

查体:患儿消瘦、营养不良、表情痴呆,口中流涎,头部不规则摆动,双眼上翻,头颈后仰,失语、张口和吞咽困难,视力、听力尚正常。四肢肌张力亢进,呈屈曲状,不能独坐,不知站立,T 37.2℃,HR 86 次/分,两肺痰鸣音。

治疗经过:三棱针刺血取穴委中、尺泽、太阳、大椎、风池、哑门、筋缩、命门,根据病情轮换取穴,出血量控制在 50 ml 左右。第一

次治疗后四肢痉挛减退，头颈后仰好转，不规则摆动消失，搀扶双上肢能站立。第二次治疗后面部有表情，能注意别人动作，已能简单发音和逗笑。第三次治疗后能扶物站立，自己迈步，双眼上翻、头颈后仰均消失。治疗50天后，1979年12月6日四诊时，已能独自行走，步态尚不稳，能简单对话。第四次治疗后所有遗留症状均逐渐消失，患儿身体健康，但学习成绩一般。

讨论及体会

中枢神经系统的感染性疾病可由病毒、细菌、真菌、螺旋体、立克次体和寄生虫等多种原因引起，这些致病因子一旦侵入脑组织，不但能引起特有的病变，而且可造成致命的损害和较高的致残率。

致病因子多经血液循环进入脑组织，其产生的内毒素和致炎物质引起炎症反应。在炎症反应的过程中，许多炎症介质由血浆和细胞释放，促使炎症进一步扩大反应，对机体造成严重危害。在炎症反应的前期血管内皮细胞易损害，特别是微血管内皮受损明显，使微血管的自动节律运动受到破坏，微循环障碍形成后，进一步使大脑、脑膜充血、水肿和出血。

乙脑时肉眼可见脑膜血管怒张、脑沟模糊，脑回变宽而扁平，切面见脑室略有扩大，脉络丛充血。主要病变为弥漫性神经细胞坏死，胶质细胞增生并形成结节，严重时脑实质可出现大小不等的坏死软化灶，血管充血和血管周围及软脑膜下的淋巴细胞浸润。

流脑病变以软脑膜为主，化脓性改变可直接损伤脑神经，炎症反应可沿着血管侵入脑组织，引起充血、水肿、局灶性中性粒细胞浸润出血，伴有颅内压明显增高。在受损的血管壁内可见到免疫球蛋白、补体及脑膜炎球菌抗原的沉积，使毛细血管进一步堵塞。

中枢神经系统感染后，虽然各种药物治疗能抑制病菌和病毒的入侵，但机体在炎症反应过程中引起的血管损害、微循环障碍是各种脑炎病变的关键。脑血管的再修复是脑组织功能恢复的保证，只有微循环的再通，营养毛细血管的再生，才能使脑组织的充血、水肿尽快消退和吸收，才能使神经组织自身获得重新修复和调整。而血管内皮又是修复血管和毛细血管再生的基础，当微循环的自动节律恢复和营养通路开放后，损伤的神经组织才能得以修复。刺血疗法通过在体表一定部位的出血，能直接改善脑组织和躯体组织的供血状况，使血管内皮的功能恢复，而肢体血液循环的正常运行才能保证中枢神经的下行性调控发挥作用。

祖国医学认为温病毒邪入营血以后，多形成瘀血，"时疫入里，瘀血最多"。温病形成后遗症的病机和瘀血有着密切的关系，温病后期低热不退，抽搐挛缩，失明、失聪、痴呆等症状，乃肝肾阴亏、精血不能濡养所致。在后期的治疗中，除用养阴清热、平肝熄风、涤痰通络之法则治疗外，一定要加以活血化瘀之法。瘀血不去、新血不生，刺血攻邪而祛瘀，故才能使久治不愈的严重后遗症转愈。

各种脑炎的致病因子虽然不一样，但后期治疗的机制都是一致的，所以刺血疗法可起到异病同治的效果，对各种脑炎都可用以上的治疗方法而取效，既简单易操作又快捷有效。

（五）散发性脑炎（病毒性脑炎）

这是我国近20年来临床上一组符合脑炎表现的病例，类似病毒性脑炎而尚未能用病毒学证实分类者，暂时称之为"散脑"。中医学亦按"温病"辨证论治。现因流行性乙型脑炎和流行性脑脊髓膜炎的传染得以控制，而临床上常易见到这种类似病毒性脑炎的患者。

常见急性或亚急性起病，可有呼吸道或胃肠道前驱症状，伴有发热、头痛、头昏，直至持续高热。大多数患者有不同程度意识障碍，甚至昏迷。神经系统症状及体征多种多样，可表现为广泛性或局限性脑损害，常见癫痫发作，甚至呈癫痫持续状态。失语、肢体瘫痪、不自主运动、复视、面瘫、吞咽困难均可部分出现，严重者颅内压增高可形成脑疝。临床抢救治疗后患者常留有严重的后遗症。

治 疗 方 法

在早期除对症治疗患者呼吸道或胃肠道的症状外，其余在急性期和恢复期，以及后遗症状的治疗，均同于"乙脑"和"流脑"的刺血取穴的法则。

验 案 举 例

丁×，男，3岁，皖宿县丁桥乡丁桥村人。

现病史：1992年元月7日初诊，于3天前轻度腹泻伴发热，T 38～39.5℃，当地医院给予对症治疗。昨日烦躁不安，呕吐2次，啼哭吵闹，出现左侧肢体不能活动，扶起不能站立，已3餐未进饮食，不能安睡，医院诊为"散脑"。

查体：生长发育良好，精神萎靡，烦躁不安，颜面潮红，颈部无抵抗，不能言语，左侧鼻唇沟变浅，哭闹时嘴角偏歪。左侧上、下肢肌力Ⅱ级，腱反射活动减弱，左手不能持物，腹部平软，肝脾肋下未及，T 38.4℃，HR 102次/分，律齐，两肺（一），拒绝饮水及进食。

治疗：小号三棱针刺穴委中（双）、曲泽（双）、太阳（双）、上星。头部静脉血流速加快，血涌而出，总出血量约30 ml。口服小儿奇应丸每次6粒，3次/日，羚羊感冒片每次1片，3次/日。因病情危重留下观察，下午3时刺血后即能安睡到夜里，半夜已能喂水，第二天晨起正常进食，不再哭闹，左侧肢体肌力恢复到Ⅳ级，测上、下午体温均降至正常。病情好转，嘱回家调养。

元月19日二诊，患儿智力正常，鼻唇沟对称、五官（一），现已能扶物行走，肢体肌力恢复。唯左手持物颤抖，左腿行走轻跛，语言构音不流畅。无发热、腹泻，无头痛、烦躁。

继以上法治疗，口服小儿奇应丸每次6粒，3次/日。

2月22日三诊，现语言正常，左手指、足趾端活动范围稍受限。

治疗：小号三棱针刺穴阴谷（左）、委中

（右）、曲泽（双，此处静脉已不出血）、中渚（左，静脉血呈喷射状）。

第3次刺血半个月后患儿一切恢复正常，发育良好。

（六）脊髓疾病

脊髓位于椎管内，由灰质和白质两部分组成。灰质中有前角运动细胞构成脊神经运动部分，侧角细胞构成内脏运动交感和副交感部分以及后角感觉细胞构成脊神经感觉部分。白质位于灰质的周围，分为前索、后索和侧索，各索均由许多上、下行走的神经纤维构成。

脊髓是感觉冲动和运动冲动的传导通路，除了头面部以外，全身深、浅感觉，以及一部分内脏感觉都通过脊髓传导到脑。而脑对躯干和四肢骨骼肌的传出冲动，以及对内脏的一部分传出冲动，也通过脊髓传出。另外人体有一些躯体反射及内脏反射也是由脊髓来完成的。

脊髓对称地向躯体发出31对脊神经，每对脊神经都是由相应节段的前、后根在椎间孔内合并而成，脊神经是由感觉纤维和运动纤维组成的混合性神经。脊髓对躯体的感觉和运动支配是节段性支配，脊髓疾病和损害可引起运动障碍、感觉障碍，以及自主神经功能障碍。

脊髓疾病在针灸刺血临床上多见脊髓炎、脊髓损伤、脊髓血管病、脊髓压迫症、脊髓空洞症、进行性侧索硬化性肌萎缩、原发性侧索硬化等病症。

病 因 病 机

引起脊髓疾病的病因很多，有病毒、细菌、真菌、螺旋体、寄生虫等感染，有中毒、物理损伤、营养代谢障碍、肿瘤、先天性等原因，还有变态反应性炎症和血管改变引起脊髓病理性改变。近代研究自身免疫性反应也可引起脊髓血管的炎症改变。发热、上呼吸道感染、过度疲劳、寒冷刺激以及外伤等，这些致病因素都可以直接或间接地破坏脊髓的血液供应。

脊髓对缺氧缺血的耐受力较脑为高,在缺氧 25～28 分钟部分运动神经细胞出现损害,缺氧 50 分钟 93%～96% 的运动神经细胞可发生坏死。机体在老化过程中随着微循环的逐渐关闭可使神经细胞趋于老化,脊髓的动、静脉的血栓形成,以及动脉硬化所引起的微动脉分支阻塞,都可导致脊髓缺血、坏死或出血。病理学研究在脊髓受损伤时,早期的病变为一不断发展的脊髓自体溶解过程,一般在 48 小时内达高峰,可持续 2～3 周。主要病理变化为脊髓受损伤区的水肿,中央灰质出现小块瘀血状坏死,发生最早的是损伤区的微血管改变,血栓和痉挛引起微血管的阻塞,脊髓局部缺血。这一反应如不能及时扭转,将持续存在一段时间,使被激发起的脊髓自行破坏过程继续发展。微血管的改变主要是由于血管壁上的受体受到损伤组织所释放出来的生物活性物质的刺激,使血管发生收缩和痉挛。

临床表现

脊髓疾病在任何年龄段均有发病,主要表现为截瘫。按神经元损害的部位分为上运动神经元性截瘫和下运动神经元性截瘫。一般前者为痉挛性截瘫,后者为弛缓性截瘫,但是在脊髓休克期都呈弛缓性瘫痪。

脊髓炎最常见首发症状为局部性胸腰疼痛、束带感。起病后数小时至数日内出现脊髓损害平面以下肢体无力或截瘫,感觉缺失及膀胱、直肠括约肌功能障碍。发病初期病变水平以下出现弛缓性瘫痪,腱反射消失,无病理反射。但脊髓的休克期过去后,截瘫肢体的肌张力与腱反射增高,锥体束征阳性。在脊髓非完全性横贯性损害时,可无休克期,而出现痉挛性截瘫,病变节段以下深浅感觉减退或消失。在脊髓炎早期可出现大小便潴留,休克期后可出现大小便失禁。此外,病变水平以下的皮肤有干燥、无汗、趾甲增厚等表现。

脊髓压迫症在针灸刺血临床上也较为多见,椎管内的良性肿瘤是脊髓压迫症最常见的原因,起病缓慢,症状逐步出现。而脊柱骨折脱位、急性椎间盘突出、硬膜外血肿、硬膜外脓肿等,起病后数小时至数日内即可完全瘫痪。脊髓压迫症可有神经根性痛症状,表现为针刺、刀割、撕裂或电击样疼痛,用力、咳嗽、打喷嚏或变换体位时,疼痛加剧。当椎体束受压时,肌张力增高、腱反射亢进、巴氏征阳性。前角和前根受压时,该节段所支配的肌肉肌张力减退、腱反射消失、肌肉萎缩和肌束颤动。后根受压时其所支配的皮肤区,初期感觉过敏,后期感觉减退或消失。脊髓急性压迫早期出现脊髓休克期呈弛缓性瘫痪,尔后演变为痉挛性瘫痪。感觉障碍在脊丘束受压时,出现对侧身体痛、温觉消失,后束受压时出现同侧身体深感觉消失,而横贯性受压为病变平面以下一切感觉均消失,和脊髓炎一样亦出现自主神经功能障碍。

随着现代检测手段的应用,脊髓血管疾病的诊断较准确。脊髓血管病分为缺血性和出血性两大类。脊髓前动脉梗死时表现为病损水平以下的运动瘫痪、分离性感觉丧失和括约肌功能障碍以及神经根性痛,症状可很快达顶峰,通常为两侧不完全性瘫痪,痛、温觉丧失而深感觉保留。当脊髓后动脉梗死时,出现神经根性疼痛和深感觉缺失,而痛、温觉及肢体肌力仍正常。当脊髓短暂缺血发作,表现为突然截瘫,持续数分钟或数小时而又恢复正常。在脊髓数个节段完全梗死时,则出现神经根痛,下肢瘫痪,所有感觉丧失和大小便障碍。脊髓内出血也是发病突然,剧烈背痛沿神经根放射,然后出现部分或完全横贯性脊髓损害的体征。

在运动神经元疾病中,刺血和针灸常碰到侧索硬化性肌萎缩症,此型男性发病率高,多在 30～50 岁发病,常见于双上肢剧烈运动的劳动者,并多有感受寒冷潮湿的诱因。此症起病缓慢,常从手部开始出现无力和动作不灵活,渐渐手掌肌萎缩,严重时呈"猿形手"。然后向前臂、上臂和肩胛带发展,或两侧上肢同时发展,或一侧肢体先出现症状,缓慢进展直至瘫痪。萎缩肌肉有明显的肌束颤动,下肢可表现为肌张力增高,腱反射亢进,巴氏征阳性。病情发展可出现舌肌萎缩、纤颤,吞咽困难,发音含糊等症状,最后可因呼吸麻痹或肺部感染而死亡,病程自1年至10余年不等。

治 疗 方 法

由于脊髓病变可以是偏侧及单一节段,又可以是多节段或跨节段损害;可以是白质损害,又可以是灰质损害,而白质中又有前索、后索、侧索之分,而灰质中又有前角、侧角、后角结构成分的变化,所以病情变化较复杂。

中医将脊髓疾病归属到"痿证"范畴中,有"痿躄""伤筋""痹证""骨摇"等描述。王氏刺血疗法认为针刺治疗痿证不能完全遵从"治痿独取阳明"之古训。

不论是炎症、外伤、出血、缺血哪种引起的脊髓病理改变,三棱针刺血主穴都是委中穴、尺泽穴或曲泽穴,以及病变脊髓颈、胸、腰段处的督脉穴和夹脊穴,再配以下肢的阳陵泉穴、阴陵泉穴、阴谷穴、足三里穴等。早期如有发热症状,以及颈髓节段病变时,取穴要刺双侧太阳穴附近的颞浅静脉,以及点刺大椎穴。侧索硬化性肌萎缩症时还可在大椎穴、风池穴、百劳穴点刺出血。

在脊髓CT扫描及MRI的广泛应用后,脊髓疾病多能得到明确的诊断和定位。在脊髓颈段及胸段有病变时,除了刺体表相应节段督脉上的穴位外,还可点刺脊椎两侧夹脊穴,并要拔火罐多出血。另外,还要取尺泽穴或曲泽穴,根据中医的辨证来选穴,肺热伤津取尺泽穴,气滞血瘀取曲泽穴,还要仔细观察两穴位处静脉血管的充盈度和颜色以决定取舍。对于下胸段和腰骶段脊髓病变,也要选取相应节段的督脉上穴位,仔细观察椎体后静脉丛在体表的血管变化,以能刺出静脉血来疗效最好。此外,一定要刺委中穴或委阳穴,往往能流出许多黑紫色静脉血。

在脊髓病变的后期,常出现肌萎缩和食欲减退,所以一定要刺足三里处的静脉出血,并配以阳陵泉穴。如有二便障碍者可刺阴陵泉穴,腰部可取穴八髎、腰阳关、膀胱俞、腰俞等处的静脉出血,肾气不足时要取穴阴谷。

因为每一个脊髓节段支配的运动、感觉区域,都与邻近两个节段区域有重叠,所以在治疗脊髓病变节段上取穴时要兼顾上、下节段来取穴,以增强神经节段的代偿调整作用。另外,根据瘫痪的肢体取肢端的八邪、八风穴,以及腕、踝处的诸多"经穴"。

在此还要强调一点,治痿与治痹用药有异,张子和早就指出:"若痿作寒治,是不刃而杀之也。"痿证初期多有热象,治则是清热解毒,一般是清肺胃之热。也多有湿热夹杂、寒湿夹杂之证,对于此类患者也忌用辛燥之剂,只能祛湿而不能伤津液。病程长者以补肝肾、健脾胃、调气血、通经络为准则。刺血疗法有活血化瘀、清热润燥、通调经气、补气益精、滋阴降火、调和脾胃之功效,施治较快捷、简单。即使是辨证不太准确,只要按照穴位适量出血,也能取得很好的疗效。

验 案 举 例

例1 急性脊髓炎

张××,女,40岁,皖肥西县三河镇五连村人。

现病史:1991年10月5日由其夫背来初诊,今年9月初感觉头痛无力,伴发热,T 38℃左右,无咳嗽、鼻塞。一周后感背部疼痛,迅速出现两下肢痿软瘫痪,大小便失控。腰部如束带感,臀部及双下肢感觉丧失,不能站立和端坐。到某省级医院急诊,诊为急性脊髓炎入院治疗,经20多天的治疗病情无好转,遂要求出院到我处刺血治疗。

查体:神清,脑N(-),T 37.5℃,HR 86次/分,律齐,两肺(-),BP 110/70 mmHg,四肢各关节无红肿,双上肢肌力及功能活动正常,双下肢弛缓性瘫痪,肌力0级,腱反射消失,下腹壁反射消失,腰2脊髓节段以下痛、温、触觉消失,深感觉消失,二便失禁。舌质淡,苔白厚,脉细无力,中医辨证属湿热伤津,筋脉失养,发为痿证。治宜舒筋通络、健脾祛湿。

治疗:三棱针刺血取穴委中(双)、关元俞(双)、悬枢、命门、大椎。每穴血止后拔火罐,出血总量约 120 ml。服中药健脾活血之剂 5 贴。

10 月 15 日二诊,经首次治疗后腰部束带感下移,双侧臀部皮肤感觉渐恢复。食量增加,二便仍失禁。

治疗:三棱针取穴委阳(双)、曲泽(双)、次髎(双)、悬枢穴,出血总量约 100 ml。口服补肾强身片每次 5 片,3 次/日。

11 月 2 日三诊,第二次刺血治疗后小便已能控制,不需要垫尿布,自己能端坐,双下肢远端触觉及痛觉仍缺失。双下肢近端肌力增至 I 级,已有主动运动。

治疗:继续刺血治疗,取穴同二诊穴位。

11 月 23 日四诊,病情明显好转,已能扶物站立,大小便均恢复正常,双下肢感觉恢复,唯大腿内侧感觉减退,双下肢肌力增至 III 级,已能抬腿迈步。

治疗:三棱针取穴阴陵泉(双)、腰阳关、关元俞,出血约 80 ml。继服补肾强身片每次 5 片,3 次/日,健脾丸每次 6 粒,3 次/日。

第四次刺血治疗半个月后患者脊髓炎所有症状全部消失,能正常参加农业劳动。2002 年 10 月 24 日追访一切均正常。

例 2　弥散性脊髓炎

张×,女,29 岁,皖肥西县苏山镇保健村人。

现病史:1994 年 12 月 9 日初诊,今年 11 月 26 日早晨到河边洗衣后突感左腿麻木、无力,1 天后发展至左上肢。左侧肢体麻木,感觉减退,活动受限,当时无头痛,遂卧床休息。2 天后又出现右下肢及腰部以下感觉减退,并向上发展至胸部,胸部如束带感,自觉双下肢肿胀麻木,不能站立。现饮食正常,大、小便尚能自控。

查体:神清,伸舌居中,鼻唇沟对称,瞳孔等大等圆,视力正常。T 37.6℃,BP 120/80 mmHg,HR 92 次/分,心音低钝,律齐,两肺(一)。腹部平软,肝脾未及,腹壁反射消失。四肢各关节无红肿,双下肢肌力 III 级,左上肢肌力 II 级,肌张力减退,腱反射消失,未引出病理反射。T_3 神经节段以下皮肤痛、温觉减退,触觉消失。脉浮滑,舌质两边紫斑,苔白厚腻。证属气滞血瘀,湿邪阻络,发为痿证。治宜祛湿通络,调和气血。

治疗:三棱针刺血取穴委中(双)、曲泽(双)、太阳(双)、命门、身柱。配以中药活血化瘀、健脾化湿之剂 5 帖调理。

12 月 15 日二诊,刺血 1 周后已能扶物站立,并能迈步,双下肢肌力进步到 IV 级,左上肢肌力恢复 V 级,但肢端活动仍受限,胸部束带感已下移到腰部。T 37.9℃,HR 106 次/分,律齐,轻微头痛。

治疗:三棱针取穴同上,另取大椎点刺拔罐,出血约 80 ml。

12 月 26 日三诊,已能正常行走,但双下肢无力,左手指功能仍受限伴麻木,双下肢痛、温觉已恢复,T 37.2℃,HR 100 次/分,脐周仍有轻微束带感。脉滑数,苔厚腻微黄。

治疗:三棱针刺左侧委阳穴出黑紫色血 20 ml,刺右侧委中穴出暗红色血 4 ml,悬枢穴点刺出黑紫色血加火罐吸拔,出血 10 ml,左侧中渚穴出血约 10 ml。中药配以清热利湿,养血活血之剂。

1995 年元月 13 日四诊,胸、腹部束缚感完全消失,肢体感觉正常,双下肢肌力 V 级,但左手指指端还有麻木感。

治疗:取穴大椎和中渚(左),刺血拔火罐出血 20 ml。1 周后病愈,正常从事体力劳动。

例 3　脊髓压迫症

陶××,男,55 岁,皖淮南市夹沟乡刘集村农民。

现病史:2001年1月18日初诊,长期从事搬运工作,2年前腰部有急性扭伤史。伤后右下肢出现麻木和冰冷感,行走无力,逐渐左下肢亦感麻木,近半年来自觉小腹以下,腰、臀部均麻木,小便难以控制,一天20余次还时常遗尿在身,大便燥结三四天一次,排出困难。咳嗽、用力或改变体位时,腰部可有刺痛感。无头晕、头痛,饮食及睡眠尚正常。

查体:神清,T 36.8℃,HR 86次/分,心肺(一),BP 150/90 mmHg,双下肢各关节无红肿,无肌萎缩,双足皮肤干燥、皲裂、无汗,趾甲增厚,肤色发绀。膝腱反射亢进,肌张力亢进,双侧巴氏征(＋),双下肢小腿外侧触觉减退,右小腿外侧痛、温觉消失,深感觉丧失,下腹壁反射减弱。右下肢肌力Ⅲ级,左下肢肌力Ⅳ级,右足背屈、跖屈受限。步态不稳,需扶拐助行,步态僵硬,小而缓慢。X线腰椎片示:腰椎骨质增生,L_{3-4},L_{4-5}椎间隙变窄。

治疗:三棱针取穴委中(双)、阴陵泉(双)、解溪(双)、命门、腰阳关、膀胱俞,腰部选取穴位附近显现的椎后静脉丛直刺,深度在0.3～1 cm,均出黑紫色血液。血止用闪火法拔火罐5～10分钟。口服大活络丸每次1粒,2次/日,复合维生素B每次2片,3次/日。

2月11日二诊,经以上治疗双下肢麻木僵硬均减退,可不扶拐行走,步态缓慢,小便已能控制,减至一天6～7次,BP 140/86 mmHg,双小腿外侧痛、温、触觉均好转。

治疗:疗效显著,继以上法治疗。

3月6日三诊,经第2次刺血治疗后,自觉双下肢冰冷、麻木感明显好转,已能独自行走,双足肤色红润。肌张力正常,膝腱反射基本正常。

治疗:仍取穴双侧委中,血色已转暗红,另刺阳交穴(双)、太冲(双),并刺腰3～5脊椎两侧,尽量刺在皮肤下小静脉血管上,让其出血,血止,再拔大号火罐,以多吸出静脉血为好,腰部静脉血色也转暗红,出血总计约100 ml。继服大活络丸和复合维生素B。

此患者经三次治疗后,脊髓压迫诸症状基本消失,但不能负重和过度劳累。

例4 脊髓血管闭塞症

钱××,男,42岁,皖长丰县李集乡钱岗村农民。

现病史:1977年7月11日被板车拉来急诊,今天上午在稻田间放水劳动一切正常,中午因贪凉睡在一潮湿的榆木板上,约1小时后突然感双腿麻木,背部如撕裂样剧痛难忍。经内、外科检查无阳性体征,给以强镇痛药物治疗无效,患者仍痛得在地上翻滚撞头哭喊。

查体:神清,T 37.2℃,BP 120/80 mmHg,HR 102次/分,心肺(一),背部无红肿,局部皮肤痛觉敏感,双下肢肌力正常,未引出病理反射。舌质暗红,苔薄白,脉数弦紧。

治疗:患者站立,在双侧委中穴周围显露的小隐静脉分支上,用三棱针直刺出血,共流出黑紫色血30 ml,血还未止患者已能安坐,拔火罐后患者自述如刀割撕裂样痛大减。再取背部大椎、身柱穴点刺亦出黑紫色血数滴,两穴拔火罐又出血约20 ml,治疗后患者已能静卧床上休息。让患者多饮热水使之汗出,约20分钟后,背部剧痛和双下肢麻木全消,能正常行走。留下观察一晚,第二天上午一切正常出院回家。

例5 脊髓前动脉闭塞

熊××,男,28岁,河南省固始县农场学校职工。

现病史:1989年6月14日初诊,于今年5月上旬感胸腰部疼痛一周后,出现双下肢无力,不能站立和行走。大、小便障碍,双下肢肌肉渐萎缩。在河南省级医院检查确诊为脊髓前动脉闭塞,经药物治疗病情无好转,因心中焦虑引起失眠和饮食减少。

查体:神清,T 37.3℃,HR 86次/分,心肺(一),BP 110/70 mmHg,双下肢肌张力亢进,腱反射亢进,双侧腓肠肌、胫骨前肌轻度萎缩,伴肌束颤动,T_{12}脊髓节段以下痛、温觉丧失,触觉减退,深感觉存在。左下肢肌力Ⅲ级,右下肢肌力Ⅱ级,腹壁反射未引出,小便失禁。舌质淡,苔薄白,脉沉细。

治疗:三棱针刺血取穴上巨虚(双)、冲阳(双)、殷门(双)、委中(双)、次髎(双)、脊中、悬枢,配以中药补脾益肾之剂10帖,水煎服2次/日,归脾丸每次8粒,3次/日,复合维生素B每次2片,3次/日。

7月30日二诊,已能扶物站立,下腰部皮肤痛觉恢复,小便仍失禁,腰背仍酸痛。

治疗:继以上法治疗,加刺曲泽穴(双)。

8月16日三诊,刺血治疗2次后已能搀扶行走,小腿萎缩肌肉外观恢复,腰部感觉缺失已下移至臀部,大便排出顺畅,小便已能感觉到便意,控制较前进步。食量明显增加,睡眠正常。

治疗:三棱针取穴委阳(双)、阴谷(双)、足三里(双)、膀胱俞(双)、腰俞。口服补肾强身片每次5片,3次/日,健脾丸每次8粒,3次/日。

9月6日四诊,腰背部已无酸痛感,双下肢及腰部皮肤感觉正常,已能行走,但不能行长距离;小便仍有时失控。双下肢肌力增至Ⅴ级。

治疗:三棱针取穴阴陵泉(双)、命门、下髎(双)。继服补肾强身片每次5片,3次/日。

第四次刺血治疗1周后病情逐渐痊愈,能坚持正常工作。

讨论及体会

一些研究神经病理解剖学的学者认为,临床上脊髓炎绝大多数是由脊髓供血不足和缺血而引起的软化,必须以血运障碍来说明脊髓节段损害的病理改变。

能引起脊髓疾病的病因大部分可直接或间接引起血液循环障碍。大、中、小动脉及静脉出现闭塞时,因侧支循环能代偿而不易出现症状。但是微循环障碍形成后对神经细胞的影响最大,能使神经纤维缺血,神经轴索断裂、变性,以及出现神经细胞的变性和坏死。如缺血、缺氧状况持续不能改变,导致脊髓坏

死及出血。破坏了神经细胞-胶质细胞-血管内皮细胞之间的生理动态平衡和互相依附关系,使脊髓各传导束因缺血、缺氧而引起运动障碍、感觉障碍,以及自主神经功能障碍。

我们通过对大量的临床治疗脊髓疾病案例总结,认为刺血疗法对脊髓疾病确实有良好的治疗效果,此方法能最直接地改善脊髓的血液循环障碍。而且和脑血管疾病一样,越早使用刺血疗法介入,越有利于病情的控制和恢复,而且不留有后遗症以降低致残率。脊髓本身有丰富的血液供应,而且营养通路微血管也有自动节律运动,刺血疗法通过对局部血管生化物质的调整,能促使此自动节律的恢复,当营养毛细血管开放和再生后,既能促使神经细胞轴索的修复,又能恢复神经细胞的胞质转运功能,从而使运动、感觉、自主神经的功能恢复。

(七) 脊髓灰质炎后遗症

脊髓灰质炎是由脊髓灰质炎病毒引起的一种急性传染病,部分患者可引起弛缓性瘫痪,遗留有部分肢体轻重不等的瘫痪,以致终身残疾。因儿童发病率较成人高,故又名小儿麻痹症。随着我国预防工作的普遍开展和深入,小儿麻痹症在许多地区已被控制和绝迹,但未使用疫苗者则仍时有发生。以1~5岁小儿发病率最高,自婴幼儿广泛服用疫苗后,世界各地发病年龄有逐步上升趋势,以学龄儿童和少年为多,成人患者也有所增加,且引起的后遗症也较严重。

病 因 病 机

脊髓灰质炎病毒自口、咽或肠道黏膜侵入人体后,很快即可在扁桃体、咽壁淋巴组织、肠壁集合淋巴组织等处生长、繁殖,并向局部排出病毒。如人体的免疫机制不能将病毒控制在局部,病毒将进一步侵入血液,到达各处非神经组织,如呼吸道、肠道、皮肤黏膜、心、肾、肝、胰、肾上腺等处繁殖。此时如血液循环中的特异抗体不能将病毒控制,病毒可随血液经血脑屏障侵犯中枢神经系统,病变

严重者可发生瘫痪,病毒也可沿外周神经传播到中枢神经系统。多种因素可影响疾病的发生,在受凉、劳累、损伤、手术,以及免疫力低下时,均可促使疾病发作,出现发热和瘫痪。

脊髓灰质炎以颈段及腰段的前角灰白质细胞损害为多,临床上常见肢体的瘫痪。早期镜检可见神经细胞胞质内染色质溶解,尼氏小体消失,出现嗜酸性包涵体,伴有周围组织充血、水肿和血管周围细胞浸润,初为中性粒细胞,后以单核细胞为主,不同程度的瘫痪畸形的形成和预后取决于脊髓前角运动神经细胞受损的部位、数量和程度,以及缺血的程度和时间。

临床表现

受脊髓灰质炎病毒感染后,临床症状轻重不等,多数人症状较轻,只认为是发热感冒而忽略过去,也有毫无症状者,但可产生特异性抗体。少数人出现肢体弛缓性瘫痪,严重者可出现软腭、咽部及声带麻痹,随时有发生窒息的危险,当呼吸中枢受损时,可发生严重的呼吸衰竭。

起病缓急不一,大多有低热或中等热度,乏力不适,伴有咽痛、咳嗽等上呼吸道症状,或有纳呆、恶心、呕吐、便秘、腹泻、腹痛等消化道症状。患儿面颊潮红、多汗,显示交感神经功能障碍,大多易哭闹或焦虑不安,也有由兴奋转入萎靡、嗜睡。一般起病3～4天后出现肢体瘫痪,腱反射首先减弱或消失,在5～10天内可相继出现不同部位的瘫痪,并逐渐加重。轻症则在1～2天后就不再发展。瘫痪肢体早期可有肌痛,肌张力低下,腱反射消失,瘫痪的部位分布不规则,可累及任何肌肉或肌群,视病变在颈、腰部脊髓侵犯程度,可出现单一肢体瘫痪或一侧上下肢瘫痪,严重时出现双侧上下肢瘫痪,患者躯干肌群瘫痪时头不能竖直,颈背无力,不能坐起和翻身。

急性期过后瘫痪肢体能从远端起逐渐出现好转,最初3～9个月能恢复部分功能,以后仍有部分进步,在这个恢复期时若不积极主动治疗,则病情将很难痊愈,而留有轻重不等的后遗症。在恢复期能及时改善血液循环状况对神经、肌肉、骨骼的转复都有积极作用。瘫痪肌肉功能的恢复有赖于神经纤维的恢复。因为支配肌肉运动的神经干和神经束中的轴突可来源于脊髓的多节段,大部分肌肉由三个节段支配,只要脊髓的病变不是多节段严重损害,肌肉的功能还是有希望部分和完全恢复。

肢体肌肉不均衡的瘫痪,使各组肌群的拮抗功能失去,长期缺血的肢体可发生肌肉痉挛、萎缩和变形。下肢远端可形成足内翻、外翻、马蹄足、仰趾跟行足,以及高弓足等畸形。膝关节可出现挛缩型和松弛型两种改变,前者表现为膝屈曲畸形,后者为膝反张畸形,都可伴有膝内、外翻及胫骨的旋转畸形。在髋部可形成骨盆倾斜,髋关节失去正常的稳定性,下肢如连枷状,活动范围无限制。脊柱侧弯,肌腱及皮下组织均见萎缩,骨骼生长也明显受到影响,患侧肢体比健侧短缩,整个患肢变得干瘦、短小,温度明显下降,触之有冰冷感。瘫痪畸形的关节,既无灵活性,又无稳定性,肢体功能丧失。造成患者姿势的异常和行动的困难,严重影响工作和劳动,使生活自理及就业均出现困难。

治 疗 方 法

脊髓灰质炎一旦发病之后,无论在急性期、恢复期、后遗症期都可使用三棱针刺血疗法,对出现的瘫痪症状,也是越早使用、效果越好。一些患儿在发热和出现瘫痪之时,立刻运用刺血疗法治疗,不但能退热和控制病情发展,而且可在1～6天后症状就很快好转。

治疗取穴:下肢瘫痪,取穴委中、阳陵泉、足三里、伏兔、髀关、解溪。如足内翻时,因是腓骨长、短肌肌力减弱,取丘墟、足临泣、悬钟、飞扬等。而足跖屈外翻时,因是踇长屈肌,胫骨后肌肌力减弱,则取照海、太冲、复溜等。并要在萎缩的肌群处的穴位上点刺,如环跳、秩边、承扶、殷门、风市、承山等,以促使下肢肌群肌力的恢复。

腰背部根据脊髓病变的节段,可取督脉上的大椎、身柱、脊中、命门、腰阳关。腰背部的穴位是主要治疗处,而且一定要刺到病变脊髓相对应处的椎后静脉丛上。治疗穴位也要取膀胱经第一侧线上的有病变的静脉血管。对于上肢瘫痪患者可取尺泽、曲泽、中渚、阳溪。每穴针刺后都要拔火罐,以促使血液循环的恢复。对于年龄小、病程短、肢体萎缩不明显者,可取4~5个主要穴位刺血拔罐,每次出血量控制在40~60ml。对于病程长、肢体已萎缩和畸形的患者,针刺取穴就要多,而且尽量要多出一些瘀血,刺激强度要大些,并且重拔和多拔火罐。在急性期可间隔1周进行1次刺血治疗,而病程长久者,可10~15天刺血1次。对重度瘫痪者要多次刺血并予以活血通络、补肝肾强筋骨的中药内服,以改善肌肉和神经的血运和营养。并借助体育疗法和工具锻炼肌力以矫正畸形。

临床资料

我们统计整理了一部分1993年以前治疗的脊髓灰质炎引起的后遗症155例,其中男99例,女56例。治疗时年龄:1岁以下6例,1~2岁32例,3~4岁48例,5~6岁27例,7~10岁16例,11~22岁26例。病程时间:1年以内48例,1~2年35例,2~3年16例,3~4年13例,4~10年23例,10~21年20例。其中双下肢瘫痪46例,双下肢及左上肢瘫痪3例,双下肢及右上肢瘫痪4例,左下肢单瘫痪40例,右下肢单侧瘫痪62例。

疗 效 观 察

(1)评定标准:具体分以下4种。

痊愈:瘫痪肢体功能活动恢复正常,肌力达到Ⅴ级,萎缩肌肉外观复原。

显效:肢体瘫痪程度较前明显进步,但功能活动轻度受限,肌力达到Ⅲ级以上,可独自行走,畸形的肢体得到矫正。

好转:肢体功能活动较前有进步,肌力在Ⅲ级以下,肌肉萎缩明显。

无效:刺血治疗三次后瘫痪肢体无明显改善。

(2)疗效分析:本组病例治愈81例,治愈率52.2%,显效24例,显效率15.5%,好转33例,好转率21.3%,总有效率89%;无效17例,无效率11%。

本组病例刺血治疗最少1次,最多10次,病程短的患者刺血治疗1~2次后即有显效,病情重、病程长的患者刺血次数多,只要坚持治疗,都可使肢体的功能和畸形有明显改善,使残疾得以减轻。

验案举例

例1 脊髓灰质炎

张×,男,2岁,安徽省涡阳县义门镇石窑街人。

现病史:患儿于1993年2月24日发热,T 38~39℃,2天后双下肢软瘫,不能站立和端坐,第4天左上肢又瘫痪,不能抬举。诊为脊髓灰质炎,在当地住院治疗10余天,体温一直未退,卧床、翻身不能,肢体触摸疼痛。因当地曾有数名患儿来刺血治愈,遂赶来求治。1993年3月6日初诊,患儿发育中等,烦躁啼哭,T 38.2℃,HR 102次/分,两肺(一),颈软,无抵抗,双下肢弛缓性瘫痪,腱反射消失,划跖试验(一),双下肢肌力0级,左上肢不能抬举,弹指试验(一),肌力Ⅱ级,四肢各关节无红肿。

治疗经过:第一次治疗用小号三棱针点刺大椎穴、委中穴(双)、曲泽穴(双)、腰阳关穴位附近的静脉血管,出静脉血约30ml。刺血后多饮开水,下午测体温已不发热,并且能安静入睡。一周后3月13日二诊,左上肢功能恢复,肌力Ⅴ级,双下肢肌力Ⅰ级,继续刺血同上。4月8日三诊,患儿双下肢肌力增至Ⅲ级,已能抬离床面,并能自己端坐床上,小号三棱针取穴委阳(双)、尺泽(双)、腰阳关,出血约25ml。4月24日四诊,已能扶物行走,但双下肢抬举无力,肌力进步为Ⅳ级,治疗取穴同三诊。患儿半个月后肢体恢复正常,没遗留任何残疾。

例2 脊髓灰质炎后遗症

戴×,女,14个月,安徽省六安市卅铺乡罗管街道居住。

现病史:患儿于1990年9月16日发低热2天后,出现左下肢痿软,不能站立,翻身困难,诊为小儿麻痹症。病后8个月经针灸、推拿、药物等治疗,肢体仍继续软瘫。臀部、大腿、小腿肌肉均明显萎缩,触之无弹性。左足外翻,亦比健侧短小,不能站立,左下肢较右下肢短少1cm,温度明显减低,肌力Ⅱ级。

治疗经过:1991年5月21日初诊,小号三棱针刺血,取穴委中(左)、照海(左)、中封(左)、足三里(左)、伏兔(左)、环跳(左)、秩边(左)、腰俞,刺穴位附近有静脉显现处出血或直接点刺穴位拔火罐出血。口服补肾强身片每次1片,3次/日,舒筋活血片每次1片,3次/日。

后又于6月5日、7月21日刺血治疗,左下肢肌肉萎缩和温度很快恢复正常,能跑跳、玩耍。2年后追访,短缩的左下肢生长恢复良好,患儿双下肢外观无差异,肌力均Ⅴ级,功能活动正常。

例3 脊髓灰质炎后遗症

乔××,男,18岁,安徽省宿州市芦岭乡芦岭村人。

现病史:患者1岁时(1967年2月)发热约5天后,出现左下肢瘫痪,不能站立和行走,翻身困难,当时诊为小儿麻痹症,经药物、针灸、理疗等治疗后能行走,但足跟屈外翻,跛行常易跌跤。1983年6月8日初诊,患者智力正常,发育中等,骨盆倾斜,脊柱左侧弯,左下肢肌肉中度萎缩,肢体远端比右健侧明显变细,缩短约1.5cm,温度减低,痛温觉存在,腱反射减弱,划跖试验(一),左下肢肌力Ⅲ级。

治疗经过:因是长期遗留后遗症,肢体已萎缩畸形,中号三棱针要加强刺激量,取穴可多一些,取穴照海(左)、太冲(左)、解溪(左)、阴陵泉(左)、委中(左)、承扶(左)、秩边(左)、腰阳关、肾俞(左)、脾俞(左),刺出血量约150 ml,每穴都拔火罐。内服舒筋活血、补肾健脾之汤剂10帖。患者于6月29日二诊时,告知经针药并举治疗后,患肢温度升高,自觉心中舒畅,行走较前有力,跌跤次数明显减少。治疗有效,继续依上法施治。7月22日三诊时,已无跌跤出现,跛行亦好转,骨盆倾斜已不明显。左侧远端皮肤弹性恢复,肢体温度同于健侧部位。仍以中号三棱针刺患肢穴位,出血加拔火罐。1个月后再刺血治疗1次,继服补肾强身片每次5片,3次/日,舒筋活血片每次5片,3次/日。萎缩肢体渐增粗,功能部分恢复。

1984年10月12日追访,患肢肌力已达Ⅴ级,左足外翻矫正已能正常行走,但患肢远端的骨骼仍较健侧短缩,肌肉亦还有轻度萎缩。嘱其加强锻炼,以促使肌肉恢复。

讨论及体会

现代解剖学研究,人体支配各条肌肉的前角运动神经细胞,在脊髓前角内排列成细胞柱,各肌群的细胞柱长短不一。如髂腰肌的细胞柱位于$T_{12} \sim L_3$四个节段中,胫骨前肌仅位于腰$L_{4 \sim 5}$两个节段中。

现代病理学研究,当脊髓灰质炎病毒侵犯脊髓前角细胞时,早期出现细胞周围血管充血、水肿,其后神经细胞本身受到侵犯,细胞核肿大,尼氏体破裂,细胞核的染色质发生分解,细胞质出现嗜碱颗粒。但是这时的细胞损害仍为可逆性的,当血液循环障碍解除后,细胞的功能可渐渐恢复。当神经细胞本身严重变性,甚至发生溶解、坏死或吸收,这些已经破坏的神经细胞是不可能再生或恢复,但是支配某一组肌肉的前角运动神经胞的细胞柱,并非全部都出现这一变化,而往往保留一部分功能完整的神经细胞。如果神经细胞能恢复到40%左右,其肌肉运动功能亦可获得改善。

脊髓前角运动神经细胞的修复,其关键在于微小血管的修复,只有毛细血管重建和营养通路的开放,才能使局部的微环境有利于细胞功能的恢复。刺血疗法在针刺督脉和膀胱经上的穴位时,也就是在促使病变脊髓的缺血状况改善。

另外对于运动肌群和周围神经的缺血在治疗方案中要一并考虑,在脊髓灰质炎的早期,不仅横纹肌失神经支配,而且血管平滑肌的舒缩亦可出现失神经支配,使血管失去正常的运动功能。根据病变程度不同,周围血管受累的轻重也不一致,严重者出现整个肌群的微循环营养通路广泛改变,血液经直接通路回流,从而严重影响肌细胞的新陈代谢,致使肌细胞发生坏死或退行性改变,使肌肉萎缩,肢体温度下降。如治疗仅着眼于脊髓中枢的病理改变,治疗效果将欠佳。好的治疗方案一定要从改善肢体肌肉和神经的血液循环障碍两方面来着手,这样才能使瘫痪的肢体功能逐步得以转复。三棱针刺血治疗肢体的瘫痪时,除了刺病变脊髓在体表相对应的穴位外,也要尽量在萎缩的肌群上,多直接点刺体表的浅静脉出血、拔火罐,以促使血液流动。经刺血治疗后,萎缩的肌群能恢复部分或全部功能。

三、头痛

在许多疾病过程中都可以出现头痛的症状,如炎症刺激、脑部损伤、紧张疲劳、血管变化、肿瘤压迫等都可引起头痛的发生。头痛包括(偏头痛、丛集性头痛、紧张性头痛、发热性头痛、外伤性头痛、高血压性头痛、五官科疾病伴发头痛)。疼痛往往反复发作,经久不愈,严重时可影响正常生活和工作。

多年来,我们运用三棱针放血疗法治愈了大量的头痛患者,深感此疗法是治疗头痛的有效手段,故将部分病例整理统计介绍如下。

病 因 病 机

现代医学研究揭示,颅外的各种结构如头皮、肌肉、帽状腱膜、骨膜、血管、末梢神经等对疼痛较为敏感。而颅内对疼痛最敏感的主要结构是硬脑膜、血管和颅神经。这些部位是头部疼痛主要的感受结构。

当头部的血管因发热、血压升高、情绪激动、用脑过度及扩张血管药物的过量使用,还有血管被牵拉、过度伸展或移位时,均可出现头痛。脑膜因炎症刺激和充血,以及颅内的各种出血也可引起剧烈头痛。头颈部肌肉和软组织因外伤、寒冷或劳损刺激可形成慢性头痛。五官科疾病的炎性刺激可扩散和反射引起头痛。脑供血不足可形成轻重不等的头痛,另外还有颅内肿瘤、颅内动脉瘤、脑动脉炎、中毒性疾病、脑脓肿等许多原因均可引起头痛。

创伤、炎症和各种有害性刺激等均可引起头痛,但有许多头痛是在没有明显的外因刺激情况下或是在一些非损害性刺激的作用下而产生的疼痛,并且常使患者感到难以忍受的地步。现代神经内分泌学研究,人体免疫系统在炎症反应时,能产生细胞因子、肽类和激素等,有影响或调节神经细胞的作用,与神经活动有直接的关系。而现代神经生物学研究,许多生物活性物质在血中和细胞外液中极微量的浓度改变,即可引起血管收缩,使血管容量、血液流速发生改变,且可刺激神经感受器,形成强烈的疼痛感。如 5-羟色胺、组胺、内皮素、儿茶酚胺、花生四烯酸、血栓素 A_2、激肽等,这些生化物质既是缩血管物质,又是强烈的致痛物质,在浓度发生极其微量的改变时就有致痛作用,并且还具有相互增强疼痛的作用。

临 床 表 现

头痛发生的范围在头颅上半部,即眉毛以上至枕下部。疼痛有前额痛、颞侧痛、头顶痛、枕后痛或全头痛之分。

偏头痛有的有先兆症状,如眼前闪光感或眼冒金星、黑蒙、复视、精神不振、肢体感觉异常、眩晕等,有的先兆症状不明显。继先兆症状后随之是单侧或双侧的剧烈头痛,疼痛多在前额、颞部、眼眶,可向半个头部扩散,性质为跳痛、胀痛、钻凿痛,同时可触及颞浅动脉搏动增强。患者面色苍白、恶心、出汗、畏光、厌声,常伴呕吐,发作可持续数小时或数日,初起间隔数周、数月发作 1 次,随病程延长可每日发作。

丛集性头痛常可突然发作,开始时疼痛在眶周或眼球,迅速扩散至同侧额、颞、耳、鼻及面部。疼痛性质为跳痛、灼痛,伴有同侧眼结膜充血及面部发红、流泪、流涕、鼻塞,并以一些十分规律的方式和时间发作。

脑肿瘤、头颅外伤后头痛多为持续不断的疼痛,常引起呕吐;高血压头痛一般是枕中及额部头痛;肌紧张性头痛为慢性头痛,疼痛如重压、紧箍样,以头顶及枕部明显,情绪紧张、寒冷刺激、失眠疲劳都可使头痛加重。

脑供血不足引起的头痛,疼痛部位不定,或全头痛或枕后痛,疼痛性质多样或含糊不清,长期感觉头脑昏沉眩晕,头痛轻重与情绪、疲劳、失眠及天气有关。

五官科疾病引起的头痛,可导致器官组织周围的疼痛,如眼部疾病引起眼眶及前额疼痛,鼻部疾病引起前额及鼻根部疼痛。另外还有脑血管疾病、颅内感染、精神疾病等引起的头痛,此处不再细叙。

治 疗 方 法

(1)辨证选穴:治疗头痛,首先要明确诊断,对症治疗才能取得快速的疗效,可运用现代医学的检测手段,结合中医的辨证论治来治疗。无论何种头痛都取太阳穴周围的颞浅静脉血管刺出血,太阳穴是主穴。上肢尺泽穴处的头静脉是常用的刺血部位,如患者伴有心悸、胸闷症状,上肢改刺曲泽穴处的肘正中静脉。痛在前额、两眼胀痛、伴呕吐症状,取下肢足三里穴周围的表浅静脉,配头部印堂穴或上星穴。如颞侧头痛可刺阳陵泉穴附近的静脉出血;如枕后头痛,以及颈、背、肩处都痛,刺委中穴附近的表浅静脉。①偏头痛:取穴太阳、尺泽、阳陵泉或委中;如头痛和处于经期,刺阴陵泉穴;有呕吐时,刺足三里穴。②丛集性头痛:取穴太阳、尺泽、足三里,如在

固定时间内出现头痛,按经脉在子午流注循行的时辰取该经的"合穴"。③紧张性头痛:取穴太阳、百会、大椎、风池、肩井、尺泽、委中。④发热性头痛:取穴太阳、大椎、委中、曲泽。⑤外伤性头痛:取穴太阳、尺泽、委中、上星。⑥高血压性头痛:取穴太阳、尺泽、委中、足三里。⑦五官科疾病伴头痛:取穴太阳,另可按针灸常规治疗时所选穴位,用三棱针刺出血以治疗眼、耳、鼻、鼻旁窦及口腔的疾病。如中耳炎时除太阳穴刺血,还要刺听宫穴、翳风穴、阳交穴、尺泽穴出血。

(2)操作方法:选取穴位后,一般先刺下肢穴位,刺血后拔火罐,休息观察一会,再取上肢穴位,最后取头部穴位。在穴位周围常规消毒后,仔细观察局部浅表静脉血管的变化,用锋利的中、小号三棱针刺破静脉血管。根据穴位处皮下组织的厚薄,可用直刺、斜刺手法进针,深度 2～5 mm,以刺破血管靠近体表的管壁,让血液顺着针孔自然流出,血止后用闪火法拔火罐,留置 5～10 分钟后起罐。擦净血迹,针孔再用 2% 碘酊消毒。委中穴刺血时先让患者站立,刺出血后再坐下,其他穴位可取坐位刺血,如体质虚弱者、长期不能进食者,可让患者取卧位刺血,用卫生纸接住血液。

(3)出血量和血色:掌握出血量的多少是刺血镇痛的又一关键。治疗时本着血实宜多出血,血虚可少出血的原则,因人因病而灵活掌握出血量。一般每穴出血在 5～10 ml,所取穴位总计出血量在 50～100 ml,这样不但对身体不会有危害,而且能使头痛很快缓解。在治疗中观察急性头痛、发热、高血压、炎症早期,刺浅表静脉血管出血量比较多,而且静脉血色呈鲜红色。而长期头痛、紧张性头痛、受寒冷和潮湿诱发的头痛,以及长期慢性炎症者,刺出的浅表静脉血色多是暗紫红色,有的血液流出缓慢,而有的血液急涌而出。

(4)治疗时间:许多患者在刺血治疗后,疼痛可很快消失,但最好在 15 天后再治疗一次以巩固疗效。而对于好转的患者可间隔

10～15天进行下一次刺血治疗,对于急性头痛者,如刺后疼痛未缓解,可第二天再刺血一次,掌握出血量,不可失血过多。还可用毫针辅助治疗,并根据病情配以中西药,效果就会更好。

临床资料

本组192例头痛患者中,女性108例,男性84例;患者年龄最大79岁,最小18岁;病程最长30年,最短3天。其中偏头痛76例、丛集性头痛32例、紧张性头痛42例、发热性头痛8例、外伤性头痛6例、高血压性头痛11例、五官科疾病伴头痛15例、颅内占位性头痛2例。临床上以偏头痛和紧张性头痛最多见。

疗 效 观 察

(1)评定标准:具体有以下3种。

痊愈:头痛症状完全消失,无反复发作,恢复正常的工作和生活。

好转:头痛症状基本消失,有时还有轻微头痛,但很快即恢复,不影响日常的工作、学习和生活。

无效:刺血两次后头痛症状与体征无改善者。

(2)疗效分析:本组192例患者,临床治愈141例,治愈率73.5%。其中刺血1次治愈47例,刺血2次治愈41例,刺血3次治愈28例,刺血4次治愈19例,刺血5次以上治愈6例,最多者刺血治疗10次而愈。临床好转45例,好转率23.4%。治疗无效6例,无效率3.2%,其中2例为颅内占位性病变,4例为手术后长期体质虚弱。许多患者的近期疗效和远期疗效都十分理想,对偏头痛和丛集性头痛效果快捷。而刺血退热更是速效,对高热引起的头痛往往是热退痛止。刺血也能调整血管的容量和压力,对高血压性头痛亦能很快见效。患者经刺血治疗后头痛虽无发作,但要注意情志的调整,不要暴怒和生气,避免过度疲劳和紧张,头部宜保暖、勿受风等。

验 案 举 例

例1 偏头痛

朱××,男,66岁,安徽省肥西县南分路乡潜山村农民。

现病史:间歇性头痛20多年,以左颞侧及枕后区疼痛为甚,每于紧张、劳累及生气后即感头部剧烈跳痛。以前1年痛3～6次不等,近4年来几乎天天头痛,自觉头中钻凿样跳痛伴发热、恶心,痛剧时呕吐,每次持续1～4小时,痛剧时引起左肩颈部胀痛。长期服止痛片,痛时服4～6片可减轻疼痛。神清,五官(一),T 37.2℃,BP 130/90 mmHg,HR 96次/分。舌质红,苔薄黄,脉数紧。颅脑CT未见异常改变。

治疗经过:2002年1月4日初诊,三棱针刺穴位太阳(双)、委中(双)、尺泽(双)、大椎,出血约100 ml。刺血2天后即感疼痛明显好转,10余天中只疼痛2次,并已停服止痛片。半个月后即1月20日又继续巩固刺血治疗一次,取穴同上。长期的偏头痛再未发作,临床治愈。

例2 丛集性头痛

黄××,男,25岁,安徽省定远县炉桥镇农民。

现病史:间歇性剧烈头痛10年。在12岁时头枕部被重物击打,当时无昏迷,无呕吐。于15岁春季开始头痛发作,每年疼痛5～8次不等。疼痛时头部如爆裂状,双眼昏花,流泪,脸面潮红,卧床不起,不能进食,3～5天后自行缓解。有时头晕伴耳鸣,记忆力减退,严重影响学习和劳动,到处求治无效。精神萎靡,营养中等,面色灰暗,T 37℃,神经系统未引出病理反射。

治疗经过:1998年10月20日初诊,三棱针刺穴位太阳(双)、委中(双)、大椎,并加火罐吸拔。刺出血总计约60 ml,颞浅静脉血色暗紫。11月6日二诊时,复取上穴加百会穴,总出血量80 ml。12月15日三诊时见刺血治疗后头痛未再发作，精神好转，劳动有力，唯觉记忆力差。为巩固疗效，三棱针刺尺泽（双）、太阳（双），加拔火罐，出血总量约30 ml。经 3 次治疗后 10 年的头痛痊愈。

例 3　丛集性头痛

王××，女，49 岁，安徽省霍邱县水产局职工。

现病史：患头痛 30 余年，痛剧 10 年，长期服用止痛片，一天 2 次，每次 4 片。近 4 年来头痛于每日早晨时开始，到午后痛减。自觉鼻塞、眼眶及额颞部疼痛，无呕吐，痛剧时坐立不安。平时头中自觉如水晃动，饮食尚正常。

查体：神清，面色萎黄，两颧出现大片褐色斑，五官（一），NS（一），T 37℃，HR 68 次/分，BP 100/70 mmHg，心肺（一）。舌质淡，少苔，舌体抖颤，脉沉细。

治疗经过：2000 年 8 月 22 日初诊，三棱针刺太阳（双）、百会、足三里（双）、尺泽（双）穴，每穴加火罐吸拔。刺血时因体质较弱，总出血量控制在 50 ml 以内，所出血色暗紫。9 月 8 日二诊，经以上治疗后，剧烈性头痛减轻，每日上午虽有疼痛，已能忍受，睡眠好转，止痛片减至每次 2 片。继续刺血治疗取穴同上，血色已转暗红，出血量约 50 ml。9 月 23 日三诊时，患者十分高兴，每日上午定时发作头痛已止，但有时头顶仍有疼痛。停服止痛片，现面色有华，褐色斑减退。仍按前法去足三里穴，改取委中穴处刺出血。总出血量在 60 ml 之间，血色已转红。刺血 3 次后头痛渐止，随访 2 年一直未发作。

例 4　额窦炎伴头痛

朱××，女，47 岁，安徽省淮南安城镇芦塘村人。

现病史：前额疼痛 5 年余，近 2 年加重。每日晨起即感头痛，长期低热，自觉鼻中有腥臭味，无脓涕，无鼻塞，痛剧时卧床不起，不能进食，平素胃纳亦差，当地医院诊断为额窦炎，曾 2 次住院治疗，只能当时减轻。日常生活不能料理，心情十分痛苦。

查体：精神萎靡，身体消瘦，营养不良，面色黧黑，NS（一）。T 37.9℃，BP 90/60 mmHg，HR 76 次/分，RBC 3×10^{12}/L，Hb 100 g/L，WBC 6.5×10^9/L，N 0.58，L 0.42，PLT 140×10^9/L。舌质淡，苔白厚腻，脉沉细。

治疗经过：1993 年 5 月 8 日初诊，三棱针刺血取穴印堂和上星（三棱针斜向上进针）、尺泽（双）、丰隆（双），出血量在 50 ml 之间，血色暗紫，血流速度缓慢。口服穿心莲片、螺旋霉素和复合维生素 B（按说明书服用）。6 月 17 日复诊，头痛有所减轻，饭量增加，但仍有低热，T 37.7℃，取穴治疗同上。7 月 3 日三诊，面色转润，饮食增进，前额疼痛好转，已无剧烈性头痛，劳累后仍于上午出现疼痛。T 37℃，BP 110/70 mmHg，三棱针刺血足三里（双）、尺泽（双）、印堂、太阳（双）穴、出血量约 50 ml。7 月 23 日四诊时，精神愉快，前额头痛基本消失，唯眶上内侧仍有压痛（＋），三棱针复刺穴印堂、阳白（双）、尺泽（双）、委中（双），出血量在 50 ml 左右。患者经四次刺血治疗病愈，自诉一切正常。

例 5　紧张性头痛（头项肌收缩性头痛）

周××，男，29 岁，安徽省长丰县水湖镇大周村人。

现病史：1973 年夏季，因贪凉吹风引起头痛，自觉后头痛伴颈部僵硬，时轻时重已 10 余年，整日头脑昏沉，自觉记忆力减退，每逢天阴、受凉、劳累后加重，局部怕风。疼痛渐涉及颈项及肩胛部，酸重难忍，要别人捶打才能暂时缓解。颈部活动范围正常，颈椎 X 线摄片未见病理性改变。$C_{3\sim5}$ 棘突上能触及条索状结节、压痛（＋），头后枕区压痛（＋），叩顶、压头、臂丛牵拉试验均（一）。

治疗经过：1983 年 8 月 12 日初诊，刺血取穴委中（双）（腘窝处正中静脉）、曲泽（双）（肘窝处头静脉）、大椎、风池（双）、天宗（双）点刺出血，局部均拔火罐，出血约 40 ml。8

月 26 日复诊时,自觉头痛减轻,颈部僵硬感消失,后枕区和肩部仍有酸重感,继取上穴刺后拔火罐,出血约 50 ml。经 2 次刺血治疗头痛及颈肩部不适症状痊愈,局部畏寒、怕风亦消失。

例6 发热性头痛

刘××,男,18 岁,安徽省舒城千人桥镇中学学生。

现病史:不规则持续高热 16 天,T 38～40 ℃波动。发热 2 天后出现剧烈头痛,呈搏动性跳痛。无呕吐、昏迷,不能行走,不愿进食,住院治疗半月高热不退,亦未查出病因。患者双手抱头,痛苦面容,瞳孔等大等圆,对光反射存在,双侧耳前动脉搏动加强加快。

查体:五官(一),NS(一),T 39.8℃,HR 116 次/分,两肺(一),RBC 4.5×10^{12}/L,Hb 120 g/L,WBC 5×10^9/L,N 0.62,L 0.38,异常淋巴细胞数约占 0.10,mp(一),ESR 16 mm/h,舌质红,苔薄白,脉弦紧数。

治疗经过:1991 年 9 月 21 日初诊,穴位取穴委中(双)、曲泽(双)、太阳(双)、大椎,三棱针刺破穴位附近的静脉血管,大椎穴直接点刺,等出血自然停止后,拔火罐又可再吸出一些血液,总出血量约 50 ml。刺血当日下午自觉头痛好转,体温下降至 T 37.8℃。口服羚羊感冒片每次 4 片,3 次/日。

第二天上午复诊,热退头痛已止,已能正常进食。又继续观察一天未再复发发热、头痛,回家休息调养渐愈。

例7 外伤性头痛

姚××,男,33 岁,长丰县杜集公社马岗大队农民。

现病史:于 40 多天前从猪圈的墙头上跌下来,当即昏迷 10 余分钟。醒后感头痛如裂,频频呕吐,不能站立。急诊入县医院治疗,X 线片示右侧颞骨骨折。住院对症治疗 10 余天未见疗效,又转院治疗月余,头部仍剧烈疼痛,不能安睡,记忆力衰退,情绪易激动,长期呕吐,不能进食。患者形体消瘦,精神萎靡,痛苦面容。T 36.8℃,BP 120/84 mmHg,心肺(一),神经系统未引出病理反射,实验室检查均在正常范围,舌质暗紫,脉弦细。

治疗经过:1973 年 9 月 20 日初诊,平卧位中号三棱针斜刺双太阳穴处的颞浅静脉出血,血止用小玻璃药瓶拔罐 5 分钟,出血约 10 ml,刺后剧烈头痛即刻减轻,因长期呕吐,不能进食,没有再刺其他穴位出血,另用毫针针百会穴、内关穴、三阴交穴,用平补平泻手法,针刺后患者安然入睡。第二天复诊呕吐停止,已能进食,头痛若失,1 周后身体康复。

例8 风寒引发头痛

王××,女,60 岁,安徽省合肥市钢铁新村居民。

现病史:今年春季旅游爬山时,忽遇暴雨全身淋透,因未及时换衣感冒发热。热退后觉头部如物缠裹,头顶肿痛,如负重物,头脑昏沉,有时呕吐痰涎,饮食减少,四肢无力,大便燥结已 7 日未排。神清,面色萎黄,头顶部皮肤肿胀,触之如发面样松软。T 37℃,BP 112/70 mmHg,心肺(一),肝脾未扪及,腹部触及肠形粪块。NS(一),舌质淡,苔白厚腻,脉浮濡细,证属寒湿入络,痰湿中阻。治宜疏通经络,健脾化湿。

治疗经过:1985 年 9 月 10 日初诊,三棱针刺穴足三里(双)、太阳(双)、百会、曲泽(双),另用毫针针风池、天枢、大横、中脘、悬钟,每次刺血 2～3 穴,出血后拔火罐 10 分钟,10 天刺血 1 次。中间 3 天针 1 次,毫针留针 20 分钟,亦用闪火法拔火罐,刺血 3 次后症状基本消失。1986 年春节期间操劳过度,头顶复痛,并伴眩晕。头顶皮肤又如发面状肿起,复刺血 2 次痛止。1 年后因生气头顶痛又有复发,夜间痛剧,口苦咽干,大便燥结,又施以疏肝理气治则,三棱针取穴阳陵泉(双)、曲泽(双)、太阳(双)、百会,出血约

50 ml,刺血 1 次而痊愈。患者因感受风寒引发的头痛,以及后来因劳累和生气而复发的头痛,都经刺血而治愈。

例 9 高血压性头痛

沈××,女,70 岁,安徽省安庆市三王庙巷居民。

现病史:头痛 3 年余,劳累及生气后即加重,今年入夏以来时常疼痛,以后枕部为甚。头部发胀,自觉跳痛,视物昏花,心悸烦躁,小便色黄。

查体:T 36.8℃,BP 180/110 mmHg,HR 96 次/分,心尖搏动强而有力,$A_2 > P_2$,双下肢轻度水肿,压之凹陷。舌质红,苔薄微黄,脉弦数。

治疗经过:1985 年 7 月 31 日初诊,取穴委中(腘后浅静脉)、尺泽(肘部头静脉)、太阳(颞浅静脉),中号三棱针刺出血,出血总量 60 ml。自述刺血后即感头部轻松,心情畅快,回家后吃睡均香。口服杞菊地黄丸每次 6 粒,3 次/日,复方降压片,每天上午 1 片。半个月后复诊时,血压降至 140/90 mmHg,头痛明显好转,心悸、烦躁已消失,双下肢无肿胀。为巩固疗效复刺以上穴位出血约 40 ml,高血压控制后头痛未再复发。

讨论及体会

人体对疼痛的感觉是受神经系统调整和控制的。神经系统调控功能的物质基础是生物信息,一类是在神经表面传递的生物电信息;另一类是由神经细胞胞质中转运物质所形成的分子跨膜传递信息。人体的神经调节和体液调节都是细胞间传递信息的一种方式,而血液循环中的微循环系统正常运行又是保证神经系统调控功能的先决条件。

人体在劳累、紧张、寒冷、炎热、外伤以及情志失常等状态下,都可导致神经细胞兴奋和释放生物活性物质增强,如去甲肾上腺素(NE)及 5-羟色胺(5-HT)的释放。偏头痛时患者血中 5-HT 浓度升高,其浓度与疼痛程度成正比。5-HT 使微小动脉收缩造成

有效微循环的关闭,致使营养通路中的供血减少,并形成代谢产物的堆积。5-HT 又能使大动脉扩张和搏动加强,使微循环中的动静脉短路大量开放,也可使直接通路过量开放,形成局部营养通路关闭。临床上能触摸到患者耳前动脉和颞浅动脉搏动加强,张力增高。患者自述头中跳动或钻凿样疼痛,头痛为搏动性。临床上可出现动脉性充血的状态,患者面部潮红、大量出汗、眼结膜充血,小静脉血管充盈度增高,小静脉压和小动脉压压力接近,而动脉血因没有从微循环的真毛细血管通路中进行物质交换,故而静脉血中含氧量高,同时静脉血的温度也升高。但是脑组织因不能进行营养物质代谢,使神经细胞处在缺氧和缺血的环境中。这时三棱针刺破太阳穴、印堂穴、百会穴,局部小静脉血管时,静脉血呈喷射状而出或快速涌出,血色鲜红,即中医所言气血逆乱,血热妄行之证。多见于发热、高血压、急性炎症、偏头痛和部分丛集性头痛患者。患者自述刺血后可立即感到疼痛减轻、头脑清醒。

大脑内动脉多是小动脉,而小动脉没有神经支配,是以体液调整为主。所以脑局部动脉血中的生物活性物质的含量多少,对脑动脉有着直接的调控作用。正常时血管内皮细胞能从血液中摄取一些血管活性物质。如 5-HT、组胺、去甲肾上腺素等,在内皮细胞各种酶的作用下使之失活,从而对循环血液起着重要的调整作用。但是当血管内皮细胞在各种损伤因素的作用下,结构与功能受到破坏时,不但不能清除 5-HT,而且还释放出 5-HT、血管内皮素,内皮素是迄今所知的最强缩血管物质,而且也是极强的致痛因子。此时微循环局部可形成血液流动缓慢,微小血管收缩的状态,使红细胞和血小板发生聚集。血小板在聚集时又释放出 5-HT、组胺、去甲肾上腺素等物质,而这些物质又进一步促使血小板聚集,一方面引起微血管的强烈收缩,另一方面刺激感觉神经末梢引起疼痛。这样的交互作用产生大量的儿茶酚

胺、花生四烯酸以及血栓素 A_2，它们也有收缩脑血管及减少脑血流的作用。这时血流速度缓慢，微小血管中血栓形成，局部血液停滞，血容量增加，静脉血管扩张，血中的生物活性物质浓度增高，刺激游离神经末梢，形成强烈的缺血性疼痛。局部静脉可呈迂曲状态和青色显现于皮肤下，刺血时静脉血液流出速度中等或缓慢，静脉血颜色呈现暗紫或黑紫。这种状态即是中医所言气滞血瘀之证，多见感受风寒、风湿、外伤、慢性炎症及部分丛集性头痛患者。

许多因素的刺激被局部细微血管内皮细胞及红细胞感受时，它们自分泌和旁分泌所产生的生物活性物质是极其微量的，而且半衰期是极为短促的，进入正常循环的血液中瞬间就被稀释、降解和灭活。如激肽在浓度为 $(10^{-4}\sim10^{-5})$g/ml 时，即能刺激感觉神经末梢引起疼痛，进入血循环中半衰期为 15 秒，所以这些弥散神经内分泌系统结构所分泌的生物活性物质，只有在局部微循环障碍形成后，才有局部的致痛作用。这样就能解释为什么可影响全身广泛性血管调控机制障碍的许多生物活性物质在特定情况下，只引起头部疼痛，而且发作是局限的。

刺血疗法可通过流出静脉血而调整动静脉血管和微血管中血液的流速、容量。无论对脑部充血或缺血都有调整作用，使微循环中形成的微小血栓解聚，使真毛细血管通路开放行使正常的营养组织作用。通过对微循环的调整，使血管、红细胞、神经细胞、组织细胞能正常地转运、降解、灭活、储存、利用神经生物活性物质，以调节各级脑血管的收缩和舒张功能，使致痛因子不能产生和发挥作用。微循环正常运行后，使神经细胞之间，神经细胞与靶细胞之间，神经细胞与细胞外间质、胶质细胞、微血管内皮细胞之间的分子信息传递正常运行，使维持神经系统正常结构和功能的物质及时转运。同时调整了神经感受器微环境中的递质和调质，阻断了痛觉冲动的产生、传递和感知。同时也使脑组织因局部

缺血缺氧引起的神经细胞、神经胶质细胞和脑微细血管内皮细胞的肿胀消退，激发中枢神经系统内痛觉调控功能的活动，从而使头痛很快消失。由此看来，医学界认为头痛发作的两大学说，血管源学说和神经源学说，是互为因果、互相转化、互相牵制，并可完全统一在一起的学说，其病理生理变化是互相影响的，并不存在矛盾和对立性。

四、精神障碍

精神障碍又称精神疾病，通常表现为感知、思维、情绪、意识、行为等多方面的障碍，以及精神活动的不协调，严重时丧失自知力，病程多迁延不愈。我国将精神障碍分类为：①器质性精神障碍。②精神活动物质与非成瘾物质所致精神障碍。③精神分裂症和其他精神病性障碍。④心境障碍（也称情感性精神障碍，有躁狂发作、抑郁发作或双相障碍）。⑤癔症、严重应激障碍、适应障碍和神经症。⑥心理因素相关的生理障碍。⑦人格障碍、习惯和冲动控制障碍和性心理障碍。⑧精神发育迟滞与童年和少年期心理发育障碍。⑨童年和少年期的多动障碍、品行障碍和情绪障碍。⑩其他精神障碍及心理卫生情况。据估计全世界每年都有新发病患者 200 万人左右，在 10 种造成社会最沉重负担的疾病中，精神疾病占据 4 种。

病 因 病 机

对精神障碍的研究，随着分子遗传学、神经病理学、神经生化学、神经免疫学的进展，已有了许多新的进展，发现以下因素与疾病的病因或发病机制有关。

（1）遗传因素：此因素引起许多精神疾病的发生已成为共识，我们在临床中碰到精神分裂症患者的家庭中，有的可有 2～3 个子女患病。

（2）脑组织改变：对精神分裂症患者的尸体解剖，以及脑 CT、MRI 显影上多有明显的脑萎缩现象。急、慢性患者均可有前额叶萎

缩表现,一部分患者在发病的早期就出现了脑室扩大和沟回的增宽,而心境障碍患者脑室扩大的发生率为12.5%～42%,还见部分患者的丘脑小于正常人。脑组织萎缩和脑的微循环供血有着直接关系,研究发现抑郁症患者左额叶、扣带回局部脑血流量降低,并和病情的严重程度呈正相关。

(3)神经生化的异常:一些学者认为精神分裂症和躁狂症患者,脑内多巴胺功能亢进,而抑郁症患者脑内多巴胺功能降低。5-羟色胺功能活动降低和抑郁症病情密切相关,心境障碍患者血浆和脑脊液中γ-氨基丁酸的水平亦下降,另外还有许多新的学术见解。

(4)神经内分泌的失调:情感的生物化学调节是十分复杂的,情绪反应与下丘脑密切相关,而下丘脑又支配垂体前叶的分泌,某些抑郁症可出现下丘脑-垂体调节障碍所引起的内分泌异常。急性精神分裂症者血及尿中皮质醇轻度增加,血清中甲状腺素水平升高。慢性精神分裂症患者黄体生成素水平降低。脑内去甲肾上腺素能神经被激活时患者情绪兴奋,有欣快满足的感觉,相反则出现情绪低落抑郁等状态。近年来还发现神经肽可能与一些精神活动及紊乱有关,如睡眠与觉醒、抑郁与躁狂等表现,精神分裂症脑脊液中内源性阿片肽水平升高。神经递质异常与精神疾病内分泌紊乱之间的互相关系有待于进一步研究探讨。

(5)社会心理因素:家庭不和、经济困难、反复遭受挫折,以及父母亲的教育方式很重要,我们发现许多年轻的患者,与双亲某一方的关系很僵硬。贫困阶层中的子女易患病,由农村进入城市的年轻人精神压力较大,精神易出现障碍。

(6)过度的精神刺激:突发事件、恐怖、惊吓、暴怒、强烈的精神刺激均可立刻引发精神障碍,女性应激能力低于男性更易患病。

(7)疾病及感染:我们在治疗中发现有许多精神疾病患者伴有某些系统疾病,如有的患有慢性肾盂肾炎或心肌炎,在没有得到及时治疗时,他们多抑郁、焦急、时哭时笑,不愿进食,甚至出现痴呆。如只用抗精神病药物治疗效果不佳,而配以治疗系统疾病后,病情很快好转。

中医学早在2000多年前就已提及此类疾病,把精神障碍症状归属为"狂""癫狂""癫疾"的范畴。认为本证是由阴阳失调、气血逆乱、情志抑郁、痰火上扰、气滞血瘀、心肾不交等原因所引起。

临床表现

精神疾病的表现多种多样,在此仅着重讨论精神分裂症及躁郁症的临床表现。

精神分裂症可于任何年龄发病,但多见于青壮年。主要表现为思维散漫及妄想、缺乏逻辑性、言语贫乏、重复动作、多疑、被迫害感、情绪变化无常,许多患者出现幻觉,自言自语,有的有被控制感,情感平淡,不重仪表,对周围现实置之不顾,不喜与人交往,孤独和固执。有的可表现为烦躁不安,不能入睡,打人骂人,行为紊乱,失控毁物等,部分患者出现痴呆。精神分裂症可突然或逐渐起病,分为急、慢性两类,许多患者丧失工作、学习、生活自理能力。

临床上还多见情感性精神障碍(躁郁症),表现为情感高涨或低落,伴有相应的认知和行为改变,也可有精神病性症状,如幻觉和妄想。躁狂症者有的言语增多,意念飘忽,有的患者情感高涨,变幻莫测,时而欢快,时而暴怒。也可出现破坏及攻击行为,多数患者在疾病的早期即丧失自知力。抑郁症患者忧心忡忡,生活被动,反应迟钝,对任何事都缺乏兴趣,程度重者悲观绝望,焦虑不安和有自杀倾向。有些患者长期只有一种形式的发作,也有部分患者两种形式交替发作。

精神分裂症和躁郁症的临床症状也时有交叉,神经生化的改变也有相似处,其鉴别要点:躁郁症以心境高涨或低落为原发症状;而精神分裂症以思维障碍和情感障碍为原发症状。

中医将精神疾病分为狂证和癫证两型,狂证以喧扰不宁、狂躁打骂、怒欲杀人、妄见妄闻、歌哭无常等为特征。癫证以沉默痴呆、语无伦次、静而独处、独言独笑、悲泣鬼语等为特征。

治疗方法

早在《黄帝内经·灵枢·癫狂篇》中就有刺血治疗精神疾病的方法,视经脉有盛血者,皆取之,血变而止。

我们在刺血临床中多见精神分裂症、偏执性精神障碍、急性短暂性精神障碍、躁狂发作、抑郁发作、癔症、强迫症、恐惧症、顽固性失眠等类型的精神疾病(分类可参考我国精神障碍 CCMD-3 分类系统),对以上精神障碍用刺血疗法治疗均可取得满意的疗效。

在诊断患者病情后,对有自知力的患者在征得其同意后治疗,对缺乏自知力的严重精神病患者,在家属的协助下,可采取强制性方法对其治疗。

治疗主穴:委中、曲泽、太阳、大椎。治疗配穴:百会、印堂、足三里、阴谷、阳陵泉、心俞、肝俞、命门、膻中。在躯体对称的穴位均取双穴。

仔细观察选取穴位上浅静脉血管的变化,急性发作和狂躁不安的患者多见静脉充盈,委中、足三里、曲泽处的静脉充盈度增高,治疗时出血量多,血色为暗红色。特别是头部的太阳、百会、印堂处小静脉针刺后鲜红的静脉血急涌而出。祖国医学认为:狂证多因七情过度、五志化火、痰蒙心窍、热邪壅盛所致,故宜泻火通窍,宽胸理气,宁心安神,故出血量可多些,成人出血量在 200 ml 左右,这样出血后患者能很快安静稳定下来。

对于慢性起病及情绪低落、沉默痴呆患者,多见静脉瘀血的状况,委中、曲泽、太阳处的静脉充盈并色呈青蓝色,出血量有多有少,血色可呈暗紫色或黑紫色,头部的血色如见暗紫色显示脑部缺氧。对于久病体虚者、不吃不睡的患者要控制出血量在 100 ml 左右。

对于慢性精神疾病患者一定要注意其他系统疾病的检查并用刺血疗法对症治疗。如许多肾盂肾炎的患者,可引起中医所言肾水亏于下,心火炽于上,出现水火不济、心肾不交的表现,患者出现心烦不寐,惊悸不安,头晕耳鸣,记忆力减退,腰膝酸软,悲伤欲哭或突如鬼神附体等症状。这时就要取穴肾经上的阴谷,督脉上的命门,膀胱经上的心俞,以补肾益精达到健脑安神之功效。

临床资料

本组精神疾病患者共计 137 例,其中男性 57 例,女性 80 例;工人 29 例,农民 72 例,干部职员 20 例,学生 8 例,城市家庭妇女 8 例;其中精神分裂症 102 例,偏执性精神病 4 例,急性短暂性精神障碍 12 例,躁狂症 4 例,抑郁症 8 例,强迫症 4 例,恐惧症 1 例,癔症 2 例;病程 1 月以内 19 例,1 月~1 年 45 例,2~5 年 43 例,6~10 年 20 例,11~15 年 9 例,16 年以上 1 例,病程最长 16 年,最短 1 天;患者年龄在 20 岁以下 29 例(儿童期发病 2 例),21~30 岁 52 例,31~40 岁 28 例,41~50 岁 18 例,51~60 岁 7 例,60 岁以上 3 例(2 例为老年性精神病);诱发原因生气发怒 48 例,精神刺激 23 例,惊骇恐吓 14 例,工作、学习压力过大 12 例,遗传因素 4 例,练气功不当 2 例,尿路感染 5 例,心肌炎 2 例,不明原因 27 例。

疗 效 观 察

(1)评定标准:具体有以下 3 种。

痊愈:刺血治疗后停服抗精神病药物,患者言谈举止自如,思维正常,睡眠饮食正常,恢复工作和劳动能力,生活能自理。

好转:刺血治疗后情绪安定,睡眠好转,各种症状有不同程度的减轻,但仍要低剂量的服用药物。

无效:治疗后症状虽有好转,但不能巩固,或与治疗前无差异。

(2)疗效分析:临床上狂证易治疗、见效快。急性起病者易治愈,急性短暂性精神障碍患者全部治愈。许多患者狂躁毁物、严重精神障碍,刺血后能立刻安静平稳,睡一觉后恢复正常,而且多无复发。有 22 例患者刺血一次痊愈。慢性精神分裂症、抑郁症及多次住院的患者,治疗次数多,有的可达 12 次,且预后较差,往往遗留某些症状,刺血后仍要服用小剂量的抗精神病药,但不影响正常生活。

疗效观察一览表

精神疾病分类	例数	痊愈(例)	好转(例)	无效(例)
精神分裂症	102	65	23	14
偏执性精神病	4		2	2
急性短暂性精神障碍	12	12		
躁狂症	4	3	1	
抑郁症	8	2	2	4
强迫症	4	1	2	1
恐惧症	1	1		
癔症	2	2		
病例数	137	86	30	21

总有效率 84.7%;治愈率 62.8%;好转率 21.9%;无效率 15.3%。

验 案 选 录

例 1 慢性精神分裂症

邓××,女,35 岁,皖固镇县连站乡周徐村农民。

现病史:1989 年 6 月 4 日初诊,于 1986 年 4 月生第二胎女孩后,因婆母和其吵闹,逐渐出现不能入睡,情感淡漠,乱说乱讲,焦虑不安,不知料理家务,对两个女儿吃穿不知过问,总是怀疑婆母要谋害她。自觉头晕无力,四肢关节疼痛,长期服用氯丙嗪,中午、晚上各服 50 mg。

查体:体态肥胖,衣着不整。目光茫然,精神不易集中,应答迟钝,NS(一),四肢各关节无红肿,功能活动正常,提及婆母气愤异常,言语激奋。

治疗:三棱针刺血穴位:曲泉(双)、曲泽(双)、太阳(双)、百会,出血量约 100 ml。口服逍遥丸每次 6 粒,3 次/日,养血安神片每次 5 片,3 次/日,中午氯丙嗪减去 25 mg。

6 月 24 日二诊:治疗后已能知道做一些家务事,对子女开始关注。自觉焦虑不安,睡眠仍要靠吃药,腰背四肢酸痛无力。

治疗:三棱针刺穴委中(双)、曲泽(双)、太阳(双)、心俞(双),出血量约 80 ml。口服补肾强身片每次 5 片,3 次/日,艾司唑仑 1 mg 睡前服用,晚间氯丙嗪减去 25 mg。

7 月 20 日三诊:神情正常,衣着整洁,自述四肢关节疼痛消失,正常料理家务。

继续刺血治疗,口服养血安神片每次 5 片,3 次/日,艾司唑仑 1 mg,逐渐停服氯丙嗪。

8 月 19 日四诊:精神愉快,言语、思维正常,已能正常参加农业劳动。

为巩固疗效取穴委中、尺泽、太阳、大椎、针刺拔火罐总计出血 60 ml。并渐停服中西药物,于第二年足月生一男孩,心情舒畅。13 年后带人来看病时,复查一切正常,病情再没有复发。

例 2 急性精神分裂症(伴尿路感染)

樊×,女,17 岁,安徽省黄山市太平县三口乡人。

现病史:1993 年 5 月 15 日由其父背来初诊,其母代诉患者不明原因出现精神不正常 40 多天。

在校上课突然出现狂躁不安,乱说乱动,不能辨别亲人,光足乱跑。经医院诊为急性精神分裂症,给予 3 种抗精神病药物治疗后转为沉默不语、神情痴呆、不愿进食、夜晚不能入睡、白天卧床不起,已不能站立和独坐。既往无传染病史、家族疾病史。因当地有数位精神病患者经刺血治愈,遂赶来求治。

查体:面色苍白,形体消瘦、意识模糊,反

应迟钝,不回答问题。五官(一),两侧瞳孔等大等圆,对光反射存在,四肢未引出病理性反射。T 38℃,HR 90次/分,律齐,两肺(一),BP 100/70 mmHg。血常规正常,尿常规WBC(++),RBC(+),白细胞(+++)。脉细数,舌质红,苔厚腻微黄。中医辨证属热邪扰心,神志异常。

治疗:刺血取穴委中(双)、曲泽(双)、太阳(双)、腰阳关。因患者体质虚弱,控制出血量在60 ml左右。口服螺旋霉素每次0.2 g,3次/日,天王补心丹每次6 g,2次/日,艾司唑仑1 mg每晚服,停服3种抗精神病药。留住观察,患者刺血后精神好转,晚饭主动进食,晚间安稳入睡10小时,晨起已能说话和进食,T 37.5℃,HR 82次/分,病情好转。

5月29日二诊:神志清楚,面色红润,饮食睡眠均正常,但有时仍感头晕无力。T 37.6℃,HR 86次/分,复查尿常规正常范围。苔薄白,脉沉细。

治疗有效,继以上法施治,继服天王补心丹每次6 g,2次/日,艾司唑仑1 mg,隔日晚间服,并渐停服。

6月16日三诊:精神愉快,回答切题,已无头晕感,但觉学习时思想不易集中,睡眠不沉。

为巩固疗效刺血治疗取穴阴陵泉(双)、曲泽(双)、太阳(双)、肾俞(双)、心俞(双),刺血后拔火罐,因病情好转,出血量自然减少。

患者经三次刺血治疗痊愈,回去继续正常学习,5年后追访无复发。

例3 躁狂症

王×,男,33岁,××研究所施工队工人。

现病史:2000年10月8日由3人强制带来初诊,父亲代诉:在城市打工后出现精神反常1年余。平日爱学习,勤劳肯干,1年多前渐出现失眠,表情兴奋,话多,易怒,动手打人2次。在家中无目的搬运物品,并责怪别人不愿干活,但自己该干的活又不能完成。

饮食正常,到精神病医院治疗2次服药无效。既往无重大疾病史,无头颅外伤史,无家族疾病史。

查体:发育营养良好,衣饰整齐,回答切题,思维跳跃,不能安坐。站立演讲,言语滔滔不绝。不承认有病,认为父亲是他干事业的阻力。

查体:T 37℃,HR 96次/分,BP120/80 mmHg,心肺(一),脉数有力,舌尖红,苔白腻。中医辨证属思虑过度,痰火扰心。

治疗:强制性治疗,三棱针刺血取穴委中(双)、曲泽穴(双)、太阳穴(双)、心俞穴(双),刺血后每穴均拔火罐,血色暗红,出血量总计约120 ml。口服养血安神片每次5片,3次/日,艾司唑仑1 mg,睡前服。

10月24日二诊:刺血后情绪渐稳定,夜间已能入睡,无乱搬东西的现象。言语已减少,能安坐配合治疗。

治疗:取穴足三里(双)、曲泽(双)、太阳(双)、大椎。出血量约80 ml。

11月26日又巩固治疗一次。

经三次治疗后病愈,在家中科学种田,勤劳致富,并学会驾驶汽车。曾于2002年7月带人来看病,言谈举止得体。

例4 抑郁症

徐×,女,20岁,安徽省肥西县江夏乡炉墩村人。

现病史:1997年4月10日初诊,自幼胆小怕事,不愿出门和玩耍,不善言谈,但愿意干家务活。于4年前出现郁闷寡欢,沉默不语,怕见外人,不知做事,整天呆坐,不愿梳洗,不知饥饿寒冷,夜晚不能入睡,体重下降,月经量少色黑。

查体:神情冷漠,低头不语,形体消瘦,轻度贫血貌,T 36.8℃,NS(一),HR 68次/分,心肺(一),BP 90/60 mmHg。腹部平软,肝脾未及,四肢功能活动正常,舌质淡,苔薄白,脉沉细。中医辨证属心脾两虚,治宜调和脾胃,养血安神。

治疗：取穴阴陵泉（双）、曲泽（双）、太阳（双）、心俞（双）、脾俞（双），刺血时控制出血量在 60 ml，背俞穴点刺后重拔火罐。口服归脾丸每次 8 粒，3 次/日，养血安神片每次 5 片，3 次/日。

4 月 26 日二诊：刺血治疗 3 天后，自己能主动吃饭，也能应答旁人的问话，睡眠亦好转，并且愿意来接受治疗。面色转润，面部有表情，能回答问题和叙说身体不适感，并配合检查治疗。

治疗：取穴委中（双）、曲泽（双）、太阳（双）、心俞（双）、脾俞（双），总出血量约有 100 ml，并在膻中和关元穴处加拔火罐 10 分钟，以宽胸理气和培补元气。继服归脾丸和养血安神片。

经两次治疗后精神状况渐正常，能主动料理家务，并能和家人对话交流。两年后追访患者言谈举止自如，能外出正常从事农业劳动。

例 5　急性短暂性精神障碍

朱×，男，28 岁，安徽省长丰县双墩集镇居民。

现病史：1998 年 4 月 20 日由 4 位乡邻强迫来诊，其父代诉患者因受刺激精神狂乱 2 天。2 天前开设的诊所被查封，情急而发病。打人毁物，拿刀杀人，乱叫乱蹦，不识亲疏，2 天来不吃不睡，力大逾常，对别人的劝说不听不理，不承认有病，被捆绑强行带来治疗。

查体：发育营养良好，严重精神障碍，不能交谈，暴怒，不配合检查。T 37.4℃，HR 112 次/分，心音增强，两肺（一），双侧颈浅静脉怒张，脉紧数，因不愿张嘴无法看舌象。

治疗：先将手臂松绑，取穴曲泽（双），流出黑紫色血约 50 ml，拔罐后患者较安静。然后将双腿松绑，再刺委中（双）处静脉，出血约 60 ml。最后刺头部怒张的颞浅静脉血管，静脉血急涌而出，出血约 20 ml，加拔玻璃瓶火罐 5 分钟。治疗半小时后，患者已转清醒，能

安坐喝水，对病中的表现无记忆。后正常步行回家再无异常。

讨论及体会

人体的神经系统是自然界最复杂的系统，至少由 10^{11}～10^{12} 个神经细胞和相当于其数量 10～20 倍的神经胶质细胞组成了庞大而精密的神经组织。脑和脊髓内的神经细胞至少有 10 万亿个突触联系，形成了无数条大回路与微回路，管理着机体的各项功能。而神经细胞、胶质细胞又和微毛细血管形成了生死与共的互生关系。

目前已知脑内的神经递质有 100 多种，可以大致分为两大类，一类为小分子，如单胺类；另一类为大分子，如内源性阿片肽，P 物质等。神经递质只有与相应受体结合，才能产生生物效应。

现代神经生物学研究，大脑的边缘系统具有调节情绪反应和调节内脏活动的功能。边缘系统与人类的学习与记忆，睡眠与觉醒的功能调节有直接和密切的关系。如在学习过程中，边缘系统一些部位的核糖核酸含量明显增高，而在学习完成之后，这些部位的核糖核酸含量又恢复到平常水平。而下丘脑也参与情绪反应，下丘脑—垂体调节障碍所引起的内分泌异常可引起精神疾病。

滥用药物或者疾病的影响，以及过于强烈的应激过程，只要能引起大脑微循环障碍形成，就可使神经内分泌的释放通路被阻断，而不能正常发挥作用，又可使神经递质的释放、转运、灭活出现障碍，出现分子和细胞水平上的变化，使神经细胞之间的信息传递产生改变。另外还能使免疫系统细胞产生的细胞因子、肽类和激素等对神经细胞产生的互相调整作用受到影响。长期脑组织的供血不足，又可引起脑部特定区域的萎缩，从而引起精神障碍。所以对于精神疾病的治疗，也是以改善脑部的微循环障碍为上策，而且在临床上确实有很显著的疗效。

中医学也一直认为脑为元神之府，本证主治在脑，并以刺血脉而治之。西方古典医

学名著《希波克拉底文集·急性摄生论》中也提及"抑郁症或肾病伴有痔出血是佳兆""躁狂症患者并发痔出血或下肢静脉曲张时病可治愈",这说明古希腊的医生也发现了出血能治愈精神疾病。

刺血疗法对于急性起病的狂证,易于治疗,往往许多患者在施治后立刻清醒,而对于慢性及抑郁型的治疗难度要大些。这可能是随着血液的流动能很快调整血液中增多的去甲肾上腺素,但要促使神经突触间隙减少的去甲肾上腺素含量增加,则需要一段调整时间。首先血液要吸收、运输合成去甲肾上腺素的前体,并在脑中浓缩,且要在酶、氧分子、铁离子的作用下才能生成,其中某一环节细微的环境改变都将影响生成活动。而恰恰是抑郁症患者脑内去甲肾上腺素释放量减少,并且脑血流速度减慢和有效循环血量减少。

刺血疗法使用于精神疾病的治疗,可避免临床上大剂量应用抗精神病药物产生的毒副作用,许多患者用药过量出现迟缓性运动困难、肢体震颤、流涎、张口困难,甚至引起药物性的意识障碍和痴呆,患者十分痛苦。许多患者刺血后可完全停服抗精神病药物,大剂量服药的患者,要逐渐递减停药,如出现先兆症状时,及时刺血能使病情缓解,或用小剂量药物控制病情发作。

采用中医的针刺放血疗法再配以中药的治疗方法,可使精神疾病的治疗水平有一个很大的提高。在世界卫生组织积极倡导和推进全球性的"脑10年"研究计划中,期望更多从事基础理论研究的科学工作者能多从特定区域脑组织微循环障碍形成后所出现的一系列神经生化物质的变化中探究精神障碍发病的因果关系。

五、周围血管疾病

(一)血栓闭塞性脉管炎

血栓闭塞性脉管炎是一种进行缓慢的动脉或静脉节段性炎症病变,是我国周围血管疾病中常见的病种。由于多层血管炎症改变、血管内膜增生、血栓形成,以致使血管慢性闭塞,导致肢体严重缺血,最后发生肢体坏疽。此病在祖国医学中属"脱疽"范畴,《内经·灵枢·痈疽篇》中早就提出:"发于足指,名脱疽,其状赤黑,死不治;不赤黑,不死。不衰,急斩之,不则死矣。"王氏刺血疗法在长期、大量的临床实践中,总结和摸了一套用三棱针针刺放血治疗血栓闭塞性脉管炎的方法。特总结介绍于下。

病 因 病 机

血栓闭塞性脉管炎的确切病因不明,一般认为与吸烟、内分泌紊乱、自身免疫反应、遗传因素有关,还与寒冷、潮湿、创伤、病毒和真菌感染,缺乏蛋白质、维生素 B_1 和维生素 C 所致营养不良等因素有关。笔者认为是神经-血管-体液在局部的调控功能失衡所致。

寒冷刺激可使血管痉挛,使血管自养微小血管关闭。烟碱能促使血管收缩,使白细胞数量增多,形成微血管堵塞,能改变血流的性状,损害血管内皮细胞。血栓闭塞性脉管炎患者中男性占 90% 以上,且多在青壮年时期发病,故有人认为可能是由于前列腺功能紊乱或前列腺液丢失过多,使体内具有扩张血管和抑制血小板聚集作用的前列腺素减少所致。免疫复合物、白细胞介素、补体等都可引起免疫损伤性血管炎反应。

本病主要累及下肢或上肢的中等大小的动脉和静脉,血管病变为节段性,被累血管段变粗、变硬,犹如纤维索,纤维化可包围动脉及其伴行静脉。被累及的血管发病率依次为腘动脉、足背动脉、桡动脉和尺动脉。镜下所见,早期被累血管内膜发生肿胀、坏死,伴有中性粒细胞浸润,继而并发血栓形成,血管腔闭塞。动脉中膜和外膜及静脉壁均有炎症细胞浸润,可出现多核巨细胞。血栓到后期发生机化和再通。

现代病理学研究,血栓形成的基本条件有血液组分的改变、血管壁受损后的变化和血流缓慢淤滞状态存在。在静脉血栓形成中血流缓慢淤滞和血液组分改变形成高凝状态是重要原因，而在动脉血栓形成中血管壁受损害后的变化和血液组分改变形成高凝状态是主要原因。血液组分改变包括血小板、凝血因子、抗凝血因子、纤溶系统、血浆等，以及红细胞的异常，从而使血液黏度增高，处于高凝状态。血管壁受损后的变化应包括血管内皮、中膜、外膜受到的创伤，或者是血管自养血管的关闭，从而使血管内膜受损，导致内皮下成分暴露，使血小板黏附、聚集，内皮细胞释放的内皮素有极强的缩血管作用，能直接激活内凝系统，血管壁受损后又能释放细胞因子启动外源凝血系统，促使血栓形成，出现血管内皮细胞抗血栓功能减弱或纤溶障碍。

所以凡是能引起血管内皮细胞受损的因素都能引起血栓的形成，其中有物理因素、化学因素、生物因素和免疫因素等，血管内皮损伤是不同病因引起的同一病理改变。

临床表现

血栓闭塞性脉管炎起始时就有肢体的疼痛，轻者休息时疼痛可消失或减轻，行走或活动后，疼痛复现或加重，形成间歇性跛行。重者疼痛剧烈而持续，尤以夜间为甚，形成缺血性静息痛，常使患者屈膝抱足而坐，情绪激动和寒冷刺激均可使疼痛加剧。患者患肢发凉、怕冷、对冷刺激十分敏感，患肢可出现针刺感、麻木感、烧灼感等异常感觉。

部分患者早期或整个病程中可反复出现血栓性浅静脉炎，呈迁徙性发作，多位于足背和小腿的浅静脉，消退后往往皮肤处残留色素沉着。患肢因动脉闭阻，可使皮肤苍白发凉，在伴有浅层血管扩张性血液瘀滞时，肢端肤色潮红或发绀，当肢体下垂时更为明显。

肢体缺血可引起不同程度的营养障碍，皮肤变薄、干燥、脱屑，足背及小腿汗毛脱落，出汗减少，趾(指)甲增厚，变形及生长缓慢，肢体周径缩小，肌肉松弛或萎缩，趾(指)干枯变细。足背、胫后、腘动脉的搏动常减弱或不能扪及，有时可累及上肢的桡动脉、尺动脉，

按压手腕掌侧两动脉搏动处可感搏动减弱。血栓闭塞性脉管炎动脉造影中所见血栓多位于小动脉、呈节段性分布，受累段处于狭窄或闭塞状态，周围有侧支血管显现，呈小树根状。病变远端的动脉光滑、平整，形态正常。

当肢体发展至严重缺血时，肢体末端可自行溃破，也可因损伤等原因诱发。坏疽和溃疡位于趾(指)端，或起于甲旁，或起于趾间，也可发生于趾(指)关节间。下肢坏疽可累及小腿，上肢坏疽很少超出腕关节。坏疽多为干性，以后继发感染而呈湿性。当严重坏疽继发感染时，可出现全身性中毒反应，包括体温升高，脉搏增快和白细胞增多等。患肢肿胀、肢端坏疽或溃疡处发黑渗液，伴恶臭、肢体剧痛，使患者痛苦不堪。

治疗方法

血栓闭塞性脉管炎患者严禁吸烟，忌食刺激性食物，患肢应进行锻炼，促使血液循环改善，以利于侧支循环的建立。

使用三棱针刺血疗法，辅以中药治疗血栓闭塞性脉管炎，有很好的治疗效果，能有效地止痛，可促使血栓再通，使血管内皮细胞修复炎性改变的管壁，并使血管自养血管开放再通，以保证血管本身的营养供应。下肢患病时选委中、解溪、三焦俞、肾俞、气海俞。另外要根据有缺血改变的足趾部位灵活选穴，可取八风、大都、太冲、内庭、侠溪等穴位附近显现的静脉血管，刺出黑紫色血液来，出血量大、效果好，尽量在所取穴位处都拔火罐，以促使局部血液流速的改变。上肢患病时选曲泽、阳池、大椎、肺俞，手部可取八邪、中渚处的手背静脉刺出血并加拔火罐吸拔，每次总出血量在 $100 \sim 200$ ml。

中药治疗应辨证分型，阴寒型以温经散寒为主，佐以活血化瘀之剂。湿热型治以清热利湿为主，佐以凉血化瘀之剂。热毒型治以清热解毒为主，佐以活血化瘀之剂。气血两亏型治以补益气血为主，配以养血活血之剂。

临床资料

我们将部分血栓闭塞性脉管炎临床治疗

病例概况整理统计如下。

(1)本组病例 66 例,男性患者 58 例,女性患者 8 例,男女之比为 7.25：1。

(2)发病年龄最小 17 岁,最大 75 岁。20 岁以下 2 例,20～30 岁 8 例,30～40 岁 22 例,40～50 岁 24 例,50 岁以上 10 例。从本组患者年龄统计,30～50 岁是此病高发年龄段,可能是机体在 30 岁以后开始出现老化衰退,特别是血管最易表现出退化改变。而在此年龄段又是人生最劳累的阶段,易受外界环境的伤害而使血管出现损伤。

(3)此组病程最短 4 个月,最长 11 年,1 年以内 14 例,1～2 年 15 例,2～3 年 17 例,3～4 年 9 例,4～5 年 5 例,5～10 年 4 例,10 年以上 2 例。

(4)四肢均出现病状的 2 例,双足患者 16 例,左足患者 22 例,右足患者 24 例,1 例为双足先发病后右手再患病,1 例患者为右手和左足同时发病。已出现足趾或手指坏死、溃疡的患者有 21 例。有 3 例行交感神经节切除术,术后疼痛又复发。

疗 效 观 察

(1)评定标准:具体分为以下几种。

痊愈:患肢疼痛消除,溃疡愈合,动脉搏动基本恢复正常,肢体的温度、皮肤颜色均恢复正常,行走无障碍。

明显好转:肢体的疼痛消除,溃疡愈合,动脉搏动复起但较弱,肢体的温度与健肢有差别;劳累及寒冷时,患肢皮肤出现红紫,无间歇性跛行。

病情控制:患肢的剧烈疼痛消除,溃疡愈合。但行走过久或天冷时可出现间歇性疼痛、跛行。患肢的皮色和肌肉萎缩不能恢复。

无效:治疗前后肢体疼痛无改善,症状无好转。

(2)疗效分析:本组 66 例患者,临床治愈 31 例,治愈率 47%;明显好转 15 例,好转率为 23%;病情控制 14 例,控制率为 21%;无效 6 例,无效率占 9%。本组无效患者均都是病程时间较长,经 2～3 次治疗后,无明显

好转时,患者自动放弃治疗。

本组患者刺血治疗次数,最少刺 1 次,最多刺 9 次而痊愈。临床观察病程时间短,缺血程度未出现趾(指)端坏死时,刺血 2～4 次后病情能迅速恢复。而病程长、缺血程度严重,出现趾(指)端干性坏死或溃烂时,刺血治疗数次后才能见效。如曾有一名司机双足剧痛伴溃疡,刺血治疗第 6 次后方始见效,刺血 8 次后双足溃疡很快愈合,病情明显好转。

血栓闭塞性脉管炎治愈和好转后,要注意不能过度疲劳,忌烟戒酒,节制性生活,注意患肢保暖。这是因为寒冷潮湿的环境可使病情再度复发。本组有 2 例治愈患者因发大水在水中浸泡后又出现患肢疼痛。

验 案 举 例

例 1 左足血栓闭塞性脉管炎(外伤引起)

刘××,男,35 岁,皖颍上县三十铺乡新庄村农民。

现病史:2000 年 11 月 26 日初诊,去年 11 月初左足踢碰硬物后,从第一足趾相继出现足部红肿、疼痛,行走距离长时即出现间歇性跛行。疼痛白天能忍受,每逢夜间加剧,严重影响睡眠。经多方治疗足部红肿减退,但患足皮肤温度降低,足趾皮肤发绀,夜间阵发性痛剧有增无减,并伴有烧灼感。

查体:左下肢肌力正常,未引出病理反射。左足第二和第三趾轻肿,肤色暗紫,足端皮肤温度明显降低。左足背动脉搏动微弱,左胫后动脉搏动正常。

治疗:三棱针刺血取穴委中(左)、内庭、下巨虚和关元俞,每穴均拔火罐。出血总量约 100 ml,内庭穴处的静脉血黑紫色。

12 月 6 日复诊,自述 10 余天来左足前端夜间及行走远距离时未出现疼痛。左足趾肿胀消退,足趾活动恢复,左、右足背动脉搏动无差异,唯左足第二趾肤色仍暗紫。

治疗:为巩固疗效,三棱针取穴内庭(左)、解溪(左)、委中(左)、腰阳关穴,出血量约 60 ml。口服舒筋活血片每次 5 片,3

次/日。

经2次治疗病情痊愈。

例2 血栓闭塞性脉管炎(伴干性坏死)

李××,男,72岁,安徽省霍邱县姚里乡庄圩子村农民。

现病史:1989年7月9日初诊,1年前初因感冒发热后,渐出现右小腿发凉、怕冷及麻木,行走时疼痛,并有间歇性跛行。经当地医院治疗病情未控制,又渐出现右足疼痛,夜间尤甚,常抱足而坐,1年前右蹰趾破溃久不愈合,到县、市、省级医院治疗,因疼痛无法控制,均建议截肢。现饮食减少,大便燥结。

查体:精神萎靡,神形憔悴,T 37.6 ℃,BP 134/80 mmHg,心肺(一),右足皮肤潮红,足端发绀,触之冷凉,右拇指及第三趾干性坏死,肌肉干枯萎缩,肤色黑紫,两处破溃,无脓性分泌物。右足背动脉搏动消失,胫后动脉搏动减弱,右小腿腓肠肌萎缩。舌质淡,苔腻微黄,脉细弦。

治疗:三棱针取穴委中(右)、太冲、解溪、内庭、三焦俞,静脉血色均为黑紫。因年老体弱,出血量控制在60 ml以内。内服中药以活血化瘀为主,佐以清热利湿之剂5帖。

7月19日二诊,自觉夜间疼痛有所减轻,右足冷凉感减轻,食量增加。

治疗:取穴委阳(右)、足三里、大敦、陷谷、关元俞,出血量约60 ml。以后每隔半个月刺血治疗1次,第5次复诊时,右足皮肤潮红及足端发绀减退,右拇指和第三趾破溃处开始修复,干枯黑紫好转,夜间已能入睡。行走时仍有间歇性疼痛,右足背动脉已有微弱跳动。

10月24日第八次治疗,右下肢基本无疼痛感,右肤色转润,足趾端皮肤肌肉触之有弹性,干枯黑紫渐退,溃破处全部平复,夜间已能安睡,右足背动脉搏动能触及,右足温度仍低于左足。

治疗:三棱针刺血治疗,取穴阴陵泉(右)、委中、条口、内庭、太冲。刺穴位周围的浅静脉出血拔火罐,出血量约80 ml。口服补肾强身片每次5片,3次/日,复合维生素B每次2片,3次/日。

老人经8次刺血治疗后,1年多的足痛明显控制和好转。

例3 血栓闭塞性脉管炎

殷××,男,36岁,安徽省固镇县刘集公社杨湖大队农民。

现病史:1974年10月20日初诊,1971年秋季劳累后出现右小腿疼痛、麻木、无汗,足趾发凉,遇冷时足部皮肤苍白,行走500米即感足底疼痛和胀麻。渐右拇指第2节破溃久不愈合,右足日夜疼痛,夜间休息时痛剧,常不能入睡而抱足搓揉。曾到数家省、市级医院治疗,收效甚微,病情加重,长期卧床。

查体:T 37.7℃,HR 90次/分,BP 120/70 mmHg。形体消瘦,跛足行走,右足肤色红紫,足背动脉搏动微弱,右拇指肿胀,色暗紫,第二节处有2cm×1cm溃疡面,破溃处脓性分泌物,伴恶臭。右小腿远端浅静脉曲张,大面积褐色色素沉着,肌肉萎缩,干枯脱屑。

治疗:三棱针取穴委中(右)、条口、解溪、中封、太冲、关元俞、腰俞、血色暗紫黏稠度增高。出血总量约100 ml,并配以内服中药治疗,伤口用淡盐开水冲洗,外用消炎粉包扎。11月3日第二次刺血治疗,至11月20日三诊时,右拇指溃疡面已缩小,无脓性分泌物,肉芽组织已生长。后又于12月18日第四次刺血治疗。前后共刺血治疗4次,病情明显好转。

5年后1979年2月追访,平时患肢无疼痛感觉,夜晚睡眠无疼痛出现。患足温度比治疗前明显增高,右足背动脉搏动较健侧弱。天冷时右足大拇指有时发紫,但未再溃破,能行走2000米距离,参加轻体力劳动。

(二)下肢深静脉血栓形成

深静脉血栓形成好发于下肢,常见的有

下肢小腿深静脉血栓形成和髂股静脉血栓形成。此病可引起肢体水肿、继发静脉曲张、皮肤色素沉着及瘀滞性皮炎等,常常影响患者工作和生活。

病 因 病 机

在活体的心血管内血液成分互相聚集或发生凝固的过程称为血栓形成,这一过程所产生的凝块叫作血栓。静脉血栓形成有三大因素。

(1)静脉血流速度减慢或瘀滞:当肢体处在寒冷和高温环境中,均可使血液黏度增高、流速减慢,渗透压和酸碱度的变化亦可使血液黏度增高。麻醉作用使下肢肌肉松弛,失去收缩功能,肢体外伤、久病卧床、长期保持一种姿势,以及患肢本身静脉曲张或瓣膜功能失常,以上原因均可引起血液流速减慢或瘀滞,而在血管中形成静脉血栓。

(2)静脉内壁的损伤:化学性刺激、机械性损伤,以及细菌、病毒感染均可引起静脉内壁损伤,使血小板黏附于内皮细胞形成血栓。

(3)血液形成高凝状态:机体组织外伤、手术、烧伤、严重脱水,及癌细胞在破坏组织的同时,均可启动凝血机制的过度反应而形成血栓。一些药物也可使血液呈高凝状态。

临床上观察深静脉血栓形成,常常是几种因素的综合作用造成的下肢深静脉血栓形成。有些病例起源于小腿胫前、胫后及腓静脉;有些病例起源于大腿股静脉和髂静脉。

静脉血液回流障碍的程度取决于受累血管的大小和部位、侧支循环的建立以及血栓形成的范围和性质。血栓形成可使肢体远端静脉压升高,引起微小静脉和毛细血管充盈度增高,回流速度减慢。可使毛细血管的渗透压改变,使血管内液体成分渗到组织间隙,造成肢体肿胀。

此外,在静脉血栓形成过程中,所引起的静脉及其周围组织的炎症反应,使血栓远端静脉压迅速升高,使静脉高度扩张并形成淋巴回流障碍。一系列的刺激又可引起动脉痉挛和关闭,使肢体处于缺血、缺氧状态,引起肢体程度不等的疼痛。血栓远端的高压静脉血将利用所有通常不起主要作用的交通支增加回流,体表可见大腿上部及腹壁下部的浅静脉血管明显扩张。

血栓在发生过程中,如不能得到控制,可沿静脉血流方向朝近心端延伸、发展,阻塞更大的静脉血管,血栓的碎块还可脱落,继之栓塞于肺动脉。

临 床 表 现

下肢性深静脉血栓形成常表现为一侧肢体的突然肿胀,也可出现双侧肢体同时发病。患肢出现严重疼痛,行走时加剧,轻者仅感沉重,久站时症状加重。急性发作时可出现体温升高,肢体明显肿胀、增粗,并呈凹陷性水肿,日久后转为非凹陷性水肿。随着静脉血栓形成的不同位置,可出现下肢小腿、大腿、髋部和下腹部的浅静脉曲张。静脉血栓在形成部位常有压痛,小腿肌肉、腘窝、腹股沟下方均可出现压痛。如小腿深静脉血栓时,将足向背侧弯曲时,能引起小腿肌肉深部疼痛。部分患肢肢端出现充血和发绀,但活动功能无大的影响。

血栓在股静脉形成,患侧小腿、腘窝、内收肌管部位均有压痛,小腿及踝部常出现轻度水肿。髂股静脉血栓形成时,患肢增粗、明显肿胀,伴疼痛、压痛,而且在股静脉部位可触及条索状物,并有压痛。严重的静脉广泛性血栓形成时,可伴有动脉痉挛,出现患肢的青紫肿胀和坏疽。

病情在抓紧时机对症治疗后,血栓可出现以下转归:或溶解和解聚,或机化和再通,或收缩和钙化。血栓出现退行性变化后能使阻塞的血管血液流通,特别是血管内皮细胞增殖穿透入血栓,使血栓中间形成再通管道,这个过程既可以很快进行,也可以在数年之后缓慢再通,血栓机化后再通结果使静脉能恢复一定量的通血,以减轻静脉血栓形成后的综合症状。

治 疗 方 法

下肢深静脉血栓形成时要不失时机尽快

使用刺血疗法治疗,以促使血栓溶解和解聚、机化和再通。患侧要取委中、足三里、阳交、中封、丘墟,如是髂股静脉血栓形成,除了取以上穴位外,还要取髀关、足五里,以及腰骶部的关元俞、腰阳关,出血量要多一些,并且要尽量多拔几次火罐;以加快局部静脉血管中血液的流速,并能直接改变局部的血液黏度、组分和高凝状态。在下肢静脉血栓形成后,刺血疗法还可改善肢体的肿胀、充血和肢端的发绀,能使栓塞部位的疼痛和压痛减退,小腿深静脉血栓形成后如及时治疗有许多病例转愈,而髂股静脉血栓形成后刺血治疗能使症状减轻和明显好转。

验案举例

例1 小腿深静脉血栓形成

张××,女,38岁,皖霍邱县重新乡人。

现病史:2002年元月中旬突然出现左小腿肿胀、疼痛,行走和劳累后足部、小腿酸胀疼痛加重。住院1个多月,给以肝素抗凝,抬高患肢等治疗效果不显。3月8日血流超声提示:左胫前静脉、足背静脉血栓形成。现行走步态正常,左小腿下端明显增粗肿胀,胫前、足背呈凹陷性水肿,压痛(+),左足皮肤潮红,温度降低,足趾肿胀充血。

治疗经过:2002年3月8日初诊治疗,三棱针刺血取穴委中(左)、条口(左)、中封(左)、丘墟(左)、腰阳关,出暗紫色血约100 ml。内服复方丹参片每次2片,3次/日,复合维生素B每次2片,3次/日,环扁桃酯每次4粒,3次/日。后又于3月20日、4月11日、5月8日刺血治疗。6月1日五诊时,左小腿足踝部肿胀消退,外观同于右侧,左足趾充血,潮红均退。左足背肿胀减轻,但劳累及久坐后又有轻度水肿,压之无凹陷,压痛(一),左下肢行远距离和久站时已无胀痛感。为巩固疗效,三棱针刺血,取穴委阳(左)、下巨虚(左)、解溪(左)、足临泣(左),血色已转暗红色,出血量约60 ml,内服环扁桃酯每次2粒,3次/日。经3个月治疗患者左小腿深静脉血栓基本治愈,复又外出做工。

例2 髂股静脉血栓形成

袁×,女,27岁,皖六安市木厂镇孟岗村人。

现病史:1992年4月24日其夫搀扶来诊,1989年5月下旬腰腹部被重物击打,渐出现双下肢肿胀疼痛2年余,行走时沉重无力。1992年2月住院,检查肝肾功能均正常,诊为髂股静脉血栓形成,建议手术,因经济困难转来我处刺血治疗。现腰部酸痛,腹部膨大,饮食明显减少,食后腹胀,二便正常,已停经2个月。

查体:T 36.7℃,HR 96次/分,律齐,两肺(一),腹部膨大,叩之鼓音,无振水声,腰围90cm,腹部无压痛,肝、脾未及,淋巴(一)。

患者神清,面色灰暗,口唇发绀,双下肢明显增粗,呈非凹陷性肿胀,腹股沟区及下腹部亦肿胀,压痛(十)。双侧大隐静脉怒张,下腹壁静脉充盈度增高,双足趾发绀,双小腿皮肤潮红,大面积褐色素沉着。双侧髂外动脉、足背动脉搏动正常。舌暗,苔薄白,脉沉数弦。

治疗经过:第一诊治疗三棱针刺血,取穴三阴交(双)、阴陵泉(双)、血海(双)、腰阳关,出血总量约120 ml。配以活血化瘀,健脾理气中药5剂内服。

5月9日二诊,双腿非凹陷性肿胀明显减退,行走较前有力,已无须搀扶行走,仍有食欲不振,食后腹胀。舌淡红,苔薄白,脉沉数。双腿肢端充血发绀均有减退,腹围减小,腰围84 cm。三棱针穴取穴血海(双)、委中(双侧静脉血呈喷射状流出)、腰阳关、肾俞(双),出血总量约200 ml。继服中药5剂。

5月31日三诊,面色灰暗已退,口唇转红润,饮食渐增,食后无腹胀。腹部平软,腹股沟区及大腿非凹陷性肿胀消退,两侧下腹壁静脉充盈度减退。双侧大隐静脉怒张、小腿充血、发绀及色素沉着均有好转。双大腿远端及小腿仍有明显的非凹陷性肿胀,压痛

（十），行走时仍有酸重感。三棱针穴取三阴交（双）、委中（双）、腰阳关、命门，出血量总计有 100 ml。继服中药 5 剂，环扁桃酯每次 3 粒，3 次/日。

经三次刺血治疗后，双侧大腿肿胀消退，双侧小腿仍遗留非凹陷性肿胀，卧床休息后好转，已能在家中走动料理日常家务。

（三）血栓性浅静脉炎

血栓性浅静脉炎是刺血的适应证之一，并且疗效快捷。血栓性浅静脉炎多发生于下肢的大、小隐静脉及其分支。此外，上肢静脉和胸腹壁静脉也时有发生。还有一种游走性血栓性浅静脉炎，可以迁移和反复地在人体各处浅静脉交替地发生。

病 因 病 机

血栓性浅静脉炎在临床上多因损伤、化学因素、寒冷、感染、过敏等引起浅静脉炎性改变，以及血栓形成和周围组织明显的炎症反应。①静脉内注射药物，可形成化学性刺激导致血管壁损伤，迅速发生血栓形成。②静脉持续性输液易引起感染，使血管壁损伤形成附壁血栓。③机体代谢异常或局部凝血机制调控失常，在高凝状况下出现静脉血栓。④肢体静脉曲张时，血液流速缓慢，久站久坐或寒冷刺激时，血液流速进一步减慢，易使静脉血栓形成。⑤肢体创伤引起浅静脉内膜损伤，易形成静脉血栓。⑥机体自身免疫反应过程，免疫复合物可沉积于血管，在一定条件下损伤静脉内皮细胞，促使血栓形成。

血栓性浅静脉炎在祖国医学中属"脉痹"，由于湿热蕴结、瘀血留滞脉络所致，脉中血流不畅，则血脉凝结而痛。湿热入侵营卫，郁结形成红肿、灼痛等。

临 床 表 现

血栓性浅静脉炎多不累及深静脉，因浅静脉侧支回流较丰富，所以很少引起肢体静脉回流障碍。此病全身反应症状大部分比较轻，除输液感染引起的化脓性浅静脉炎可伴高热，一般只有低热或无热，白细胞可轻度升高。局部表皮下可突然呈现网状和条索状红肿物，皮肤温度升高，有明显的疼痛和压痛。血栓性浅静脉炎初期，皮肤下可触及条索状物较柔软、长度不等。随着病程的延长，如血栓不能被吸收、溶解，可发生钙盐沉着，所触及条索状物坚硬如橡皮管样，有的甚至形成静脉石。血栓形成后多数与血管壁紧密黏附，因而不易脱落。当大隐静脉及分支受累时，小腿内侧甚至到大腿内侧出现疼痛和触及硬索，而小隐静脉受累时，在小腿后中部出现压痛和触及硬索。当网状浅静脉多处受累时，患处可出现较明显的红肿热痛，肢体出现的肿胀、沉重、燃红、灼热，应与丹毒相区别。

血栓性浅静脉炎的病理过程可于 2～4 周内减弱或消失，血栓能机化，有可能再通，受累静脉处于部分或完全闭塞状态。所以也有部分患者数月乃至数年后仍有患肢的疼痛，或在活动和久立时出现疼痛。当局部炎症逐渐消散，局部皮肤有色素沉着，开始为棕色，日久血液循环如无改善，则呈深褐色。游走性血栓性浅静脉炎，长期、反复发作后形成的色素沉着或条索状物可布满肢体。

治 疗 方 法

血栓性浅静脉炎发生后，轻者可予局部热敷按摩，或用中药熏洗，有炎症者可用抗生素消炎。如局部肿胀、疼痛，燃热比较明显，应尽快采用刺血疗法治疗，还能用三棱针直接将浅静脉中形成的血栓排除。刺血促使血液循环流速加快后，内源性抗凝物质和血栓接触增加，促使血栓溶解和机化再通；能使损伤的血管内壁在血液循环恢复后修复，使局部的红肿热痛消失。在血栓性浅静脉炎急性期以后，遗留有肢体的疼痛时，使用刺血疗法，可促使血栓解聚和侧支循环的建立，使疼痛消除，对于游走性的血栓性浅静脉炎能控制发作。

三棱针刺血治疗是依病变的浅静脉血管所处经脉循行位置，遵照循经取穴和局部取穴的原则选穴。选定穴位后，要在穴位周围寻找浅静脉血管刺出血，血止后用闪火法拔罐再吸出血,或者可直接在血栓形成的浅静脉血管上刺出血。临床上大隐静脉发生血栓性浅静脉炎比较多见,治疗时先刺委中、阴陵泉,然后在局部点刺静脉出血。出血量要多一些,根据患者体质掌握在100～200 ml。

治疗取穴时有以下几点需要注意:①在高度充血曲张的大静脉处不要直接刺血,否则出血量太大。初学者不易掌握出血量,可在旁边的中、小静脉处刺血。②如因注射和输液引起的静脉炎,可在静脉远端刺血拔罐。③对血栓病程短的,可在静脉血栓远端处直刺血管,用手轻轻挤压出黑紫色的血液凝块,以促使血管再通,一次效果不显,可隔日再刺再挤,这样对较大的血栓能及时消除一部分,而且对机体的破坏性也不大。

治疗后患者要防寒冷、潮湿,加强体育锻炼,防止外伤感染,节制性生活,以免血栓性浅静脉炎再度发生。

验案举例

例1 血栓性浅静脉炎(大隐静脉)

宋××,女,38岁,皖舒城县白石庙镇柏西村农民。

现病史:2001年2月18日初诊,左小腿内侧长期静脉曲张,于去年10月中旬在室外久站劳作后,出现左小腿内侧疼痛、肿胀,局部静脉血管压痛,皮肤潮红,皮温升高。经治疗后红肿热痛减轻,但久站和劳累后小腿内侧酸胀疼痛。

查体:T 37.8 ℃,HR 88次/分,心肺(一),左下肢远端大、中、小浅静脉均蜿蜒、扭曲,充盈度增高,局部呈非凹陷性水肿。局部大隐静脉分支可触及数处条索状硬块,压痛(+),小腿内侧皮肤呈大面积棕褐色色素沉着。

治疗经过:三棱针刺血治疗,取穴左侧三阴交、阴陵泉、漏谷、中封、委中处的浅静脉刺出血。静脉血喷射而出,血黑紫、黏稠,出血量约有200 ml。口服舒筋活血片每次5片,3次/日,维生素C每次200 mg,3次/日。

半个月后3月4日复诊时,自述肢体疼痛好转,左小腿肿胀明显减退,内侧局部浅静脉处棕褐色消退,条索状硬块缩小,压痛(一),唯久站后小腿还有酸痛感。继以上法治疗,曲张的静脉压力减轻,静脉血只是急涌而出,无喷射状。出暗紫色血约120 ml。

经以上治疗后左下肢未再出现红肿、疼痛,左小腿内侧棕褐色皮肤渐恢复至正常肤色,大隐静脉曲张亦减轻,可正常参加农业劳动。

(四)雷诺综合征

雷诺综合征,是指肢体微小动脉出现阵发性收缩状态,从而使指(趾)呈现苍白,继而青紫,然后转为潮红,并伴有局部发凉、麻木和感觉减退症状。此病临床并不少见,早期症状大多数较轻,发病年龄在20～30岁,并且女性发病率远远高于男性。

我们在临床治疗中观察发现,雷诺综合征一部分患者仅在寒冷或情绪变化时出现病症,且时轻时重,多年来无其他并发症。而大部分患有雷诺综合征的患者,往往都伴有结缔组织病,如硬皮病、红斑狼疮,以及混合结缔组织病等,在这些疾病进展的某一阶段可能出现肢端动脉痉挛症状。

刺血疗法对调整肢端动脉的舒缩有一定的治疗作用,可使局部神经-血管-体液的自动调控功能恢复正常,以至病症消失,特将治疗方法介绍于下。

病因病机

近年来研究发现在绝大多数患雷诺综合征的患者中,存在着血清免疫方面的异常,这类患者血清中有抗原-抗体免疫复合物存在,免疫复合物可沉积附着于血管壁,在一定条件下,可引起血管的不同反应。当机体免疫调节功能紊乱时过度的自身免疫反应可引起血管的损害,此时血管内皮细胞、血小板细胞又可分泌出内皮素、5-羟色胺等极强的缩血管物质,使动脉痉挛关闭。

动、静脉平滑肌的舒缩活动受自主神经

支配,血管周围包绕着交感神经和胆碱能神经纤维丛,调整着血管的活动状态。这些神经丛在动脉周围分布较静脉密集,而在微动脉周围分布更密集,在毛细血管前括约肌处神经纤维丛分布最为致密。当微动脉和毛细血管前括约肌处交感神经纤维兴奋时,血管将迅速收缩,使血液不能进入微循环系统,引起局部缺血改变,使肢体出现苍白。

现代神经分泌学研究,血管不仅是血液循环的通道,也是一个内分泌系统,它通过自分泌、旁分泌、胞内分泌、循环分泌和神经分泌,调节血管自身的运动,组成一个局部的自身调节系统,维持着循环系统的相对稳定。这些局部中产生的支配血管运动的神经递质,如去甲肾上腺素、乙酰胆碱、血管活性肠肽和速激肽等,维持着血管紧张性和局部血流的相对稳定,一旦它们的代谢异常、生成过多或分泌不足都可引起肢体的局部血管舒缩的异常改变。且常常局限于肢端的微动脉,使其发生痉挛。

雷诺综合征患者在平常时手指的血流量有减少现象,一旦受到寒冷、情绪激动、病毒感染和劳累后更易诱发起病。而性激素对该病也有影响,临床观察女性患者占大多数,而病情在月经来潮时加重,妊娠期减轻。

雷诺综合征肢端苍白是由于小动脉和毛细血管前括约肌强烈收缩,导致微循环通路中血流量减少或缺乏。一段时间后由于缺氧和代谢产物对血管周围神经丛的刺激,使毛细血管前括约肌开放,有少量血液流入毛细血管,迅速脱氧后形成大量还原 Hb,使血管呈青紫色。当大量血液进入扩张的毛细血管中时可形成肢端的潮红、充血现象。

临 床 表 现

患者常在感受寒冷、情绪激动和过度劳累后,肢端皮肤突然变为苍白,继而转为青紫。发作多见于手指,严重者手指和足趾均可同时发作。更严重者,耳郭、鼻尖都可出现苍白、青紫等皮肤变化。发作常从指尖开始,以后扩展到整个手指甚至掌部,伴有局部发凉、麻木或感觉减退,持续数分钟后逐渐皮肤变为潮红、充血,并有烧灼样刺痛感,最后皮肤变暖、肤色正常。病情较轻时只需温暖局部,即可使皮肤颜色恢复正常,严重者必须在温暖环境中待很长时间才能使症状消失。

雷诺综合征发作时,虽然手、足部发冷、苍白,但桡动脉或足背动脉搏动良好,并未出现剧烈的疼痛。常伴有感觉神经改变,初期时手指麻木、僵硬,如发作持久时,感觉功能即见减退,可出现肢体的酸重、针刺和烧灼感。

雷诺综合征部分患者可反复发作数年,而病情未见加重,指(趾)端也无营养性变化。而严重病例皮肤和皮下组织可出现营养性病理改变。这类患者都伴有小动脉阻塞,往往是结缔组织病变时,小动脉炎症改变和血栓形成所引起。患者肢端皮肤、肌肉均萎缩,皮肤变菲薄,且紧张僵硬、皱纹消失,指(趾)端变细、指甲脆裂、甲皱畸形,指(趾)尖可有溃疡,严重者指端坏疽,指骨脱落。

掌指动脉造影显示管腔变细小,动脉多呈蛇形弯曲,晚期改变为指动脉内膜粗糙,管腔狭窄或阻塞,这些变化一般出现在掌弓动脉的远端。

治 疗 方 法

三棱针刺血治疗雷诺综合征时,根据病情分部取穴。上肢有病变时取穴:曲泽或尺泽、阳池、八邪穴点刺,颈部刺大椎穴。下肢有病变时取穴:委中或委阳、解溪、八风或气端穴点刺。腰部刺腰阳关穴。如耳郭及鼻端出现症状,可取太阳、印堂、耳尖点刺出血。

尽量在穴位处或附近的浅静脉上刺出血,出血量要多一些,总出血量可在 100～200 ml。

在手背和足背的穴位出血后,可用小口玻璃瓶拔火罐,借助于瓶内的负压,促使血液流速加快,使沉积于血管壁的免疫复合物能排出体外。

验案举例

例1 雷诺综合征(严重型伴肢端坏疽)

叶××,男,35岁,安徽省六安市挥手乡蹬子村人。

1989年10月2日初诊,主诉:手、足肢端溃烂坏疽2年。

现病史:1984年冬季手指、足趾遇冷后出现苍白、青紫,伴麻木、酸重感。给以保暖后即转为潮红和轻肿。病情时轻时重,复于1987年冬季在冷水中劳作后,病情加重、肢端苍白、青紫、疼痛,时常发作,并出现溃疡和坏疽,继之指骨坏死脱落,长期不愈合,已丧失劳动能力。饮食和睡眠尚正常,无发热和烦躁。

查体:形体憔悴,面色萎黄,T 37.2℃,BP 120/82 mmHg,心肺(一)。四肢功能活动正常,NS(一),未引出病理反射。双手、双足肤色暗紫,皮肤触之冰凉。双手指除两拇指外,其余手指近节指骨远端全部坏疽、脱落,右足第一、第五趾尖破溃,溃烂坏死处有脓性分泌物。双侧桡动脉、尺动脉、足背动脉和胫后动脉搏动正常。实验室检查无明显异常改变。舌暗紫,苔厚腻微黄,脉沉细。证属气滞血瘀,营卫失调,不能荣养肢端。治宜补中益气,活血化瘀。

治疗:三棱针刺血取穴曲泽(双)、委中(双)、八邪(双)、八风(双)点刺出血,另刺大椎和腰阳关,出血量约100 ml。内服补中益气汤10帖,水煎服,2次/日,另用中药活血化瘀,祛腐生肌之类药物,水煎外洗,外洗中药水烧开后,乘温热熏洗四肢肢端,每天熏洗2次。

11月4日二诊,四肢肢端肤色暗紫减退,苍白再现次数明显减少。左足第一、第五趾尖破溃愈合,双手指坏疽处脓性分泌物减少,四肢仍有疼痛发作。第一次治疗即已见效,仍按上方取穴和用药。

12月20日三诊,双手指端破溃处全部愈合,皮肤温度恢复,已无苍白现象出现,四肢基本无疼痛出现,但肢端仍时有潮红。

治疗:仍采用第一次治疗的各穴位刺血治疗,出血量在120 ml左右,血色已转暗红。口服舒筋活血片每次5片,3次/日,复合维生素B每次2片,3次/日。

嘱患者回家注意保暖,避免冷水浸泡和重体力劳动。

例2 雷诺综合征(严重型)

华×,女,30岁,安徽省六安市三十铺镇居民。

现病史:1995年2月13日初诊,去年冬季双手在冷水中浸泡过久,继出现双手发凉,冷风刺激后双手指皮肤立即变苍白、青紫,进入室内取暖后肤色恢复。渐双手皮肤变光滑,皱纹消失,手指远端肌肉萎缩,第一指关节僵硬。双上肢遇冷水、凉风和劳累后手指即为苍白、青紫色,双手掌肿胀疼痛,功能活动受限,已严重影响日常生活和劳动。

查体:面色萎黄,前额、鼻部皮肤变菲薄,呈光滑平板状,双耳皮肤干枯。双手指温度降低,触之冷凉,指端变细。T 37℃,心肺(一)。双侧桡、尺动脉搏动正常。双上肢各关节无红肿,肌腱反射正常,双手抬举试验、握拳试验均为阳性。

治疗:三棱针取穴曲泽(双)、八邪(双)、阳池(双)、大椎穴。另加刺太阳和印堂以改善前额和鼻部的症状。出血量约120 ml,每穴均用闪火法拔罐。口服补肾强身片每次5片,3次/日,复合维生素B每次2片,3次/日。

然后间隔15~20天治疗1次,前后一共刺血治疗6次,时至当年5月份,双手指端、耳郭皮肤颜色正常,手指皮肤肌肉外观恢复。前额及鼻部的皮肤光亮平板状消失,有细小皱纹复现。到2003年1月16日又来就诊时,自述经刺血治疗8年来寒冷刺激后双手、面部再未出现不适反应,近5天来因受寒冷刺激后双手又出现苍白、青紫、肿胀、麻痛等反应,来刺血治疗1次后症状又消失而愈。

（五）原发性红斑性肢痛症

红斑性肢痛症是一种肢端血管发生过度扩张和充血所引起的症状，临床上主要表现为在温热环境中有阵发性肢端发红、皮肤温度增高和烧灼样疼痛。原发性红斑性肢痛症临床少见，但患病后痛苦异常，以青年女性多见，时有儿童发病。

病　因　病　机

本病不伴有局部组织的器质性异常和营养性改变，是局部血管运动微调控出现障碍所致。受累部位常呈对称性分布，两侧肢体的浅表和深部动脉的血流增加，使皮肤循环量也同时增加、皮肤发红而温度升高。现代神经生物学研究，血管的收缩运动，受交感神经纤维丛的支配，而血管本身也有一套自我调控的微系统，当舒血管生化物质分泌过多，或缩血管生化物质分泌不足时，微小血管在热环境的刺激下，肢体在下垂、站立和运动中都可出现微小血管的过度扩张。当毛细血管过度扩张时，其内压力增高，刺激邻近的神经末梢，可引起异常感觉。可能还有微循环通路的正常状况发生改变后，血管内皮、红细胞、神经末梢释放出微量的内源性致痛物质，因而产生难以忍受的疼痛和烧灼感。还可能由代谢异常所引起的代谢底物沉积而诱发。红斑性肢痛症的病因需要进一步探讨研究，因为许多疾病都会引起类似红斑性肢痛症的反应。

中医认为本病系湿、热、瘀邪阻滞于经络，血液妄行所致，其病位在经络、肌肤，与心、肝、脾的气机失常有关，归属于"热痹"的范畴。

临　床　表　现

红斑性肢痛症多为两足对称性发作，阵发性剧烈疼痛，亦有手足同时发病者，疼痛多为烧灼样、针刺样、刀割样抽痛或胀痛。皮肤潮红充血，足趾、足跟或足底痛剧处可焮红或红紫，肿胀，胀痛明显，或痛不能触摸，有如急性感染性炎症反应的症状。局部皮肤温度增

高伴出汗，足背和胫后动脉搏动增强，肢体无感觉减退和功能障碍。

疼痛常在温热环境、肢体下垂过久、长期站立、步行或运动时引起发作和使发作加剧，疼痛发作以夜间为甚，严重干扰患者的睡眠休息。冷敷、抬高患肢或冷环境中能使发作缓解，皮色恢复正常。每次疼痛可持续几分钟、甚至几小时，伴有局部水肿。发作间歇期，肢端常留有轻度麻木或疼痛，有部分长期发作患者出现肢端神经营养障碍。

治　疗　方　法

三棱针刺血治疗，取穴主要为双侧委中、足三里、八风、腰阳关。如五心烦躁、舌质红绛者，以及手足同时发病者，要取双侧曲泽、八邪刺出血。如面红耳赤、急躁易怒者，要取太阳穴刺出血。如口苦咽干，肝气郁结者，加刺阴陵泉或然谷。此病因多为实热证，伴有动脉性充血，所以刺血时血液多急涌而出，且血色多呈鲜红色。宜多出血和重拔火罐，如1次治疗控制不住剧痛，可隔日再进行治疗，疼痛减轻有效后可间隔7～15天治疗1次，一般经3～5次治疗后能痊愈而不再复发。

验　案　举　例

例1　原发性红斑性肢痛症

周×，女，17岁，皖长丰县义井乡东湾村人。

现病史：1995年12月2日初诊，今年年初因连夜加工衣服，遂出现双小腿及足部疼痛。卧床盖被捂热后或洗浴水温度稍热时即引起疼痛，疼痛如针刺，烧灼样，常于夜间加剧，难以入睡。行走时足底和足趾胀痛。

查体：T 38℃，HR 92次/分，两肺（—），腹部（—），双下肢功能活动无障碍，双足皮肤潮红，足趾焮红，有多处大小不等红紫斑块，轻触痛剧，皮肤温度增高。双足轻度肿胀，压之无凹陷，双下肢未引出病理性反射。

治疗：取穴委中（双）、足三里（双）、八风（双），出血约100ml。

12月17日二诊，近半个月来双足疼痛

明显好转,阵发性加剧仅发生过1次,已能大步行走。

治疗:三棱针刺血仍取穴委中(双)、足三里(双)、八风(双)为主,另刺腰阳关和关元俞。所有穴位均血止拔火罐,出血量约120 ml。

刺血治疗2次后,双足疼痛,红肿症状全部消失。1年后追访一切正常,行走、劳累、受热时再未出现疼痛灼热症状。

(六)结节性红斑

结节性红斑多发生于青、中年人,女性多见。易发部位为小腿的前面,个别亦可发生于上肢、躯干和面部。

此病可能为一种变态反应,是一种以细小血管炎为病理基础改变的慢性多发性损害,多与结核、风湿、药物过敏有关。

病变是圆形结节性红斑,稍微隆起,有自发痛和压痛,伴有肢体酸痛,行走时小腿沉重胀痛。结节性红斑直径以1~2 cm者多见,个别可大至10 cm。结节初起发红,渐呈紫褐,最后有如皮下出血时吸收期的表现而自行消退,可遗留下褐色色素沉着。发作时少则数个,多则可至数十个。

发病时少数患者可有短期低热,全身乏力,白细胞轻度增高,血沉多有增快。结节性红斑的发生至消退全程一般在1~2个月,但可新旧交替反复发生。

治 疗 方 法

观察结节性红斑所在位置,在下肢取穴委中、足三里或阴陵泉,在上肢取穴尺泽或曲泽。并可选取几处较大的结节红斑周围的血管点刺出血,再用火罐吸拔出血。刺血治疗后能促使红斑尽快消退,并不再反复交替发生。

验 案 举 例

例1 结节性红斑

吴×,女,65岁,皖长丰县义井乡锡井村农民。

现病史:1985年7月16日初诊,自32岁起不明原因出现双小腿远端、双前臂远端红色结节性硬块,发作时可有2~10个硬节,局部疼痛肿胀,4或5天后转成棕褐色自行消退,局部脱皮。服用泼尼松能减少发作时硬节数量,近来红色硬节新旧交替反复发作。

查体:T 37.2℃,小腿前侧有5个圆形1~2 cm直径红色硬节,左手第二掌指关节内侧有一个1 cm×1 cm红色硬节,左足第一跖骨处有一个3 cm×4 cm红色硬块。结节色红、稍隆起,压痛(+),四肢各关节功能活动正常。血常规WBC 11.6×10^9/L,N 0.88,L 0.12,ESR 115 mm/h。舌面水滑潮湿,舌边瘀斑,脉浮数。

治疗:三棱针刺血治疗,取穴大椎、委中(双)、曲泽(双)处的浅静脉刺出暗紫色血约80 ml,然后在结节边缘小血管处点刺出血,血止后拔不同型号火罐再吸出血。内服中药清热祛湿、活血化瘀之剂5剂。刺血2天后红肿硬块消退,但局部仍有疼痛感,5天后肢体疼痛缓解。半个月时间内只在小腿前侧复起3个红色结节。后又于8月5日和8月19日刺血治疗。

10月7日四诊,2个多月时间中四肢皮肤再未出现结节性红斑,肢体无肿胀疼痛。血常规:WBC 9.3×10^9/L,N 0.58,L 0.36,E 0.06,ESR 79 mm/h。

治疗:三棱针取穴足三里(双)、尺泽(双)、大椎,出血总量约60 ml。

前后经4次刺血治疗,30多年的肢体红色斑块再无反复交替发作,痼疾被彻底治愈。

例2 结节性红斑

李×,女,22岁,皖肥东县三十铺乡勤劳村人。

现病史:1992年11月23日初诊,1989年冬季开始双小腿反复交替出现红色圆形硬块,伴有肢体酸重胀痛。红斑发无定处,皮损多时腿痛不能行走,曾经刺血治疗已有2年余未复发。今年9月份因学裁剪,劳累受凉后又开始发作。两腿反复交替出现红色结节状硬块，并伴有低热、全身乏力和关节酸重。

查体：T 38.2 ℃，心肺（－），双下肢胫前有多处红色突出皮肤圆形硬块，红斑直径1～4 cm 不等，压痛（＋），红斑消退后，皮肤遗有多处褐色素沉着，肢端肤色充血状潮红。实验室检查：WBC $6.7 \times 10^9/L$，N 0.52、L 0.44、E 0.04、ESR 42 mm/h，ASO 500 U，RF（－）。舌质红，苔薄微黄，脉浮数。

治疗：三棱针刺血取穴足三里（双）、阴陵泉（双），局部硬节处点刺拔罐。内服清热解肌之中药5剂。

刺血治疗3天后，双下肢红色斑块转暗、变小，压痛亦减，低热已退，T 36.8℃。

1992 年 12 月 10 日二诊，双腿红色硬块基本消退，疼痛减轻，但仍有酸重感。ESR 10 mm/h，ASO 333U，RF（－）。

治疗：取穴同第一次治疗。

第二次刺血后，双腿酸重无力消失，红色硬节退尽，4年后追访双腿再未出现红色硬块和疼痛。

六、运动系统疾病

（一）骨质疏松综合征

骨质疏松是指单位体积内骨组织数量减少的骨骼疾患，可由不同原因的疾病而改。随着社会老龄化出现，老年人退行性骨质疏松已是常见疾病。骨质疏松其主要表现为骨质的有机成分生成不足，继发钙盐减少及骨组织的微细结构破坏。骨质疏松的定义应包括骨量的减少与骨强度的降低两个方面。只有在骨质疏松的基础上出现了疼痛、骨折等一系列临床表现时方可被称作骨质疏松综合征。

病 因 病 机

许多因素可导致骨组织的数量减少，而形成骨质疏松。

（1）老年退行性骨质疏松：人体在年龄超过 40 岁以后，成骨细胞的骨形成能力降低，并随年龄增长而加重，内骨膜面积增加迅速，皮质骨数量逐渐减少，骨小梁亦逐渐减少。这种骨退化表现女性比男性较早出现，且表现症状更为明显。一些研究证明，雌激素、雄激素和孕激素对于抑制骨吸收、促进骨形成进而维持骨量起到重要作用。女性绝经期后由于雌激素水平不足，骨质丢失加速，易出现骨质疏松。男性在老年期后性腺功能降低，也常有骨质疏松和骨折出现。中医认为"肾主骨生髓"，肾气衰退，骨骼功能也随之减退，女子肾气衰退一般在 50 岁左右，男子肾气衰退一般在 65 岁左右。故在此年龄段后老年人易出现骨质疏松，但个体差异亦很大，营养全面和经常劳动，以及多参加体育锻炼者都可减缓骨质疏松的出现。

（2）失用性骨质疏松：运动对骨代谢有明显的改善作用，老年人的运动量明显减少，长期卧床不活动者，骨折后长期石膏固定关节不能活动者，均易出现骨质疏松症，这多和血液循环障碍形成、微循环营养通路的关闭有直接关系。因此，即使是卧床的患者也要在床上尽可能进行四肢和腹背肌肉的主动或被动运动，并争取早日起床行走锻炼，防止失用性骨质疏松形成。

（3）营养缺乏引起骨质疏松：蛋白质缺乏，骨有机基质生成不良，维生素 C 缺乏影响基质形成，并使胶原组织的成熟发生障碍。饮食中长期缺钙，可引起继发性甲状旁腺功能亢进。而过量高蛋白饮食亦可使磷摄入增加从而使肠对钙的吸收减少，另外慢性肠道疾病能使营养吸收功能减退。人体在生长发育的过程中，一定要注意营养的合理摄入，不要偏食暴食，对肠道病要及时治疗。

（4）内分泌疾病所致骨质疏松：多见于性腺功能减退、甲状腺功能亢进、甲状旁腺功能亢进、肾上腺皮质功能亢进的患者。

（5）药物所致骨质疏松：多见于长期使用肾上腺糖皮质激素、肝素、甲氨蝶呤等药物的患者。

（6）神经免疫因素所致骨质疏松：近年一些研究结果提示骨质疏松的发生与细胞的免疫功能异常有关。由淋巴细胞和单核－巨噬细胞所释放的一系列免疫活性因子均具有较强的促进骨吸收作用，其中包括破骨细胞激活因子、肿瘤坏死因子、白细胞介素等。此外，骨质疏松患者尚存在 T 淋巴细胞亚群的紊乱。而女性严重骨质疏松症患者发生蛋白抗体的水平要比对照组绝经前高出 3～8 倍，比绝经后亦高出约 2 倍。

（7）其他原因所致骨质疏松：有遗传性疾病如成骨不全、高胱氨酸尿症；有某些慢性疾病及各种髓内肿瘤；还有特发性骨质疏松等原因。

总之，骨质疏松症是多种因素共同作用的结果，骨形成能力减弱是发生疾病的最主要的原因。

临 床 表 现

骨质疏松综合征病程进展缓慢，对于老年退行性患者，多有长期的腰背痛、周身骨酸痛和乏力感，还有一些患者叙说从骨子里发凉感，腰背疼痛多为钝痛。一些老年人可于负重或搬运重物时导致脊椎发生压缩性骨折和塌陷，在很轻微的体位改变时即引起髋部骨折和桡骨远端骨折。骨折可引起持续性钝痛，或程度剧烈的持续痛，卧床休息可使疼痛减轻或缓解。脊椎压缩性骨折如是多节段时，患者身长可缩短，脊柱后凸驼背。如胸椎压缩性骨折常可引起肋间神经痛，胸部畸形可使肺活量减少，从而影响心功能。当骨折引起的急性疼痛缓解后，可残留不同程度的慢性疼痛久治不愈。

另外，临床上常见肢体骨折后，因长期固定关节所形成的失用性骨质疏松，X 线摄片示局部骨骼骨质疏松。虽然骨折已愈合，但肢体和关节出现程度不等的疼痛，这些疼痛使患者肢体的功能活动受到一定限制。

影像学检查：X 线平片示骨密度减低、骨小梁减少、变细，分支消失，甚至完全消失。在脊椎骨表现为水平方向骨小梁的消失，残留的骨小梁稀疏排列呈栅栏状，进而纵行骨小梁也被吸收，骨皮质可明显变薄，临床上以脊椎和骨盆为多见。

椎体压缩性骨折有四种分类：楔状变形、双面凹陷、椎体扁平和混合型变形。随着现代检测手段的普遍应用，临床上发现许多老人有不同程度和分类的椎体压缩性骨折。实验室检查示，血清钙、磷、碱性磷酸酶、尿钙、尿磷等检查一般无异常可见，但尿羟脯氨酸可增高。

治 疗 方 法

现代医学提倡营养补充、适当运动，以及激素替代疗法，虽然能减少骨质疏松发生的可能，但对已经出现症状的患者效果并不理想。对已形成脊椎压缩性骨折所引起的腰背痛也无法解决。

中医刺血疗法对治疗骨质疏松综合征所引起的腰背疼痛和肢体的疼痛有很好的效果，且对脊椎压缩性骨折、髋骨骨折、桡骨远端骨折所形成的剧烈疼痛有快速的止痛作用。

治疗取穴：①腰背疼痛及脊椎压缩性骨折后，先取穴委中（双），再取脊中、命门、腰阳关、肾俞。在背部痛和胸椎压缩性骨折时，一定要取穴曲泽（双）。另外要在压缩性骨折椎体的左、右进针刺出血。骨质疏松症多存在气滞血瘀症状，流出的静脉血色多暗紫或黑紫，出血量有时也较多。②对于骨折后因长期固定肢体不能活动，所形成的疼痛和肢体功能减退者，可在局部取穴和循经取穴。

验 案 举 例

例 1 老年性骨质疏松伴压缩性骨折

陈××，女，78 岁，皖肥西县南湖路乡建设村人。

现病史：搀扶来诊，腰背酸痛 10 余年，劳累后加重，卧床休息后减轻，和天气变化无关系。1998 年 9 月初因搬重物，即刻引起腰部疼痛，身体不能直立和行走，体位改变则痛剧，在家卧床月余。BP 190/104 mmHg，心音亢进,$A_2 > P_2$。X线平片示 L_3 椎体楔形改变,胸、腰椎体骨密度减低,骨小梁排列稀疏。

治疗经过:1998年10月12日一诊,取穴委中(双),出黑紫色血30 ml;取穴命门、肾俞(双),总出血量约80 ml。口服复方降压片每次1片,2次/日,补肾强身片每次5片,3次/日。刺血后立感腰痛好转,腰能挺直,3天后能下床行走,弯腰仍受限。于10月28日二诊,BP 150/90 mmHg,三棱针直刺双侧委中穴处显现的浅静脉,出暗紫色血,加拔火罐后又吸出血,总计约50 ml,复取穴命门、腰阳关处的椎后静脉丛显现的浅静脉,出黑紫色血约30 ml。继服复方降压片和补肾强身片。经两次刺血治疗后,腰部基本无酸痛,又能从事家务劳动。1999年3月28日因右上肢疼痛来刺血治疗时复查,腰部活动正常,脊椎无后凸及侧弯,行走步态正常。

例2 骨质疏松综合征

杨××,女,67岁,皖长丰县三河乡西瓦村人。

现病史:48岁绝经后,渐出现心烦、出汗、腰背酸重等感觉,但还能参加体力劳动。10年前走路跌倒在地,引起腰背部疼痛,卧床月余后仍留有腰背部钝痛,弯腰时痛剧,久站时酸重。脊柱后凸,不能挺直,T_{10}、T_{11}椎体压痛(+),直腿抬高、骨盆回旋试验均(一)。2000年3月11日X线示:T_{10}、T_{11}椎体压缩呈扁平状,上下椎体对照约减少1/3厚度,椎体前缘骨赘形成,骨密度减低。

治疗经过:2000年10月22日一诊,取穴委中(双)、脊中、悬枢、大椎,每穴均拔火罐出血。出血量约100 ml。口服补肾强身片每次5片,3次/日,复合维生素B每次2片,3次/日。后又每隔15天来刺血治疗共2次,第三次治疗后已感明显好转,多年的腰酸背痛基本治愈。于2001年2月18日四诊,为巩固疗效刺血取穴委中(双)、脊中、悬枢、筋缩,出血约60 ml。治疗后尽管年龄增长但腰背部活动无痛感。

例3 失用性骨质疏松

年×,女,53岁,安徽省庐江县汤池镇柏老村人。

现病史:于2000年10月25日跌倒时右手触地,引起右腕部疼痛肿胀,X线示:右桡骨茎突骨折伴移位。经骨科手法复位后石膏固定4周,拆去石膏后右手腕及前臂均疼痛。右腕周围皮肤僵硬,肤色暗紫,弹性减退,手背伸、掌屈不能,活动酸重疼痛,手指肿胀。后经热敷、推拿、药物等治疗近6个月,右腕及前臂仍疼痛,功能受限。X线示:右桡骨下端骨折愈合,骨密度减低,骨小梁排列稀疏。实验室检查(一)。

治疗经过:2001年4月5日初诊,取穴阳溪(右)、阳池、阳谷处的浅静脉血管直刺出血,再刺尺泽(右)、大陵,约出血80 ml。后又于4月22日复诊,上次刺血1周后手指肿胀消退,腕关节活动明显好转,酸重疼痛感亦减,局部肤色接近正常。治疗取手腕部穴同前,肘部改取曲泽(右),出血约80 ml,每穴尽可能拔火罐。经两次刺血后,右腕及前臂疼痛治愈,活动功能完全恢复。

讨论及体会

骨单位是成熟的骨密质,是构成骨干的主要部分,中央有一条细管称中央管,中央管内有小血管,仅有单条的大多为毛细血管,有时可见到两条多为小动脉或小静脉,这些微小血管壁由单层内皮细胞组成。穿通管与中央管走向相互垂直,并彼此相通。因此,其中的血管也彼此交通。在中央管内还可见到细的神经纤维,与血管伴行,大多属于无髓神经纤维,但偶尔也可见到有髓神经纤维。这些神经主要由分布在骨外膜的神经纤维构成,从其粗细可表明,既含有节后交感神经纤维,也含有细的无痛觉传入纤维。在较厚的骨小梁中,也能看到小而不完整的骨单位,骨板层之间无血管,骨松质中骨细胞的营养则依靠骨小梁表面的骨髓腔血管供给。

进入骨干的营养动脉分为两个大分支，即升支和降支，每一支都有许多细小的分支，大部分直接进入皮质骨，另一些分支进入髓内血窦。升支和降支的终末血管供给长骨两端的血运，并与骨骺和干骺端血管形成吻合。

起源于髓内营养动脉的皮质小动脉，呈放射状直接进入皮质骨，或以2～6支小动脉为一束的形式进入皮质骨。在皮质骨内的小动脉形成许多分支，某些顺骨的长轴纵向延伸，而另一些呈放射状走行，这些血管分支，最终在骨单位形成毛细血管。有一些小动脉进入皮质骨后又穿出皮质骨与骨膜的小动脉吻合，形成动脉网。在髓内某些小动脉较短，形成骨髓的毛细血管，供给骨髓血运。中央管内的许多管壁较薄的小血管也与骨膜内的小动脉血管相连通。这样骨组织部血循环就有了一套相互补充和调整的途径。

骨皮质和骨髓内的微小血管也有自动节律运动，血管内皮细胞、红细胞、免疫细胞均可释放出血管活性物质，对微血管进行局部的微调控。当骨血液循环障碍形成时，这些细胞又可释放神经生物活性物质而刺激感觉传入纤维，形成疼痛、酸重等不适感觉。如当肢体主要静脉回流障碍时，长骨髓内压上升。骨静脉回流受阻，会出现骨深部钝性疼痛和酸重感，并在局部骨组织上有压痛等现象，当循环改善后疼痛即可减轻。机体的老化首先由血管出现，当供给骨皮质和骨髓的毛细血管大量关闭和消失后，骨组织的结构也即发生变化，骨单位和骨小梁减少，骨强度减弱，同时出现骨关节的退行性改变。老年人较易出现各系统的微循环血流缓慢，骨组织的血管内也同样可有瘀血的存在。骨质疏松患者的腰背酸痛症状，并非由骨质的改变所引起，而是因为骨内的供血不足引起的缺血性疼痛，在疼痛时运动和温暖肢体均可使疼痛得以缓解。

当老年人突然出现肢体疼痛、改变体位即疼痛难忍等情况时，首先要检查是否有骨折发生。当骨强度减弱出现骨折时，可因骨

结构被破坏或组织的受压使伤害性感受器受到直接刺激，也有来源于组织损伤时所释放的致炎因子等生化物质的间接作用，这些均能引起剧烈的疼痛。

刺血疗法在临床中能将许多八十多岁的老人骨折后的疼痛症状改善，但椎体是绝不可能修复的，甚至有九十岁的老婆婆因搬重物，而引起 T_{11}、T_{12} 压缩性骨折，痛剧不能动，经2次刺血疗后又能起床活动，所以改善骨组织的血液循环才是最有效的治疗方法。

刺血疗法通过针刺、出血、拔罐等物理刺激，促使骨组织的毛细血管由关闭状态，进入开放和活跃状态，从而改善骨组织的供血状况。已被压缩的椎体是无法再使其恢复原状，稀疏的骨小梁也不可能近期再生，而骨单位微循环关闭时，再补充营养物质和钙质都是不起作用的。只有促使骨组织的血液循环改善才是最直接的治疗方法，所以刺血疗法在临床中能很快控制骨质疏松综合征所出现的疼痛，减轻骨折后出现的疼痛和功能障碍，并能延缓骨质疏松的加重。

（二）单纯性椎体压缩性骨折

临床中单纯性椎体压缩性骨折也是常见病。但由于椎体压缩后，在不影响脊髓的功能时，往往只引起患者颈、肩、腰、背出现疼痛，有时医生和患者并未重视，未及时做修复性治疗，从而易留下长期的后遗症。

病 因 病 机

患骨质疏松综合征的患者易发生脊椎压缩性骨折，这在上一节中已经讨论提及。在此我们只讨论因外伤、负重过度、用力过猛和突然体位不当等所引起的脊椎压缩性骨折，不包括椎体爆裂骨折突入椎管以及脊髓和血管的严重损伤。椎体可在垂直外力、过屈时暴力的作用下，导致受力节段椎体相互挤压，引起椎体的改变。单纯椎体压缩性骨折可分为以下几种类型：1. 楔状变形（见插图-B）：椎体的前缘高度或后缘高度变矮。这是较常见的一种椎体压缩性骨折，许多患者在出现

腰背疼痛行腰椎摄片时才被发现曾有此骨折。

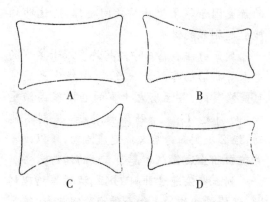

图6　脊柱椎体压缩骨折的分型
A.正常　B.楔状变形　C.双凹(鱼椎)变形　D.扁平椎

当突然的外力作用时,如身体蜷曲时椎体前缘可压陷,向后伸展时椎体后缘高度可被压扁;也有身体侧屈时受外力作用后,椎体的侧面可形成或左或右的楔形压缩性骨折。2.双凹(鱼椎)变形(见插图-C):当暴力垂直由上往下或由下往上冲击时,椎体的中央高度呈凹线状改变。有的是椎体的上、下缘都有凹面,有的仅是一面凹陷。3.扁平变形(见插图-D):椎体的整个高度降低,有的呈平台状增宽。4.混合型变形:即同时存在上述两种或三种情形的改变。不论是哪种变形,都可出现不同程度的疼痛。

这种单纯性的椎体压缩,因未伤及脊髓,可无上、下运动神经元性损伤的表现,亦无手术指征,故通常并未引起重视。但椎体在压缩的过程中,同时伴随着血管和周围神经的损伤,可有韧带或椎间盘的撕裂;且可引起椎体关节结构的改变或小关节的骨折、脱位。血管损伤后,又可引起局部椎体、脊髓、神经的供血障碍,继而出现缺血性损伤,以至在休息时出现神经的静息痛,这就是大多数患者夜间疼痛、不能入睡的原因。

临 床 表 现

单纯性椎体压缩性骨折,临床主要表现为局部疼痛和运动功能的受限。可是单一的椎体,也可是连续2~3个椎体同时受累。如果是颈椎压缩,可引起颈肩背及上肢疼痛;如果是胸椎压缩,可引起肋间神经痛,因肋间神经中大部分为感觉神经,所以常有背部、胸部、腹部的疼痛。许多患者往往误认为是胃或肠道出现疾患,反复进行胸片、胃镜、肠镜等检查,但均未检查出阳性体征。如果是上腰椎压缩,可引起腰及两侧臀部疼痛;如果是下腰椎压缩,可引起坐骨神经痛。

损伤后有的当时即疼痛难忍,有的仅有酸重感。经治疗后,有的好转,有的却长久疼痛不愈,患者处在一些特定的位置时即出现酸、胀、痛的不适感觉。我们在临床上遇到过许多白天能劳动,但到了夜间却因酸痛而不能入睡,或只能坐着入睡,最长病程有20多年。

在检查中发现,有的患者可因胸椎压缩而出现驼背,有的患者可因腰椎压缩出现腰椎的生理曲度改变。

治 疗 方 法

在治疗椎体压缩性骨折的早期,使用刺血疗法能很快止痛,且对后期用药物、毫针等其他方法不能治愈的疼痛,刺血疗法更具独到的疗效。

治疗取穴:在颈、胸、腰椎的压缩性骨折时,一定要取穴委中(双)。另外,在压缩性骨折椎体的左、右华佗夹脊穴上进针出血。颈、胸椎压缩性骨折时,一定要刺上肢的曲泽穴,每穴血止即拔火罐;骨折椎体周围的穴位处,更要重拔火罐,因为重拔能吸拔出更多的黑色瘀血,临床观察发现重拔后的患者症状改善非常明显。

用此方法也可治疗椎体爆裂性骨折、椎体滑脱、脊髓受压等手术后仍留有后遗症的患者。

验 案 举 例

例1　胸、腰椎压缩性骨折

窦××,男,28岁,皖霍邱县洪集乡杨子村农民。

现病史:1992年9月底从3米高处直立式跌下,当时无昏迷。即感腰部活动受限,右腿后外侧出现如针刺样疼痛,卧床不能站立。X线摄片示:T_{12}、L_1楔形改变,其余椎体无异常。经多方治疗和卧床休息5个月后,腰部仍有活动性疼痛,右下肢麻木无力。查体:双下肢无肌肉萎缩,直腿抬高试验左右均(一),腱反射(一)。

治疗经过:1993年2月21日初诊,三棱针刺血,先让患者站立位刺双侧委中穴周围显露的静脉血管,刺出黑紫色血约60 ml。再让患者坐位取穴命门及T_{12}和L_1椎体两侧的夹脊穴,进针深度约1 cm,每穴均拔火罐,吸出黑紫色血总计约80 ml。患者治疗第7天后疼痛已明显好转,右下肢麻木减退,腰部前屈到80°。后又于3月7日二诊,取穴同上。10天后腰痛腿麻痊愈,一直正常参加体力劳动,无任何不适。

例2 胸椎压缩性骨折

张××,女,30岁,安徽省寿县三觉乡东楼村人。

现病史:2005年8月因板车突然下滑,用身体背部猛然挡车后,出现胸背部剧烈疼痛。身体前倾不能直立,自觉前后胸疼痛明显。8个月来夜间不能平卧,只能半靠入睡。X线摄片示:T_7楔状形压缩性骨折,双肺纹理增多。神经系统(一)。

治疗经过:2006年3月31日初诊。刺血取穴:委中(双)、曲泽(双)、灵台、至阳、第七胸椎旁华佗夹脊穴,数穴总计刺出暗紫色血约120 ml。治疗当晚即能平卧入睡。后于4月17日第2次刺血治疗后诸症尽消,自述未再出现疼痛。

另:患者曾有肺部真菌感染史,长期咳嗽,晨起咯吐灰黑色痰沫。常常出现不明原因发热,有时高热在40℃左右,此病情已有5年余。后经刺血及艾条烟雾吸入的方法而治愈。

(三)颈椎病

颈椎病是刺血科的常见病和多发病,多

是由于颈椎肥大性骨关节病变、颈椎间盘退行性变、韧带及骨膜增生肥厚所引起的一系列临床症状的综合征,常常严重影响患者的工作和日常生活。该病症归属于中医的"痹证""眩晕"等范畴中。

病 因 病 机

颈椎病多发生于中老年人,发病年龄一般在40岁以上。年龄较轻的患者,往往是颈椎受到外伤,颈椎间盘急性突出所致。颈椎间盘在承重的情况下要做频繁的活动,容易受到创伤和发生劳损,特别是颈部血管退化时,颈椎间盘出现变性,其耐压性能及耐牵拉性能减低。当受到头颅的重力和头胸间肌肉牵拉力的作用时,变性的椎间盘可以向四周膨出,使椎间盘间隙变窄、关节突重叠、错位,以及椎间孔的纵径变小,继而甚至发生椎间盘破裂。由于椎间盘的耐牵拉力变弱,当颈椎活动时,相邻椎骨之间的稳定性减小而出现颈椎失稳,椎体间的活动度加大和椎体轻度滑脱,继而出现后方小关节、钩椎关节和椎板的骨质增生,黄韧带和项韧带变性增厚,软骨骨化等改变。

骨质增生连同突出的纤维环、后纵韧带和由于创伤、劳损反应所引起的局部水肿以及纤维增生组织,形成了一个突向椎管的突出物,既可突入椎管对血管、脊神经或脊髓产生压迫作用,又可突入椎间孔压迫神经根及椎动静脉。

临床观察许多患者在颈椎骨质增生和椎间盘突出很严重之时,如果没有过度负重、劳累及寒冷等诱因,颈部的疼痛和肢体的麻木是不出现的。颈椎在退化的过程中和受到外部环境影响时,局部血管也同时出现老化改变和受到损伤。只有当颈椎周围组织的改变再加上局部微循环的供血改变时,才能致使颈椎病的发生。

临 床 表 现

急性颈椎间盘突出症患者发病较急,多在外伤和剧烈运动不当时发生。而一般颈椎病起病缓慢,开始时为颈部不适,有的表现为经常"落枕"，以后逐渐出现上肢放射性疼痛。上颈椎的病变可以引起枕后部痛、颈强直、头昏、耳鸣、恶心、听力障碍、视力障碍以及发作性晕厥。中颈椎的病变可以产生颈3～5根性疼痛及颈后肌、椎旁肌萎缩，膈肌亦可受累。下颈椎的病变可产生颈后、上背、肩胛区及胸前区的疼痛，以及颈5～胸1的神经根性疼痛。中、下颈椎的病变可压迫脊髓，产生瘫痪。临床上根据患者的不同表现，将颈椎病分为神经根型、脊髓型、椎动脉型及交感型，但是各型症状和体征常常又是互相交叠而无绝对界限可划分。

（1）神经根型：最多见颈枕部及颈肩部阵发性或持续性隐痛或剧痛。沿受累颈神经的行走方向有烧灼样或刀割样疼痛，或有触电样或针刺样麻痛感，当颈部活动或胸压增加时，症状加重。颈部有不同程度的僵硬或痛性斜颈畸形，肌肉紧张活动受限，同时伴有上肢无力沉重感，严重时上肢麻木。常于夜间疼痛、麻木而影响睡眠。臂丛神经牵拉试验（＋），椎间孔挤压试验（＋）。另外受累神经支配区皮肤有感觉障碍，肌肉萎缩及肌腱反射改变。

（2）脊髓型：本型症状比较复杂，主要为肢体麻木、酸胀、烧灼感，以及肢体僵硬无力等症状。由于脊髓受压引起缺血改变，而使脊髓传导束出现不同病变，有的发生于一侧的上肢或下肢，有的先发生于下肢，然后再发展至上肢，有的只有双上肢症状。重症者可出现行走困难、二便失禁或尿潴留，甚至四肢瘫痪卧床不起。

此外，尚可有头痛、头昏、步态不稳、步态异常。四肢肌张力增高，肌力减弱，腱反射亢进，浅反射消失。弹指试验、划跖试验等可出现阳性体征，踝阵挛及髌阵挛试验亦有阳性表现。

（3）椎动脉型：传统研究认为是突出物压迫了椎动脉所致。临床观察患者单纯的动脉受压可能并不引起症状，往往是增龄后出现动脉粥样硬化，颈交感神经受刺激而发生反射性的动脉痉挛后所致。椎动脉供血不足的临床症状有发作性眩晕、恶心、呕吐等，一部分患者当头部转到某一方位时，可突然感到肢体无力而摔倒，摔倒时神志多清醒。另外，也包括肢体麻木、感觉异常、持物落地、对侧肢体轻瘫等。患者还可有声音嘶哑、吞咽困难、视物不清等椎－基底动脉供血不足的表现。血管超声检查发现患侧椎动脉血流量减少，两侧椎－基底动脉血流不对称。

（4）交感型：是颈脊神经根及脊膜、血管上的交感神经纤维受刺激所致，症状有头昏、游走性头痛、视物模糊、听力改变，甚至出现心律失常、胸闷等感觉。

应用刺血疗法治疗此四种类型的颈椎病，都能取得很好的疗效，且近期疗效和远期疗效都很显著。

治 疗 方 法

治疗颈椎病的刺血方法简单易掌握。首先让患者站立，用三棱针刺委中穴（双）处的腘后浅静脉，静脉血常常喷射而出。然后让患者坐下，用器具接住流出的血液，观察和掌握出血量，如静脉曲张出血超过100 ml时，可用消毒纸或棉球加压止血。患者休息一会再坐位取穴尺泽（双）处的头静脉，此处有时出血量也很多，尽量让血液自然流淌和自然止血。让患者休息10分钟后，先用三棱针直刺大椎穴，再根据检查和影像显示确定针刺部位，如上颈段软组织、椎体有病变，可在哑门穴下方和风池穴处点刺；而中下颈段有病变，可在颈百劳穴和棘突之间或椎体的两侧点刺；如肩背部有酸胀、麻痛感，可在肩中俞和天髎穴上点刺；如头昏、头痛者，也可加刺双侧太阳穴。每穴都要尽量刺出血，血止后拔火罐。

三棱针刺血疗法对颈椎病的神经根型、椎动脉型、交感型都有很好的疗效，尽管颈椎X线、CT、MRI显示颈椎间盘已突出，颈椎强直或反弓，椎体前、后缘骨质增生等退行性改变，椎间孔狭窄和后纵韧带、项韧带钙化，以及黄韧带增厚等许多病理改变，用刺血疗法治疗后仍能解除颈肩部的各种不适感和功能障碍。临床中用刺血疗法也治愈了一些因脊髓受压引起的步态不稳、肢体僵硬、感觉异常等上运动神经元或神经束损害的病症。但当增生突出物、椎体错位和脱位对脊髓的压迫相当严重时，引起瘫痪和大小便失禁的脊髓型患者，还是要选用其他方法来治疗。

对于颈椎病患者用其他非手术疗法无效者，或准备用手术治疗者，建议采用刺血疗法一试，此疗法对人体无任何伤害，使用得当确能获得意想不到的疗效。

验案举例

例 1 颈椎病（神经根型）

崔×，女，51 岁，安徽省淮南市乳品公司职工。

现病史：颈肩部疼痛酸胀，伴右上肢麻木肿胀感 5 年余，每于夜间疼痛加重，影响睡眠，天气变化时亦加剧。颈部活动时有弹响，劳累后头晕，颈痛，心情烦躁，平时易出汗。

查体：T 36.9℃，BP 126/80 mmHg，臂丛神经牵拉试验右（＋），椎间孔挤压试验（＋），$C_{5,6}$ 棘突颈韧带上能触及条索状硬结，触之弹响，压痛（＋）。颈椎 X 线片示颈椎生理曲度消失，$C_{5,6}$ 椎体唇样骨质增生。

治疗经过：2002 年 9 月 7 日初诊，三棱针取穴双侧委中、双尺泽、双肩井、大椎和颈后压痛点直接点刺，刺后每穴均拔火罐多吸出血，出血量总计约 100 ml。

9 月 24 日二诊，仅经一次刺血治疗多年的颈肩部疼痛酸胀及右上肢麻木不适均治愈，精神好转，无急躁易怒。因又患左下肢坐骨神经痛，在治疗腰腿痛的同时加点刺大椎和颈后压痛点。

此患者颈椎病和坐骨神经痛均一次治愈。

例 2 颈椎病（脊髓型）

王××，男，57 岁，安徽省体委职工。
现病史：颈部不适伴左上肢麻木 3 年，近

半年左下肢亦出现麻木、酸胀，行走无力，经住院推拿、牵引治疗后，手足麻木一度减轻后又复加重，并出现头痛、头昏和步态不稳。左侧上下肢腱反射亢进，左手弹指试验（＋），BP 134/80 mmHg，心肺（－），脑 N（－）。1990 年 5 月 18 日颈椎 CT 示：C_5 下缘及 C_6 上缘均见骨质增生，椎管及左侧椎间孔变窄；颈后纵韧带钙化，部分切面示钙化呈乳头状突向椎管，硬膜囊受压。

治疗经过：1990 年 8 月 24 日初诊，三棱针刺血双委中（双）、尺泽（双）、风池（双）、大椎穴、$C_{5\sim6}$ 棘突间。委中穴处浅静脉血液喷射而出，血止后拔火罐又吸出许多血，尺泽穴出血量也较多，总出血量计 150 ml。口服补肾强身片每次 5 片，3 次/日，复合维生素 B 每次 2 片，3 次/日。后又于 9 月 15 日、10 月 8 日 2 次刺血治疗后，左侧肢体麻木、酸胀消失，头痛、头昏亦痊愈，行走有力，四肢功能活动无障碍。

例 3 颈椎病

章××，男，20 岁，皖肥东县电影院宿舍居民。

现病史：在运动时，因颈部用力过度出现颈后及肩背部酸重、头昏痛 1 年余，现颈部发胀、发紧、阵阵烧灼感，活动时疼痛加剧，严重影响学习。睡眠时不能仰卧，翻身时常有触电样麻感。经推拿、理疗和药物治疗后效果不明显。颈椎 X 线片未发现异常改变。实验室检查均正常范围。臂丛神经牵拉试验左（－）、右（－），颈后伸压颈试验（＋）。

治疗经过：1988 年 8 月 4 日初诊，三棱针刺血委中（双）、尺泽（双）、肩中俞（双）、大椎穴，点刺项韧带上压痛点，每穴均拔火罐，出血总量约 100 ml。此患者只刺血一次，颈部剧烈疼痛、酸重、麻木感一周后均消失。

讨论及体会

颈部是人体活动较多的部位，而且大部分都暴露在外部环境中，极易引起劳损和直接受外界环境变化的伤害，所以更容易出现

局部血液循环障碍。颈椎病的发病机制和坐骨神经痛的病因病机有许多相似之处，其神经系统症状，和局部缺血改变有着直接和间接的关系。

临床上观察颈椎X线、CT、MRI所示的病理改变，如颈椎间盘突出、骨赘的形成等，这些退行性改变的严重程度往往与临床症状不相符合。许多盘突和骨质增生者，如果无劳损、受寒、精神紧张等因素的诱发，是不会出现颈椎病的表现症状的。而颈椎病的临床症状全部治愈后，增生的骨赘、破裂的椎间盘仍然存在，不可能很快消失和回缩。刺血疗法只是直接改变了血液循环障碍，疼痛和神经系统症状的改变多与血液循环有关。

由于X线摄片在临床检查中的普遍应用，在临床上发现骨关节骨质增生的病例越来越多。由于不少医务工作者对骨质增生的认识不足，往往盲目地将疼痛的发生归咎于骨质增生。其实骨质增生是人体为适应应力变化而产生的一种防御性反应。特别是当骨关节有病理改变时，如椎体结核、压缩性骨折或长期的慢性损伤后，关节的活动要受到限制性保护时，以及为了保证稳定性差的关节得以加强时，关节边缘骨质增生形成，从而避免关节过度的活动，使关节不要再受到进一步的损伤。

我们在临床上观察到，长期从事重体力劳动的高龄患者，多有腰椎骨质增生，长期从事低头伏案工作的人员，多有颈椎骨质增生。曾有颈、腰椎外伤或结核的患者，在损伤处或上下关节处，可形成骨质增生，体重的老年患者膝关节易形成骨质增生，等等。特别是人体在衰老过程中，由于微血管的关闭，使骨膜、韧带都能出现老化而形成增生、增厚。

在临床的治疗中一定要仔细检查，找出致痛的病源所在，对症治疗。当疼痛治愈时，关节缘周围的骨刺、骨赘是不会消失的，患者一定要注意不要使关节过度活动，以免造成骨质增生形成的假性关节受伤断裂，出现疼痛。

（四）肩关节周围炎

肩关节周围炎临床上简称为肩周炎，因发病年龄多在50岁左右，故又称"五十肩"，是由于肩关节周围软组织病变而引起的肩关节疼痛和功能活动障碍。女性患病率较高，多是单侧发病，双侧同时受累者比较少，亦有一肩发病治愈后，间隔一段时间，另一肩又发病者。肩周炎是刺血科的常见病，刺血治疗肩周炎疗效显著而快捷，是祖国医学治疗肩部疼痛的一种有效手段。

病 因 病 机

大多数肩关节周围炎发生在40～60岁，因这时的肩与肱骨头及关节已有退行性改变，且肩关节周围软组织也有退行性改变，可出现肩峰下滑囊炎、冈上肌腱炎、肱二头肌长头腱鞘炎等改变。特别是随着机体的老化，血管的改变最早出现，可出现动脉硬化和微循环的关闭、减少，甚至营养通路毛细血管不开放和消失，使局部的关节、肌肉、滑囊、肌腱的供血减少。

临床观察肩关节周围炎大多能找出病因。一部分患者有轻微外伤史和扭伤史，当时并无感觉，经过一段长短不等的时间后肩部出现疼痛；一部分患者在手持重物或侧卧时间过久后，出现肩部疼痛；还有部分患者在肩部感受风寒和过度贪凉后引起肩部疼痛。以上诱因都可使已出现退行性变的肩关节及其周围组织的血液供应不足进一步加重，该区域缺血。缺血可使肌肉萎缩、韧带硬化、肌腱钙化、肌纤维断裂、腱鞘粘连，以及关节囊紧缩。如缺血状况得不到改善病变将更严重，除关节囊严重挛缩外，关节周围软组织均受累，退行性改变加剧。滑膜充血、增厚，组织缺乏弹性，喙肱韧带挛缩限制了肱骨头外旋，冈上肌、冈下肌、肩胛肌挛缩及肱二头肌长头腱鞘炎，使肩关节活动明显受限。因女性在家务劳动时双手常在冷水中浸泡，更易感受寒湿，引起肩部供血不足，所以发病率较男性高。缺血可产生静息痛，所以肩周炎在静卧休息后的夜间疼痛加重。

机体有很强的代偿能力,当肩关节周围发生一系列缺血性改变后,如局部组织在调整和治疗的过程中,能使血液循环改善,侧支循环及时建立,毛细血管再生和再通,则炎症可逐渐消退,肩部疼痛随之可消失,肩关节活动功能恢复。而一部分患者的血液循环障碍得不到改善,故长期存在肩部疼痛。

临 床 表 现

肩关节周围炎的主要症状是逐渐加重的肩部疼痛及肩关节活动障碍。疼痛一般位于肩前外侧肱二头肌处,也有在冈上肌、肱三头肌和三角肌处疼痛者。疼痛有时可放射至肘、手及肩胛区,但无感觉障碍。夜间疼痛加重,影响患者睡眠,不能卧向患侧。早期持续疼痛可引起肌肉痉挛,局部肿胀。病程长则可出现肱二头肌、斜方肌、冈上肌、三角肌的明显萎缩。肩前后方、肩峰下、三角肌止点处有压痛,而以肱二头肌长头肌腱处压痛最为明显。早期肩关节活动仅内外旋时轻痛,病情加重后当上臂外展、外旋、后伸时疼痛加剧。晚期上臂处于内旋位,各个方向活动均受限,但以外展、内外旋受限明显。有的患者出现前臂及手部肿胀、发凉及手指活动痛等症状。

患者在日常生活中不能用患侧肢体梳头,穿脱衣服困难,不能掏口袋,不能系裤带及扣胸罩,严重时连前胸衣纽扣都不能解开,患肢下垂于体侧,稍微改变体位即疼痛难忍。

肩关节 X 线检查无明显异常,肩关节腔造影可见容量减少、肩关节囊收缩、关节囊下部皱褶消失等改变。

治 疗 方 法

三棱针刺血疗法治疗肩关节周围炎的取穴方法,要根据病情的不同而有所改变。首先要认真检查和明确诊断,查清患者肩部疼痛的部位。患者裸露出患侧肢体,第一步观察肘部的静脉血管,用中号三棱针直刺尺泽穴处的头静脉血管,进针深度为 0.3～0.5 cm,出血量在 10～50 ml,疼痛明显的患

者血色可呈暗紫色或黑紫色。如尺泽穴处的静脉血管不明显,可取曲泽穴处显现的肘正中静脉,部分肩周炎患者大圆肌和肱三头肌长头处疼痛时,也要取曲泽穴或少海穴处刺出血。另外,还有部分肩周炎患者上臂后外侧处疼痛时,如曲池穴和手五里穴处的副头静脉显现即可选取此处刺出血。第二步观察肩部的静脉血管,如肩前疼痛可取肩髃穴和肩前穴(经外奇穴,在腋前皱襞纹头上 1 寸)处显现的静脉血管,痛剧者此处不但静脉血管呈青筋暴露状,且刺出的静脉血颜色为暗紫色,出血量较多。如肩后疼痛可在肩髎穴和肩后穴(经外奇穴,在腋后皱襞纹头上 1.5寸)处寻找静脉血管直刺。然后进行第三步,因肩部的皮节区是脊髓颈 4 所分布,而三角肌参与上臂的外展与后伸,三角肌受颈 5～6运动神经所支配,所以在颈部要选颈椎 4～5处患侧旁点刺,三棱针直刺,进针深度0.3 cm,点刺后重拔火罐。

另外,有许多肩关节周围炎的患者出现前臂和手部的疼痛,这类病情要加刺患侧手背处中渚穴,三棱针挑刺此穴周围尺侧手背静脉出血。还有少部分患者,按常规取穴治疗效果不明显时,可在患侧阳陵泉穴和悬钟穴之间寻找静脉血管刺出血,可收到很好的治疗效果。治疗时视每个穴位出血的情况,出血少时身体强壮的患者可将三个治疗步骤一起进行,出血多时或体质较弱的患者三个治疗步骤可一步步进行。每个穴位都要尽量拔火罐以增强治疗效果,出血量可在 100～200 ml。许多患者经 1 次刺血即痊愈,临床上以 1～3 次治愈为多。每次治疗间隔时间以15 天为宜,如痛剧不能忍受者,可 7～10 天进行下一次治疗。

治疗期间可配合肩关节的功能锻炼,最简单的方法是双手扶墙,上身做俯卧撑动作,这样易使肩关节周围粘连的组织活动开来。

临 床 资 料

我们在长期门诊治疗中,几乎每天都能碰到肩关节周围炎的患者,多年来用刺血疗

法治愈了大量的患者,现将部分记录完整的医案统计整理如下。

此组肩关节周围炎患者170例,其中男性67例,女性103例,男女之比为1:1.54。发病年龄最小24岁,最大77岁,发病年龄段20～30岁5例,31～40岁15例,41～50岁30例,51～60岁73例,61岁以上47例,发病年龄段以50岁以上为易患人群。病程最短6天,最长者10年,病程1个月以内13例,1个月～1年以内99例,1～2年以内33例,2～5年以内12例,5～10年以内13例。双肩发病者19例,左肩发病者69例,右肩发病者85例,右肩发病率较高。

疗 效 观 察

(1)评定标准:具体有以下3种。

痊愈:经刺血治疗后肩关节疼痛完全消失,上肢功能活动范围正常。

明显好转:经刺血治疗后肩关节疼痛基本消失,但上肢活动范围受限,有时具轻微活动痛。

无效:经刺血治疗后肩关节周围疼痛未缓解,症状无好转。

(2)疗效分析:本组170例患者病情痊愈148例,痊愈率87.1%,明显好转18例,好转率10.6%,总有效率97.7%。无效4例,无效率2.3%。其中经刺血1次治愈54例,刺血2次治愈46例,刺血3次治愈27例,刺血4次治愈8例,刺血5次治愈6例,刺血6次治愈4例,刺血最多7次治愈3例。总之,我们在临床中观察只要坚持治疗,肩周炎基本上都能治愈。治疗次数多少和年龄无关,许多40～50岁的患者治疗次数反而多些,可能是无法保证患肢休息之故。

验 案 举 例

例1 右肩关节周围炎

罗××,男,52岁,安徽省舒城县千人桥乡商贸街居民。

现病史:1999年3月15日初诊,1999年2月初因受凉后引起右肩部疼痛,穿脱衣服

困难,患肢只能固定下垂于体侧,常于夜间痛醒,需要抱肩起床下地行走,以减轻疼痛感。经药物、毫针、拔罐治疗无效。

查体:营养中等,T 37℃,心肺(一),NS(一),右肩关节周围轻肿,肤色无改变,皮肤温度正常,肱二头肌长头肌腱处压痛(＋＋),右臂外展30°时痛剧,外旋、后伸不能。

治疗:中号三棱针刺尺泽穴(右)局部头静脉,出黑紫色血约50ml。三棱针再刺肩髃穴和肩前穴,肩前穴附近显现的静脉亦流出黑紫色血20ml,用中号火罐又吸拔出10ml血液。三棱针最后点刺大椎穴和颈4椎体(右侧),并用闪火法拔中号火罐,每穴吸出约5ml血量。治疗结束后,患者立感右肩痛减,能慢慢抬上臂活动。口服舒筋活血片每次5片,3次/日,复合维生素B每次2片,3次/日。

3月30日二诊:经第一次治疗后,夜晚已能安睡,右肩部疼痛明显好转,肩关节活动亦有进步,右臂外展70°,已能外旋及后伸。

治疗:治疗取穴同第一次治疗,加刺肩髎穴,刺出的静脉血色已转暗红色,出血量约80ml。

4月21日三诊:右肩关节外观无肿胀,肩关节活动上举外展130°,内、外旋时肩前部仍有疼痛。

治疗:取穴治疗同首诊,但不要重复刺老针眼,每穴刺后拔火罐5分钟去罐。

嘱加强右肩的功能锻炼,第三次治疗1周后右肩活动恢复正常,参加农业劳动无妨碍。

例2 外伤引发右肩关节周围炎

黄××,男,69岁,安徽省合肥市郊区宜新乡黄镇村村民。

现病史:2001年2月10日初诊,去年10月初跌倒时用右肘撑地,无骨折和破损,半个月后出现右肩周围肿胀疼痛,右上肢不能抬举,穿脱衣服困难,不能掏摸口袋及系腰带,夜间痛剧影响睡眠。1999年2月曾患右肩关节周围炎,经两次刺血治愈。

查体:右肩关节周围及背部肿胀,冈上肌和三角肌处压痛(+),肌群痉挛僵硬,弹性降低。右臂外展45°,内、外旋时疼痛,右手后背不能超过第3腰椎。X线平片未见异常改变。

治疗:三棱针刺血取曲池穴(右)和曲泽穴(右),因两穴处静脉均显现。血急喷出,自然喷射一会血止,出血约60 ml。再直刺冈上肌肿胀处,出黑紫色血约10 ml,最后刺大椎穴和肩中俞穴,刺后重拔火罐,总出血量约100 ml。口服舒筋活血片每次5片,3次/日。

嘱患者注意右肩部功能锻炼,一周后疼痛减退,病情渐愈。

(五)腱鞘囊肿

腱鞘囊肿多见于中青年人群,女性易发生。好发于腕、踝部的背侧,亦见于膝及肘关节附近的肌腱和腱膜处。囊肿可长期存在对机体无妨碍,但当囊肿形成和增大时,压迫了神经和血管,可引起感觉障碍,以及活动时酸重感,甚或出现局部肌肉萎缩。如这些症状出现后,可采用三棱针排液刺血法来治疗腱鞘囊肿,临床操作简单易行。

病 因 病 机

腱鞘囊肿是发生在关节或腱鞘内的结缔组织黏液变性所形成的囊肿。可能与外伤、慢性劳损有关,女性以前因双手搓洗衣物易发生,洗衣机使用后手部腱鞘囊肿发生率减小。当关节由急性损伤或长期过度活动引起局部结缔组织退行性变,使结缔组织局部结构出现薄弱环节时,即可造成滑液外渗以及进一步的结缔组织黏液变性而引发囊肿。囊肿可有蒂附着于腱鞘或关节囊,与关节腔或腱鞘滑膜腔是否相通尚有争议。

临 床 表 现

腱鞘囊肿多见于手腕背侧,也可见足背、踝旁或膝外侧。主要症状为一肿块,很少出现疼痛,肿块生长缓慢,呈大小不一的圆形,直径一般为1~3 cm,质软表面光滑,与皮肤无粘连。外部由灰白色细密结缔组织包绕,内壁由滑膜细胞组成一光滑的白膜,囊内黏液呈现无色透明胶冻状。首次刺破囊壁可挤出如桃树胶样黏液,第二次治疗时排出的黏液较稀薄、能流淌,有时可混有血液。腱鞘囊肿可长期存在对肢体功能活动无影响,但当囊肿压迫神经和血管时,临床上可出现关节活动时酸痛,或引起感觉障碍。

治 疗 方 法

对腱鞘囊肿局部皮肤严格消毒,如囊肿发生在腕部背侧时,将腕关节向掌侧屈,使肿块更突出。第一步用中号三棱针直刺囊肿上最突出处,进针时有落空感即可出针。随即有胶冻样黏液溢出,可用手轻轻挤出黏液,尽量挤压干净。然后选择合适的玻璃瓶用闪火法对准针孔拔火罐,又可吸拔出一些黏液和血水。第二步在囊肿的周围选择一处显现的静脉刺出血,出血量20~30 ml即可,也要拔火罐再吸出血。视囊肿恢复情况,可于半个月后再针刺排黏液一次。许多患者刺血加火罐治疗一次后即不再复发,针刺后不影响关节的功能活动。如不能彻底消除,可多刺2~3次即可痊愈。

验 案 举 例

例1 右腕桡侧腱鞘囊肿

朱××,男,33岁,安徽省舒城县城关镇人。

现病史:2002年12月20日初诊,中学时和同学比手劲掰手腕,因用力较猛引起腕部扭伤疼痛。渐右腕桡骨茎突前缘出现一囊性肿块已15年,每逢劳累和天气变化时手腕部酸重无力。囊肿质硬,直径1.5 cm×2 cm之大小,与皮肤无粘连,压痛(-)。

治疗经过:用左手挤住囊肿包块,右手持三棱针直接刺破囊壁,挤出肿块中无色透明的黏液约3 ml。再在右侧阳溪穴处的小静脉上刺出血,然后用小口玻璃瓶拔出黏液和血,治疗结束后15年的囊肿包块消失。

患者是因腰椎间盘突出引起左下肢坐骨神经痛而来就诊,在治疗腰腿痛的同时也治愈了腱鞘囊肿,以后手腕部酸重无力再未出现。

（六）桡骨茎突部狭窄性腱鞘炎

狭窄性腱鞘炎系指腱鞘因机械性劳损而引起的慢性无菌性炎症改变，可使腱鞘在早期发生充血、水肿、渗出等炎症反应，反复创伤或迁延日久后，可发生慢性纤维结缔组织增生、肥厚、粘连等变化致使腱鞘狭窄。

此病可因手腕部重复动作频繁，特别是拇指活动过度引起，可因桡骨茎突部扭、挫伤引起，亦可因手腕部暴露于冷环境中过久而引发。部分患者常突然起病，桡骨茎突处呈条索状肿胀，伴局限性疼痛，局部皮肤温度增高。大部分患者起病缓慢，呈渐进性疼痛。腕部及拇指活动时疼痛加重，严重时可放射至手、肘或肩臂部。桡骨茎突处明显压痛，局部皮下触及条索状硬结。部分患者此处肌腱活动时能触到捻发感觉。嘱患者将拇指屈于掌心，其余四指紧握其上，然后腕部向尺侧倾斜，桡骨茎突可产生剧痛并影响活动。

治 疗 方 法

三棱针先在患肢阳溪穴处显现的静脉刺出血，然后再观察列缺穴和偏历穴处的静脉充盈情况，哪处明显就用斜刺法刺哪处血管出血。如果疼痛放射至肘、肩部时，就要在尺泽穴处刺出血。刺出血后选用小口玻璃瓶拔火罐10～15分钟，这样能提高疗效。桡骨茎突部狭窄性腱鞘炎一般刺血治疗1～2次即能痊愈。

验 案 举 例

例1　桡骨茎突狭窄性腱鞘炎（右侧）

彭×，女，66岁，安徽省合肥市农机三厂工人。

现病史：1986年1月8日初诊，因长时间剥有壳花生，引起右侧桡骨茎突处肿胀、疼痛，夜间痛剧向上放射至肘部。右手大拇指活动受限，不能拧衣物。

查体：右侧桡骨茎突处呈条索状肿胀，压痛（＋），右大拇指伸、屈时，腕部向尺侧活动

时均引起疼痛，触摸病灶具有捻发样感，其余各关节活动正常。

治疗：三棱针刺血，取穴尺泽（右）、阳溪（右）、偏历（右）处的浅静脉血管刺出血，总出血量约20 ml。嘱回家局部热敷，右手暂不要在冷水中操作。

1月20日复诊，右侧桡骨茎突处肿胀已消，压痛（－），仅腕部偏向尺侧时仍有疼痛。

治疗：三棱针点刺右侧阳溪穴、右侧列缺穴处的静脉出血，总出血量约10 ml。

3天后右侧腕部活动无疼痛而痊愈。

（七）手指屈肌腱腱鞘炎

手指屈肌腱腱鞘炎又称扳机指或弹响指。本病可发生于不同年龄，以中年人多发，多见于妇女及手工劳动者。在日常工作和生活中，由于频繁活动引起过度的摩擦，以及长期使指关节处在弯曲位，或手指处在寒湿环境中劳作，均可引起手指屈肌腱腱鞘炎。如长期执笔者易在拇指发病，编织毛衣者易在中指及环指发病。

起病多较缓慢，早期在掌指关节掌侧局限性酸痛，晨起或工作劳累后加重。渐严重时手指不能主动屈曲或交锁在屈曲位不能伸直，疼痛可向腕部及手指远侧端放射。手指在被动性屈伸时产生剧烈疼痛和弹响，夜间翻身活动伸屈手指时常能痛醒。

患指掌骨头掌侧皮下可触及一结节状物，手指屈伸时可感到结节状物滑动及弹跳感，有时有弹响，局部明显压痛。如腱鞘狭窄严重时，手指多因活动痛而固定在屈曲位或伸直位。

治 疗 方 法

刺血治疗手指屈肌腱腱鞘炎可采用局部选穴，用三棱针在患指掌侧掌骨头触及结节处，直接点刺出血，最好能查找到局部显露的小静脉，斜挑刺出血，出血少时要用手轻轻挤压患处出血。然后要在手背静脉上选一条通向患指的浅静脉刺出血和拔火罐。

验案举例

例1　拇指屈肌腱腱鞘炎

张××,女,52岁,皖合肥市新中服装厂工人。

现病史:1978年6月4日初诊,去年因冬季加工服装操劳过度,出现右手拇指疼痛6个月。右拇指不能主动屈曲,屈曲后又不能伸直。拇指屈伸活动过急时出现剧烈疼痛,严重影响工作。右拇指掌指关节压痛(+),掌侧处能触及一小结节,拇指被动屈伸时有弹跳感和疼痛。曾做理疗和局部封闭,均无显效。

治疗经过:三棱针直接点刺大拇指掌指关节掌侧显露出的小静脉血管,出血约4ml,复又斜刺右拇指掌指关节背侧显露出的小静脉血管,出血约10ml。嘱回去局部热敷和运动右拇指。1周后右拇指活动恢复正常,伸屈自如。后又于1979年冬季出现左手拇指屈肌腱腱鞘炎,左拇指伸屈疼痛、弹响。1979年3月7日治疗,治疗取穴同于右手,出血总量约16ml,刺血一次后又很快痊愈。

(八)肱骨外上髁炎

肱骨外上髁炎亦称网球肘,在针灸科门诊患者中比较常见。肱骨外上髁炎是一种自限性疾病,少数患者症状顽固,常影响手臂的活动,刺血治疗能很快奏效治愈。

病因病机

肱骨外上髁炎是一种前臂伸肌起点和桡侧腕短伸肌的慢性撕裂伤,这些肌肉反复收缩牵拉肌肉起点,造成累积性损伤。如网球运动时抽杀动作可引起该病,搅拌操作和提拎重物时间过长,局部遭受寒冷的刺激均能引起此处疼痛发生。显微镜下常发现局部有瘢痕组织形成及包裹在瘢痕组织中微小撕脱性骨折块。

临床表现

患者多诉肘关节外侧痛,有时波及内侧,疼痛常向前臂放射。桡侧腕短伸肌起点即肘关节的外上髁处压痛,关节活动度正常,部分患者局部轻肿。让患者前臂屈曲腕关节掌屈,再前臂旋前伸直肘关节时,即会出现外上髁处疼痛,患者在用力握物和拧物时,当旋后肌运动时疼痛加剧,在提拿暖水瓶时有活动痛。肘部X线片无异常改变。

治疗方法

三棱针刺血在患侧局部选穴,可在肘髎穴和曲池穴周围寻找显露的静脉血管刺出血,可在压痛点直接点刺,进针深度0.5cm左右。如疼痛向前臂放射,可取穴尺泽和手五里处的静脉刺出血。出血量以50～80ml为宜,每穴尽可能选用小口玻璃瓶吸拔出血,拔罐5～10分钟。

治疗后注意患肢休息,避免剧烈运动,不要下冷水操作或提拎重物,一般经1～3次刺血就能治愈。

验案举例

例1　肱骨外上髁炎

叶××,女,48岁,皖淮南造纸厂工人。

现病史:1992年12月2日初诊,提拎重物后出现右肘关节外侧疼痛近2年。右手不能拿水瓶倒水,不能炒菜,搓洗衣服时疼痛明显。右肱骨外上髁局部压痛(+),并有轻度增生、肿胀。伸肌腱牵拉试验(+),右肘关节X线未见异常。曾用理疗、按摩、局部封闭等方法治疗,疼痛缓解后又复发。

治疗经过:三棱针刺血,取穴曲池(右)、尺泽(右)、局部压痛点,出黑紫色血约50ml,血止拔火罐。第一次治疗1周后右肘部疼痛缓解,拿水瓶倒水和炒菜时疼痛均减轻。复于12月18日刺血治疗,除选取以上穴位,又加刺肘髎(右)出血,出暗紫色血约40ml,拔火罐10分钟。

第二次刺血10天后,右肘部近2年的疼痛完全消失,做各种活动时均无疼痛出现,10年后追访无复发。

（九）肋软骨炎

肋软骨炎是一种特发性痛性非化脓性肋软骨肿大。

本病多发生于30岁以上女性，常局限于第2～4肋骨与软骨交界处，很少波及双侧发病。一般认为与劳损、外伤或上呼吸道病毒性感染有关，疲劳和气候突变可诱发疼痛，也有人认为是一种骨营养障碍的现象。

发病有急剧、缓慢之分，病程可持续数日至数周，甚至可长期反复发作。疼痛为持续性或间断性钝痛，胸部有受压或勒紧感。当抬肩举臂时，深呼吸或平卧位时疼痛加重，有时疼痛可向肩及手臂部放射，所以左侧肋软骨炎疼痛时要与心前区疼痛相鉴别。

临床检查患者无发热，第二、三肋骨与软骨交界处梭形肿胀，可见局部软骨隆起，并有自发痛和明显压痛。X线检查可帮助排除胸壁结核等其他疾患。

治 疗 方 法

三棱针刺血治疗时，首先选取患侧的曲泽穴处静脉刺出血，血色常呈黑紫色，出血量为10～20 ml。然后在疼痛局部的或中穴或神藏穴处寻找胸壁浅静脉刺出血，用斜刺法进针，血止后拔火罐，让皮肤充血发紫后去罐。肋软骨炎形成的前胸壁疼痛，一般经1～3次治疗均能痊愈。

验 案 举 例

例1　肋骨软骨炎

季×，女，38岁，皖合肥双岗搬运大队工人。

现病史：1986年12月9日初诊，于当年夏季贪凉长时间吹电风扇，渐出现右前胸上部疼痛4个月，严重时疼痛向右肩、右上臂放射。劳动用力时疼痛加重，无咳嗽及明显发热。右第二肋骨与软骨交界处梭形肿胀并隆起，局部压痛（＋＋），肩部运动时具活动痛。实验室检查：WBC 9.3×10^9/L，N 0.76，L 0.24，ESR 6 mm/h。

治疗经过：三棱针刺血右侧尺泽穴处静脉，出血约20 ml。血止拔火罐，再点刺局部压痛点处显现的浅静脉，在或中穴附近，出黑紫色血20 ml，血止后用中号火罐吸拔。因向肩部有放射痛，又用三棱针直接点刺大椎穴后，局部用大号火罐吸拔出血约10 ml。

12月15日复诊检查，右前胸上部疼痛好转，仅第二肋骨与软骨交界处仍有隆起，压痛（＋），继续在压痛处点刺出血并拔火罐。

10天后局部肿胀和压痛痊愈，搬重物和剧烈运动时无疼痛出现。

按：对于感染性肋软骨炎也可用以上方法治疗，另根据感染的致病菌不同而配以相应的抗生素药物口服。

（十）多发性肌炎（附：皮肌炎）

累及多处的肌肉病变称为多发性肌炎，是一组以骨骼肌的间质性炎变和肌纤维的变性为特征的综合症状，如伴有皮肤的炎性改变，即为皮肌炎。

病 因 病 机

临床上观察多发性肌炎可由感染而引起，如病毒、细菌和真菌感染后起病。多因免疫反应过度而致的肌组织炎症反应，体液和细胞免疫机制的异常是多发性肌炎的主要发病机制，故属于自身免疫性疾病。本病可与结缔组织病，如红斑狼疮、类风湿关节炎、硬皮病、结节性动脉周围炎等疾病并存和重叠，尚有部分患者伴发癌肿。

骨骼肌在人体内分布广泛，约占体重的40％，有着丰富的血管、淋巴管分布，受外周神经的支配。肌细胞因参与运动，对氧和能量需求量较大，必须要有丰富的血供。如血液循环出现障碍，肌肉内的三磷酸腺苷（ATP）很快被分解、消耗，开始时还可从糖代谢中获得ATP，待糖原消耗完后肌肉即变僵硬，肌细胞内乳酸的堆积也可使肌肉变硬，活动受限。

病毒、细菌的侵入，免疫复合物的异常增多，神经对血管的调控失常，机体所处环境以及内环境的改变,都可直接损伤微动、静脉和毛细血管内皮细胞,使微循环的营养通路关闭或消失。在多发性肌炎时血管内皮细胞水肿,毛细血管结构破坏,密度下降。肌内膜和肌束膜的胶原组织增生,从而使肌细胞无法进行正常的营养代谢,慢性供血不足是肌萎缩的原因之一。

肌纤维根据缺血的程度和时间,可产生水肿、变性、萎缩等变化,从而使肌束、肌群出现肿胀、增大、僵硬、无力、活动受限,以及酸胀麻痛等感觉,时间长久则出现肌群的萎缩和失用。但是骨骼肌具有很强的再生能力,当微循环障碍去除后,肌细胞的血供恢复后很快又能进行分裂再生。刺血疗法能最直接地改善肌细胞和神经细胞的血液循环障碍,从而对多发性肌炎有很快捷的治疗作用。

祖国医学将多发性肌炎中急性发作,以疼痛为主并伴有发热症状者,归属在"痹证"范畴,而病程持久和慢性起病以肌肉萎缩,肢体无力症状为主要者,归属于"痿证"范畴。

临床表现

本病可发生于任何年龄,女性略占多数。大部分患者起病隐蔽,少数呈急性或亚急性发病。表现有头痛、乏力、消瘦、不规则发热、肢体疼痛及肌肉捏压痛,活动时加重。由于广泛肌群发生炎症,可引起血沉加快,血清谷草转氨酶明显升高,尿肌酸排出量增多,血清肌酸激酶可明显升高,肌电图呈肌源性萎缩相。

病变常呈对称性,在少数病例中损害可局限于一侧肢体肌肉群。以四肢近侧屈肌常先受累,开始时肌肉肿胀,后呈进行性萎缩。通常累及横纹肌,有时平滑肌和心肌亦受累,以致产生声音嘶哑、咀嚼和吞咽困难、心功能异常等相应症状。

由于肌力下降,患者呈现各种运动功能障碍和特殊姿态,视肌肉病变的多少、轻重、部位的差异,可出现抬臂、头部运动、下蹲和站起困难,步态缓慢无力,严重者全身不能活动和翻身,肢体关节挛缩变形。

多发性肌炎多只有肌肉发病,而皮肤损害不明显,但如出现皮肤非凹陷性水肿和淡紫色红斑,以及毛细血管扩张性红斑、脱屑、色素沉着及萎缩等皮损,则为皮肌炎的典型表现。多发性肌炎较皮肤和肌肉同时发病易治愈。

治疗方法

三棱针刺血治疗,主穴为委中穴、曲泽穴、大椎穴。配穴视病变的部位和依照中医辨证取穴,因"脾主肌肉"多发性肌炎要刺阴陵泉穴;"肺主皮毛"有皮肤病变要刺尺泽穴;脾胃虚弱,风热侵袭可取足三里穴;肾阳不足,可取阴谷穴、肾俞穴;头痛发热可取太阳穴。还要视肌肉和皮肤的病变损害部位,分别在局部取穴,如股四头肌萎缩,要观察伏兔穴或髀关穴周围是否有浅静脉显现,哪处穴位周围病变血管明显就刺哪处,两穴都有明显血管改变,两处都可刺出血。

总之,治疗多发性肌炎和皮肌炎,主要是依据穴位,寻找充盈度增高、青蓝色改变、有瘀血滞留的浅静脉血管出血。出血量掌握在$100\sim200$ ml,对体质虚弱者,可少量出血,增加治疗次数。在刺血治疗的同时,配以祛风散寒、活血通络、健脾补肾等中药方剂内服,可少量的给予皮质类固醇治疗,补充ATP、辅酶A和能量合剂,禁用免疫抑制剂。

验案举例

例1 多发性肌炎

王×,男,24岁,安徽省阜阳市中学教师。

现病史:1986年12月3日初诊,今年年初因丧子而悲痛万分,出现头痛、疲倦、多卧,渐觉左腿无力,肌肉萎缩。病情继续发展,10月初又出现右腿无力。现需人搀扶并扶拐行走,自觉口苦咽干,食欲不振,小便色黄,大便燥结,不能入睡。

查体:患者神清,面红唇赤,NS(一),T 37.2℃,HR 98次/分,律齐,两肺(一)。双下肢震颤,左下肢肌力Ⅱ级,右下肢肌力Ⅲ

级,左大腿肌肉明显萎缩,比右大腿相应部位周径减少 2～3 cm。腱反射减弱,双下肢未引出病理性反射。脑脊液检查正常,肌电图提示肌源性损害,肌组织活检:横纹肌萎缩,少许淋巴细胞浸润。舌质鲜红,苔薄白,脉浮而革。证属肝郁化火,熏蒸肺金,气血不能输布,发为痿证。治宜清热滋阴,养血活血。

治疗经过:先后取穴太阳、委中、曲泽、血海、足三里、肝俞、肾俞、胃俞、身柱刺血治疗,均为双侧取穴。每次选取 3～4 组穴位刺出血,间隔 10 天刺血 1 次,内服中药滋阴补肾、疏肝理气之剂。逐渐减少长期服用大剂量的泼尼松,由每日 80 mg,减至 5 mg,渐停止服用。1987 年元月 13 日四诊时,精神愉快,双下肢行走有力,已能用左下肢独立跳跃,肌力均恢复至Ⅴ级,左大腿肌肉萎缩外观恢复。

又刺血治疗一次,返家后正常工作,无任何不适。

例 2 多发性肌炎

朱××,男,38 岁,安徽省肥东县陈集乡李三村人。

现病史:1990 年 8 月 6 日被人背来初诊,于 1986 年春季发热数天后,渐感双足沉重,大腿肿胀酸痛,肌肉压痛明显,活动时加重。1986 年 4 月 4 日查血常规 WBC 9.2×10^9/L,N 0.72,L 0.26,E 0.02,ESR 82 mm/h。当地医院按风湿治疗无效,病情逐渐加重,双上肢亦出现疼痛无力。双侧大腿肌肉进行性萎缩,行走困难。

查体:现已不能举步,双下肢肌力均Ⅱ级,大腿屈肌、伸肌都明显萎缩,触之僵硬,小腿腓肠肌轻度萎缩,压痛(+)。双上肢肌力Ⅳ级,抬举无力,上臂肌肉亦轻度萎缩。皮肤干燥,弹性差,无紫斑、脱屑和色素沉着。

治疗经过:三棱针刺血治疗,取穴委中、曲泽、大椎、阴陵泉、足三里、脾俞、肾俞、胃俞、腰阳关、脊中穴,除督脉上穴位,均是双侧取穴。出血量每次在 80～120 ml,间隔 15～20 天刺血治疗 1 次。时至当年 10 月 29 日

四诊时,双下肢已能迈步行走,肌力恢复至Ⅳ级。继续刺血治疗,内服健脾丸每次 8 粒,3 次/日,复合维生素 B 每次 2 片,3 次/日,并嘱其加强肢体锻炼。1991 年 3 月 23 日五诊时,四肢活动有力,肌力Ⅴ级,肢体近端肌肉外观基本恢复正常,无压痛、僵硬,已能参加农业劳动,仅劳累后双腿有酸重感。复刺血双侧委中、双侧足三里、腰阳关、大椎穴,1 个月后身体完全康复。

例 2 皮肌炎

汤某某,女,41 岁,安徽省淮南市八公山新远村人。

现病史:2005 年 7 月 8 日初诊,约一年前出现腰骶部疼痛,长期低热,体重明显减退。渐双下肢无力,肌肉萎缩,关节僵硬挛缩,已不能行走、站立半年多。食欲减退、言语低微。

查体:T38℃,BP90/60 mmHg,P106 次/分,极度消瘦,体重仅 42 kg,面部呈蜡黄色肿胀面容,脉细数,舌质淡,白腻。双下肢远端肌肉明显萎缩,脂肪消失,皮肤光亮,弹力消失,皮温下降,大面积褐色素沉着,触之僵硬,冰冷如石,形如皮包骨头(见彩图 31)。双膝关节、踝关节屈曲位挛缩,不能伸展。右侧腹股沟淋巴结肿大,质稍硬,触痛(+)。Hb 82 g/L,ESR 90 mm/h。X 线摄片:骶骨下端骨质破坏,右侧见一边缘整齐密度增高环形影。诊断怀疑骶椎结核,建议排除肿瘤(见彩图 32)。

治疗经过:患者已属极度羸弱之期,治以健脾扶正。刺血均取穴委中(双)、足三里(双)、太冲(双)、关元俞(双)及腰阳关,血色黑紫,出血拔罐,总出血量未超过 100 ml。加服活血化瘀、健脾祛湿之剂,并服异烟肼 100 mg,每日 3 次;复合维生素 B,2 片,每日 3 次;多酶片,2 片,每日 3 次。

刺血治疗后,该患者一次比一次好转,至 8 月 31 日第 5 次复诊时,腰骶部已无疼痛,双下肢挛缩及皮肤僵硬已明显好转,已能自

已站立。体温 37.9℃，血压 110/70 mmHg，心率 90 次/分，血沉 15 mm/h，食欲、体重均增加。患者骶椎骨质破坏，明确诊断为骶椎结核。在治疗皮肌炎的同时，亦治疗了骶椎结核。继续行刺血治疗，至当年 12 月 9 日第 7 诊时，双下肢皮肤变柔软，弹力恢复，但双足中部至足趾皮肤仍僵硬，皮肤温度下降。2006 年 2 月 27 日第 8 诊时，已能正常行走，双下肢肢体外观肌肉、皮肤温度已恢复正常，触之无僵硬、冰冷感，T37.2℃，腰痛尽退，唯仍有贫血。取穴：足三里（双）、委中（双）、解溪（双）、脾俞（双）、肾俞（双），以达健脾温肾、补益气血之功效。内服当归养血膏，20 ml，每日 3 次；补肾强身片，5 片，每日 3 次。

2 年后获知，患者身体已康复。

（十一）劳损性腰背痛

人体的腰背部除负担和维持着沉重而随时改变重心的体重外，还要适应各种功能活动的变化，这是既要求灵活又要求稳定的协调任务。脊椎和周围的肌肉、韧带、筋膜、椎间盘等软组织，对维持体位、增强脊柱稳定性、平衡性和灵活性均起着重要作用。无论是静止或运动时，肌肉、韧带的张力作用都是不可缺少的。在日常的生活和劳动中许多原因都可引起这些韧带、筋膜、肌肉、脊椎关节突间滑膜等软组织发生病理性改变，引发腰背部的疼痛。特别是腰部的活动范围较大和负重过多时更易引起劳损性腰痛。在临床上称之为软组织损伤性腰背痛。

病 因 病 机

可引起腰背部软组织疼痛的原因很多，也很复杂，归纳起来大致有以下几方面。

（1）腰背部劳损性疼痛多见于软组织外伤、急性扭伤、慢性劳损及炎症的浸润等。由于在劳动、工作中腰背部超负荷运动，或者由于体位不正确去挑、抬、扛、举重物，还有在静止或运动中猛然改变体位，以及腰背部遭受跌打撞击损伤。这些因素一方面引起肌肉、筋膜、韧带的伤害，出现纤维断裂外，另一方面引起血管和神经的损伤，以及椎体上下关节突小关节滑膜组织嵌顿。局部可形成无菌性炎症反应，如治疗不及时，可遗留长期的腰背痛。临床上还可见一部分患者的腰背痛来自长期积累性创伤，与职业性体位有一定关系，如经常处于非生理位置下操作的修理工、缝纫工等，日久容易形成潜在的积累性损伤。肌纤维周围的血管和神经末梢长期受到挤压，局部微循环供血不足，代谢产物积聚，进一步引发炎症介质的释放，产生无菌性炎症反应，形成腰背疼痛和肌痉挛。日久可导致肌肉萎缩、挛缩、退行性改变、粘连和组织纤维化，若不能及时改善血液循环，局部在缺血状况下产生和释放的生物活性致痛物质，将始终贯穿在病理过程中。各种疼痛都可引起腰背肌痉挛，痉挛又可造成缺血，缺血后出现肌纤维变性，使旧的创伤和新的病变交杂在一起，使疼痛症状长期反复发作，休息或保暖后好转，劳累及受凉后又加重，或者形成持续不断难以忍受的疼痛。

（2）机体的内在因素也很重要：平时经常锻炼和体力劳动者不易出现腰背痛，个体对寒冷和重量的耐受性及生理组织结构是否能保证活动中生物力学的平衡等也是一个方面。

（3）日常生活中一些不良因素均可诱发腰背痛。如潮湿、寒冷的环境，或气候或地理条件的变化，或一种姿势持续过久，或以不良体位工作、学习，身体虚弱或肥胖超重，或情绪低落和精神紧张都可诱发出腰背疼痛。临床上见一些患者，因贪凉整晚吹电风扇或将空调温度调得过低，或者直接睡卧在潮湿的水泥地上。这些都能使局部软组织的血管收缩，特别是筋膜组织易受外界环境的影响，以致晨起时出现腰背痛。

（4）机体组织退行性改变也是中老年人腰背痛最常见的原因。人在衰老过程中，循环系统最先出现老化。各种软组织结构因供血和神经生化物质的改变，出现退行性改变，使肌肉的抗拉力性减弱。出现早期腰椎间盘退变,这时只有腰背痛,而无下肢的放射痛。还可出现韧带的增厚,锥体小关节滑膜肥厚,关节突的增生等改变。所以腰背痛的发病年龄多在40～60岁,此年龄段时既要承担繁重的劳动和工作,又是机体老化出现进展之时。

腰背痛还可继发于创伤后组织瘢痕粘连、肌间隙压力增高,以及组织新陈代谢失调等诸多原因。

临床表现

当腰背部在运动时姿势不正确、负荷量过大,做大幅度运动前未做准备活动、防护欠缺等,都可造成背部肌肉、筋膜、韧带较大的损伤。急性腰背扭伤时,患者可立即感到腰背部剧痛,严重者不能站立和行走,翻身活动时疼痛加剧。腰背部僵硬,腰椎生理前凸消失,有时可有侧弯,腰背部可触及痉挛肌块,局部压痛明显,下肢运动、感觉和反射检查均无异常,X线片示脊柱生理前凸减小或消失,有时也可出现侧弯,无骨折和骨质破坏等异常改变。

慢性腰背部劳损一般发病缓慢,无明确的急性外伤史,但有部分患者可因过度贪凉或长时间从事弯腰工作,在原有疼痛的基础上,很快出现腰背部的剧痛。慢性腰背部疼痛症状一般较轻,常感局部酸胀、沉重和不适。在活动多或劳累后加重,休息后减轻,不能久坐或久站,经常要变换体位。如为腰肌劳损,常在腰肌的骶骨或髂骨附着处或腰肌其他部位有压痛。如为棘上或棘间韧带劳损,则在棘突上或棘间有压痛,背部易引起棘上韧带损伤。

在长期缺少肌肉锻炼和经常遭受潮湿寒冷侵袭的中老年人,易患肌筋膜炎,在颈、肩、背、腰、臀部都可出现,并产生剧烈疼痛,在筋膜特定痛点按压时,具有明显的浅压痛,有时可在痛处触及条索状肌纤维变性组织。

另外脊椎关节突间关节滑膜炎引起的腰背痛,由于部位深,体征不明确,过去对此未能引起重视。该关节可以在急性创伤或慢性劳损刺激下,发生滑膜炎及关节囊炎。临床表现为严重的慢性腰痛,可有急性发作。急性期患者卧床不起,翻身困难,发病的小关节部位有深压痛,但无神经根损害的症状和体征,直腿抬高试验(-)。X线片示上下关节突间隙消失或变窄。

在下腰痛时,骶髂上韧带劳损居多,在髂后上棘内侧压痛明显。急性发作时,下腰一侧或双侧疼痛,并放射至臀部或腹股沟区,患者往往不能下地行走,卧床屈髋可缓解疼痛。

治疗方法

对于软组织损伤性腰背痛这组多发性的病症,用三棱针刺血治疗能达到较为满意的效果,而且在临床上常能使患者的痛苦迅速缓解。治疗的主穴是委中穴,选取腘窝处的浅静脉刺出血,在静脉瘀血严重时血液喷射而出,且血色暗紫或黑紫。在背部疼痛时,要选取曲泽穴处肘部正中静脉出血。另外在腰背部肌肉痉挛处或压痛明显处点刺,最好能寻找到有病变的浅静脉血管刺出血。腰背部的棘上韧带损伤也可就近直刺督脉上的穴位后拔火罐。脊椎上下关节突嵌顿或滑膜炎也可在椎体两侧疼痛处直刺拔罐。对于中老年患者可点刺肝俞、肾俞穴,对于骶髂处劳损的腰痛,可刺骶椎两侧的俞穴,在此处往往能看见清晰的有病理变化的静脉血管,痛剧时血色暗紫或黑紫。

在治疗的同时,患者要注意防寒保暖,注意工作和学习姿势,加强腰背肌的锻炼,以改善局部的血液循环,缓解腰背疼痛。

验案举例

例1 肌筋膜炎

郑×,女,50岁,皖合肥市郊区杏花乡田铺村菜农。

现病史:1985年5月27日初诊,右侧背部于劳累或受凉后出现酸重感已2年,2天前在超强劳动后背部突感剧烈疼痛,严重时坐卧不安,找人按摩、锤打舒服一刻又复疼痛。饮食睡眠均受影响,无发热、呕吐及头昏。

查体：痛苦面容，T 36.8℃，BP 130/80mmHg，心肺（一），四肢功能活动正常，右肩胛内侧缘区局部肿胀，触之僵硬，浅压痛（＋＋），血常规：WBC 8.6×10⁹/L，N 0.74，L 0.22，E 0.04。

治疗：三棱针刺血，取穴曲泽（双）、委中（右），背部压痛点直刺。右委中穴和曲泽穴处静脉出黑紫色血，血止拔火罐再吸出血，出血量约在100ml。

刺血拔罐治疗后，患者立即感右背部难耐的疼痛消失，以后再未复发。

例2 脊椎关节突间滑膜炎

孔××，男，38岁，皖长丰县水家湖镇阁湖村农民。

现病史：2002年12月5日初诊，右侧髋部疼痛3年，劳累后加重，到某诊所推拿治疗，强行旋转脊柱后，出现腰背部疼痛，劳动负重加剧。现卧床不能翻身，行走不敢直腰。

查体：T 37℃，脊柱无侧弯，脊柱前倾，伸直即感疼痛，L₂~₄椎体右侧深压痛（＋），无放射性疼痛，局部无红肿，直腿抬高试验（一）。X线腰椎片显示，L₅椎体后缘压缩1/3（陈旧性），L₂~₄右侧上下关节突间隙狭窄模糊。尿常规正常，血常规 WBC 5.8×10⁹/L，W-SCR 0.206，W-LCR 0.794，PLT 322×10⁹/L。

治疗：三棱针刺血治疗，取穴委中（双）、腰阳关、命门、关元俞，腰部出血较多，出血总量约90ml。口服天麻丸每次2粒，3次/日。

12月20日二诊，经上次刺血治疗后，第二天腰部能伸直，卧位翻身已不困难，但行走和活动时，腰背部仍感疼痛。

治疗：继续刺血治疗，取穴委中（右）、委阳（左）、脊中、肾俞（双）、腰阳关，出血量约80ml。

2003年1月11日三诊，经2次治疗后腰背部已无疼痛，正常行走。因前2天弯腰干活又出现疼痛，以L₁~₃椎体两侧疼痛，压痛（一），腰部无红肿，活动范围正常。

治疗：三棱针取穴委中（双）、曲泽（双）、

脊中、腰阳关，静脉血色已转正常暗红色。

患者回家休息1周后腰背痛痊愈。

例3 腰部急性扭伤

张××，男，46岁，皖肥西县小庙镇埂大塘村农民。

现病史：1995年8月21日初诊，2个月前因抬重物急性扭伤腰部，以右侧下腰处痛剧，经推拿、封闭治疗无效。渐加重不能站立和行走，卧床不起。

查检：T 37.7℃，HR 102次/分，站立时右腰骶部疼痛，腰部僵硬，脊柱右侧弯，右侧髂后上棘内侧局部肿胀，肌肉痉挛，压痛（＋＋），活动明显受限。直腿抬高试验（一）。WBC 12.2×10⁹/L，W-SCR 0.172，W-LCR 0.828，Hb 130g/L，ESR 3mm/h。X线腰椎片无异常改变。

治疗：中号三棱针刺血治疗，取穴委中（双）、气海俞（右）、腰眼（右）、腰阳关，刺出静脉血血色暗紫，出血量约80ml。口服螺旋霉素每次0.2g，3次/日，复合维生素B每次2片，3次/日。

7天后复查，于刺血后第二天即能下床行走，疼痛渐减，现已基本痊愈，腰部活动功能范围正常，T 37.2℃，复查血常规 WBC 6.1×10⁹/L，W－SCR 0.336，W－LCR 0.664，Hb 138g/L。

（十二）软组织外伤性疼痛

软组织在体内分布广泛，支持和连接着各种组织和器官。除上皮组织、内脏器官及其结缔组织支架、淋巴网状系统、脑膜和胶质外，体内所有的骨外组织均属软组织，一般包括纤维组织、脂肪组织、肌肉组织、血管、淋巴管、滑膜，以及间充质组织等。

在日常生活和劳动中常常使软组织受到外力的冲撞、打击、跌碰等形成局部创伤，有时仅是动作的突然改变，就能引起肌肉、筋膜的扭伤，或在较严重创伤的同时形成软组织损伤。在严重的创伤如血肿、破损、骨折等愈

合后，往往留下软组织迁延不愈的局部疼痛和肿胀，而且经大量药物治疗仍不能减退，因此软组织外伤性疼痛也是刺血科常见的病种。

病 因 病 机

创伤不仅可造成局部组织的损害和功能障碍，而且可以引起全身性反应，随创伤而来的是修复过程。机体对创伤的反应包括神经应激反应、内分泌系统反应、代谢反应和血液循环系统反应等，它们相互之间有着紧密的内在联系，且互为因果，不应孤立看待。

能引起软组织创伤后出现疼痛的原因有以下几方面。

（1）局部损伤后引起无菌性炎症反应。许多软组织在撞击和跌撞的过程中表皮无破损，可是继后可出现反应强烈的肿痛。这是因为创伤启动了引起内源性疼痛生化物质的释放过程，其中包括因血管痉挛、狭窄、栓塞引起的血源性炎症介质释放。

（2）由于肌肉痉挛、肌组织内血供不良形成缺血，使代谢产物不能及时排除，营养物质不能及时供应，从而影响损伤软组织的修复。

（3）在创伤过程中血管、淋巴管的破坏，使各种软组织细胞在微环境中的自稳态调控失衡。虽然在创伤修复过程中有所改善，但是达不到生理活动需要的水平，往往在缺血、缺氧状况下又引起缺血性疼痛。

（4）神经组织可因缺血而引起变性，在修复过程中无良好的营养供应，易形成创伤性神经损害而引起疼痛的发生。

临 床 表 现

软组织在损伤过程中，在急性期可有局部肿胀表现，出现明显的疼痛，有的还形成顽固性的灼性神经痛，常使患者无法忍受，影响睡眠和食欲。当一些严重的创伤，如骨折、韧带撕裂、伤口出血等修复治愈后，一部分患者局部仅遗留有轻微的肿胀和疼痛，而另一部分患者却遗留有顽固性的神经痛。往往因情绪波动和轻轻触摸即可引起疼痛加重。患者精神十分紧张，疲劳消瘦、疼痛的局部皮肤温度正常，早期有充血、肿胀反应，病程日久则出现局部皮肤光滑、干燥和萎缩。

在筋膜、肌肉损伤处可观察和触摸到局部肿胀和僵硬，可在皮下浅筋膜、深层肌肉组织内形成条索状或界限不清的肿块，在刺血治疗后这些增生的筋膜和肌块均可恢复正常形态。

在损伤后的局部韧带、筋膜、肌腱、肌块或皮下软组织处有局限性压痛，肌肉僵硬，肢体功能活动多有受限，进一步发展肌群松软无力，继之出现肌肉萎缩，并伴纤维组织、脂肪组织、血管、淋巴管和间质组织的共同萎缩。X线片、化验检查及活体组织检查可无阳性发现。

治 疗 方 法

软组织在人体无处不有，且又易受到各种原因的伤害，出现轻重不等的急、慢性创伤性疼痛。治疗时取穴原则是局部取穴和循经取穴相结合，但是一定要在局部寻找有静脉瘀血改变的浅静脉血管刺出血，如刺1针出血量不多，可以在局部多刺2～3针。对顽固性的疼痛治疗间隔时间可缩短，5～7天后即可进行下一次治疗。局部刺出血后一定要配合拔火罐，并可配以活血化瘀中药内服。

验 案 举 例

例1 左上臂外伤性疼痛

王×，男，52岁，皖全椒县官渡乡王集村村民。

现病史：2000年5月7日初诊，今年春节骑自行车跌倒路边沟中，当时四肢无破损血肿，2天后出现左臂肿胀、疼痛，肢端肤色红紫，X线摄片示左上肢骨无异常改变。经用药、理疗等治疗，左上肢肿胀消退，但上臂外侧酸胀疼痛，夜间休息时加重。自己用布带将左上肢吊在胸前，以缓解疼痛已3个多月。左肩关节外观正常，无压痛，左三角肌上触及条索状改变，局部压痛（＋）。左上肢外展30°。

治疗经过：三棱针刺血，取穴尺泽（左）、臂臑（左）、中渚（左）、大椎。尺泽处头静脉和臂臑穴附近显现的静脉刺出黑紫色血液，4个穴位均拔火罐，出血量总计约 80 ml。口服舒筋活血片每次 5 片，3 次/日，复合维生素 B 每次 2 片，3 次/日。

患者刺血后即感左上肢轻松痛减，当晚能安然入睡，10 天后左上臂折磨日久的疼痛痊愈。于当年 12 月份追访，左上肢劳动负重一切正常。

例 2 胸部软组织外伤性疼痛

巫××，女，62 岁，皖潜山县永安乡建国村村民。

现病史：1994 年 9 月 6 日初诊，自述于1993 年 7 月初从高处跌下，当即引起左侧胸部剧烈疼痛，送医院急诊，X 线摄片示左第 5、6 肋骨前缘骨折，无移位改变。经休息治疗后骨折愈合，但遗留有左侧胸部疼痛已 1 年余，劳累、寒冷和天阴时疼痛加重，呈刀割样钝痛。曾于 1988 年春季左前胸被重物击打，出现胸部剧痛伴呼吸困难，检查左肺及肋骨均无异常，经多方治疗疼痛 4 年无好转，于1992 年 6 月经 3 次刺血治疗胸痛痊愈。

患者 T 36.8℃，BP 110/80 mmHg，心肺（－），左侧胸壁无红肿，肤色正常，左第 5、6肋骨前缘局部压痛（＋）。

治疗经过：初诊治疗取穴足三里（双）、曲泽（左），在左胸部疼痛点上直接点刺、拔罐，共计出暗紫色血 80 ml。又 9 月 22 日二诊，治疗方法同上。

经 2 次刺血治疗后 1 年多的左侧胸部外伤性疼痛痊愈。

例 3 腘绳肌外伤性疼痛。

柏×，男，16 岁，皖寿县第三中学学生。

现病史：1987 年 8 月 27 日初诊，5 个月前打扫教室卫生时由窗台上跳下，落地即感左腿后侧疼痛。3 天后加重，如刀割、撕裂样，行走困难，腰不能伸直。经牵引、推拿、针灸、药物等治疗效果不显。患者痛苦面容，身体向右前方倾斜成 70°夹角行走，脊柱后凸。

腰部左侧弯受限，仰卧挺腹试验（＋），屈颈、"4"字试验均（－），直腿抬高试验左 20°、右80°。左下肢肌肉无萎缩，左大腿后侧可触及僵硬肿胀硬块，压痛（＋），腰椎正、侧位片未见明显异常。

治疗经过：第一次治疗取穴委中（左）、秩边（左）、殷门（左）、腰阳关，寻找穴位周围静脉血管刺出血，总出血量约 100 ml。口服舒筋活血片每次 5 片，3 次/日，复合维生素 B每次 2 片，3 次/日。于 9 月 12 日二诊，自觉刀割状疼痛明显减轻，行走时上身仍要向右前方倾斜成 30°夹角，继续刺血治疗。10 天后 9 月 22 日三诊时，腰部能伸直正常行走，左下肢后外侧仍有轻痛，已能步行上学。三棱针取穴委中（左）、殷门（左）、居髎（左），总出血量约 60 ml。

第三次治疗后痊愈，行走跑跳无妨碍。

按：股后肌群统称为腘绳肌，主要有二头肌、半腱肌、半膜肌，这三组肌肉均由坐骨神经支配，直腿抬高试验在 20°～30°以内即受限，多为腘绳肌痉挛所致。该病在临床上时有所见，刺血治疗效果快捷。笔者曾在江西出诊时，一 6 岁男孩从饭桌上跳下，遂引起右腿后侧疼痛，只能俯卧床上，不能翻身和下床行走已 40 余天。用小号三棱针在右侧委中、殷门、腰阳关上点刺出血拔罐，患儿上午治疗下午即能起床行走而痊愈。一侧江苏淮阴女孩，来就诊时左腿后侧疼痛，身体前倾向右侧偏弯近 90°夹角行走，刺血治疗第二天腰部即可伸直。

例 4 双侧胫前软组织外伤性疼痛

张×，女，33 岁，皖寿县刘岗镇三义街道居民。

现病史：2001 年 3 月 25 日初诊，1999 年12 月初坐长途汽车，在急刹车时被急仆至地面，双小腿前侧撞击在突起的横杆上，当即双小腿出现血肿疼痛，皮肤无破损，X 线检查无骨折及关节脱位。经治疗后肿胀消退、瘀血吸收。但 1 年多来小腿前侧疼痛未减，影响行走不能迈步。双下肢各关节无红肿，双小腿下段胫前皮肤褐色素沉着，触摸疼痛，胫骨前肌浅层能触及数个条索状硬节，触痛（＋），双足背伸时胫前疼痛。

治疗经过：三棱针刺血足三里（双）、上巨虚（双），经刺血治疗后疼痛明显好转。4月13日二诊，长距离行走后双小腿前侧只有轻微疼痛，胫前皮肤色素沉着变淡，局部压痛（－），效不更方，又以第一次穴位刺血治疗，出血约60 ml。

第二次治疗1周后双胫前外伤性疼痛痊愈。

（十三）股骨头缺血性坏死

股骨头缺血性坏死是由于不同病因破坏股骨头的血液供应，骨组织因缺血后所造成的结果，可发生于儿童、青年和老年各年龄段。这也是针灸刺血科临床常接触的病症，明确诊断后，应选择出一些有效的治疗手段。对股骨头缺血性坏死能做到早诊断、早治疗，可避免和控制缺血性坏死后造成股骨头塌陷，引起髋关节功能障碍而致严重残废。

病　因　病　机

通过临床观察引发股骨头缺血性坏死的病因可分为如下几类。

（1）有明显的创伤史，如股骨颈骨折、髋关节脱位等所引起的股骨头血运突然中断。

（2）有一些不太严重的外伤史，如跌倒、扭伤，经过一段时间后引起血液循环障碍而形成股骨头坏死。

（3）一些患者因受寒、淋雨、在冷水中浸泡过久，致使血液循环障碍形成。

（4）还有一些无明显诱因的患者，其发病呈渐进性慢性过程。

（5）另外各种血红蛋白病、减压病、长期服用激素、过量饮酒、动脉硬化、烧伤后等也都可以伴发单侧或双侧股骨头坏死症状。

总之，各种病因只要能引起股骨头的微小动脉或毛细血管血流供应中断，即可发展出现缺血性股骨头坏死。

临　床　表　现

股骨头缺血性坏死在早期可只有轻微髋部疼痛或酸重的感觉，随着病情发展可出现髋、膝部位的隐痛和僵硬，疼痛在行走和活动时加剧，休息后可减轻，继而出现跛行。

因髋部以内收肌疼痛出现较早，许多患者多以大腿内前侧疼痛为主诉而来就诊。疼痛可呈持续性或间歇性，如果是双侧病变，髋部两侧可出现交替性疼痛，疼痛多为难以忍受的钝痛，常使患者不能安坐和入睡，甚至烦躁不安。病情发展常缓慢而持久，有的患者可疼痛10余年，以致在已经形成髋关节功能障碍后才来就诊。全身健康状况一般不受影响，日久臀部及大腿肌肉轻度萎缩。髋关节屈曲、外展、内收、外旋和内旋功能受限，常使患者穿袜、系鞋带都有困难。由于患肢外展外旋跛行，患侧足尖和矢状线成$45°\sim50°$夹角。如是双侧股骨头坏死，患者行走缓慢，步距减小，抬腿困难。严重者需扶双拐行走，或只能坐轮椅行动。病情得不到控制进一步发展，继出现明显的髋关节屈曲内收畸形，除疼痛限制髋关节的活动范围外，下肢肌力正常。患侧屈髋屈膝试验（＋），"4"字试验（＋）。

根据X线摄片结果，骨科专家将股骨头缺血性坏死分为Ⅴ期。

（1）Ⅰ期：有股骨头缺血坏死，临床已出现轻微髋部不适，X线摄片及骨扫描均正常。

（2）Ⅱ期：有临床症状和体征，X线摄片可见点状、斑片状骨密度减低区阴影，以及囊性改变、骨硬化等表现，但股骨头外形完整，关节间隙正常。

（3）Ⅲ期：X线摄片表现为股骨头外形完整，股骨头持重区关节软骨下骨质中，可见构成"新月状"弧形透亮带，软骨下骨质塌陷。

（4）Ⅳ期：X线摄片表现为股骨头持重区的软骨下骨质呈不同程度的变平、碎裂、塌陷，股骨头外形改变，软骨下骨质密度增高，关节间隙已有改变。

（5）Ⅴ期：X线摄片表现股骨头持重区严重塌陷，股骨头变扁平，而股骨头内下方骨质一般均无塌陷,关节间隙变窄,髋臼外上缘常有骨刺形成。

这样大致分期后,对治疗和评价疗效都有指导作用。

治疗方法

用刺血疗法治疗股骨头缺血性坏死时,应首先明确诊断,找出病因,根据骨坏死分期程度确定治疗的最佳方案,并估计病情转归。儿童、青少年患者有较好的自我修复能力。对于属Ⅰ、Ⅱ、Ⅲ期的年少患者,采用刺血法,可使坏死的股骨头血运得到改善和重建大多都能获得满意效果。而对于老年人和Ⅳ、Ⅴ期的患者,股骨头的修复能力较差,应用刺血疗法大多数能控制髋部的疼痛,但无法使髋关节的功能完全恢复。

三棱针刺血疗法治疗股骨头缺血性坏死的主穴:患侧的委中、阴陵泉、髀关、环跳。配穴:膝部疼痛刺足三里、伏兔,股内侧疼痛刺足三里穴,髋部疼痛取穴维道。可在腹股沟部位寻找显现的旋髂浅静脉,股外侧浅静脉直刺出血(见彩图30)。病变时这些穴位处静脉瘀血现象严重,治疗中要流出和吸拔出100 ml 左右的静脉血,这样治疗效果才好。治疗后,患者要避免持重,不能做剧烈运动,严重者配以活血化瘀、补肝益肾之中药内服和外敷。患处疼痛严重者可每10天治疗1次,随着病情的好转15~20天刺血治疗1次。

临床资料

笔者多年来在临床上接诊了许多股骨头缺血性坏死的患者,初起时只是试验性治疗,认为股骨头已坏死,治疗不知是否有效果。经过实践验证刺血疗法对股骨头缺血性坏死确有疗效。在此查找出记录较完整的22例病案总结如下,其中男性15例,女性7例;单侧患者左侧7例,右侧9例,双侧患者6例。年龄10~11岁3例,20~40岁5例,40~60岁10例,60岁以上4例。病程最短3个月,最长20年,1年以内4例,1~3年5例,3~5年6例,5~10年5例,18~20年2例。

疗 效 观 察

(1)评定标准:具体分以下4种。

治愈:髋、膝部疼痛消失,髋关节功能恢复,正常行走。

明显好转:髋、膝部疼痛消失,髋关节功能部分恢复。

好转:髋部疼痛减退,劳累后仍有轻痛,髋关节功能仍受限。

无效:治疗1~3次症状无好转。

(2)疗效分析:22例患者治愈6例,均是Ⅱ、Ⅲ期股骨头缺血性坏死患者。其中有3例儿童股骨头缺血性坏死,2例治疗3次,1例治疗6次,均获痊愈。治疗获明显好转12例,好转2例,其中Ⅲ期坏死2例,Ⅳ期坏死7例,Ⅴ期坏死5例。治疗无效2例,1例刺血1次,1例刺血3次后再未治疗。

验 案 举 例

例1　左侧股骨头坏死

贾××,女,22岁,江苏省盱眙县双沟乡焦莹村人。

现病史:1992年8月13日初诊,17岁时从2米高的树上跌落在地,当时无骨折及血肿,后渐出现左髋及膝部的疼痛已5年,1年前疼痛加重。勉强行走100米距离后即痛不能行,夜间痛剧不能入睡,经多方治疗病情仍未控制。因长期疼痛难忍曾服毒自杀未遂。

查体:发育良好,T 37℃,行走时左足外旋位,跛行,下蹲困难。"4"字试验左(+)、右(一),屈膝屈髋试验左(+),右(一),骨盆分离试验(一),左下肢外展、内收活动范围受限。实验室检查均在正常范围,X线骨盆摄片示左侧股骨头软骨下骨密度增高,可见斑片状密度减低区阴影及囊性改变,关节间隙狭窄。

治疗经过:三棱针刺血,取穴委中(左)、阴陵泉(左)、左维道(左)、环跳(左)。治疗中见穴位处的静脉血流出较快,血色黑紫,出血总计约150 ml。刺血后第三天后夜间剧痛已减,能安稳入睡。后又于当年8月30日、10

月22日、11月23日复诊刺血治疗。12月28日五诊时，经前4次刺血治疗后左膝、髋部疼痛渐减，现已能行走2000米无痛感，左下肢内外旋、内收、外展活动范围均接近正常。X摄线片复查，前后平片对比左侧股骨头坏死表现无明显改变。治以三棱针刺血，穴位基本同于第一次取穴，出血总量计80 ml。

患者临床治愈回家，行走姿势正常，无疼痛及痿软，嘱避免负重，定期检查。

例2 双侧股骨头坏死

汪××，男，23岁，安徽省潜山县余井乡东山村人。

现病史：2001年元月8日初诊，5年前曾从高处跌下，继1年后出现双侧臀部及股前侧酸重疼痛，下蹲、行走困难，夜间痛剧难以入睡。4年来用推拿、药物等治疗病情仍进行性加重，到医院建议手术治疗。

查体：发育良好，T 36.9℃，行走缓慢，右下肢外旋位，不能下蹲，双下肢外展夹角只有50°，"4"字试验左（＋）、右（＋＋），血常规、尿常规、血沉、抗"O"均在正常范围。2000年12月31日X线骨盆平片示左侧股骨头外形尚完整，关节间隙改变，股骨头持重区骨密度增高，周围可见斑片状低密度阴影。右侧股骨头变平，关节间隙变狭窄，持重区软骨下骨质碎裂、塌陷。左、右两侧股骨颈中段均出现连续明显的硬化透明带。

治疗经过：三棱针刺血，取穴委中（双）、阴陵泉（双）、髀关（双）、环跳（双）、腰阳关。刺出静脉血，血止拔火罐，出血量约120 ml。口服小活络丸每次6粒，3次/日，复合维生素B每次2片，3次/日。治疗时间间隔15～20天，刺血治疗5次后于2002年1月14日六诊时，双侧膝、髋部的酸重疼痛已明显好转，下蹲正常，双下肢外展夹角100°，唯长距离行走后右侧髋部酸胀。继续刺血治疗，口服舒筋活血片每次5片，3次/日，维生素C每次200 mg，3次/日。2月6日七诊时，已能行走10余里路程而膝、髋部无痛感，但劳累后右膝上仍有酸胀感。仍以刺血治疗，出血总量约80 ml。到4月30日八诊时，自述已能在家从事农业劳动，因负重后右髋又有轻微疼痛，特来治疗。X线骨盆平片复查，和16个月前所摄平片对比观察，左、右侧股骨头坏死表现无明显改变，可见原左、右股骨颈中段明显的硬化透明带部分消失，表明血液供应已向死骨区扩展，坏死骨组织已有修复。2002年12月追访，患者已能正常行走和从事农业劳动，半年来再无疼痛出现。

例3 儿童股骨头缺血性坏死

江××，女，11岁，安徽省桐城县徐河乡高城村人。

现病史：1995年10月3日初诊，于1994年7月中旬，因跑跳不慎跌倒在地，2个月后出现右髋及大腿前侧疼痛。1年多来经药物和右髋关节固定等治疗未见好转。现行走时髋部倾斜、右下肢跛行，走数步后即痛不能行走。

查体：面色萎黄，T 36.8℃，脊柱无侧弯，右侧臀部肌肉轻度萎缩，站立时骨盆向右倾斜，右下肢稍短，屈曲外展位，内、外旋受限。"4"字试验左（－）、右（＋），屈髋屈膝试验左（－）、右（＋）。X线平片示右侧股骨头无菌性坏死。

治疗经过：用小号三棱针刺血治疗，取穴委中（右）、风市（右）、髀关（右）、环跳（右）、腰阳关。直刺穴位附近显现的静脉血管，出黑紫色静脉血。血止后拔火罐，总出血量约60 ml。口服补肾强身片每次2片，3次/日，舒筋活血片每次1片，3次/日。刺血拔火罐后患儿即述右下肢疼痛减轻，行走有轻松感。后又于当年10月20日和11月18日复诊，前后40余天，共刺血治疗3次，患儿右髋、膝部疼痛痊愈，行走步态正常，长距离行走亦无痛感。2001年12月27日追访，患儿生长发育良好，双髋对称，无倾斜，双下肢肌肉无萎缩，跑跳、下蹲等运动自如，无任何不适感。

讨论及体会

成人股骨头的血运主要是来自股骨头深动脉的旋股动脉。外侧和内侧旋股动脉通过股骨的前后方在粗隆的水平处相互吻合，这些动脉在延伸中特别是旋股内侧动脉发出许多小的分支，在髋关节囊的下面走行，其终末支在股骨头的软骨的边缘进入骨内。旋股内动脉发出上支持带血管和下支持带血管，上支持带血管又分出上干骺血管和外侧骨骺血管，下支持带血管发出下干骺血管。闭孔动脉通过髋臼支供应圆韧带动脉，其终端为骨骺内动脉，股骨颈的髓内血管自股骨干和大粗隆处向上走行于骨皮质下，终止于股骨颈近侧部。这些血管既互相交通，又各自具有一定的独立性。

有学者对股骨头缺血性坏死的患者做动脉造影发现，所有上支持带动脉均不显影，髋臼和圆韧带动脉充盈增加，下支持带动脉增宽。患侧骨骺内、外血管不显影，旋股内、外血管的显影率均显著低于对照侧。股骨上端静脉回流障碍，造成髋关节腔内压增高，也是发生股骨头缺血性坏死的一个中间环节或致病因素。广州中医药大学袁浩主任认为，在进行股骨头坏死植入治疗时，植入的骨片一定要有血管支持。

当各种不同的致病因子损害了股骨头供血的血管壁，或者使血液黏度、血液流速、血管容量及血液的组分发生改变，致使血液发生凝集，微小血栓形成和脂肪栓子产生等；从而使供给骨细胞营养的微循环关闭，使骨组织发生一系列缺血后的病理改变。

在股骨头坏死骨形成后，淋巴细胞和单核-巨噬细胞能释放出一系列免疫活性因子，如破骨细胞激活因子、肿瘤坏死因子、白细胞介素等，它们均具有强烈的促进骨吸收作用。但是在释放过多和不能及时降解时，它们又能产生疼痛感和使骨组织进一步被破坏。血液流速恢复后能使细胞免疫反应产生的细胞因子降解、稀释、转运，所以能很快止痛、消肿，又能促使圆韧带、骨膜和干骺端周围血管代偿性增生，促使股骨头中的坏死骨吸收和新骨生长，使髋关节能维持正常活动。

刺血疗法如能帮助关闭的微血管开放和再生，使股骨头处的骨细胞血供能恢复和代偿性增强，则缺血坏死的骨组织能完全修复和重塑，功能可不受影响。刺血疗法排出局部瘀滞的静脉血，使关节周围的血管管腔压力降低，有利于血液的流动，并促使关节腔内的压力减小，肿胀消退。

（十四）膝部疾病

我们在此讨论的膝部疾病，只包括外伤、劳损、退变等非化脓性的关节炎症表现，如髌骨软化症、剥脱性骨软骨炎、半月板损伤、退行性骨关节炎、滑膜皱襞综合征、色素性结节性滑膜炎、髌前滑囊炎等。因刺血疗法对这些膝部疾病都有较好的疗效，通过刺血、拔罐等简单的治疗手段，就能达到异病同治的效果，能很快地使膝部的肿胀、疼痛、积液消除，并能使周围萎缩的肌肉恢复，所以在此一并总结出来，供针灸界参考。

膝关节由众多的结构组成，有股骨下端、胫骨上端和髌骨骨性结构；有关节内骨关节面软骨和半月板软骨结构；有关节周围肌肉、肌腱结构；有关节外的韧带和关节内的交叉韧带结构；还有大大小小位于关节腔及肌腱韧带之间的滑囊和滑膜；最重要的是膝关节有着丰富的动、静脉血管网，以保证膝关节所有结构的血液供应。当这些结构受到外伤或出现慢性劳损，受到外界环境条件的改变，以及个体先天因素的差异等影响，就能出现各个结构的病理性改变。而各结构的改变往往并不是孤立存在的，它们之间是互相影响、同时存在的。

膝部的疾病是针灸、刺血科的常见病、多发病。临床上常见的非化脓性关节疾病有：退行性骨关节炎、半月板损伤、髌骨软化症、髌前滑囊炎、剥脱性骨软骨炎、滑膜皱襞综合征，以及膝关节急性外伤后引起的骨关节炎改变等；还有膝关节内或周围的肌肉、韧带、筋膜的损伤引起的症状,如膝关节内、外侧副韧带损伤、股四头肌萎缩等。

病 因 病 机

膝关节因有众多的结构组织,又是承重和活动的关节,所以供血系统复杂。腘动脉发出许多膝动脉,分布于膝关节骨骼及其周围肌肉、筋膜、韧带等处。膝动脉分出许多侧支环抱膝关节,位置较为固定,膝静脉和膝动脉相互伴行。膝动脉侧支比较细小,在关节处互相吻合,形成网络状分布,以适应膝关节多方位的运动。但膝部血管容易受到外界的撞击,加上关节自身各种不正确运动方式及所处环境的潮湿寒冷的影响,出现血管的损伤和舒缩功能紊乱。

膝关节是滑膜关节,滑膜可产生滑液,以润滑关节和营养关节内结构。膝的关节面没有骨外膜,只有关节软骨,关节软骨本身没有血管、淋巴管和神经。营养物质是从周围组织弥散而来,一部分依赖于软骨基质的可渗透性,从骨毛细血管中汲取营养物质,另一部分可从关节软骨周边的滑膜血管中获得营养物质,而大部分关节软骨主要从滑液中获得营养物质。软骨对营养物质缺乏的刺激以及激素的作用十分敏感。当许多因素造成膝关节内供血不足时,关节软骨的基质内缺乏蛋白糖原和胶质,代谢产物不能及时转运而堆集,浅层的软骨细胞数量减少,软骨中心水分减少,从而使软骨弹性减弱易发生破裂。在关节损伤时各种促使软骨裂解的酶也相继从软骨细胞、滑膜和滑液中释放出,使软骨损伤处首先出现组织的坏死和萎缩,随后为软骨膜或邻近筋膜产生的结缔组织所填充,其中纤维细胞可转变成软骨细胞。当血供停止后软骨发生变性而停止生长,在骨血液循环恢复后,关节软骨又开始生长。关节软骨从30岁开始出现退行性改变,软骨变薄,有不同程度的裂缝和磨损,表面呈现凹凸不平。软骨最突出的退行性变化是钙化,软骨变为不透明、坚硬和脆性增加的组织。软骨弹性下降,关节边缘骨质增生,出现骨性关节炎的症状

如疼痛、肿胀。关节软骨变性可出现髌骨软化症和剥脱性骨软骨炎,半月板弹性降低而易破裂。

膝关节内的关节囊结构,其外层为肌腱和韧带以加强其稳定性和韧性,其内层为薄层结缔组织构成滑膜层,滑膜层的血管丰富而神经少,对痛觉不敏感,在热和冷的刺激下可出现血管扩张与收缩反应,故寒冷可影响滑膜的血液循环。除形成关节腔内壁外,滑膜还被覆于关节内肌腱、韧带和半月板的表面。滑膜常向关节腔内突起形成滑膜皱襞或绒毛,皱襞和绒毛中含有丰富的血管、神经和淋巴管。滑膜的功能主要为产生滑液和重吸收滑液,以及排放在滑液中的异物碎屑。滑膜的退行性改变表现为滑膜绒毛增生,滑膜纤维化和单核细胞局部积聚增多等。

膝关节腔内正常状态时含有少量淡黄色黏滞性流体,称为滑液。滑液维持关节面的润滑,减低两关节面之间的摩擦,还为关节软骨提供营养物质。滑液的流体部分及其中的电解质、糖和大部分蛋白质均由滑膜层血管的血浆渗透而来,滑液中的透明质酸是由关节软骨和滑膜细胞产生。滑液中存在单核细胞、淋巴细胞、巨噬细胞、中性粒细胞和游离的滑膜细胞,以及关节表面磨损和撕裂的细胞片和纤维成分。滑膜炎症反应时,可使滑液的重吸收受阻,在膝关节内表现为滑液的积聚增多,形成关节积液。

当膝关节内的组织结构受到破坏时,因滑膜内含有丰富的血管、神经和淋巴管,滑液中存在许多免疫细胞物质,关节腔内容易发生无菌性炎症反应。

现代病理生理学研究,在炎症反应的过程中有许多细胞因子参与,它们即可控制炎症的反应过程,在某些条件下又能加重炎症反应。细胞因子是一组激素样调节分子,由多种不同组织细胞生成,主要以自分泌和旁分泌的方式作用于局部,可作用于分泌细胞自身或邻近的组织细胞,在浓度极低(通常小于 10^{-11} g/L)时就有明显的生物活性。

细胞因子种类很多，其中有些为重要的炎症介质，具有促炎和调节炎症反应的作用，如在炎症反应中有重要作用的白三烯可由白细胞、内皮细胞、血管平滑肌细胞生成和代谢。而白细胞介素-1不但可由单核细胞、巨噬细胞产生，而内皮细胞、T细胞、小胶质细胞也能合成释放。

任何组织结构破坏时，必定要伤及局部的血管和淋巴管，当损伤刺激超出了血管自身调控的能力时，损伤的血管内皮细胞先激活凝血系统，并通过一系列酶促反应相继激活纤溶、激肽和补体系统，产生大量血浆源性炎症介质。组织细胞也因致炎因子刺激或损伤而释放细胞源性炎症介质。

在病理情况下，传入神经受到不同刺激后，神经纤维释放的P物质、神经激肽等对关节的急性和慢性炎症也有不同的复合影响作用。许多学者在研究骨关节病时都发现骨内血流动力学有变化，骨内压力增高是与骨关节病同时存在的一种病理现象，有的发现骨内动脉与静脉的通路阻断，有的发现静脉回流不足，骨内窦状隙扩张，并有动脉充血现象。对滑膜增生结节样软组织动脉造影，显示结节富含血管，并有动静脉短路，毛细血管床不规则。测髌骨软化症患者的髌骨内压明显增高为 5.83 kPa，这和微动脉端的压力相接近，而正常时是 2.47 kPa。当骨内微循环出现大量动静脉短路开放时可使局部充血，血压增高，这种骨内压力增高是微循环障碍的一种表现，是大量营养毛细血管通路关闭，骨组织缺血、缺氧的病理生理改变的信号。

总之，骨关节功能的完好与否和关节内的血液循环状况有直接的关系，血供正常运行时，关节软骨弹性好、抗磨损，损伤后修复快；滑膜产生的滑液能润滑关节和清除碎屑；肌腱、韧带也能保持关节的稳定性。当半月板受损撕裂时，只要半月板边缘的血供良好，半月板大部分是能够修复和再生的。只有当膝关节局部的神经-血管-体液调控功能重新组合完整后，膝关节内的无菌性炎症反应才可中断停止，使关节的疼痛肿胀趋于好转。

临床表现

膝关节是全身所有关节中最易受损伤的关节，膝关节内骨组织及其周围的重要软组织常发生功能紊乱，而出现一些类似的症状，如膝关节的疼痛、功能活动受限、关节周围的肿胀和压痛，以及关节积液形成等改变。

膝关节退行性关节炎是膝部疼痛的一大原因，为关节软骨发生退行性改变，关节面硬化，并在关节边缘形成骨质增生。膝关节退行性关节炎多发生于中老年人，女性多见，成为50岁以后女性常见病。患者常在膝部改变姿势时疼痛加剧，活动一段时间后疼痛可减轻，早期有轻度压痛，活动时可触及摩擦感。当关节面出现变形时，增生的骨质刺激肥厚的滑膜皱襞时，其疼痛和肌肉痉挛加重，并变为持续性疼痛，休息后亦难以缓解，关节发生肿胀和畸形，活动关节时可出现明显的骨摩擦音。X线片晚期表现为关节间隙狭窄，有软骨下骨质增生和囊性改变，关节内可有游离体。

髌骨软化症也是膝部常见的病症，本病女性多见，大运动量的人易发病。起病较缓慢，患者多有反复的长期劳损，特别是半蹲位扭转过度。主要症状是髌骨后方间歇性疼痛，下蹲时加重，膝关节发软及功能不稳定，尤其在上下楼梯及关节开始活动时明显。髌骨内侧关节面压痛，髌骨活动时摩擦疼痛，髌骨下可出现摩擦声或捻发音。病情时轻时重，要持续多年。X线摄片早期可无改变，关节镜观髌软骨面变粗糙、软化、纤维化、皲裂和脱落。

急性损伤和慢性劳损都可使膝关节内出现游离体，如膝关节内出血后血凝块机化、关节面骨折、损伤的半月板、关节软骨崩裂。膝关节间或有疼痛不适，可持续数月，膝关节多有肿胀，但很少有明显渗出，负重时膝部疼痛，关节酸软或交锁，有时可触摸到关节内的游离体。日久可出现关节炎的改变。

滑膜皱襞可由于外伤、慢性刺激、瘢痕化

等原因而发生肥大或增厚,运动和劳累后发生症状,特别是内侧皱襞易损伤。主要表现为髌内侧疼痛,下蹲或上下楼梯时疼痛明显,关节活动常有低沉的弹响声,股骨内髁前方常有压痛。关节镜下可见滑膜皱襞增厚、颜色苍白、弹性较差等改变。

还有一种滑膜增生性病变——色素沉着绒毛结节性滑膜炎,多发生于青中年人群,年龄在20～40岁,以膝关节最为多见,通常为单关节型,起病缓慢,可有外伤、劳损病史。渐渐出现局部皮温增高、肿胀明显、关节僵硬,有时可呈急性发作。关节腔内充满血性咖啡色或黄色浑浊液体(见彩图12),关节抽液治疗后可反复再出现大量积液。

半月板损伤多见于青壮年,多因运动量过大而致,多数患者有扭伤史,伴有膝关节肿胀、疼痛和功能障碍,疼痛局限于半月板损伤侧。有的患者自觉关节内有弹响声和撕裂感,膝关节不能完全伸直,关节内可有积血和积液,损伤初期多有严重的肿胀。病程日久出现股四头肌萎缩,膝关节有不稳定和滑落感。由于半月板被嵌夹,膝部可有弹拨发作和交锁现象,膝部突然不能伸直,经屈膝活动后又能伸直。膝关节被动伸直时可引起疼痛,膝内大量积液时浮髌试验阳性。

膝部是全身关节中滑囊最多的部位,也是活动最多的关节,由于长期反复摩擦、挤压、碰撞、寒湿等因素,可引起滑囊炎症反应。临床上可见髌前滑囊炎和腘窝囊肿。急性滑囊炎发作时髌前疼痛和肿胀,不能屈膝,局部有压痛和波动,穿刺有血性液体。慢性滑囊炎时局部有半球状形隆起,伴轻度疼痛,局部压痛(±),基本不影响膝关节运动。滑囊炎时囊内充满滑液,滑囊的内壁由滑膜层组成,滑膜的炎症反应可直接影响滑囊内滑液的状况。

见于腘窝处的滑膜囊肿,称为腘窝囊肿,部分囊肿可与膝关节相通,是腘窝部滑囊积液积聚的结果。可发生在任何年龄,男性较女性多见。常发生于腓肠肌和半膜肌滑囊处,多数认为与慢性损伤有关,有些腘窝囊肿和关节疼痛同时存在,如骨性关节炎、类风湿关节炎等。囊肿界限清楚或不清楚,囊肿如形成日久,滑膜积液积聚过多,包块触之坚硬,皮肤紧张度增高;如形成时间不久,滑膜积液少时包块较软。

膝内、外侧副韧带劳损或受寒冷刺激后也可出现膝部疼痛。膝关节内侧副韧带损伤在膝部疾病中较常见,伤后膝关节内侧肿胀、疼痛、压痛和皮下瘀斑,活动受限,不能完全伸直。

膝关节的骨骼、韧带、肌腱、血管、神经损伤后,在恢复后常遗留有膝周围肌肉萎缩,以股四头肌萎缩多见,形成关节功能不稳定,行走时下肢无力,劳累后出现酸重麻木等感觉。

治 疗 方 法

中医将膝部疾病的表现,称之为“膝眼风”“鹤膝风”,认为是肝、脾、肾三经邪气乘之,多采用内、外法治之,内服中药,外用针灸、药物敷之。古人对于“下虚风寒湿侵袭”的膝部疾病,提出采用“速活血刺委中”的治疗方法。

用三棱针刺血疗法治疗膝部疼痛,操作简便,获效迅速。以上所提及的非化脓性膝关节病的早期都有许多相似的表现,如疼痛、肿胀、功能活动受限等。在X线片上早期多无特殊改变,在没有关节镜设备时,是无法了解关节中各种结构的变化。

刺血疗法在治疗膝部这许多病种时,取穴基本上一致,操作也无大的差异,但是都能取得确切的疗效。在没有条件明确诊断的情况下,按以下步骤来治疗是行之有效的方法。

治疗膝部疾病的主穴是委中、足三里、犊鼻和内膝眼。在患肢这4个穴位的周围寻找充盈度增加的浅静脉血管,三棱针直刺,进针深度在0.3～0.5 cm。委中穴在患者站立时取穴后,再让其坐下,而其余穴位要坐位取穴。此4个穴位能流出许多血液,在急性肿胀、炎症疼痛明显时静脉血色可呈鲜红,在疼痛日久、病程迁延不愈时静脉血色多见暗紫。

如委中穴处静脉不明显，可在委阳穴上寻找小隐静脉的分支刺出血。小隐静脉出血能影响腘动脉分出的膝上内、外侧动脉和膝下内、外侧动脉的血流状况，刺足三里处的胫前静脉可直接影响胫前动脉对膝部前侧分支的动脉血供。

膝部疾病在肿胀和炎症急性期，多见膝关节髌骨、股骨前侧有静脉怒张，提示静脉充血或瘀血，取穴时因局部软组织较少，可用斜刺法进针，针尖向上挑刺血管，使血液顺势淌出，视患者身体情况总出血量可控制在100～200 ml。

治疗膝部疼痛还要根据疼痛、肿胀的部位选穴，如膝内侧疼痛，要在阴陵泉、曲泉或阴谷穴处寻找静脉血管刺血。如膝外侧疼痛，要在阳陵泉、膝阳关或风市穴处寻找显现的静脉刺出血。如膝关节肿胀，充满积液，还要在鹤顶、梁丘和血海处观察静脉刺血。治疗时所取穴位都要加拔火罐，用玻璃罐中形成的负压促使血液循环改善。

在关节腔积液形成时，特别是色素性结节性滑膜炎患者膝关节高度肿胀，可采用三棱针关节排液法。首先在髌骨上内、外两侧选取肿胀最饱满处，严格消毒局部后，用三棱针直刺1 cm深度达滑囊中，积液可自行流出，医者用双手在肿胀处轻轻按压，帮助积液排出。然后再用闪火法拔罐吸出大量积液（彩图12）。在腘窝囊肿时，亦可用三棱针排出囊肿中的积液，三棱针直刺腘窝处半球形肿胀最高点，囊肿内充满树胶样的黏液，刺破囊肿时液体可因压力较高，急涌而出，黏液澄清或微黄色，流淌到后期可出现血性液体。注意避开腘动、静脉，也要用火罐吸拔出滑液，然后再在局部寻找静脉血管刺出静脉血来，以达到活血祛瘀的作用。

另外在腰部还要取关元俞或胞肓穴处静脉点刺出血，无静脉显现可直接点刺穴位。单侧肢体发病取患侧，双侧肢体患病取双侧。临床上观察，加刺腰部穴位能提高疗效。

对于膝关节的骨骼、韧带、肌腱、血管、神经损伤后，出现的创伤性关节炎患者，虽然膝关节已无红肿，但膝关节酸痛明显，不能长时间行走、负重，特别是股四头肌萎缩明显；也可按以上的治疗步骤施治，在改善患处血液循环后，关节炎的症状能很快好转和痊愈。

验案举例

例1 膝退行性关节炎

朱××，女，52岁，皖庐江县城关镇鱼台村村民。

现病史：曾患左膝部肿胀疼痛半年，于2000年5月刺血治疗三次肿痛痊愈。现右膝关节又出现肿胀疼痛5个月，行走困难，夜间跳痛影响睡眠。

查体：T 36.8℃，BP 136/80 mmHg，膝关节活动时可触及沙砾样摩擦音，浮髌试验（－），X线摄片示双膝关节间隙狭窄，关节边缘骨质增生。

治疗经过：2001年3月1日初诊，三棱针刺血取穴委中（右）、足三里（右）、鹤顶（右）、腰阳关、关元俞（双），出血量约100 ml。口服补肾强身片每次5片，3次/日，复合维生素B每次2片，3次/日。3月16日二诊，右膝肿痛明显好转，又以上法治疗。

1周后右膝关节肿痛尽消，活动正常。

例2 膝滑囊炎伴腘窝囊肿

乔××，女，46岁，皖庐江县沙溪乡泉东村村民。

现病史：去年秋季抢收后出现右膝关节髌前肿胀疼痛半年，屈膝受限，活动时自觉摩擦感，渐腘窝处出现包块，压痛（－），屈膝时酸重不适。实验室检查无特殊异常。

治疗经过：2001年3月8日初诊，选取膝后腘窝肿胀处，三棱针直刺囊中，退针时淡黄色黏液喷流而出，加拔火罐吸出共计约60 ml黏液。然后再刺右侧委中、足三里、梁丘穴出血，出血总量有50 ml。口服舒筋活血片每次5片，3次/日。

刺血治疗1周后肿痛均愈，腘窝囊肿

消失。

例3 色素沉着绒毛结节性滑膜炎

任××,男,45岁,皖长丰县前进公社伍岗大队社员。

现病史:3年前冬季不明原因渐出现双膝关节肿大、疼痛,行走时觉膝部僵硬,活动时疼痛明显。血常规、血沉检查无特殊异常,无发热及头痛。曾先后3次抽关节内积液,有时能抽出100 ml以上血性积液,抽液后好转,但经一段时间又复肿胀。经药物、理疗治疗,效果不显。浮髌试验左(＋)、右(－),双膝髌骨上方局部触及波动感。

治疗经过:于1970年6月10日初诊,三棱针取穴委中(双)、足三里(双)、犊鼻(双),出血量约80 ml。然后用三棱针在髌骨上方内、外侧肿胀处直刺排液,关节两侧用火罐吸拔出血性淡黄色液体约120 ml。患者自述治疗后双膝立感轻松,口服木瓜丸每次4片,3次/日。6月28日二诊,现双膝肿胀明显好转,行走时疼痛减轻。继以上法治疗,双膝髌骨上方已吸拔不出液体。7月20日三诊,双膝外观正常,浮髌试验(－),关节活动范围基本正常,但伸展时仍有疼痛感。三棱针刺血取穴委中(双)、足三里(双)、阴陵泉(双)、梁丘(双),出血后拔火罐,总出血量约100 ml。

50天时间内前后治疗3次,3年多的膝滑膜炎获愈,5年后追访双膝再未出现肿胀。

例4 半月板损伤

徐×,男,38岁,吉林省通化地区办公室干部。

现病史:1980年9月30日初诊,左膝关节扭伤后疼痛1年,不能行走,在当地医院充气造影显示,内侧半月板横行撕裂伤。经用药物内服及外敷治疗,关节肿胀好转,但行走时疼痛,左膝关节活动受限,不能迈步。下楼下坡困难,时有关节弹响,膝软无力有滑落感。检查:左膝关节成150°屈曲固定位,无红肿,股四头肌轻度萎缩,关节功能活动受

限。皮色灰黑(因外敷药物引起),内膝眼压痛(＋),抽屉试验(＋)。

治疗经过:9月30日初诊,刺血取穴委中(左)和阴陵泉(左)。10月10日二诊时,左膝软无力感好转,刺血委阳(左)、阴陵泉(左)。10月20日三诊时,左膝关节屈伸功能改善,屈曲达45°,刺血条口(左)、委中(左)。因急于回家,又于10月28日四诊,已能迈步行走,膝周肤色由黧黑变浅,股四头肌弹性恢复,关节弹响症状很少出现,刺血内外膝眼(左)、阴陵泉(左)、血海(左)。

于1981年6月追访,膝周肤色恢复正常,左膝关节疼痛消失,功能完全恢复。

(十五) 慢性骨髓炎

大多数慢性骨髓炎是因急性骨髓炎治疗不当或不彻底,而使病情演变、进展。如引起骨髓炎的致病菌毒性较低,或患者抵抗力较强,也可能起病时呈现亚急性或慢性临床过程。

病 因 病 机

慢性骨髓炎的致病菌与急性骨髓炎相同,最常见的是金黄色葡萄球菌,但有窦道形成者,常为多种细菌混合感染所致。

当细菌经血源、伤口或邻近软组织蔓延形成骨髓的感染后,细胞毒素的强弱是外在因素,全身状况、局部骨骼抵抗力,以及骨组织的血液循环状况是内在因素。当血液流动缓慢时,细菌栓子易停留在小血管中,导致局部组织坏死,有利于细菌生长和炎症的发生。所以在临床上扭挫伤,开放性伤害等所致局部组织损伤后,常常紧接着可发生急、慢性骨髓炎。

骨髓炎的早期以骨质破坏和坏死为主,后期以增生为主。慢性骨髓炎有一个逐渐发展演变的过程,当急性炎症消退时,大片死骨不能排出或被吸收,骨膜下新骨又不断形成,可将大片死骨包裹起来,形成死骨外包壳,包壳常被脓液侵蚀,穿破皮肤形成瘘管后,经常有脓性分泌物流出。无效腔、死骨及附近瘢

痕组织等病灶内,由于缺乏血液供应,自身的免疫抵抗能力难以发挥作用,而药物也难以到达病灶。病灶内又常有细菌残留,当患者抵抗力降低时,即又可出现急性炎症表现。待脓液重新穿破流出后,炎症渐趋消退,伤口可暂时闭合,如是反复发作,成为慢性骨髓炎。

临 床 表 现

患者在进行急性血源性骨髓炎、开放性骨折或扭挫伤等病症治疗后,经过一段时间又出现局部红肿、疼痛、流脓和窦道形成。其间多伴有低热、恶寒等全身症状。窦道周围皮肤有色素沉着,有时有小块死骨片自窦道中排出,窦道口有肉芽组织增生,常常经久不愈,或暂时愈合后又能反复穿破、流脓。X线平片可见骨质增生、增厚、硬化,骨腔呈不规则状,有大小不等的死骨,死骨致密,周围可见一透明亮带,其骨质破坏和骨膜改变与急性期所见相仿。骨破坏区呈弥散不规则,破坏区骨质疏松,有的有透光区,对比分明,骨膜新骨增生也较急性期厚而密,但无大片死骨出现。由于病变经年累月,可出现肢体肌肉萎缩、面色苍白、形体瘦弱、食欲减退等全身症状。

临床上还有两种特殊类型的慢性骨髓炎。一种是慢性局限性骨脓肿,多见于儿童和青年,多发于胫骨上端和下端,一般认为细菌感染后,因抵抗力强而将化脓性骨髓炎局限于骨髓的一部分。X线片可见长骨干骺端或骨干皮质显示圆形或椭圆形低密度骨质破坏区,边缘较整齐,周围密度增高为骨质硬化反应,硬化带与正常骨质间无明确分界。另一种为硬化性骨髓炎,是以骨质硬化为主要特征的慢性病变。多见于成人和儿童的长骨骨干,如胫骨、腓骨和尺骨等处。患者常有外伤和碰撞史,局部可有轻度肿胀、压痛,患处酸胀疼痛,很少有全身症状,偶有低热,X线片可见局限或广泛的骨质增生硬化现象,病骨密度增高,常呈梭形改变,在病程较长的病例中,可见小而不规则的骨质破坏区。

治 疗 方 法

慢性骨髓炎的治疗原则是改善局部血液循环,清除死骨,排出脓液,消除增生的瘢痕和肉芽组织,为愈合创造条件。我们在治疗慢性骨髓炎时,采用三棱针刺血,火罐排脓和中药托里透脓排出死骨综合疗法,在临床上能取得很好的疗效;可使长期反复发作的骨髓炎治愈,促使窦道修复愈合,对于局限性骨脓肿和硬化性骨髓炎都有治疗作用,使患者免除手术之苦。

三棱针刺血治疗骨髓炎时,取穴原则是循经取穴和局部取穴相结合。如胫骨下端发生骨髓炎,可取穴委中、委阳、下巨虚和三阴交,局部红肿疼痛处视皮肤下静脉血管的变化刺出血。急性期和亚急性期出血量多一些,且血色鲜红。慢性期因有瘀血形成,出血量也要多一些,此时血色暗紫。选取的每个穴位血止后都要拔火罐,对形成的窦道也要根据其开口大小和所在位置,选用不同型号的火罐,用闪火法拔火罐,以使深部组织内的脓液和坏死组织直接排出体外,减轻机体排除和吸收坏死组织的负担。同时再配以中药内服,辨证运用消、托、补三法治之,脓未成者,以消法为主,宜清热解毒、活血通络。若脓已成而未溃者,在用三棱针直接排脓和火罐吸拔排脓时,再加以托里透脓之剂。当病程转入慢性期者,在刺血治疗的同时应以补法为之,宜服中药气血双补之剂。还可使用抗生素药物抗感染、补充维生素等,以促使炎症的恢复。

验 案 举 例

例1 慢性骨髓炎急性发作

杨××,男,26岁,皖长丰县徐庙乡杨岗村人。

现病史:1980年2月26日初诊,1年前因左脚拇指碰伤感染,引起发热和左大腿红肿疼痛,诊为急性骨髓炎,经住院治疗好转,但时有酸重和胀痛感,不能负重。数天前因走远路后即感左大腿疼痛,现局部又出现肿胀疼痛,伴发热头痛,食欲减退。

查体:T 38.3℃,HR 92次/分,BP 120/70 mmHg,左大腿中下段明显肿大,皮肤温度升高,局部压痛(+),无波动感。WBC 13.5×10⁹/L,N 0.70,L 0.30,X线片示左股骨中下段有骨膜改变,可见骨干皮质有低密度骨质破坏区,周围增生硬化。

治疗:第一次治疗三棱针刺血取穴委中(左)、风市(左)、膝阳关(左),寻找穴位附近显现的静脉刺出血、拔火罐,出血量约100 ml。配以林可霉素,肌注每次0.6 g,2次/日。治疗后第二天体温正常,左大腿疼痛好转。后又于3月4日,3月14日又刺血治疗两次,左大腿肿胀消退,局部疼痛好转。

3月27日四诊,T 36.9℃,WBC 7.6×10⁹/L,N 0.68,L 0.32,左股骨中下段仍有压痛,行走和劳累时左大腿有酸重疼痛感。

治疗:继续刺血,取穴委中(左)、中渎(左)、足三里(左),出血并拔火罐计出血量约80 ml。

4月11日五诊,左大腿仍有轻微酸重,为防复发,又刺血治疗一次。经以上治疗后骨髓炎痊愈,10年后追访劳动负重和行走远路无任何不适感。

例2 化脓性颌骨骨髓炎伴窦道形成(牙槽风)

宋××,男,22岁,西安交通大学学生。

现病史:1995年元月10日初诊,1994年6月初右侧第2、3磨牙疼痛,牙龈充血和肿胀,继而牙床溢脓,伴有发热。当时曾服用抗生素药物,半月后右下颌溃破流脓。半年来经多方治疗窦道仍时有脓液流出,长期不能愈合,局部胀痛,张口受限,咀嚼困难。当地医院建议手术治疗清除死骨,因怕影响面容,特从西安赶来合肥刺血治疗。

查体:营养中等,T 37.6℃,五官(一),右侧下齿龈肿胀,张口齿距仅2 cm。右下颌角前有一1 cm×1 cm之窦道,外口脓性物溢出。X线平片示右下颌骨有死骨形成。

治疗:三棱针刺血,取穴尺泽(右)、太阳(双)、下关(右)、颊车(右),出血量50 ml左右,每穴均拔火罐。然后用小口玻璃瓶吸拔下颌角处窦道口,吸出脓性液体20 ml。

内服托里排脓中药5剂。刺血后局部胀痛好转,窦道口连续排出大量黏稠脓液,用消毒药棉擦洗,第三天排出数小片死骨。

1周后又按以上穴位刺血治疗,出血量约20 ml,窦道口再拔火罐,排出脓液已稀少。继服中药补益气血和活血化瘀之剂5剂,水煎服,2次/日。第二次治疗后每日窦道排出脓液减少,而且变稀薄,张口已不受限,咀嚼功能恢复。

适逢年关已近,欲返家中,间隔8天后又在以上穴位处刺血,出血量约30 ml。回家后窦道很快愈合,伤口平复,瘢痕不显,咬合功能正常。

例3 硬化性骨髓炎

高×,女,43岁,皖合肥市元件五厂工人。

现病史:2002年4月20日初诊,2001年8月中旬上楼梯时跌倒,左小腿前内侧碰伤出血,渐出现胫骨内侧中下段处红肿疼痛,伴长期低热,行走困难。

查体:T 38℃,HR 88次/分,BP 140/92 mmHg,左小腿内侧中度静脉曲张,胫前内侧皮肿色赤,局部肿胀,压之凹陷,压痛(+)。脉浮数,舌质红,少苔。WBC 9.2×10⁹/L,W-LCR 0.750,W-SCR 0.250,RBC 3.76×10¹²/L,Hb 109 g/L,当时诊为浅静脉炎。

治疗:三棱针刺血,取穴阴陵泉(左)、三阴交(左)、条口(左),血色暗红,出血量约80 ml。口服螺旋霉素每次0.2 g,3次/日,舒筋活血片每次5片,3次/日。

2002年5月15日二诊,经以上治疗后左小腿内侧红肿疼痛明显好转。行走时疼痛减轻。但夜间时有胀痛。T 37.7℃,左小腿内侧仍有凹陷性肿胀,压痛(+)。

继续刺血治疗,取穴同初诊。

2002年6月16日三诊,2次刺血治疗后,现左小腿红肿疼痛又减,皮肤颜色已恢复正常,但胫内侧仍有凹陷性肿胀,仍有低热,T 37.7℃。病程进展恢复状况与静脉炎不相符,随摄X线左胫骨正、侧位片示左胫骨中段前侧局限性骨质增生硬化,骨皮质增厚,中下段髓腔内膜增生并狭窄。诊断为硬化性骨髓炎。

治疗:三棱针刺血治疗,取穴委中(左)、蠡沟(左)、上巨虚(左),出血约60 ml。口服舒筋活血片每次5片,3次/日,配以中药活血化瘀、补益肝肾之剂5剂,水煎服,2次/日。

2002年7月2日四诊,左小腿内侧胫部红肿疼痛尽消,唯胫骨中下段有压痛,T 37.8℃。

治疗:取穴同第三诊,继服舒筋活血片。

20天后患者复查低热退尽,左小腿肿胀、压痛消失,行走正常,无酸重感。

(十六)创伤性关节炎

创伤性关节炎也称外伤性关节炎,当关节发生扭、挫伤时可出现急性创伤性损害。而在发生骨折、脱位或韧带损伤时,如果治疗不当,日久都会对关节功能造成严重影响。或者由于慢性多次损伤而引起关节疼痛,出现慢性创伤性关节炎。创伤性关节炎往往迁延不愈,对患者的生活和工作造成一定的影响,而且是服用药物难以治愈的顽固病种。

病 因 病 机

创伤性关节炎多继发于外伤之后,关节受创经过修复治疗,虽然外观恢复正常,但在大运动量、过度劳累以及寒冷刺激后又出现疼痛、肿胀、压痛及运动限制。还有部分关节创伤后一直遗留肿胀、疼痛。关节在受到创伤时,各组织结构都不同程度受到伤害,尤以血管、神经、淋巴管的伤害往往最严重。在损伤组织的修复过程中,血管、神经、淋巴管的修复如能达到正常生理水平,则不会出现创伤性关节炎。如果局部血管修复不完善,常

使其所供血供氧的组织细胞处于缺血、低氧环境之中,细胞功能亦处在低水平线下。

当损伤修复后的已处在这种低水平环境中的关节组织,一旦在寒冷的环境中使组织血管收缩,以及关节剧烈运动需氧量增加时,都可进一步使关节组织出现较严重的缺血缺氧。缺氧时白细胞易产生超氧阴离子,可释出多种酶,引起组织细胞的损伤。白细胞一旦激活可产生血管活性物质,如白三烯和血小板激活因子,这些物质使血管收缩,通透性增加,又可促使白细胞对管壁的黏附。接着出现红细胞和血小板聚集,微小血栓形成,使血浆外渗组织肿胀,形成无菌性炎症反应。当局部的血管内皮细胞出现损伤后,也可产生超氧阴离子、羟自由基及过氧化氢,造成局部微环境的恶劣化。在血流受阻和减少后,不能及时灭活、转运这些物质,将使内皮细胞自稳态调控失衡,可直接影响神经-血管-体液的调控功能。

刺血疗法能促使关节炎局部血液流速加快,改善局部缺血缺氧的状况,使红细胞和内皮细胞停止释放出炎症介质和血管活性物质,从而使创伤性关节炎得以恢复正常功能。

临 床 表 现

创伤性关节炎多发生在急性扭挫伤后,临床表现为局部疼痛、肿胀、局部压痛、肌肉痉挛及运动受限,有时发生皮肤出血性瘀斑,关节穿刺可抽出积血或积液。X线检查除软组织肿胀外,无阳性体征。当急性关节扭挫伤经一段时间治疗后,虽然关节的肿胀明显改善,但仍留有关节的酸痛、压痛,肌肉和肌腱的萎缩,以及关节活动的一定限制。受伤的关节于运动、劳累、受寒时常发生疼痛、肿胀及运动限制,休息后好转,运动时又可再出现疼痛,夜间常有静息痛出现。临床上还有一部分创伤性关节炎无明显外伤史,只是由于慢性多次的损伤而引起。X线检查多无阳性体征,部分患者可出现关节退行性改变、关节腔的不规则变形及狭窄及韧带附着处骨化表现。

治疗方法

创伤性关节炎不拘定处,以踝、膝关节多见,而且有时在一些小关节中都可出现。治疗时根据关节肿痛而对症取穴,尽量在关节周围取穴,并要选取充盈度增高颜色青蓝的浅静脉血管刺血。出血量要适当多一些,血止后选取不同型号的火罐吸拔针孔处,加快关节周围组织的血液循环。

膝关节肿痛时可取穴委中、阴陵泉、阳陵泉、足三里、鹤顶出血拔罐。如腕部损伤后形成关节炎时可取穴阳池、阳溪、阳谷出血治疗,还可以循经选取肘部相对应的"合穴"来刺血治疗。

刺血治疗创伤性关节炎,一般1～3次即可治愈,对病程数十年之久的患者,多刺几次可治愈。另外可配以舒筋活血、改善血液微循环的药物口服,可使疗效更快捷。

验 案 举 例

例1 创伤性关节炎

李××,男,23岁,安徽省颍上县卅铺乡洪海村人。

现病史:4年前跑步不慎扭伤右足踝,当时肿胀疼痛,X线检查示无骨折及移位。经药物治疗后肿胀好转,但右踝关节在天气变化及劳累后,晚间休息时常常出现剧烈疼痛,影响睡眠,行走远距离后也有疼痛出现。检查右踝关节无红肿,皮肤外观正常,右足内翻时外踝前侧疼痛,右足背第二跖骨处有1cm×1cm硬结节,触痛(＋),实验室检查无阳性发现。

治疗经过:2001年9月26日初诊,三棱针刺血,取穴委中(右)、中封(右)、丘墟(右),于丘墟处足背静脉出黑紫色血20ml,每穴均拔火罐。10月10日二诊,右踝关节疼痛明显减轻,足背处硬结节消失,夜间已能安睡,唯行走时仍感轻微疼痛。刺血治疗取穴商丘(右)、丘墟(右)、昆仑(右),刺穴位附近的静脉血管出血约50ml。

第二次治疗1周后,4年多的右踝关节

疼痛痊愈,跑跳负重均无任何不适。

例2 急性创伤性关节炎

阎××,女,46岁,安徽省长丰县兴隆乡裴户村农民。

现病史:3个月前因挑水浇地扭伤右膝部,遂出现右膝关节肿胀、疼痛,不能行走,夜晚痛剧。经服药和热敷等治疗,右膝关节肿胀、疼痛无明显好转。右膝眼饱满,局部皮肤发紫、温度高于对侧膝部,浮髌试验(一),膝关节屈曲活动时无摩擦音,伸展活动受限,X线示膝关节正、侧位片未见异常。

治疗经过:1977年5月8日初诊,三棱针刺血,取穴委中(右)、委阳(右)、足三里(右)、鹤顶(右),出血量约80ml,每穴均拔火罐,口服舒筋活血片每次5片,3次/日。

刺血治疗后右膝部肿痛渐渐好转,10天后痊愈。

(十七) 化脓性关节炎

化脓性细菌引起的关节内感染,称为化脓性关节炎。本病多见于儿童和青少年,病变常发生于膝、髋关节,且多为单关节发病。化脓性关节炎在成人发生少见,其他关节亦有发病但少见,多关节同时发病也少见。

病 因 病 机

化脓性关节炎的致病菌多为金黄色葡萄球菌,其次为溶血性链球菌、肺炎双球菌和大肠杆菌等。感染途径常见的是自身体其他部位化脓性病灶的细菌,经血液循环传播至关节腔,也可为关节开放性损伤、关节手术或关节穿刺继发感染,或从周围软组织感染蔓延而来。

临 床 表 现

关节感染后由于细菌的毒性大小、机体抵抗力的强弱和病程的长短,以及关节的渗出液性质有所不同,病情的表现也有所区别。化脓性关节炎病变的发展是一个逐渐演变的过程,大致可分为三个阶段,有时其中一个阶段可独立存在,而有时并无明确的界限可分。

在早期浆液性渗出期时,关节轻度肿胀,体温不高,疼痛也较轻,全身症状不明显,白细胞计数及分类均略高。中期浆液性纤维蛋白性渗出期时,症状逐渐加剧,在滑膜发生炎性反应后,纤维蛋白沉积在关节软骨表面,妨碍滑液内营养物质进入软骨。进入关节内的中性多核白细胞释放大量溶酶体和炎症介质,致使炎症反应加剧,关节软骨遭到破坏,受累关节剧痛,出现红肿,局部皮肤温度升高,并有压痛,由于肌肉痉挛,关节常处于屈曲位,活动即疼痛难忍。化脓性关节炎以上两个病程阶段是针灸和刺血科易碰到的病症,医者一定要认真检查和明确诊断。如中期病情没有得到控制,患者体温升高可达40℃以上,脉搏增快,疼痛剧烈,烦躁不安。白细胞增加达 $2.0×10^9/L$～$3.0×10^9/L$,中性粒细胞在 90% 以上。患病关节红肿热痛进一步发展,直至关节腔脓液形成,触之有波动感。常因关节囊肿胀,有积液而膨大,加之肌肉痉挛,使关节产生病理性半脱位或全脱位。关节腔脓肿可自行穿破、排出脓液,若此期引流不畅或治疗不彻底,可形成久治不愈的窦道和慢性化脓性关节炎。病变严重者,往往遗留有严重关节活动障碍,甚至完全强直于非功能位。

X线表现早期显示关节周围软组织肿胀,关节间隙增宽。以后关节间隙变窄,软骨下骨质疏松和破坏。晚期有增生和硬化表现,关节间隙消失,发生纤维性或骨性强直,有时可见骨骺滑脱或病理性关节脱位。

治疗方法

化脓性关节炎早期积极和正确的治疗,是避免病情进一步发展、形成肢体功能障碍的关键。刺血疗法对于控制炎症反应,有其快捷和可靠的疗效。在治疗化脓性关节炎的早中期,以感染关节局部取穴治疗,选取肿胀、疼痛处穴位附近显现于皮肤下的静脉血管刺出血。此时出血量多一些疗效显著,出血量视患者体质可在 100～200 ml,每穴一定要拔火罐,特别是红肿热痛处。如有高热一

定要加刺大椎穴,三棱针直刺,进针深度在 0.3～0.5 cm,再用大号或中号火罐吸出血。膝关节化脓感染,可取穴患侧足三里、委中、膝眼、鹤顶。肘关节化脓感染时,可刺患侧尺泽、曲泽、少海、肘髎。髋关节感染时取穴委中、居髎、髀关、维道、环跳。

对于关节脓液已形成的患者,在关节周围软组织较少的部位,已能触及脓腔时,可用三棱针直刺,排出脓液,并用罐口适度的火罐吸拔出脓液,在排脓后仍要行刺血治疗。而关节周围软组织较厚,脓液不易自行穿出者,或全身症状不见好转,穿刺关节内已有脓液形成,应及时到骨外科切排引流,以免贻误病情。

验案举例

例1　急性化脓性关节炎

屠××,女,27岁,皖长丰县水湖镇孔圩村人。

现病史:1970年9月14日初诊,半月前感左膝关节轻微疼痛,局部轻肿,休息后好转。3天前因劳累后左膝突然红肿热痛,伴不规则发热,T 38～39.5℃,不思饮食。当地医生给予肌注和口服抗生素效果不显,现左膝关节不能伸直,不敢落地行走。

查体:T 38.6℃,HR 106次/分,律齐,两肺(一),右膝关节肿胀,皮温增高,肤色红赤,压痛(＋＋),功能活动受限,处于屈曲位,双足趾脚癣伴感染。WBC $16×10^9/L$,N 0.79,L 0.21,ESR 18 mm/h。

治疗:中号三棱针刺血,取穴委中(右)、足三里(右)、外膝眼(右)、鹤顶(右)、大椎。刺出的静脉血色鲜红,出血量约 120 ml。刺血治疗后患者自述心中烦躁和难受减退,膝部疼痛好转,思饮食。嘱其多饮水,继续肌注青霉素每次 40 万单位,2次/日。

3天后右膝关节红肿热痛均愈,行走正常。

例2　左腕、指化脓性关节炎

陈××,男,23岁,皖庐江县泥河乡水泥

厂工人。

现病史：2000 年 7 月 27 日初诊，1998 年底左手小指不慎被尖利物刺伤，逐渐小指关节出现肿痛，继而左手腕亦出现红肿热痛。经当地医院治疗，手部肿痛时轻时重，长期发热，全身不适感。近月余又肿胀痛剧，手指、腕关节活动受限，休息时左手钻凿样跳痛。

查体：面色萎黄，T 38.4℃，HR 96 次/分，律齐，左手腕关节及小指第二指关节红肿热痛，局部肿胀明显，按之柔软，触痛（＋），WBC 7.8×10^9/L，W-SCR 0.206，W-LCR 0.794，ESR 4 mm/h。

治疗：三棱针刺血，取穴阳池（左）、大陵、曲泽处静脉刺出血，出血约 60 ml，出血后患者感左手肿胀剧痛好转。配以清热解毒、托脓消肿中药 5 剂，水煎服，2 次/日。肌注林可霉素每次 0.6 g，2 次/日。因脓液未完全形成宜过几天再排脓。

8 月 4 日二诊，经上次治疗后，左手腕红肿减轻，关节背侧触之有波动感，T 38℃，HR 88 次/分。

治疗：中号三棱针在阳溪穴处静脉刺出血，血止拔火罐。然后在左腕关节背部肿胀最明显、按之最软处，三棱针直刺 0.5 cm 深，针退黄色黏稠脓液即出，用手轻轻挤压并拔火罐，用负压吸出脓液，出脓液约 30 ml。继服中药托脓排毒之剂。

8 月 12 日三诊，左腕关节疼痛好转，食欲增加。T 37.7℃，腕关节仍肿胀，小指第 2 指关节肿胀，WBC 6.3×10^9/L。

治疗：三棱针局部刺穴阳溪（右）、阳谷（左）附近浅静脉，出血约 20 ml。再用三棱针刺上次排脓创口，排出稀薄脓液 30 ml。并点刺小指第 2 指关节最肿胀处，排出黄色脓液 10 ml。口服螺旋霉素每次 0.2 g，3 次/日。

8 月 21 日四诊：面色好转，精神佳，T 37.5℃，左小指肿胀减退，左腕部仍有波动感，压痛（＋）。

治疗：仍以三棱针刺血加拔火罐排脓，腕部又排出稀薄脓液 20 ml，小指排出 2 ml。

9 月 15 日五诊，经刺血及局部排脓治疗后，长期发热尽退。反复肿胀疼痛 1 年余的左手外观恢复正常，已能持物，关节功能活动恢复。唯有时劳动后仍有轻度肿痛，饮食、睡眠均佳。

治疗：为彻底治疗不留后遗症，用三棱针又在左侧曲泽穴和阳池穴处，刺静脉出血约 20 ml，血止拔火罐。并服 1 周螺旋霉素后，左手外观和功能活动完全恢复正常。

（十八）骨与关节结核

骨与关节结核是劳动人民的常见病、多发病。我国人口众多，各地人民的生活水平和卫生水平发展不同，特别是在农村中骨与关节结核仍时有发病。本病多发生于儿童和青年，是一种危害性较大的传染性疾病，除全身影响外，易损坏骨骼和关节，能造成患者躯体很严重的病残伤害。中医将此病归属于"骨痨、伏梁、阴疽、流痰、流注"等范畴内，中药和针灸治疗都有抗痨作用，刺血疗法对此病亦有快捷的疗效，介绍于下。

病因病机

骨与关节结核大多为结核杆菌经血液传播感染，少数通过淋巴管，也可由胸膜或淋巴结病灶直接蔓延到椎体、肋骨、胸骨等处。

结核杆菌可通过血液运送到全身各组织中去，形成一些微小的病灶，在机体防御功能的作用下，多数小病灶中的结核杆菌被消灭。但当机体免疫力降低时，如过度疲劳、营养不良或处于疾病中等，可致潜伏的小病灶活跃起来，结核杆菌迅速繁殖，炎症病灶扩大或侵入新的骨骼区域，临床上即可出现全身反应和骨组织的破坏。

骨结核形成的时间、病灶范围、病灶好发部位等都与结核杆菌的数量及毒力、患者的体质和免疫力、局部解剖生理特性有密切的关系。许多患者多有个人和家庭的结核病史，并有多处结核病灶存在，临床检查时尽量作详细的全身检查。

临床表现

骨与关节结核，不论结核杆菌侵犯骨松

质、骨干、干骺端和关节等处骨组织,都会出现局部疼痛,起初多为轻微钝痛,随着病情发展,常可出现剧烈疼痛,并可影响肢体的功能活动。局部有明显压痛和叩击痛。患者多有疲倦乏力、食欲减退、消瘦、烦躁,妇女有月经不调等表现,伴有低热,每于午后或傍晚开始,清晨自退,或于劳累后体温略见升高,多数患者有夜间盗汗,也有无明显症状者。如病灶急剧进展扩散时可出现高热、畏寒。

病程进展比较缓慢,临床上可见 4~5 年的发展过程,结核病灶可扩展至软组织,形成干酪样坏死物质,积聚在软组织内,称为寒性脓肿。若脓肿溃破后,可沿肌肉、血管和神经扩散至远处,并可形成窦道和瘘管,排出脓液、干酪样物质和死骨碎片。患者常因肢体、躯干的疼痛而就诊,所以遇到肢体疼痛伴长期低热的患者,要注意鉴别诊断,以期早诊断、早治疗。

治 疗 方 法

三棱针刺血治疗时,可根据结核病灶的不同部位取穴。

(1)脊柱结核:主穴有委中穴(腘后小隐静脉分支),被破坏椎体对应的督脉上的穴位,或两侧夹脊穴。颈椎结核要取穴尺泽(头静脉),胸椎结核要取穴曲泽(肘正中静脉)。

(2)髋关节结核:可取患侧的委中穴、阴陵泉穴、居髎穴、足五里穴、环跳穴等,寻找穴位附近显现的静脉血管刺血。

(3)膝关节结核:可取患侧的委中穴、足三里穴、膝眼穴、梁丘穴,寻找膝关节周围显现的静脉血管刺血。

(4)其他骨关节结核,均以局部穴位附近的浅静脉出血为治疗准则。配以循经取穴,选用经脉的"合穴"。

如体表已能看到寒性脓肿的包块,可用三棱针直刺脓肿部位以排出其中内容物。在使用刺血疗法治疗的同时,对于骨与关节结核的患者,一定要配以抗结核药物治疗。中药的小金丹、骨结核丸均可使用,中药内治要分型辨证施治,以补益气血、潜阳敛汗、化瘀消肿、驱邪化痰、扶正托毒等法治疗。另中药

十大功劳叶加王不留行亦有抗痨养阴、活血化瘀的功效,两种药均取 15 g,每日一剂,可长期煎水代茶饮。西药所用抗结核药剂量可减至最小量使用,不需要血药浓度太大,以免损伤肝肾功能。对于脓肿范围大,不能自行穿破排出体外的骨结核病灶,则需要及时进行手术清除。

验案举例

例 1　胸椎结核

陆××,男,22 岁,皖固镇县王庄镇王西村人。

现病史:腰背部疼痛 1 年余,逐渐加重,行走时双下肢酸重无力,背不能伸直,不能负重和久站。现夜晚痛剧不能入睡和翻身,长期夜间盗汗,纳差消瘦,大便干燥。曾被诊断为坐骨神经痛,经牵引、推拿、药物等治疗,疼痛无减。面色萎黄,T 37.8℃,两肺(一)、脊柱无侧弯,后伸、左侧弯活动范围受限。$T_{9\sim10}$ 压痛(++),叩击痛(+),实验室检查 WBC 8.0×10^9/L,W-SCR 0.387,W-LCR 0.613,PLT 324×10^9/L,ESR 20 mm/h。X 线胸椎片示 T_{10} 椎体后上缘有磨砂玻璃样改变。$T_{9\sim10}$ 左侧椎旁小范围脓肿阴影形成。舌红,苔白厚腻,脉弦紧。

治疗经过:2002 年 6 月 13 日初诊,三棱针刺穴取穴委中(双)、曲泽(双)(均流出黑紫色静脉血),直接点刺筋缩穴、中枢穴、脊中穴,血止拔大号火罐,总出血量约 100 ml,内服异烟肼每次 100 mg,3 次/日。7 月 1 日二诊,经以上治疗后食量增加,腰背痛明显好转,且能安睡,夜间盗汗减少,晨起活动时胸胁处仍疼痛。T 37.7℃,$T_{9\sim10}$ 压痛(+),叩击痛(一),舌质红,苔薄白,脉浮滑。继以上法治疗,刺血,出血量约 80 ml。

回去半个月后腰背痛痊愈,低热退尽,当年 11 月 27 日追访,自述干一切重体力劳动均无疼痛。

例 2　腰椎结核

郑××,男,66 岁,皖颍上县杨湖镇盛久

村人。

现病史:腰痛 7 年余,近半年疼痛加重,不能活动,长期卧床,在多家医院治疗无效。腰椎正、侧位片示:L_4、L_5 椎体破坏并压缩,椎体上、下缘骨赘形成。CT 示:L_4、L_5 椎体骨质破坏,L_3、S_1 退行性改变(见黑白照 4、5)。怀疑结核,肿瘤不能排除。省级医院已不收治。2006 年 2 月 6 日,被人背负来诊,护腰加身亦不能站立。

查体:贫血面容,消瘦。T37.8℃,BP 120/80 mmHg,ESR70 mm/h,N 0.75%。因当时影像资料示腰椎重度破坏,故尝试刺血治疗能否止痛。取穴委中(双)、腰阳关、命门,刺出黑色血液 150 ml。另服中药补肾健脾、抗痨滋阴之剂。刺血 2 次后疼痛减退,在 4 个月中共刺血 6 次,后腰痛明显好转,已能独自直立、行走,唯左下肢时有麻木感。刺血 8 次后腰痛已愈,行走如常,只是仰卧时双下肢不能平放。

2011 年 2 月获知患者体健,可四处行走,腰部无疼痛。

按:从古至今,脊椎结核在临床较为常见,但许多患者因误诊而耽误了治疗。此病在《黄帝内经》中早有记载,病名为"伏梁",因脊柱是人体的大梁而得名,胸、腰椎结核均可引起身体前伏。

脊椎结核起病时疼痛多为轻微钝痛,休息则轻,劳累则重。当病变压迫脊髓和神经根时,疼痛剧烈,沿神经分布放射疼痛。后期脊椎后凸成角畸形常见。患者多有结核病的长期低热、消瘦、颜面潮红、盗汗等症状。

脊椎结核若在纵隔和胸后壁形成脓肿,可压迫重要脏器(心、肺)和神经,且脓液可穿破食管、气管排出体外,形成"咳吐脓血"。如下胸段或腰椎结核可在下腹部后壁形成脓肿,有时可突破肠道、膀胱排出。故《素问·腹中论篇》中有"……居脐上为逆,居脐下为从,勿动巫夺"。脊椎结核椎体破坏后,有时可引起截瘫,在缺医少药的时代,患者常常不治身亡。

刺血加中药治疗可让寒性脓肿自行吸收或钙化,破坏的骨质有所修复,对无条件手术的患者是一种很有效的治疗方法。

另外,中药十大功劳叶有抗结核的作用,王不留行籽有活血化瘀的功效,两药组合,长期煎水代茶饮,对结核患者无不良反应。

例 3　髋关节结核

陈××,男,26 岁,皖肥东县古城乡古城村人。

现病史:1989 年 6 月 26 日初诊,于当年 4 月初出现左髋部疼痛,休息后能减轻。近月余左腿内侧牵扯样痛,下蹲、翻身困难,夜间痛不能入睡,左下肢屈曲内收位时痛减。父亲有肺结核病史。

查体:T 38.4℃,左股三角区轻肿,压痛(+),屈髋和"4"字试验左(+)、右(-)。左下肢外展、内旋均受限。WBC $11×10^9$/L,N 0.58,M 0.10,L 0.32,ESR 40 mm/h。X 线骨盆平片示左侧髋关节间隙狭窄,骨皮质变薄。舌质淡,苔厚白腻,脉细。

治疗经过:三棱针刺血,初诊取穴委中(左)、阴陵泉(左)、髀关(左)、环跳(左)、腰阳关,出血量约 120 ml。口服异烟肼每次 100 mg,3 次/日,小活络丸每次 6 粒,3 次/日,复合维生素 B 每次 2 片,3 次/日。7 月 10 日二诊时,夜间疼痛减轻,左下肢髋关节活动范围稍受限,T 37.8℃,HR 86 次/分,厚腻舌苔已转薄白,食欲增加,继续刺血治疗。8 月 2 日三诊,T 37.5℃,左髋部及下肢疼痛已明显好转,外展、内旋功能恢复,屈髋和"4"字试验左(-)、右(-),仅行走时仍有疼痛感。三棱针刺血取穴足三里(左)、血海(左)、风市(左)、居髎(左)、关元俞(左)。继服异烟肼和小活络丸。到 12 月 29 日第四次复诊时,自述症状全部消退,行走正常,但是不能负重挑担,劳累后尚有不适感。为巩固疗效复刺血委中(左),足五里(左),腰阳关,血止拔火罐,出血总量约80 ml。

四诊刺血治疗后,左髋部劳累后再无不

适和疼痛。

例4　膝关节结核

吴××,男,32岁,皖六安市城东乡人。

现病史:1989年10月21日初诊,患肺结核病3年余,咳嗽、咯痰、胸闷、长期低热。经利福平、异烟肼等药物治疗有所好转。2年前出现右膝关节肿胀、疼痛,以膝外侧为甚,行走困难。半年前右膝外侧自行溃破,排出干酪样物质和浑浊液体,长期不愈合,时流黄水。

查体:面色萎黄、贫血貌。T 37.8℃,HR 92次/分,律齐,两肺(一),右膝关节外侧肿胀,胫骨外侧髁压痛(＋),功能活动受限。腓骨头上方瘘管形成,约1 cm×1 cm开口,流出黄色液体。肺部X线片示右上肺结核灶已吸收,呈纤维化改变。右膝部X线片示右胫骨外踝边缘虫蚀样缺损,右股骨外侧踝关节面有局限性破坏。WBC 6.4×10⁹/L,N 0.58,L 0.42,RBC 3.41×10⁹/L,ESR 32 mm/h。

治疗经过:三棱针刺血,初诊治疗取穴足三里(双)、阳陵泉(右)、膝阳关(右)、肺俞(双)。膝阳关穴流出黑紫色血约50 ml,每穴均拔火罐。用小号火罐在瘘管口拔火罐,吸出黄色液体10 ml。口服异烟肼每次100 mg,3次/日,归脾丸每次6粒,3次/日。11月10日二诊,经以上治疗,右膝关节肿胀减退,行走时痛减,瘘管流出黄色液体减少。继以上法治疗,总出血量约80 ml。12月8日三诊,右膝关节外观正常,胫骨外踝压痛减轻,瘘管已无液体排出。长期低热已退,T 37℃,治疗有显效,三棱针取穴委阳(右)、膝阳关(右)、风市(右),出血量约60 ml。

经三次刺血治疗后,右膝关节功能恢复,瘘管愈合,行走活动无疼痛感,以后再无复发。

讨论及体会

骨与关节结核在人体不同部位发病,随机体的免疫力,可出现不同程度的反应。机体的免疫反应可将结核菌限制和消灭,但是当其反应过强时会直接或间接引起组织损伤,成为结核病免疫反应发病机制的重要环节,并影响骨组织损伤的修复功能。这种损伤的来源有以下几个方面:一定浓度的淋巴因子的细胞毒性作用;过敏和免疫协同杀菌的同时可能有某些成分致组织细胞死亡;抗原抗体反应和坏死组织的蛋白质,激活补体成分,从而损伤细胞,巨噬细胞释出的水解酶和酯酶直接损伤细胞和组织。这些机体免疫反应的结果导致局部动脉血管的痉挛,使血管内皮细胞损伤,又进一步产生内皮素,5-羟色胺等缩血管物质,使局部组织中的微小血管痉挛,微血管和淋巴管的自动节律运动停止,从而引起组织细胞缺血和局部的肿胀。处在缺血状况下的组织既失去了修复损伤的能力,又失去了抵抗防御的杀菌能力。应用刺血疗法使结核病灶处的血液循环改善后,可使患者的免疫能力加强,一方面吞噬结核杆菌,一方面吸收脓液。血运改善后骨组织细胞的修复能力加强,有些趋向坏死的骨组织通过毛细血管的再生、再通后又可成为活骨而恢复正常的功能活动。

采用刺血疗法加中西药物治疗骨关节结核,对于早期的病变,如脓肿范围小、死骨较少可被吸收的病灶,以及对于寒性脓肿破溃或手术后仍持续排脓经久不愈的患者,都有很好的疗效。不但能增强机体的抗结核免疫能力,及时抑制病变的发展,保留关节的功能,避免畸形和致残。还可以缩短病程,简化治疗措施,减少抗结核药物的用量,以避免药物用量过大而引起的毒副作用。临床可见患者经刺血治疗后食欲增加,体质增强,疼痛很快消失。

此法也可用于其他系统结核病的治疗。

(十九)风湿性关节炎

风湿性关节炎是针灸、刺血科常见的病种,是风湿病的许多临床表现中的一种症状。

风湿病可发生于任何年龄,但多始发于

儿童,发病高峰为6～9岁。风湿病急性期发作习惯称之为风湿热,风湿热可反复发作,造成轻重程度不等的心脏病变和关节病变。随着发病年龄的增长,心脏被累可减少,但关节炎表现突出。

病 因 病 机

风湿病是一种与A组溶血性链球菌感染有关的变态反应性疾病,病变主要累及全身结缔组织,最常侵犯心脏、关节和血管处。

发病季节以寒冬、早春居多,以寒冷地区发病为多,寒冷和潮湿是本病的重要诱发因素,与链球菌感染盛行地区一致。风湿病的发病,并不在链球菌感染的当时,而在感染后2～3周起病,风湿病与链球菌的关系是一种变态或过敏反应,组织损伤似与免疫复合物的沉积有关。链球菌胞壁上含有特异的抗原,患者在感染链球菌后,机体针对这些抗原产生相应的抗体,其中抗链球菌溶血素O(抗"O")能很快升至最高值,而机体中大量抗体增加时发生变态反应的机会增加。链球菌抗原与组织成分之间存在着交叉免疫反应。

此外要引起注意的是在风湿病急性期,除累及心脏和关节之外,动脉血管和小血管多被损害。皮肤可在躯干和四肢形成环形红斑,红斑处真皮层血管充血,血管周围水肿及炎性细胞浸润。风湿性动脉炎常累及颈内动脉系统,尤其是大脑中动脉,多呈动脉内膜炎和全动脉炎改变,可并发血栓形成。血管的损害将引起人体神经—血管—体液的调控系统不能正常发挥作用,使风湿病的症状加重,使组织缺血缺氧、充血水肿等,并且使自身对疼痛的调控功能减弱。

临 床 表 现

因生活水平的提高,抗生素的广泛应用,近来急性风湿热已较少见,但风湿性关节炎仍比较多见,风湿性心脏病也时有发生。

在发病前1～3周,约有半数患者先有咽喉炎或扁桃体炎等上呼吸道感染史。急性起病时大部分患者有不规则的轻中度发热,脉搏加快,周身疲乏,食欲减退,烦躁不适。用药物使体温下降后,心动仍过速。在发病早期即可出现风湿性关节炎的改变,多先侵犯下肢的关节然后扩展至髋部,表现为游走性多关节的疼痛,常对称累及膝、踝、肩、腕、肘、髋等大关节,部分患者几个关节可同时发病,手、足小关节或脊椎关节等也可波及,或伴有腰背的疼痛。受累关节以疼痛为主要症状,部分患者伴有红、肿、热的炎症表现,但不如化脓性关节炎周围皮肤红、肿、热反应明显。风湿病典型的表现还有心肌炎、皮下小结、环形红斑及舞蹈病等。此外,尚可伴有腹痛、鼻衄、大量出汗、面色苍白等症状。临床上还有不典型患者,他们仅有关节酸痛,而无其他炎症表现,关节疼痛常反复发作和持续不愈。

急性炎症消退后,关节功能可恢复,不遗留关节强直和畸形,但常反复发作而使关节疼痛加重。实验室检查,抗"O"(ASO)增加,血沉(ESR)加快,C反应蛋白、粘蛋白浓度增高,白细胞计数轻中度增高,中性粒细胞增多。常有轻度红细胞计数和Hb含量降低,出现贫血。尿常规可有少量蛋白、红细胞和白细胞。镜下观察风湿性关节炎的第一期和第二期中,关节腔内有浆液性渗出物,混有少量淋巴细胞和纤维素,有时在关节周围结缔组织内可有风湿性肉芽肿形成(风湿小体),恢复期时浆液性渗出物被吸收。

中医将风湿性关节炎归属于"痹证"范畴中,以疼痛为主证,早就在《素问·痹论篇》中指出:"风寒湿三气杂至,合而为痹也。"本病多因阳气虚弱,卫外功能降低,被风寒湿邪侵袭皮肉筋骨,病邪留滞、闭塞经络,气血运行受阻。

急性风湿热多属热痹,宜清热祛湿治之。风湿性关节炎属痛痹,治疗原则为通络散寒、补益气血、扶正祛邪等。

治 疗 方 法

风湿性关节炎是风湿病症状中的一种表现,部分患者常同时有轻重不等的风湿性心脏病表现。且一些患者关节肿痛可达10余年之久,体质虚弱,所以必须全面考虑病情予以治疗。

针刺放血可以"通其经脉，调其气血"，使气血运行通畅，以达到通则不痛之目的，而收到良好的镇痛消炎效果。

在急性风湿病发作时，治疗主穴：委中（双）、曲泽（双）或尺泽（双）、足三里（双）、大椎。均刺穴位周围的静脉血管，此时血管充血，血色可鲜红，流速较快。血止后拔火罐又能吸出许多血。治疗配穴：在疼痛、肿胀的关节周围穴位上点刺，尽量刺出血，并加火罐吸拔。如腰背部疼痛者，背部穴位可取神道、筋缩，腰部穴位可取命门、腰阳关，以及酸痛部位的夹脊和足太阳膀胱经上的穴位。三棱针直刺，进针深度 0.3～0.5 cm，最好能刺在皮下浅静脉上，血止拔大、中号火罐。发病初期如有咽喉炎和扁桃体炎一定要刺太阳穴处的颞浅静脉出血、拔火罐。治疗时所选取穴位出血量加起来计算，儿童不要超过 100 ml，成人以 200 ml 左右为宜。治疗间隔时间，急性风湿热期可视病情和出血情况，每 4～7 天进行一次治疗。急性期后一般间隔 15 天刺血治疗一次。

刺血疗法可以控制风湿热的发热，使关节肿痛很快消退，能缩短急性风湿热的反应过程，而且使用刺血疗法治愈后，风湿热和关节肿痛不易再复发。对于长期风湿性关节炎疼痛者，可取穴肝俞和肾俞、针刺放血后拔火罐，以达补肝肾、强筋骨的目的。对于风湿热和关节疼痛明显，以及身体虚弱者，给予中西药物配合治疗效果更好。

临 床 资 料

多年来我们应用三棱针刺血疗法治愈了大量的风湿性关节炎患者，现将临床资料较完整的 126 例病案整理报告如下。

126 例患者中男 58 例，女 68 例；年龄最小 6 岁，最大 70 岁，其中 10 岁以下 7 例，10～20 岁 13 例，20～30 岁 26 例，30～40 岁 29 例，40～50 岁 26 例，50 岁以上 25 例；病程最短 3 天，最长 22 年，其中在 1 个月以内有 16 例，1 个月～1 年有 36 例，1～2 年有 15 例，3～5 年有 32 例，5～10 年有 16 例，10 年以上病程有 11 例。

疗 效 观 察

（1）评定标准：具体标准如下。

临床治愈：关节疼痛消失，功能活动正常，抗"O"和血沉恢复正常标准。

症状好转：关节肿痛好转，但劳累及阴雨天时还有不适感，抗"O"或血沉未达正常。

无效：经 1～3 次刺血治疗后关节炎症状未得到明显改善。

（2）疗效分析：本组 126 例患者中临床治愈 102 例，治愈率 81%，症状好转 19 例，好转率 15%，无效 5 例，无效率 4%。临床治愈的患者多病程时间短，年龄在 50 岁以下者，而且都能坚持治疗，其中刺血 1 次治愈有 20 例，2 次治愈有 36 例，3 次治愈有 22 例，4 次治愈 10 例，5 次治愈 6 例，经 6 次、9 次、10 次治愈者分别为 3 例、2 例、3 例。

大部分患者经 1～3 次刺血治疗痊愈，少部分患者虽然病程长，但坚持治疗后也能获得痊愈。而无效的 5 例患者因病程长或畏惧刺血，不能及时治疗，故未能取效。

在临床治疗中观察，风湿热急性发作，刺血治疗效果明显，而且治愈后很少再有关节炎反复发作，而长期的风湿性关节炎，治疗次数要多些，治愈后无关节功能障碍。

验 案 举 例

例 1　急性风湿性关节炎

孙××，女，33 岁，皖合肥市郊区蜀山镇夹兴村人。

现病史：1987 年 1 月 10 日初诊，因劳累脱衣受寒，先出现咽部疼痛，后恶寒发热已 9 天。口苦咽干，食欲不振，双下肢膝、踝关节肿胀疼痛，不能站立和行走。卧床不敢翻身，周身汗出，大便干燥。在当地医院给予青霉素和氯芬那酸等药物治疗，肿痛未减，遂抬来我处治疗。

查体：T 38.5℃，咽部充血，扁桃体Ⅱ度肿大，HR 92 次/分，律齐，未闻及病理性杂音,两肺(一),双膝、踝关节肿胀、压痛(+)、局部皮肤温度增高,活动明显受限。实验室检查,WBC 12.4×10⁹/L,N 0.86,L 0.14,ESR 130 mm/h,ASO 1 250U。尿常规,Pr(±),WBC(++),RBC(+)。舌质红,苔厚腻微黄,脉浮数。证属表邪入里,湿热阻络,发为痹证。

治疗经过:1月10日初诊,三棱针刺血取穴委中(双)、解溪(双)、曲泽(双)、大椎。出血量约100 ml,刺血治疗结束后,已能搀扶站立。配以清热解毒、祛湿逐痹中药3剂,水煎服,2次/日。2天后复查,双下肢肿胀减退,疼痛好转,已能翻身活动。T 38.3℃,HR 88次/分,双踝关节周围轻度水肿,厚腻苔已退,仍微黄。

1月17日二诊,双腿疼痛又减轻,已能站立和扶物行走,食量增加,T 37.8℃,三棱针刺血,取穴委中(双)、中封(双)、阳陵泉(双),出血后拔火罐,出血量约60 ml。6天后复查,双下肢疼痛已去,外观恢复正常,饮食正常,唯夜间仍感双腿酸重。T 36.9℃,HR 80次/分,嘱回家注意休息。

2月2日三诊,因劳累后又出现双膝、踝关节疼痛,尤以双髋部痛甚,各关节无红肿,T 37.2℃,HR 88次/分,BP 100/64 mmHg,三棱针刺血,取穴委中(双)、环跳(双)、腰阳关,出血约60 ml。

2月18日四诊,双下肢关节已无肿痛,但感无力和头晕,T 36.8℃,脉浮有力,舌质淡红,苔薄白。扁桃体Ⅱ度肿大,复查 ESR 60 mm/h,ASO 833 U。虽关节肿痛已退,但机体对抗链球菌的免疫反应还在继续。三棱针刺血治疗取穴委中(双)、曲泽(双)、大椎、太阳(双)。两侧太阳穴处浅静脉出血约15 ml。口服吲哚美辛每次25 mg,2次/日,中药5剂,2次/日。

3月18日五诊,病情基本痊愈,已能从事家务劳动。近几日因感冒疼痛又起,双膝关节行走困难。咳嗽、咽痛,扁桃体Ⅰ度肿大,T 37℃,HR 88次/分,心肺听诊未闻及病理性杂音。三棱针刺血,取穴委中(双)、足三里(双)、太阳(双)、大椎。口服羚羊感冒片每次4片,3次/日,吲哚美辛每次25 mg,2次/日。

4月2日复查,周身关节无疼痛肿胀,各关节功能活动正常,饮食增加,已能胜任轻体力劳动。脉和缓有力,舌质、舌苔正常。复查ESR 7 mm/h,ASO 333 U。咽部无充血,扁桃体(一),无心慌和气急,风湿性关节炎临床治愈,随访3年一直未再复发。

例2 风湿性关节炎(8年)

王××,男,24岁,皖潜山县永安乡荣水镇人。

现病史:16岁时经常在河中游泳、洗澡,遂出现双膝关节肿痛,行走困难,经治疗膝关节肿痛时轻时重。多年来已不能从事农业劳动。近两年来长期低热,双膝肿痛加重。

查体:T 37.7℃,咽部无充血,扁桃体(一),心肺(一),ASO 833U,ESR 17 mm/h。苔白厚腻,脉滑数。

治疗经过:1994年9月1日初诊,三棱针刺血,取穴足三里(双)、鹤顶(双)、委中(双)、腰阳关、大椎,刺血拔火罐,出血量约100 ml。口服小活络丸每次4粒,3次/日;健脾丸每次4粒,2次/日。9月15日二诊,治疗后双膝关节疼痛明显好转,精神愉快,饮食睡眠均改善。继以上法治疗,膝部加刺穴位外膝眼。10月3日三诊,长期低热退尽,已能行走远距离,但双膝行走时仍感疼痛。继续刺血治疗,取穴委中(双)、足三里(双)、梁丘(双)、大椎、尺泽(双)。11月4日四诊,复查ASO<500U,ESR 10 mm/h,T 37℃,双膝关节功能活动正常,唯天阴时仍觉酸重。为巩固疗效,刺血膝阳关(双)、委中(双)、曲泽(双)、命门,出血量约60 ml。

经4次刺血治疗后膝关节肿痛痊愈,随访8年无复发。

例 3 风湿热

伍××,男,29 岁,皖长丰县前进公社吴岗大队社员。

现病史:1974 年 3 月 24 日初诊,2 天前突发高热,周身酸重,双膝、踝关节红肿疼痛,不能站立,背负来治疗。

查体:神清,T 39.8℃,HR 106 次/分,律齐,两肺(一),双足红肿,触痛(++),足内侧皮肤上可见多处环形红斑,膝关节肿胀,压痛(+)。实验室检查,WBC 8.6×10⁹/L,N 0.78,L 0.22,ESR 15 mm/h,ASO 625U。

治疗经过:三棱针刺血,取穴委中(双)、解溪(双)、太冲(双)、照海(双)、大椎。刺穴位附近的浅静脉血管,血色鲜红急涌而出,出血量约 120 ml,每穴均拔火罐。

另给以清热解毒、疏风通络中药 4 剂,水煎服,2 次/日。

刺血当天热渐退尽,两天后双下肢红肿热痛全消,正常下地行走。1996 年 7 月份带人来看病,自述 20 多年来一直未复发过。

例 4 风湿性脊椎炎

杨××,女,54 岁,皖长丰县孙庙乡范嘴村农民。

现病史:1985 年 7 月 15 日初诊,周身乏力,腰背部疼痛伴低热月余,阴雨天加重,食量减少,近 1 周痛剧不能入睡,不能坐起和站立,卧床翻身困难。10 年前曾有风湿性关节炎病史,双膝及腰背疼痛经 2 次刺血治愈,故被从长丰抬来求治。

查体:痛苦面容,T 37.6℃,HR 86 次/分,心尖区未闻及病理性杂音。脊柱无侧弯,L₂~₄椎体两侧压痛(+),腰部前屈受限,弯曲时生理曲度消失,呈平板状。直腿抬高试验(一),骨盆分离试验(一),骨盆回旋试验(+)。实验室检查,血、尿常规正常范围,ESR 125 mm/h,ASO 500U。

治疗经过:三棱针刺血,取穴委中(双)、脊中、命门、腰阳关、关元俞(双)、曲泽(双)。

出血总量约 120 ml。口服小活络丸每次 4 粒,3 次/日,吲哚美辛每次 25 mg,2 次/日,复合维生素 B 每次 2 片,3 次/日。

刺血治疗后第二天能下床站立和行走,渐腰背疼痛消失,一周后疼痛痊愈,行走活动如常人,唯腰部前屈仍稍受限。

为巩固疗效又于委中(双)、腰阳关、次髎(双)刺血,出血量约 50 ml。10 年后追访腰背疼痛一直未复发,仍能从事体力劳动。

(二十)类风湿关节炎

类风湿关节炎(RA)是一种以关节滑膜炎为特征的慢性全身性自身免疫性疾病。滑膜炎持久反复发作,导致关节内软骨和骨的破坏,关节肿胀、疼痛、功能障碍,治疗不当终致残废,同时血管炎病变常累及全身各个器官。中医按类风湿关节炎的症状,将其归属于"历节风""痛痹"的范畴中。虽然近来又有许多新药物和疗法推行,但是患者中关节局部致残率仍在 60%以上,是一种严重危害人类健康的常见病和疑难病。

病因病机

多年来经许多学者大量的研究揭示本病的原因,可有以下几方面:①类风湿关节炎多继发于急性或慢性感染之后,绝大多数的患者追溯有咽炎、中耳炎、胆囊炎、慢性肾盂肾炎及咳嗽感冒等病史,似和细菌、病毒感染有直接的关系。②类风湿关节炎的发病还和体质因素有关,如产后、发热及手术后易患病。③与天气的急骤变化及寒冷和潮湿有关,如寒冷的冬季和多雨的天气易发病。④和疲劳、营养不良有关,如微量元素的缺乏;类风湿关节炎患者的锌、锶、硒等含量明显低于正常人。⑤和精神因素有关,长期紧张和过度刺激后易患病。⑥此外,还与遗传因素及性激素有关。

以上这些病因均能引起人体免疫系统的不同反应。在人体抑制性 T 细胞功能低下时,当外界致病因子被巨噬细胞识别时,便产生 T 细胞激活及一系列免疫介质的释放,最后形成较大分子的免疫复合物,这些物质既出现于循环血液中,亦沉积于组织间隙中。侵入机体的微生物在某些诱因的作用下,借受体等侵入滑膜和淋巴细胞,产生抗变性IgG和IgM两型抗体,即成为类风湿因子(RF),主要沉积在滑膜绒毛等结缔组织内。成为抗体的RF又与滑液中变性的IgG发生抗原抗体反应,形成免疫复合物。免疫复合物同时激活补体,释放出趋化因子,吸引大量中性粒细胞进入关节滑膜组织和滑液内。中性粒细胞溶酶体在吞噬上述免疫复合物后,变成类风湿细胞(RAcell),直径增大的类风湿细胞,很难通过毛细血管,往往堵塞在微循环的营养通路中,而且也难经体循环通路排出体外而沉积在滑膜和滑液内。中性粒细胞在吞噬免疫复合物的过程中,从其溶酶体中释放出蛋白降解酶、胶原酶等,造成滑膜与软骨组织成分分解,并产生致炎因子,而发生关节软骨、肌腱、韧带、滑膜组织及周围血管的炎性损伤。

自身免疫反应的过程中,所产生的大分子免疫复合物、类风湿细胞都难以通过微小毛细血管,再加上寒冷的刺激、精神紧张等因素,易引起血管的痉挛、收缩和关闭,从而形成微循环障碍。这些物质一方面阻塞血液循环,使局部组织细胞缺血、缺氧发生变性,另一方面使炎症反应所产生的致炎因子不能及时排除。如白细胞趋化因子促使多核白细胞吞噬补体及溶酶体释放,破坏胶原弹性纤维。多种促炎物质释放可使组织细胞受损而引起侵蚀性和破坏性病变。最关键的问题是这些因素引起血管的炎性改变,血管内膜增生使管腔狭小、阻塞,管壁的纤维蛋白样坏死。病理解剖可见严重而广泛的血管坏死性动脉炎或亚急性小动脉炎,并有末端动脉的阻塞;从而引起肢端微循环小血栓形成,出现指、趾的缺血性改变,或苍白或充血、红紫,先有肿胀,久之出现指端变细、肌肉萎缩和畸形。血管炎形成后,血管内皮细胞可释放出缩血管物质——内皮素,内皮素的异常释放与免疫疾病、血栓形成、肿瘤发展以及许多严重威胁人类健康的疾病发生、发展有密切的关系,可引起局部水肿及剧烈疼痛。在目前尚未发现对内皮素有效的拮抗物质,只有在血液微循环改善后才能将过度释放在血液中的内皮素稀释和转运。

近来通过对基底膜功能的研究发现,在某些病理状况下,抗原抗体复合物可附着在基底膜上,破坏基底膜正常结构分子及其分子筛过作用,还可使基膜部分不溶性的分子变成可溶性分子。

随着病情的进一步发展,全身血管都可以出现炎性改变,类风湿细胞和免疫复合物又能使内脏组织出现不同程度的损害和功能减退。同样也能使神经系统的供血血管损害,产生一系列神经系统的功能紊乱症状。

大部分关节软骨主要从滑膜中获得营养。关节软骨对营养物质的缺乏十分敏感,如软骨基质变性,软骨细胞的营养受到限制,糖原贮存减少,软骨不久即退化死亡。当滑膜本身在类风湿细胞、免疫复合物、蛋白降解酶、胶原酶、致炎因子等的作用下,出现坏死和血管炎性损伤时,滑膜中所含血管、神经和淋巴管也就无法正常发挥作用。滑膜血管损伤后既不能清除和排出侵入的异物,也不能产生滑液保护关节面,更不能去营养软骨,继之出现关节的炎性改变。

通过笔者多年的临床观察,类风湿关节炎的病因是复杂多变的,其最关键的病因是血液循环障碍的形成,不论使用什么方法治疗,只要微循环障碍能得到改善,病情就可以得到控制和好转。祖国医学认为痹证是体表经络遭受风寒湿邪侵袭后,气血运行不畅引起筋骨、肌肉、关节等处的疼痛、酸重、麻木,以致关节肿大、屈伸不利,邪留经络,蕴而化热。外邪留注经络,络中血气阻遏,气机不通,不通则痛,气血不能濡养四肢百骸及经脉肌肉,故见关节疼痛、肿胀、肌肉萎缩、肢体失用。

古人对痹证的认识和现代医学对类风湿

关节炎的微观研究是一致的,只不过古人是笼统的从经络闭阻不通来说明病机,而现代医学是从微小血管的病理改变来阐述其发病的原因。

临床表现

类风湿关节炎患者多有低热、疲倦乏力、周身不适等前驱症状。继之出现手足麻木、关节酸胀疼痛,常从手、足部小关节起病,早期受累关节出现疼痛、肿胀、关节压痛、活动受限,以后渐发展为对称性多关节炎,然后再波及小关节。病程可呈现发作与缓解交替进行,关节的受累从四肢远端向近端发展,上肢的指间关节最先发病,呈梭形肿大,依次为掌指、腕、肘、肩关节的肿胀疼痛。下肢往往从足趾起病,渐次引起跖趾、踝、膝、髋关节的肿胀疼痛。许多病情严重的患者可见颈椎关节、下颌关节、胸肋关节均肿胀、疼痛。在急性期四肢可呈无凹陷性高度肿胀,足部肿甚、不能穿鞋。关节肿大、疼痛、僵硬,关节功能明显受限,常使患者卧床不起。晨起时病情较重,关节僵硬,肌肉酸痛,如坚持活动后可缓解。由于关节的肿痛,血管的炎性改变,以及运动的限制,关节附近肌肉的僵硬和萎缩也日益显著。

随着病变发展,患者可出现不规则发热、脉搏加快、白细胞数增加、血沉增快、显著贫血、易出汗等症状。类风湿活动度愈高,病程愈长,则血清及滑膜中的类风湿因子愈高。关节肿胀期,类风湿因子多为阳性,一部分类风湿患者 ASO 亦升高超过 400U 以上,血清黏蛋白增高。类风湿关节炎患者血清免疫球蛋白升高率为 $50\%\sim60\%$,多为 IgG 和 IgM 升高。经过一段长短不等的时间,病变关节僵硬,出现关节纤维性强直,进而骨性强直,并呈现各种畸形。手指、腕、肘关节以及下肢的足趾、踝、膝关节都固定在屈位,许多患者的日常生活都不能自理,终日极度痛苦。

临床上可将类风湿关节炎的病程分为三个时期,但是其界线并不能绝对划分。

(1)急性期:急性起病,病程在 1 年以内,关节明显肿胀、剧烈疼痛,伴有关节周围组织高度肿胀,局部温度增高,压痛明显,关节活动受限或完全不能活动。此时四肢的小静脉血管充血,静脉血色鲜红。此期类风湿因子多为阳性,血沉可明显增快,患者可长期发热,热度多在 $38\sim40℃$。

(2)亚急性期:关节周围组织高度肿胀减退,受累关节仍肿大,病情可缓解,缓解期和发作期交替进行。关节晨僵,疼痛明显,功能活动受限,可伴长期低热。血沉仍可增快,类风湿因子可长期阳性。病程在 $1\sim3$ 年之间。

(3)慢性期:患者的病情得不到控制,仍有多关节肿痛相继发作,几乎没有缓解期或完全无痛时,但关节肿胀的程度已比较轻,形成典型的类风湿关节炎的手、足畸形。患者的肘、膝关节僵硬固定,行动缓慢困难。

关节周围肌肉萎缩,全身情况不良,多有消瘦、贫血或严重的内脏损害。此时四肢的静脉血管呈瘀血状态,静脉血色暗紫,类风湿因子多为阴性。

类风湿关节炎 X 线片上可见骨质疏松、关节间隙早期狭窄,严重者关节面边缘模糊不清,凹凸不平或囊状透亮区。病情发展可见多处软骨下骨破坏,关节变形,最后关节间隙完全消失,关节融合,骨小梁排列稀疏,大关节可见骨质增生或硬化,关节呈畸形位融合或纤维性强直。

治疗方法

刺血治疗类风湿关节炎应遵循辨证取穴、循经取穴和局部取穴的原则。

主穴:委中、足三里、尺泽、曲泽、大椎、腰阳关、命门、关元俞。三棱针选取穴位附近显现的静脉血管刺出血,急性期、亚急性期出血量往往很多,注意控制出血量。配穴:踝关节肿胀取穴中封、丘墟,足后跟肿胀取穴昆仑、太溪,足背肿胀取穴太冲、陷谷,足趾肿痛点取穴八风;膝关节肿痛取穴内膝眼和犊鼻穴,膝上肿痛取穴梁丘,膝内肿痛取穴阴陵泉;髋关节痛取穴秩边、环跳;腕关节肿痛取穴阳溪、阳池、阳谷、大陵穴;肘外侧肿痛取穴曲池;肩关节肿痛取穴肩髃、肩髎、巨骨;下颌关节疼痛、不能张口取穴下关;掌指关节肿痛取穴八邪。治疗局部的肿胀、疼痛可在局部直接点刺,最好能刺在局部的小静脉血管上,流出一定量的静脉血后,再拔火罐。此外,根据患者的病情分析取穴,风湿重者取脾俞、肾俞,温通肾阳、健脾祛湿。瘀血阻络,心气不足可取心俞、肺俞,以补益气血。一些类风湿关节炎患者病程较长,多有气血亏虚、肝肾不足,可取肾俞、肝俞穴点刺拔罐,以补肝肾强筋骨。王氏刺血疗法在治疗类风湿关节炎时,也有一段摸索的过程,以前只考虑关节局部的肿痛,多用局部取穴,对于久病顽痹治疗效果并不理想。后加用大椎穴,又从补肾健脾的针灸处方中选取穴位刺血后,疗效大大提高。如有咽炎、肾盂肾炎、慢性肝炎等宿疾,在治疗关节疼痛之时,一定要兼治这些感染病灶。

一般以15天为两次治疗的间隔时间,急性期可10天进行一次治疗,体质虚弱者或病情好转稳定者可间隔20天再进行下一次刺血治疗。类风湿关节炎的刺血治疗,其一是针刺取穴多,其二是出血量多,其三是需复诊次数多。在诸多的疾病中,类风湿关节炎是比较顽固的疑难病症。

在刺血治疗的同时,要口服一些中、西药物,临床上选用非甾体消炎镇痛药萘普生,0.1g/次,2~3次/日,饭后立即服用,空腹及大量服用后部分患者出现头晕不适,刺血后只需少量服用。长期使用,不良反应少见。中药可根据中医辨证配以补肾、健脾、益气、养血、活血、祛湿等中药制剂。千万不能和风湿性关节炎等同治疗,前期勿用辛温燥湿之剂,以往临床观察发现,用则效果并不理想。激素类药物要慎用,在急性期可少量使用泼尼松、地塞米松予以控制,切不可长期大剂量使用,以防产生严重的副作用。

我们还观察了一些使用免疫抑制剂治疗的患者,常常有肝肾功能的损害、食欲减退、闭经、脱发、贫血,疗效不显著。长期使用上药后再要将人体"正气"扶培起来,往往又要几经周折。因此,免疫抑制冲击疗法是否应用于临床治疗仍需要商讨。

临 床 资 料

笔者从1985—2002年治疗的部分类风湿关节炎病案整理出164例统计于下。其中男43例,女121例,男女之比为1∶2.81,女性发病率明显高于男性。年龄最大的90岁,最小的5岁;男性平均发病年龄42.84岁,女性平均发病年龄38.79岁。病程最长的30年,最短的20天。其中1年以内的60例,1~3年41例,3~10年40例,10~20年19例,20~30年4例。

疗 效 观 察

(1)评定标准:具体有以下4种。

治愈:临床症状消失,体温正常,随访2年以上无复发。

显效:关节肿胀消退,疼痛显著减轻,关节轻微压痛,关节活动受限好转,ESR、RF降低或正常,需服用小剂量药物控制。

有效:临床关节肿胀疼痛减退,实验室检查较治疗前有好转,但病情尚时有反复波动,仍需服用一些药物来辅助治疗。

无效:治疗1~3次后临床症状及实验检查均无变化。

(2)疗效评定:根据上述疗效评定标准,164例患者中治愈66例,治愈率40.2%;显效38例,显效率23.2%;有效44例,有效率26.8%;无效16例,无效率9.8%。治疗多以4~5次治愈或显效,最少刺1次治愈,最多刺16次治愈。急性期患者因病程短、治愈率较高,且针刺次数少,治愈后几乎无复发,亚急性期患者亦有许多治愈和明显好转的病例,但治愈后如不注意保护,有时可有反复。当病情转入慢性期时,刺血可以控制关节的肿痛,但刺血治疗次数需增加,且关节的畸形无法纠正,在僵硬强直形成后更难完全好转。

验案举例

例1 类风湿关节炎（急性期）

韩××，男，24岁，皖肥东县谢集乡小朱村人。

现病史：1991年8月5日初诊，年初用冷水洗浴后引起周身关节疼痛，至4月中旬出现发热，双腕、踝及右手指关节肿胀疼痛，行走困难，活动受限，现已痛及肘、膝关节。曾服雷公藤多甙片、氯芬那酸、吲哚美辛、泼尼松等药物，病情仍渐加重，饮食尚正常。

查体：T 38.2℃，HR 86次/分，心肺（－），双膝、踝关节，右食、中指第二指关节明显肿胀，压痛（＋＋），双肘、膝关节轻度水肿，功能活动明显受限，关节活动时痛剧。苔白微黄，脉浮数。ASO（－），ESR 18 mm/h，RF（＋）1：80。

治疗经过：三棱针刺血取穴尺泽（双）、阳池（双）、委中（双）、足三里（双）、丘墟（双）、大椎。刺破穴位局部的浅静脉血管，静脉血急涌而出，血色鲜红，总出血量约120 ml，每穴均拔火罐。内服萘普生每次0.1 g，3次/日，复合维生素B每次2片，3次/日。8月20日二诊，四肢各关节疼痛明显减轻，未再出现过剧痛，T 36.9℃，双腕关节肿胀亦减，各关节能正常活动，仅晨起时仍有疼痛、酸重、僵硬，继续按以上方案治疗。9月10日三诊时，四肢各关节已无疼痛，肿胀尽消，功能活动正常，但晨起、劳累后及天气变化时仍有轻。治疗：三棱针取穴委中（双）、曲泽（双）、腰阳关、关元俞（双）、大椎，总出血量约100 ml，血色已由鲜红转为暗红。

患者共刺血3次，类风湿关节炎得以痊愈，5年后追访再无复发。

例2 类风湿关节炎（亚急性期）

陈××，男，44岁，皖全椒县吴刚镇文化街居民。

现病史：1991年8月24日初诊，3年前因受寒后引起双肩部疼痛，伴长期低热，经治疗疼痛时轻时重，1年后渐双膝、踝、趾关节肿痛，行动困难，双腕、肘、指关节亦肿痛，不能持物，全身乏力，食欲减退。现肘、膝关节功能明显受限。晨起关节僵硬，活动后稍减轻，生活不能自理，丧失劳动能力。

查体：形体消瘦，面色萎黄。贫血貌。T 37.8℃，HR：96次/分，心肺（－）。双手指第2指关节均呈梭形肿胀，强直位，双膝、肘关节肿大变形，呈屈曲状，腕、踝关节及肩关节均肿胀，上臂外展不能，各关节压痛（＋），脊柱（－），脉浮无力，苔白厚腻。WBC 10.5×10⁹/L，RBC 3.69×10¹²/L，Hb 91 g/L，ASO（－），ESR 40 mm/h，RF 1：80。

治疗经过：三棱针刺血治疗，主穴选取委中（双）、足三里（双）、曲泽（双）、大椎、腰阳关。另视关节肿胀和疼痛处分别取穴膝眼（双）、梁丘（双）、商丘（双）、丘墟（双）、阳池（双）、肩髎（双）。每穴点刺出血拔火罐，最后刺腰部肾俞和肝俞穴周围的静脉血管，血止后拔火罐，以达补肝肾强筋骨之目的。出血量总计约130 ml。口服归脾丸每次6粒，3次/日，萘普生每次0.1 g，3次/日，多酶片每次2片，3次/日，复合维生素B每次2片，3次/日。后又于9月13日、10月23日及1992年3月3日、4月2日来刺血治疗（其间因病情好转停止治疗一段时间）。1992年5月5日六诊，食欲好转，体质增强，面色转润，各关节肿胀尽消，双肘、膝关节已能伸直，如正常人行走，各指关节无梭形肿大，压痛（－），仅腕关节仍强直，左侧为甚，具有晨僵和疼痛感。T 36.9℃。ASO（－），ESR 12 mm/h，RF 1：20。中号三棱针取穴委中（双）、尺泽（双）、阳池（双）、阳溪（双）、大椎、腰阳关，出血量约100 ml，口服萘普生每次0.1 g，2次/日，补肾强身片每次5片，3次/日，复合维生素B每次2片，3次/日。

患者第六次刺血月余后，除右腕关节还僵硬外，其余各关节均恢复正常，已能参加农业体力劳动，追访7年无复发。

例 3　类风湿关节炎(慢性期)

徐××,女,43岁,江苏省昆山市周市镇居民。

现病史:1980年发现有血吸虫感染,经治疗痊愈。1987年7月出现头昏、发热、乏力、双下肢疼痛。渐手足麻木,关节酸重,贫血消瘦,并伴肝脾肿大。1987年7月28日实验室检查,WBC 9.6×10⁹/L,N 0.75,L 0.25,Hb 68 g/L,ESR 35 mm/h,RF(＋)。经治贫血及肝脾肿大转愈,但手足麻木、疼痛,关节酸重仍无好转。相继出现手指、足趾关节肿胀,并引起腕、肘、踝、膝关节肿痛,活动受限,伴有咽痛、口干、自汗和长期低热,诊为类风湿关节炎。多年来长期服用药物治疗,仍有多关节肿痛发作,四肢关节已畸形、强直。近1年来因病情加重,已卧床不能行走,现由丈夫背负来治疗。

查体:贫血貌,消瘦无力。T 37.5℃,HR 72次/分,心音低钝,BP 100/70 mmHg。四肢屈曲位,各关节僵硬,活动范围明显受限,双手皮肤干枯,肌肉萎缩,指间关节梭形肿大,手指尺偏畸形,双足趾皮肤亦枯燥,踝、膝关节肿大畸形。舌质淡,舌面湿滑少苔,脉沉细。证属气血两亏,经络闭阻,发为痛痹。

治疗经过:1997年4月20日初诊,三棱针刺血,取穴足三里(双)、委中(双)、阴陵泉(双)、曲泽(双)、大椎、肾俞(双),出血量约80 ml。中药配以活血补气、祛湿止痛、补肝益肾之剂。并口服萘普生每次0.1,3次/日,复合维生素B每次2片,3次/日,小活络丸每次2粒,3次/日。5月13日二诊,经以上治疗后关节疼痛明显好转,饮食增加,已能下床扶拐行走。继以上法治疗,因体质有好转,在四肢的肘、腕、膝、踝关节处点刺肿胀、压痛的部位出血,并尽量拔火罐,刺腰背部肝俞、肾俞、腰阳关穴。后又于20天后三诊,患者面色转润,精神愉快,已能自行来就诊,四肢关节的屈曲僵硬均有好转。仍以三棱针刺以上穴位,另刺指间关节肿大畸形处背侧小静

脉出血。总出血量约100 ml,药物继续服用。以后又刺血治疗2次。第五次刺血后病情基本控制,渐停服全部药品,能短距离活动行走,能正常料理日常生活。但畸形的双手、双足无法恢复,5年来病情没有反复和发展。

讨论及体会

祖国医学将类风湿关节炎归属于痹证范畴,认为其病是经络闭阻不通引起的关节肿胀、疼痛。早在2 000多年前的《内经·灵枢·寿夭刚柔篇》已提出治疗方法:"久痹不去身者,视其血络(体表有瘀血或充血的浅静脉血管),尽出其血。"《内经·灵枢·经脉篇》曰:"故诸刺络脉者,必刺其结上,甚血者虽无结,急取之以泻其邪而出其血,留之发为痹也。"并在《内经·灵枢·官针篇》中明确指出:"病在经络痼痹者,取以锋针(即是现代临床上使用的三棱针)。"我们的祖先早就认识到此病是由于外邪入侵,在风寒湿热及情志的变化等因素下,使经络闭阻不通而发病。从现代医学的观点来看此为血液循环障碍形成,使血管痉挛,血栓形成,血管炎性改变等,形成局部动脉充血或静脉瘀血等病理改变。

机体在免疫反应的过程中形成较大分子的免疫复合物,如不能及时排出体外,就会沉积于微循环毛细血管中,造成相应病变。沉积于关节滑膜组织中的免疫复合物,又吸引大量中性粒细胞集中到滑膜和滑液中,中性粒细胞溶酶体在吞噬免疫复合物后,构成类风湿细胞,其胞质内充满了有无数颗粒的溶酶体酶、免疫球蛋白、类风湿因子和补体。这种直径增大的由中性粒细胞所形成的类风湿细胞,更难通过微小毛细血管,往往堵塞在微循环的营养通路中,造成局部组织的缺血、缺氧。当微循环障碍形成后,细胞代谢产物堆积,局部红细胞、血管内皮细胞又释放生物活性物质。滑膜组织、肌组织中可有H^+、K^+、组胺、前列腺素、5-羟色胺、乙酰胆碱、腺嘌呤核苷酸、多肽、组织蛋白酶、透明质酸、内皮素、白细胞介素、氧自由基等存在,从而形成关节局部的肿胀、疼痛、酸重,使关节软骨缺

血、坏死、脱钙和肉芽组织增生，关节面没有滑液的产生，摩擦阻力比正常关节增大 15 倍。分布于关节囊、韧带、和滑膜层的神经纤维，受到不同的刺激后，释放出 P 物质、神经激肽类物质，对关节的急性和慢性炎症又有不同的复合影响作用，使关节的炎症反应进一步放大。

病理学研究类风湿患者可有分布广泛的坏死性小动脉炎，有时可伴有血栓形成，甚至引起组织梗死。我们在临床治疗时观察到，刺血疗法能改善血液循环障碍，使关节局部的肿胀、疼痛、麻木好转。许多患者在 ESR 仍然增快、RF 也仍然是阳性的情况下，出现关节临床症状的明显好转，所以在类风湿关节炎病理改变中，坏死性小动脉炎是疾病的中间环节。

在正常生理条件下白细胞通过毛细血管狭窄处时需 0.09 kPa 的压力才能通过，刺血疗法通过静脉出血和局部拔火罐，在血管的管腔中形成了压力梯度，促使血液通过毛细血管的流速加快。这样不但能使沉积在血管中的免疫复合物，堵塞在毛细血管中的增大的白细胞随着血流的增快而被冲刷带走，排出体外，而且能促使白细胞游离出血管，行使抑制炎症反应的作用。

随着微循环的改善，局部堆积的生物活性物质被稀释、降解、灭活或转运，也就不会因它们极微量的存在而引起疼痛、酸重、麻木等感觉，并且能使炎症的反应逆转，停止缺血后神经—血管—体液所出现的一连串病理不良反应，从而使类风湿关节炎出现的一系列症状逐步消失。这种从细微处着手的治疗作用，往往是药物无法达到的。

我们在长期的临床治疗中，发现反应性关节炎是一种常见病，而且近几年其发病率逐渐增长。其症状和类风湿关节炎有相似之处，临床上许多医生将其归入类风湿关节炎，但我们认为两者还是有不同之处的。

首先，追问患者病史，多有感染史，常有泌尿生殖系、肠道感染，或有肺结核史、肝炎史等。感染源可是细菌、病毒（单独疱疹）、衣原体、支原体、螺旋体等，还有的和免疫失调有关，如肾小球肾炎、IgA 肾病、血管炎、甲状腺炎、痛风性肾病、牛皮癣等，可互为因果关系。研究提示，患者多因血中的 T 细胞受到上述抗原成分的诱导，发生一系列的免疫反应而发病。

患者可出现发热、体重下降、倦怠无力、急性关节炎的表现，多为单一或数个关节，非对称性分布。受累关节明显肿胀、剧痛、活动受限。主要波及腕、肘、踝、膝关节，亦可侵犯肩、髋关节，手掌多见第 2 掌指关节肿痛，指关节多为单一的肿痛，不像类风湿的指、趾关节多呈梭形对称肿痛。急性期有的患者白细胞计数升高，红细胞沉降率（ESR）增快，C-反应蛋白（CRP）升高。慢性患者可出现轻度贫血，有的可见类风湿因子（RF）阳性，HLA-B27 阳性对本病有诊断价值。

肿大的关节内常有大量积液，初发病者可在数月后肿胀消退，但疼痛难消，可在受到劳累、寒冷、饮食不当时再次复发，导致关节畸形、强直。需与风湿性关节炎、痛风性关节炎、类风湿关节炎、感染性关节炎相鉴别诊断。

故我们的经验是：在治疗中首先要找到诱发病因，再对症治疗。治疗原发病灶时可参阅各病种的治疗取穴，治疗关节肿痛时取穴同于治疗类风湿关节炎取穴。

七、泌尿系统疾病

（一）尿石症

尿石症是泌尿系统最常见的疾病，主要是指肾、输尿管、膀胱和尿道部位的结石。肾结石在肾盂和肾盏内形成，肾结石移入输尿管内即为输尿管结石，移入尿道即为尿道结石。膀胱结石除原发于膀胱外，也可来自肾脏，近年来肾和输尿管结石有明显增多的趋势。

病 因 病 机

尿石形成的病因较为复杂,个体差异亦大。结石的基本形成过程是某些生理或病理异常因素,造成晶体物质在尿中浓度升高或溶解度降低,呈过饱和状态,析出结晶并与有机基质组成核,然后结晶体在局部增长、聚集,最后形成结石。在甲状旁腺功能亢进,服用过量钙质和牛乳、碱性药物,以及某些骨病和长期卧床患者,均可使钙、磷代谢失常,尿钙增多而产生结石。痛风患者可出现尿酸盐肾结石。另外尿路梗阻、感染及异物也易促使结石形成。反之,结石又可引起泌尿系的损伤、感染和阻塞。结石分布以肾盂最多见,肾盏次之,肾结石多为单侧,双侧肾结石比较少见。

《黄帝内经·素问》中提及的"石淋"或"砂淋",即指尿石症,古人认为多因下焦积热,煎熬水液所致。

临 床 表 现

表面光滑的小结石,能自动排出泌尿道而不引起明显症状。固定在肾盂和下肾盏内的结石无继发感染时,可长期无症状或仅有轻度腰部不适和酸胀感。尿石症的症状取决于结石的大小、形状、所在部位和有无感染、梗阻等并发症。

泌尿系结石常可引起剧烈的疼痛感,疼痛部位多发生于患侧肋脊角或腹部,胀痛或钝痛是由于较大结石在肾盂或肾盏内压迫、摩擦或引起积水所致。肾绞痛是较小结石在肾盂或输尿管内移动,引起输尿管痉挛所致,患者在剧烈运动后常突然发作,疼痛始于背、腰、胁或腹部,沿输尿管向下腹部、外阴部、大腿内侧等处放射,并可伴有排尿困难、恶心呕吐,大汗淋漓,甚至虚脱等,患者辗转不安,发作时可历时数小时至数天不等,疼痛可迅速消失,也可反复发作。体检可有患侧肾区叩击痛、输尿管痛或膀胱区压痛。

结石移动时可损伤肾盂和输尿管黏膜,输尿管下端结石可伴有尿频、尿痛及小腹坠痛,导致充血、狭窄、粘连、梗阻,使部分患者出现镜下或肉眼血尿,多与疼痛同时发生。泌尿系结石可引起急性尿闭。肾及输尿管结石可继发尿路感染和梗阻,引起肾积水、肾盂肾炎和肾积脓,进而导致肾功能损害。

治 疗 方 法

中医早就有治疗尿石症的记载,数千年来积累了许多有效的治疗方剂和针刺方法,至今仍广为临床应用。近年来尿石症的治疗有了突破性的进展,有体外震波碎石、内镜取石、微创手术等新技术的应用,使大部分尿石症患者免除了痛苦。古老的刺血疗法能使肾绞痛时输尿管痉挛解除,能使泌尿系结石引起的炎症反应逆转,也能促使结石排出,所以在尿石症出现疼痛时的临床中选择使用,有立竿见影的治疗效果。随着血液循环的调整、疏通,往往血出痛止,是一种简便速效的急诊治疗手段。

肾绞痛时三棱针针刺取穴,以肾俞穴为主,在穴位周围寻找显露充盈的浅静脉血管刺出血,如刺1针出血少,可以在周围血管上再刺1~2针多出血,出血量以10~30 ml为好,血止拔火罐。如果疼痛牵引下腹部、外阴部、大腿内侧时,针刺放血可取穴曲泉或膝关附近的浅静脉血管刺出血,出血量要多些。另可在腹部石门穴点刺,在压痛点处点刺,并拔以火罐吸出血。治疗时一定要有适当的出血量,出血太少疼痛不易缓解。

在尿路结石症治疗中,除肾绞痛时所取穴位外,腰部取腰阳关穴、关元俞穴或膀胱俞穴,在这些穴位周围寻找充盈度高、颜色青蓝的浅静脉刺血拔罐。如伴有感染和腰部疼痛时,可取穴委中和曲泽刺出血治疗。以上这些穴位的选取使用,一要根据病情而定,二要根据血管变化而定,不能生搬硬套选穴。

刺血治疗间隔半月1次,在此期间可口服中药,以利尿、排石、消炎和祛除下焦湿热。如结石太大可用震波治疗,采取现代科学技术与古老医疗手段相结合来治疗尿石症,能有效地解除患者疾苦。

验案举例

例1 尿石症(肾绞痛)

王×,男,33岁,皖合肥电焊机厂工人。

现病史:1986年8月13日初诊,本月10日上午突感右侧腰部剧烈疼痛,并向右下腹放射。伴恶心呕吐,尿痛尿频,在省级医院诊为尿路结石,给以布桂嗪、654-2、阿托品等药物治疗,疼痛缓解数小时后又复发,现已3日未进饮食,呕吐黄水样物,痛剧时坐立不安。2月前曾有过类似发作。

查体:痛苦面容,弓腰屈背,右肾区叩击痛(＋＋),右腰肌紧张,右小腹部深压痛(＋),T 37.5℃,心肺(－),尿常规RBC(＋＋),WBC(＋＋＋),Pr(＋)。血常规WBC 8.7×10^9/L,N 0.74,L 0.26,Hb 130 g/L。B超示右肾中下极见多个强光团,大小分别为2 mm×3 mm、3 mm×3 mm不等。口中秽气,舌质淡,苔黄厚腻,脉弦紧。

治疗:卧位治疗,三棱针刺血取穴右侧肾俞和腰阳关,出黑紫色血20 ml,血止后用闪火法拔大号火罐,罐还未去患者即自觉剧痛顿减。然后又分别刺双侧曲泽穴出黑紫色血约20 ml,血止拔小号火罐,治疗后腰部及小腹疼痛已基本消退,能安坐饮水。内服中药清热解毒、利尿排石、理气止痛之剂5帖。

8月18日二诊,现腰腹部剧烈疼痛已愈,饮食正常,排尿通畅,无尿痛尿频,仅感及双下肢酸重乏力,右肾区叩击痛(＋)。

治疗:三棱针刺血取穴委中(双)、腰俞,出血约20 ml。继服利尿排石,理气止痛中药5帖。

9月1日三诊,饮食正常,双下肢及腰部酸重消失,但觉胸闷,叹气,大便干结。舌质淡红,苔薄白,脉沉细。

治疗:三棱针取穴次髎(双)、膀胱俞(双)、关元,出血后拔中号火罐。

追访3年,刺血治疗后一直未出现腰部及腹部的疼痛,排尿通畅。

例2 尿石症(肾结石)

张×,男,39岁,皖全椒县黄安街道居民。

现病史:2001年8月25日初诊,右侧腰部酸痛1年余,今年3～5月间出现3次右腹部绞痛,发作多于劳累后出现,从右侧腰、肋处向下放射到下腹部。疼痛持续1～3小时后缓解,绞痛后出现镜下血尿。B超示右肾上中极可见数枚光团,大小为4 mm×6 mm、4 mm×4 mm不等。胆囊内结石(多发性),胆汁稠厚,轻度脂肪肝。

查体:营养中等,心肺(－),腹部平软,胆囊区压痛(＋),右肾区叩击痛(＋),右输尿管压痛(＋)。

治疗:因患者右肾结石和胆囊结石同时存在,刺血取穴两者兼顾,三棱针刺血取穴阳陵泉(双)、曲泽(双)、肾俞(双)、胆俞(双),出血量总计约60 ml。

9月9日二诊,刺血治疗后腰部酸痛消退,右腹部轻微痛一次,饮食增加,腹胀亦减。继续治疗同上,嘱多饮开水。

刺血后第6天尿中排出一枚花生米状(约8 mm×4 mm)及细沙样结石。此后未再出现右腹部疼痛,胆囊炎也同时治愈。

(二)遗尿症

遗尿症亦称夜尿,俗称尿床,是患者长期反复在睡眠中不自主地排尿在床。有少数患者自幼遗尿症状可一直持续到成年期而不能自愈。

病因病机

没有明显尿路或神经系统器质性病变者称为原发性遗尿,主要病因是大脑皮质发育延迟,不能抑制脊髓排尿中枢,或是脊髓排尿中枢的上行传递信息功能失调。在睡眠过深时,膀胱膨胀要排尿的信息不能刺激患者即时醒来,以致在睡眠中逼尿肌出现无抑制性收缩,将尿液排出。还有一些脾气古怪、怕羞、胆小、不合群的患儿因心理因素易出现尿床。

临床上还有继发性遗尿症,常继发于下尿路梗阻、膀胱炎、神经病变引起的排尿功能障碍等疾病,患者多是成年人,并在日间也有排尿在床的症状。

临床表现

遗尿症多见于儿童,凡3岁以上的儿童在睡眠中经常排尿在床即属病态。但也有不少成年人遗尿症得不到有效的治疗,到30多岁仍时常尿床者。轻者数夜尿床一次,重者一夜尿床数次。患者可有精神不振、食欲减退及消瘦萎黄等全身症状。如迁延日久,还可在心理上形成不良影响,患者自卑、孤独,学习成绩差。住集体宿舍时不敢晒被褥,长期睡在潮湿的环境中,易出现腰酸腿痛等症状。

治疗方法

不能歧视、责难患儿,应积极鼓励患者消除自卑、怕羞心理,树立战胜疾病的信心。三棱针刺血疗法对原发性遗尿症有很好的疗效,一般经1~4次刺血治疗都能彻底治愈,而不再出现尿床,且使身体健康状况得以调整。对继发性遗尿症,应在治疗其原发病的基础上,再配以刺血治疗,也能取得较好疗效。

三棱针刺血取穴委中(双)、阴谷(双)、太阳(双)、关元、肾俞(双)、膀胱俞(双)。每次根据病情和体质,选取2~3组穴位刺出血,出血量控制在20~40 ml。

遗尿症患者的腰骶部皮肤处,大多能观察到浅静脉血管瘀血状况,许多细小血管都显现在皮肤下。对日久迁延不愈者可用艾盒放置艾条,重灸小腹部和腰骶部。亦可在临睡前用热水袋热敷腰骶部20分钟,以改善腰骶部的瘀血状况。中药可配以二仙丹、补肾强身片等以补益肾气、固摄下元。

验案举例

例1 遗尿症

汪×,女,12岁,皖淮南市田家庵搬运公司新建村居民。

现病史:1990年5月16日初诊,其母诉其自幼尿床至今已10余年。患儿自幼天天晚间遗尿在床,3岁后仍要母亲夜间唤醒小便,初时认为幼小无知,但随着年龄的增长,虽有家长夜间唤醒,仍难免又遗尿在床。经针灸、药物、理疗等方法治疗,效果不显,十余岁夜间仍不知起床小便,只好晚间控制饮水。学习成绩差,时常腹胀,食欲不振,白日小便能控制,无尿频、尿急。

查体:面色㿠白,精神不振,不愿说话,腹部平软,无包块、压痛,尿常规(-)。舌淡苔少,脉细无力。

治疗:小号三棱针刺血取穴曲泽(双)、命门、膀胱俞(双)、夜尿点(小手指掌侧第1指横纹中点,点刺后挤压出血),出血总量约30 ml。口服养血归脾丸每次3粒,3次/日。

6月6日二诊,其母高兴告知余,患儿刺血3天后,夜间即能醒来下床排尿,每晚小便1次,近20天来无尿床发生。患儿精神佳,已能主动和家长谈话,食量亦增,因想巩固疗效又来复诊。

治疗:三棱针刺血取穴阴谷(双)、腰阳关(双)、关元俞(双),刺血穴位处静脉血管出血,血止后拔火罐,继服养血归脾丸。患者10余年的遗尿症刺血2次而痊愈。

例2 遗尿症

周××,女,15岁,皖长丰县徐庙中学学生。

现病史:1999年8月22日初诊,自幼常夜间遗尿在床,近2年加重,夜间有时每晚尿床3~4次,日间小便能自控,无尿频、尿急、尿痛。记忆力差,月经未来潮,腰酸腿无力,不喜欢跑跳,不愿多话。因尿床也不能住校,每天往返10余里上学,实感体力不支。

查体:发育不良,体形瘦弱,面色无华,心肺(-),腹部平软,肝、脾未及,尿常规(-)。舌质淡,脉浮细。

治疗:三棱针刺血取穴腰俞、次髎(双)、太阳(双)。口服补肾强身片每次2片,3次/日。

9月7日二诊,经刺血治疗后,遗尿在床

次数减少,自觉体力好转,仍感腰部酸重。

治疗:三棱针刺血取穴委中(双)、腰阳关(双)、太阳(双)出血,总出血量约 40 ml。

其亲戚来看病时告知,患儿遗尿症治愈。

(三)急慢性膀胱炎

膀胱为储尿器官,上与肾脏、下和尿道相连通。膀胱炎可引起排尿障碍、排便疼痛和尿的改变以及上行性肾脏感染等病变。

病 因 病 机

正常时膀胱黏膜对细菌有很强的抵抗力,膀胱炎多为继发性感染,原发性膀胱炎极少见。本病多见于女性,因女性尿道短,易引起上行感染,出现导尿及尿道感染、盆腔炎、阴道炎等生殖系统炎症,引起膀胱继发感染。膀胱炎又可继发于肾脏感染,膀胱本身病变如结石、肿瘤、损伤等也可并发膀胱炎。此外,前列腺增生、尿道狭窄所致的下尿路梗阻及神经系统损伤均易诱发膀胱炎症。

急慢性膀胱炎归属中医的"血淋""气淋"范畴,是以热结膀胱为主或热壅下焦而致膀胱气化不利,或房事过度耗伤肾气所致。

临 床 表 现

其临床表现有急性与慢性两种。急性膀胱炎发病急,病程短,主要症状为尿频、尿急、尿痛及尿不尽,排尿时伴有烧灼感。上述症状不论日间和夜间都存在,此外可有血尿和脓尿,以及会阴部、外尿道口或耻骨上部疼痛。患者感到体弱无力,有低热或高热,并伴有腰背痛,男性可并发附睾炎或尿道炎,女性常伴发盆腔炎。尿检可见红细胞、脓细胞及细菌,不会出现管型。慢性膀胱炎发病慢,病程久,可反复发作或急性发作。在女性成人偶可发生间质性膀胱炎,其膀胱容量小,尿频尿痛等症状显著,患者因尿道、会阴部或耻骨上部疼痛而十分难受。

慢性膀胱炎症状可持续很长时间,时常或间歇性发作。患者乏力,出现腰骶部、小腹部及会阴区不舒适或隐痛,有时会出现头昏、眩晕等神经衰弱症状。

治 疗 方 法

王氏刺血疗法治疗急慢性膀胱炎,使用中号三棱针针刺取穴:先察看双侧阴陵泉穴位处的静脉血管变化,如不明显再观察膝关穴处的静脉血管变化。治疗关键是要选取有病变的血管刺出血,尽量做到刺在穴位上或离穴不离经。可根据体征辨证取穴,如肾气不足时可刺阴谷穴处的静脉血管。对下肢穴位施术完毕后,让患者取坐位暴露背部,再查看膀胱俞穴周围的血管变化,腰痛明显时刺腰阳关穴,要刺在椎体后静脉暴露于皮肤下的血管处,能尽量自然流出瘀血来,再加拔火罐。如慢性膀胱炎迁延不愈引起脾肾气虚,则要刺双侧曲泽穴处肘正中静脉出血。另外小腹及会阴处疼痛,可点刺中极穴或关元穴,用大号火罐拔罐 5～10 分钟。中药可根据病情配以清热利尿、健脾化湿、补益肾气等中成药或汤剂内服。

刺血可调节尿道、膀胱的血液循环障碍,微循环改善后使炎症反应减弱,可促使尿路的炎症吸收,膀胱黏膜水肿、充血、溃疡和出血得以控制和修复。

验 案 举 例

例 1　急性膀胱炎

张××,女,30 岁,皖长丰县埠里乡油房村人。

现病史:1987 年 6 月 13 日初诊,2 个月前患胸膜炎治愈,数日前因下地劳作后出现发热及腰部疼痛,小便频数,排尿时伴烧灼感,并伴小腹及会阴处刺痛难忍。口干欲饮,心烦不寐,大便燥结,昨日排尿疼痛难解,尿色发红。在当地医院给予退热及抗感染治疗,但未见好转。

查体:痛苦面容,口唇红赤,T 38.2℃,HR 96 次/分,耻骨上压痛(+);血常规WBC $7.1×10^9$/L,N 0.72,L 0.24,E 0.04,Hb 95 g/L;尿常规白细胞(+++),红细胞(++++)、蛋白(+),脓细胞 1～3 个。舌质淡红,苔薄黄,脉浮数。

治疗：三棱针刺血治疗，取穴阴陵泉（双）、膀胱俞（双）、腰俞，出血总计约 40 ml，中极穴点刺拔火罐，嘱多饮水、忌辛辣食物。配以清热利尿、止血通淋中药 5 帖，刺血后自觉会阴部刺痛难忍消退，5 帖中药服完后，诸症均愈。

例 2　慢性膀胱炎

吴××，女，49 岁，皖合肥市巢湖路街道居民。

现病史：1985 年 8 月 28 日初诊，自 1974 年夏季受热出现发热、尿频、尿急、排尿疼痛治愈后，每逢劳累、受热、性交时，易反复出现膀胱刺激症状。去年 4 月份又出现尿频、尿急、排尿不尽迁延至今。伴腰腿酸软、浑身乏力、烦躁不安、午后潮热、会阴部及耻骨处常隐痛难忍。1 年多来被病痛折磨。曾用中药、抗生素及丙睾治疗，病情未能控制。

查体：面色㿠白，脉沉细，舌质淡红，苔白粉状满布舌面。血常规 WBC 12.2×10^9/L，N 0.72，L 0.26，E 0.02。尿常规白细胞 0～2 个/HP，上皮细胞 3～5 个/HP。腹部平软，肝脾未及，小腹部右下方压痛（＋），局部可触及条索状硬块。

治疗：三棱针刺血治疗，取穴阴陵泉（双）、曲泽（双）、腰阳关、中极，刺出血并拔火罐。内服健脾祛湿，利尿通淋中药 5 剂。

9 月 2 日二诊，经以上治疗诸症均减，仅有轻度尿痛，小腹部压痛（－），条索状硬块消失，白粉苔尽退。

治疗：三棱针刺血，在关元俞和膀胱俞穴位处寻找显露浅静脉，点刺出血拔火罐。

9 月 11 日三诊，患者精神佳，自述诸症尽消，小便通畅，再无小腹胀痛和会阴处疼痛感，潮热和烦躁亦消退。复查血常规 WBC 5.2×10^9/L，N 0.68，L 0.32，尿常规色黄清，上皮细胞少许。

长期的病痛消除，追访 5 年无反复。

（四）尿潴留

尿潴留是指尿道以上的病理改变引起的排尿困难，甚或小便闭塞不通为主证的疾患。多见于尿道内括约肌功能失调、尿道狭窄、尿道结石、尿道损伤、前列腺增生或脓肿，以及盆腔肿物压迫、盆腔和会阴部手术后，中枢或脊髓神经障碍时也常伴发尿潴留。

中医称之为癃闭，将症状发展缓慢，小便不利，尿路不完全梗阻者谓之"癃"；症状急性发作，小便不通，尿路完全梗阻者谓之"闭"。针灸刺血对尿液滞留往往有手到病除的治疗作用。特别是对一些久插导尿管排尿的患者，刺血疗法能帮助他们解除尿路梗阻和恢复尿液的正常排出。

病因病机

尿路的畅通是保持尿液正常排空的首要条件，任一部位发生梗阻，即可发生尿液排出困难。尿路梗阻可因肿瘤的压迫或浸润，前列腺的增生或肥大，或尿路各段所发生的结石所致，或继发于感染及损伤形成的狭窄，是泌尿系常见的病症。许多产妇产后或会阴部手术后，使神经或肌肉出现了功能紊乱，虽然排尿管腔是通畅的，但丧失或减弱了其收缩、舒张的功能，同样引起其上方尿路尿液的淤积。尿路梗阻多发生于肾盂输尿管交界处、输尿管膀胱交口处和膀胱颈部等处。脑血管意外和横断性脊髓损伤时也常出现尿潴留。

尿路梗阻后，管腔内流体静止压力升高，其反向压力必影响尿液的形成和排空，对梗阻上方的尿路带来一系列的病理改变，均可使肾血流量和肾小球滤过率显著降低，肾小管对水电解质重吸收功能发生变化。无论急慢性梗阻，最终都能导致肾功能不全至肾衰竭。

临床表现

在急性完全性尿潴留时，患者可有排尿急迫感，但解不出一滴尿液，患者膀胱呈高度充盈、腹胀疼痛，痛苦异常，若不经治疗处理，可数天不能排尿而引起严重后果。而进行性尿潴留时，起初患者小便排出困难，尿液断续排出可持续数月至数年之久，如处理不当或未及时治疗，也可发展成完全性梗阻。尿潴留可引起患者精神紧张、烦躁不安，不能饮水进食，加重尿路感染，甚或出现呕吐、发热等中毒症状。有的患者因长期使用导尿管而无法恢复自行排尿的功能，而长期尿潴留又易发生尿失禁。

治疗方法

三棱针刺血治疗尿潴留时，首先取穴阴陵泉或曲泉附近的静脉血管刺出血，然后刺腰骶部的膀胱俞或关元俞处显露的静脉血管，出血拔火罐。出血量可在 40～60 ml。

腰骶部或小腹部用热水袋热敷，也可用艾条熏灸关元俞和八髎穴处 20～30 分钟。

验案举例

例 1 尿潴留（伴发热）

李××，男，28 岁，安徽省长丰县徐庙乡陈湾村人。

现病史：1975 年元月 24 日由亲戚抬来初诊。贪玩熬夜致受寒高热 3 天后小便即不能排出，急诊到医院插导尿管排尿，虽经抗炎、利尿等方法治疗，但低热未去，尿液仍不能排出。又到市、省级医院住院治疗，20 多天导尿管不能拔去，自动要求出院，转来我处治疗。现周身乏力，双下肢及腰部疼痛，不能站立，大便 7 日未解，腹部胀痛，不能进食。

查体：痛苦面容，T 38.4℃，BP 130/80 mmHg，心肺（一），下腹部胀满，耻骨上部压痛（＋）。舌尖红，苔白腻，脉弦紧。血常规 WBC 8.6×10⁹/L，N 0.58，L 0.42。尿常规红细胞（＋），白细胞 6～8/HP。

治疗：拔去导尿管，侧卧位治疗，三棱针点刺腰阳关处显露的静脉，出暗紫色血 10 ml，点刺上髎穴处显露的静脉，出暗紫色血 5 ml，各穴均加拔火罐。因长期不能进食，毫针针双侧三阴交穴，补法行针，留针 15 分钟。腹部热敷，并配以中药解表利尿之剂内服。上午 11 时刺血治疗，下午 3 时大小便均自行排出，腹部胀痛消失，晚饭遂能进食 2 碗面条。

第二天上午复诊，小便已能自行排出，尿道疼痛，龟头红肿（因长期插导尿管）。T 37.1℃，长期低热亦退。腰痛已减，唯怕冷，双下肢仍酸软无力。

治疗：用三棱针刺血取穴双侧委中，加拔火罐出暗红色血 10 ml。中药继续服用，嘱回家调养。

一周后身体恢复正常，又能参加体力劳动。

例 2 尿潴留（膀胱乳头状瘤）

罗××，女，53 岁，安徽省合肥市郊区张洼乡农民。

现病史：1978 年 7 月 16 日初诊，今年 6 月中旬渐出现排尿困难，膀胱充盈，有急迫排尿感，但不能通畅排出。自觉烦躁不安，腰酸腹痛，近月余一直靠导尿管排尿。经省级医院膀胱镜检查，膀胱内壁及颈部有数枚大小不等突起状增生物，诊为膀胱乳头状瘤。建议其手术切除，因经济困难转来我处治疗。

查体：面色萎黄，痛苦面容，T 37.2℃，BP 124/80 mmHg。尿常规 WBC（＋＋），RBC（＋＋），Pr（－）。

治疗：三棱针刺血，取穴阴陵泉（双）、腰阳关、关元穴。阴陵泉穴出血约 20 ml，腰及腹部点刺出血约 10 ml，并都加拔火罐，口服穿心莲胶囊每次 4 粒，3 次/日。

第二天早晨已能自主排尿，拔去导尿管后，排尿时仍有疼痛，小便仍有不畅感，嘱其用热水袋予腰腹部热敷。第五天又按以上方法刺血治疗，2 天后排尿通畅，已无腰酸腹痛感，回家后能下床料理家务。2 年后追访再未出现排尿困难现象。

（五）乳糜尿

乳糜尿是广大劳动人民中存在的一种常见病，因其发作期间每日由泌尿道排出丢失肠道中吸收的大量乳糜微粒，长期反复发作可造成营养不良，出现形体消瘦、皮肤干燥，以及体内脂肪及蛋白降低，对体力劳动者的身体健康影响较大。

病 因 病 机

乳糜尿是丝虫病最常见的症状,但还有许多在临床上观察并无丝虫感染迹象的患者亦发病。通常是因乳糜池以下的腹膜后淋巴管阻塞引起,也可因胸导管回流受阻引起,使肠壁淋巴管内来自消化食物的乳糜液流向肾盂、输尿管和膀胱的淋巴管引起破裂,乳糜液随即进入泌尿道,形成稀牛奶样尿液。乳糜液也可进入腹腔,形成乳糜腹水。

淋巴管和血管一样有收缩和舒张活动,管腔内也有许多瓣膜控制淋巴液的回流方向。当淋巴管壁和瓣膜受损后,能进一步形成淋巴循环动力学改变,可引起淋巴回流障碍和淋巴液滞留。大的淋巴管有直接支配其活动的神经纤维,微小淋巴管也有自动节律运动。它们和血管一样也能受到外界环境和体内环境变化的影响,而出现管腔运动异常和流速改变等病理变化。丝虫病引起不同部位的淋巴阻塞,也是死亡虫体的分解产物所激发起的体液-细胞性免疫反应的后果。

临 床 表 现

乳糜尿多是间歇性发作,严重者为持续性发作。常因劳累或进食高脂肪食物突然出现,发作前也可先有腰酸、骨盆及腹股沟部疼痛,以及发热等症状。乳糜尿呈乳白色,偶尔伴有血尿可呈粉红色。乳糜尿在膀胱中停留可凝结成块,阻塞尿道发生排尿困难形成尿潴留。乳糜液内有淋巴细胞和红细胞,部分患者有时可找到微丝蚴。

治 疗 方 法

三棱针刺血,取穴:阴陵泉处附近的大隐静脉分支,曲泽穴的肘正中静脉,关元俞、肾俞两处皮肤下显露可见的静脉血管,均取对称双穴。常规消毒后三棱针快速直刺静脉血管,让其血液流出,待血流停止后拔火罐,出血量尽量要多一些,在 100 ml 左右。治疗间隔时间为 10～15 天,患者应多饮水,避免重体力劳动,饮食宜清淡。一般刺血 2～3 次均能治愈,也有部分患者在过度劳累和受凉后复发,经刺血后又能控制发作。

验 案 举 例

例 1 乳糜尿

伞××,男,46 岁,皖淮南市三王乡伞冲村农民。

现病史:平常身体健康,于 1986 年秋季抢收劳累过度,出现小便白浊如米泔样,时有排出困难。全身酸软无力,形体消瘦,面色黑黄无泽,性欲减退。不能参加农业劳动,劳累后即有乳糜尿出现。无热,BP 110/70 mmHg,心肺(-),尿乳糜测定(+),尿蛋白(+),血常规正常。先后经中西药物治疗,症状仍时好时坏。

治疗经过:1989 年 3 月 2 日初诊,三棱针刺血,取穴阴陵泉(双)、曲泽(双)、肾俞、关元俞,出血量约 80 ml。内服补肾强身片每次 5 片,3 次/日,维生素 C 每次 200 mg,3 次/日。

3 月 22 日二诊,经上次治疗小便外观白浊明显好转,食量增加,浑身轻松。继以三棱针刺血,取穴阴陵泉(双)、曲泽(双)、腰阳关。第二次刺血治疗一周后未再出现乳糜尿,面色转润,干重体力活后也无异常。于 1999 年 10 月追访,多年来身体健康,精神愉快,小便正常。

例 2 乳糜尿伴尿潴留

王××,男,58 岁,皖颍上县六十铺乡车站村农民。

现病史:2000 年 2 月 10 日初诊,腰部酸痛 10 余年,于 1995 年夏季劳累后出现尿中带白,严重时白浊如膏状,解小便有堵塞,4 年来经多家医院治疗无显效。3 天前出现排尿困难,因 24 小时不能排尿,到医院急诊,插导尿管排出浑浊牛奶样尿液。

查体:形体消瘦、面色萎黄、纳食不香,腰腿均酸重无力,小腹部胀痛。尿常规示尿液乳糜(+)、蛋白(++)。舌质淡,苔白腻,脉沉细。

治疗经过:初诊三棱针刺血,取穴阴陵泉

（双）、曲泽（双）、肾俞（双）、膀胱俞（双）。内服健脾丸每次 6 粒，3 次/日。2 月 28 日二诊，病情明显好转，腰酸腿重减轻，小便乳糜减少，食量渐增。又用刺血疗法治疗，取穴同前，出血约 100 ml。

经以上两次治疗后，患者未再出现白浊样尿，身体较前有力，已能干一些农活。

讨论及体会

祖国医学对乳糜尿早有描述，称之为"膏淋""肉淋""白浊症"等，多用中药治疗。中医认为此病发生多是肾气亏虚，膀胱气化不利，不能制约脂液，则小便黏稠如脂如膏，亦不耐劳累。用针灸可治疗乳糜尿，但用刺血治疗乳糜尿，笔者在中医医著中寻找，众多的医书上还从未有过记载，王氏刺血疗法治疗乳糜尿也是从长期临床实践上总结而来的。

淋巴在体内的循环是和血液循环紧密相连，并且要借助于血液循环的动力来完成淋巴液的回流运行。所有淋巴干收集的淋巴液都分别归入两条大的淋巴导管中，即胸导管和右淋巴导管。两条淋巴导管又分别将淋巴液注入左、右静脉角中，所以腔静脉的压力对淋巴液回流是一个关键因素。正常时腔静脉的静脉压近似于 0 mmHg，如腔静脉压力升高一些，即能引起胸导管和右淋巴导管开口于静脉角处瓣膜关闭，使淋巴液回流受阻。胸导管内径很细，内膜由内皮细胞组成，中膜由平滑肌组成，外膜由胶原纤维、弹性纤维和少量纵行平滑肌组成。因淋巴导管也有营养血管和神经组织，较大的淋巴管受血管运动神经支配。所以不能只简单地认为是丝虫虫体堵塞胸导管引起乳糜尿；从现代神经内分泌学和现代神经生物学分析来看，乳糜尿的发生，可能还和淋巴导管中的内皮细胞、平滑肌细胞、胶原纤维以及营养血管和周围神经等因素有直接关系。当这些内在因素起发生变化时，才能形成淋巴管的收缩和阻塞，使淋巴液回流受阻。

当淋巴乳糜池形成回流障碍时，可使腹腔淋巴管、肾脏淋巴管、盆腔淋巴管变大、迂曲、扩张，严重时破裂，使乳糜微粒进入尿中、阴囊及鞘膜腔中，或进入腹膜腔中而引起病变。

刺血疗法通过对静脉血管压力、流速，以及血液组分的调整，减低上腔静脉压力，促使淋巴液回流，改善淋巴导管的营养供血，修复破裂的淋巴管，恢复淋巴管的正常舒缩运动，使淋巴管畅通，使乳糜液回流到胸导管进入静脉中，所以刺血疗法对淋巴组织的循环障碍也有直接的调整作用，而且往往效果立竿见影。

（六）急慢性肾盂肾炎

肾盂肾炎是指肾脏及肾盂的炎症，大都由细菌感染引起。本病可发生于各种年龄，但以育龄期妇女为多见。根据临床病程及症状，肾盂肾炎可分为急性及慢性两种，慢性肾盂肾炎是导致慢性肾功能不全的重要原因之一。

病因病机

肾盂肾炎女性患者占多数，并且多为已婚妇女。性生活易引起上行感染，妊娠期、尿路梗阻、糖尿病患者抵抗力降低易引起，另外膀胱的神经功能障碍，导尿管的使用也能引发肾盂肾炎。致病菌以大肠杆菌为多见，少数患者可由血行感染引起，多来自扁桃体炎、牙周炎或皮肤疖肿等感染病灶，致病菌为葡萄球菌、链球菌等，也有混合感染者。

病变可为单侧或双侧肾盂，病变使肾盂黏膜充血溃疡，小脓肿形成；重者肾脏肿大，肾乳头及锥体部可见坏死。慢性期时肾盂扩大、畸形，肾皮质及乳头部有瘢痕形成。

临床表现

急性肾盂肾炎起病急骤，有寒战、发热、恶心、呕吐、伴头痛及全身酸痛，患者多有腰痛，一般为钝痛或酸痛，少数患者不仅有腰部疼痛，并沿输尿管向膀胱方向放射，肾区肌肉僵直，肋脊角处压痛及叩击痛明显。上行感染引发的患者在发热前有尿频、尿急、尿痛等膀胱刺激症状。急性期时尿中有大量白细胞、红细胞、蛋白质和脓细胞，尿培养可找到致病细菌。

慢性肾盂肾炎多由急性肾盂肾炎迁延而来，或为轻度感染所致。部分患者出现乏力、头昏、低热、腰部酸痛、贫血、水肿、高血压等症状，尿中可有少量蛋白质、红细胞以及白细胞。晚期可出现肾小球功能损害、氮质血症甚至发生尿毒症。我们在长期的临床中发现，许多慢性肾盂肾炎的患者，因条件限制没有及时发现疾病或得到应有的治疗，日久对肾脏形成慢性损害。在氮质血症和尿毒症的早期可出现神经系统的一些症状，患者可出现烦躁、健忘、嗜睡、哭笑无常，甚至还有一过性对周围环境失去感知，而被当作精神障碍疾病去接受治疗，有时反而加重了病情。所以在检查精神疾病患者时，一定要注意尿常规是否有改变，对存在低热的患者要反复查血、尿生化检测，以排除慢性肾盂肾炎的存在。如确定为慢性肾盂肾炎患者，在对症治疗后精神障碍即能很快治愈。目前已知的尿毒素中的胍类、甲状旁腺素物质对神经系统有毒性作用，这其中的作用原理还需要进一步去探讨。

治 疗 方 法

三棱针刺血治疗，取穴阴陵泉（双）、曲泽（双）、肾俞（双）、次髎（双）、腰阳关。出血量控制在 50～100 ml。并配以中西药物对症治疗，急性期给予抗生素治疗，患者要多饮水、勤排尿，中药可予清热解毒、利尿通淋等方剂或中成药。慢性期要根据病情给以补肾健脾、养血活血的方药来调理治疗，效果会更好。

验 案 举 例

例1 慢性肾盂肾炎

王××，女，32岁，皖肥西县赵小乡张小郢农民。

现病史：1985年6月26日由其夫背来初诊，自觉全身乏力、头晕头痛、腰背酸痛、小便增多、食欲减退、排尿时尿道烧灼感，一夜4～6次，并伴有低热2年余。近3个月出现心烦不眠，不自主哭泣，乱语，事后自己不知所为。被送入精神病医院住院2个月，病情反加重，现已无力行走，不进饮食而来就诊。

查体：神志清楚，面色㿠白无华，对答切题，语音低微。T 37.8℃，BP 120/74 mmHg，HR 76 次/分，心音低钝，两肺（—），腹部平软，脐周两侧压痛（＋），腹股沟淋巴结（—），肋脊角处叩击痛（＋），血常规示 WBC 8.5×10⁹/L，W-SCR 0.226，W-LCR 0.774，RBC 3.12×10¹²/L，Hb 98 g/L；尿常规示 WBC（＋＋＋），RBC（＋），PRO（＋），上皮细胞（＋＋）。舌质淡，苔白滑，脉沉细。

治疗：患者因体质虚弱取卧位治疗，三棱针刺血取穴阴陵泉（双）、曲泽（双）、腰阳关、肾俞（双），出血总计约60 ml。内服穿心莲片每次4片，3次/日，肾气丸每次8粒，3次/日。

7月5日二诊，经上次治疗后，饮食睡眠均好转，腰酸痛减轻，排尿次数减少，夜间仅排尿1～2次。行走有力，连续步行2.5公里路未感疲劳。

治疗：继以上法治疗。

8月1日三诊，T 36.8℃，饭量增加，心情愉快，已能从事农业劳动，但劳累后有轻度腰酸痛和尿急，复查尿常规正常。

治疗：三棱针刺血，取穴阴谷（双）、曲泽（双）、腰阳关、下髎（双），继服肾气丸2个月。平时多饮开水，忌辛辣食物。

3年后追访患者身体健康，再未出现尿频、尿痛和精神失常现象。

例2 急性肾盂肾炎

王×，女，33岁，皖长丰县医院职工。

现病史：1980年7月8日初诊，人工流产1个月后，出现尿频、尿道痛等症状已6天，近2天发热、头痛、恶心、口渴心烦，伴腰部胀痛。

查体：T 38.6℃，BP 120/80 mmHg，HR 98 次/分，律齐，两肺（—）。腹部平软，肝脾

未及,两侧肾区叩击痛(+),尿常规示 WBC
(++++)、RBC(++++)、PRO(++
+),脓细胞(++)。舌质红,苔黄腻,脉浮
数。

治疗:三棱针刺血,取穴阴陵泉(双),静
脉血急涌而出,出血约 60 ml,血止拔中号玻
璃火罐 10 分钟。腰部刺腰阳关、膀胱俞,出
血约 20 ml,血止用大号玻璃火罐吸拔 10 分
钟。口服清热解毒、利尿通淋方药 5 剂,水煎
服,2 次/日,螺旋霉素每次 0.2 g,3 次/日。

患者刺血后即感尿道刺痛灼热减轻,第
二天热尽退,腰痛亦减。嘱其多饮水,饮食清
淡,1 周后复查尿常规正常,体质恢复,正常
上班,多年来肾盂肾炎从未复发。

八、妇科疾病

(一)女性不孕症

过去规定婚后 3 年,有正常性生活而不
能怀孕时,应进行不孕检查。目前采用的标
准是正常性生活 2 年未能怀孕者,不论原发
与继发均可称之为不孕不育症,而需进行男
女双方的检查。

女性不孕症根据曾否怀孕又分为原发性
不孕与继发性不孕,原发性不孕为夫妻双方
无避孕措施的性生活后从未怀孕者,继发性
不孕为曾经怀孕过,但此后未能再怀孕者。

引起不孕的因素很多,近年来我国医疗
水平虽然有了长足的进步,但随着性传播疾
病的增加,女性不孕症亦有所增加。

病 因 病 机

生育子女是人类繁衍的大工程,女性达
到正常生育需要具备以下一系列条件:①精
子能通过宫颈口上行入宫腔进入输卵管。
②卵巢能产生正常成熟的卵子排出卵巢。
③卵子能进入输卵管,与精子相遇受精。
④受精卵开始发育下行进入宫腔,植入子宫
内膜。⑤最后在卵巢分泌足量的激素下,生
长发育为胚胎。

以上任何一个或几个环节异常即可影响
受孕过程而造成不孕。不孕可以是单一因素
造成的,也可以是多因素造成的,归纳起来有
器质性、内分泌性、免疫性与精神性等四类因
素。要取得良好的治疗效果,需要对不孕不
育夫妇进行全面系统地检查,明确不孕不育
原因,进行有针对性地治疗。

女性不孕病因可随地区与人群不同而
异,临床上首先要考虑性功能障碍、生殖系统
肿瘤、性染色体异常和性腺发育异常等疾病,
其次要考虑其他可能病因,如盆腔炎症、子宫
内膜异位症、子宫肌瘤、宫腔粘连、子宫内膜
不典型增生、宫颈糜烂、宫颈黏液异常,以及
各种阴道炎、输卵管炎、排卵功能障碍等。随
着检测医疗设备的发展,由生殖内分泌疾病
引起的不孕不育,已能得到明确诊断。另外
随着现代神经内分泌学的深入研究,神经-内
分泌-免疫调节系统对性和生育功能的调节
作用将被更深入地揭示,如紧张、焦虑、哀怒
及应激状态均可引起不孕不育,其中就牵涉
到神经-内分泌-免疫功能之间的复杂联系与
相互影响。

临 床 表 现

结婚多年不生育的女性,在妇科疾病中
常有以下几种表现。女性生殖道感染,可有
白带增多、下腹部疼痛、腰骶部酸痛、月经不
规律,严重时有脓性或脓血性白带,具异臭
味。部分患者伴有低热或高热,查体时附件
区增厚,有的子宫体及附件有压痛,有时可触
及压痛包块。急性期血常规示白细胞计数升
高,往往血沉亦增快。

子宫内膜异位有继发性和渐进性痛经,
并有经量增多或经期延长。多数为周期性疼
痛,病情逐渐加重后,可出现持续性疼痛。下
腹痛多位于盆腔及腰骶部,并可放射至会阴、
肛门或大腿部。可出现性交痛及直肠坠痛,
或有尿频、尿急、尿痛等症状,宫颈糜烂常有
性交出血。

慢性宫颈炎是已婚妇女的常见疾病,临
床表现为白带增多,有时有血性白带,常伴有

腰腹部酸疼坠胀,查体可发现宫颈糜烂,按其发生面积分轻、中、重度,以上这些病症都可引起女性不育。

此外,由于许多患者性交不洁,由衣原体和淋球菌感染引起的急性宫颈炎也日见增多,并可进一步发展成淋菌性盆腔炎引起女性不育。淋病女性患者宫颈水肿、红斑和脓性分泌物;部分女性出现少量阴道分泌物,阴道内轻微疼痛和烧灼感,外阴瘙痒。少数患者伴全身症状,出现发热、乏力、腹痛,并有尿频、尿急、尿痛、烧灼感和排尿困难,尿道口发红,有脓性分泌物,前庭大腺可红肿压痛。

多囊卵巢综合征在女性不孕中占一定比例,在临床上主要表现为无排卵功能性子宫出血,月经稀少或闭经、不孕、多毛、痤疮、肥胖,常初发于青春期。

治 疗 方 法

几千年来中医治疗女性不孕症有其独到和神奇的疗效,用活血化瘀、养血健脾、补肾填精治疗月经病及女性不孕,能恢复其月经和怀孕已有悠久的历史。笔者查阅了有关针刺的医著,有许多用针刺和灸法治疗妇科的月经不调、痛经、经闭、崩漏等的记载,但是却没有直接提及用针刺治疗女性不孕症的叙述,更没有用刺血疗法来治疗不孕症的论述。

王氏刺血疗法治疗不孕症也是在多年的摸索中总结而来的,并通过了大量的临床实践检验,确实是一种见效快、易掌握和无任何副作用的治疗手段,介绍于下。

(1)选用中号三棱针施治,治疗先取穴阴陵泉或膝关(均双侧)附近显现的青蓝色的静脉血管,刺破血管可流淌出黑紫色的静脉血液,出血量多时可达 40～60 ml,血止后用中、小号玻璃罐拔火罐。然后再刺曲泽(双)周围的肘正中静脉出血,有时血色多见暗紫或黑紫,出血量多时也可达 40～60 ml。最后坐位取腰骶部的静脉血,可在腰阳关至腰俞这一段督脉处观察血管的变化,并还要看八髎穴附近的血管变化,尽量选取穴位处充盈度增加的血管刺出血和拔火罐。另外在盆腔静脉阻塞时在大阴唇、大腿后股内侧可见皮下静脉怒张,有时治疗妇科病及不孕症时,取穴就要刺此处肾经循行线路上的静脉血管,要在阴谷穴处或大腿后内侧查找到曲张的静脉刺出血。

(2)治疗时要根据患者的体质,控制出血量,还可根据辨证取穴,加一些健脾补肾的穴位如脾俞、肾俞、关元俞、气海穴等。如效果不理想也可取腹部的归来、关元、中极穴针刺拔罐。许多患者只刺血一次后当月即可怀孕,如未孕可于下一次月经干净后1周再来刺血治疗,并在排卵期间进行性生活,一般 2～3 次都能受孕。有许多夫妇多年不孕不育,经检查双方都无明显的不孕不育指征,这时夫妇双方都要一起接受刺血治疗,往往效果更好更易受孕。

刺血治疗通过神经－血管－体液的调整,促使下丘脑－垂体－卵巢系统的调控作用,这比使用任何药物对生殖器官的调控都要直接和准确,而且是帮助生殖系统重新自我组织的最有效手段。

验 案 举 例

例1 原发性不孕

杨××,女,34 岁,皖淮南市潘集区杨圩村农民。

现病史:平素身体健康,月经史 $15\frac{4}{30\sim40}$,经色、经量正常。22 岁结婚,性生活和谐,但一直未怀孕。夫妇双方均进行多次检查,未查出明显的不育原因,12 年来采用了许多方法治疗但无效。长期无子背有思想包袱,现经量减少,经期推后,血暗紫夹有血块,有时小腹部疼痛,白带增多,中度宫颈糜烂。因当地有数人治愈生子,遂来求治。

治疗经过:1988 年 6 月 12 日刺血治疗,取穴阴陵泉(双)、曲泽(双)、次髎(双),出血总计约 80 ml。口服妇科十味片每次 5 片,3次/日,逍遥丸每次 6 粒,3次/日。

只刺血治疗一次,当月即受孕,足月顺产一男孩,2 年后又怀孕生一男孩。2002 年 9

月 6 日其亲戚来看不孕不育症时告知,当地来治疗不育症患者有 26 对,除 1 对未怀孕外,其余均于 1～3 次刺血治疗后生育。

例 2 原发性不孕不育

王××,女,34 岁,皖肥西县山南镇江桥村农民。

现病史:24 岁结婚,结婚 10 年一直未孕,夫妇双方身体健康,性生活正常。月经史 $14\frac{3}{28～30}$,无痛经,月经量少,无血块,白带增多。妇科检查:第二性征发育正常,阴道无畸形,子宫颈中度糜烂,分泌物增多,附件(一)。基础体温测定为双相体温。男方精液常规精子活动率低,其余未查出特殊病理改变。

治疗经过:1996 年 6 月 14 日初诊,夫妇两人同时治疗,均刺血取穴阴陵泉(双)、曲泽(双)、腰阳关穴。因排卵期已过,于下月经期过后 7 天再来刺血治疗 1 次。

7 月 4 日二诊,治疗方法同上,男口服补肾强身片每次 5 片,3 次/日,女口服妇科十味片每次 5 片,3 次/日。

治疗后当月即怀孕,次年生育一男孩,全家非常高兴。

例 3 原发性不孕(经期紊乱)

陈×,女,31 岁,皖长丰县孔店乡孔圩村农民。

现病史:结婚 10 年未怀孕,身体虚弱,月经史 $16\frac{8～12}{30～60}$,经期无规律性,经量少,色黑紫,常淋漓不净。面色萎黄,四肢无力,食欲不振。舌质淡,舌体瘦小,脉沉细。证属肾气不足,脾虚漏下。曾经中药治疗经血有所好转,经妇科诱导排卵治疗二次仍不能妊娠,其夫检查生殖系统无异常,精液常规正常。

治疗经过:1991 年 11 月 20 日初诊,三棱针刺血取穴阴陵泉(双)、曲泽(双)、脾俞(双)、肾俞(双)、腰俞。出血约 60 ml,血色暗紫。口服归脾丸每次 6 粒,3 次/日,复合维生素 B 每次 2 片,3 次/日。12 月 26 日二诊,经上次治疗此次月经量增多,经色转红 5 天干净。自觉饮食和睡眠均好转。继按以上方法治疗,随即停经受孕,足月产一男孩,后又妊娠生育一男孩,行输卵管结扎术绝育。

2001 年 9 月 12 日带人来看不育症时,自述现在身体健康,月经经期和经量正常,两个孩子长得活泼可爱。

例 4 继发性不孕(痛经)

戴××,女,27 岁,皖长丰县徐庙乡杨岗村农民。

现病史:身体发育良好,月经史 $14\frac{4}{28～30}$,于 24 岁结婚,性生活正常。1983 年 8 月怀孕 3 个月自然流产后,2 年来再未怀孕,出现月经周期延长,经量增多,血色暗红,伴有小腹坠痛,并渐进行加重,白带增多,色白无臭味。近来非经期亦出现会阴部及腰骶部疼痛,如针刺样痛,时有尿频、尿急。测体温无热,血、尿常规均无异常。痛时自服止痛片每次 4 片,曾用中西药物治疗,疗效不理想。妇检:子宫颈轻度糜烂,无血性分泌物,宫颈触痛,子宫后壁有触痛结节,附件(一)。舌质红,苔薄白,脉弦细,证属肝气郁结、气滞血瘀,发为痛经,不能受孕。

治疗经过:1985 年 10 月 31 日初诊,三棱针刺血取穴阴陵泉(双)、曲泽(双)、腰阳关,出暗紫色血 60 ml,每穴又拔火罐5～10分钟。口服逍遥丸每次 6 g,3 次/日,益母草膏每次 10 ml,3 次/日。

刺血治疗一次,经期时已无小腹坠痛,血色转红,2 个月后停经受孕,足月顺产一女孩。

(二)继发性闭经

女子在月经初潮后,或已结婚生育后,出现非妊娠、哺乳与绝经期间的停经,达 6 个月经周期以上,称为继发性闭经。

病因病机

闭经的原因分为生理性与病理性两类，病理性闭经中又有原发性闭经与继发性闭经之分。原发性闭经以先天性疾病为多见，如各种性发育异常等，而继发性闭经多为后天发生的疾病。

继发性闭经的原因归纳有以下几点。①下丘脑-垂体-卵巢轴内分泌功能失调是最常见的主要原因；②生殖系统各部位与邻近的肿瘤；③生殖系统各部位的感染影响了生殖功能，如产后或流产后严重的感染，继发子宫内膜炎、盆腔炎、卵巢炎等。而盆腔结核又可使输卵管、子宫内膜损伤；④生殖系统各部位的创伤与手术破坏、损伤等，如多次人工流产后将子宫内膜功能层全部破坏而致不能再生；⑤全身营养不良与精神创伤影响各器官功能；⑥其他内分泌腺功能失调的影响，如甲亢与甲减、肾上腺功能亢进与低下等；⑦医源性闭经，如治疗精神病药物或免疫抑制药物造成的闭经；⑧另外，环境污染、病毒、吸烟与酗酒等因素可促使卵子消耗，使卵巢早衰。

中医称之为经血不通、月事不来、经闭、干血痨等，认为此症发生多由气血亏虚、气滞血瘀、寒湿凝滞及肾精不足等引起，大致可分为血枯经闭和血滞经闭两类。

临床表现

患者可在正常月经周期后突然出现停经，特别是在受到强烈的精神刺激后可立即发生闭经，或月经量逐渐减少而致最后闭经。闭经后有的患者出现疲乏无力，可有血压、体温、血红蛋白下降的表现，如心悸胸闷、面色萎黄、食欲不振、嗜睡懒动等症状，舌淡胖、边有齿痕，脉多微细；有的出现烦躁易怒、两胁胀满、头晕目眩、皮肤干燥、小腹隐痛、失眠多梦等症状，舌质暗红，苔薄微黄，脉多弦涩；如系感染引发常伴有午后潮热、白带增多、腰酸腹坠等不适感，严重影响患者的工作、学习和性生活。但也有的患者闭经后无太多不良反应。因闭经后能引起不孕症，对无子女的患者更要积极治疗。

治疗方法

对于医源性闭经大多数患者可在停药后能逐渐恢复月经周期，停药后不能自然恢复的年轻患者应及时治疗。对于营养不良的闭经患者，劝其不要过度节食，刺血疗法亦能治疗神经性厌食症。对于生殖系统各部位与邻近脏器的肿瘤，需明确诊断后再对症治疗。对于过度悲伤、抑郁的患者，要给予心理方面的疏导和治疗。

对于继发性闭经患者，在排除以上原因后，使用三棱针刺血治疗，均能取得满意效果，能使长期闭经的女子恢复正常月经，从而顺利受孕。

治疗取穴：主穴为阴陵泉（双）、曲泽（双）、阴谷（双）、太阳（双）。配穴为风府、命门、腰阳关、肾俞（双）、脾俞（双），以及在上、次、中、下髎（双侧，每次选1组穴）。刺血后用闪火法拔火罐。每次治疗后间隔15天再进行下一次治疗，每次选取4～5组穴搭配出血。另可加服中西药物治疗，以促使下丘脑-垂体-卵巢轴内分泌功能恢复，生殖系统炎症的治愈，以尽快修复子宫内膜。

验案举例

例1　闭经

何××，女，22岁，未婚，皖合肥市二号门三大队宿舍居民。

现病史：15岁初潮，月经周期规律，经色经量正常。在去年8月份适逢经期淋暴雨后未能及时换去湿衣，即出现闭经。自感心中烦躁，腹部胀满，头昏无力，少腹厥冷，食量减少，记忆力减退。

查体：面色萎黄，NS（－），HR 72次/分，心肺（－），BP 90/62 mmHg，Hb 110 g/L。腹部平软，未触及包块，腹部B超示卵巢、子宫未发现异常。舌质淡，苔薄白，尺脉沉细，寸脉迟涩。证属寒湿凝滞，气血亏虚。

治疗经过：1987年10月5日初诊，三棱针刺血取穴曲泽（双）、腰阳关、关元穴。口服桂附地黄丸每次6 g，3次/日。10月21日二诊,上次刺血后即感腹胀消失,饭量增加,小腹部厥冷感消退,烦躁不安亦减。又用三棱针刺血阴陵泉(双)、曲泽(双)、腰阳关、关元,刺后在腰阳关、关元穴上用大号火罐重拔10分钟。

2次治疗后,诸症渐减,1个月后经血来潮。

例2 闭经

孙××,女,36岁,已婚,皖庐江县圣桥乡仓头村人。

现病史:月经史 $14\frac{5}{28\sim30}$。28岁时因夏季贪凉,经期下冷水中洗澡,经量渐少后致停经。29岁结婚后一直无月经来潮。曾用雌、孕激素人工周期治疗,有两次少量月经后,再服药治疗无效。时常头胀痛,四肢无力,常有失眠。体形肥胖,面部大片褐色斑沉着。妇科检查:生殖系统发育正常,第二性征发育良好。基础体温测定为单相体温,T 37℃,BP112/74 mmHg,舌质淡红,苔薄白,脉沉细。

治疗经过:1996年2月10日初诊,三棱针刺血取穴阴陵泉(双)、曲泽(双)、太阳(双)、次髎(双),血色暗紫,出血量约80 ml。内服妇科十味片每次5片,3次/日,金水宝每次2粒,3次/日。2月27日二诊,上次刺血后自觉浑身轻松,睡眠好转,阴道有湿润感,继以上法治疗。后又于当年3月20日、4月26日、5月28日刺血治疗3次,至7月11日、8月13日自然来月经两次,经量、经色均正常。

但当年9月份又闭经,遂于10月10日复来刺血治疗一次,取穴同初诊一样,出血约60 ml,血色已转暗红。到当年11月12日月经复来,以后经期规律,多年的闭经治愈。

例3 闭经

李××,女,20岁,未婚,皖合肥市红星路居民。

现病史:1987年3月13日初诊,不明原因停经1年余,月经史 $14\frac{4\sim5}{28\sim30}$,经色、经量均正常。经期时有过食生冷史,渐经期不定,1~6月不等,且经量少,色暗紫,伴有血块。于去年2月26日行经后,至今经血未至。自感头昏胀痛,视力模糊,烦躁不安,口苦咽干,肢体水肿,面部潮红,大便燥结。舌淡红,苔薄黄,脉弦细。

治疗经过:三棱针刺血取穴阴陵泉(双)、腰阳关、太阳(双),血色暗紫,出血约60 ml。内服中药疏肝理气、活血化瘀之剂5帖,水煎服,2次/日。

3月31日二诊,经以上治疗7天后,3月21日月经即至,经色稍紫,量中等,行经后烦躁不安、口苦咽干等症状消退,但晚间仍有面部烘热、视力模糊和双足厥冷症状。舌质淡红,苔薄白,脉已和缓。仍以三棱针刺血取穴阴陵泉(双)、曲泽(双)、肝俞(双),出血后拔火罐,出血量约60 ml。

4月17日三诊,诸症均减,唯感头部轻微不适,时有颜面烘热。饮食睡眠正常,心情愉快。三棱针刺血取穴阴谷(双)、尺泽(双)、太阳(双)、腰阳关,出血量总计约40 ml。

经以上治疗后月经如期而至,未再出现停经和量少色黑的症状。

(三)经期鼻衄

经期鼻出血,中医谓之“倒经”“逆经”。此亦称为代偿性月经,是在经前或经期时发生周期性的鼻出血。临床上还可见胃肠及视网膜等处出血,甚或还有周期性吐血表现。

病 因 病 机

现代医学认为是月经前期血中雌激素水平升高,刺激鼻黏膜,或因为黏膜组织对高浓度雌激素有特殊的敏感性,在月经前期发生充血、肿胀,致使鼻部因轻度损伤,即发生鼻出血等现象。

中医辨证多因阴虚火旺致火灼冲任,迫血上逆。

临床表现

患者多在月经周期前出现鼻出血不止，鼻血常流入口腔，由嘴巴吐出。周期性鼻出血常在月经开始后即可停止，血色多鲜红色。小部分患者在月经周期中伴有鼻出血，有的甚至只有定期鼻出血，而无月经来潮。患者常因失血过多出现贫血，伴有头晕、乏力、口干喜饮等症状，经血量可明显减少，血色淡紫或如血水状。

治疗方法

三棱针刺血治疗，每于经期前1周取穴太阳（双）、曲泽（双）、腰阳关，刺血后拔火罐，出血量在20～60 ml。并配以滋阴清热、养血和血之剂内服。一般经1～3次治疗即能痊愈。

验案举例

例1 倒经

郭×，女，21岁，皖淮南市第三玻璃厂工人。

现病史：1987年3月25日初诊，14岁初潮，月经周期、经色、经量均正常。于16岁夏季开始，每于经前鼻出血不止，量多色鲜红。日久经期推后5～6天，经量明显减少，色淡紫。常有头晕，四肢无力，腰酸腹痛。饮食尚可，二便正常，口干喜冷饮。

查体：面色萎黄，营养中等，第二性征发育正常，舌体瘦小，舌质淡，苔薄白，脉细数。血常规示WBC $6.2×10^9$/L，W-SCR 0.388，W-LCR 0.612，RBC $3.7×10^{12}$/L，Hb 92 g/L，PLT $123×10^9$/L。

治疗：三棱针刺血取穴曲泽（双）、太阳（双）、腰阳关，出血约20 ml，配以养阴清热、和血止血方药5剂内服，水煎服，2次/日。

4月27日二诊，此次月经周期前仍有鼻出血，但量已减少，经血量中等夹有紫血块。平素感头昏、恶心。

治疗：三棱针刺血取穴足三里（双）、太阳（双）、印堂、命门，出血量总计约50 ml。仍配以方药5剂内服。

6月4日三诊，本次月经前只有轻微少量的鼻出血，但心中感到烦躁，仍喜冷饮。舌尖红，苔薄白，脉沉细。

治疗：刺血取穴曲泽（双）、阴陵泉（双）、太阳（双）、腰阳关。血色呈暗红色，出血量总计约50 ml。

3次刺血配中药治疗后，每逢经期前后再未出现鼻衄症状。

（四）功能失调性子宫出血

功能失调性子宫出血（简称功血），是指由于神经内分泌系统功能失调引起的子宫出血。中医称之为"崩漏"，如经血突然增多称为血崩；经血量少，淋漓不净称之为漏下，临床上崩和漏可互相转化。

病因病机

诊断功能性子宫出血，首先必须排除各种因器质性病变引起的出血。功能性子宫出血分为两大类——无排卵型与有排卵型。子宫内膜出血的机制十分复杂，但总的仍在雌激素、孕激素有序而波动的控制下进行，临床上当雌激素、孕激素水平单独或同时改变时即可引发一系列的出血机制。功血主要发生于青春期与绝经前期，即生殖功能开始发育和衰退过程中两个神经内分泌系统波动大的阶段。少数发生于流产后或产后，亦可因工作、学习、生活及精神上各种大的突然变动而发生异常出血。排卵型功血较为少见，常需与器质性病变相鉴别。

青春期少女下丘脑-垂体-卵巢轴复杂而精密的调节关系是不稳定的，易受各种内外环境的改变，如剧烈运动、精神紧张或疾病等影响而失调。当子宫内膜积累增厚或雌激素水平下降过多，内膜破坏太多时出血就必然较多。

绝经过渡期标志着卵巢功能开始衰退，对垂体激素反应差，出现无排卵周期，易出现经血淋漓不净，常会反复出血，难于控制。女性在此年龄段应认真仔细检查，排除子宫肿瘤、子宫腺肌病、子宫内膜异位、流产、癌前病变等十分重要。

祖国医学认为,功能性子宫出血的原因是肾精不足,多因青春期肾精未充,或更年期肾精衰退引起的。肾精不足或肾精衰退则影响其收藏之功能。而脾又为人体的后天之本,兼有统血之功能,脾肾不足不能统摄血液。肝有藏血之功能,当情志不畅,肝气久郁,可迫血妄行,于是崩漏不止。

临床表现

无排卵功血的临床表现是完全无规律的子宫出血。出血间隔时间可长可短,从几天到数月甚至 1 年以上。出血持续时间可十余天、数月,严重时可年余经血不净。常可发生在生活上某些变动,如考试紧张、生气激动、剧烈运动、异地搬迁等时。出血量少时仅有几滴出血,多时可有大血块及出血不止。由于经血长期排出,可出现严重贫血,血红蛋白可低至 30～40 g/L,贫血可致头晕、头昏、无力、食欲不振、失眠、多梦、面色萎黄等。长期功血使盆腔充血而下腹坠胀,乳房受雌激素影响而出现胀痛,亦可出现面部与四肢水肿。腹部超声检查有助于了解腹腔病变,实验室血检查要排除血小板减少、再生障碍性贫血、白血病等,并要排除与妊娠有关的出血。

治 疗 方 法

因功能失调性子宫出血都有不同程度的贫血状态,所以刺血疗法选穴时出血量要少,出血量掌握在 10～30 ml。对于严重贫血的患者,可只点刺穴位拔火罐。

三棱针刺血取穴阴陵泉(双)、腰俞、次髎或中髎(双)、太阳(双),腰部要重拔火罐。还可在命门、肾俞、关元俞等处多拔几个火罐,拔罐5～10分钟,使皮肤形成充血。

配以药物治疗功血时,只能在大出血时使用一些止血药,主要是根据辨证而使用补肾填精、培补脾胃、疏肝理气之法,从而达到固摄止血之功效。中医针药并举治疗功能性子宫出血是一种有效的方法,对许多使用西药治疗无效的患者可予以彻底治愈。

验 案 举 例

例 1　青春期功能性子宫出血

宋××,女,22 岁,未婚,安徽省蚌埠棉纺织厂工人。

现病史:1984 年 4 月 24 日初诊,14 岁初潮,继之经期紊乱,经量时多时少。16 岁时因经期考试过于紧张,随即出现经血过多,后淋漓不尽 30 余天,诊为功能性子宫出血而收住院,经治疗病情好转。后又不断出现经期延长,经来时血色淡紫,经期持续出血 7～20 天不等,曾采用三合激素、卡巴克洛、仙鹤草、维生素 K 等药物治疗,病情时好时复已 6 年。本次月经出血 16 天未尽,自觉头昏头晕,四肢无力,气短心悸,下腹坠胀感。

查体:体形消瘦,精神萎靡,面色无华,皮肤干涩不泽,第二性征发育良好,舌质淡少苔,脉细而数,HR 96 次/分,律齐,两肺(一),腹部平软,未触及包块,耻骨联合上压痛(＋),Hb 60 g/L。

治疗:三棱针刺腰阳关出血 10 ml,刺双侧太阳穴出血 10 ml,均拔火罐。因贫血严重未多取穴,配以归脾丸和补肾强身片内服。

刺血治疗 2 天后血止,饮食增加,面色转润,自觉有力。此后月经周期规律,经期 4～5 天,再未出现月经延期、经血不止的状况。

(五) 席汉综合征

席汉综合征属垂体性闭经,是产后大出血所引发的一种全身性慢性疾病。中医称为经闭,亦名血闭、经水不通、干血痨等。辨证属产后出血太过,使气血两亏,血海空虚,肾气受损,肾精枯涸。

· 病 因 病 机

妇女在妊娠期垂体生理性增生、肥大,较非孕期增大 2～3 倍,至分娩期达高峰,垂体需氧量亦相对增多,所以对缺血、缺氧十分敏感。垂体前叶 80% 供血来自门脉系统,亦从门脉传递下丘脑促垂体释放激素。当分娩时发生大出血,甚至失血性休克时血液循环量只能勉强维持心、肺的血循环，而身体中大部分营养毛细血管循环关闭，致使脑垂体缺血缺氧。由于缺氧，血管内皮细胞受损，局部红细胞和内皮细胞释放出生物活性物质，可使动脉血管痉挛，血小板聚集，微小血栓形成，进一步导致垂体前叶缺血性坏死，影响靶腺功能。严重时可涉及促性腺激素、促甲状腺激素、促肾上腺激素与泌乳素的生成，造成性腺、甲状腺、肾上腺功能与泌乳素的分泌减少，偶见生长激素水平低落。垂体缺血而出现相应的全身症状，但很少影响垂体后叶而发生尿崩症。

临床表现

席汉综合征的临床表现取决于垂体组织破坏的程度和所影响的靶腺功能。临床上按不同激素缺乏有不同表现，但相互之间并没有绝对的区别。①促性腺激素分泌不足，患者雌激素水平低下，长期闭经，乳房与生殖器萎缩，无卵泡发育。雄激素亦低下，无性欲要求，记忆力减退，全身性水肿。②促肾上腺皮质激素分泌不足，表现为全身虚弱无力，生活无力自理。免疫力降低，易感染其他疾病，常常感冒，患者食欲差，恶心或呕吐，血压低，面色苍白，水肿，消瘦，脱发，脱毛，无性欲等。③促甲状腺激素分泌不足，出现畏寒、面色苍白、皮肤粗糙、毛发脱落、表情淡漠、反应迟钝、心率减慢等。另外还可因泌乳素不足，出现产后缺乳、生长激素不足，易发生低血糖，等等。

治疗方法

三棱针刺血疗法配合内服中药，在临床上对席汉综合征治疗有显著的疗效。治疗取穴阴陵泉（双）、曲泽（双）、肾俞（双）、关元俞（双）、太阳（双）、风府。所取穴位都要尽量刺出血，太阳穴处颞浅静脉可多出些血，总出血量控制在60 ml左右，间隔15天治疗1次。如食欲不振可点刺穴位脾俞、胃俞，脱发严重可点刺穴位肺俞，畏寒无力点刺穴位心俞、大椎。

中药配以补益气血、温补肾阳、健脾和胃等方剂，如十全大补汤、苁蓉枸杞温肾汤等。

治疗席汉综合征时，若病程时间短、病情程度无危象出现时，尽量给予中西药物支持疗法，让垂体有一定的调整时间，使机体功能自行恢复。因垂体门静脉血管具有很强的再生能力，在改善局部微循环障碍后，血管内皮细胞有自我修复的能力。临床上如大剂量补充激素，将使腺体依赖外源性激素和形成终身依赖性。

验 案 举 例

例1　席汉综合征

汪×，女，36岁，皖亳州市南市区居民。

现病史：28岁孕第2胎，产前BP（150～160）/（90～110）mmHg，双下肢高度水肿，足月产双胎女婴，产时大量出血。产后无乳汁喂养，自感浑身无力，食欲不振。2个月后又遭雨淋，逐渐病情加重。8年来一直闭经，脱发脱毛，小便频数，梦多，易惊醒。全身水肿，纳差，贫血，虚弱无力，畏寒怕冷，头晕腰酸，无性欲要求。曾用激素替代治疗，但效果不明显。

查体：T 37.8℃，BP 100/62 mmHg，HR 72次/分，Hb 60～80 g/L，反应迟钝，面色苍白，周身皮肤粗糙和脱屑。腋毛和阴毛全落光，头发稀疏干枯无光泽。双下肢呈凹陷性水肿，双手掌肿胀增厚。

治疗经过：1997年12月16日初诊，三棱针刺血取穴阴陵泉（双）、曲泽（双）、太阳（双）、次髎穴（双），出血约60 ml。内服中药十全大补汤5帖，水煎服2次/日。归脾丸每次8粒，3次/日，复合维生素B每次2片，3次/日。

1998年1月3日二诊，现食欲增进，睡眠沉实，面色好转，行走较前有力，继以上法治疗。

1月24日三诊，全身水肿消退，腰酸头晕均好转，小便正常，已有正常饥饿感，食量大增，Hb 90 g/L。刺血取穴阴谷（双）、曲泽（双）、太阳（双）、肾俞（双）、脾俞（双），总出血量约 60 ml，血色暗红色，已不太稀薄。后又于 2 月 20 日和 3 月 15 日分别来刺血治疗 2 次，身体日渐恢复，3 个月后月经来潮。

于 2002 年 1 月 4 日复查，面色红润，行走有力，月经规律，经量正常，脱落的腋毛、阴毛均已长出，头发柔软有光泽，BP 120/90 mmHg，HR 82 次/分，已能从事正常劳动。

例 2　席汉综合征

王××，女，29 岁，皖凤台县回族乡李冲村农民。

现病史：1991 年 4 月 26 日生第三胎时，因产后大量出血引起休克，经抢救脱险后，一直不能进食，恶心腹胀，胸闷心慌，无乳汁分泌。渐贫血严重，头昏懒言。患者神清，面色㿠白，口唇色淡，眼睑、指甲苍白，头发稀疏，大量脱发。HR 120 次/分，律齐，两肺（一），腹部平软，肝、脾未及，Hb 40 g/L，舌质淡，苔薄白，脉细数无力。

治疗经过：1992 年 2 月 15 日初诊，三棱针刺血取穴阴陵泉（双），出暗紫色血 20 ml，又刺太阳（双），出血 10 ml，再点刺大椎穴和命门穴，重拔火罐，出血约 10 ml。内服中药补益气血、健脾温肾之剂 5 帖，水煎服，2 次/日。归脾丸每次 8 粒，3 次/日，复合维生素 B 每次 2 片，3 次/日。

3 月 2 日二诊，经以上治疗后已能进食，一天进餐 4 次，精神好转，四肢较前有力，面色转红润，口唇、指甲、眼睑均有红色，贫血已有好转，近因洗衣下水劳累后又觉腹胀。三棱针刺血取穴足三里（双）、曲泽（双）、太阳（双）、风府，出血约 60 ml，继服以上药物。

3 月 31 日三诊，身体日渐好转行动有力，新发已生长，饮食、睡眠正常，HR 92 次/分，BP100/60 mmHg，血常规示 WBC 7.8×10^9/L，W-LCR 0.72，W-SCR 0.28，RBC 3.02×10^{12}/L，Hb 98 g/L，PLT 126×10^9/L。唯有时四肢酸重，舌质红少苔，脉沉细。三棱针刺血，取穴阴陵泉（双）、曲泽（双）、太阳

（双）、次髎（双）、脾俞（双）、大椎。出血量约 80 ml。继服以上中西药物。

1 月后月经来潮，身体逐渐康复正常。

（六）更年期综合征

更年期综合征是指女性在绝经后，机体内分泌发生改变而引起的一组症候群。随着我国社会的稳定及人口步入老龄化，对女性更年期综合征的治疗和预防，是提高中年女性生活质量的大课题。

病因病机

女性在绝经的过程中卵巢功能衰退，卵泡分泌雌激素和孕激素减少。在卵巢功能完全停止前的过渡期，卵泡减少速度加快，雌激素水平波动式地逐渐下降，促性腺激素逐渐上升，卵巢间质分泌雄激素增多，阻碍了卵泡的正常发育。到卵泡闭锁不发育而月经停止后，雌二醇激素水平可突然降低，造成女性绝经前后出现一系列生理与病理的改变。当卵巢进一步萎缩使雄激素缺乏时，缺少睾酮使女性易感疲乏无力，出现骨质疏松、腰酸背痛、性欲低下等症状。

临床表现

女性在 50 岁左右自然绝经，另外有因手术等原因摘除或破坏了卵巢形成人工绝经。在绝经过渡期中出现月经紊乱，有的女性月经呈周期缩短，经量减少，直至完全绝经；有的女性表现为周期延长，来潮时经量突然增多，继以阴道不规则流血，直至完全绝经；也有少数女性突然绝经。

绝经的症状临床表现个体差异较大，因机体内分泌的改变涉及系统多，时间跨度长，绝经的症状主要集中在泌尿生殖系统、神经内分泌系统、心血管系统、骨骼、皮肤以及新陈代谢等方面，所以更年期综合征的临床表现是多方面的。

（1）泌尿生殖系统：出现阴道、泌尿道、子宫、卵巢、乳腺内膜和腺体的萎缩。阴道干涩、瘙痒、性交疼痛。阴道易受损伤和感染出现炎症反应，阴道分泌物增多，有时有血性分

泌物,伴有臭味。泌尿道炎症时出现尿频、尿痛及压力性尿失禁,性欲亦减退或无要求。

(2)神经内分泌系统:症状较多,因雌激素减少,早期在下丘脑区产生血管舒缩调控功能障碍,患者可有阵发性面部潮红,头颈部胀热,伴有出汗,血压有波动。另外出现情绪不稳定、易紧张、激动,烦躁失眠,以及抑郁、悲伤、忧虑等精神症状。部分患者可有皮肤麻木、虫爬感等异常感觉,有头痛、头晕、耳鸣、精神不集中等表现。到绝经晚期出现记忆力减退,认知功能减退等。

(3)心血管系统:功能紊乱,可有心悸、胸闷、心动过速或过缓,血压波动性升高,动脉硬化与冠心病的发生率明显增高。

(4)骨骼系统:在绝经后骨丢失严重,出现因骨供血不足引起的关节疼痛、腰背酸痛、骨质疏松等症状,易发生骨折,肌肉亦萎缩。

(5)皮肤组织:由于胶原丢失而变薄,可出现瘙痒,面部及肢体出现老年性色素斑,头发脱落干枯,阴毛、腋毛脱落。

(6)代谢功能:紊乱,如脂肪代谢失常出现肥胖,以腰、腹、臀为主,体态明显改变。糖代谢失常,可有尿糖、血糖升高,有时食欲亢进、易饥饿。水盐代谢失常可引起肢体的水肿,钙磷代谢失常致发生骨折后恢复较慢。由于更年期体内发生上述一系列变化,尤其是神经-血管-体液的平衡失调需要经过一段时间的自身调整,才能达到新的平衡。所以在更年期的保健中绝经期前后的体育锻炼是非常重要的,良好的精神状态也能帮助患者顺利渡过更年期。

治 疗 方 法

因为更年期综合征出现一系列生理与病理的改变,可使多系统出现不同的症状,所以治疗这些症状要多方面考虑和分别对待。

刺血疗法能控制泌尿生殖系统的炎症,治疗方法可参阅带下异常治疗取穴。刺血疗法能调整自主神经系统的功能紊乱,能对更年期出现的神经内分泌系统症状起治疗作用,治疗方法可参阅精神疾病的治疗取穴。

刺血疗法可调整骨代谢功能紊乱,对改善骨质疏松症的治疗方法可参阅骨质疏松症的治疗取穴。刺血疗法通过神经-血管-体液的重新调整,能直接改善心、脑血管的舒缩活动,以及血液的流速和容量,治疗方法可参阅脑血管疾病和心血管疾病的有关章节。在此就不再重复叙述了。

验 案 举 例

例 1　更年期综合征(精神症状)

黄××,女,53岁,皖肥西县高刘乡人。

现病史:2000年5月18日初诊,去年11月份绝经后,渐出现心中烦躁,四肢肌肉震颤,时常潮热自汗,伴失眠多梦、胸闷、焦虑、坐卧不宁。经县市省数家医院诊为更年期综合征,给予雌激素替代疗法、镇静及调节神经等药物治疗后,渐不能进食、厌油、恶心和呕吐,近几日烦躁欲狂,已3天不能进食,大便干燥3日未排。

查体:神清,唇红面赤,坐立不安,回答问题准确,T 37.9℃,HR 96次/分,BP 120/80 mmHg,律齐,两肺(一),NS(一),腹部平软,肝、脾未触及,脑CT、腹部B超无异常发现。血脂分析均正常。舌质红,苔厚腻微黄,脉浮数。证属心脾两虚,肝肾不足,治宜清利湿热,滋补肾阴。

治疗:停服雌激素等药物,三棱针刺双侧足三里,出黑紫色血20 ml,又刺双侧曲泽,亦出黑紫色血20 ml,因3天未进饮食,暂刺两组穴位,口服藿香正气胶囊每次1粒,3次/日,炎得平每次2片,3次/日,艾司唑仑1 mg,睡前服。刺血治疗后烦躁不安好转。

5月19日二诊,昨日上午刺血后,中午已能进食稀饭,晚间低热退尽,自觉心中舒畅,服药后已能安睡。今感四肢无力,T 36.8℃,HR 90次/分,厚腻黄苔减退。

治疗:三棱针刺血,取穴太阳(双),下髎(双),以及腰阳关(双),出血量总计约20 ml。治疗后自述烦躁、焦虑、胸闷均减轻。再配以清利湿热、开胸理气之中药5剂,内服。

5月25日三诊,已能每顿进食两碗稀饭,厌油、恶心、胸闷都消退,睡眠易惊醒。HR 72次/分,舌质暗红,舌苔薄白,脉浮细。

治疗:三棱针刺血,取双侧阴陵泉穴、关元穴,出血后拔火罐。再配以疏肝解郁、活血理气之中药5剂内服。

6月4日四诊,已能正常进食,无厌油恶心感,精神好转,每晚能自然入睡,面部潮热自汗减退。

治疗:为巩固疗效再刺血取穴阳陵泉(双)、曲泽、太阳,出血约40 ml。口服逍遥丸每次6粒,3次/日,维生素C每次200 mg,3次/日。

经以上治疗后再未出现烦躁、胸闷、失眠等症状,精神愉快,饮食正常。

例2 更年期综合征(泌尿生殖系统症状)

李××,女,54岁,皖舒城县五里乡人。

现病史:2001年5月26日初诊,52岁绝经后,自觉头晕、耳鸣、阴道干涩,渐出现瘙痒和烧灼感,阴道分泌物增多并有腥臭味,自己常用热水烫洗后才舒服。有尿频和尿痛,咳嗽或用力时小便失禁。在去年秋季劳累后出现心中急躁,失眠心悸,四肢无力,不愿说话,不能料理日常生活。在当地市级医院诊为老年性阴道炎,更年期综合征予以治疗,但效果不显。

查体:精神萎靡,形体肥胖,对答切题。T 37.7℃,BP 106/70 mmHg,HR 88次/分,心肺(—),下腹部未触及包块,腹股沟淋巴结(—),双下肢中度凹陷性水肿。实验室检查血常规 WBC 6.1×10^9/L,W-LCR 0.869,RBC 3.27×10^{12}/L,Hb 98 g/L,W-SCR 0.131,尿常规 RBC(+),WBC 5~7/HP,脓细胞少许。脉沉细,尺脉已绝,证属肾气亏虚,肾水既不涵肝木,又不克心火。

治疗:三棱针在双侧膝关穴处的静脉上刺出血,血色暗紫,出血约30 ml。再刺双侧曲泽穴处的静脉出血,出血约20 ml。最后刺关元俞和膀胱俞穴处的静脉出血,出血约

20 ml。每穴都要拔火罐。外用妇炎平胶囊塞于阴道,每晚睡前用药。口服养血安神片每次5片,3次/日,复合维生素B每次2片,3次/日。

6月15日二诊,经以上治疗头晕、耳鸣、失眠、心悸均有好转,阴道瘙痒和尿痛消失,仍有水样分泌物。

治疗:效不更方,继以上法治疗,刺血取穴同第一次治疗,另加肾俞穴点刺,出血量约80 ml。

一个月后告知1年多的难言之隐全部转愈,精神愉快。

(七)带下异常

带下异常是指妇女阴道分泌物连绵不断排出,因其色白多见,所以通常称之为白带。正常情况时阴道分泌黏液,宫颈内膜也可分泌无色透明的黏液物质,以保护和润滑阴道。在排卵期时黏液分泌增多,黏稠度明显降低。如女子出现白带异常或带下不止,应及时到妇科检查治疗。

病 因 病 机

本证常见于各种阴道炎、急慢性宫颈炎、急慢性盆腔炎和子宫颈癌等疾患。妇女过早性交、不洁性交、性交过度、经期性交、产后性交、性伙伴过多等原因,都可引发阴道、宫颈、子宫内膜及盆腔的各种病原微生物的入侵而致病。另外妇女在经期和产后不能过度劳累和感受寒湿,否则因免疫力降低,易患生殖道感染而致带下异常。还有的妇女因情志不畅、郁闷寡欢、情绪紧张等引起的神经—内分泌—免疫系统调节功能失常,而无性交感染所引起的带下失常。

宫颈、阴道部衬以鳞状上皮,抵抗力较强,宫颈内膜含黏液腺可分泌黏液物质。当阴道和盆腔因不同的原因引起充血、肿胀,使阴道的防御功能减退,可出现广泛间质水肿和中性粒细胞浸润,局部黏膜剥落糜烂,分泌物明显增多。

中医认为带下病多由任脉不固,带脉失

约,以致水湿浊液下注而成。大致可分为湿热和寒湿两类,湿热又分脾经湿热和肝郁湿热,寒湿分脾虚湿重和肾虚不固等辨证分型。

临 床 表 现

带下异常的临床表现,根据不同的病因有不同的表现:细菌性阴道炎以腥臭白带为主要症状,阴道分泌物如牛奶样,并有臭味;真菌性阴道炎阴道分泌物增多,呈干酪样白带,并伴有阴道瘙痒、灼痛;滴虫性阴道炎,阴道分泌物为灰黄色或黄脓样,呈泡沫状,常有臭味;老年性阴道炎,除阴道灼热、干燥、瘙痒及疼痛外,阴道黏膜充血,阴道分泌物增多,部分患者有血水样和黄水样带下不止。

慢性宫颈炎是妇女白带增多的一种常见原因,有时有血性白带,患者常伴有腰腹部酸胀坠痛。因衣原体感染引起的宫颈炎,宫颈分泌物增多,有时可有出血。因淋球菌革兰阴性双球菌感染引起淋病时,宫颈水肿、充血,阴道分泌物增多,呈脓性带下。

急慢性盆腔炎,也可有程度不等的白带增多及腰骶部酸痛,严重时有脓性或脓血性白带,多有臭味。此外生殖器结核感染时,白带可增多及伴有严重的腰骶部酸胀感。宫颈癌变时,不但白带增多,而且为血性或水样有臭味的分泌物。

中医对带下异常的临床表现,不仅是看到局部表现,而且还发现不同的分型在全身还伴有不同的症状。湿热型带下黏稠色黄,其气秽臭,伴有阴痒,大便燥结,小便短赤,舌苔黄腻,脉象濡数;或带下兼红,口苦咽干,烦热,心悸失眠,情绪急躁易怒,苔黄腻,脉象弦数。寒湿型带下稀薄色白,气腥而不秽臭,伴有腰痛酸胀,头晕神疲,肢体乏力,食欲不振,便溏腹冷,舌苔白滑,脉象缓细或沉迟。

治 疗 方 法

三棱针刺血治疗带下异常时也要辨证取穴,肝经湿热时下肢穴位取膝关穴,脾经湿热时取阴陵泉穴,肾阳不足取阴谷穴。上肢穴位都要刺曲泽穴,腰部要刺带脉穴,骶部要刺白环俞、腰俞穴,而腹部要刺气海和关元穴。

每穴都要尽量刺出血并加拔火罐,10～15天刺血治疗一次,一般治疗1～5次都能取得一定疗效,并配以中西药物治疗,以便达到根治的目的。

验 案 举 例

例1 虚寒带下

邹××,女,34岁,已婚,合肥市安徽日报社职工。

现病史:1985年6月6日初诊,去年夏季因贪凉吃冰棒和冷饮,引发急性胃肠炎,经治疗好转,继后出现月经周期延长,白带增多,阴部瘙痒,白带如水样大量排出,长期用卫生巾防护。现自觉小腹部发凉,腰部酸重,头晕乏力,食欲不振,肢体怕冷。24岁结婚,丈夫身体健康,生育情况1-0-2-1。子宫放环已6年。经妇科检查诊为宫颈炎和宫颈中度糜烂,给予药物和物理治疗,疗效不显,带下不止,十分痛苦。

查体:面色无华,营养中等,T 37.2℃,BP 106/70 mmHg,心肺(一)。舌质淡,苔薄白,脉沉细。证属脾肾阳虚,治宜温补肾阳,健脾利湿。

治疗:三棱针取穴阴陵泉(双)、曲泽(双)、肾俞(双)、白环俞(双)、关元穴、带脉(双)。阴陵泉和曲泽穴处静脉出血较多,其余数穴均点刺拔火罐出血,总出血量约70 ml。口服健脾丸每次8粒,3次/日,止带丸每次6 g,2次/日。

刺血治疗4天后,患者带下不止和腰部酸重明显好转,已不需使用卫生巾,饮食增加,精神愉快。半个月后为巩固疗效,又于双侧阴陵泉穴和白环俞穴上刺血、拔罐,以达彻底治愈。

例2 湿热带下(伴尿路感染)

丁×,女,39岁,皖合肥市琅琊山路居民。

现病史:2003年5月11日初诊,20岁结婚,孕两胎,1988年行输卵管结扎术失败,术后又孕两胎,做人流术。现腰部酸重,全身乏力,阴道瘙痒,尿频、尿急。白带明显增多,色黄腥臭,每天用护垫已有1年。

查体:面色萎黄,T 37.2℃,BP 110/70 mmHg,HR 82次/分。双下肢远端凹陷性水肿,两侧肾区叩击痛(+)。白带常规示上皮细胞(+),红细胞(+),白细胞(+),脓细胞(++),滴虫(+),霉菌(-)。宫颈分泌物示 NG(-),VV(+),CT(-),尿常规示上皮细胞(+),白细胞(++),红细胞(+),脓细胞(+)。舌体胖大,苔黄舌根腻,脉濡细。

治疗:三棱针刺血,取双侧阴陵泉穴、曲泽穴、次髎穴,出黑紫色血约60 ml,每穴均拔火罐。

口服螺旋霉素每次0.2 g,3次/日,健脾丸每次6粒,3次/日,复合维生素B每次2片,3次/日。甲硝唑塞入阴道每次1片,1次/日。

6月1日复诊,带下明显好转,已不需使用护垫,腰酸亦好转,双下肢水肿消退。

继续用以上穴位刺血治疗,腰部加刺腰阳关穴出血拔罐,总出血量约80 ml。

经2次治疗后白带异常增多和尿路感染均治愈,精神好转。

(八)急性乳腺炎

急性乳腺炎大多发生在产后哺乳期,尤以初产妇为多见。特别是在哺乳最初的3周内易发病,常给产妇带来极大的痛苦。

病 因 病 机

中医将急性乳腺炎称之为"乳痈",多因肝气郁结、胃热壅滞、血涩不通或乳汁淤积而成。急性乳腺炎是金黄色葡萄球菌或链球菌感染所致,经由乳头上行到乳腺小叶,使得细菌在局部繁殖扩散到乳腺实质而引起乳腺脓肿。特别是乳汁排出不畅,乳腺小叶中有乳汁潴留时,细菌更易在局部停留、繁殖。而乳头破损、皲裂又使细菌容易上行感染。

临 床 表 现

初起乳房出现硬结、胀痛,乳汁流出不畅,全身可有恶寒发热。患侧乳房增大,继则肿块增大,皮肤焮红,局部压痛及搏动性疼痛,患侧腋下淋巴结肿大,白细胞计数升高。如局部硬结变软,脓肿即已形成,需及时排脓,以控制炎症反应进一步扩大。

脓肿的临床表现与其位置的深浅有关,位置浅时,早期有局部红肿、隆起,而深部脓肿早期时局部表现常不明显,只以局部疼痛和全身症状为主。脓肿可以单个或多个形成,可以先后或同时形成,少数患者可两侧乳房均发病。脓腔有时可自行破溃或脓液经乳头排出。严重时可侵入乳腺叶间隙中的疏松组织,形成乳腺后脓肿,这样深部脓肿破溃需有一段过程,且感染不易控制。

治 疗 方 法

因针刺放血疗法有清热解毒、通乳散结的作用,并且三棱针在脓肿已形成时又是直接排脓的工具,所以用三棱针治疗乳腺炎简捷易行、疗效可靠。

急性乳腺炎的早期,常因乳汁排出不畅而形成硬结,临床治疗时要按结块的方位分布,细心查看乳头上该方位的乳腺是否通畅,常可见阻塞的乳腺开口处有一白色的堵塞物,要用三棱针轻轻挑开,并用手轻轻揉挤硬结,让乳汁从原先不通的输乳管中流出,这样就能使早期因乳汁流出不畅形成的硬块消散。并可用中号火罐用闪火法吸拔乳头,在负压作用下,乳汁被吸出以利乳腺的通畅。

急性乳腺炎在脓肿形成时,触摸硬结已变软,脓腔位置较浅时,可用大号或中号三棱针直刺脓肿处,脓腔面积小可只刺一针,脓腔面积大可刺2~3针,让脓液顺针孔流出,用手轻轻挤压,帮助脓液排出。然后选择适当的火罐,面积大时用大、中号火罐,面积小时用小号火罐吸拔,能很快吸出脓腔中的脓液,有时有100~200 ml。如一次脓液吸拔不彻底,可于第二天或第三天再分别在原针孔处,用三棱针扩刺一下,再用闪火法拔火罐吸脓,当脓液变稀薄或有血液混在其中时,表示感染已控制,脓液已基本排完。这样排脓较乳房切开排脓对组织的损害要小得多，而且不要放置引流纱条，以利病情尽快转归，一般3～6天脓腔就能修复，此时乳房红肿热痛消散，产妇又可喂乳。

治疗急性乳腺炎不论从硬块形成，到红肿热痛期和脓肿形成时，都要用三棱针刺血治疗，主要选取患侧曲泽穴处的肘正中静脉出血，出血量在20～40ml，还要点刺肩井穴，进针深度约0.5cm，刺后拔罐10分钟。另外在红肿热痛时要在乳房肿痛的包块周围，选取显现的静脉血管点刺出血、加拔火罐，以达通瘀散结之目的。如早期采用此方法治疗，一般一次即愈，而红肿热痛时除刺血外，还要配以中药清热解毒、疏肝理气、活血散瘀之剂，并在局部用如意金黄散或鲜蒲公英捣烂外敷，刺血一次后可间隔3～5天再刺血一次。在脓肿已形成时，三棱针排脓中也要配以中药托里透脓之剂，对体质虚弱者要注意补益气血。

验案举例

例1　急性乳腺炎（脓肿形成期）

费××，女，27岁，合肥市三里庵园林局宿舍居住。

现病史：2002年12月14日初诊，产后喂乳，乳头破损上行感染，引起右乳房肿胀疼痛伴包块半月余。经药物治疗疼痛红肿未控制，12月10日血常规示，WBC 16.4×10⁹/L，N 0.824，L 0.176，5天前住院治疗，予青霉素、氨苄青静脉滴注，内服清热解毒、祛瘀散坚之剂，并拟予切开排脓，患者经他人介绍始来刺血治疗。

查体：T 37.4℃，HR 88次/分。心肺（－），双侧乳头破溃结痂，右乳房体积增大，内上象限皮肤焮红，触痛（＋），可触及20cm×10cm之肿块，肿块上方已变软。左乳房下限内侧可触及3cm×3cm硬块，压痛（＋），局部肤色正常。双乳揉挤时乳汁排出，但两侧肿块方位的乳腺均不通畅，无乳汁排出，大便燥结，饮食、睡眠较差，舌质红，苔薄

黄，脉浮紧。血常规示 WBC 10.6×10⁹/L，N 0.736，L 0.264。

治疗经过：12月14日第一次治疗，三棱针刺血，取穴曲泽（右），血止拔小号火罐，总计出暗红色血30ml。因右乳上限内侧脓腔已形成，用三棱针快速直刺脓肿最软处1.5cm深，针退脓出，用手轻轻挤压，排出黏稠脓液，然后再用火罐吸拔排脓，共排出脓液约20ml，患者自觉痛胀减轻。用棉球轻擦右乳头，使乳头上堵塞乳腺的小痂脱去，让乳汁排出，并配以清热解毒、托里透脓之中药汤剂3帖，水煎服，一日2次；局部用金黄散外敷。2天后复诊，右乳房肿胀明显好转，内上象限肿块变小，皮肤焮红减退，又刺原针孔火罐拔脓，排出脓液10ml，并在红肿坚硬处点刺出血，再用火罐拔出血15ml，因左乳房内下象限有硬块，在左步廊穴处静脉点刺出血，拔火罐再吸出血约10ml。再点刺双侧肩井后拔中号火罐。于12月18日三诊时，右乳上限内侧红肿已退，包块减小，压痛不明显，用火罐再吸拔脓肿处，只出一点血水，脓液已排尽，患者回去后已能喂乳。12月21日复查，右乳房肿胀疼痛均愈，局部硬块逐渐减小，左乳包块已消失。

产妇很高兴免去开刀的痛苦，6天之内使急性化脓性乳腺炎康复，且又能正常喂养婴儿。

例2　急性乳腺炎（红肿疼痛期）

蒯××，女，32岁，皖长丰双墩乡戴岗村村民。

现病史：2001年4月26日初诊，第二胎产后50天，母乳喂养，数天前右乳房因挤压后出现肿块，近3天局部红肿热痛，伴发热畏寒，食欲减退。

查体：T 38.2℃，HR 96次/分，WBC 14.2×10⁹/L，W-SCR 0.244，W-LCR 0.756，右乳房肿胀，乳头无破损，外上象限皮肤潮红，局部温度升高，可触及3cm×2cm硬块，触痛（＋＋）。

治疗经过：三棱针刺血，取穴右侧曲泽处肘正中静脉刺出血，点刺右乳硬块处浅静脉血管，总出血量约 50 ml。轻揉右乳房硬块以促使乳汁排出，并用大号火罐吸拔乳头，吸出奶水约 30 ml。口服螺旋霉素每次 0.2 g，3 次/日，穿心莲片每次 4 片，3 次/日。治疗后第二天热退肿消病情痊愈，又能正常哺乳。

（九）乳腺囊性增生病（小叶增生）

乳腺囊性增生病，又名乳腺小叶增生。本病的特点是乳腺组成成分的增生，在结构、数量及组织形态上表现出异常，而无炎症性改变，是妇女中常见的乳腺疾病，多见于30～50 岁的妇女，与卵巢功能失调有关。

病 因 病 机

在月经周期内乳腺同样受性激素影响而有周期性的变化，当机体内、外环境发生改变时，可使体内激素比例失去平衡，雌激素水平升高与黄体素比例失调，使乳腺组织结构发生增生性改变。

中医称之为"乳疬""乳核""乳中结核"，多因忧思过度，情志不畅、肝失疏泄、劳倦太过引发。或因冲任失调，肾气不充所致。治宜疏肝解郁，活血化瘀，滋养肝肾，调理冲任，并要调整和保持心态的平和。

临 床 表 现

患者常有一侧或两侧乳房胀痛，伴有针刺样跳痛。严重时疼痛可累及到患侧肩部、上肢或胸背部。一般在月经来潮前明显，有时乳房胀痛得不能触摸，月经来潮后疼痛减轻或消失。乳房内可触及散在的大小不等的圆形结节，结节质韧，与周围乳腺组织的界限不清，不与皮肤或胸肌粘连，有时表现为界限不清的增厚区。有的长期无症状，而有的有明显触痛。增生组织位于乳房外上象限较多，也可影响到整个乳房。少数患者可有乳头溢液，为棕色、浆液性或血性液体。

流行病学研究提示，乳腺囊性增生病患者以后发生乳腺癌的概率为正常人群的2～4 倍。小叶增生症状一般在停经后常自动消失或减轻。单纯性的囊性增生病很少有恶变，如果伴有上皮不典型增生，特别是重度者，则恶变的可能性较大，属于癌前期病变。

治 疗 方 法

应用三棱针刺血方法治疗乳腺囊性增生疗效显著，多于 2～4 次刺血治疗后痊愈，且方法简单易行。

三棱针针刺出血穴位为患侧曲泽附近的肘正中静脉和乳房病灶处显露的胸壁浅静脉，有的患者还要刺患侧足三里处的胫前静脉出血。出血量控制在 100 ml 左右，间隔半个月治疗 1 次，并配以逍遥丸、乳核散结片等中成药内服，直至硬形结节消散，乳房胀痛消失。

验 案 举 例

例 1　乳腺小叶增生

吴××，女，39 岁，皖肥西县山南乡四树村人。

现病史：2002 年 8 月 5 日初诊，月经史 $15\frac{6}{28\sim30}$，22 岁结婚，生育 2 胎，母乳喂养，但乳汁缺乏。于 2 年前出现乳头瘙痒，经前双乳房胀痛不适，并伴有刺痛，渐不分经期前后均疼痛，痛剧时乳房不能触碰。心情烦躁，不易入睡，经量减少，色暗紫。长期服用乳腺增生药，并用性激素治疗，效果不显。

查体：营养良好，面颊色素沉着，乳房外观正常，双侧乳房外上象限可触及数个大小不等的圆形结节，压痛明显。左侧最大结节约 2 cm×3 cm，双侧腋下、锁骨上淋巴结均无肿大。

治疗：三棱针刺血取穴双侧曲泽、双侧足三里、乳房疼痛处显现浅静脉。总计出黑紫色血约 100 ml，肢体处穴位拔火罐，乳房上的穴位刺后也要拔火罐。内服逍遥丸（浓缩型），每次 6 粒，3 次/日。

8 月 22 日二诊，双侧乳腺增生结节明显缩小，左乳最大结节减至 1 cm×1 cm，压痛亦减，继续刺血治疗。

10月6日三诊，平时乳房胀痛已不明显，上月行经前右乳房无胀痛，但左乳房仍有刺痛，经行后即消失。刺血治疗取穴曲泽（左）、足三里（左），左乳房疼痛处出血量约40 ml。

11月26日四诊，现月经量正常，心情无急躁，睡眠安稳，仅经前左乳房仍有刺痛感，双侧乳腺增生结节消退，无压痛。

治疗：三棱针刺血取穴曲泽、膻中，左乳外上方显现的静脉。出血量约60 ml，血色已转暗红色。

经5次刺血治疗后，乳房胀痛消失，面颊部色素沉着退尽，患者精神负担解除。

（十）乳腺纤维腺瘤

乳腺纤维腺瘤是青年女性中常见的肿瘤，发病年龄以20～30岁最多，是一种良性乳腺肿瘤。临床上大多单发，但也有部分病例可以多发。纤维腺瘤的发生与体内雌激素水平增高有关，肿瘤很少发生于月经来潮前及绝经后。

纤维腺瘤的大小不一，大都是卵圆形，有的为分叶状，表面光滑、质韧有弹性，与周围组织分界清楚，容易推动，不与皮肤及胸肌粘连，腋下淋巴无肿大。纤维腺瘤生长缓慢，但也可以在妊娠、哺乳期或绝经前期迅速增长，部分可恶变为分叶状囊肉瘤。

治 疗 方 法

对于乳腺纤维腺瘤的刺血治疗法则基本上同于乳腺囊性增生，选取刺血的部位大体相同。

验 案 举 例

例1　乳腺纤维腺瘤

高××，女，28岁，皖颍上县鱼塘乡新庄村人。

现病史：1989年8月9日初诊，月经14岁初潮，经期多推迟，于24岁结婚后月经一直紊乱，经量少，色黑紫，经前乳房胀痛，有时痛及肩、肘部。常有头痛，平时脾气暴躁易

怒，经前更甚，时有失眠，因不孕行妇科检查发现左乳纤维腺瘤。

查体：形体消瘦，面部褐色素沉着，左侧乳房外侧可触及一4 cm×5 cm卵圆形包块，表面光滑，能移动，无明显压痛，左腋下淋巴无肿大。腹部平软，未及包块，耻骨上方压痛（＋），舌质红，舌边有紫斑，苔薄微黄，脉细弦紧。

治疗：三棱针刺血取穴足三里（双）、曲泽（双）、太阳（双），出血约100 ml。

内服养血安神片，每次4片，3次/日；复方丹参片，每次2片，3次/日。

9月2日二诊，刺血治疗后头痛未发作，左乳纤维腺瘤明显减小，约为2 cm×2 cm包块，急躁易怒亦好转。继按上法刺血治疗。

10月4日三诊，面部褐色素减退，体重增加，经期前急躁和失眠症状改善，此次月经量、色均正常，左乳房圆形包块基本消失。又按上法刺血治疗。

在第三次刺血后，当月停经受孕，左乳腺纤维腺瘤完全消失。

九、男科疾病

（一）男子性功能障碍

男子性功能障碍在临床上并不少见，有的是对性知识缺乏正确的认识和理解，有的是可能存在血管、神经、内分泌系统疾病或精神障碍。在临床上有时也能见到由于神经和血管的损害而伴发性功能障碍者。

正常男子性生活过程包括性兴奋、阴茎勃起、性交、射精，最后达到性高潮，整个性生活过程受神经中枢调节。首先大脑皮质的性功能中枢通过意识控制性过程，性功能中枢还对间脑和丘脑下部皮质下性中枢、腰骶部脊髓中的勃起中枢和射精中枢起抑制和兴奋作用。对勃起中枢的刺激达到一定积累后引起射精中枢的兴奋，附睾、输精管、前列腺、精囊和尿道等平滑肌及会阴部肌肉反射性收缩，出现射精过程，在节律性射精动作出现的

同时达到性高潮。

男子性功能障碍有功能性和器质性区分。针灸刺血科临床上可见性欲低下、阳痿、早泄、遗精和不射精等性功能障碍。

Ⅰ.不射精

不射精是指性交过程中没有射精活动，也无性高潮。不射精有原发性不射精（从未有阴道内射精活动）和继发性不射精（以往有过正常性交射精活动，后来丧失阴道内射精能力）两种。

部分不射精病例是性无知所致，他们只是将阴茎插入阴道而没有抽送动作，大部分不射精病例是神经性不射精。不射精的神经性因素包括中枢性和外周性两类，中枢性指由于大脑功能的异常及外周刺激的产生不足。或是外周刺激产生后不能传导到中枢，因此未能激发射精中枢，甚或对射精中枢起抑制作用，使患者无性高潮或射精功能。对于新婚夫妇，多数是由于腰骶部脊髓中的射精中枢受到抑制，正常调控性过程的神经传导受限。有的患者睡梦中能遗精，有的手淫能射精，但性交不射精，在治疗时还要排除逆行性射精而使阴道内无精液的器质性病变。

治 疗 方 法

治疗不射精取穴：阴陵泉（双侧），可在该处大隐静脉的分支寻找显现的且呈青蓝色的血管刺出血。曲泽（双侧），在肘正中静脉显现处刺出血。然后要在腰骶部命门、腰阳关、关元俞、八髎穴的附近查找青蓝色、充盈度增高的皮下浅静脉血管刺出血，每次可在腰骶部选1～2组穴刺血拔罐，以流出黑紫或紫红色血液疗效最好。血止后拔火罐，又能吸拔出一部分血液，出血量100～200 ml。并配以补肾强身之中药内服，对于性功能中枢神经整合有障碍的患者多于1～3次治愈。

验 案 举 例

例1 不射精（结婚3年）

杨××，男，25岁，皖长丰县张沟乡人。

现病史：2003年元月7日初诊，结婚3年性交时不射精。高中文化程度，夫妻感情好，1周2～3次性生活，阴茎勃起良好，性交技巧能掌握，但从未有性快感，手淫亦不能射精。无烟酒嗜好，16岁时曾患乙肝，现感腰部酸痛，口干喜饮，食欲睡眠尚好，精神佳，T 37.4℃，男性第二性征明显，外生殖器发育正常。舌质红，苔白厚腻，脉弦紧。实验室检查：肝功能正常，性激素内分泌基本正常。精液常规检查示，因不能射精，只取到少量生殖道分泌物，未见精子。

治疗经过：中号三棱针刺血治疗，取穴阴陵泉（双）、曲泽（双）、关元俞（双）、腰阳关。针刺穴位附近的浅静脉血管出血后拔火罐，总出血量约100 ml，血色暗紫。口服补肾强身片每次5片，3次/日，护肝片每次4片，3次/日，维生素C每次200 mg，3次/日。

元月22日复诊，患者高兴告知，刺血治疗后第四天性交时出现正常射精过程，始有性交快感和高潮，精液量约3 ml，黏稠。现弦紧脉和厚腻苔全部消退，舌质淡红，苔薄白，脉缓。

治疗有显效，继用以上方法刺血治疗，一月后妻子受孕。

例2 不射精（结婚7年）

郭××，男，30岁，皖淮南潘集区田集乡人。

现病史：1994年3月15日初诊，结婚7年性交时不射精，有性欲要求，能掌握性交要领，阴茎勃起正常，性交后只能在睡眠中遗精，爱人一直未孕。营养良好，外生殖器发育正常，第二性征明显。因无法取到精液，从未查过精液常规。

治疗经过：三棱针取穴阴陵泉（双）、曲泽（双）、次髎（双）处的静脉血管，进针深度在0.5 cm左右，刺出静脉血，总出血量约80 ml。后又于4月2日、5月4日刺血治疗2次，取穴同上，口服补肾强身片每次5片，3次/日。第三次治疗2天后，性交时出现正常射精过程和性高潮,妻子很快受孕生一女孩。

Ⅱ.阳痿

阳痿是指性交时阴茎不能勃起或勃起不坚,不能进行性生活。男性在疲劳、焦虑、急性病时可出现暂时的阴茎不能勃起属正常现象。

病因病机

阳痿可分为原发性阳痿和继发性阳痿,其原因可能是功能性或器质性引起。对于精神性或心理性的阳痿患者,可给予精神、心理治疗诱导其正常勃起。据统计,功能性阳痿占阳痿患者的 85%左右。对于前列腺炎、血管障碍、神经障碍和内分泌障碍引起的阳痿采取刺血疗法治疗,往往能取得很好的疗效。

治疗方法

阳痿的刺血治疗方法和不射精的刺血治疗方法基本相同,有时要加刺太阳穴处的颞浅静脉。

验案举例

例1 阳痿(前列腺炎)

贾××,男,23岁,皖蒙城县上建乡人。

现病史:20岁结婚,婚后自觉性欲减退,渐阴茎不能勃起,无法性交已2年。婚前有手淫习惯,阴茎能勃起和射精。现感会阴部坠胀,排尿时有不适感,同时伴腰骶部疼痛,自觉乏力及头昏失眠。外生殖器发育正常,前列腺液检查示 WBC(+),RBC(+),卵磷脂小体(+++),上皮(+)。当地医院诊为前列腺炎,予以药物治疗无效。舌质红,苔厚微黄,脉紧细。

治疗经过:2001年元月8日初诊,三棱针刺血取穴阴陵泉(双)、曲泽(双)、下髎(双)、腰阳关,出血约100 ml,口服前列康每次4片,3次/日,六味地黄丸每次6粒,3次/日,维生素 C 每次 200 mg,3次/日。

4月19日二诊,经一次治疗后病情明显好转,阴茎勃起能性交。近来勃起时又出现痿软,性交后腰部酸重,会阴隐痛,其妻仍未

受孕,继续以上方刺血治疗。

5月14日三诊,已能正常性交,腰酸及会阴部隐痛均愈,为巩固疗效仍用三棱针刺血取穴阴陵泉、曲泽、腰俞,出血约80 ml。继服补肾强身片每次5片,3次/日。

经三次刺血,患者的阳痿及前列腺炎均治愈。

(二)男子不育症

男子不育症是指由于男方原因而致妻子不受孕者。夫妻同居2年以上未受孕者,即应去医院进行检查,临床上不孕原因有35%与男性有关。

男子生育的基本条件是在性功能正常的基础上,具备正常的能与卵子结合的精子。这些都依赖于生殖器的正常生理结构和功能,以及下丘脑、垂体、睾丸内分泌的平衡协调,下丘脑-垂体-性腺轴调节障碍将导致男性不育。

对于先天性睾丸功能障碍、尿道畸形、逆行射精等不育症,需要手术对症治疗。对于感染、精索静脉曲张引起的生精功能障碍,以致精子数量少、精子畸形、精子活动率低或精子不液化等症状,以及部分无精症,应用刺血疗法往往能取得较满意的效果。临证中,可使许多不育症患者的妻子受孕生子。

Ⅰ.精索静脉曲张

近年来精索静脉曲张引起的不育症越来越受到重视,其原因可能是由于精索静脉曲张者的睾丸温度增高,使精子数目减少,形态异常,活力下降。另外由于静脉曲张使血液瘀滞,影响睾丸、附睾血液循环而致睾丸发生缺血缺氧、代谢产物堆积、生精上皮组织生精不良或障碍。最重要的是精索、睾丸、生精上皮组织的微循环障碍形成后,局部释放的类固醇、儿茶酚胺、5-羟色胺、内皮素等生化物质影响生精功能的正常进行。

精索静脉曲张多见于左侧阴囊,双侧较少见,腹股沟外环以下存在左右两侧精索静

脉交通吻合支,故左侧血液可影响到右侧,继之可出现双侧睾丸生精功能障碍。精索静脉曲张发病率占男性患者的10%～15%,通常症状较轻,往往因不能生育进行检查时才发现此病。

症状严重者主要是阴囊部下壁痛胀,疼痛可放射到下腹部或腰部,站立过久或参加重体力劳动后症状加重,平卧休息后症状可缓解。站立检查时,可见患侧阴囊部位肿胀,阴囊皮肤静脉怒张,触诊有蚯蚓状曲张静脉团,平卧时很快缩小或完全消失。有许多患者同时存在下肢内侧大隐静脉曲张,以及大腿股内侧浅静脉及阴部外静脉曲张。患者可伴有头痛、乏力和性功能减退等。

治 疗 方 法

刺血疗法治疗男子精索静脉曲张,操作简单,治疗取穴基本上和男子不射精相同。取穴有阴陵泉、曲泽、腰阳关、八髎穴,寻找穴位附近的静脉刺出血。另外,还要查看足少阴肾经的阴谷穴,多数患者此处有一条竖直的静脉显现出来,没有生殖系统病症时不会显现,有时还可见大腿内侧的浅静脉曲张。在下腹部可查看肾经的气海穴和任脉的关元穴,刺此两处腹壁浅静脉出血、拔罐,或直接点刺、拔火罐。治疗精索静脉曲张时,因多有下肢静脉曲张,故出血量自然多一些,出血量在100～200 ml。治疗间隔半月左右,有的刺血1次后女方即可受孕,精索静脉曲张严重者可多治疗几次,对改善阴囊肿胀及静脉怒张有显效。

验 案 举 例

例1 男子不育症(精索静脉曲张)

王××,男,39岁,皖凤台县林场回族乡人。

现病史:1989年11月24日初诊,24岁结婚,婚后性生活正常,无性功能障碍,但妻子一直未怀孕。女方生殖系统检查正常,月经周期和排卵期正常,仅经期有下腹部疼痛。本人常出现腰酸和左下肢酸胀,劳累后感阴囊壁痛,平常易疲劳,诊为精索静脉曲张,夫妻双方长期多方治疗均未见效。

查体:体型高大,营养良好,第二性征明显。外生殖器发育正常,无包茎,睾丸大小、质地正常,左侧阴囊皮肤处静脉怒张,能触及蚯蚓状小静脉团,平卧时很快缩小。左腿内侧大隐静脉中度曲张,小腿内侧胫骨中段有一5 cm×7 cm溃疡,长期不愈合。精液常规检查示精液量3 ml,色灰白,液化时间20分钟,精子密度$10×10^9$/L,精子活动力40%。舌质红,苔白腻,脉浮滑,证属瘀血阻络,湿热下注。

治疗:夫妻双方都刺血取穴阴陵泉(双)、曲泽(双)、腰阳关。男方因精索静脉曲张,伴下肢溃疡,在左腿内侧取穴三阴交、足五里处的静脉刺出血,并在溃疡周围点刺2针,出血量约150 ml。

只刺血治疗1次后当月其妻即怀孕,足月生一男孩,患者左侧下肢溃疡亦很快愈合,未再复发。1992年2月15日追访时,又怀孕第二胎。

Ⅱ.精液质量异常

男子不育症最多见的是精液质和量的异常。精液由精子与精浆组成,正常色泽为灰白色或乳白色,久未排精者,可呈淡黄色。酸碱度(pH)在7.2～8.9,有特殊气味。一次正常射精量为2～6 ml,每毫升精液含精子1亿～2亿个。正常精液是黏稠胶冻状,黏稠度太低,为精液清稀,属于不正常。精液离体后15～20分钟后液化,液化时间延长或不液化,均可抑制精子的活动,从而影响生育。

如果精液量少于1 ml,或精子数量低于$10×10^9$/L,或畸形精子超过40%,或精子存活率减少,死精子过多,活动力减弱,均可影响生育力,形成相对不育症,很多因素可影响精子发生,如营养不良,精氨酸和维生素A、维生素E、维生素C的缺乏,锌等微量元素缺乏,均可明显影响生精过程,高温和放射等物理因素可抑制精子发生。微量元素铅、铝摄入过量,某些药物如棉酚、雷公藤以及杀虫剂均可干扰精子的产生。某些疾病及应激反应也会不同程度地影响精子生长发育的正常进行。

下丘脑-脑垂体-睾丸性腺轴，是男子性功能和精子发生的神经内分泌调节在机体大的调控环路。近年来大量研究发现，精子发生还存在重要的睾丸局部调节机制，而精子成熟必须在附睾内微环境因素的直接影响下完成。睾丸内生精细胞、支持细胞、肌样细胞及间质细胞间有着相互作用，这些细胞通过自分泌和旁分泌的方式释放局部激素和有关生长因子，从而起相互促进作用，使精子在睾丸中正常生长。

许多精液质量异常的患者，往往是因为睾丸和附睾局部的神经-血管-体液的微调控发生障碍，出现局部微循环障碍和内分泌紊乱所致。

阴囊的血液供应丰富，血流量随温度升高而增大，正常时阴囊温度比体温低3℃多，睾丸温度也明显低于体温，这是保证精子产生的重要条件之一，如隐睾症时易使生殖细胞发生异常，多有不育，所以男子会阴部温度不能太高。睾丸生精上皮对缺血甚为敏感，一旦发生缺血缺氧后，能造成生精细胞的广泛脱落和死亡，从而引起严重的生精障碍。

中医将男子相对不育症辨证分型为四种：①肾精亏乏，肾气虚弱，多由先天不足，或后天患病，或手淫频繁，性生活过度，使生育能力低下。②脾胃虚弱，气血亏少，因平素劳累过度，思虑过多，或消化系统疾病，引起脾胃虚弱，营养不足，无气血化生精气。③肝气郁结，气血瘀滞，因心情不舒畅，易暴怒急躁，精室阻塞。④痰湿壅盛，精窍不利，多因身体肥胖，过食肥甘厚味而缺乏活动，痰湿内困，气机阻遏，引起不育。

治 疗 方 法

三棱针刺血疗法治疗男子因精液质量异常引起的不育症，有明显的治疗效果。许多用其他疗法久治不愈的患者，采用刺血疗法，一般1~3次治疗后能使爱人受孕。治疗取

穴基本上和男子性功能障碍相同，另外可按照中医辨证分型来增添相应的穴位，如肾精亏乏者应减少性交次数，并取肾俞穴点刺、拔罐；脾胃虚弱者应先治疗消化系统疾病，可取穴足三里、脾俞、胃俞；对于肝气郁结的患者，要疏肝理气、养阴柔肝，可参照肝胆病的刺血治疗；对于痰湿壅盛、体型肥胖的患者，在刺血治疗的同时，一定要减少高脂肪、高蛋白饮食，以利精子的正常生成。

验 案 举 例

例1　男子不育症(精子数量减少、精子畸形)

徐××，男，36岁，皖肥东县曹庙乡庙西村人。

现病史：1995年元月20日初诊，27岁结婚，夫妻感情和睦，无性功能障碍，妻子身体健康，生殖系统检查正常，唯月经推迟，量少。

查体：营养良好，第二性征明显，外生殖器发育正常，精液常规多次检查，精液量2~3ml，色白浑浊，精子计数(6~10)×10⁹/L，精子活动力低，畸形精子增多。治疗：夫妻双方同时刺血取穴阴陵泉(双)、曲泽(双)。在腰部女方刺下髎穴，男方刺关元俞穴和肾俞穴。刺后血止、拔火罐，男出血约100ml，女出血约60ml。

男方口服补肾强身片每次5片，3次/日；女方口服逍遥丸每次6粒，3次/日。1周后女方排卵期时性交，刺血1次女方当月即怀孕。

1996年5月4日二诊，于去年元月份刺血治疗妻子受孕，3个月后因搬重物致流产。1年多来妻子未受孕。治疗：三棱针刺血治疗，只治疗男方，取穴同第一次，仍服补肾强身片。

第二次刺血治疗后，至当年7月其妻受孕，第二年足月产一男婴。

例2　男子不育症(精液不液化)

王××，男，23岁，皖濉溪县杨柳乡大周村人。

现病史：1997 年 2 月 19 日初诊，19 岁结婚，性生活频繁，性功能正常，妻子一直未受孕，平素月经正常。

查体：身体健康，第二性征明显，外生殖器发育正常，精液常规示乳白色，量 2 ml，精子密度 2.0×10^{10}/L，液化时间 40 秒，WBC（＋），活动率 40％，活动力：Ⅲ级 15％，Ⅱ级 60％。

治疗：刺血治疗取穴阴陵泉（双）、曲泽（双）、膀胱俞、水道，血止后拔火罐，总出血量约 80 ml。口服六味地黄丸每次 6 g，3 次/日，维生素 C 每次 200 mg，3 次/日。

3 月 20 日又刺血 1 次后，爱人即受孕，生一健康女婴。

按：我们通过长期临床观察发现，部分不孕不育患者是因性染色体数目和结构的异常导致遗传性疾病致不孕不育。刺血疗法对部分结构异常的病例有疗效，其余均不在刺血治疗的范围。

排除以上因素后，对一些不易孕育的患者，可从中医四诊中归纳出体表可见的诊断信息，具体如下。①双耳又小又薄，形状又不规整，耳郭外翻，没有耳垂。②人中沟呈细线状或人中沟尚宽、但很浅，上面有横断纹。③患者手掌内侧（尺侧）呈椭圆形明显突出，双手均突出者病情严重。④正常人手腕部有 3～4 条平行状的横纹排列，掌内屈时清晰可见。不孕不育患者中有的是一只手有三条横纹，而另一只手减少，或者是第一条横纹是弓形状、三角状或是横纹有断裂或不完整或是横纹不平行排列，到边缘后有交叉；而不论男女都只有 1 条或半条横纹者，往往见于性染色体异常或脑垂体病变的患者。⑤双手或单手腕上有 1～2 条突起于皮肤下呈青色的静脉血管由小臂穿入掌上（坎宫）。⑥小手指短而弯屈者，拇指短粗者，指甲宽而短平呈矩形状者。7. 双手尺脉紧、沉、细或消失。

对于以上信息出现①②条者，许多患者经刺血及药物调理治疗后，往往能很快孕育。如果是第③⑤⑦条信息出现，尚有治愈的希望。如果第④条信息出现，对于只有一条或半条横纹者或双手横纹都缺少或异常者，较难治愈。如果是第①②⑥条信息出现往往难以孕育。如果是④～⑦条信息都显现，则治愈的希望不大。明显的第二性征不发育的患者不在此讨论范畴。

（三）隐睾症

隐睾症也称睾丸下降不全，在男性中发病率可占 0.8％，1 岁以后睾丸仍滞留在腹膜后、腹腔内或腹股沟管部位。隐睾症多发生于右侧，双侧性的约占本症的 20％。

通过内分泌功能检测，认为，睾丸下降是由雄激素为媒介的过程，需要完整的下丘脑-垂体-性腺轴调控。影响这条途径正常发挥作用，造成雄激素合成或作用的缺陷，均可导致睾丸未降。隐睾症除造成畸形、心理影响外，并易伴发睾丸扭转与损伤，最大危害是引起不育和恶变。

治 疗 方 法

三棱针刺血治疗，可取穴阴陵泉或阴谷处的静脉刺出血，还要刺腰骶部的关元俞、次髎。对于下丘脑-垂体-性腺轴调控功能失衡的患者，还要刺双侧曲泽穴和太阳穴处的静脉血管出血；并配以补肾益精、强壮筋骨之中药内服。

验 案 举 例

例 1　睾丸下降不全

王×，男，18 岁，皖合肥市群众巷居民。

现病史：1985 年 6 月 27 日初诊，体形发育矮小，低于同龄人，右侧阴囊内无睾丸，活动时即感右侧腹痛，无排尿困难，饮食睡眠均正常。曾应用性激素疗法治疗，无明显效果，建议手术治疗，患者未同意。

查体：智力正常，营养良好，五官对称，身材矮小，身高 148 cm，四肢各关节无畸形，功能活动正常，第二性征发育不显，阴毛、腋毛、胸毛较少，左侧阴囊内触及睾丸，右侧阴囊内无容物，右侧腹股沟处触及硬块，活动度好，压痛(＋)。

治疗：三棱针刺血取穴腰阳关、次髎(双)、委中(双)、口服三宝丹每次5粒，2次/日。

7月11日二诊，右侧睾丸已能降入阴囊，但平卧位后仍回缩入腹股沟，活动时右腹部无疼痛感。

治疗：三棱针刺血，取穴腰阳关、次髎(双)、阴陵泉(双)、太阳(双)，出血量总计约40 ml。

8月4日三诊，右侧睾丸下降阴囊中，平卧位回缩次数减少。

治疗：三棱针刺血，取穴双侧膝关穴处静脉，并刺水道、归来穴处静脉血管，出血量约40 ml，继服三宝丹。

一周后右侧睾丸已全部下降入阴囊内，无论什么姿势睾丸均不回纳。1年后追访患者身高增加，已达154 cm，第二性征也开始出现，患者感到非常高兴。

十、耳鼻咽喉疾病

（一）急慢性化脓性中耳炎及分泌性中耳炎

急性化脓性中耳炎是中耳黏膜急性化脓性疾病，病变常侵及黏膜下层及骨膜。而慢性化脓性中耳炎是中耳黏膜慢性化脓性炎症，病变侵及骨膜甚至骨质，不仅影响听力，而且有时可引发严重的并发症。急性化脓性中耳炎治疗不彻底可转化为慢性化脓性中耳炎。

急性化脓性中耳炎常见于儿童，成年人也有发病。慢性化脓性中耳炎如治疗不当，常迁延多年不愈。另外，临床上还常见一种分泌性中耳炎，又称黏膜炎性中耳炎。小儿及成人均可发病，临床上有急慢性之分，是小儿常见致聋原因之一。

病 因 病 机

在患有全身慢性疾病时，机体免疫力下降且易发病。常因上呼吸道疾病而引发，如急性鼻炎、鼻窦炎、肥厚性鼻炎和扁桃体炎等。儿童多易在一些传染病时继发，如猩红热、麻疹、百日咳等，因咽鼓管短而宽，呈水平状，各种病菌感染易侵入中耳。另外，鼓膜外伤、游泳或跳水易使细菌物侵入。

急慢性化脓性中耳炎的致病细菌常见的有乙型溶血性链球菌、金黄色葡萄球菌、肺炎球菌，其他尚有流感杆菌、变形杆菌、绿脓杆菌等。

分泌性中耳炎系咽鼓管黏膜肿胀、管腔阻塞，致使中耳通气、引流不畅，而造成中耳积液。

临 床 表 现

急性化脓性中耳炎起病多有畏寒、发热、倦怠，小儿多继发于上感、鼻炎、扁桃体炎、麻疹等疾病之后。早期为耳闷、耳痛、耳部疼痛剧烈，呈搏动性跳痛。小儿可出现头痛呕吐，当鼓膜穿孔流脓后缓解，耳道溢出浆液初为血水样，后变为黏稠或脓性分泌物。

最初鼓膜急性充血，后境界不清并发生膨隆，鼓膜正常的凹陷消失，如鼓膜穿孔破裂，色泽呈现灰暗、浑浊。听力可明显减退，出现耳鸣；严重者并发乳突炎，耳后有压痛。当伴有外耳道感染时耳前压痛，有的能触及耳前淋巴结，耳后淋巴结及颈浅淋巴结肿大。

急性化脓性中耳炎未经治疗或治疗不当可转为慢性，病程常迁延不愈，且抵抗力下降时，又可急性发作。慢性中耳炎可间歇性流脓，脓液黏稠，无明显臭味。因耳内疼痛不明显，故患者往往不积极治疗。

分泌性中耳炎出现阻塞感，耳鸣及进行性听力减退，耳道溢出黏稠褐色液体，无脓性分泌物，如不及时治疗也可长期耳中"流水"。

治 疗 方 法

急性化脓性中耳炎刺血取穴，先刺患侧的尺泽处出血，再刺双侧太阳穴出血，最后刺患侧的听宫穴出血。中耳炎时，听宫穴前方可见一段约1 cm长的小静脉显现，或充盈度增加，或颜色呈青蓝色，可直接点刺此处小静脉，进针深度约0.5 cm，一定要注意避开耳前动脉。有时听宫处小静脉能流淌出 10 ml 左右的静脉血,急性期时为鲜红色,慢性期为暗紫色。急性分泌性中耳炎也可按同样方法刺血治疗。

对于慢性化脓性中耳炎和慢性分泌性中耳炎的刺血取穴就要相对地多一些,首先刺患侧的阳陵泉穴或阳交穴处的浅静脉出血,然后再按照急性中耳炎的取穴来治疗,刺患侧的听宫穴出血,有时还可以点刺翳风穴出血。所选穴位三棱针刺出血后,都要设法用不同口径的玻璃火罐拔罐 10～15 分钟。在使用刺血治疗的同时,根据病情可加用抗生素及用 3％硼酸水、双氧水清洗,后拭净耳道脓液,再用抗生素粉剂喷入耳道。

化脓性中耳炎如能尽早使用刺血疗法,可缩短病程,减少耳聋失聪的遗憾,治愈后一定要注意耳道的卫生保健。

验 案 举 例

例 1　慢性单纯性中耳炎(伴传导性耳聋)

童××,男,20 岁,皖肥东县高塘镇人。

现病史:幼时下河游泳引发左耳急性化脓性中耳炎,出现耳痛、耳中溢脓,多方治疗但一直未得以治愈。左耳长期间歇性流黏液脓水,伴听力下降已 14 年,每逢劳累后症状加重,左耳道微痛。近几日因感冒后又出现耳痛、流脓,耳镜检查示左耳有黏稠脓水,拭去脓液见鼓膜呈中央性穿孔。

治疗经过:1986 年 1 月 13 日初诊,三棱针刺血取穴阳陵泉(左)、尺泽(左)、太阳穴(双)、听宫(左),出血总计约 80 ml。局部用 3％双氧水清洗擦干脓液,将消炎粉吹入耳道。

2 月 2 日二诊,刺血治疗后左耳中无脓液溢出,有时尚有稀薄液体分泌。继续用以上穴位刺血治疗,出血量约 60 ml。

患者 14 年的慢性化脓性中耳炎,经 2 次刺血治疗彻底治愈,2 年后带人来治病时自述从未复发过。

(二)突发性耳聋

突发性耳聋为突然出现的重度感音性耳聋,可伴有耳鸣或眩晕,多为单侧,少数可双侧发病。发病年龄多在 30～50 岁。

病 因 病 机

多数学者认为突发性耳聋是由于血管痉挛、血液瘀滞,微小血栓形成造成耳部血液循环障碍,使听神经出现缺血缺氧及前庭功能减退和消失。另外,自身免疫性反应可使内耳中免疫复合物沉积或机体对存在于内耳的抗原发生抗原抗体反应,亦引起对血管的损害。许多患者在发病前常有上感、腮腺炎、麻疹、带状疱疹、水痘、腺病毒Ⅱ型等病毒感染史,病毒的内毒素也可引起微血管的损害。还有因打喷嚏、咳嗽、擤鼻或全身屏气用力使内耳压力骤增,耳蜗内菲薄的膜破裂或窗膜破裂。

在显微镜观察下,听觉正常者的鼓膜脐部及锤骨柄周围以及鼓膜外耳道接壤处的微血管清晰可见,但在聋哑患者的耳道中却很微细或者看不见,用针刺聋哑患者的听宫、听会、耳门等腧穴时,有部分患者的鼓膜及其周围的微血管立刻出现瞬间收缩反应,继而微血管扩张、血流增快并充盈,这时听力有明显恢复,也有一部分患者无反应,这和病程的长短有直接关系。

内耳的血管多属于微血管,所以易受内外环境的影响而发生变化,使听觉神经细胞在缺氧的情况下变性,失去功能或死亡。

在外耳道的深部,当血流通过管腔部分阻塞或痉挛的小血管时,可形成一些"嘶嘶"声产生耳鸣。当淋巴液的回流受阻时,管内液体过多,内部压力升高时,不但能产生耳鸣,还能出现眩晕。与镫骨相连的肌肉发生痉挛时,患者自觉耳内发出如摩托车发动时的响声。

临 床 表 现

起病突然,感觉性耳聋很少缓慢进展,多与耳聋同时发生耳鸣,常为低频。伴有眩晕,多数轻微短暂,少数有数天严重眩晕和恶心、呕吐。听力检查多为 50 dB 以上感觉性耳聋,以高频下降型、平坦型和全聋为多。

治 疗 方 法

因突发性耳聋多与内耳的微小血管损伤有关,故应尽早使用刺血疗法治疗,以期改善微循环障碍。

三棱针刺血,先刺患侧阳交穴或阳陵泉穴处的浅静脉血管,血止后用闪火法拔罐。再刺双侧尺泽穴处的静脉血管,等血止后用小口玻璃瓶拔罐 10～15 分钟。然后再刺患侧太阳穴和听宫穴,尽量取穴位周围的血管刺出血,并且要用火罐形成的负压在此穴位上再吸拔出一些血液来,以促使内耳血液流速、流量得到改善。第一次治疗有效后,间隔 3～5 天就要进行第二次治疗,中间最好配以毫针针刺治疗。患者如能在发病初期及时就诊,临床上能得到治愈,病程短的患者经 1～3 次刺血治疗听力常能恢复正常。对于病程长的患者可配以扩血管药、抗凝药和神经营养药,中药配以活血化瘀和补肾益气为主的方剂。

验 案 举 例

例 1　突发性耳聋

张××,女,42 岁,皖合肥市军分区宿舍居民。

现病史:1989 年 8 月 6 日初诊,患慢性胃炎史 2 年,胃胀、嗳气,食欲不振,平时常感头晕头重,易疲倦。近来因感冒而出现咳嗽、痰多,自服苯丙哌林,2 天后晨起感听力丧失,耳中有"嗡嗡"声。急赴省级医院诊治,诊为突发性耳聋,予以药物治疗未见显效。现左耳尚有部分听力,右耳出现大声说话听不清的症状。

查体:神清,体形较胖,无头痛、恶心、呕吐,无眼球震颤,T 37℃,BP 120/82 mmHg,心肺(一)。舌质淡,苔白腻,脉濡细。

治疗:刺血治疗取穴阳交(双),出血量约 30 ml,再刺尺泽(双),出血约 20 ml,然后刺太阳(双)、听宫(双),出血约 20 ml。刺血拔罐治疗结束后,患者自述耳中胀闷感减轻,听力好转。口服环扁桃酯每次 2 粒,3 次/日,复方丹参片每次 2 片,2 次/日,维生素 E 每次 100 mg,3 次/日。每日用毫针针刺治疗,取穴翳风、听会、侠溪、中渚、阳陵泉、太冲、外关、关元、足三里、中脘,每次治疗取 4～5 组腧穴轮换针刺拔罐。

8 月 10 日,经刺血和毫针治疗后,自觉听力明显恢复,左耳鸣消失,右耳在扭头时偶有耳鸣出现,胃胀、嗳气均好转,饮食增加。

治疗:用中号三棱针取穴阳陵(双),曲池(右)、风池(双)以及大椎点刺,总出血约 40 ml。口服补中益气丸每次 3g,2 次/日,维生素 C 每次 200 mg,3 次/日。

1 周后双耳听力完全恢复,慢性胃炎症状也全部消失。

按:药物中毒性耳聋、自身免疫性耳聋、功能性耳聋、老年性耳聋都可以用刺血疗法治疗,临床上能明显改善症状,刺血治疗取穴方法同突发性耳聋。当耳聋发生后,一定要尽快采取活血化瘀的方法治疗,刺血疗法是最快捷的治疗方法之一。

(三) 鼻出血

鼻出血,中医称为鼻衄,是多种疾病的常见症状,临床上有突发性严重出血,鼻出血量大,且有时不易止血,需有关各科会诊共同处理。也有长期慢性出血,出血量虽不大,但反复多次出血,对患者的身体健康亦造成伤害。

病 因 病 机

其发病原因大致分为局部和全身两种,局部原因常见于鼻外伤,鼻腔黏膜干燥或溃疡,鼻腔、鼻中隔等处的毛细血管扩张和动脉血管改变,以及鼻腔、鼻窦或鼻咽部的肿瘤性出血。全身原因常见于高热不退,血液病,内分泌失调如月经期的代偿性鼻出血,营养吸收障碍使维生素 C、维生素 K 缺乏,以及化学物质中毒等均可引起鼻出血。

中医临床辨证可分为邪热壅肺、胃热炽

盛、肝火上逆和肝肾阴虚等证型，并认为日常饮酒过度、过食辛燥之品，以及情志不舒、肝气郁结都可使经络之血妄行而从鼻中溢出。此外，气候、环境因素的变化，也可引起鼻出血。

临床表现

鼻出血在儿童时期较常见，多于气候炎热和干燥时易发生，在低头劳作或在擤鼻、挖鼻时突然出血，出血量可多可少，多时可达200 ml以上，鲜血从鼻腔中大量涌出，需要及时采取止血措施。出血量少时可在鼻分泌物中带血，或流淌数滴、数毫升鲜血后自然血止，过一段时间后又可能出血。有的患者一天中数次少量鼻出血，也有的1个月中或1年中出血数次。在倒经的女性患者中每月在固定的时间中均可出现鼻出血。还有一些患者鼻部外伤引起出血，当时治愈但以后可反复发生鼻出血。一些鼻腔黏膜炎性改变的患者，能引起鼻腔长期反复出血，往往用一些中西药治疗难以控制，致使患者出现不同程度的贫血。患者面色萎黄，全身乏力，头昏懒动，出血严重时可引起失血性休克。

治疗方法

对鼻部急性大量出血的患者，要详细了解现病史及既往病史，找出病因，对症治疗。

对于暑热和高热引起鼻出血的患者，要采取降体温、降头面部温度的措施。可用冷水拍湿面部，再用棉条浸上冷水搭在耳背降压沟上，每间隔5分钟将棉条浸冷水中替换。此法有止鼻血作用，并可用三棱针点刺大椎穴，用玻璃火罐吸拔，既能降体温又有止血作用。对于血液病、营养障碍、中毒性疾病引起的鼻出血要及时请内科治疗，在不出血时可针刺配合治疗。对于高血压患者引起的鼻出血，可在委中穴点刺出血，有快速降压和止鼻血的作用。

对于内分泌异常引起的经期鼻衄，可参见妇科疾病中倒经的治疗取穴。

对于长期、反复的慢性鼻出血，三棱针放血有很好的止血作用，以活血祛瘀法使经络气血通畅，达到止血的目的。如鼻部无其他疾患，仅为单纯鼻黏膜血管丛易出血者，可刺穴尺泽（双）、太阳（双）以及印堂。尽量刺穴位附近的静脉出血，印堂穴有时能见一条竖直的静脉显现，如查看不到血管，可以三棱针在双眉间向上斜刺，使局部出血、拔罐。如果鼻出血伴有鼻腔炎症时，应按照治疗鼻炎的刺血方法来选穴治疗，可参考鼻炎和鼻窦炎的刺血取穴。

验案举例

例1　鼻衄

单××，女，21岁，皖蒙城县楚村乡单楼村人。

现病史：1982年7月在田间劳动受热引发鼻出血，当时休息后出血自止。自此每于活动时鼻内就易于出血，少则1～2天出血1次，多则1天出血7～8次，出血量多少不等，从数滴到10 ml，用棉花填塞可止血。1年内多次就医于县、市级医院，效不显。自觉头昏、头晕，肢体乏力，经血量少，色淡。患者面色萎黄，轻度贫血。鼻前庭血管充血，黏膜小面积溃疡。实验室检查示WBC 6.8×10⁹/L，RBC 2.45×10¹²/L，Hb 85 g/L，PLT 106×10⁹/L，出凝血时间正常。

治疗经过：1983年8月12日初诊，三棱针刺血取太阳穴附近的浅静脉，以及印堂穴处的浅静脉，总计出血约30 ml。两处穴位均用小口径玻璃瓶拔火罐10分钟，使局部形成瘀血紫块再去罐，擦净血迹消毒针孔。内服归脾丸每次6粒，3次/日，维生素C每次200 mg，3次/日。半个月后复诊，患者自述鼻出血次数明显减少，10余天中仅鼻出血5次，头昏好转。效不更方，继以上法治疗，刺血出血量约20 ml。

经2次刺血治疗，鼻出血未再发生，暑热天干活亦无妨碍，10年后追访患者身体健康。

例2　鼻出血（伴慢性鼻炎）

张×，女，45岁，皖舒城县五里乡五里

村人。

现病史：2001年5月25日初诊,患慢性鼻炎6年,两侧鼻腔间歇性鼻塞和流脓涕,晚间睡眠时常张口呼吸。伴有头痛和精神不振,经服用抗生素和用1％麻黄素、萘甲唑啉滴鼻治疗,鼻塞有所缓解。自1997年2月份开始,每月有1～2次鼻出血,出血量多时有200～300 ml。出血前鼻内发痒,轻揉即出血,用止血药棉填塞鼻孔后鲜血则从嘴中流出。4年来反复发作,多方治疗总不能根治。

查体：患者精神萎靡,面色无华,嗅觉减退。鼻腔黏膜中度充血,尤以鼻中隔前部充血明显。鼻及鼻窦X线摄片示无异常发现。实验室检查示WBC 4.0×10^9/L,N 0.701,L 0.274,M 0.025,RBC 2.06×10^{12}/L,Hb 73 g/L,PLT 116×10^9/L。

治疗经过：初诊刺血治疗,取穴足三里(双)、尺泽(双)、太阳(双)、印堂和大椎。因中度贫血,出血总量控制在40 ml左右,血色淡、质稀。配以炎得平片每次4片,2次/日,养血归脾丸每次8粒,3次/日,云南白药每次1粒,1次/日。因家中有事未能按时复诊,10月8日二诊时,自述5个月中只有2次鼻出血,出血量明显减少,经鼻腔填塞药棉后能很快止血。精神好转,头痛减轻,但仍有鼻塞和少量脓涕。实验室检查示WBC 7.8×10^9/L,RBC 3.85×10^{12}/L,Hb 102 g/L,PLT 68×10^9/L。仍以初诊施治方法取穴,出血约60 ml,血色已红。继服归脾丸每次6粒,3次/日,以红小豆、花生米熬粥进食。

2次刺血治疗后,长期慢性鼻炎症状痊愈,无鼻塞、脓涕和头痛,1年多来未再出现鼻出血,贫血得以纠正。

(四)急慢性鼻炎及慢性肥厚性鼻炎、萎缩性鼻炎

急性鼻炎为鼻腔黏膜的急性炎症,具有一定的传染性,中医称之为"伤风鼻塞"。全年均可发病,但以秋、冬、春季,气候变化不定的季节易发病。儿童是易发人群,常并发鼻窦、咽喉及气管等上呼吸道炎症,严重者可引起急性中耳炎和肺炎等病症。在急性鼻黏膜炎症未能得以治愈而转为慢性炎症时,因黏膜继续肿胀,分泌物增多而使鼻腔仍出现阻塞等表现。

病因病机

当过度疲劳、受凉受湿、营养不良、慢性疾病及烟酒过度等导致全身抵抗力下降时,可引起感冒病毒、鼻病毒和冠状病毒入侵人体而发病。而溶血性或非溶血性链球菌、肺炎球菌、葡萄球菌等侵入黏膜也能引起继发性细菌感染。在空气过度干燥、气候冷热变化跨度太大时,以及粉尘、烟雾、毒气的侵袭,都能引起鼻腔黏膜或鼻咽部的急慢性炎症。鼻腔黏膜和机体对入侵的病毒、细菌,以及有害化学物质这些损伤因子产生相应的炎症反应,以清除细菌、病毒的入侵和修复损伤的黏膜组织。

血管反应是炎症过程中的中心环节,鼻腔内的急慢性炎症反应,早期可使血管扩张,局部血流量增多,鼻黏膜增厚、肿胀、充血,分泌物增多。由于血浆渗出和白细胞对损伤因子的杀伤作用而产生大量的脓涕。在损伤因子刺激较为强烈、组织损伤较为严重的情况下,可出现恶寒、发热等全身症状。鼻黏膜血管在炎症反应过程中,毛细血管可关闭或消失,微小血栓可引起局部组织缺血缺氧的不同状态,所以在急慢性鼻炎反应的晚期,易形成增生肥厚性和萎缩性鼻炎的不同临床症状。

临床表现

急性鼻炎一般在感染后有1～3天的潜伏期,患者自觉鼻腔内干燥和全身不适、食欲减退。鼻咽部瘙痒,频频打喷嚏,并有畏寒和全身乏力感。继之鼻黏膜潮红,出现鼻塞,流出大量清水鼻涕,咽痛,发热、体温可在37～39℃,伴头痛和肢体酸软。此期如治疗及时,可使炎症反应减退转愈。如控制不住,鼻腔黏膜明显红肿,鼻道内出现大量黏性分泌物。此时鼻塞更重,甚者常张口呼吸,鼻内有脓性

分泌物。如鼻窦受累,则出现剧烈头痛,脓涕增多,鼻下甲红肿,患者鼻孔擤出和咳吐出大量脓涕,常因并发鼻窦炎及咽、喉、气管的炎症,而出现咳嗽及咯痰,炎症累及咽鼓管,出现耳鸣及听力减退,儿童中偶有引发中耳炎者。

急性鼻炎在无并发症时,一般在5～7天鼻塞减退,鼻涕减少,逐渐恢复正常。但有的则转为慢性鼻炎,鼻黏膜仍肿胀、充血。鼻塞常为间歇性、交替性、晚间尤甚,张口呼吸,出现咽干不适。鼻分泌物有时呈黏稠状,患者不断擤涕,并用力抽吸才能使鼻腔和咽部分泌物由口中咯出。由于鼻塞严重患者说话时多带闭塞性鼻音,嗅觉减退,头昏疼痛,记忆力减退,全身易疲乏。

慢性肥厚性鼻炎鼻塞可为单侧或双侧,呈轻重不等持续性存在。鼻黏膜肥厚,呈暗红色或灰白色,表面高低不平,肥厚病变以下鼻甲部最显著,对血管收缩剂反应较差。鼻腔分泌物黏稠,多积于鼻底。

而萎缩性鼻炎自觉鼻咽部干燥,鼻分泌物黏稠,不易排出。长期出现鼻塞和头痛,兼有头昏,嗅觉丧失,呼吸气体有腥臭味。可伴有咽喉干燥、痒痛及干咳,以及声音嘶哑、耳鸣、听力下降等症状。鼻腔黏膜、骨膜及鼻甲骨发生萎缩,鼻腔内积有大量黄绿色分泌物,形成痂皮附着于黏膜上,痂皮有恶臭。痂下黏膜干燥、发红,触之易出血,能形成反复性鼻衄。

以上这几种慢性鼻炎的症状,如单纯使用药物治疗,常长期不能根治,患者感到十分痛苦。

治疗方法

三棱针刺血治疗急性鼻炎时,病程时间短,炎症反应快速,可只取穴太阳(双侧)和印堂刺出血,即能控制病情。如出现发热可加刺大椎穴出血、拔火罐,如鼻腔脓性分泌物过多,头痛剧烈时,可加刺足三里穴(双侧)附近的浅静脉出血。

三棱针刺血治疗慢性鼻炎时,因病程时间长,鼻黏膜具有损伤、充血、增生、肥厚、萎缩等不同的表现,所以治疗选穴和治疗次数要相应增加。刺血部位取穴足三里、尺泽、太阳、迎香、印堂,有的还要加刺颈后的风池穴。出血量以50～100 ml为好,每穴出血后都要加拔火罐5～10分钟。

对于较严重的慢性鼻炎患者,可配以健脾渗湿、芳香通窍的中药内服,或可选用滴鼻药物配合治疗。

视病情轻重,以7～15天为治疗间隔时间,一般经2～6次治疗就可彻底治愈。

验 案 举 例

例1 慢性鼻炎

杨×,男,16岁,皖巢湖苏家湾镇学生。

现病史:2001年3月11日初诊,1994年冬季患急性鼻炎后,继出现双侧鼻腔交替或间歇性鼻塞,严重时大量脓涕,睡眠时张口呼吸,咽部干痒,干咳。长期自觉头昏、沉重,记忆力明显减退,学习紧张时即头痛,易疲乏。近1年来双侧鼻塞持续存在,嗅觉减退不能辨别饭菜的气味。每日擤、吐大量脓涕,自觉已无法继续参加中考学习。

查体:营养中等,面色灰暗,T 37.5℃,心肺(一),双侧鼻背及鼻翼外观肿胀,触痛(一)。鼻腔黏膜中度充血,双下甲显著肥大,中鼻道大量脓性分泌物。

治疗:三棱针刺血取穴足三里(双)、尺泽(双)、太阳(双)、印堂,出血量约100 ml。内服藿胆丸每次6 g,2次/日,螺旋霉素每次0.2 g,3次/日。

4月15日二诊,自觉鼻塞缓解,脓涕明显减少,已能闻及饭菜香味。

治疗:效不更方,继续按以上穴位刺血治疗,出血量约80 ml,继续服用藿胆丸。

5月2日三诊,鼻腔内脓性分泌物消退,仍有轻度鼻塞,学习时已不感头痛,精神振作,但时有疲劳后颈部酸重。

治疗:三棱针刺血取穴尺泽(双)、太阳、风池,以及印堂,出血总计约80 ml。

患者经三次刺血治疗后,多年的鼻塞、脓

涕、头痛均治愈,当年顺利考入高中继续学习。

例 2　萎缩性鼻炎

严×,男,18 岁,皖六安市分路口乡新航村人。

现病史:2001 年 3 月 28 日初诊,从儿时就出现鼻塞、流脓涕和咳嗽,长期使用麻黄素滴鼻,时轻时重已 10 年。近 2 年来头痛、头昏明显,鼻中脓涕呈灰绿色并伴有腥臭味,嗅觉减退不能分辨气味。记忆力极差,体倦无力,已无法学习,对娱乐活动也无任何兴趣。

查体:精神萎靡,面色无华,T 37.8℃,HR 82 次/分。鼻翼肥大外翻,前鼻孔扁平,呼吸时鼻中有臭气排出。鼻内下鼻甲萎缩,鼻黏膜附有大量痂皮。鼻内脓涕黏稠带有血丝,前额两眉间压痛明显。舌质红,苔黄腻,脉浮数。

治疗:三棱针刺血治疗,取穴条口(双)、尺泽(双)、太阳(双)、迎香(双)、印堂穴。条口穴和尺泽穴用三棱针直刺穴位附近的静脉血管,出黑紫色静脉血约 40 ml。太阳、迎香、印堂用三棱针向上斜刺,使穴位处出血。每穴均用不同型号玻璃罐分别拔火罐 5~10 分钟。内服鼻炎片每次 4 片,3 次/日,再用苍耳子、蜂巢各 20 g,水煎、熏洗鼻腔,每天 2 次。

4 月 15 日二诊,头痛、鼻塞明显缓解,鼻中脓涕变稀薄、易排出,呼气臭气消失,食量增加。治疗:仍用第一次刺血的方法治疗。

5 月 3 日三诊,已无头痛、鼻塞和腥臭脓涕,精神好转,能坚持学习和参加体育锻炼。治疗:三棱针复取穴足三里(双),出血约 20 ml,血色已转暗红色。刺穴尺泽(双)和太阳(双),刺出血后尽量都予以拔火罐 15 分钟。

经三次刺血治疗鼻炎诸症消失,5 月底因感冒又出现轻度头痛和鼻塞,于 5 月 28 日刺血治疗后,10 余年的萎缩性鼻炎痊愈。

(五) 急慢性鼻窦炎及干酪性鼻窦炎

急慢性鼻窦炎是指鼻窦黏膜的急慢性化脓性炎症,重者尚可累及骨质,且还能引起周围组织和邻近器官的并发症。

急慢性鼻窦炎可单发于某一窦,也可多窦同时发病。额窦、上颌窦、前组筛窦发炎称前组鼻窦炎,后组筛窦与蝶窦发炎称后组鼻窦炎。

急性鼻窦炎多继发于急性鼻炎时黏膜炎症的进一步发展,而慢性鼻窦炎常继发于急性鼻窦炎未获彻底治愈之后。部分急慢性鼻窦炎可因直接感染或邻近组织感染而发病。

病 因 病 机

急慢性鼻窦炎的发病诱因和致病因素基本上和急慢性鼻炎相同。急性鼻窦炎可因高空飞行迅速下降或游泳时,鼻腔炎性分泌物被吸入鼻窦而促其发炎,或因鼻腔填塞物妨碍鼻窦分泌物排出致鼻窦发炎。而鼻腔疾病如鼻中隔偏曲、中鼻甲肥大、变态反应性鼻炎、鼻肿瘤等,因妨碍鼻窦通气与引流而发生鼻窦炎。

临 床 表 现

急性鼻窦炎常继发于上感或鼻炎,可出现畏寒、发热、食欲不振、周身不适等。慢性鼻窦炎全身症状轻重不等,劳累后可有低热,常有精神不振、全身乏力等慢性病体征。

患者都有程度不等的头痛及局部痛,前组鼻窦炎引起前额部及面部或是眼内眦及鼻根部疼痛,后组鼻窦炎引起颅底深部、眼球后方、枕项、乳突等处疼痛。上颌窦炎头痛一般是晨起轻、午后重,而额窦炎头痛多是晨起重、午后轻。

鼻塞、脓涕、嗅觉减退或丧失,是急慢性鼻窦炎的共同表现。额窦炎在头部直立位时鼻涕易排出;后组鼻窦炎时,鼻涕多需用力向后吸鼻经鼻咽部从口中吐出,往往误认为痰多,且鼻涕常有腐臭味。患者还可伴有头昏、失眠,记忆力减退,注意力不集中,表情淡漠,以及缺乏生活兴趣等。因大多数慢性鼻窦炎与变态反应有关,故病情常呈轻重交替发作,而且迁延不愈。

此外,临床上较少见的干酪性鼻窦炎,除鼻塞、头痛、恶心、失眠等症状外,鼻窦内有恶臭的干酪样分泌物,患者自己能感觉到腥臭味,并常常能引起剧烈连续不断的头痛,长期的病痛使患者面色灰黑、体弱无力。

治 疗 方 法

三棱针刺血治疗急慢性鼻窦炎的取穴部位基本上同于急慢性鼻炎的治疗取穴,以足三里穴或条口穴、尺泽穴、太阳穴和印堂穴为主要刺血部位。另外,还要根据病情增加穴位。如有发热、畏寒症状,加刺大椎穴;额窦炎,加刺双侧攒竹穴;上颌窦炎,不但加刺迎香穴,还要刺四白穴或巨髎穴处的小静脉血管出血。因后组鼻窦处在颅底的深部,多由颈内动脉的分支筛后动脉供血,所以在后组鼻窦炎时刺血取穴要选风池、大杼,这两处穴位不易找见静脉血管,可在局部点刺 0.5 cm深度,出血后重拔火罐,以改善颈内动脉的血流状态,从而影响筛后、蝶窦部的动脉分支的血流速度和流量。

急慢性鼻窦炎因黏膜炎症变化范围广和深,刺血治疗时相对要多取穴和多出血,而且治疗次数也要多一些,一般需 4～6 次治愈。在鼻窦引流不通畅时,可行上颌窦穿刺冲洗和额窦导管冲洗,再配以中西药物治疗,以求取得鼻窦炎的根治。

验 案 举 例

例 1 慢性鼻窦炎(双侧上颌窦炎)

王××,女,40 岁,皖淮南市潘集煤矿工人。

现病史:1989 年 6 月 29 日初诊,患慢性鼻窦炎已 10 余年。长期鼻塞,多脓涕而不易排出。每逢劳累和受凉后加重,时有低热和头痛。咳嗽,低头用力时头痛加剧,且引起双侧面颊部胀痛。经休息后头痛能减轻,用萘甲唑啉和呋麻滴鼻剂能暂时缓解鼻塞。

查体:患者形体消瘦,面部双颊大片色素沉着,双下眼眶内侧压痛(+),鼻翼两侧压痛(+),T 37.7℃,BP 100/70 mmHg,心肺(一)。X 线鼻窦摄片示双侧上颌窦腔模糊,密度增高。

治疗经过:第一次治疗取穴足三里(双)、尺泽(双)、四白(双)、太阳(双),出血量总计约 100 ml。7 月 13 日二诊,自觉各症状均有好转,特别是头痛缓解明显,仍用上法刺血治疗。后又于当年 8 月 3 日和 8 月 23 日各刺血一次,所取穴位同于第一次治疗选穴,并配以藿胆丸和螺旋霉素内服。

经以上 4 次刺血治疗,病情逐步好转。至当年 9 月份自述头脑清楚,呼吸通畅,鼻塞、脓涕、头痛症状均消失。后多次带其他患者来治病,追访其鼻窦炎无复发。

例 2 慢性鼻窦炎(额窦炎)

杨××,女,67 岁,皖长丰县三合乡西瓦村人。

现病史:常年头痛伴鼻塞,不能辨别气味,自觉鼻腔中有腥臭味已 7 年之久。平时咽干咳嗽,头昏无力,现又出现失眠烦躁,听力下降。

查体:患者消瘦,面色黧黑,T 37.5℃,BP 146/80 mmHg,两眼眶内侧压痛明显,前额部叩击痛。鼻腔镜检查示鼻黏膜充血,中鼻甲肥大,中鼻道狭窄有黏稠脓液。舌质红,苔薄黄,脉细数。

治疗经过:2000 年 12 月 2 日初诊,三棱针取穴丰隆、尺泽、攒竹、太阳,均为双侧刺出血,出血量约 60 ml。12 月 28 日二诊,经治疗后烦躁失眠均愈,头痛鼻塞好转,复刺血取穴足三里、印堂、太阳。后又于 2001 年 2 月 18 日三诊,诸症均减,鼻中已无臭味,无脓涕,前额仍感疼痛。双眼眶内侧压痛(+)。三棱针刺穴足三里、尺泽、攒竹、太阳,每穴均拔火罐。攒竹穴斜向上挑刺,离开眉头以便于拔火罐,用小口径火罐吸拔 10～15 分钟。

2 年后追访患者,经刺血治疗后头痛、鼻塞均愈。

(六)慢性咽炎

慢性咽炎为咽部黏膜、黏膜下及淋巴组织的弥漫性炎症,常为上呼吸道慢性炎症的一部分。有时病程很长,症状顽固,不易治愈。

祖国医学称之为"咽痹""喉炎""梅核气"等,在临床上较常见,并且是针刺治疗的适应证。

病 因 病 机

慢性咽炎可因急性咽炎反复发作、治疗不当转化而生,也可因鼻部疾病通气不畅和鼻塞时,长期张口呼吸及鼻涕后流、慢性扁桃体炎等,对咽部黏膜形成慢性刺激,或因长期烟酒过度、有害气体刺激,皆可引起本病发作。

咽部是饮食和呼吸的共同通道,所以辛燥食物、环境变化、空气污染、发音过度,甚至饮食温度等,都能对咽部形成直接的伤害,易引起咽部血管舒缩活动的异常,影响局部微血管的自动节律运动。在各种慢性病引起咽部血液循环障碍时,及情志郁结、暴怒狂躁等精神因素对免疫系统的不良影响,都可以诱发慢性咽炎发作。

临 床 表 现

慢性咽炎多见于女性患者,咽部有如异物感,有的患者描述如羽毛吸入,有的描述如硬物堵塞、咳之不出、咽之不下,咽部具干燥、发痒、灼热、微痛等不适感。全身症状多不明显,多有刺激性干咳,总要不时地咳嗽清理咽部的分泌物。患者不能持久讲话,发音过多时以上症状加重。

慢性单纯性咽炎时,咽部黏膜弥漫性充血,血管扩张,色暗红,附近少许黏稠分泌物。慢性肥厚性咽炎时,咽部黏膜增厚,弥漫性充血,咽后壁淋巴滤泡增生,充血肿胀,呈粒状分布或融合成片,咽侧有充血肥厚增生。慢性萎缩性咽炎时,咽部黏膜变薄、发亮,重者咽后壁上黏附痂皮。

治 疗 方 法

慢性咽炎不同程度的病理变化,均和咽部血液循环障碍的不同形式有直接关系。通过调节咽部的动脉充血、静脉瘀血以及微循环的自动节律运动,能使咽部黏膜的炎症消除,当咽部黏膜生理功能恢复后,咽干、咽痛、咽部异物感等症状可从根本上改善。所以,刺血疗法对一些用中西药物治疗,但效果不甚理想的咽炎患者,多能取得满意的疗效。

慢性咽炎的患者多是病程迁延和久治难愈,中医辨证以肺、肾阴虚为主,三棱针选穴治疗时应考虑诸多原因而取穴。

首先,可在双侧照海穴处小静脉上刺出血、拔罐,或在条口穴处刺血、拔罐。然后刺双侧尺泽穴出血、拔罐,最后刺双侧太阳穴出血、拔罐。另外,根据病情可在人迎、天突、大椎穴上,分批点刺出血、拔罐。

中药治疗忌用苦寒燥湿或发散药物,宜用滋阴降火、生津润燥、清利咽喉之剂,也可用养血活血或疏肝理气法治之。

验 案 举 例

例1 慢性咽炎

黄××,女,34岁,皖颍上县赵集乡孔集村农民。

现病史:因家事不和长期情志郁闷,渐出现咽干口苦,自觉喉中有物堵塞发闷,咽部如烟熏样疼痛,咳痰不出,心情烦躁,精神疲乏已2年余。患者咽壁黏膜慢性充血,色暗红,咽后壁可见增生性淋巴滤泡粒状分布,咽侧索充血、增厚,左侧扁桃体Ⅰ度肿大。舌质暗红,苔薄白,脉沉弦。

治疗经过:1989年7月15日初诊,三棱针取穴照海(双)、尺泽(双)、太阳(双)、天突,总出血量约80ml,内服逍遥丸。8月2日复诊,自觉咽部疼痛消退,仍有咽中堵塞感,时有干咳,刺血后精神明显好转。第二次刺血取穴,条口(双)、尺泽(双)、太阳(双),出血量60ml。

患者经2次刺血治疗后,咽中不适感均

消除,3年后追访咽部检查一切正常。

例2 慢性咽炎

赵××,女,58岁,皖长丰县左店乡淮光村人。

现病史:咽部疼痛、干涩、瘙痒20余年。于36岁时夏季受热后出现发热、头痛、咽痛,经治疗后一直遗留咽部疼痛。如吸入辣椒粉样干痛,劳累及受热后加重,平时总觉喉中有异物引起瘙痒,干咳,有时能咳出黏稠白痰。长期治疗无效,自觉难受无奈。颌下淋巴(一),咽部黏膜弥漫充血,色暗红,咽后壁及侧壁淋巴滤泡增生,悬雍垂肿大、充血,双侧扁桃体(一)。舌质淡紫,苔白薄,脉沉细。

治疗经过:2003年1月18日初诊,三棱针刺血照海(双),出黑紫色血约10 ml。刺尺泽(双),出暗紫色血约20 ml。刺太阳(双)出静脉血20 ml,刺肾俞(双),点刺后拔火罐吸出约10 ml血量。内服慢咽灵每次1包,3次/日。后又于2月13日、3月9日分别来刺血治疗,咽部疼痛不适感渐减退。4月12日第四诊时,高兴告知1个多月中,咽部仅轻微疼痛1次,干涩、瘙痒、异物感已消失,自觉咽部清爽。为巩固疗效,三棱针又刺阴陵泉(双)、曲泽(双)、太阳(双)、天突穴,出血总计约60 ml,血色已转暗红色。

依据"菀陈则除之"的治疗原则,刺血疗法使患者20余年的痼疾得以根治。

(七)急慢性扁桃体炎

急慢性扁桃体炎亦属咽部的普通炎性病变,系腭扁桃体的急慢性非特异性炎症,本病极常见,往往与轻重不等的咽炎同时发生。此病多发于10～30岁的年龄段,春秋两季最多见。

病 因 病 机

急性扁桃体炎系感染引起,溶血性链球菌是主要致病菌,非溶血性链球菌、肺炎双球菌、葡萄球菌、流行性感冒杆菌及病毒等亦可引起。当患者机体抵抗力降低,如受凉、潮湿、过度疲劳时,病原菌侵入机体内致病,传播方式是通过飞沫、食物或直接接触而感染。

慢性扁桃体炎多因屡发急性扁桃体炎,机体抵抗力降低,致病菌在隐窝内繁殖而引起炎症反应,因反复炎症刺激引起淋巴组织增生、结缔组织增生,使扁桃体明显肥大、增生。另外,扁桃体间质内有纤维组织增生,日久引起淋巴组织萎缩,扁桃体可缩小。

按中医辨证急性扁桃体炎属风热实证,故名风热乳蛾,多系风热邪毒侵袭,或过食辛辣及烟酒刺激,内外邪毒聚结而致病。慢性扁桃体炎属肺肾阴虚,虚热内生而致病,称为虚火乳蛾或石蛾。

临 床 表 现

急性扁桃体炎起病急骤,有畏寒、高热,体温可达39℃左右,咽痛明显,吞咽时加剧,伴有口臭,舌质红绛,舌苔黄厚。此外,尚有全身酸痛、乏力、头痛等,儿童常出现恶心、呕吐和腹痛等症状。咽部充血、水肿,扁桃体及其周围组织肿胀、充血,并可覆盖有点状或片状黄白色或灰白色渗出物,融合后可形成如假膜样物,易拭去。颈及颌下淋巴结肿大,有压痛。血常规示白细胞总数增多,中性粒细胞呈中度增多。急性扁桃体炎常伴有并发症,局部有咽后脓肿、咽旁隙感染、急性中耳炎、急性鼻炎、急性鼻窦炎、急性气管炎等。全身并发病有风湿热、急性关节炎,以及急性尿道炎、急性睾丸炎和附睾炎,甚至引发急性肾炎。

慢性扁桃体炎有反复发作性咽痛,易感冒和出现扁桃体炎急性发作。咽部不适、异物感,常有阵发性干咳。小儿扁桃体增生过大时,可引起呼吸困难、咽下困难。当舌腭弓明显慢性充血、隐窝处有黄色分泌物时,患者亦可有头痛、乏力或低热,颈及颌下淋巴结肿大。慢性扁桃体炎易形成病灶,导致全身许多疾病产生,如风湿性心脏病、肾炎、关节炎、胆囊炎等。

治 疗 方 法

急性扁桃体炎发病后应抓紧治疗,注意

休息。三棱针刺血取穴尺泽（双）和太阳，如胃热壅盛，加刺足三里（双）；如高热不退，加刺大椎；小儿出血量控制在 50 ml 左右，成人出血量可在 100 ml 左右。

慢性扁桃体炎刺血治疗，基本上同急性扁桃体炎的取穴，并可以点刺少商（双）出血，尽量挤出 10 余滴血来。

急性扁桃体炎可配以清热解毒、利咽消肿的中药内服。而慢性扁桃体炎要以养阴润肺、生津利咽的法则来治疗。

验案举例

例 1　急性扁桃体炎

杨××，女，17 岁，皖长丰县兴隆公社金岗大队农民。

现病史：1977 年 8 月 18 日上午急诊，因暑热劳作后，出现头痛高热已 4 天，现咽部疼痛，咽水时加剧，不敢进食。

查体：患者神清，面部潮红，T 39.6℃，HR 108 次/分，口中秽气，咽部急性充血，双侧扁桃体Ⅲ度肿大，表面有黄白色脓性渗出物。双侧下颌角淋巴肿大，压痛（＋），血常规示 WBC 12.5×10⁹/L，N 0.80，L 0.20。

治疗经过：因经济困难转入我科室行刺血治疗，三棱针取穴尺泽（双）处浅静脉，出红色静脉血约 40 ml。然后又刺太阳穴（双）处浅静脉，出血约 20 ml，最后点刺大椎穴拔火罐，出血约 5 ml。配以穿心莲片每次 4 片，3 次/日，板蓝根冲剂每次 1 包，3 次/日。

刺血治疗后体温逐渐下降，1 小时后体温降至 37.8℃，咽部疼痛减轻，已能大口饮水，至中午即可进食面条。至第二天上午检查时，早餐已能顺利吞咽，咽痛缓解，体温正常，咽壁充血、水肿减退，双侧扁桃体Ⅰ度肿大，已无脓性分泌物。嘱其回家调理，注意休息。2 天后痊愈。

（八）流行性腮腺炎

流行性腮腺炎中医称之"痄腮"，俗称"蛤蟆瘟"，为冬春季流行的一种病毒性传染病。

本病多发于儿童、青少年及成人中易感者。本病可呈散发或流行，在学校、幼儿园或成人聚集的地方可形成暴发流行。本病由腮腺炎病毒引起的急性传染病，其特征为腮腺的非化脓性肿痛、发热，可延及各种腺组织或神经系统，并能使心、肝、肾等器官引起相应的症状。

临床表现

起病大多较急，有发热、畏寒、头痛、咽痛、食欲不振、全身不适等，1～2 天后见腮腺部肿痛。体温可上升达 39℃以上，成人患者症状一般较严重。腮腺肿大以耳垂为中心，向前、后、下方扩展，边缘不清，触之疼痛，并于张口咀嚼时疼痛加剧。局部皮肤紧张、发亮发热，但不发红和化脓，检查口腔可发现颊黏膜腮腺导管开口处红肿，偶亦见颌下腺及舌下腺红肿。病程于 1～3 天达高峰再持续 4～5 天逐渐好转，全部消退需 10～14 天。

患儿有时可合并腮腺炎病毒性脑膜炎、脑膜脑炎，成人偶可引起睾丸炎、卵巢炎及胰腺炎，并可引起心肌炎、关节炎等其他症状。

治疗方法

三棱针刺血治疗流行性腮腺炎有明显疗效，可以退热、消肿、止痛。患者经 1 次刺血后即很快转愈，病程明显缩短和不出现并发症。

取穴尺泽（双）和太阳，小儿出血量控制在 20 ml 之内，成人出血量在 50 ml 左右，刺出的静脉血颜色多鲜红，并急涌而出，血止后尽量拔火罐。高热者点刺大椎穴，出血后拔罐 10 分钟。

病情严重者可给予板蓝根冲剂内服，再用金黄散，冷开水调好，外敷患处。

验案举例

例 1　小儿流行性腮腺炎

兄弟两人，一人 7 岁，另一人 5 岁，均是皖长丰县兴隆公社庙岗大队人。

现病史：1971 年 9 月 3 日初诊，兄弟二人 3 天前下河中洗澡后，第二天都突发高热，头痛咽痛,不进饮食,在当地注射青霉素及口服退热药。现仍有发热,两侧腮腺明显肿大,进食咀嚼时疼痛加重。

查体:两患儿精神萎靡,面红气喘,哥哥 T 38.5℃,HR 100 次/分;弟弟 T 39.2℃,HR 106 次/分。双侧面部腮腺均肿大,局部皮肤发热,压痛(+),颊黏膜腮腺导管开口处红肿,扁桃体(一),NS(一)。

治疗:当即用小号三棱针刺血取穴两患儿尺泽(双)和太阳,并点刺大椎穴,每人出血约30 ml。口服板蓝根注射液每次 1 支,3 次/日。

两患儿刺血后安稳入睡,伴汗出。下午再测体温哥哥 T 37.2℃,弟弟 T 37.6℃,已能正常进食,自述咀嚼张口时腮痛好转。兄弟俩步行回家,2 天后腮腺肿大平复。此后村中又有 10 余位儿童相继患腮腺炎,均经刺血治愈。

十一、眼科疾病

(一)视神经萎缩

视神经萎缩不是一种单独的疾病,而是在各种不同原因的影响下,视神经纤维发生退行性病理改变而引起的视神经传导障碍。主要表现为视盘颜色变淡或苍白、视力下降或视野改变,甚至视功能丧失。

病 因 病 机

引起视神经萎缩的病因有许多种:①由先天性发育异常,或遗传性视神经病变引起。②由视神经受直接或间接的压力作用引起,如青光眼、眶内或颅内占位性病变、炎性粘连等。③因炎性反应引发,如视盘炎症、球后视神经炎、视盘水肿、视网膜脉络膜炎性改变等。④因视网膜血管病变或全身性血液循环障碍导致视神经萎缩,视网膜动脉管腔高度狭窄,管壁中央反射光带消失,静脉变细,视网膜呈乳白色浑浊。病程进展 1～2 周后视网膜管壁变性、增厚,血流通过困难。⑤由于营养缺乏性疾病引起视神经萎缩,常见于 B 族维生素缺乏等。⑥另外还有视网膜色素变性、梅毒螺旋体感染、触电或雷击引起的视神经萎缩等。

视网膜中央动脉栓塞硬化或痉挛、脊髓痨、垂体肿瘤、中毒、外伤、球后视神经炎等能引起原发性视神经萎缩。而视盘炎、视盘水肿、视盘血管病变、视盘视网膜炎、视神经炎、视网膜脉络膜炎等能引起继发性视神经萎缩。

中医认为本病的发生,主要与肝肾的气血运行有关,也涉及脾、心、胆等脏腑和经络的气血运行。临床辨证分型可分为实证和虚证两类:实证类有肝气郁结、肝胆风热、瘀血阻络等,而虚证类有肝肾阴虚、脾肾阴虚,以及脾胃虚弱、气血不足等。

临 床 表 现

视神经萎缩的主要症状是视力减退,可突然发生,也有渐进性发展,减退的速度和程度因病因不同而各异,轻者尚可保留有用视力,大多数患者视力高度下降,严重者只有眼前光感。患眼视野改变,向心性缩小,另有中心暗点、鼻侧缺损及颞侧岛状视野、管状视野以及一眼全盲或象限盲等,后期出现色觉障碍,并有视盘变为苍白的眼底变化。

按视神经损害的程度在临床上分为 4 期。①初期:视力在 1.0～0.1,视野有轻度缩小或有中心暗点。②进展期:视力在0.1～0.01,视野缩小或缺损。③黑矇前期:视力在0.01～光感,视野缩小或呈管状。④黑矇期:视功能完全丧失。

治 疗 方 法

视神经萎缩的治疗,最重要的是去除病因,消除发生萎缩的原因,而有选择性的治疗。在排除了需手术治疗的患者,部分视神经萎缩的患者可采用三棱针刺血疗法,且越早应用此疗法,效果越明显。刺血疗法能增加眼底的血流量,解除血管痉挛,恢复微小血管的自动节律运动,促使毛细血管的再通和再生,从而改善视神经和视网膜缺血、缺氧状况,促进组织细胞的新陈代谢,加强视神经的营养作用。

在三棱针刺血治疗时,双侧太阳穴、阳白穴、风池穴、尺泽穴是主穴,每位患者基本都要选用。另外要根据中医的辨证分型选取配穴,脾胃虚弱者可取足三里穴或阴陵泉穴,并要点刺背部的脾俞穴、胃俞穴。肾阴虚者可取委中穴或阴谷穴,并要点刺背部肾俞穴。肝气郁结、肝胆风热可取阳陵泉穴或光明穴,肝阴虚可取曲泉或膝关穴,并点刺背部肝俞穴。如心火亢盛可取曲泽穴刺血,另可点刺背部心俞穴。此外瘀血阻络时,可在眼眶周围的穴位,如印堂穴、攒竹穴、丝竹空穴、四白穴处观察血管的变化,选取静脉血管刺出血。

出血量一般控制在 100 ml 左右,体质好的患者出血量可适当多一些。治疗间隔时间以 5～10 天为宜,因视神经对氧的要求较高,而微循环供血不足都能使视神经发生变性,所以发病急病程短的患者,尽量争取多刺血治疗几次,以尽快使视神经的供血状况获得改善。

临 床 资 料

我们将部分临床治疗视神经萎缩的病案整理统计于下。此组病例共计 31 例,其中男 17 例,女 14 例。患者年龄:5 个月 1 例,8 岁 1 例,10～20 岁 7 例,21～40 岁 14 例,41～55 岁 8 例。病程最短 2 个月,最长 10 年,其中 6 个月以下 11 例,6 个月～1 年 12 例,1～2 年 3 例,2～10 年 5 例。双眼患病 21 例,单眼患病 10 例,左眼 3 例,右眼 7 例。视力最差的近乎失明,视力最高的眼为 0.5。视力在 0.1 以下眼 6 只,0.1～0.2 眼 29 只,0.3～0.4眼 11 只,0.5 眼 6 只。

疗 效 观 察

临床治疗经 1～5 次刺血后,52 只眼视力除 2 只无效外,50 只眼视力都有不同程度的提高,其中有 2 只眼视力恢复到 1.5。

刺血治疗 52 只眼疗效观察统计表

治疗前视力	眼数(只)	治疗后视力改变情况
0.1 以下	6	2 只无效;2 只 0.2;1 只 0.4;1 只 0.7
0.1～0.2	29	2 只 0.4;5 只 0.5;2 只 0.6;6 只 0.7;2 只 0.8;5 只 0.9;2 只 1.0;4 只 1.2;1 只 1.5
0.3～0.4	11	2 只 0.6;2 只 0.7;3 只 0.9;3 只 1.2;1 只 1.5
0.5	6	2 只 0.9;4 只 1.2

临床治疗观察因炎症反应引发的视神经萎缩,治疗效果比较理想,经治疗后视力可有大幅度提高和恢复,而青光眼引起的视神经萎缩早期有效果,晚期难以有改善。外伤引起的视神经萎缩,刺血越及时,疗效越好,能促使瘀血的吸收和血管的重建。视网膜血管病变,早期治疗效果明显,若时间久后,要使血管再通有一定难度。

验 案 举 例

例 1 双眼原发性视神经萎缩

黄×,男,27 岁,皖舒城县千人桥镇人。

现病史:1 年前因盖新房劳累过度,先出现左眼视力下降,视物模糊,眼前出现暗点,继之右眼视力亦下降。无头痛、呕吐,仅有轻微头晕,心情烦躁,常有失眠。当地医院给予扩张血管、营养视神经药物治疗,病眼好转又有反复。进入寒冷冬季后病情加重,现双眼视力几乎丧失。BP 120/74 mmHg,心肺(一)。1986 年 1 月 26 日检查,左眼视力眼前指数,右眼视力 0.01。两眼外观正常,瞳孔等大等圆,对光反射存在。扩瞳后见中间屈光质无浑浊,双眼底视盘苍白色,边界清晰。诊为原发性视神经炎(原因待查)。

治疗经过:1987 年 3 月 18 日初诊,三棱针刺血取穴光明(双),出黑紫色血约 40 ml;尺泽(双),出黑紫色血约 20 ml;太阳(双)和印堂,出血约 20 ml。并配以活血通络,行气化瘀中药 10 帖,水煎服,2 次/日。

10 天后复诊时,左眼视力 0.1,右眼视力 0.2,治疗已见成效,仍用以上方法施治,除用第一次所选取穴位外,加刺风池(双)和肝俞,点刺后局部拔火罐 10 分钟。继服中药 10 帖。半个月后视力逐渐提高,左眼视力达 0.4,右眼视力达 0.7,患者又能从事一些轻体力劳动。

例 2 右眼继发性视神经萎缩

郝××,男,25 岁,皖寿县城关镇郝家圩农民。

现病史:1989 年 8 月 21 日初诊,右眼眶后疼痛,伴视力突然下降 6 个月。无发热和外伤史,自觉头晕、烦躁,眼球活动时疼痛,晨起口干口苦,饮食睡眠尚正常。BP 116/70 mmHg,心肺(一)。眼科检查左眼视力 0.6,右眼视力 0.1,右眼视物出现中心暗点。右侧瞳孔散大,对光反射存在,眼底视盘充血、水肿,边界不清,有轻度出血,视网膜静脉弯曲扩张,动脉变细。右颞侧视盘苍白、边缘清晰。诊为右视神经炎,继发视神经萎缩。舌质红,苔厚微黄,脉细弦。证属肾阴不足,肝阳上亢,治宜育阴潜阳,疏肝理气。

治疗经过:三棱针刺血,取穴膝关(双)、尺泽(双)、太阳(双)、风池(双),总出血量约 100 ml。配以中药 5 帖内服,复方丹参片每次 2 片,3 次/日,复合维生素 B 每次 2 片,3 次/日。

9 月 10 日二诊时,视力明显好转,头晕烦躁消退,右眼眶后疼痛缓解,左眼视力1.0,右眼视力 0.6,右眼视物中心暗点变小。刺血治疗取穴阳陵泉(双)、尺泽(双)、太阳(双)、印堂、风池(双),总出血量近 100 ml。继服以上药物。

1 年后带他人来治疗眼病时告知,右眼眶后疼痛第二次刺血 10 天后尽退,现无头晕头痛,复查视力:左眼 1.2,右眼 0.9,视野正常。

(二)视网膜脱离

视网膜脱离是视网膜神经上皮层与色素上皮层之间分离的一种疾病。视网膜脱离可分为孔源性、渗出性和牵拉性视网膜脱离 3 种类型。

发病原因多有视力过度疲劳、精神刺激、低头过久及眼球受到轻度振荡和外伤。另外,眼底的炎症和血管病、眼部手术以及全身血管性疾病均能引起继发性视网膜脱离。

临床表现

早期患者多有眼前闪光感,有如荧光闪烁或水波、云雾状动荡,视物变形,眼前黑影飘动,部分视野缺损。多数患者突然发病,视力下降,若视网膜全脱离,视力可很快降至眼前指数和光感。临床上有单眼发病或两眼同时发病者。

治 疗 方 法

因视网膜脱离起病突然,对视力损害较大,治疗要尽早尽快。刺血疗法在发病早期应用,能阻断孔源性视网膜脱离的发展,能促使视网膜下积聚形成的渗出液吸收,能减轻炎症的反应和改善局部血液循环和体液的异常状态。

三棱针刺血治疗在急性起病时,先刺患眼侧太阳穴处的浅静脉出血,一定要刺出血来,并要用小口径玻璃火罐再吸出一些血来,出血量要达到 10～20 ml 为好。再刺患侧尺泽穴处的头静脉出血,出血量也要达到 20 ml 以上。对于时间较长的患者,刺血治疗时,不论是单眼或双眼患病,均要刺双侧太阳、尺泽、风池穴。并根据中医临床辨证配以相适应的穴位刺血、拔罐,可参考视神经萎缩的辨证选穴。

验 案 举 例

例 1 孔源性视网膜脱离

王×,女,49 岁,皖合肥市舒城路人。

现病史:1996 年 5 月 13 日初诊,因疲劳过度今日上午突然出现左眼前水纹波动,闪光,以及外侧视力阻挡感。

查体:无头痛、头晕,无发热、呕吐,NS(一),BP 116/80 mmHg,心肺(一),双眼外观正常,眼球无震颤及塌陷,左眼颞侧视野缺损。舌质淡,边有齿痕,苔薄白,脉濡细。

治疗:中号三棱针刺穴太阳(左)和尺泽,出血约40 ml,血止后拔小号火罐5分钟。

刺血治疗结束后,左眼前闪光和水纹晃动消失,外侧视力仍有遮挡感。口服养血安神片每次5片,3次/日,卧床休息至第二天左眼视力恢复正常。

(三)病毒性结膜炎

病毒性结膜炎是一种常见的眼病,可由多种病毒引起。近年来临床发病率有明显增加的趋势,并且有部分患者常迁延不愈。有以急性滤泡性病毒性结膜炎为主要表现形式,常见流行性角结膜炎、流行性出血性结膜炎。有以亚急性或慢性结膜炎为主要表现形式,常见有单纯疱疹性结膜炎、麻疹性角结膜炎和牛痘疫苗性结膜炎。

中医辨证认为多由肺火亢盛、热灼伤津,及肝火郁结、燥热伤阴所致。而反复发作者多属肺阴不足、肝肾阴虚所致。

临床表现

病毒性结膜炎一般双眼先后发病,极少部分单眼患病。患眼疼痛,畏光流泪,有异物感和热灼感,眼中分泌物呈水样。眼睑红肿,结膜高度充血水肿。耳前淋巴结肿大,压痛明显。临床上常见的几类结膜炎除有共同症状外,还有一些不同的表现。流行性角结膜炎发病2~3天后,下睑和下穹隆部结膜出现大量滤泡,睑结膜可有薄层伪膜覆盖,病程进展出现角膜损害,可导致轻度视力减退。临床上可有许多患者病眼迁延不愈,结膜充血时轻时重,视物不清。流行性出血性结膜炎起病急,患眼疼痛剧烈,球结膜常有点、片状出血,多从上方开始遍及全部球结膜,睑结膜滤泡增生,角膜上皮点状脱落,少数患者有发热、乏力等全身症状。而单纯疱疹性结膜炎

除眼睑、睑缘出现水疱疹外,常合并角膜损伤,并发口角、额角皮肤疱疹,如治疗不当可遗留带状云翳而影响视力。

治 疗 方 法

三棱针刺血治疗病毒性结膜炎时,急性期可只刺患眼侧太阳穴处静脉出血,如有发热可加刺大椎穴,疼痛剧烈加刺尺泽(双)出血。如反复发作,经久不愈者可刺外丘或阳交穴处的浅静脉出血,并可点刺双侧风池穴和相应的背俞穴出血、拔罐。病情严重时,应配合全身症状治疗。

中药可配以清泻肝火、养阴泄热、活血化瘀等药物治疗,眼部用0.5%利巴韦林滴眼液或干扰素滴眼液滴眼,另可加用氯霉素眼药水以防继发感染。

验 案 举 例

例1 病毒性角结膜炎(6个月)

贾×,女,50岁,皖淮南市造纸厂职工。

现病史:双眼红肿胀痛,畏光流泪,视力减退已半年,经当地医院治疗,双眼症状时轻时重迁延不愈。平素头晕,烦躁易怒,自汗严重,大便燥结,2天一行。

查体:患者体形较胖,T 37.2℃,BP 140/92 mmHg。双眼结膜中度充血,眼睑红肿,结膜上滤泡存在,角膜浅层点状浸润损害。左眼视力1.2,右眼视力1.2。

治疗经过:1995年12月9日初诊,三棱针刺血取穴外丘、尺泽(双)、太阳(双),出血量约80 ml。眼部用0.5%利巴韦林眼药水滴眼,4次/日。配以杞菊地黄丸内服,每次8粒,3次/日。

12月26日二诊,刺血治疗后双眼畏光流泪明显好转,红肿充血减轻,大便日行1次,易排出。三棱针刺血取穴光明(双)、尺泽(双)、风池(双)、太阳(双),出血量约80 ml。眼部用氯霉素眼药水滴眼,4次/日。维生素C每次300 mg,3次/日。

1996年1月20日三诊时,双眼红肿、胀痛基本消退,视物清晰,心烦易怒、头晕均减

轻,BP 130/84 mmHg。为巩固疗效仍以第一次治疗方案施治。

于 2002 年 10 月追访,双眼外观正常,7 年来眼疾从未复发。

例 2　流行性出血性结膜炎

马×,女,19 岁,皖合肥第六中学学生。

现病史:1996 年 9 月 10 日初诊,发热、双眼红肿、疼痛剧烈,伴全身乏力 2 天。现双眼怕光流泪,眼前视物模糊不清。T 38.2℃,心肺(一),球结膜高度充血,眼球上方有小片状出血,局部色红赤,分泌物增多。

治疗经过:三棱针刺双侧太阳穴处显现的浅静脉出血,血色鲜红,出血约 20 ml,另点刺大椎穴,三处穴位同时拔罐 10 分钟。治疗完毕后,患者自述双眼已能睁开,视物清晰,疼痛缓解。用 1% 淡盐水冲洗双眼,滴氯霉素眼药水,4 次/日,口服银翘解毒片每次 2 片,3 次/日。2 天之后双眼红肿疼痛全部消失又能上课学习。

流行性出血性结膜炎多发生在夏秋季节,因传染性强,常在人群集中处暴发流行。刺血疗法操作方便,疗效快捷,能控制病情,缩短病程,在暴发流行时使用是一种行之有效的治疗方法。

(四)变应性结膜炎

变态反应性结膜炎简称变应性结膜炎,其发病机制尚不完全清楚。有部分学者认为是全身变态反应在局部的表现。发病原因可能与周围环境变应原有关,如灰尘、花粉、螨虫等。另外,还与环境污染、化学物质以及食物变应原接触过多有关。

临 床 表 现

根据变应性结膜炎的临床特征可分为以下几种类型。①季节性角结膜炎;②常年性变应性结膜炎;③特应性角结膜炎或睑结膜炎;④眼内异物引起的巨乳头结膜炎;⑤化学物质引起的接触型超敏反应性结膜炎。

不同类型的变应性结膜炎具有其不同的特征,但也有一些共同的临床表现,眼部瘙痒感甚至奇痒,可出现不同程度的眼部疼痛、异物感、烧灼感、流泪和黏性分泌物。睑结膜、球结膜以及角膜均可受累,常在表面形成乳头状结节或隆起,大部分有结膜充血、水肿和偶发眼睑水肿。

变应性结膜炎常呈持续发作和反复发作,多年迁延不愈,给患者造成一定痛苦,严重者甚至影响视力。

治 疗 方 法

我们在长期的临床治疗和观察中发现,三棱针刺血疗法对变应性结膜炎有显著的治疗效果,使许多长期反复发作的患者,得到治愈或症状的缓解,可能是刺血疗法使局部免疫损伤反应过程中产生和释放的一些有害的生化物质得以清除。

刺血治疗选穴基本上同于病毒性结膜炎,可参照取舍。一般变应性结膜炎患者刺血治疗时,病程往往已有很长时间了,所以治疗时要多方面考虑治疗方案。除了选穴要依据中医的望、闻、问、切来辨证施治外,同时还要找出使患者出现症状的变应原致敏物,如使用的化妆品、服用的某些药物,居住处的霉菌、尘螨、花粉等,尽量去除或不接触这些变应原,以利变态反应性疾病的恢复。

刺血间隔时间 10～15 天,治疗的次数要稍多些,一般经 2～6 次刺血治疗后即可见效。

验 案 举 例

例 1　变应性角结膜炎

金××,女,48 岁,皖舒城县高峰乡新慈村农民。

现病史:双眼长期瘙痒、烧灼感 10 年,严重时双眼疼痛、充血、肿胀、流泪,有时有黏稠分泌物,并伴有头痛,平时口苦咽干,常有心烦失眠。病情时轻时重反复发作,长期治疗效果不显。

查体:患者形体较消瘦,T 37.3℃,BP 126/76 mmHg,双眼结膜中度充血,红赤流泪,上睑结膜可见扁平状增生肥大乳头,角膜上有微小囊状水肿,眼睑皮肤增厚,皱褶加深,有褐色素沉着。舌质紫暗,边有红点,苔薄白,脉细数。证属肝肾阴虚、虚火上炎,治宜补肾养肝、通调经络、活血化瘀,使肝气条达。

治疗经过:1990年1月24日初诊,三棱针刺双侧阳交穴处浅静脉,出黑紫色血40ml;刺双侧尺泽穴处静脉,出暗紫色血40ml;然后刺双侧太阳穴处静脉,并点刺双侧风池穴,出血约20ml;每穴都要拔罐5~10分钟。配以明目地黄丸每次8粒,3次/日,逍遥丸每次6粒,2次/日,1%淡盐水每天冲洗双眼3次。2月9日二诊时,患者告知刺血后头痛及眼胀痛消失,瘙痒亦明显减轻,双眼结膜轻度充血,无分泌物。治疗见效仍遵上法施治,再加双侧肝俞穴和肾俞穴点刺拔罐。

1年后患者带他人来看眼疾时告知,第二次刺血治疗后,双眼瘙痒、红肿、流泪渐渐退尽,未再复发,现双眼外观及视力均正常。

(五)眼部轻度挫伤、震荡伤

眼是人体最暴露、最精细、最易受伤害的一个器官,一些对于其他器官微不足道的损伤,对眼来说,可能会造成严重的后果。还有一些轻度伤害在当时并没有明显的症状,但是可以在数日、数月后出现症状,也有的在伤后数年眼部才有症状出现者。

眼部容易遭受挫伤,如木头、石头、工具、拳头、球类等一些钝性物体的冲击。身体在跌倒、碰撞和头部外伤时,往往直接作用处损伤并不明显,但通过眼内容物的传导而引起震荡伤,使眼组织受到损伤和破坏。严重的眼外伤是需要急诊处理的,不属针刺治疗范围。对于一些轻度眼部挫伤、震荡伤后引起的疾患,刺血治疗能取得很好的疗效。眼部在受到较轻的挫伤和震荡伤时,局部的微小血管同时受到损伤,或破(断)裂出血,或血管壁损害。在眼部周围可形成眼眶血肿,眼睑皮下出血或眼睑血肿。在眼内有前房积血、脉络膜出血、视网膜出血。有时虽然出血不是太多,但往往出现明显的症状,临床治疗采用支持疗法时常有继发性出血的发生。使用刺血疗法有助于出血的迅速吸收和防止继发性出血,能尽快减轻血肿对周围神经和组织的压力。

另外眼部在挫伤和震荡伤时,在角膜可形成上皮剥脱,角膜水肿,感染性角膜溃疡以及无菌性角膜基质溃疡。在眼内可形成黄斑变性、视网膜脱离、视神经萎缩、虹膜睫状体炎、晶状体浑浊、交感性眼炎等病变。

随着眼科免疫学的深入研究,认为眼球损害后可出现免疫损伤反应,这就能解释为什么一些眼外伤在数日、数月或数年后才出现症状,为什么单眼伤害后能诱发健侧交感性眼炎的发生,以及无菌性角膜基质溃疡等。

我们在临床观察神经受损伤后,如血液循环能及时改善,则神经能很快再生和恢复功能。而血障形成使神经缺血后,神经纤维即出现病理改变,所以,刺血能防止继发性视神经萎缩。

刺血疗法在改善眼部的血液循环状态时,能促使毛细血管的再生和营养通路的开放,能调整微小血管的通透性,从而促使损伤组织水肿渐消,使受损组织加快修复和愈合。并能使受挫伤的晶状体囊及上皮细胞代谢紊乱得到调整,使纤维肿胀消退,避免外伤性白内障发生。

还有眼外伤后出现的眼外肌麻痹,患眼可出现内、外、上、下侧斜视,刺血也能帮助改善症状。

治 疗 方 法

无论是挫伤和震荡伤引起的眼部伤害,刺血治疗时都要刺双侧太阳穴和尺泽穴,并要根据辨证,分别刺双侧委中穴、阳陵泉穴或曲泉穴,以及印堂、风池穴,头临泣穴等。以上的穴位要尽量刺出血来,出血量要适当多一些,以100ml左右为宜。在眼部周围可取攒竹穴、丝竹空穴、阳白穴、四白穴、承泣穴,这些穴位可选取1～2组穴位点刺后拔小口径火罐吸出血。

对于眼自身免疫性疾病和长期不能治愈的伤害症状,必须要整体考虑和全身治疗,光采用局部刺血疗效较差,一定要结合中医辨证取穴疗效才能提高。除选用四肢各脏腑经脉的"合穴"外,另可点刺相应的背俞穴并拔火罐。间隔10～15天刺血治疗一次,如眼部充血肿胀明显,可3～5天治疗一次。

验案举例

例1 右眼挫伤1个月(前房积血、角膜感染、外伤性白内障、视神经萎缩)

孙××,女,17岁,皖六安县苏南公社横排大队人。

现病史:右眼被石头击伤月余,住院治疗14天症状未减。现视物不见,眼部红肿,胀痛,伴头晕头痛。心中烦躁,失眠,食欲不振。

眼科检查:左眼视力1.5,右眼视力无光感,右眼上、下睑充血水肿,眼球呈混合性充血,角膜感染,分泌物增多,瞳孔不规则散大,虹膜萎缩,前房下方片状瘀血,晶体破裂、浑浊。

治疗经过:1979年7月12日初诊,三棱针刺血取穴太阳(双)、阳白(右)、攒竹、尺泽(双),出血约80ml,配以活血化瘀、清肝明目中药内服。7月21日二诊,右眼红肿明显消退,头晕头痛好转,右眼视力:眼前手动。刺血取穴阳白(右)、四白、光明(双)。8月7日三诊时,已无头痛和右眼胀痛,眼睑外观正常。眼球充血消退,角膜(一),右眼睫状体充血(+),虹膜萎缩,瞳孔不规则散大,晶体浑浊。眼底:视盘苍白,周围血管数量减少。刺血治疗穴位同一诊,出血量约100ml。

1980年6月11日复查,无头晕头痛,双眼无胀痛。右眼视力指数70cm,角膜(一),虹膜萎缩。

例2 交感性眼炎(外伤性视神经萎缩)

高××,男,36岁,皖颍上县三十铺乡红梅村人。

现病史:1989年7月25日初诊,去年6月初因面部碰撞门框引起左眼红肿疼痛,视力渐下降。2个月后右眼亦出现红肿胀痛,畏光流泪,双眼视力不同程度降低近1年,饮食睡眠尚可,背部常有酸痛感。左眼视力0.5,右眼视力1.2,经省级医院诊为交感性眼炎,长期治疗病情不能控制。舌质红,苔薄黄,脉弦紧。

治疗经过:三棱针刺血取穴委中(双)、尺泽(双)、太阳(双)、印堂,内服明目地黄丸每次6粒,3次/日,泼尼松每次5mg,早晨服1次。8月9日二诊时,双眼胀痛明显好转,结膜充血减轻。治疗有显效,仍按原方法刺血取穴,出血量约100ml。

2个月后追访,双眼红肿胀痛、流泪等症状痊愈,双眼视力均有提高,能正常参加体力劳动。

例3 外伤性眼内炎

朱×,男,25岁,皖肥西县小庙镇居民。

现病史:1年前被木头击中左眉弓上端,创口约1cm。继之出现左眼胀痛,视物模糊,眼中异物感,时有充血和水肿。

查体:患者营养良好,BP 124/80mmHg,NS(一),左眼视力1.2,右眼视力1.5,左眼结膜轻度充血,玻璃体浑浊,视网膜静脉血管扩张。

治疗经过:2001年3月8日初诊,刺血太阳(双)、患侧阳白穴和尺泽穴。刺出血量约40ml。口服螺旋霉素每次0.2g,3次/日,氯霉素眼药水滴眼。3月25日二诊时,自述上次刺血治疗后左眼胀痛减退,视物清晰,眼部舒适,但结膜仍有轻度充血。继按上次治疗方案施治,出血量约40ml。

经2次刺血治疗后,左眼外伤后出现的症状痊愈。

(六)泪囊炎

泪囊炎是指泪囊及其周围组织的炎性病变,常继发于邻近组织如结膜、鼻腔和鼻旁窦的炎症,或一些特殊感染如沙眼、结核等。泪囊炎多见于成年女性及老年人,特别是农村妇女。有急慢性发作,慢性泪囊炎最常见,急性泪囊炎多为慢性泪囊炎的急性发作。

临床表现

慢性泪囊炎突出表现为溢泪,又称为流泪,伴有眼分泌物增多。泪液不能及时通过泪道引流入鼻腔而外流,患者自觉眼中不适,泪液经常浸渍下睑皮肤可引起睑缘炎,患眼多有慢性结膜炎和结膜肥厚。多为单眼,也有双眼同时患病,常因情绪激动、吹风、烟雾刺激而流眼泪。压迫泪囊区可见泪液或黏液性分泌物于泪点溢出,可伴有轻度结膜充血和内眦部刺激症状。泪道冲洗不通或通而不畅,可有黏液性分泌物回流。慢性泪囊炎常迁延不愈,有反复急性发作病史。

急性泪囊炎为泪囊区红肿热痛,严重者可波及鼻根部、上下眼睑或同侧颊部。耳前及颌下淋巴结肿大,全身症状明显。脓液形成后可排入结膜囊,或由内眦角皮肤下方穿破排出。

治 疗 方 法

三棱针刺血治疗泪囊炎主穴是患侧太阳穴、睛明穴直下1寸处(向上斜刺出血,见照片)。如有肝肾亏虚者,可取穴曲关、委中、风池,如因风热侵袭者,要取穴尺泽;而肝火炽盛者,要取穴阳陵泉刺之。另外,可在肺俞、心俞、肝俞、胆俞和肾俞上点刺,每次选1~2组腧穴点刺、拔火罐。许多经挂线治疗不愈的患者,后用刺血疗法治愈。

验 案 举 例

例1 慢性泪囊炎

吴×,女,57岁,皖肥西县三河镇居民。

现病史:双眼见风流泪已5年,左眼较甚,平素眼泪满眶,要用手帕擦抹,眼中无痛痒感。眼部检查瞳孔等大等圆,对光反射存在,双眼结膜轻度充血。压迫泪囊区有黏液性分泌物于泪点溢出,氯霉素滴眼10分钟后,药液未进入下鼻甲区。舌质淡,苔白薄,脉濡细。

治疗经过:1998年6月8日初诊,三棱针刺血取穴太阳(双)、睛明直下1寸处,针尖向上斜挑刺,太阳穴处静脉出血约20 ml,四白穴处点刺出血数滴,血止后拔火罐10分钟。因脾肾亏虚,食欲不振,三棱针刺血取穴条口(双)处静脉,出黑紫色血约40 ml,血止拔罐10分钟。口服明目地黄丸每次8粒,3次/日,氯霉素眼药水滴眼。6月28日复诊时,双眼结膜已无充血,挤压泪囊区泪点无黏液性分泌物溢出,眶中眼泪已明显减少,饮食增加。第二次治疗又按以上方法施治刺血拔罐,继续以上用药。

1年后追访,自述刺血后双眼视物清晰,再无泪多和见风泪流满面的症状。

十二、皮肤科疾病

(一)脱发

头发生长有其周期性,头发生长期可达3~10年,退化期2~3周,静止期3~4个月,每天有70~100根静止期的头发正常脱落。如果头发超过此数量大量脱落,就形成了脱发,临床可见头发稀疏、斑秃、顶秃和全秃的病理改变。

长头发的毛囊位于真皮和皮下组织中,头发根和毛囊的下端结合在一起,形成膨大的毛球,其内容纳毛乳头。毛乳头由富含血管和神经的细密结缔组织组成,毛乳头对头发和毛囊的生长起诱导作用,如果它萎缩或受到破坏,则不能生长头发或造成头发大量的脱落。

病 因 病 机

人类经过数千年对脱发的研究,先后提出遗传、免疫、感染、内分泌紊乱、营养不良、血管功能障碍、精神紧张等因素,认为这些因素都能不同程度地引起脱发。

我们在临床所见的部分脱发患者,多有惊吓、恐慌、焦虑的前驱过程。患有自身免疫性疾病者部分伴有脱发,如甲状腺疾病、溃疡性结肠炎、硬皮病等,以及使用免疫抑制剂治疗的患者都有大量脱发。久病、重病和吸收功能障碍者多因营养不良而大量脱发,遗传和内分泌紊乱在脱发患者中也多有存在。

笔者认为血管功能障碍为脱发的主要原因,精神因素、炎症反应、免疫损伤、内分泌紊乱、营养不良等原因,起始和最终都有血管的参与及其被损害。从现代细胞分子水平而言,毛乳头内丰富的血管和神经应有局部的微调控作用,而局部微调控作用的正常发挥有赖于局部的血液微循环、淋巴液微循环和神经纤维功能之间的协调和制约。如自身免疫损伤过程中,都有各级血管壁的损害,结缔组织发生纤维蛋白样变性,甚至坏死,以及血栓形成、出血和局部缺血等改变,最终引起营养毛细血管的关闭。对秃发头皮下血液研究显示,正常组人头皮下血流是秃发组血流量的 2.6 倍。

在临床上使用各种治疗手段,治疗脱发时,只要能改善毛乳头内的血液供给,扭转神经-血管-体液调控的异常,头发和毛囊就能继续生长。所以,临床上对精神因素、炎症反应、免疫损伤、内分泌紊乱、营养不良因素引起的脱发,刺血疗法有明显的治疗作用,而对遗传因素的脱发无明显治疗作用。

临 床 表 现

中医早就认识到:毛发的枯萎直接和身体素质有关,只有气血充足,毛发才能光泽油亮、富有弹性。毛发能表达出体质的好坏和寿命的长短。部分儿童、青壮年可突然或逐渐出现头发全部脱落和斑片状脱落,头部能直视皮肤而无毛发,形成全秃或斑秃。皮肤外观无异常改变,有的头部皮肤上能长出细小的毫毛,多有白化现象。对于雄激素性秃发者,男性多为头顶部毛发脱落,而周边头发生长尚正常。女性为中央弥散型秃发,而前发际头发存留生长,头部皮肤有脂溢过度表现。部分中年人头发大量脱落,形成头发稀疏和头发干枯。

许多患者伴有不同程度的烦躁、失眠、头晕、记忆力减退、大便干燥,以及头皮轻度瘙痒感,另一些患者可无任何不适。

治 疗 方 法

三棱针刺血治疗脱发症要根据中医的辨证分型来取穴,对于血热和血瘀型要选取双侧委中穴、尺泽穴、太阳穴、风池穴、百会穴针刺出血。对于血虚型要选取双侧足三里穴、曲泽穴、太阳穴和腰阳关穴针刺出血。对于肺气不足者可点刺膻中穴、气海穴后拔火罐。对于肝气郁结者可针刺曲泉穴刺血拔罐,对于久病体虚者既要针对原有的疾病组合治疗方案,又要针刺局部脱发处。如斑秃可在斑秃处皮肤上快速点刺数针,出血后局部拔小口径火罐。总之,应根据患者的具体情况灵活机动地选取有瘀血表现的静脉血管刺出血。

成人出血量以 100 ml 左右为宜,儿童出血量控制在 50 ml 为好。治疗间隔时间为15～20 天,因为头发生长有一个自然静止期,一般为 3～4 个月,且先要有毛囊的生长后才有头发的生长,所以治疗有效后到见到毛发长出是有一段过程的,一般生长期为 2～4 个月,刺血治疗 2～6 次后就可看见头皮上有黑色小点状头发露出,此即为新发已恢复生长的表现。

验 案 举 例

例 1 斑秃

夏××,男,21 岁,皖巢湖市农机校学生。

现病史:1989 年 8 月 20 日初诊,因学习及考试精神紧张,头发斑片状脱落已 3 年。平日头昏,易出汗,常失眠,舌质红,舌面少苔,脉细数。头发光泽、颜色正常,头部共有7 处大小不等的斑秃区,最大的面积 7 cm×5 cm,最小的面积 2 cm×2 cm,头皮肤色正常,无充血和油脂分泌。

治疗经过:三棱针刺血取穴委中(双)、委阳、阴谷、阳交、尺泽、太阳、风池及百会穴。

每次治疗选取4～5组穴位刺出血，出血量在80～100 ml，并在斑秃区点刺1～4针，因皮肤上已无头发，能直接在斑秃处拔小号火罐。口服养血生发胶囊每次4粒，3次/日，维生素C每次200 mg，3次/日。

后又于9月2日、9月25日刺血治疗两次，到10月25日第四次治疗时，斑秃脱发处已有头发长出，稠密色黑。治疗已初见成效，又取穴委中（双）、尺泽（双）、太阳（双）、百会（双）刺出血，出血量约60 ml。经4次刺血治疗后，不但头发脱落处全部长出浓密黑发，而且头晕、汗多、失眠等神经症状均减退，自觉记忆力好转。

例2　全秃

郑××，男，42岁，皖长丰县政府职员。

现病史：1981年9月20日初诊，因受强烈精神刺激后，渐头发全部脱落已半年，经药物治疗只长出稀疏的小毫毛。头皮瘙痒感，无头痛、头晕，饮食睡眠正常。

查体：患者营养中等，BP 134/84 mmHg，心肺（－），头部皮肤无红肿、瘢痕、包块，体温正常。头顶无一根黑发，仅有几处稀疏的白色小毛。

治疗经过：三棱针取穴阴陵泉（双）、曲泽、太阳、百会、风池，均刺出血后拔火罐，出血量约100 ml。口服逍遥丸每次6 g，3次/日，复合维生素B每次2片，3次/日。

后又于10月12日和11月4日刺血治疗2次，当年11月12日复查，已见黑色头发长出毛囊口，稠密色黑。1个月后满头黑发生长良好，具光泽和弹性。

（二）痤疮

痤疮是发生于毛囊、皮脂腺的慢性自限性疾病，主要发生于青春期，故多见于青年男女，男性发病率要比女性略高，且病情相对严重。皮损形态主要由炎症性皮损和非炎症性皮损组成，炎症性皮损可导致颜面皮肤的瘢痕形成，以致影响面容美观。本病较为常见，许多人在进入青春期后都曾患过轻重不等的痤疮，多表现为粉刺，而炎症性皮损较少。

病因病机

本病的原因复杂，以下四种因素在痤疮的发生、发展及持续状态中起着关键作用。

（1）皮脂腺的生长及分化是由雄性激素所调控，在性成熟期来源于睾丸和卵巢的雄性激素均能刺激皮脂腺增生，皮脂腺分化越来越好，体积增大，皮脂成分发生相应变化，导致皮脂腺功能亢进及皮脂产生量增加。当毛囊导管有阻塞时皮脂不易溢出，可继发细菌感染。

（2）毛囊漏斗部导管角化细胞不崩解脱落，而细胞更替速度加快，结果毛囊漏斗部导管角化异常，出现粉刺和黑头。

（3）在痤疮的炎症性皮损中发现了一种痤疮丙酸杆菌，常在毛囊基底部生长，在靠近表面处则与球菌和酵母菌混合生长。当发生痤疮时，毛囊皮脂单位中这些细菌明显增多，用药物抑制其生长则痤疮缓解。

（4）粉刺形成后可启动局部的炎症反应，当过多的皮脂产生一定程度的毛囊阻塞及痤疮丙酸杆菌的繁殖时，这些因素的综合可促使炎症性痤疮的发生。

痤疮的发生还受皮肤微环境的影响，和皮肤的血液循环和淋巴循环有直接的关系，夏季皮肤血液循环畅通，痤疮有自愈趋势；冬季血管收缩，痤疮症状可加重。另外多脂、多糖及刺激性食物，一些药物也和痤疮的发生有关系。

本病与祖国医学文献记载的"肺风粉刺""酒刺"相类似。《医宗金鉴·外科心法·肺风粉刺》指出："此证由肺经血热而成，每发于面鼻，起碎疙瘩，形如黍屑，色赤肿痛，破出白粉汁。"临床上所见或因肺胃郁热，上蒸颜面；或因饮食过食辛辣肥甘之品；或因风热外侵；或因脾胃湿热，蕴久成毒，热毒溢于肌表而发病。

临床表现

痤疮好发于面部、前胸与背部等皮脂腺

丰富的部位,尤以面部最多见。本病多见于青春发育期的男女青年,初起多为细小的粉刺,皮肤皮脂分泌增多,浓稠的皮脂和脱落的细胞混杂一起而形成乳酪样物质,栓塞在毛囊口,然后发展为面部的粉刺黑头,如有继发感染,粉刺发生炎症反应。当炎症表浅时,在面部皮肤产生丘疹或小脓疱;炎症部位较深时,则产生结节和囊肿。结节和囊肿内充满脓液,有的囊肿可融合相通,形成局部脓肿,如不及时排出,炎症消退很慢,且在皮肤深处蔓延反复发生,到最后有些可形成增生性瘢痕,而另一些则形成萎缩性瘢痕,并留有暂时性色素沉着,使面部皮肤凹凸不平,严重影响美观。

大多数患者在发育期过后病情可自行缓解、皮损完全消失,但有部分患者症状严重,病情顽固不愈,虽经多种方法治疗仍难以控制炎症性皮损。

治疗方法

面部痤疮发生后,不论是细小的粉刺还是黑头粉刺,以及脓疱丘疹,都不能用手直接去乱抠或挤压。当细小的粉刺产生时要保持面部清洁,可用洁面乳清洗,不要用含油脂较多的护肤品擦脸,注意饮食清淡。当粉刺和黑头形成后,可在局部消毒后,用三棱针轻轻刺入黑头 2～3 mm,然后用针头慢慢挑拨出其中的干酪样内容物,有的毛囊皮腺导管中皮脂堆积过多、不能溢出,这时可用手帮助挤压、排出,对黑头粉刺挤压可见黑头黄白色小脂肪栓排出。而当小脓疱、结节或囊肿形成后,只要其中充满脓液时,即可选用三棱针直接点刺脓疱、结节或囊肿,并用手轻轻挤压、排脓,一定要严格消毒,手法要轻而小心。在排脓后要用小口径玻璃瓶在脓肿处拔火罐,以彻底吸拔出其中的脓血。这样治疗后一方面可直接排出脓细胞,避免促炎反应,一方面能促进皮肤的自身修复而不留瘢痕疙瘩,局部炎症恢复较快,而自行破溃和慢慢吸收的脓疱往往留下瘢痕或色素沉着。对于面部严重的多发性的脓肿结节形成时,可加用抗生素治疗,并配以中药清热解毒、疏散肺热之剂内服。

在处理好面部的痤疮后,再用三棱针刺血治疗,取穴足三里、尺泽(双)、太阳(双)、肺俞(双)处静脉刺出血,出血量在 100 ml 左右,每穴都要拔火罐。可间隔 10～15 天刺血治疗一次,中间可予 3～5 天来挑治粉刺黑头、脓疱和囊肿,一般经刺血 2～3 次后,面部痤疮可得以控制而逐渐转愈。

验案举例

例 1 面部痤疮(炎症性皮损)

陈××,男,22 岁,安徽工学院学生。

现病史:1986 年 9 月 15 日初诊,16 岁时面部和背部出现粉刺,皮脂分泌较多,皮肤瘙痒。渐面部额、颊、颌下皮肤形成脓疱、结节和囊肿,有时脓液自行排出。平时喜食辣椒和饮酒,经药物治疗病情时轻时重,面部皮肤已形成炎症性损害。

查体:发育良好,面部皮肤粗糙,色素沉着,满布粉刺小结,面颊部多处结节已融合成囊肿包块,触之较软,脓液形成,新旧瘢痕高低不平。舌尖满布红点,苔薄黄,脉浮而紧。

治疗:先用三棱针直刺面部上的囊肿包块,轻轻挤出脓液,再用小号火罐吸拔出脓血。并点刺大一些的粉刺,用针挑出其中的内容物,对结节集中的部位,用三棱针在局部点刺数下以流出血液和拔火罐。然后再用三棱针刺血取穴足三里(双)、尺泽、太阳,出血约 80 ml。配以生大黄、硫黄粉各 30 g,研成细末,醋调外用,每天涂抹 2 次。

10 月 3 日二诊,面部痤疮明显改善,融合成块的囊肿变小、平复,仍有数十枚小脓疱。

治疗:用三棱针点刺小脓疱排脓,小口火罐吸拔。再刺血双侧足三里穴、尺泽穴、太阳穴,并点刺大椎穴,每穴均拔火罐 10 分钟,出血约 100 ml。

10 月 23 日三诊,面部已无炎症改变的脓疱和囊肿包块,仅有较小的粉刺黑头,皮肤炎症瘢痕损害有改善,较前平复。又刺血治疗取穴同二诊。半个月后复查,面部皮肤光整,后又介绍多位同学来治疗痤疮均愈。

(三)荨麻疹

荨麻疹又称风疹块,是一种在皮肤或黏膜上出现的具有剧痒的局限性水肿性发疹,多迅速出现和自行消退,部分病例尚可有发热、恶心、呕吐、腹痛等全身症状。荨麻疹可发生于任何年龄。

病因病机

本病的病因极复杂,有多种内源性或外源性因子引起,发病机制又有变态反应和非变态反应两种类型。

荨麻疹的发病过程多属免疫损伤中的超敏反应,为Ⅰ型变态反应。如患者食入某些特定的食物,或服用某些特定的药物,或从空气及周围环境中吸入某些特定的传播物,以及由于寄生虫、细菌、病毒、真菌等感染病灶的存在,这些变应原均可引起程度不等的超敏反应,且人类对这些变应原的反应个体差异很大,轻者仅出现皮肤上的反应,严重者甚至能引起休克和死亡。在Ⅰ型变态反应中由肥大细胞或血液嗜碱性粒细胞释放一系列介质,其中组胺是引起荨麻疹的主要过敏介质。

另外一些过敏体质的患者在情绪改变、运动、冷热、日光、摩擦等刺激下,即能出现荨麻疹反应。

临床表现

患者皮肤上突然瘙痒,很快出现大小不等的扁平包块,稍微高出皮肤,呈鲜红色或浅黄白色,称之为风团或风块。风团大小不等,直径从 0.2～10 cm 都有所见,形成圆形、环形和不规则形,有的密密排列,有的疏散分布,有的邻近风团能互相融合成大片,伴有剧痒、烧灼或刺痛感。患者不停地搔抓,往往越抓挠局部风团起得越多。部分患者可只是在肢体的局部出现,大部分患者泛发全身。风团于数分钟或数小时后即可消退,但也有此起彼伏,一天反复出现多次。严重者有每天定时出现风团和瘙痒。如消化道受累时可有恶心、呕吐、腹痛、腹泻、发热等。喉部和支气管受累时可导致喉水肿、出现咽喉堵塞、气促、胸闷、呼吸困难,甚至窒息等。

根据病程的不同,临床分为急性和慢性两型。急性者发作数天或 1～2 周停发,而慢性者风团时多时少,病情反复发作,病程缠绵,常多年不愈,大多数找不到病因,也无明显其他全身症状。

治疗方法

首先,应找寻致敏的原因并加以去除,离开有变应原的环境,停止和永不服用引起变态反应的食物、药品,注意不食过冷的饮食和避免风吹和日晒等。我们在临床上使用三棱针刺血疗法治愈了许多急慢性荨麻疹的患者,而且见效很快,特总结介绍于下。

如严重的变态反应出现消化道或呼吸道的症状时,一方面要用药物抢救,另一方面要针刺取穴太阳(双)、尺泽或足三里处,静脉出血能缓解和终止病情发作。急性荨麻疹按中医辨证多属风热搏结、营血热毒型,除取以上三组穴位刺出血外,可在肺俞穴上点刺和重拔火罐,一般 1～2 次治疗后即痊愈。而慢性荨麻疹辨证多属风寒袭击、表虚不固,根据病情除刺血取穴太阳、尺泽外,可选取委中(双)、阴陵泉或血海,亦可选肺俞、脾俞、胃俞、肾俞穴等点刺拔火罐。出血量在 50～100 ml,对于较顽固者可配以中药疏风清热、祛风散寒、调和营卫等方剂内服。一般经 3～6 次刺血治疗而愈。

验案举例

例 1　荨麻疹

姚××,女,12 岁,皖合肥市阜南路 12 号。

现病史:2000 年 8 月 12 日初诊,平日喜冷饮,于 1998 年夏季起,常突发全身红色风团,伴奇痒难耐,2～6 小时消退,皮肤无破损,每于 10～20 天即复发一次。渐全身风团缠绵不愈,时多时少,每于遇风和进食冷饮后瘙痒剧烈,全身遍起 1～2 cm 的红色扁平圆形风团,越抓挠越起得多,皮肤划痕试验阳性,心肺(一),肝功能正常。

治疗经过:第一次治疗三棱针刺血,取穴委中(双)、尺泽、太阳、肺俞,出血约 80 ml。8月 29 日二诊时,全身泛发风团已基本平复无发作,17 天中间仅有一次复发,半个小时后平复。继续按以上穴位刺血治疗出血拔罐。

2 年后追访,经 2 次刺血治疗在进食冷饮和吹风后,再也没有出现荨麻疹的症状。

例 2 荨麻疹

朱××,女,48 岁,皖长丰县陶家湖东大郢村农民。

现病史:2001 年 5 月 12 日初诊,于 1998年初在室外杀鸡,突然双手及前臂皮肤剧痒,抓搔后出现大小不等的扁平圆形风团,直径在 1～3 cm 不等,1 小时后自行消退。病情逐渐加重,每当见风和受凉后全身皮肤即迅速出现瘙痒和鲜红色风团,2～4 小时后方能平复。严重时自觉心中烦躁、恶心、全身乏力,终日不敢随便出门,3 年来经中西药物治疗无效。

查体:患者形体消瘦,NS(一),血、尿常规均在正常范围,划痕试验强阳性,舌质淡,苔白微腻,脉沉紧。

治疗经过:三棱针刺血取穴委中(双)、尺泽、肺俞处静脉出血,出血量约 80 ml。5 月28 日二诊,刺血后仅出现一次发作,风团数量减少,且很快平复。三棱针刺阴陵泉(双)、尺泽、太阳和肺俞,出血总计约 60 ml。6 月15 日三诊时,吹风后已无发作,精神愉快。三棱针刺委中(双)和肺俞,出血 40 ml。

2 个月后追访,自述吹电风扇和在冷水中浸泡后,皮肤瘙痒和风团未再起。

(四)皮肤瘙痒症

本病是指发生在皮肤上的一种不正常感觉,皮肤上看不到异常改变,只是感到剧痒难耐。临床所见有全身性皮肤瘙痒症和局限性皮肤瘙痒症两种。能引起皮肤瘙痒的原因较

多,有许多化学物品,如药物、化妆品、化纤织物等都可引起皮肤瘙痒。还有神经-内分泌代谢、血流动力学的改变,以及气候变化等都可引起皮肤的瘙痒。

皮肤是人体最大的组织器官,随着皮肤免疫学研究的进展,证实皮肤固有的细胞群包含着启动炎症和免疫反应的必要成分。人体的皮肤内存在大量的巨噬细胞、浆细胞、肥大细胞以及血管内皮细胞和淋巴内皮细胞。当机体受到各种刺激时,它们互相协同,产生和释放免疫、神经、激素等活性物质,以对局部微环境实行微调控。皮肤瘙痒是在微调过程中组织细胞所释放的许多化学介质比例失衡,如组胺释放过度,而又不能及时在局部灭活或降解,从而对感觉神经末梢形成刺激,产生剧烈的瘙痒。

当血液的流速加快,微循环的毛细血管通路开放后,就可及时转运、降解和灭活这些生物活性物质,使微环境恢复动态的平衡。刺血、拔罐、抓搔、摩擦、熏洗等方法都可改善血流状态,故而能止痒。

临床表现

患者因皮肤奇痒而剧烈搔抓,致使皮肤出现抓痕累累和血痂,长期搔抓可出现色素沉着及苔藓样病。瘙痒多为阵发性发作,有些患者出现定时发作,或以夜间或在午时为重,也可因情绪激动、气温改变、衣服摩擦、饮酒和刺激性食品等因素诱使瘙痒发作和加重。常因瘙痒使患者睡眠不安、食欲减退、精神不振和心中烦躁。

治 疗 方 法

王氏刺血疗法有止痒的作用,是在长期的临床实践中摸索而来,许多患者在治疗其他疾病的同时,通过刺血治疗将皮肤瘙痒症同时治愈。我们经总结后又用于瘙痒症的治疗,又证实了此种方法在临床中使用是行之有效的方法。

全身性皮肤瘙痒症时,中医辨证为风热型者,刺血取穴尺泽、委中和太阳。属湿热型者,刺血可取曲泽、足三里和太阳。属血虚

者,刺血取血海、曲泽和大椎。刺血治疗均取双侧穴位处血管,出血量控制在 100 ml 左右。

局限性皮肤瘙痒症时,选取穴位可按局部取穴和循经取穴来组合医治方案。皮肤瘙痒症如系肝病和其他疾病引起,或由于寄生虫引起的皮肤反应,一定要弄清病因,针对原发病灶治疗。

验案举例

例1 头皮瘙痒症

王××,男,60岁,皖合肥市某小区居民。

现病史:头部皮肤瘙痒10余年,每天都要用温度高的热水洗头,否则夜晚头部奇痒而不能入睡。患者头发已剃光,头部皮肤无丘疹、充血、癣疮和头皮屑,有抓痕和血痂。BP 140/96 mmHg,心肺(一),舌质红,苔薄白,脉浮有力。

治疗经过:1986年5月10日初诊,证属血热生风,三棱针刺血取穴委中(双)、尺泽(双)、太阳(双)和百会。出血约100 ml,每穴皆拔火罐,因头发剃光,百会穴处能见头皮静脉显现,三棱针斜刺进针,静脉血急涌而出,血止后能用玻璃瓶拔火罐。

5月29日二诊,刺血后自觉头部瘙痒明显好转,夜间已能安睡,无须拼命抓搔和用热水烫洗。治疗已见成效,继续按第一次治疗取穴,出血约80 ml,血色呈现正常静脉血的暗红色。

半个月后患者复查时自述,10余年的头部奇痒已告愈,睡眠沉实,心情愉快。

例2 头面部瘙痒伴头痛

赵××,女,52岁,皖合肥市物品回收公司职工。

现病史:间歇性出现前额跳动性头痛12年,多于上午发生,发作时有鼻塞和眼部刺痒感。经多方治疗头痛不能控制,渐又伴有头面部的瘙痒感,自觉鼻、眼、头部皮肤奇痒难耐,发作时拼命抓搔和揉搓,严重时影响正常工作。每逢进食海鲜鱼虾,生气和劳累时瘙痒即加重。多年来做过许多实验室检查,除曾有过尿路感染治愈外,其余均在正常范围内。

治疗经过:1986年8月21日初诊,三棱针刺血取穴委中(双)、曲泽、太阳,并点刺大椎、命门,出血加拔火罐总计约80 ml出血量。内服补肾强身片每次5片,3次/日,维生素C每次200 mg,3次/日。

9月10日二诊,刺血后20天中头痛仅发作2次,头面部的瘙痒程度亦减,自述吃得香、睡得熟,精神饱满。第二次刺血治疗仍遵第一次取穴方案。

两次刺血治疗后患者多年的头痛、头痒均痊愈,6年后追访,患者诉头面部剧烈瘙痒未再复发。

例3 足底瘙痒

尚××,女,50岁,皖合肥市北门道士岗居民。

现病史:双足底皮肤瘙痒4年余,不定时发作,每于天热、气候干燥时瘙痒加剧,要用硬物在足底皮肤上刮擦,1～2小时后缓解。平时有头晕发作及腰腿酸痛,饮食睡眠尚正常。双足皮肤无足癣、水疱、糜烂,足底部皮肤不规则增厚,干裂脱皮。舌质淡,苔微腻,脉沉细无力。证属血虚生风。

治疗经过:1987年9月30日初诊,刺血取穴血海(双)、照海(双)、申脉(双)、关元俞(双),出血约100 ml,血色暗紫。内服补中益气丸每次8粒,3次/日,复合维生素B每次2片,3次/日。配以祛风止痒中药5剂,水煎,熏洗双足。

10月15日二诊,第一次治疗2天后双足瘙痒症状明显缓解,已无须狠抓狠搔。足部皮肤干裂、脱皮减轻。用三棱针刺血取穴委中(双)、照海(双)、下巨虚(双)6处的静脉血管,出血约80 ml。

第二次刺血治疗10天后,足底的瘙痒感

尽消,腰腿酸重亦转愈。

(五)神经性皮炎

祖国医学称之为顽癣,为一种慢性局限性皮肤病,常发生于正常皮肤上,有时可在接触性皮炎的基础上发展而来。

神经性皮炎常与神经精神因素有关,是一种常见的皮肤病,随着现代生活和工作压力的增加、饮食结构不合理等,以及化学物品的使用,此病的发生率有所增加,特别是青年人发病明显增多。中医临床辨证多认为是肝郁风热、血热生风或血虚风燥而引起。

临床表现

以成年人多见,局部瘙痒,皮纹加深,呈多角形扁平丘疹以及皮肤肥厚苔藓样变等为特征,因此又名慢性单纯性苔藓样皮炎。阵发性瘙痒对患者形成干扰,尤其在夜间加重,常需用力抓搔,因之而继发毛囊炎、疖疮及淋巴结炎。

初起时为成片的丘疹,与皮色相同,损害与周围正常皮肤之间有鲜明的界线。日久皮肤肥厚、沟纹加深,多呈灰褐色改变,表皮干枯、粗糙、僵硬,常有抓痕、血痂及鳞屑,有时合并继发感染。病程为慢性进展,呈反复发作,多年不愈,但旧病灶常因另处发生新的病变而自愈。

本病临床分为局限型和播散型两类,局限型神经性皮炎好发于颈部、肘伸侧、胫前、骶部,仅有一块或数块,另还有眼睑、阴部、大腿、腘窝等处亦可发病。播散型神经性皮炎分布广泛,常对称地发生于颈部、四肢、躯干等处。好发生于成年人和老年人,皮损多数呈苔藓样变。

治疗方法

避免精神刺激,保持情绪稳定,消除外界刺激,特别是继发于接触性皮炎的患者,一定要阻断致敏原物质。饮食宜清淡,忌辛辣肥甘厚味之食物。

对于局限型神经性皮炎刺血治疗,采用局部取穴和循经取穴相结合。用三棱针在皮炎损害最明显处快速点刺,视患者体质和皮损大小决定点刺针数,进针深度 0.2～0.5 cm,出血后让其自然流淌。最好能在皮损处上拔火罐再吸出血液来。然后根据皮损位置的经脉循行线路,取该经脉"合穴"处的浅静脉刺出血,根据皮损状况可取双侧或单侧的静脉刺血。

对播散型神经性皮炎刺血治疗时,三棱针选取的穴位多,而且出血量也要相应增多。一般先从下肢治疗,观察膝周围"合穴"处的浅静脉变化,如背部、腰骶部皮损则刺委中穴出血,阴部皮损刺阳谷穴出血,小腿胫前皮损刺足三里穴出血。另外,还可刺阴陵泉、阳陵泉、膝关穴出血,每次治疗只选1～2组穴刺血。然后再取上肢穴位刺血,观察肘周围"合穴"处的浅静脉变化,选取1组穴位刺血,最后可选皮肤苔藓样改变严重处点刺、出血拔罐。治疗总出血量在100～200 ml,可隔10～15 天治疗一次。天热时,治疗脱衣方便,并可配以疏风祛痒、养血润燥中药水煎外洗。皮肤局部可外擦皮炎康、达克宁软膏等外用药。

验 案 举 例

例 1 局限型神经性皮炎

邓××,女,36 岁,皖固镇县连城乡周徐村人。

现病史:1989 年 6 月 4 日初诊,因患精神分裂症 3 年,检体时发现腰骶部有 2 处皮损,面积一为 10 cm×10 cm,另一为 10 cm×8 cm,追问病程已有 13 年之久。局部皮肤增厚,呈灰褐色改变,表皮粗糙,为多角形扁平状苔藓样,布有鳞屑和抓痕。自述皮肤瘙痒,要狠抓出血后才能缓解。

治疗经过:按精神障碍刺血取穴委中(双)、尺泽(双)、太阳(双)、肾俞(双)处浅静脉刺血。并在两处皮损处各点刺 4 针,出血后拔火罐。后又在治疗精神分裂症同时点刺皮损处,前后共治疗 4 次。

精神症状治愈的同时,局限型神经性皮

炎亦转愈,2002年7月20日复查,精神状况良好,腰骶部皮肤外观正常,刺血治疗后13年来从未出现瘙痒和丘疹。

例2 播散型神经性皮炎

孔××,男,68岁,皖淮南市乳品公司职工。

现病史:2年前左肘伸侧先出现成片丘疹、瘙痒,渐右肘伸侧和双侧踝关节前侧皮肤也出现丘疹和瘙痒,诊为神经性皮炎,予以药物对症治疗后病情仍继续发展。现四肢、躯干处遍布大小不等的皮损改变。休息时瘙痒加剧,继之又出现四肢大关节疼痛1年多。

查体:患者营养尚可,四肢各大关节无红肿,膝、踝关节活动时疼痛(+),全身广泛皮损,尤以肘、膝、踝关节周围严重,皮损形状不规则,皮肤呈苔藓样增厚、粗糙、脱屑,皮纹明显增深。

治疗经过:2003年3月18日初诊,三棱针取穴双侧委中、足三里、丘墟、曲泽处静脉刺出血,并点刺大椎,出血总计约100 ml。然后在几处皮损较严重处点刺拔罐。口服小活络丸每次4粒,3次/日,维生素C每次200 mg,3次/日,外抹皮炎康软膏。

4月8日复诊时诉不仅关节疼痛缓解,且全身神经性皮炎明显好转,瘙痒缓解。复查皮损粗糙和增厚均有改善,和正常皮肤已无明显界限。治疗有显效,继以上方刺血,出血量约100 ml。

2个月后追访皮肤瘙痒基本治愈,皮肤增厚、皮纹加深逐渐消退,观察皮损处已无脱屑、炎性改变,接近正常皮肤外观。

(六)接触性皮炎

此种皮炎是因皮肤直接接触外界刺激物,如动物性、植物性、化学性等物质而产生的炎症反应。亦称变应接触性皮炎,为一种特异性、获得性细胞介导的迟发型超敏反应。

引起接触性皮炎的变应原大多数是低分子量、简单的化学物质,属半抗原,仅有免疫反应性而无免疫活性。只有在这些半抗原与表皮细胞的膜蛋白结合后成为完全抗原,获得免疫活性时才能刺激机体产生免疫应答。

能引起接触性皮炎的致敏物质种类很多,如蜂类、虫类,植物的叶和种子、花粉、漆树等。特别是现代化产业使大量的化学物品进入了人类的生活领域,如各种化工原料、染料、化妆品、塑料、橡胶、药品、农药等,都是能引起皮肤迟发型超敏反应的变应原。

临床表现

接触性皮炎损害的形态、范围和严重程度,多取决于致敏物的性质、浓度和患者个体的反应。一般皮肤在接触致敏物后,经过长短不定的潜伏期而发病。轻者局部仅有充血性反应,表现为红斑、丘疹、肿胀,重者可发生水疱、大疱、表皮脱落及糜烂和坏死等。皮疹广泛出现时可伴有恶寒、发热、恶心、全身不适等症状,在磺胺类和青霉素等类药物致敏时,可造成过敏性休克,甚至死亡。

皮肤病变多局限于接触部位,边界清楚,除去接触物后损害很快消退,若再次接触该物质后,皮炎可再度发生。皮损处常有剧痒、烧灼或胀痛感,由于搔抓、摩擦或处理不当,可发生渗出、糜烂、溃疡和继发感染。许多患者因不知道病因而长期反复接触致敏物质时,患部有浸润、肥厚、苔藓样等改变,亦可转化成慢性湿疹样皮损而经久不愈。

治疗方法

治疗接触性皮炎时,首先要找出致敏物而避免接触。如衣领的标签易引起颈后的皮疹,手表带易引起腕部皮肤的充血瘙痒。如使用化妆品可引起接触性皮炎的急性发作或形成长期慢性的损害,如手掌皮肤增厚、苔藓化,所以一定要去除致敏原后治疗才有效果。

三棱针治疗接触性皮炎时,应根据情况而定治疗方案。皮损若发生在头面部,以太阳和尺泽为主穴刺血;发生在肢体部位时,上肢取曲泽穴,下肢取委中穴刺血,并在皮损的局部寻找显露的小静脉血管点刺出血。如皮肤出现肥厚、苔藓化时,要用三棱针在局部快速点刺,视皮损的大小点刺数针至数十针,进针深度为 0.3~0.5 cm,以出血为度。除了肢体的穴位需要拔火罐外,尽量能在皮损处拔罐吸出血液或淡黄色水液。如皮肤已经糜烂和起疱脱落时,则禁止在局部针刺和拔罐,可口服抗生素以控制感染,配以清热解毒、清利湿热的中药内服。

验案举例

例 1　下肢接触性皮炎(湿毒疡)

郑×,女,42 岁,皖合肥市阜阳路居民。

现病史:1985 年 5 月 24 日初诊,患左下肢淋巴管炎 10 余年,每逢劳累和受凉后发作。20 多天前听人误导用成人尿液浸泡左小腿 2 小时左右,第二天局部皮肤出现大片水疱和表皮脱落,局部充血、肿胀、刺痒和灼热感,伴大面积渗液,黄色液体流淌不止,脚下垫以大量卫生纸接水。左小腿不能落地行走,皮肤不能接触衣被,经药物治疗病情无好转,现患者痛苦不堪。

查体:精神萎靡,T 38.2℃,BP 136/90 mmHg,心肺(一)。左腹股沟淋巴结肿大,压痛(+),左小腿及大腿远端呈非凹陷性红肿,皮肤温度升高。从足背到膝内侧以下表皮大面积剥脱、糜烂,大量渗液。舌质淡,苔厚腻,脉浮滑。

治疗:证属湿热下注,治宜清热利湿。三棱针刺血取穴左侧委中、血海、腰俞处浅静脉,出血约 40 ml,溃烂处不能拔火罐。口服螺旋霉素每次 0.2 g,4 次/日,复合维生素 B 每次 2 片,4 次/日。

5 月 27 日二诊,T 37.2℃,自述 3 天来左小腿灼热、刺痒感消退,红肿亦好转,渗液明显减少。治疗:用三棱针在溃烂边缘点刺4 处显露出的小静脉血管出血,再用小号火罐吸拔,出血总计约 40 ml。

6 月 3 日三诊,左小腿剥脱面红肿消退,只有少量渗出液。肢体肿胀亦减,已能穿鞋行走。继以第一次治疗穴位刺血,出血约40 ml,嘱饮食清淡,忌食鱼虾辛辣食物。

6 月 17 日四诊,步行来医院,左小腿红肿全消,皮肤糜烂面已结痂,无渗出液。腹股沟淋巴结无肿大、压痛。为巩固疗效,复取穴左侧阴陵泉、委中、足三里处的静脉血管刺血,出血量约 40 ml。

经以上治疗后接触性皮炎不但痊愈,而且 10 多年的淋巴管炎未再复发,10 年后追访左下肢无异常改变。

例 2　颈后接触性皮炎

吴××,男,24 岁,皖合肥联大学生。

现病史:1996 年 5 月 16 日初诊,2 年前颈后突然出现刺痒感,搔抓后局部皮肤变粗糙,自用皮炎康擦抹,时轻时重。近来颈后皮损加大,皮肤明显增厚,运动出汗后瘙痒难耐,引起心中烦躁。

查体:发育良好,四肢皮肤光洁,无包块,面部有少许粉刺。平第 7 颈椎处皮肤有一 7 cm×5 cm 大小的椭圆形皮损,边界清楚,局部充血,表皮增厚、粗糙,有抓痕,无皮屑和渗出液。

治疗:三棱针在皮损处均匀点刺 6 下,出血后拔大号火罐 10 分钟,吸拔出血液和黄水,再在陶道穴上点刺出血、拔大号火罐,出血约 10 ml。嘱平时穿全棉内衣,去除衣领部的标签。

5 年后追访只刺血治疗 1 次,在去除致敏原后皮损很快恢复,多年来颈后皮肤未再出现皮炎反应。

例 3　手部接触性皮炎

马××,女,54 岁,皖合肥市公安局宿舍居民。

现病史:2000 年 12 月 26 日初诊,今年冬季使用护肤品后,舌尖有麻木感,2 个月后双手皮肤出现瘙痒,掌中皮肤尤甚,要不停地抓搔和摩擦,渐致手指背部和掌心皮肤变灰黑色,并增厚、变粗糙,进食鱼虾海鲜时瘙痒加剧,皮损增大,擦抹达克宁软膏无效。

查体:双手各关节无红肿,手指背及掌心

皮肤粗糙、苔藓样增厚，双掌心皮损约4 cm×3 cm，局部有小水疱，肤色灰黑。

治疗：用三棱针在皮损处分别点刺数十针，进针深度2～4 mm，医者左手捏住患者手指，右手持针快速点刺。因手指处皮肤无法拔罐，可用双手挤压皮损处出血和水，两掌心用小号火罐吸拔10～15分钟，分别吸出血液和淡黄色水液4～6 ml。

刺血治疗后，患者自述痒感顿消，并感心中舒畅。嘱其停止使用目前所用护肤品，双手不要接触洗衣粉等化学性物品，一周后双手皮肤渐恢复正常。

(七)瘀滞性皮炎

瘀滞性皮炎又称"静脉曲张性湿疹"，因本病发生于重症下肢静脉曲张或血栓性静脉炎的患者，皮炎皮损常见于小腿处，分布在静脉曲张严重的部位。

瘀滞性皮炎也多见于老年人，轻微的外伤、寒冷的刺激、气候干燥、营养缺乏以及局部不适当用药等，均系本病发生的诱因。

临床表现

患肢有程度不等的静脉曲张存在，患处皮肤先发生湿疹样病变，瘙痒剧烈而明显，皮损可有丘疹、鳞屑和抓痕，可因治疗不当和摩擦而加重，出现潮红和渗出。病情难以转愈，局部渐纤维化，皮肤僵硬、失去弹性，大面积褐色素沉积，并常发展成慢性溃疡。如治疗不当，可诱发全身湿疹样皮疹。

治 疗 方 法

治愈本病的关键是静脉曲张问题，只有在静脉曲张好转的基础上，使皮肤的血液循环改善，瘀滞性皮炎才能治愈。三棱针刺血治疗取穴基本上同下肢溃疡的治疗取穴，以患侧的阴陵泉、委中、三阴交穴处的静脉刺血，以改善大、小隐静脉曲张的状况。并在僵硬、无弹性的皮肤上多点刺出血，或在皮炎较严重的皮损上直接点刺数针出血。尽量选择不同型号的火罐在局部吸拔出血，但因皮肤僵硬拔火罐有一定的难度。一般半个月刺血

治疗一次，每次出血量要在100～150 ml。

局部可配刺激性较小的止痒、消炎药膏涂抹，或配以活血化瘀、祛风止痒的中药，水煎外洗。

验 案 举 例

例1　下肢瘀滞性皮炎

徐×，女，52岁，皖宿州市徽古镇居民。

现病史：1996年6月9日初诊，右下肢内侧大隐静脉明显增粗10余年，行走时自觉沉重酸痛，3年前皮肤出现大面积黑褐色沉着，小腿内侧皮肤剧痒，需用热水洗烫后方能缓解。

查体：T 37℃，HR 80次/分，BP 100/70 mmHg，右小腿内侧浅静脉蜿蜒、扭曲，高度扩张，皮肤僵硬，弹性下降。小腿下1/3处有大片小丘疹分布，皮肤呈黑褐色，局部有抓痕和渗出，右侧腹股沟淋巴结(一)。

治疗：三棱针取穴右侧阴陵泉、三阴交、中封、蠡沟，出血约60 ml。并在皮损严重处点刺数十下，出血，尽量每穴都拔火罐10分钟。以后又于6月29日、7月25日分别刺血2次。经3次刺血后，右下肢酸胀疼痛明显好转，小腿内侧皮炎丘疹消退，黑褐色皮肤变浅，皮肤瘙痒转愈。

6年以后右下肢肤色又变灰暗，皮炎丘疹复发，瘙痒酸痛，又于2002年7月7日和7月27日刺血2次，每次出血约80 ml。经2次刺血后，皮肤外观恢复正常，湿疹样皮损转愈。

(八)下肢溃疡

临床所见久不愈合的下肢溃疡，如检查患病下肢，可见明显的迂曲状静脉曲张。此种溃疡，常给患者带来诸多不便和痛苦。溃疡多见于小腿内侧下方处，呈单发或多发，其大小不一，溃疡面积有的可满布小腿内下侧，常为圆形或不规则形，溃疡较浅，其边缘坚硬，呈斜坡状，底部的肉芽组织为淡红色或灰白色，比较松弛，表面高低不平，上覆以脓性

分泌物。溃疡周围的皮肤呈深褐色色素沉着,无弹性和僵硬,有时水肿。肢体常伴发湿疹样丘疹,瘙痒有渗出,溃疡可长期存在,很少出现全身症状。

治疗方法

治疗下肢溃疡的关键在于皮肤血液供应的改善。皮肤的再生和修复可分为两方面:一是真皮修复;二是表皮再生。肉芽组织增生是创伤愈合的基本过程,而微血管生长是组织细胞增生期必不可少的条件。只有创伤部位的微循环障碍改善后,毛细血管的内皮细胞才能分裂、增殖,形成毛细血管网,从而增强使巨噬细胞和成纤维细胞的修复功能。

三棱针刺血治疗时,一方面要针对下肢静脉曲张来治疗,另一方面要根据溃疡的病情取穴。一般先取穴患侧的委中、阴陵泉,然后视小腿远端内侧的照海、商丘、三阴交等处的浅静脉,如有曲张和瘀血的状况,即可针刺出血。因患肢多有严重的静脉曲张,取穴时一定要避开过度增粗的严重迂曲蜿蜒的大静脉血管,避免出血过多。可在穴位周围选取具有瘀血部位的中小静脉取穴,静脉血多呈喷射状涌出。另外,还要在溃疡周边的皮肤上点刺数针,使之出血,以调动局部组织的修复能力,如溃疡面积不大时,要用大于溃疡面积的玻璃火罐在溃疡处吸拔出脓性分泌物,用1%的淡盐水冲洗创面。

治疗过程所出的血液,加起来最好在100～150 ml,视患者体质状况确定,如身体虚弱、年龄较大者出血量可适当少一些。治疗间隔时间以15～20天刺血1次为宜。溃疡面最好不要包扎,适度让阳光直接照射杀菌。溃疡面有脓性分泌物时可用淡盐水冲洗后,用消炎粉或生肌散敷上一层,再用薄薄的消毒纱布覆盖,使溃疡创面有一个干燥的环境。患肢不能久站,要尽量抬高患肢,按摩肢体以促进血液流动。治疗下肢溃疡的刺血次数,要适当多一些,临床上多在3～8次治愈。

验案举例

例1 下肢溃疡

王××,男,38岁,皖合肥郊区凌店乡桃花村人。

现病史:左小腿内侧静脉曲张10余年,局部渐形成瘀滞性皮炎,伴瘙痒、丘疹和灰褐色色素沉着,抓搔后皮肤破损渗液,形成溃疡已10个月。自觉左下肢酸胀疼痛,行走困难伴腰部酸痛。左下肢远端重度静脉曲张,足踝内侧上方有一片5 cm×3 cm的溃疡面,肉芽组织呈淡红色,有少量稀薄脓性分泌物。

治疗经过:1989年5月10日初诊,三棱针刺血取穴阴陵泉(左)周围大隐静脉的小分支,血液喷射而出,出血约60 ml。再用三棱针在溃疡周围的皮肤上、下点刺数针,出血约40 ml,最后刺左侧腰部的关元腧穴,出血约20 ml,每穴都要拔火罐。创口用1%淡盐水冲洗后,敷以消炎粉。治疗期间避免重体力劳动。后又于6月2日、7月4日刺血治疗2次,到8月7日第四诊时,左下肢溃疡面已愈合平复,但劳累时下肢仍有酸胀、疼痛,伴局部皮肤瘙痒。三棱针在委中(左)、阴陵泉、三阴交、照海处,刺充盈度增高的浅静脉出血,出血量约150 ml。

8年后患者带人来看病时,告知多年来左下肢皮肤正常,无湿疹和溃疡出现,仅劳累后感小腿酸重。

例2 下肢溃疡

陈××,女,80岁,在合肥小汽车制造厂宿舍居住。

现病史:左下肢静脉中度曲张50多年,因走路不小心碰破左侧胫骨内侧中段下处皮肤,渐出现痒痛和溃疡3个月,经医院外科换药治疗创面反而不断扩大。因其周围有患下肢溃疡的患者经刺血治愈,故其孙用车推其前来就诊。

查体:患者神清,T 37.2℃,HR 80次/分,BP 142/86 mmHg,血常规、血糖均在正常范围。左下肢胫骨内侧的中段有一片5 cm×7 cm不规则的溃疡面,溃疡较浅、渗液,周边皮肤潮红、干枯。

治疗经过:1989年7月15日初诊,患者年事虽高,但体质尚好,先用三棱针点刺左侧阴陵泉穴和三阴交穴处静脉出血和拔罐,然后再在溃疡的周围点刺小静脉出血,总出血量控制在100 ml左右。并口服舒筋活血片每次4片,3次/日,螺旋霉素每次0.2 g,3次/日,复合维生素B每次2片,3次/日。

8月7日二诊,皮肤痒痛明显好转,溃疡面渗出液已很少。刺血治疗有效,仍守上法取穴,出血量约80 ml。并口服舒筋活血片和维生素C每次200 mg,3次/日。

8月30日三诊,左下肢溃疡面无渗出,新生肉芽组织已修复创面,周边皮肤无充血潮红。继续刺血治疗,点刺创面周围小静脉血管出血、拔罐。仍刺左侧三阴交穴和阴陵泉穴的浅静脉出血,总出血量约80 ml。

第三次治疗半个月后溃疡面完全愈合。

按:虽然老年人的血管硬化,微循环部分关闭,但血管内皮细胞可以终身分裂,治疗中给以适当的刺血治疗后,组织仍有再生和修复的能力,故刺血疗法对老年人的疾病还是有明显的治疗效果。

另外,对于压迫性溃疡、神经营养性溃疡、缺血性溃疡都可以用刺血疗法治疗,通过局部和循经选穴刺出一定量的静脉血,使症状缓解和痊愈。

(九)苔藓样湿疹

湿疹是一种颇为常见的皮肤病,不分男女老幼皆可患病。中医将湿疹统称为湿疡。按不同部位其名称又各异。患者多有过敏体质,故此病在西医学属变态反应性疾病。

皮肤损害有多形性特点,包括红肿、丘疹、疱疹、糜烂、渗液、结痂、瘙痒、鳞屑等改变。可发生于局部或全身,且任何部位都可能罹患。

临床表现

按发病过程及皮损表现,临床一般分为急性、亚急性与慢性湿疹3种类型。急性湿疹的特点为:发病急、皮损严重、瘙痒剧烈,并伴有心中烦躁。亚急性湿疹的特点为:可由急性湿疹转化或开始即为亚急性,红肿渗出较轻,疱疹糜烂均较轻,如反复发作常向慢性转化。慢性湿疹的特点为:湿疹经久不愈,皮损粗糙、浸润肥厚、角化皲裂、苔藓样变、局部色素沉着,病程可长达数十年无法治愈。

治疗方法

王氏刺血疗法治疗湿疹一定要先刺上肢尺泽或曲泽、下肢委中或足三里穴周围的血管。再点刺大椎穴及头面部的太阳穴出血,待出血停止后,每穴尽量都拔火罐吸拔出血,并可按皮损部位局部点刺和循经取穴,刺出血后拔罐。后再按照中医辨证配以中药内服和外洗,具体如下。

(1)湿热型(急性湿疹):发病较急速,皮损包括红斑、丘疹、疱疹、糜烂、渗液、结痂。损害中心较周边重,边缘界限不清,瘙痒剧烈。

内服:中药以凉血解毒为主,佐以健脾祛湿之剂。外洗:选用板蓝根、马齿苋、生地黄、粉丹皮、蒲公英、赤芍药、车前草、滑石粉、清艾叶等。

(2)脾虚湿重型(亚急性湿疹):可由急性湿疹转变而来,亦可开始即为亚急性。红肿渗出较轻,水疱少,结痂及鳞屑较明显,如反复发作常向慢性转化。

内服:中药以健脾祛湿为主,佐以补肺益气之剂。外洗:野菊花、陈苍术、川厚朴、地骨皮、桑枝条、白鲜皮、马齿苋、川花椒(少量)、苦杏仁、白茅根、牛蒡子等。

(3)阴虚血燥型(慢性湿疹):疹色暗红或灰垢,干燥脱屑,粗糙皲裂,色素沉着,可长期不愈。浸润肥厚趋向苔藓化,有时会少量渗液结痂。

内服:中药以养血润燥为主,佐以补肺益肾之剂。外洗:全当归、西川芎、赤芍药、桑白皮、马齿苋、苦参片、生首乌、野菊花、清艾叶。

(4)风湿瘀阻型(慢性湿疹):无明显的伤阴耗血表现,肌肤失养,皮损粗厚色暗,日久不愈。舌象、脉象均有气滞血瘀的表现。

内服:中药以化瘀通络为主,佐以养血祛风之剂。外洗:全当归、紫丹参、野菊花、清艾叶、杭白芍、粉桃仁、川牛膝、炒薏苡仁、牛蒡子、马齿苋、霜桑叶等。

因为刺血有活血化瘀、通经活络、清热解毒、健脾除湿、营养肌肤、祛风止痒及调和营卫之功能,故刺血后中药内服不要使用虫类药搜风,不要用发散解表之剂。小儿用外洗之剂时,视儿童年龄、体质调整用药量和浓度,勿使皮肤吸收过量。每次洗15分钟即可,无不适感可保留在肢体上。如有不适感或不舒服,可用清水冲洗干净。如皮损已有苔藓样变,皮肤粗糙皲裂,外用可将京万红软膏1支加云南白药粉剂1支,按此比例调匀外敷,每日2次。

瘙痒严重者,可口服西药抗组胺药止痒,如儿童口服茶苯海明(晕海宁)12.5～25 mg(1～5岁)、25～50 mg(6～12岁)。成人可服:依匹斯汀,每次10～20 mg,每日一次。止痒外擦普爱宁乳膏剂(多赛平10～20 mg)。另有纯中药制剂百夫康软膏,止痒效果很好。

如果病程处于亚急性或慢性阶段,可外用艾洛松软膏(0.19%糖酸莫米他粉霜)和适确得软膏(0.5%卤美他松霜)。婴幼儿可用副作用较少的婴宝软膏。

饮食方面,禁食鱼虾海味、酒类、辛辣刺激物、羊肉、狗肉、公鸡肉、鲤鱼、老母猪肉、猪头肉、鹅肉、蘑菇,以及产气过多的食物。适当吃其他肉类食品,少吃动物脂肪。

中药在治疗皮损潮红、糜烂、瘙痒、急性湿疹、皮炎、湿癣等时,常内服胃苓汤(出自《医宗金鉴》):组方有苍术、厚朴、陈皮、猪苓、泽泻、赤茯苓、白术、滑石、防风、栀子、木通、肉桂、甘草。但因为刺血具有消炎解毒、止痒止麻、祛瘀止血、利水消肿等作用。方中泽泻、猪苓具有较好的利水作用,故滑石可以不用;刺血本身有凉血消肿的作用,所以栀子可以不用,调和栀子、滑石药物寒性的肉桂也可以不用。总之,临床要根据具体问题具体辨证论治。

验案举例

苏×,男,41岁,山东省济南市长清区。

现病史:患者于2011年5月颈部出现皮损,逐渐发展到上肢肘腕部,双手掌心、掌背均出现皮损。臀部、下肢腘窝、脚踝部亦有大面积皮损。皮肤瘙痒,局部渗液,经多方治疗无效。渐皮肤增厚,大面积苔藓样改变、皱裂。

治疗经过:2015年2月来我处行刺血治疗,刺血6次后,患处皮肤逐渐变软,瘙痒减退,刺血加中药外洗治疗11次后,皮肤完全恢复正常(见彩图33)。

(十)牛皮癣(银屑病)

银屑病或称牛皮癣,是一种常见的皮肤病。幼婴儿至老人均可患病,以青壮年为多,男性多于女性。本病较常见,教难治愈、易复发、病程长,全身皮肤到处均可累及,既影响皮肤外观又给患者造成极大的精神压力。临床中实践证明,刺血疗法治疗本病具有一定优势。

临床表现

银屑病的皮损,小的如针眼,大的可覆盖整个肢体。严重时体无完肤。肤色鲜红,形成红斑丘疹,上面覆盖着白色的鳞屑,有的瘙痒,有的无任何感觉。日久皮损融合成大片的暗红色板块状的苔藓样损害,皮肤可干硬、角化皲裂,极少数可泛发为小脓疱。部分病患出现关节肿痛,形成牛皮癣性关节炎,即反应性关节炎。轻者关节疼痛红肿,轻度变形;重者大关节如膝、踝、肩、髋局部形成红肿、疼痛、变形、功能障碍。可伴有发热、贫血等症状,类风湿因子阴性,血沉加快,C—反应蛋白升高。临床上,刺血在治疗牛皮癣的同时,亦将患者多年的反应性关节炎治愈。

治疗方法

多年来我们用刺血加中药治愈了许多银屑病患者。

刺血治疗取穴委中、足三里、血海、尺泽、曲泽、太阳、大椎、肺俞、肝俞、脾俞,以上穴位视病情轮流选取,均取双侧。局部皮损处用三棱针浅刺出血,皮损面积大可点刺数针,面积小点刺一针即可。刺血治疗期间还需配合中药外洗,一般用清艾叶、野菊花、赤芍药、粉丹皮、桑枝条、川花椒(如皮肤瘙痒可选用)、牛蒡子、马齿苋,可根据皮损面积大小决定用量。每日外洗1~2次。

一般牛皮癣患者皮肤出现干燥、脱屑、潮红,甚至增厚、皲裂,洗后可用京万红软膏加云南白药粉混合后局部涂抹,每日1~2次。京万红软膏有软化皮肤、促使真皮细胞修复的功能。

验 案 举 例

潘某,男,39岁,南京江宁区麒麟镇人。

现病史:患者2014年8月全身皮肤出现大片红斑,伴脱屑、瘙痒,诊为银屑病。脉弦数,舌质鲜红,苔薄黄。证属血热生风,热邪伤阴。

治疗经过:来我处刺血8次后,皮损基本恢复。后又刺血2次,皮肤外观正常(见彩图34)。

十三、痈疽疖肿

(一)多发性毛囊炎

毛囊炎是一种浅在的毛囊化脓性炎症,全身有毛发部位均可发生。毛囊炎可反复发作,经久不愈,渐成为慢性多发性毛囊炎。

病 因 病 机

毛囊炎为葡萄球菌在皮肤处的浅表感染,发病以青壮年居多,易发生于抵抗力低下的患者。多因居住环境阴暗潮湿、汗出后不及时洗浴,以及饮酒过度和过食辛辣肥腻食物引起。中医认为此病多为热毒蕴结皮毛所致。

临 床 表 现

初起为毛囊处的红色小丘疹,自觉痒感,伴有疼痛,继之迅速发展很快形成脓疱,中心有毛发贯穿,周围有炎性红晕。数日后结痂自愈,一般不留瘢痕。毛囊炎可单一发生,或多个同时发生,严重者可形成较大的小疖肿,并使皮肤如丹毒样红肿。颈后毛囊炎时,可见发际处丛生出小脓疱,先痒后痛,初起为小丘疹,渐增大直径一般不超过0.5 cm,中央形成黄脓后多自行破溃、结痂,一批愈后又可重新出现一批。患者一般不发热,但如长期反复发作,可致患者烦躁不安。

治 疗 方 法

因刺血疗法有较快的消炎和清热解毒作用,所以对急慢性毛囊炎均有较好的疗效。许多经中西医药物治疗无效的患者,可用三棱针刺血治疗。

如果是全身性多发性毛囊炎,且长期反复发作,点刺委中(双)、尺泽(双)、太阳(双)和大椎。治疗时,出血量可多一些,每穴血止后拔火罐5~10分钟。如果是局部反复发作的毛囊炎,可视病灶范围循经取穴、局部取穴。临床常见的颈后毛囊炎可点刺委中(双)、太阳(双)、风池,根据病情需要,局部还可以再拔火罐。

此外,还应根据患者的舌象和脉象辨证取穴,湿重者点刺足三里或阴陵泉,热重者点刺曲泽。久病不愈者点刺其肺俞(双)、心俞(双)、肾俞(双),血止后拔火罐。

验 案 举 例

例1 慢性多发性毛囊炎

孔××,男,43岁,安徽省寿县谢墩乡人。

现病史:1987年3月5日初诊,20岁时夏季双下肢丛生毛囊小硬节,先痒后痛,有黄脓点,破溃后自愈。继每逢劳累、喝酒、天热及进食鱼虾之时反复发作。严重时肢体可多处出现小疖肿,引起局部红肿疼痛,经大量中西药物治疗仍不能控制。近来双下肢及腰臀部又有多处毛囊发炎,心中烦躁,食欲减退。

查体:面色萎黄,形体消瘦,T 37.2℃,心肺(一),双小腿胫外侧及大腿后侧和臀部有数十处直径为 0.2～0.5 cm 毛囊硬节,中央脓痂形成,局部红肿,双下肢可见许多处褐色小瘢痕。全身淋巴结无肿大和压痛。实验室检查示 WBC 7.4×10⁹/L,N 0.68,L 0.22,E 0.10,Hb 120 g/L,血糖 4.72 mmol/L。舌质淡,苔白腻湿滑,脉弦而有力。

治疗经过:三棱针刺血取穴委中(双)、足三里(双)、腰阳关,内服中药健脾祛湿之剂。

3月17日:经以上治疗后,多处毛囊炎已消退,复起已明显减少,左胫前现有 2 处小丘疹,痒痛有脓头。舌质淡,苔白厚腻,脉弦,仍有气虚湿重之象。

治疗经过:三棱针刺血取穴足三里(双)、曲泽(双),内服健脾祛湿、益气养血之中药 5剂。

4月15日:近 1 个月已没有毛囊炎复起,但感双腿外侧及颈枕部剧烈瘙痒,发无定时。舌质淡红,边有齿痕,苔白微腻,脉浮。

治疗经过:三棱针刺血取穴足三里(双)、太阳(双)、大椎,血止拔火罐出血总量约 60 ml。

6月3日:近几日下田劳作后,双小腿有散在性毛囊发炎,皮肤瘙痒,小疖肿边缘皮肤潮红,局部疼痛。舌质淡红,苔薄白,脉濡缓。

治疗经过:三棱针刺血取穴委中(双)、尺泽(双)、腰阳关,出血量约 80 ml。口服螺旋霉素每次 0.2 g,3 次/日,维生素 C 每次200 mg,3 次/日。

此患者经以上刺血和药物治疗,20 多年的痼疾治愈,3 年后追访一直无复发。

例2 多发性毛囊炎

翟×,女,22 岁,安徽中医学院职工。

现病史:1986 年 8 月 14 日初诊,因居住环境较潮湿,自去年 6 月份出现双腿及臀部毛囊多处炎症,初起为红色小丘疹,渐有脓头形成,直径约 0.5 cm,疼痛瘙痒,挑破挤出脓液后自愈,渐会阴部毛囊亦发炎。几乎半个

月就要出现一批,每批 5～10 处不等。

查体:T 37.5℃,现下腰部有 3 枚、耻骨前有 3 枚脓性小疖肿,局部皮肤潮红,疼痛明显。实验室检查示 WBC 8.9×10⁹/L,N 0.72,L 0.24,E 0.04,Hb 130 g/L,ESR20 mm/h。

治疗经过:先用三棱针挑破小疖肿处,挤出脓液,能拔罐处都用火罐吸拔 10 分钟拔出脓血。再用三棱针刺穴委中(双)、腰俞出血,出血量约 50 ml。

治疗结束患者自述周身轻松,再无毛囊炎复发,1 年多的疾患得到根治。

(二)疖肿

疖肿是皮肤、软组织经细菌感染引起的炎症表现。农民、工人和儿童感染机会多,病后或免疫力低下时,可形成反复感染。当病程迁延、疖肿长期此起彼伏时,即成为多发性疖肿。

病 因 病 机

葡萄球菌是引起皮肤、软组织感染发生疖肿的主要原因,可导致许多危及生命的严重感染。葡萄球菌在温度 30～37℃ 时生长最适宜,故夏季气候闷热时易出现疖肿,民间常将疖肿称为热疖。当皮下组织和毛囊被葡萄球菌感染时,可有疖肿形成,常见于颈、腋下、臀部及大腿等处,暑热季节易发生于儿童的头面部及毛发处。

人体在防御及免疫功能健全的情况下不易发病,当少量细菌侵入深部组织,可迅速为中性粒细胞、巨噬细胞、血清中特异及非特异因子吞噬和杀灭。在细菌侵入数量较多时,吞噬细胞和血清因子仍可将病原菌局限,在分散区域中,使局部出现炎症反应。

当致病因子引起炎症反应时,组织、细胞能释放出许多炎症介质,炎症介质释放过多或缺少时都能对炎症反应过程有至关紧要的影响,炎症局部的血液流速变化、细胞活动以及组织损伤和修复都与炎症介质的作用有关。炎症局部的典型表现,红、肿、热、痛和功

能障碍以及炎症的某些全身性反应如发热、白细胞增多等都是多种炎症介质协同作用所致。

当入侵细菌被局限化，继而出现中性粒细胞浸润、微血管损伤、组织水肿，炎症反应形成局限性化脓性坏死，出现大小不等的脓腔。

临床表现

疖肿可发生于皮肤各个部位，以颈部、面部、四肢及臀部最为常见。初起为毛囊性红色小丘疹，逐渐增大为硬节，疼痛与压痛日趋加重。数天后硬节中央形成脓腔和脓栓，当坏死组织和脓栓排出后，疼痛很快减轻，红肿消退。

有些患者的疖肿常反复发作，病程迁延，病菌经血行播散成为多发，使疖肿长期此起彼伏。可出现全身症状如发热、不适、头痛、畏寒，少有寒战高热、毒血症等病情危重的症状。脓肿大小范围一般在 1～3 cm，但也有比较大的疖肿，疖肿都为单房脓肿，一般可自行溃破排出脓液。

治疗方法

治疗疖肿要根据脓肿形成的情况对症施治。在疖肿初起红、肿、热、痛之时，不能乱挤压和用针挑疖肿处，这样易使病情恶化。可在疮疖旁及其周围寻找显现的静脉血管刺出血，或视疖肿所在经络位置，循经取穴刺血。炎症早期局部多有静脉充血，流出的静脉为鲜红色，出血停止后尽量再拔火罐吸出血液。这样可使炎症局部的充血状况改善，白细胞易游离出血管，趋向于细菌集中处发挥防御功能，并使炎症反应产生的过量的致炎因子排出体外，促使炎症的修复和阻止对组织细胞的伤害。炎症早期以刺血为主要治疗方法，并可根据炎症反应的全身状况配以药物，中药以清热解毒为主，西药可口服或肌注抗生素。

对脓肿已成的患者，临床上可用大号或中号三棱针直刺脓腔最软处，以直接排出脓液；并用手轻轻挤压疖肿周围以利排脓，再用火罐吸拔出脓液，可反复吸拔数次以排尽脓液，或隔日再吸拔几次。有时可拔出近百毫升的脓液，患者顿感轻松舒畅。

三棱针和火罐排脓的优点：一是创口小、易恢复，不留瘢痕；二是排脓干净彻底，不需要加入油纱条长期引流；三是减轻机体单核-吞噬细胞系统对脓液的吞噬负担和避免细菌的血行转移；四是能排出久不愈合的溃疡中的坏死组织，促使组织修复和再生。三棱针加火罐排脓法安全可靠、简单易行，不需要特殊设备就能解决患者的痛苦。

排出脓液后，在疖肿所处部位周围的静脉上刺血拔罐，即可使反复发作、长期迁延不愈的多发性疖肿不再复发，使细菌栓子不易再转移形成新的病灶。

验案举例

例1 双下肢多发性疖肿

李××，男，20岁，建筑工地工人。

现病史：1987年9月9日初诊，长期室外作业，当年6月初双大腿上端各起一红色硬结，红肿热痛，伴发热，继则化脓。曾到医院切开排脓，行抗感染治疗。半个月后双大腿上又起多处疖肿，又行切开排脓手术。以上伤口未愈现大腿周围又起数处疖肿，发热、疼痛不能行走，体倦乏力，食欲不振。

查体：面色萎黄，行走无力。T 37.8℃，HR 96次/分，律齐，双侧大腿上下已有5处手术瘢痕。现右大腿腹股沟处有一6 cm×6 cm肿块，左大腿外侧上下各有2处4 cm×4 cm肿块，色红质软，触之波动感。实验室检查示 WBC $9.8×10^9$/L，N 0.76，L 0.24，Hb 90 g/L，血糖7.6 mmol/L。

治疗经过：用中号三棱针直接刺入疖肿最软处，排出其中的脓液，继用火罐在疖肿处吸拔2次，右大腿疖肿排脓约100 ml，左大腿外侧有2处疖肿排脓液均有50 ml，排出脓液后患者自述心中舒服。休息饮水后，在双侧委中穴处刺血和拔火罐，出血量约20 ml。

嘱其回家调养，饮食清淡，多吃蔬菜，忌

辛辣和鱼虾等食物,一周后疮口愈合未再反复出现疖肿,体力渐恢复。

例 2 疖肿

刘×,女,11 个月,合肥市郊区张洼乡燎原大队。

现病史:1984 年 12 月 24 日初诊,左侧腘窝处红肿、疼痛 8 天,出现发热后在当地予抗感染治疗 3 天,现患儿哭闹烦躁不安,不能站立和迈步。

查体:T 38℃,左下肢屈曲位,不能伸直,活动痛,左窝上方有一 5 cm×3 cm 红肿区域,局部温度升高,压痛(+)。实验室检查示 WBC $13×10^9$/L,N 0.78,L 0.22。

治疗经过:小号三棱针刺血取穴委中(左)、委阳(左)处浅静脉,出血约 20 ml。中成药紫金锭醋调敷患处。

12 月 25 日复诊:经昨日治疗后,患儿左腿已能伸直,T 37.1℃,红肿缩小,约 3 cm×2 cm 大小,局部触之已软,有波动感。用三棱针直刺疖肿隆起处,进针深度约 0.5 cm,用手轻挤和拔火罐,排出脓血约 20 ml。

12 月 28 日三诊,患儿已能下地行走,T 37℃,左腘窝处仍有轻度红肿,皮肤红赤已退。在疖肿上原针孔处再刺一下后拔火罐,又排出脓血约 6 ml。2 天后疖肿尽消,患儿行走正常。

(三)痈肿

中医将深部软组织急性化脓性感染所引起的病灶称之为痈肿,按其发病部位不同,分为内痈、外痈两大类,如肺痈、肠痈等属内痈,而背痈、颈痈等属外痈。中医对一些深部脓肿有的称之为疽,明代《疮疡经验全书》指出:"肚疽,肿高而硬,俗言此疽坚无脓,殊不知其因成脓在内,一时不能出皮肤,须用内托发出,方可用针刺破。"痈肿起病较急,在临床上亦多见,用刺血疗法治疗能减轻患者的痛苦。

病 因 病 机

痈肿是葡萄球菌引起的深部软组织感染所致,其炎症反应的范围和程度重。2000 年前的古人在《灵枢·痈疽篇》中指出:"营气稽留于经脉之中,则血泣而不行,不行则卫气从之而不通,壅遏而不得行,故热。大热不止,热胜则肉腐,肉腐则为脓……故命曰痈。"中医认为,痈肿多因外感暑热湿邪、饮食失宜、外伤染毒等致营卫不和,邪热壅盛,气血凝滞,热胜肉腐而成。

临 床 表 现

外痈初起有的为痒痛小疙瘩,患者常用手搔抓皮肤使之破损,有的为无破损的红肿硬块。病灶逐渐增大,肿硬、嫩红、灼热,且疼痛剧烈,红肿范围面积较大,并伴有寒战、高热、毒血症症状。痈肿如不能及时被控制,一则可导致病情发展较快;二则脓腔形成较深、较大,并可形成多房性脓肿;三则易导致危及生命的败血症。

治 疗 方 法

对于痈肿样急性深部化脓性感染要抓紧时机治疗。外痈初起时,用三棱针取其所处经脉的"合穴",如背痈或腹痛可取同侧的委中穴或阴陵泉穴处的浅静脉刺血,要在痈肿周围寻找浅静脉刺出血,每穴在血止后要拔火罐。如第一次治疗病情没控制住,可在第二天再进行一次治疗,这样可控制深部软组织感染进一步发展,使过度的炎症反应减轻。许多患者经 1～2 次刺血治疗后,红肿热痛可很快消退、痊愈;即使是脓肿已初步形成时,也可使脓腔限制在小范围,使患者高热减退,避免病情恶化而形成败血症。如患者高热不退,白细胞增高明显,可加用抗生素治疗,并内服中药清热解毒之剂,如脓肿已形成还要加用托里透脓之中药。

对于深部脓肿形成时,如脓液已接近皮下、快穿透时,可用三棱针直接刺脓肿最软处,尽量用粗大的三棱针,使脓液从针孔排出,再用火罐吸拔出脓液,有时可吸出 200～300 ml 的脓液,第二天可再刺原针孔和再拔火罐使脓液排尽。但是脓肿太深不易穿透出脓的部位应请外科切开引流,如再加火罐吸拔排脓,效果会更好,可加快创口愈合。

验案举例

例1 背痛(背部软组织深部脓肿)

周××,女,9岁,皖长丰县卫东公社红星大队人。

现病史:1972年1月8日初诊,5天前右背部疼痛,继之畏寒、高热,当地医院给予抗感染治疗,但局部红肿疼痛仍继续扩展。患儿烦躁不安,不愿进食,大便燥结,3日未解。

查体:精神萎靡,T 39.2℃,HR 112次/分,呼吸音增粗,右背部肩胛内侧一3 cm×4 cm大小红肿硬块,局部皮肤温度增高,触痛(+)。实验室检查示血常规WBC 11×10⁹/L,N 0.76,L 0.24。

治疗经过:小号三棱针刺血,取穴委中(右)处显现的小隐静脉分支出血,血色鲜红,出血量约20 ml。再在背部红肿硬块的周围,寻找2处显现的静脉点刺出血,并在针眼处拔火罐,尽量吸出血液。口服小儿奇应丸12粒/次,3次/日,小金丹用开水调和涂抹患处。

治疗后患儿诉疼痛好转,下午已能安然入睡,T 37.8℃,HR 92次/分。大便自行排出。第二天背部红肿热痛减退,患儿已能进食和下地行走,3天后肿痛平复。

例2 股疽(髂窝脓肿)

秦×,男,23岁,皖庐江县人。

现病史:1986年7月14日初诊,本月初自觉左侧腰腿酸重无力,继之出现不规则发热,现左侧髂窝处肿胀疼痛,不能行走。

查体:神清,面色灰黄,T 38.8℃,心肺(一)。左下肢屈曲位,左髋关节前侧肿胀,触之坚硬,压痛(++),皮肤温度增高,肤色潮红。腹股沟淋巴结肿大,压痛(+)。实验室检查示WBC 15.7×10⁹/L,N 0.80,L 0.20,ESR 96 mm/h。舌质紫,苔白厚腻,脉细数。证属湿邪阻络,气血凝滞,发为痛疽。

治疗经过:三棱针刺血取穴委中(左)、髀关(左)、腰阳关,血色鲜红,出血约50 ml。内服活血化瘀、清热解毒、理气止痛之中药3剂,2次/日。

7月16日二诊,自觉腰部疼痛减轻,左大腿及髋关节前侧仍疼痛,局部肿胀稍减,T 38℃。

治疗经过:三棱针刺血取穴居髎(左)和次髎,出血约20 ml。继服中药3剂。

7月19日三诊,左下肢已能伸直,左髋关节前侧仍肿痛坚硬,压痛(+),T 38.5℃,苔白满布舌面,脉细数。

治疗经过:三棱针刺血取穴左侧居髎穴附近浅静脉血管。并用熏灸器在坚硬肿痛处施灸20分钟。患者自述治疗后即感疼痛好转,测体温已降至37.4℃。继服中药3剂,2次/日。

7月21日四诊,经以上治疗已能自己行走,疼痛明显好转,T 37.4℃。实验室检查示WBC 26×10⁹/L,N 0.96,L 0.03,E 0.01,ESR 111 mm/h。舌质淡,苔白、中心微黄,脉浮缓。

治疗:患者体征和舌象、脉象均有好转,但血常规白细胞计数增高明显,肌注青霉素80万单位,2次/日。

7月24日五诊,行走时左侧髂窝处仍疼痛,局部隆起约5 cm×10 cm大小肿胀硬块、压痛(+),每日傍晚时仍有低热,舌质淡,白苔满布舌面,脉沉细。证属气滞血瘀,脓肿形成较深,宜用中药托里透脓、软坚散结之剂。中药以清热解毒为主,又佐以皂角刺和穿山甲促脓穿出。

7月28日六诊,左大腿内侧髂窝处肿胀、压痛(+),坚硬肿块质地已开始变软,T 38℃,实验室检查示WBC 1.67×10⁹/L,N 0.84,L 0.14,E 0.02。

治疗经过:三棱针刺血取穴箕门(左),出血约20 ml。继服托里透脓之中药3剂。

7月31日七诊,左大腿股内侧髂窝处坚硬肿块已变软,触之有波动感,针刺排脓时机成熟。

治疗经过:中号三棱针直刺脓肿最软处

（一定要避开股动、静脉血管），在脓肿处刺2针后，髂窝深部脓液急涌而出，用手轻轻挤压出脓，再用大号火罐吸拔排脓，总计出黏稠黄色脓液150 ml。患者自述吸出脓液后立感轻松。

第二天又按此法，在左侧髂窝脓肿处排脓200 ml。到8月4日复查，前后共治疗20天，左大腿内侧髂窝脓肿彻底治愈，患者行走自如。刺血疗法加中药使该患者深部脓肿炎症反应减轻，并促使脓液尽快穿透肌肤，以直接排出体外。因创口损伤小，排脓彻底，机体的各项功能很快恢复正常。

十四、外科疾病

（一）急慢性阑尾炎

急慢性阑尾炎是外科急腹症中最常见的疾病，均属祖国医学"肠痈"范畴。应用古老的三棱针刺血疗法，治疗急慢性阑尾炎能收到比较满意的效果，可免去许多患者手术的负担和痛苦，在没有手术设备时是一种应急的抢救手段。刺血治疗后，患者腹痛往往立即减轻，迅速退热，白细胞数也明显下降，趋于正常，刺血疗法对炎症反应的控制作用在此病中有较突出的表现。

病因病机

现代医学认为阑尾腔梗阻后并发感染是急性阑尾炎的基本病因，胃肠道功能紊乱或机体抵抗力低下时，阑尾腔虽无明显阻塞，但细菌也可直接侵袭或经血行进入阑尾壁致病。

中医认为本病多因饮食不节，冷热失调，或食后奔走，感受风寒，而致胃肠运化失职，湿热毒气内蕴，气血凝滞而成肠痈。

病理表现有阑尾组织肿胀、充血、渗出，大量中性白细胞浸润，严重时阑尾系膜的血管中血栓形成，可使黏膜溃疡或使整个阑尾坏死。炎症扩散时，可致阑尾化脓、坏疽穿孔乃至弥漫性腹膜炎形成。

临床表现

临床表现与病理类型密切相关，典型的急性阑尾炎，开始有中上腹或脐周疼痛，数小时后腹痛转移并固定于右下腹，少数患者的病情发展快，疼痛可一开始局限于右下腹。单纯性阑尾炎常呈阵发性或持续性胀痛和钝痛，持续性剧痛往往提示为化脓性或坏疽性阑尾炎。患者多有腹肌紧张，右下腹有一固定的阑尾压痛点（亦称麦氏点），压痛程度和范围往往与炎症的严重程度成正相关，有的患者压痛可较轻，但有明显的反跳痛。慢性阑尾炎引起的腹痛和压痛的部位与急性阑尾炎相同，仅在程度上有轻重之分。

急性阑尾炎早期患者可有恶心、呕吐、排便次数增多等胃肠道症状。患者一般有低热、无寒战。高热多见于阑尾坏疽、穿孔或已并发腹膜炎。实验室检查示血常规中白细胞总数及中性粒细胞数随炎症加剧而增高。

治疗方法

三棱针刺血治疗的适应证主要是急性单纯性阑尾炎、慢性阑尾炎，部分化脓性阑尾炎早期和炎症局限化时也有一定疗效，但要配合中西药物协同治疗。

治疗取穴可按循经取穴和局部取穴为原则，刺血主穴：足三里（双）、髀关（右）、阑尾穴（右）、腹结（右）。刺血配穴：风市（右）、曲泽（双）、委阳（右）。选取穴位处显现的浅静脉血管刺出血，血止后拔火罐，出血量可在80～120 ml为宜。

对于单纯性阑尾炎一般取穴足三里或阑尾、腹结，刺后痛止即不要取穴曲泽，如化脓性阑尾炎刺过下肢和腹部的穴位后仍有疼痛，可加曲泽穴刺血。观察右侧大腿处足阳明胃经和足少阳胆经循行路线的血管变化，尽量取静脉曲张处刺血。有的患者如有腰背部疼痛，可点刺胃俞和大肠俞，刺血后拔火罐也能提高疗效。

如第一次治疗后腹痛未退尽者，第2天还要刺血治疗，取穴要根据舌苔、脉象辨证考虑。对于病情较严重者，或血常规未降至正常者,可过 6～7 天再刺血治疗 1 次,以巩固疗效。

临 床 资 料

本组阑尾炎病例均为外科明确诊断后转来我处治疗,现将记录较完整 36 例病案整理如下。

本组病例男 19 例,女 17 例,其中年龄最小 8 岁,最大 57 岁。其中急性单纯性阑尾炎 27 例,化脓性阑尾炎 5 例,慢性阑尾炎 3 例,慢性阑尾炎急性发作 1 例。病程多数在 1～3 天,有 2 例分别在 12 与 16 天,1 例在 34 天,只有 1 例慢性阑尾炎患者右下腹间断疼痛 1 年余。

疗 效 观 察

36 例患者均经 1～3 次刺血治疗而痊愈,其中 11 例刺血 1 次病情控制而痊愈,18 例经刺血 2 次痊愈,余 7 例刺血 3 次痊愈。临床治愈标准是症状和体征消失,血常规中白细胞和中性粒细胞恢复正常。

验 案 举 例

例 1 急性单纯性阑尾炎

陈××,男,42 岁,皖长丰县卫东公社跃进大队社员。

现病史:1971 年 11 月 10 日上午 8 点急诊,因昨晚进食冷饭于夜间 2 点左右出现腹部及脐周疼痛,现固定于右下腹疼痛,伴发热及呕吐 2 次,疼痛呈持续性胀痛,无腹泻。

查体:神清,痛苦面容,坐卧不安,T 38.2℃,BP 136/80 mmHg,心肺(一),腹肌紧张,右下腹麦氏点压痛(＋),反跳痛(＋),实验室检查示血常规 WBC 14.5×10^9/L,N 0.78,L 0.22,因无经济条件手术遂转入我科治疗。

治疗经过:中号三棱针刺血取穴足三里(双)、腹结(右)、曲泽(右),足三里穴出黑紫色血约 40 ml,总出血量约 80 ml。再在腹部压痛点、大肠俞和关元俞处点刺后拔大号火罐。治疗后腹部疼痛渐止,排大便一次更觉腹部舒畅。留门诊观察 1 天,嘱只进食稀软

食物。第二天复查,T 37℃,已能正常进食,右下腹无压痛及反跳痛,自己步行回家。

例 2 慢性阑尾炎

刘××,女,50 岁,皖颍上县杨湖乡赵楼村农民。

现病史:2001 年 2 月 3 日初诊,3 年前曾患急性阑尾炎,经当地医院保守治疗痊愈。今年春节期间因劳累和进食油腻食物过多,再次出现右下腹部疼痛,大便次数增多,不欲进食,腹痛呈阵发性钝痛。当地县医院建议手术治疗,因同村有数例急性阑尾炎经刺血治愈,遂赶来刺血治疗。

查体:自行步入诊室,T 37.7℃,腹肌紧张,肝、脾肋下未及,右下腹可触及一包块,压痛(＋),无波动感,舌苔黄腻,脉弦细。实验室检查示 WBC 10.5×10^9/L,W-LCR 0.705,W-SCR 0.295,RBC 4.23×10^{12}/L,PLT 316×10^9/L。

治疗经过:三棱针取穴阑尾(双)处静脉出暗紫色血 30 ml,在右下腹部包块处皮下浅静脉刺出血约 10 ml;另取下腰部大肠俞处浅静脉刺出血约 30 ml,每穴血止后拔火罐。口服穿心莲片每次 4 片,3 次/日。多酶片每次 2 片,3 次/日。

2 月 16 日复诊,刺血后感右下腹疼痛好转,包块明显减小,已能正常进食,大便每日 1 次,实验室检查示 WBC 8.8×10^9/L,黄腻苔已退尽。

治疗:三棱针刺血取穴足三里(右)、髀关(右)、曲泽(双)、右下腹包块处,总计出血约 40 ml。另配以中药清热散结、活血理气之剂 5 剂,水煎内服,2 次/日。

1 周后右下腹包块尽消,再没有出现腹痛症状。

(二)急性淋巴管炎

机体皮肤在遭破损、感染或不明显的损伤后,都可发生淋巴管炎。发病多呈急性,症状主要自感染病灶开始,皮肤上沿淋巴管走

行位置出现一条炎症性红线,肢体相应淋巴结肿大,并有压痛。

多为链球菌感染或间有被毒虫咬伤诱发。因肢体破损部位很小,常不引起患者重视而使致病菌和毒素经皮肤入侵。局部淋巴组织对入侵病菌实行细胞免疫和体液免疫调节机体的免疫应答和炎症反应。当局部产生的炎症介质和淋巴因子超微量时,而微环境中又不能及时降解和稀释这些生化物质时,可使机体免疫反应过度,形成局部红、肿、热、痛。

急性淋巴管炎常伴有全身反应,有程度不等的发热及血液白细胞增高等明显反应。如下肢有感染病灶时,可使腹股沟处淋巴结肿大疼痛,有时亦可引起淋巴结发炎和化脓。

治疗方法

对于急性淋巴管炎刺血疗法有直接的消炎镇痛作用。三棱针刺血要按照患病部位的不同而灵活选穴,首先在感染原发病灶周围选取静脉刺1~2针出血,然后上肢可取穴曲泽,下肢可取穴阴陵泉刺血。如发热可加刺大椎穴,淋巴结肿大、疼痛明显时可在局部显露的静脉点刺出血、拔罐。一般1~2次很快治愈,中间可间隔2天进行第二次治疗,并配服清热解毒中药或服用抗生素类药物。

验案举例

例1 急性淋巴管炎(下肢)

刘×,男,7岁,住安徽纺织印染厂宿舍。

现病史:1985年12月25日初诊,患儿一周前玩耍时将左踝内侧皮肤划伤,有轻度感染。2天前突然发热,左小腿内侧皮肤发红,一条红线上行至大腿内侧伴腹股沟淋巴结肿大、疼痛,不能跑跳和行走。

查体:神清,T 37.8℃,左内踝皮肤处有1 cm×1 cm大小破损,有脓性分泌物,左小腿内侧皮肤红赤、灼热,左腹股沟可触及肿大淋巴结,压痛(+),左下肢抬举时局部疼痛。12月24日血常规示WBC 18.8×10⁹/L,N 0.80,L 0.20。

治疗经过:三棱针点刺左侧照海穴、阴陵泉穴、气冲穴,出暗红色血约20ml,每穴拔小号火罐10分钟,内服清热解毒之中药3剂。

第二天复诊,患儿左大腿内侧疼痛、灼热消退,已能下地行走,腹股沟淋巴结仍有压痛。T 37.2℃,食欲正常。血常规示WBC 12×10⁹/L,N 0.56,L 0.44。

治疗经过:三棱针刺血取穴血海(左)、阴廉(左)处的浅静脉刺出血,出血约20 ml。

两天后患儿左下肢活动正常,腹股沟淋巴无肿大和压痛。

例2 急性淋巴管炎(上肢)

张××,男,59岁,江苏镇江市第一人民医院职工。

现病史:1986年8月18日初诊,数天前右手中指被玻璃划破,渐中指出现红肿疼痛,并有一条红线上蹿到右前臂内侧,现右前臂肿痛,腋下淋巴结肿大,伴发热已2天。

查体:T 38℃,BP 142/86 mmHg,心肺(-),右手中指尖皮肤破损,右手中指明显红肿增粗,右手掌及上臂内侧轻肿,上臂正中皮肤呈现一条隐约可见红线,局部皮肤温度增高,触痛(+),右侧腋下淋巴轻度红肿、压痛(+)。

治疗经过:三棱针刺血取穴曲泽(右)、大陵处的静脉血管出血,并点刺中魁穴,出血量总计约40 ml。在曲泽和大陵处拔火罐10分钟。点燃艾条对中指和红线处施以温和灸20分钟,以灸热皮肤为度。内服螺旋霉素每次0.2 g,3次/日。

患者上午进行治疗,下午观察右上臂正中皮肤上红线消失,右手中指红肿减退,体温已降至正常,又用艾条施灸20分钟,第2天症状全部消失而痊愈。

(三)下肢淋巴肿

淋巴肿是指机体某些部位淋巴液回流受阻,所引起的软组织积液,以及在体表反复感染后皮下纤维结缔组织增生,脂肪硬化,使肢体增粗、肿胀。症状发生在下肢的称为下肢淋巴肿,日久则皮肤增厚、粗糙、坚韧如象皮,此期亦称为"象皮肿"。

中医把下肢增粗、红肿热痛、寒热往来,归属于"脚气"范畴,将肢体肿胀、皮肤增厚、变粗糙等症状,称为"大脚风""象皮腿"。

病因病机

原发性淋巴肿大多是淋巴管扩张、瓣膜功能不全或淋巴管先天发育不良所致。继发性淋巴肿大部分由淋巴管阻塞引起,从临床观察其发病原因有以下几方面。

(1)丝虫病性淋巴肿:常见于我国中部及东南部气候较温暖地区,感染淋巴丝虫病后,早期主要表现为淋巴管炎和淋巴结炎,晚期则出现淋巴管阻塞引起的肢体增粗、变硬。阴囊淋巴肿晚期可致阴囊极度肿大。

(2)感染性淋巴肿:丹毒是溶血性链球菌感染所引的皮内微细淋巴管的急性炎症,多由皮肤破损、足癣感染、下肢的疖疮脓肿,以及下肢静脉曲张并发溃疡继发感染等诱发。而淋巴丝虫病的晚期因皮肤的抵抗力下降,也易继发细菌感染出现丹毒发作。临床以反复发作的急性疏松结缔组织炎和急性淋巴管炎为特点。

(3)损伤性淋巴肿:肢体的瘢痕或外伤引起淋巴管阻塞,形成局部渐进性增粗,出现象皮肿,此外还有手术后和放疗后可造成淋巴肿。

注:恶性肿瘤引起的淋巴肿,此分型不在本章讨论中。

临床表现

丝虫感染淋巴肿以男性多见,感染初期有不同程度发热及局部胀痛,使下肢局部淋巴管狭窄、闭塞、破裂,远端皮肤和皮下组织淋巴液回流受阻,出现淋巴肿。而链球菌感染引起的反复急性淋巴管炎以及丹毒反复发作,全身症状严重,有寒战、高热、头痛、恶心、乏力等症状,局部患肢皮肤红肿、压痛、皮温升高,腹股沟淋巴结肿大伴压痛。经抗炎对症治疗后,全身症状能较快消退,但局部病变

缓解较慢,且易反复发作,每次发作后下肢肿胀加重,最终致皮肤粗糙。而淋巴阻塞后,使机体免疫力低下,又易出现感染,以致形成恶性循环,许多患者可这样反反复复发作数十年,严重时6~10天即能发作一次,患者十分痛苦。

淋巴循环发生阻塞后,在阻塞部位以下的淋巴管压力增高,形成淋巴管曲张甚至破裂,淋巴液流入周围组织或器官。除机械性阻塞外,淋巴瓣膜亦受损形成循环动力学改变,又进一步加重淋巴液滞留。淋巴液滞留于下肢皮肤下,刺激皮下结缔组织增生,出现下肢淋巴肿,肢体明显增粗、肥大、早期压之有凹陷。病情经数年或数十年的发展,可形成患肢的象皮肿,肢体呈畸形肿大,皮肤变粗糙、增厚,可累及整条腿,甚至小腹部。足部的皮皱加深,皮肤可有苔藓样变,以及棘刺、疣状突起等变化,且僵硬无弹性。患肢可因感染形成经久不愈之溃疡,还可形成血液瘀滞性皮炎,痒痛,流黄水。病程日久,肢体可形成静脉血栓和淋巴管阻塞同时存在的循环障碍。

治疗方法

(1)工具:针尖锋利的14~16号三棱针,1~5号火罐数个,75%及95%酒精棉球、2%碘酒棉球数个。

(2)选穴:可采用局部取穴和循经取穴法。以三阴交、阴陵泉、委中、足三里为主穴。足背肿胀可于八风穴上点刺出血。足踝以上肿大,可选解溪、中封、丘墟、漏谷、丰隆、阳交、阳陵泉等穴。取穴时在这些穴位附近寻找充盈度高的大隐静脉的小分支刺出血,不能刺曲张的大隐静脉主干,三棱针直刺,深度以刺破血管为度。也可用三棱针直接点刺穴位出血。

(3)操作过程:皮肤常规消毒,在所取穴位上用三棱针刺破静脉血管,任血液自然停止后,视部位选择不同型号的火罐,用闪火法在针眼处加拔火罐5~10分钟取下,再用碘酒棉球消毒针孔。

（4）出血量及治疗时间：临床观察，出血量一般掌握在 100～150 ml，疗效显著，如体质虚弱者出血量掌握在 50 ml 左右，可多刺几次而少量出血。患者下肢静脉因瘀滞引起压力增高，血液常呈喷射状流出，射程为 20～30 cm，一般随其流淌忌堵塞，当静脉压调整后血液自行停止。如所刺静脉出血太多而不止血时，可用消毒棉球按压止血，观其出血量可取 3～5 穴。有许多患者施针处继而还流出淡黄色透明组织液，有时可自行流淌 1～2 天，只要注意患肢的清洁卫生，无须特殊处理。视其病情可 1 周、半个月、20 天或 1 个月刺血 1 次。

（5）注意事项：患者消除紧张情绪，医者手法要轻，取穴时最好做到一针见血。患者饥饿、疲劳、大汗时，要待其进食、休息后再针刺。在患肢皮肤破损、溃烂处不宜进针。如出现晕针现象，应使患者立即平卧，多饮开水，待休息片刻后再进行。

临床资料

本组 118 例患者中，女性 51 例，男性 67 例；左下肢 65 例，右下肢 45 例，双下肢 8 例。

年龄分组表

年　　龄	例　　数
20 岁以下	5
20～30 岁	12
30～40 岁	27
40～50 岁	33
50～60 岁	29
60 岁以上	12

注：年龄最大 75 岁，最小 16 岁

病程分组表

病　　程	例　　数
1 年以下	13
1～5 年	26
5～10 年	17
10～15 年	26
15～20 年	17
20 年以上	19

注：病程最长可达 50 年，最短 3 个月

曾查出微丝蚴者 21 例，有周期性急性淋巴管炎和淋巴结炎发作者 89 例，单纯因感染引起丹毒发作 18 例，下肢有外伤史者 11 例。有阴囊肿大者 3 例，乳糜尿 2 例，乳糜腹水 1 例。

疗效观察

（1）评定标准：具体如下。

治愈：无周期性发热，皮肤外观红肿消失，患肢粗细和健侧直径相当，皮肤弹性正常。

好转：无周期发热，患肢的肿胀、皮肤的厚硬粗糙较治疗前减退。

无效：治疗无好转（包括刺血 1 次后无法追访者）。

治愈 62 例，治愈率 52.5%；好转 41 例，好转率 34.8%；总有效率 87.3%；无效 15 例，无效率 12.7%。从临床治疗中发现，淋巴肿多能较快痊愈，象皮肿晚期则较难恢复和改善症状。

（2）疗效分析：本组患者经 1 次刺血治愈有 17 例，2 次刺血治愈有 23 例，其余刺血次数在 3～6 次，最多者治疗次数可达 10 次。临床观察刺血 1～3 次后，患者主观都有舒适轻松感，可见患肢组织松软，淋巴肿期肢体逐渐缩至原状，特别是丹毒样发作次数大为减少或停止发作。

验案举例

例 1　丝虫感染淋巴肿

龚××，男，58 岁，皖长丰县义井乡人。

现病史：有丝虫感染病史 20 年，左小腿逐渐增粗，近来感疼痛，并在劳累、受凉后出现发热畏寒 3 次，T 37.2℃，心肺（一），曾查出微丝蚴。左下肢膝以下畸形肥大，皮肤粗糙，红肿厚硬，压之无凹陷。外踝尖上 5 cm 处周径：左下肢 34 cm，右下肢 28 cm。腘横纹下 5 cm 处周径：左下肢 42 cm，右下肢 33 cm。左肱动脉 BP 110/78 mmHg，左腘动脉 BP 176/110 mmHg，左侧腹股沟淋巴结肿大，压痛（＋）。

治疗经过：1983 年 7 月 20 日初诊，三棱针刺血取穴阳交（左）、三阴交（左）、下巨虚（左），阳交处静脉出血如喷射状。总出血约

100 ml,第二天疼痛消失,红肿渐退。1984 年 5 月 3 日二诊,10 个月前刺血后,左小腿逐渐消肿,因事未及时复诊,近来又开始肿痛,但不发热。左胫骨前侧轻肿,压之无凹陷。腹股沟淋巴不肿大,压痛(一)。取穴三阴交(左)、阳辅(左)、阳交(左),阳交处出血仍呈喷射状,出血 100 ml 左右。1984 年 8 月 18 日复诊,经以上治疗后,两侧下肢粗细相似,左下肢皮肤质软,肤色正常,大隐静脉轻度曲张(以前因肢体肿胀不显现)。近 1 周又感左腿痛,无发热。

为巩固疗效,用毫针针刺以上穴位后拔罐出少量血,以达通调气血,10 年后追访左下肢一直未有红肿热痛出现。

例 2 复发性丹毒伴淋巴肿

胡××,女,52 岁,皖合肥市群众巷 15 号居民。

现病史:左小腿肿胀 8 年余,时有红肿热痛,伴寒战高热,近几年来半月即发作一次。现肿痛不退,经大量抗生素、中药等治疗无效,未查出微丝蚴。左下肢远端呈非凹陷性水肿,皮肤弥漫性红肿光亮,触痛(++),局部皮肤增厚、质硬,腹股沟淋巴结轻度肿大,压痛(+)。

查体:T 37.2℃,血常规示 WBC 5.2×10^9/L,N 0.68,L 0.32。腘横纹下 5 cm 处周径:左侧比右侧增粗 3.5 cm。踝上 5 cm 处周径:左侧比右侧增粗 2.5 cm。舌淡,苔薄黄,脉浮滑。证属脾胃湿热,流注足胫,发为丹毒。治宜健脾利湿,通调经络,佐以宣散风热。

治疗经过:1985 年 6 月 11 日初诊,三棱针刺血取穴三阴交(左)、阴陵泉(左)、足三里(左),总计出血 50 ml,即刻觉下肢轻松。配以中药内服。7 天后左足胫皮肤红赤消退,肿消大半。后又于同年 7 月 10 日、8 月 13 日刺血,继续依上法治疗,每次出血 50 ml 左右。1986 年 1 月 22 日复查,经 3 次刺血治疗,左下肢无红肿热痛,皮肤变软,弹性恢复,

未再出现畏寒发热症状。

例 3 外伤性淋巴肿

张××,男,20 岁,庐江县泥河镇沙溪乡新丰村人。

现病史:1991 年 10 月份因左足大拇指被砖头砸伤,伤口感染遂引起左腿内侧红肿疼痛,皮肤弥漫性红肿光亮,高热数天体温 39.5～40℃,经治疗后左小腿肿胀未消,并伴有多处皮肤溃疡,一年时间里又反复发作 2 次。现左下肢明显增粗,局部皮肤增厚,肤色红紫,压之无凹陷,左侧腹股沟淋巴结肿大,压痛(+)。T 37.7℃,HR 90 次/分,双下肢周径腘横纹上 5 cm 处左大于右 8 cm,腘横纹下 5 cm 处左大于右 7 cm,踝上 5 cm 处左大于右 6 cm。左内踝后有一 3 cm×2 cm 溃疡,胫骨外侧有一 4 cm×1 cm 溃疡,表面脓性分泌物。左下肢浅静脉充盈扩张,皮下显现。

治疗经过:1992 年 11 月 23 日初诊,三棱针刺血取穴左下肢三阴交、阴陵泉、血海、下巨虚、丘墟、太冲、委中穴附近的浅静脉,血色暗紫,血止拔火罐,总出血量 100 ml 左右。血止后又流出组织液约 20 ml,2 小时后自止。半个月后又依上法刺血 1 次,出血约 80 ml。口服舒筋活血片每次 5 片,3 次/日,螺旋霉素每次 0.2 g,3 次/日。同年 12 月 21 日三诊时,左下肢肿胀疼痛明显好转,皮肤转软而有弹性,肤色接近正常。两处溃疡已无脓性分泌物,溃疡深度变浅,面积缩小。双下肢周径:腘横纹上 5 cm 处,左右相差 4 cm;腘横纹下 5 cm 处左右,相差 3 cm。又在患肢穴位附近静脉上刺血或穴位上点刺取穴仍同初诊,血止拔火罐,尽量每穴都吸拔 5～10 分钟方起罐,出血量约 60 ml。经 3 次刺血后左下肢肿胀渐消退,半个月后溃疡愈合,淋巴管炎再也未发作,腹股沟淋巴无肿大和压痛。3 年后追访,左下肢外观无异常,能正常参加农业劳动。

讨论及体会

在正常人体循环中,当血液从动脉到达

毛细血管时,其中含有一定成分的液体渗入组织间隙,构成组织液,并与细胞进行物质交换。然后一部分重被毛细血管所吸收,进入静脉血流,另一部分渗透入毛细淋巴管,进行淋巴系统的循环。毛细淋巴管其管壁也和毛细血管一样,是由一层内皮细胞所构成。淋巴回流的因素有以下几点:①淋巴管内淋巴的流动和生成,取决于周围毛细血管和组织间隙的变化。②胸腔的负压使全身3/4的淋巴液能经胸导管回流入腔静脉。③淋巴管本身的平滑肌在神经调节作用下收缩蠕动,而毛细淋巴管也有自动节律运动,内皮细胞、淋巴细胞的内分泌、旁分泌作用对其实行微调控。④淋巴管内瓣膜的正常开放。当以上几种淋巴管回流因素发生改变时,即引起淋巴液回流受阻,形成组织液瘀滞,出现淋巴肿。淋巴肿的状况如得不到改善,日久则引起肢体的象皮肿。

淋巴管、淋巴结、微细淋巴管在炎症反应时,能释放出大量的炎症介质,不但淋巴组织受损伤,且邻近的血管组织也受到损伤。在慢性炎症时局部的毛细血管后微静脉可使过量的血浆透入组织间隙形成水肿。当大量的血管和淋巴管的内皮细胞受到各种病理因素的刺激后,又会过度的合成与释放出内皮素这种生物活性物质。体内几乎所有组织细胞都有内皮素受体,许多疾病的发生发展中均有内皮素的参与。研究表明,内皮素是机体的一种内源性致病因子,可使血管和淋巴管产生强烈收缩。内皮素能刺激血管释放炎症介质,内皮素与肿瘤亦有密切关系,它可激活原癌基因使细胞无限繁殖。象皮肿到晚期时局部发生苔藓样改变,棘状突起样增生,这与内皮素有何关系也是值得研究的课题。

临床上观察淋巴肿和象皮肿时,局部中、小级静脉血管充盈度增高,血管压力增高,静脉的血液回流受阻。局部淋巴管数量减少或消失,并伴有淋巴管扩大、扭曲和淋巴液外渗。刺血治疗本病要求出血量多一些,一是减轻血管和淋巴管的压力,使高度曲张的管

壁得以松弛,使静脉和淋巴管的瓣膜得以恢复正常的状态;二是改善了血液循环后,恢复微循环的自动节律运动,使组织细胞的微环境恢复到正常的生理状态;三是随着血液的畅通,使淤积的代谢产物能较快地被清除,使组织的温度、渗透压、酸碱度等在一定范围内变动,使神经—血管—体液调控的生理功能正常进行。特别是改变了血管内皮和淋巴管内皮的微环境,阻止了过度合成与释放内皮素。同时使局部炎症介质稀释、降解、灭活和转运,使局部组织细胞的病理变化能够得到逆转而恢复正常。

由于淋巴循环和血液循环紧密相连,刺出一定量的静脉血可使腔静脉压力降低,使淋巴液回流加快,促使和加强了淋巴滤过作用,使淋巴窦里的巨噬细胞吞噬清除淋巴液中的病菌、异物颗粒、刺激性残余物等,增强了机体的免疫功能,从而控制了炎症。

淋巴液和组织液形成的输运网络,是一切代谢废物在到达静脉血管之前的重要输运通道,但至今未在疾病的发生机制中引起广泛重视。现代医学研究发现,当相邻的两个穴位之间存在 $0.1\,mmHg$ 的压差时,携带有大分子代谢产物的组织液沿着经脉的走向,在肌间隔筋膜上流淌,最后回流进入淋巴系统。这是一条处于血管外的、不可缺少的组织液携带大分子代谢产物的排泄通道。该通道对新陈代谢的生理过程、机体肿胀疼痛的病理过程及病灶的自修复过程特别重要。针刺中的排针、豹纹刺、散刺、点刺、梅花针法都能对其有治疗作用,但最快捷的是局部静脉刺血,它可使血管和组织间形成压力梯度,从而使停留的组织液很快进入到循环系统的管道,在临床治疗时可观察到局部组织逐渐消肿。只要代谢产物不停滞在筋膜中,就不能使人体产生疼痛、肿胀,不能使组织细胞变性。

因此,通过刺出肢体的静脉血,能使患肢消炎、消肿,皮肤组织恢复正常状态,从而达到治愈淋巴肿的目的。通过多年长期的临床

观察,刺血疗法治疗淋巴肿是一种简便易行且行之有效的方法。

(四)腹股沟疝

凡腹内脏器或组织离开原来位置,经先天存在或后天形成的孔道或薄弱区域突出到其他部位,均称为腹疝或疝。腹股沟疝是腹疝中最常见者,尤其多见于男性,分斜疝和直疝两种,临床上斜疝发病率远较直疝为高。

病 因 病 机

在胚胎发育期间,如随着睾丸下移的腹膜鞘状突未闭合,或该部位的腹壁肌肉特别是腹内斜肌与腹横肌发育不健全,导致腹股沟管生理机制缺陷,易形成腹股沟斜疝。多为婴幼儿期患病,患儿身体较瘦弱。随着生长发育,腹壁强度增强,腹股沟疝有可能自愈,但也有许多未经治疗而终身不愈者。

在正常情况下,腹股沟管有两个防御或掩闭机制:一是内环的括约机制,通过腹内斜肌和腹肌的收缩,将横筋膜悬韧带拉向外下方,加强内环的内下方,阻挡腹内脏器向内环方向突出;二是腹横腱膜的闭合机制,休息状态的腹横腱膜弓向上凸起,腹内斜肌和腹横肌收缩时弓缘即被拉紧、变得平直,并向腹股沟韧带靠拢甚至对合,从而增加腹股沟区及腹股沟管后壁的强度。如腹内斜肌和腹横肌发育不良,受到病理和生理的干扰,势必影响腹股沟管的生理机制。机体在后天的成长过程中,可因疾病后身体虚弱或因便秘、咳喘、生产使腹腔内压力增高形成腹股沟疝。亦可因不正确的剧烈运动、腹部寒冷刺激、腹部的外伤等原因引起腹壁肌肉、腱膜损伤和萎缩。因此,身体虚弱、产妇、肥胖和老年人易发生腹股沟疝,并多见于腹股沟直疝。

临 床 表 现

斜疝在早期于腹股沟部出现一椭圆形肿物,一般在站立或咳嗽用力时出现,平卧时消失。该肿物日渐增大并向内下方下移,易滑入阴囊,突出的阴囊内容物柔软呈上小下宽状,久之形成阴囊偏大。斜疝一般多为单侧,肿块突出时有下坠或轻度酸胀感,往往影响劳动和运动。如肿块突入后不能回纳而发生嵌顿,突出的疝块有剧烈疼痛、张力增高,并有压痛。如进一步发生血运障碍时,可出现肠管缺血坏死等急性炎症表现。

直疝多见于中老年体弱者,一般并无明显症状,只是疝块外突时有轻微腹胀,极少发生嵌顿。患者站立时能在耻骨结节的外上方看到一圆形肿物,该肿物并不降入阴囊。

治 疗 方 法

中医对腹股沟疝有其一套完善的治疗方法,几千年来不用开刀手术,而只需用针具针刺体表和内服中药,即能将疝气控制和治愈。王氏刺血疗法在前人的基础上,通过大量的临床实践,对腹股沟疝的治疗取得了一些突破,特总结出来以供针灸界参考。

三棱针刺血治疗,首先刺阴陵泉穴或膝阳关穴附近大隐静脉分支出血,然后刺患侧腹股沟处归来穴和腹结穴处的腹壁浅静脉出血。有许多患者此处静脉比对侧明显增粗和颜色变青,刺破静脉壁能流淌出黑紫或暗紫色血液,并且拔火罐时又能吸出许多静脉血液,这样能直接和较快地改善腹内斜肌和腹横肌的血液循环,促使腹股沟管两个防御或掩闭机制的调整恢复。最后,在腰骶部刺次髎穴和关元俞穴处显露的浅静脉出血。所有的穴位都要选用适宜的火罐,吸拔10～15分钟。如体质虚弱,还可加刺曲泽穴处的肘正中静脉出血,以及刺足三里穴处胫前静脉出血,以调整脾胃气机,使食欲增强,营养摄入增加,促使肌肉、腱膜生长发育。患者经1～3次治疗后腹股沟疝可回纳,以后疝不再出于腹壁,特别是对儿童来说,治疗见效快,使大部分患者免去手术之苦而康复。

验 案 举 例

例1　腹股沟疝

张××,男,13岁,江苏省无锡市堰桥镇学生。

现病史:2002年6月1日初诊,去年8月和同学踢足球后,左侧腹股沟处出现圆形包块,逐渐增大坠入左侧阴囊。现白天行走站立时出现包块，晚间平卧后消失，跑跳时有轻度酸胀感，不能上体育课。饮食正常，二便调达，当地医院诊治后建议手术，因其周围有腹疝患者刺血治愈，遂前来求治。

查体：发育、营养良好，腹部平软，肝脾未及。站立位左侧阴囊明显增大，内有包块，质软，无红肿、压痛，平卧位阴囊内肿块可回纳腹中。左侧腹股沟淋巴（一），左下肢功能活动正常。

治疗经过：三棱针刺血治疗取穴双侧阴陵泉，浅静脉流出暗紫色血液。再刺左侧曲泽穴，然后刺腰阳关和左侧下髎穴，出血约50 ml，每穴均拔火罐。

6月16日二诊，经以上刺血治疗后左侧阴囊内包块出现次数减少，内容物变小，行走时无不适感觉。

治疗经过：刺血治疗已奏效，第二次治疗取穴双侧阴陵泉，血色已转暗红色。左侧归来穴处腹壁上有一条竖直的静脉血管显露，用斜刺法挑破血管壁，出黑紫色血约10 ml，并用中号火罐吸拔出血液5 ml。最后，刺腰阳关穴，出暗红色血10 ml。内服补肾强身片每次2片，3次/日，复合维生素B每次1片，3次/日。

8月28日复查，患儿自述第二次刺血治疗一周后，左侧腹股沟及阴囊未再出现包块，跑跳运动均无影响。两侧阴囊对称，腹部平软，左腹股沟疝彻底治愈。

例2　腹股沟疝（40年）

吴××，男，40岁，皖庐江县泥河镇余桥村人。

现病史：2001年3月2日初诊，幼时体弱多病，患有右侧腹股沟疝，时常右侧阴囊肿大。随年龄增长偏疝有所好转，过度劳累和久站后仅在腹股沟处有圆形包块出现。近2年来上腹部胀痛，伴烧灼感，呕吐酸水和嗳气。畏寒，纳差，大便干燥，胃镜检查诊断为胃溃疡、十二指肠球部溃疡。经中西药物治疗，胃病症状改善甚微。现右侧腹股沟疝在

站立时又滑入阴囊，并有坠胀酸重感，右下肢内侧亦感酸重不适。

查体：形体消瘦，面色萎黄，上腹部平软，肝脾肋下未及，右侧腹股沟处有一包块，屏气用力时坠入右阴囊。站立时右侧阴囊明显增大，有轻微挤压痛，平卧位时可回纳。苔白微黄，舌有紫斑，脉沉细。

治疗经过：三棱针刺血取穴足三里（双）、曲泽（双）、关元和腰阳关穴，出血量总计约60 ml。内服猴头菌片每次4片，3次/日。

3月19日二诊，经以上治疗左腹股沟疝出现次数减小，胃部胀痛明显好转，已无吐酸和嗳气，食欲增加。

治疗经过：三棱针取穴阴陵泉（双）、曲泽（双）、归来（右）和腹结，并刺腰右侧关元俞穴，出血量约80 ml。继服以上药物，又加服逍遥丸每次6粒，3次/日。

2001年4月20日三诊，面色转润，体重增加，上腹部已无不适感，饮食正常。右侧腹股沟疝包块明显减小，已很少坠入阴囊。

治疗经过：仍以二诊时穴位行刺血治疗。

半年后追访，不但胃溃疡症状全消，而且右侧腹股沟疝也痊愈。

（五）直肠脱垂

直肠或乙状结肠下段部分或全层肠壁脱出于肛门外，即称为直肠脱垂，也称为脱肛。如脱出部分仅为直肠黏膜，称部分性脱垂；如为全层肠壁，则称完全性脱垂。尚有近端较活动的乙状结肠或直肠向远端较固定的直肠套叠，而未脱出于肛管外，称为内脱垂或套叠性脱垂。

病因病机

本病多见于小儿、老年及多产妇女。长期腹泻、便秘、排尿困难、慢性咳嗽、重体力劳动等都可引起腹内压增加及排便的控制力与调节功能障碍等。随着我国生活水平的提高，直肠脱垂发病率逐渐减少。

临床表现

直肠脱垂病程发展缓慢，多数患者早期

常有轻微肛门疼痛,排便时不适,排便开始时困难,排便不净或不同程度的肛门失禁。起初脱出物在便后可自行回缩,随着病情发展,脱出物须用手帮助回纳。长期或晚期病例,大小便时均能引起肛门失禁,有少数病例因脱垂肠段不能及时回纳,可发生水肿、感染、绞窄,甚至坏死,患者内裤常沾有黏液或粪渍。内脱垂患者常有便秘、排便不畅、排便未尽感,有时大便带有血黏液。

治 疗 方 法

三棱针刺血治疗直肠脱垂有很好的临床疗效,特别是对小儿患者,多1～2次即能奏效而治愈,对于老人和成人在对症治疗诱因的同时,也能治愈本病。

刺血取穴委中(双)、长强、腰俞、关元俞(双)。对于成人中气不足者可加刺曲泽(双),并灸关元和命门。儿童出血量控制在20～40 ml,成人出血量在50～100 ml,间隔15天刺血治疗1次。且可同时内服补中益气丸,大便燥结配以润肠通便之剂。

验 案 举 例

例1　直肠脱垂(小儿脱肛)

康××,女,5岁,皖长丰县水湖镇李集大队人。

现病史:1972年11月4日初诊,其父诉患儿2岁时夏季腹泻后,每次大便直肠均脱出,需大人帮助托入复位,平时不愿多动和玩耍。面色萎黄,发育中等,肛门周围轻肿,触痛(一)。下蹲位用力屏气直肠脱出约3cm,手托能回纳。

治疗经过:三棱针刺血取穴委中(双)、腰俞和长强,刺局部显现的静脉血管,出血约20 ml,每穴均拔火罐。口服补中益气丸每次6粒,3次/日。

刺血治疗3天后患儿大便时就再无直肠脱垂,精神转佳。

例2　直肠脱垂(直肠脱垂伴痔疮)

丁××,男,62岁,皖合肥市阜阳路26号居民。

现病史:1985年1月3日初诊,有痔疮病史20年多,长期便秘,排便困难,伴有便后少量出血,血色鲜红。近1年来出现排便时直肠脱出,长约2cm,需以手助其回纳,内裤沾有黏液、血渍。

查体:形体憔悴,面色无华,自觉疲倦无力,喜卧懒动,食欲减退,睡眠易醒。舌质淡紫,舌面无苔呈镜面状,脉沉细。中医辨证属气血两亏,气虚运化无力,不能固摄升举,血虚致肠失润下,则成便秘、脱肛。

治疗经过:三棱针刺血取穴委中(双)、腰俞、长强,出血约20 ml。并用灸盒重灸关元30分钟。内服补中益气丸每次10粒,3次/日,槐角丸每次20粒,3次/日。刺血治疗2天后大便干燥好转,排便通畅,便后无出血。后又于1月23日和2月14日刺血治疗2次,取穴除按第一次治疗,又分别加刺次髎(双)和命门。

经3次治疗后未再出现直肠脱垂和便秘症状,其余气血亏虚症状均好转,饮食增加,睡眠深沉,面色转润,体重增加,生活质量明显改善。

(六)痔

痔又名"痔疮",是直肠下端、肛管和肛门边缘的静脉丛曲张形成的团块,团块表面为皮肤或黏膜覆盖,呈紫红色软性不规则状,突向直肠下端、肛管和肛门,突出部分又称痔块或痔核。临床表现为出血、痔块脱出、疼痛和瘙痒,偶尔发生局部坏死和溃疡。这是一种常见的肛肠外科疾病,以20～40岁成人多见,男、女发病率相近。临床上分为内痔、外痔和混合痔3种。在齿状线以上的痔称为内痔,齿状线以下的痔称为外痔,齿状线上下均有而且相连通者为混合痔。

病 因 病 机

痔的形成一般认为与痔静脉丛回流受阻内压增加,静脉壁变薄、扩张等因素有关。常因便秘、妊娠、排尿困难、搬运重物、局部感染、久站久坐和腰骶部感受寒冷潮湿而引发。此外，盆内肿瘤的压迫及门静脉高压也可阻碍直肠上静脉的血液回流，使直肠内静脉丛血液瘀积、静脉扩大、曲张而形成痔核。

当痔静脉丛因以上原因形成血液流动缓慢时，容易形成微小静脉血栓，使微循环中的营养通路关闭，形成局部的肿胀、疼痛和坏死。痔体的病理观察，微小动脉呈弯曲状，微小静脉弯曲扩张、管壁变薄，多数小静脉的内膜、中膜萎缩，扩张的微小静脉内常有血栓形成，并可出现动静脉短路。局部组织表现为静脉瘀血性缺血性改变，伴有急、慢性无菌性炎症反应。

临床表现

内痔在早期无明显不适，大便带鲜血为其常见症状，长期出血易引起缺铁性贫血。痔体增大可在咳嗽、排便、屏气用力时脱出于肛门之外，内痔可为孤立一个，也可数个连在一起。呈暗红色海绵状肿物，瘙痒，易出血。初时便后能自行复位，逐渐增大后必须用手托入还纳。内痔脱出发生血栓或嵌顿时，可引起剧烈疼痛、肿胀，使缺血症状更加明显。

外痔是直肠下静脉丛曲张形成的静脉团块，居齿状线下方，表面覆盖着肛周皮肤，常因静脉内血栓形成而突出于肛门外。又可分为结缔组织性外痔、血栓性外痔、静脉曲张性外痔和炎性外痔。由于劳累或便秘发生血栓时，可引起局部剧烈疼痛，久坐、步行或排便均可使疼痛加重。结缔组织性外痔影响肛周的清洁，伴有感染者可有疼痛。血栓性外痔呈紫色，在肛门皮下肿胀突出，触之甚痛，周围组织水肿。数日后疼痛可减轻，局部肿块变软、被吸收，最后留有皱褶的皮赘。如静脉破裂时局部出血可形成血肿，伴有感染可形成脓肿和肛瘘。混合痔兼有内痔和外痔的临床表现。

治 疗 方 法

因痔的形成和静脉血液的循环有直接的内在联系，而刺血疗法能最快捷地改善直肠上、下静脉丛的血液循环障碍。

王氏刺血疗法治疗痔时，首先让患者站立，暴露出大腿后侧，仔细观察膀胱经在臀横纹内下方处或肾经在大腿内侧的循行处是否有显现的浅静脉血管，如很明显时可直接刺双侧血管，进针深度在 0.8～1cm，有时能流淌出黑紫色血液，血止用大号火罐扣拔 10～20 分钟。在以上部位血管不明显时，就可在双侧委中穴或殷门穴处的静脉上刺出血。另外还要选刺尾骶部的腰俞穴、长强穴、会阴穴处显现的静脉血管。一定要在尾骶部的静脉丛中刺出血来，血止后重拔火罐多吸出血，以促使直肠外静脉丛的血流速度加快，总出血量可控制在 60～100 ml。有门静脉高压的患者要另刺双侧曲泽穴出血。半个月治疗 1 次，在急性肿胀疼痛期，如第一次刺血后效果不显，可于第二天再在尾骶部取穴刺出血，一般都能很快止痛、消肿、消炎。

另外患者平时应注意大便的通畅，保持肛周清洁，注意身体锻炼，不要过度劳累，忌饮酒和食用刺激性食物。

验 案 举 例

例 1 内痔

卢××，男，25 岁，黑龙江省建设兵团二师水利连战士。

现病史：因劳动过度和长期在水中操作，间歇性出现大便带鲜血 1 年余，初起排便时肛周有暗红色小肿块脱出，能自行回复。近 2 个月在行走、用力时痔核脱出肛门，大便后要用手推入肛内。后回家探亲因饮酒过度，引起痔核脱出不能纳回，疼痛难行，且不能平坐已 3 天。患者行走缓慢，无发热、呕吐，肛周可见一小拇指粗的暗紫色海绵状肿块突出，触痛明显，黏膜水肿。

治疗经过：1974 年 9 月 5 日初诊，三棱针刺双侧殷门穴、腰俞穴和长强穴处的静脉出血，出血约 60 ml。嘱回去配以坐浴和热敷，忌辛辣饮食、饮酒。9 月 15 日二诊，刺血治疗后当天即感疼痛明显好转，第二天痔核回纳，能正常行走。遂又按上方刺血治疗。

经 2 次治疗内痔痊愈，10 年后追访患者再无便血和痔核脱出。

例2　混合痔

黄××，男，43 岁，安徽省肥西县汤店学校教师。

现病史：患有痔疮 8 年多，排便干结时有痔体脱出，大便带血，用手可使其回纳。近 1 年来肛周又有赘生物，劳累和久站后疼痛，曾有 2 次痔核感染，肛周肿胀疼痛而不能站立。到省级医院检查，诊为混合痔，予以保守治疗，病情缠绵不愈。平素上腹部胀痛，胃纳减少，形体消瘦，诊为浅表性胃炎。

治疗经过：1978 年 3 月 25 日初诊，三棱针刺血双侧委中、会阴穴及腰俞穴，另外还再加双侧曲泽穴。出血约 80 ml，血色暗紫色。4 月 16 日二诊，刺血治疗后肛周疼痛好转，大便时仅出血一次。上腹部胀痛亦减，食量增加，体质好转。治疗有效仍以上法取穴，出血总量约 80 ml，血色已转暗红色。配以养血归脾丸内服。

仅 2 次刺血治疗 8 年的痼疾痊愈，食量增加，胃痛消失，自觉精神饱满精力充沛。

十五、内科疾病

(一)胆囊炎

胆囊炎根据临床症状可分为急慢性胆囊炎，近年来胆囊炎的发病率有所增高。慢性胆囊炎是针灸刺血科的常见症，用刺血疗法治疗胆囊炎能很快取得镇痛、消炎、利胆的作用。急性胆囊炎反复迁延发作可转为慢性胆囊炎，而慢性胆囊炎亦可出现急性发作。本病女性患病率较高，尤多见于中年和肥胖者。

病 因 病 机

慢性胆囊炎大多为胆石性胆囊炎，少数为慢性非胆石性胆囊炎。急性胆囊炎可由胆石梗阻或寄生虫阻塞出口，使胆汁瘀积和浓缩，浓缩的胆盐刺激囊壁的黏膜上皮，引起炎症反应，而使胆囊黏膜水肿和黏液分泌增多。当囊腔内压增高时，囊壁的血管和淋巴管受压而缺血和水肿。胆囊上皮细胞和缺血后的微小血管内皮细胞都能释放出致炎和致痛因子，从而加重黏膜上皮的损害。由于胆囊壁的缺血、损伤，抵抗力降低，许多患者可继发细菌感染，炎症累及胆总管，造成奥狄括约肌痉挛和水肿，又进一步导致胆汁排出困难。另外疼痛刺激、恐惧、焦虑及精神因素，也可使胆囊排出功能出现障碍，而导致胆汁瘀积，囊壁受到生化物质的刺激引起疼痛。

现代人饮食结构改变，如高脂肪与高蛋白进食增多，再加上忙于工作缺乏运动，或不进早餐，或暴饮暴食，特别是冷热不均和疲劳过度等，都可引起反射性胆囊管和胆管口的痉挛，使胆汁过度浓缩稠厚、排出不畅，而形成结石。胆结石长期刺激及压迫囊壁，部分可发生囊壁溃疡或慢性穿孔。

中医将胆囊的疼痛归属于胁痛范畴，《素问·缪刺论篇》中指出"邪客于足少阳之络，令人胁痛不得息"。中医对于胁痛的病因提出："因暴怒伤触，悲哀气结，饮食过度，风冷外侵，跌仆伤形或痰积流注，或瘀血相搏，皆能为痛。至于湿热郁火，劳役房色而病者，间亦有之。"

临 床 表 现

主要症状为反复发作性上腹部疼痛，腹痛多发生于右上腹或中上腹部，并向右侧肩胛下区放射。少数可发生于胸骨后或左上腹部。疼痛常发生于夜晚，其前可有饱餐、脂餐或受凉、疲劳等诱因。常是持续、膨胀性疼痛，当有胆囊管梗阻时，可有急性间断性胆绞痛发作。可伴有反射性恶心、呕吐等症状，疼痛一般经过 1～6 小时可自行缓解。

急性胆囊炎时可有中度发热和黄疸出现，如发生化脓性炎症时，可出现寒战、高热及烦躁，提示病情严重。发作的间歇期可有右上腹胀闷不适或胃灼热、嗳气、反酸等胃肠道症状，并于进食油腻多脂食物后加重。急性发作时患者多呈急性病容，呼吸表浅而不规则,腹部检查可见右上腹部稍膨胀,右肋下胆囊区有腹肌紧张、压痛、反跳痛,Murphy征阳性。当胆囊膨胀增大时,右上腹部可扪及囊性包块。当腹部压痛及腹肌紧张扩展至腹部其他区域或全腹时,提示胆囊穿孔,或有急性腹膜炎、出血坏死性胰腺炎等并发症存在。

治 疗 方 法

王氏针刺放血疗法治疗胆囊炎,可按以下程序取穴。先在双侧胆囊穴或阳陵泉穴附近查看静脉,如果此两组穴位处的浅静脉血管不显现,可在足三里穴处寻找充盈度增加的浅静脉血管,三棱针可直刺穴位处的静脉血管,进针深度在0.5~1cm。以刺破靠近皮肤下的血管壁为度,许多患者因血管压力的病理性改变,血液可喷射或急涌而出,一般任其自然流淌,如出血太多可加压止血,血色按病程的不同有暗红色、暗紫和黑紫色之区别。然后再刺双侧曲泽穴处的肘正中静脉出血,再刺背部的胆俞和胃俞穴,并可在右侧肩胛区寻找压痛点直接点刺。每穴都要根据不同位置而选取合适的玻璃火罐,用闪火法拔罐5~10分钟吸拔出血。如疼痛没减轻时,可在督脉的至阳穴和筋缩穴点刺拔火罐。

根据病情可配用抗生素防止并发症,口服中药利胆消炎、排石理气。首次刺血治疗好转后,可间隔7~15天再进行下一次治疗。如疼痛未全部控制,可在第二天再进行一次治疗,但一定要掌握出血量。一般患者经1~3次治疗后,胆囊炎病情都能得到控制,许多患者可多年不再复发。如伴有胆石症时,若胆石较大不易排出时可予以手术治疗,但刺血疗法在治疗胆囊炎时,往往也有溶石和排石的作用,使较小的胆结石排出。

临 床 资 料

多年来我们在临床上治愈了许多胆囊炎患者,现将1984~1988年期间治疗的部分患者观察统计如下。

本组病例共75例,其中男性25例,女性50例,男、女之比为1:2。就诊年龄最小16

岁,最大67岁,20岁以下1例,21~30岁14例,31~40岁17例,41~50岁19例,51~60岁16例,60岁以上8例。患胆囊炎病程最短1周,最长20年,在1年以内19例,1~2年23例,2~3年18例,3~5年8例,5~10年6例,10年以上1例。75例患者全部由县级以上医院经B型超声波明确诊断,另有5例腹部X线片检查诊断。其中慢性胆囊炎70例,急性胆囊炎5例。单纯胆囊炎患者24例,伴有胆囊结石46例,肝内胆管结石3例,肝管结石2例,结石患者共计51例,占本组病例68%(我国60%~70%胆囊炎患者合并胆石症)。伴有胰腺炎2例、支气管炎1例、萎缩性胃炎2例、胆汁反流性食管炎2例、肾盂积水1例。

疗 效 观 察

(1)评定标准:①痊愈:刺血治疗后上腹部及胆囊区无疼痛,Murphy征阴性,进油腻及多脂食物后无不适感,经B型超声波复查,胆囊恢复正常,有的结石可排出。②好转:上腹部及胆囊区疼痛基本消退,但在疲劳及饮食不调时可出现疼痛。③无效:经1~3次治疗前后症状无明显改善。

(2)疗效分析:75例胆囊炎患者,痊愈46例,其中22例刺血1次,18例刺血2次,4例刺血3次,2例刺血4次治愈,治愈率为61.3%。好转22例,治疗次数在1~4次,好转率29.3%,总有效率为90.6%。本组病例经1~3次治疗无效7例,无效率9.4%。

许多单纯胆囊炎患者治愈后可于数十年不复发,一些同时伴有胆石症患者也可长期不再疼痛。但有部分患者在劳累、受寒和饮食不节后可再出现胆囊的疼痛。对于结石较大的患者建议早日取出结石,以免对胆囊造成压迫和刺激。

验 案 举 例

例1 慢性胆囊炎(伴胆石症)

周××,女,39岁,皖合肥市新泚商店职工。

现病史：1986 年 9 月 20 日初诊，今年 3 月初因感受风寒后出现右上腹部阵发性疼痛，多于夜间和进食油腻食物后发作，持续 1～2 小时后自行缓解。4 天前出现腹部绞痛，呕吐后缓解。时有口苦和嗳气，无腹胀，大便干燥，自己以为胃痛，对症服药后疗效不显。

查体：形体消瘦，营养中等，巩膜无黄染，T 36.8℃，BP 104/70 mmHg，腹部平软，未触及包块，肝、脾肋下未及，Murphy 征（＋）。WBC 7.4×10⁹/L，N 0.70，L 0.22。9 月 17 日 B 超示胆囊 55 mm×33 mm，壁厚 4 mm，毛糙，胆囊内可见数枚增强光团，光团最大 21 mm×22 mm，伴声影，无胆汁透影。诊为慢性胆囊炎、多发性胆石症。胃镜示胆汁反流性胃炎。舌质红，苔薄微黄，脉弦细。

分析：证属风寒外侵，胆失疏泄，发为胁痛。治宜疏泄肝胆，通调气血。

治疗：三棱针刺血，取穴胆囊（双）、曲泽（双）、胆俞和肝俞（双）。右侧胆囊穴血色黑紫，并呈喷射状涌出，四组穴位总出血量约 60 ml。

10 月 8 日二诊，刺血治疗后上腹部仅疼痛 1 次，疼痛程度缓解，舌质淡红，苔薄白，脉和缓。B 超示胆囊 51 mm×25 mm，壁厚 4 mm，胆总管内径 6 mm，胆囊底部见 7 mm×6 mm 光团，声影明显，数十枚。

治疗：继续按以上方法治疗，口服利胆片每次 4 片，3 次/日。

1987 年元月 19 日复诊，3 个多月间右上腹部已无疼痛发作，饮食增加。B 超复查胆囊 70 mm×22 mm，壁厚 3 mm，囊壁光整，胆囊回声好，胆囊内无光团声影（从仰卧、侧卧位均未探及结石）。提示胆囊、胆总管内未见结石。

例 2　胆囊炎

李××，女，35 岁，皖合肥市百货公司职工。

现病史：1987 年 3 月 7 日初诊，因产后心情不畅，渐出现右上腹部反复疼痛，常于多食及劳累后出现，疼痛可放射及右背部。近月余因感冒咳嗽，上腹部疼痛加剧，曾呕吐数次。平日纳差，胸闷，胃部灼热，心烦不安，大便燥结，2～3 日一行。在某医院诊为慢性胆囊炎，经药物治疗病情无减。

查体：T 37.8℃，BP 110/70 mmHg，右上腹腹肌紧张，胆囊区压痛（＋），肝、脾肋下未及。胸部 X 线片：两肺纹理增加。B 超示：胆囊 70 mm×34 mm，囊壁厚 4 mm，毛糙不清，胆囊、胆总管内未探及增强光团。脉弦紧，舌质红，苔腻微黄，证属湿热中阻，胆失疏泄。治宜清热利胆，舒肝解郁。

治疗：三棱针刺血取双侧阴陵泉穴，双侧曲泽穴，点刺双侧胆俞、肝俞穴。每穴均拔火罐，出血量约 50 ml。口服消炎利胆片每次 4 片，3 次/日。

4 月 3 日二诊，自觉右上腹部疼痛减轻，右背部已无痛感，夜间咳嗽亦减，食量增加，二便调达。

治疗：继续用以上方法治疗，内服利胆片每次 3 片，3 次/日。

后又于 4 月 20 日刺血治疗一次。1988 年 3 月追访时，高兴地告知诸症均愈，劳累及进食油腻性食物后均未再出现上腹部疼痛，精神愉快。

讨论及体会

本组病例中经刺血治愈者，部分患者经 B 型超声波复查，治疗前胆囊壁毛糙、增厚，经治疗后囊壁光滑，厚度恢复正常。有 3 例患者结石排出，部分患者治疗前后结石无改变，但疼痛症状消失，符合胆结石在未引起胆管梗阻或继发感染时可不引起疼痛症状的结论。

王氏刺血疗法选取曲泽穴处的肘正中静脉出血、拔罐治疗胆囊炎，虽然前人未提及曲泽穴能治疗胁痛，但我们在临床上用此穴放血能治疗五脏六腑之疾患，并能通调三焦。通过调整气血的运行，以达疏泄肝胆之气机、阳陵泉和胆囊两穴能治疗胁痛、胀满，能改善胆囊的充血、水肿现象，针刺此两穴位后胆总管出现明显的规律性收缩，蠕动明显增强，对胆汁排出及胆汁分泌具有明显的调整作用，对于这些作用已有不少研究针刺机制的学者报道。胆囊炎及胆石症患者往往在肝俞、胆俞穴上有压痛点，通过针刺拔罐刺激穴位处皮肤、血管和神经，能选择性地影响自主神经节段对内脏的调控作用。

国内湖北省宜昌医专曾做过刺血疗法抑制胆囊结石的动物实验病理研究，实验表明刺血疗法能调节和促进肝脏代谢，维持肝脏正常胆汁分泌。胆结石的发生与肝脏受损、代谢紊乱有直接关系，是通过改变胆汁成分，尤其是改变胆汁酸的组成而发生。刺血疗法有保护胆囊黏膜上皮，减少炎症时黏液的合成与分泌作用。

随着弥散神经内分泌系统的深入研究，已知人的胃肠神经细胞总数可达 8 亿～10 亿。这样庞大的神经细胞对胃肠、胆囊的运动，水和电解质平衡，以及和血管活动的调节起着重要的作用。在胆囊壁、胆管和胰腺内也有成神经节的肠神经丛分布。近代对脑肠肽的研究发现，一些肽类物质既存在于中枢神经中，又存在于胃肠神经细胞中，它们既是胃肠激素，又是神经信息的传递物质，它们在生成、释放和作用等方面都具有一些共同点。这其中有 P 物质、促胰激素和胆囊收缩素。

胆囊收缩素有收缩胆囊和促使胰酶分泌的作用，除有神经递质的作用外，还起神经调质作用，可调整神经末梢释放递质，或改变靶细胞对神经递质的反应，胆囊收缩素并受其他激素和神经递质的影响。其周围神经末梢、血管内皮细胞、红细胞都能内分泌、旁分泌产生出多种细胞因子，如 5-羟色胺、白细胞介素、慢反应物质等，以影响胆囊收缩素产生。其生成过多和缺乏时将引起胆管运动障碍、胆囊的不协调收缩而致患者餐后疼痛。而存在于消化道和血小板中的 5-羟色胺微量的释放即可引起腹泻、胀气和呕吐。当胆囊局部的内环境平衡失控时，它的免疫和防御功能减弱，局部组织的血管运动，血液流速、凝血功能都将直接受到影响，而出现血液循环障碍。进一步又影响到胆汁的分泌和排泄、胆汁的成分和黏稠度，以及胆囊黏膜上皮的分泌功能。所以胆囊炎和胆石症的产生，也是因神经-血管-体液的局部调控作用失衡所致。所以现在对胃肠、胆囊疾病的认识，不但要从自主神经系统的功能紊乱一方面来考虑，而且局部弥散神经内分泌系统的紊乱更有参考价值。

(二)慢性支气管炎

慢性支气管炎是由于感染或非感染因素引起气管、支气管黏膜炎性变化，黏液分泌增多，故在临床上出现咳嗽、咳痰或气喘等症状。早期症状轻微，随着病情的反复发作，晚期炎症加重，症状长年存在。病情进展又可并发阻塞性肺气肿、肺源性心脏病。而支气管哮喘长期反复发作者和感染者可并发慢性支气管炎和肺气肿。

慢性支气管炎多见于中老年人，但也有儿童和青年人患病，50 岁以上的患病率高达 15% 或更多，常常呈慢性病程迁延不愈，导致肺功能损害，是一种严重影响劳动力和健康的疾病。

病 因 病 机

本病流行与吸烟、地区和环境卫生等有密切关系，外界有害物质如微生物、致敏原、粉尘等，以及有害气体均可直接侵入呼吸系统造成损害。全身其他器官的病原体也可以通过淋巴、血液循环播散到肺部。大气污染、吸烟、寒冷的刺激都是引起慢性支气管炎的发病诱因，而呼吸道感染是慢性支气管炎发病和加剧的另一个重要因素，部分细菌、病毒、支原体与慢性支气管炎发病有直接关系。近代研究细菌致敏是引起慢性支气管炎速发型和迟发型变态反应的一个原因，尤其是喘息型慢性支气管炎患者，有过敏史的较多，痰内组胺和嗜酸性粒细胞有增高倾向，并发现重症慢性支气管炎患者肺组织内 IgG 含量增加,提示与Ⅲ型变态反应有一定关系。

笔者认为慢性支气管炎的发病与肺部的双重血液循环障碍存在因果关系。肺和支气管的营养血管来自胸主动脉、肋间动脉、锁骨下动脉和乳内动脉。入肺后与支气管伴行,至呼吸性细支气管后,形成毛细血管网,营养各级支气管。每个肺小叶接受一条以上微小动脉的供血,当一条支气管动脉发生阻塞时,可由另一分支供给营养。肺部的营养毛细血管(支气管循环血管系统)与肺部的功能毛细血管(肺循环血管系统)很有规律地共同分布于肺泡壁周围,各自行使着营养细胞与气体交换的功能。另外,支气管动脉与肺动脉有交通支,支气管静脉与肺静脉有交通支,而肺动脉与肺静脉又有直接通路连接。在正常情况下这些通路是不开放的,但在一些病理状态下开放时,可直接影响血液的含氧量,形成低氧血症,引发呼吸困难。肺内也有密布的淋巴管分布,浅丛淋巴管分布于肺、胸膜内,深丛分布于支气管的管壁内及肺动脉、肺静脉周围。毛细淋巴管和毛细血管一样分布在肺泡壁周围,所以淋巴组织对肺泡的影响也不能忽视。

毛细血管和毛细淋巴管的管壁都是内皮细胞组成,内皮细胞可释放内皮素,内皮素可使呼吸道平滑肌强烈收缩,增加呼吸道阻力。内皮素还可由血管平滑肌、肺和支气管上皮等合成和产生。正常时内皮素主要有三种消除途径:①和血管平滑肌上的受体结合,在局部被降解;②被肺组织摄取破坏;③经肾脏随尿排出体外。当肺部营养循环系统的微循环障碍形成后,促使血管内皮细胞释放大量内皮素,而肺组织又不能及时摄取和清除,内皮素在微环境中含量暂时增多,既能使支气管收缩,又能使血管平滑肌强烈收缩。当微循环障碍解除后,局部超量的内皮素很快被血液稀释、转运和清除,而恢复微环境正常的动态平衡。

肺不仅是呼吸器官,而且是一个重要的内分泌和代谢器官。肺是体内5-羟色胺灭

活的主要场所,在肺内被毛细血管内皮细胞摄取后即被降解、灭活。血流通过肺循环时30%的去甲肾上腺素可被毛细血管的内皮细胞摄取而被分解。肺血管内皮细胞有血管紧张素转换酶可将血管紧张素转换,因此肺循环的正常运行对血压调节有一定的作用。

缓激肽是一组作用很强的血管活性多肽,它可引起体循环血管扩张,肺动脉扩张而肺静脉收缩,对支气管平滑肌也有很强的收缩作用,血管内皮细胞有灭活缓激肽的作用。而缓激肽舒血管作用要通过内皮细胞分泌的一氧化氮(NO)才能发挥作用。

肺毛细血管内含有前列腺素脱氢酶,它可有选择性地降解和灭活部分前列腺素,而合成前列腺环素(PGI_2)进入血循环调节全身血管张力,抑制血小板聚集。

组织学研究认为肺泡上皮细胞、血管内皮细胞与血管平滑肌细胞都能分泌心房利钠多肽,此物质具有排钠、利尿、扩张血管、降低血压的作用。

由此看来肺的微小血管和淋巴管的微循环,是保证对肺功能的正常运行的先决条件,而肺功能必须要依靠血管、淋巴内的内皮细胞发生作用。内皮细胞在肺内还具有很多重要的功能,如调节血管通透性,物质代谢、合成与分泌作用,以及与凝血机制、免疫调节的相关作用等。

肺组织在炎症反应的过程中有许多炎性介质参与。血管内皮损伤后激活凝血系统,并通过一系列酶促反应相继激活纤溶、激肽和补体系统,产生大量血浆源性炎症介质。组织细胞也因致炎因子刺激或损伤而释放细胞源性炎症介质,一种细胞可以生成多种介质,多种细胞又可产生同一炎性介质。当炎症反应过于强烈或免疫功能低下时,造成广泛的组织器官损伤,而在损伤后的修复过程中血管内皮细胞的分裂、毛细血管的再通,是保证肺组织修复的不可缺少的条件。

微生物的侵入、寒冷的刺激和过度的疲劳均可引起血液循环障碍,特别是微循环障

碍,所以慢性支气管炎多在冬季和受凉后发作,在温暖的环境中缓解。过度的免疫反应直接损伤微血管,使微血管的微调作用丧失。支气管壁在肺部支气管循环发生障碍时,可发生充血、水肿和纤维增生,支气管黏膜发生溃疡、肉芽组织增生,严重者支气管平滑肌和弹性纤维遭到破坏致发生机化,引起管腔狭窄。在缺血缺氧时,肺泡上皮细胞肿胀增生,毛细血管基底膜增厚,内皮细胞损伤,微小血栓形成,管腔纤维化以致营养通路关闭。当肺泡进一步缺血缺氧时,肺泡壁纤维组织广泛性增生,以致引起肺泡弥散功能的严重损害。而肺循环可因肺泡周围毛细血管受损后,血流灌注量减少,造成通气与血流比例失调而引起低氧血症。肺泡组织在肺的双重血液循环都出现微循环障碍时,出现呼吸困难,发生不可逆性损害。对于慢性支气管炎的发病因素如能从呼吸系统血液循环障碍形成后,所引发的一系列病理、生化、内分泌等变化来分析,将有助于慢性支气管炎的深入研究。

临 床 表 现

部分患者在起病前有急性支气管炎、流感或肺炎等急性呼吸道感染史,部分患者多于感受寒冷、突遇强烈的精神刺激或吸入污染空气而突然发病。出现咳嗽、咯痰,以晨起为著,痰呈白色黏液泡沫状。症状可缓解一段时间,常在寒冷季节发病。有部分患者在酷热的夏季复发,痰多黏稠不易咳出。慢性支气管炎患者因免疫力减退,往往易出现呼吸道急性感染。在发生急性呼吸道感染时,症状可迅速加剧,痰量增多,黏稠度增加或为黄色脓痰,偶有痰中带血,咳嗽加剧,每于晨起或夜间咳出大量脓痰。慢性支气管炎在反复发作后,由于局部生物活性物质的堆集和排放,使支气管黏膜的神经感受器反应性增高,出现过敏现象而发生喘息。随着病情发展,部分患者终年咳嗽、咳痰,并有季节性加重。喘息型支气管炎患者在症状加剧或继发感染时,常有哮喘发作,气急而不能平卧。当

并发肺气肿后,随着肺气肿程度增加,则呼吸困难逐渐增剧。

本病早期无明显体征,咳嗽剧烈时可使患者头痛烦躁,病程日久后可影响睡眠、食欲、身体虚弱,运动时患者自觉气短、汗多、呼吸急促、易疲倦乏力。如幼时患病,可影响身体的发育和营养状况,常常长得瘦小体弱。慢性支气管炎有时在肺部可听到湿性或干性啰音。喘息型支气管炎在咳嗽或深吸气时可听到哮鸣音,急性发作时能直接听到哮鸣音。病程日久长期发作的病例可有肺气肿的体征,严重时在走路、说话时都感气急。阻塞性肺疾病患者胸廓前后径增加,外观呈桶状,肋间隙饱满,肋骨走行上移变平。

阻塞性肺疾病患者因支气管和肺组织的病理变化有差异,临床上可见不同表现。支气管炎患者除见有呼吸困难外,还可出现发绀、颈静脉怒张、下肢水肿、两肺底闻及啰音。X线片可示肺部充血、肺纹理增粗。而慢性阻塞性肺疾病患者呼吸困难明显,常张口抬肩呼吸,不能行走,但无发绀发生。X线胸片示两肺透明度增高,膈肌位置下移,膈穹窿变为扁平。

慢性支气管病程发展的程度因人而异,有部分年轻患者因体质好转可自愈,而有部分患者可很快进入经常发作、几乎无间歇期的严重程度,痰多、咳喘伴随终身,并很快跨入慢性阻塞性肺疾病患者的行列,丧失劳动能力和生活乐趣。

治 疗 方 法

王氏刺血疗法治疗慢性支气管炎有很好的疗效,三棱针取穴方法和过程:首先在双侧丰隆或条口穴处显现的胫前静脉直刺出血,进针深度0.5～1cm,可流出较多的黑紫色血液,血止拔罐10～15分钟。然后在双侧上肢尺泽穴或鱼际穴处观察,哪一处的穴位有明显的静脉血管显露就刺哪一穴。或者是第一个疗程刺尺泽穴处的头静脉出血,而下一个疗程就刺鱼际处浅静脉出血,都可用快速直刺法进针,血止也拔罐10～15分钟,此两处

出血也较多。第三步再刺双侧太阳穴处的颞浅静脉出血，三棱针向上斜刺，刺破血管让血液向下流淌，血止用小口玻璃瓶拔罐，可再吸出5～10ml血液。如病程日久，已出现了呼吸困难、喘息症状，可在膻中穴寻找血管斜挑、刺出血拔罐，如两侧中府穴处静脉血管怒张，也可取此处刺出血拔罐。此外还可刺背部平喘穴、肺俞穴、脾俞穴，以达平喘、化痰、宣肺、止咳的作用。哮喘严重者还可点刺肾俞穴处的静脉血管出血，以补肾纳气，达到平喘的目的。

急性期可间隔1周刺血治疗1次，而慢性期间隔15～20天刺血治疗1次。并可给以止咳、化痰、平喘、消炎的中成药物配合治疗。

临 床 资 料

多年来我们运用刺血疗法治愈了许多慢性支气管炎的患者，现将部分病例治疗概况总结介绍如下：本组病例共114例，男性患者65例，女性患者49例，男女之比约为1.33：1。年龄段统计，最小患者为3岁，最大患者为71岁，10岁以下12例，11～20岁21例，21～30岁10例，31～40岁16例，41～50岁22例，51～60岁15例，60岁以上18例。发病年龄最小在6个月，最大在66岁始发。病程最短为1个月，病程最长为40年。其中1年以内病程有7例，1～5年病程有25例，5～10年病程有22例，10～15年病程有20例，15～20年病程有15例，20年以上病程有25例。幼时即发病者有35例，占本组患者30.7%。大部分患者都有咳嗽、多痰症状，只有2例久咳少痰。伴有肺气肿患者有10例，患者有呼吸困难、动则气促、丧失劳动能力。有16例患者由支气管哮喘渐发展为慢性支气管炎。

疗 效 观 察

(1)疗效标准：具体分以下4种。

痊愈：慢性支气管炎的症状完全消失，季节变化无影响，无咳嗽、多痰、气喘，活动无气急。

明显好转：平时无咳嗽、气喘，但劳累及受凉后仍有轻咳，运动时有轻微气急。

好转：在感受风寒时仍出现咳喘、痰多，但发作次数减少，病情减轻。

无效：刺血治疗2次后，症状无明显改善。

(2)疗效分析：本组共114例患者，临床治愈75例，痊愈率65.8%。其中刺血1次治愈11例，2次治愈20例，3次治愈31例，4次治愈8例，5次治愈4例，6次治愈1例。明显好转11例，明显好转率9.6%；好转19例，好转率16.6%。总有效率为92%。本组治疗无效9例，无效率为8%。临床观察病程短的患者，以及儿童和青年人易治愈，病程在1年以内的7例患者经1～3次治疗，全部治愈。年龄在30岁以下的43例患者中，痊愈35例，明显好转2例，好转5例，无效仅1例。年龄在30～50岁的38例患者中，痊愈22例，明显好转6例，好转8例，无效为2例。本组病例年龄在51岁以上的33例患者中，痊愈16例，明显好转5例，好转7例，无效5例。病程在20～30年之久的25例患者中彻底治愈有13例，其中有一咳喘20多年的51岁女性患者，只刺血1次即痊愈，其余因病程长刺血治疗次数在3～6次痊愈。

验 案 举 例

例1　喘息型慢性支气管炎

赵××，男，44岁，皖舒城县千人桥镇居民。

现病史：2000年8月13日初诊，去年3月初出现低热、咳嗽、多痰，自认为是感冒未予重视。月余后咳嗽加剧，并出现哮喘、呼吸不畅、咳吐大量白色黏稠痰。多于夜间加重，气急而不能平卧，治疗无显效，近半月咳喘加剧，食欲减退。有吸烟史23年，已戒烟1年。

查体：形体憔悴，T 37.4℃，HR106次/分，呼吸急促，两肺闻及干性啰音。X线胸片示两肺中野纹理增粗。

治疗：三棱针刺血，取穴双侧条口、尺泽、

太阳、肺俞,出血量约 100ml,并予以拔火罐。治疗完毕患者即觉呼吸通畅,咳痰减少。

8月18日二诊,咳嗽减轻,咳吐少量白稀痰,已无哮喘发作,睡眠及饮食均好转。继续用以上穴位刺血治疗。

10天后咳嗽消失,身体康复,咳喘再未复发。2002年冬季感冒一次,仅轻微咳嗽,很快即愈。

例2 慢性支气管炎

方××,男,20岁,皖寿县瓦铺公社铁湖大队社员。

现病史:自4岁出现咳喘后每逢受凉、劳累、闻及油烟味,即能频繁发作。咳嗽、气喘、痰多,严重时呼吸困难,张口抬肩,不能平卧,不能进食。晨起咳喘较剧,咳吐大量泡沫状白痰。平时四肢无力,长期不能参加体力劳动。16年来多方治疗都只能好转一段时间又复发。患者形体消瘦,发育不良,HR 96次/分,两肺闻及哮鸣音。X线胸片示双肺纹理增多,透明度增高。

治疗经过:1971年8月15日初诊,三棱针刺血,取穴双侧丰隆、曲泽、太阳,刺穴位附近显露的血管出血,出血量约80 ml,血色黑紫,流速缓慢。后又于半个月后刺血治疗,取穴同第一次。第二次刺血后咳喘、呼吸困难均愈,已能参加体力劳动。为巩固疗效,又于10月27日第三次刺血治疗,复诊时患者精神饱满,面色红润,HR 86次/分,两肺(一)。三棱针刺血取穴双侧尺泽、足三里、太阳,出血约60 ml,血色已转暗红。

20年后追访慢性支气管炎未再发作,正常参与农业劳动。

例3 慢性支气管炎

武××,女,53岁,在合肥炮兵学院宿舍居住。

现病史:每于受凉、出汗后出现剧烈持续性咳嗽,已20多年,痰少质稀,咽干瘙痒,动则汗出。常常咳得面红气急,不能入睡,无哮喘发作,饮食尚可,二便调达。于多方检查和治疗均无法控制。

查体:患者营养良好,T 37℃,心肺(一),血常规正常。X线胸片示双下肺纹理增加,心影正常,膈肌光滑。舌质淡红,苔薄微腻,脉滑数。

治疗经过:1987年6月22日初诊,三棱针穴取穴尺泽(双)、条口(双)、太阳(双),出血约50 ml。2天后患者告知,咳嗽明显减轻,夜间已无剧咳。又于7月6日第二次刺血治疗,三棱针取穴条口(双)、太阳(双)、膻中、双肺俞,出血约40 ml。4天后复诊时,咳嗽已止,但仍易出汗,饮食正常。配以中药固本敛汗、润肺止咳,经以上治疗20余年难以根治的咳嗽控制。后于次年冬季到北方探亲时又复咳嗽,来刺血一次后痊愈,多年来再未出现剧咳。

讨论及体会

为什么在人体一定部位的表浅静脉刺血,就能有明显的止咳、平喘、祛痰和消炎的作用呢?这是笔者多年来思考的一个问题。

我们知道呼吸系统与全身代谢、内分泌系统,以及免疫的关系十分密切,它不仅有呼吸功能,而且具备了完整的物理、生物和免疫的防御机制,可以保障身体的健康。特别是现代神经生物学、现代神经内分泌学研究显示,呼吸系统自身对许多生化物质的合成、释放、降解、灭活和再吸收有极其重要的作用。但这些生理机制一刻也离不开体液循环,特别是微循环的正常运行是保证呼吸、免疫、代谢、内分泌等功能的基本条件。一旦微循环出现障碍时,这些功能必将受到不同程度的影响。

循环系统参与感染后炎症反应的全部过程,血管的变化决定炎症反应的程度。而许多物理、化学,以及精神刺激和情绪变化都可直接或间接引起血液循环障碍,形成呼吸系统的缺血缺氧状态。炎症或缺氧时血小板能释放出 5-羟色胺,其浓度极微量的增高时,可引起支气管痉挛和呼吸困难。除了血小板外,巨噬细胞、中性粒细胞、嗜酸性粒细胞、嗜碱性粒细胞，以及血管内皮细胞都能产生血小板激活因子，其也具有强烈的支气管收缩作用，并能增加血管的通透性，可直接引起血管内皮细胞收缩，使血浆外漏形成组织肿胀。免疫反应时呼吸系统中分布的肥大细胞释放组胺，组胺可引起肺部的超敏反应和支气管的痉挛。而炎症介质肽酯白三烯对支气管平滑肌也具有强烈的收缩作用，当炎症或缺氧时，呼吸系统对前列腺素的清除功能失衡，前列腺素类物质也是使人发生剧烈咳嗽的刺激物。另外还有感觉神经末梢释放的 P 物质，也可引起局部皮肤发红，是一种作用极强的致水肿因子，能刺激呼吸道使黏液分泌增多，能使邻近的肥大细胞释放组胺，而组胺和激肽等炎症介质又可刺激感觉神经末梢释放 P 物质。

参与炎症反应、超敏反应的物质，有些是在血浆和体液中被激活产生，有些是在细胞内形成、释放入血液起作用。因此，血管反应是炎症的中心环节，设法调控血管运动的舒缩、血液的流速和流量，以及微循环中体液内的生物活性物质的组分和含量，就能控制呼吸系统在炎症反应的不同阶段的各种症状。

刺血疗法通过对机体的疼痛刺激、失血反应、火罐的负压，以及随着血液的流出使血液中生化物直接排出体外等作用，促使机体进行重组调整，以达到神经-血管-体液对呼吸系统的调控作用，使肺泡、毛细血管、末梢神经所处的微环境达到生理性的正常的动态平衡，以使呼吸系统的各种病理改变逆转恢复。

(三)病毒性心肌炎

由病毒感染引起的心脏损害称为病毒性心肌炎。近年来病毒性心肌炎的发病率显著增多，临床上以心脏扩大、心律失常和心功能不全为主要症状。老幼皆可感染发病，但以年轻人较易发病，临床所见男性多于女性。多数患者经治疗后康复而无后遗症，但亦有反复发作或呈慢性过程者，可逐渐发展成为扩张型心肌病，严重者亦可造成对生命的威胁。

病 因 病 机

许多病毒都可引起心肌炎，其中以引起肠道和上呼吸道感染的病毒最为多见，如脊髓灰质炎病毒、麻疹、腮腺炎、肝炎、巨细胞病毒等都可引发心肌炎，临床上绝大多数病毒性心肌炎由柯萨奇病毒和埃可病毒引起。

病毒性心肌炎早期由病毒直接损害心肌细胞，产生溶细胞物质使细胞溶解。后则以自身免疫反应为主，有些患者的心肌中可发现抗原抗体复合物，通过 T 细胞介导的免疫反应引起心肌细胞的损伤。

病毒、细菌、支原体等都可引起炎症反应，不仅能产生毒素或在细胞内繁殖导致组织损伤，而且也可通过其抗原性诱发免疫反应导致炎症进一步扩大。炎症的基本病理变化包括局部组织损伤、血管反应和组织增生。而血管反应在炎症的过程中主要有血流动力学改变、血管通透性增高及白细胞渗出等变化，血管反应是炎症的中心环节，所以病毒性心肌炎的病理过程中不能忽视血管的作用。且由于病毒的毒素强度不同，受累心肌的部位不同，以及机体的体质因素、免疫状态、营养状态、血管系统功能、药物治疗等因素的多重影响下，宿主的炎症反应过程也会发生各种变化。

病毒性心肌炎按其临床表现，可归属为祖国医学胸痛、胸痹、惊悸、怔忡等范畴，本病的病位在心，但和脾、肾、肺又有密切的关系。中医认为本病是外邪侵袭、过度劳倦、正气不足等多种原因而引发。

初患多以热毒壅盛、热传心包等实证为主，久病以虚证或虚中夹实为多，可见瘀血内阻、心血不足、心阴受损、水气凌心等病症，治疗时要辨证论治。

临 床 表 现

柯萨奇病毒可引起急性暴发性心肌炎，以小儿多见，表现有发热、胸痛、气急、发绀、心脏扩大、心律失常、心力衰竭和休克，多预后不良。成年患者多数在发病前有发热、全身酸痛、咽痛、腹泻等症状,但也有部分患者在病毒感染后全身症状较轻,而出现心肌炎症状则较严重。患者继之出现心悸、胸痛、气促、胸闷等症状,伴有头晕、恶心、乏力、间或有低热。此时多是心肌损害和心律失常,心脏扩大和心力衰竭则较为少见。一部分患者可在流感样症状消退一段时间后起病,少数患者在起病的时候因症状不太明显,未能明确诊断和治疗,而发展为扩张型心肌病。

体征常有心动过速或过缓、心包摩擦音、心界扩大、心律失常(多发性早期收缩,房室传导阻滞等),并可伴有轻重不等的心功能不全。心电图检查除有心律失常外,常有ST－T段的异常改变,提示心肌受损。

治 疗 方 法

三棱针刺血治疗以双侧曲泽穴为主穴,并可在太阳穴、丰隆穴、阴陵泉穴、尺泽穴、大椎穴、心俞穴、肺俞穴、脾俞穴、肾俞穴中,根据辨证来选取腧穴配合治疗。曲泽穴处的肘正中静脉多为青蓝色充盈呈现,刺破血管静脉血多喷涌而出,血色黑紫或暗紫,有时仅双侧曲泽穴处出血量就有100 ml,可视患者体质控制出血量。许多患者在曲泽穴出血后即感胸闷、气促明显好转,经1～3次治疗后病情痊愈。可间隔10～15天治疗1次,病情严重者配以药物治疗。

验 案 举 例

例1 病毒性心肌炎

赵××,男,17岁,皖颍上县六十铺乡站沟村人。

现病史:2002年8月5日初诊,今年4月初出现发热(T 39℃左右)、头痛、浑身酸痛、咳嗽等症状,经治疗热退后即感头晕、心悸、胸前区疼痛,活动则气促胸闷,四肢无力,饮食减退,睡眠尚可,二便正常。

查体:T 37.5℃,BP 110/60 mmHg,HR 58次/分,心尖区第一心音低钝,未闻及病理性杂音,两肺(一)。腹部平软,肝脾肋下未

及,心电图示HR 56次/分,窦性心动过缓。X线透视两肺纹理略有增多,心影无扩大。肝功能为正常范围,腹部B超无异常发现。血常规WBC 10.6×10⁹/L,N 0.55,L 0.35,M 0.10,RBC 4.72×10¹²/L,Hb 126 g/L,舌质红,苔厚腻微黄,脉迟弦。

治疗:中号三棱针刺血取穴曲泽(双),出黑紫色血70 ml,又刺足三里(双)和点刺大椎穴,出血约30 ml,每穴均拔火罐。治疗结束后患者自述心中舒畅,头昏消退。

配以复方丹参片每次1片,3次/日,复合维生素B每次2片,3次/日,维C银翘片每次2片,3次/日。

治疗1周后胸闷、心悸、气急病状均消退,饮食增加,精神好转,心率增至78次/分。

例2 病毒性心肌炎

谢××,男,16岁,皖太和县新集乡谢家庄人。

现病史:1987年1月17日初诊,1985年冬季出现发热及全身关节酸痛,因学习紧张未能休息,继之出现低热不退,头晕耳鸣,心动过速、胸骨后疼痛,无力行走,失眠多梦,大便燥结,小便色黄、咳嗽、无盗汗。长期住院治疗病情无好转。

查体:神清,精神萎靡,T 37.6℃,HR 120次/分,心音亢进,心尖区闻及Ⅱ级收缩期吹风样杂音,偶有期前收缩4次/分,BP 110/70 mmHg,心电图示窦性心动过速,HR 126次/分,T波减低,ST-T段异常改变。ESR 26 mm/h,舌质红,苔白腻,脉数而紧。

治疗:三棱针刺血取穴足三里(双)、曲泽穴处的静脉血管,点刺大椎穴,进针深度约0.5 cm。总计出黑紫色血液100 ml。配以中药祛湿解表、宁心安神之剂3帖内服。

2天后复诊,自述心慌减退,睡眠好转,T 37.2℃,HR 100次/分,律齐,期前收缩消失。脉紧数,舌红,白腻苔已退,大便仍干燥。再配以活血化瘀、宽中理气治之,3剂内服。

1月23日复诊,已能行走1公里距离而

无心慌气促,疲倦乏力、全身酸重尽消,T 37℃,HR 88 次/分,律齐,未闻及病理性杂音,舌尖红,苔薄白,脉和缓。

为巩固疗效又刺双侧曲泽穴和丰隆穴处静脉出血,总计出血量约 60 ml。

患者回家后身体逐渐康复,平时跑跳、剧烈运动均无不适感,学习成绩优秀。

讨论及体会

用三棱针刺血疗法治疗心肌病见效极快,我们在基层工作的时候,参加内科的一些急诊抢救,用刺血疗法对小儿急性暴发性心肌炎施治,往往使一些已出现发绀、心衰的患儿转危为安。许多久治不愈、反复发作、心脏扩大,留有后遗症状者,都能经刺血而治愈。

近年来研究心脏不仅是一个血液循环的动力器官,亦是人体内一个重要的内分泌器官,它可以产生和分泌多种激素和活性物质。心肌细胞产生和分泌的循环激素和局部激素,包括有心钠素、脑钠素、内源性洋地黄素、抗心律失常肽、肾素血管紧张素、心肌生长因子等。如心钠素不但有强大的利尿利钠效应,还具有舒张血管、降低血压、改善心律失常和调节心功能的作用,并可对抗去甲肾上腺素、血管紧张素、5-羟色胺和组胺引起的缩血管效应。在心房肌,其含量远超过垂体、甲状腺、肾上腺和胰岛等内分泌腺所含相应激素的含量。

以往认为中枢神经细胞、心肌细胞均可经定向干细胞转化、补充。但其先决条件为局部血液供应充足,微环境达标才能实现。

大量的实验研究资料表明,刺血能增加心输出量、冠脉血流量以及缺血区边缘的侧支循环量,从而改善心肌供血,增强心肌收缩力,并可缩小梗死范围。刺血疗法在改善了心脏因炎症反应引起的血液循环障碍,使微血管中瘀滞缓慢的血液流速加快。当毛细血管开放和重建后,心肌细胞在局部的微调控作用即可恢复,这比任何外源性的用药都来得直接和精确,所以心脏能在短期内通过神经-血管-体液的调控作用而恢复正常的生理功能。

刺血疗法是一种需要深入研究和探讨的治疗心脏病的方法。

按:临床上使用同样的方法,也能治疗风湿性心脏病、冠心病,以及一些慢性心功能不全的患者。不少较严重的病例经刺血治疗后,病情能明显好转,体征可消失,患者可恢复工作和劳动的能力。

(四)消化性溃疡

消化性溃疡主要指发生于胃和十二指肠的慢性溃疡,是一种常见病。本病多发生于男性,可见于任何年龄,但以青壮年发病者居多。

病 因 病 机

消化性溃疡是一种多病因疾病,临床上观察溃疡症状的发作常有一定的诱因,如寒冷刺激、精神紧张、饮食不调、吸烟酗酒,以及进食刺激性食物、某些药品和饮料等,秋冬季节消化性溃疡病就诊率明显增高。

在正常情况下,酸性胃液的消化侵蚀作用和胃黏膜的防护作用处于平衡状态,如有各种原因破坏了这一动态平衡,则可发生消化性溃疡。消化性溃疡是在胃酸和胃蛋白酶的过度分泌时形成的自我侵蚀过程,而胃酸和胃蛋白酶的分泌又直接受到自主神经的控制,以及胃肠道中弥散性神经内分泌细胞所分泌的多种激素的调控,如 G 细胞能释放胃泌素促使胃酸分泌过多,而 D 细胞分泌的生长抑素则对胆囊收缩素、血管活性肠肽等的分泌有抑制作用。

消化道的微血管和淋巴组织的特殊结构也参与和保护胃肠黏膜的自我保护免疫机制反应,一旦出现微循环障碍,胃黏膜的抗酸能力以及上皮的更新与修复将直接受影响,而基膜和固有层的自我保护和修复功能也将减退。

临 床 表 现

消化性溃疡的主要症状为慢性周期性的上腹痛。疼痛一般较轻患者多能忍受,多呈钝痛、灼痛或饥饿样痛。常因精神刺激、过度疲劳、饮食不慎、药物影响等因素使疼痛加重。十二指肠溃疡的疼痛多在半夜或饥饿时发生,胃溃疡疼痛常在餐后1小时左右发生。前者的疼痛规律为疼痛→进食→缓解,后者为进食→疼痛→缓解。

其他伴发症状有反酸、嗳气、上腹部胀闷紧缩感,以及恶心、呕吐、黑便、食欲不振。有的病情发展后可出现大量出血、溃疡穿孔、暂时性幽门梗阻以及癌变。

腹部检查时,单纯的溃疡病主要为上腹部压痛,胃溃疡的压痛点多在剑突下或偏左处,十二指肠溃疡的压痛多在脐上方偏右处,压痛点多比较局限。胃溃疡时患者舌部往往少苔或花剥苔,脉多浮滑。

治 疗 方 法

祖国医学将本病归属在"胃脘痛""胃气痛"和"胃痛""呕逆"的范畴,将其大致分为脾胃虚寒型、肝郁气滞型、火郁伤阴型和气滞血瘀型。三棱针刺血治疗时,对于这些辨证分型,下肢都以足三里至下巨虚处为主穴,观察此处足阳明胃经上的静脉变化,如静脉不显现,可再选阳陵泉穴、阴陵泉穴处的静脉出血,上肢以曲泽穴为主穴,消化性溃疡病时,此处静脉必定显现。然后可点刺胃俞穴、脾俞穴、小肠俞穴,尽量刺在穴位处的静脉上,使之出血再拔罐,出血量控制在 100～150 ml,可间隔 15～20 天刺血治疗 1 次。

临 床 资 料

长期以来,我们用刺血疗法治愈了大量的消化性溃疡的患者,现将部分有记录的病例整理如下。

此组患者共52例,男性35例,女性17例,男女之比为2∶1。年龄统计最小20岁,最大61岁。20～30岁以内9例,31～40岁以内19例,41～50岁以内13例,51～60岁以内7例,60岁以上4例。

病程最短6个月,最长20年。1年以内11例,1～5年以内19例,5～10年以内10例,10～15年以内10例,15年以上2例。其

中单纯胃溃疡患者24例,单纯十二指肠溃疡患者15例,胃溃疡合并十二指肠溃疡患者13例。

疗 效 观 察

(1)评定标准:具体分以下3种。

治愈:经刺血治疗后上腹部疼痛消失,无反酸、嗳气、腹胀达1年以上者。

好转:经刺血治疗后上腹部疼痛消失,但受凉或饮食不调时可出现腹胀、胃痛、偶有泛酸。

无效:经1～2次刺血治疗后,症状无改善,自动停止治疗。

(2)疗效分析:本组 52 例消化性溃疡患者,治愈 42 例,治愈率 80.7%;好转 8 例,好转率 15.4%;无效 2 例,无效率 3.9%。其中刺血 1 次治愈 2 例,2 次治愈 4 例,3～4 次治愈 21 例,5～6 次治愈 15 例。

验 案 举 例

例1 胃溃疡

费×,女,24岁,皖合肥元件五厂工人。

现病史:1972年8月15日初诊,上腹部烧灼样疼痛1年余,进食后即加重,终日感到胃胀、上腹部僵硬,时有反酸、呃逆,并伴有头痛鼻塞,遇冷后加重。近来每餐只能进食稀饭,全身乏力。

查体:患者轻度贫血貌,形体消瘦,腹部平软,肝脾未及,剑突下偏左侧压痛(+),经胃肠钡餐造影诊为胃溃疡。

治疗经过:第一次刺血取穴足三里(双)、曲泽(双)、胃俞(双),出黑紫色静脉血约80 ml。9月2日第二次刺血取穴上巨虚(双)、曲泽(双)、脾俞(双),针刺加火罐出暗紫色静脉血80 ml。9月20日三诊时,面色转润,饭量增加,已能进食干饭,餐后疼痛缓解,上腹部剑突下仍有压痛。刺血取穴足三里(双)、曲泽(双)、中脘点刺拔罐,共计出暗红色血60 ml。

10月4日四诊,胃痛、胃胀、反酸均已治愈,体重增加3 kg,食欲增加,头痛和鼻塞减

退。因患者有慢性萎缩性鼻炎遂要求继续刺血治疗。

1982年2月追访,患者诉10年来身体健康,刺血治疗后未服任何胃药,在进食刺激性食物后亦无胃痛、反酸和腹胀。另:严重的萎缩性鼻炎也经4次刺血而治愈。

例2 十二指肠球部溃疡

王××,男,47岁,皖淮南矿务局地质队职工。

现病史:1971年4月2日初诊,因长期野外工作,进食时间不规律,出现上腹部疼痛已15年,多于空腹饥饿时疼痛加重,常呕吐酸水、嗳气,腰背酸重。大便干结、有时黑便,有6次胃出血病史,平时只能进食稀软食物。全身疲倦无力。诊断为十二指肠球部溃疡,多次建议手术治疗。

查体:患者面色萎黄,形体憔悴,皮肤干燥,心肺(一),腹部平软,肝肋下1cm,质软,触痛(一),脐上压痛(+),舌质淡,舌面斑驳少苔,脉浮无力。

治疗经过:第1次刺血治疗取穴足三里(双)、曲泽(双)、胃俞(双)、命门。出黑紫色血60ml,刺血拔罐后自述浑身轻松感。后又间隔15~20天刺血治疗,前后共刺血4次。6月22日复诊时,上腹部疼痛消失,饭量增加,无呕吐反酸,自觉行走有力,腹部脐周无压痛点。

1984年10月追访,十二指肠球部溃疡经刺血治愈后,至今无消化道出血,上腹部无疼痛、闷胀不适感,饮食正常,腰部无酸重,身体健康。

(五)膈肌痉挛

膈肌痉挛,亦称呃逆、呃气,俗称"打嗝顿",是膈肌短暂迅速的不自主运动。可为一时性的,也有数天后自愈的,也有长期不能消失的,在临床上能见到数月、数年不能停止者,笔者治疗最长的1例有20年的发作史。

病因病机

膈肌是由一层圆顶状的肌肉和腱膜组成,上下分隔胸腔和腹腔,膈肌分别由胸骨、肋骨、腰椎处肌肉组织汇集于中心部构成膈肌腱膜。膈肌神经支配是来自颈部的膈神经,膈肌的血供来自胃底部动脉、肋间动脉及胸廓内动脉。膈肌是由平滑肌组成,肌细胞周围有毛细血管和毛细淋巴管,分布的神经有胆碱能神经和肾上腺素能神经,它们都是无髓神经纤维,在膈肌处释放神经递质。膈肌在正常时要保证一定的张力,以免吞咽时食管肌肉收缩和呼吸时膈肌的升降彼此发生牵制,使贲门部始终呈现闭合状态,保证胃内容物不能反流入食管。

当食管下端受到刺激及胃扩张时,肺及胸膜、纵隔及胸腔内发生病变时,可以刺激膈神经或迷走神经而反射性地引起膈肌痉挛。本证常见于胃肠神经官能症,多见于正常人受精神刺激后,进食过程中受风或进食太快而引起。

中医认为呃逆多因心情抑郁、思虑不遂、冷热不调而致,这些因素都可使神经-血管-体液的调控作用失衡,使局部释放的神经递质发生改变,从而出现不正常的膈肌运动。

临床表现

膈肌痉挛时患者呃气连续,声短而频,间隔数秒或数分钟即要"抽搐"一下,上腹部有快速抽紧感,头部随之做点头运动,发作不能遏制时,患者感觉疲倦无力,头痛。呃逆时不影响进食活动,无呕吐和胃内容物上逆,睡眠时呃逆能停止。如长期不能治愈,患者出现烦躁、消瘦、食欲不振等症状。此外,膈肌痉挛还可见于多种疾病,如中枢神经和消化系统疾病,心、肺、肝、肾衰竭时,有部分患者可出现顽固性的呃逆症状,预示病情严重。

治疗方法

病程短的患者可只刺双侧曲泽穴,以及巨阙穴点刺。而病程长的患者除了以上穴位,还要用三棱针刺双侧足三里穴、膈俞穴,出血量在60~100ml,每穴均要拔火罐,一般经 1～3 次刺血治疗可愈。

验 案 举 例

例 1 膈肌痉挛

赵××,男,53 岁,皖肥西县王集乡老庙村农民。

现病史:1996 年 7 月 13 日初诊,1994 年 3 月中旬因进食后感受风寒,出现呃气频发,几乎每分钟呃气一次,经治疗无法控制,腹部每天频繁抽搐,严重影响劳动,自觉头晕无力,饮食减退,心烦失眠。呃逆时无呕吐,入睡后能停止,思想紧张时可不发作。

查体:形体消瘦,BP 90/60 mmHg,HR 70 次/分,心肺(一),NS(一),脉濡缓无力,舌质淡紫,苔薄白。

治疗:三棱针刺血取穴双侧足三里、曲泽、膈俞,点刺巨厥。每穴均重拔火罐,出血约 80 ml,血色呈黑紫色。内服道遥丸每次 8 粒,3 次/日。

刺血第三天后膈肌痉挛未再出现,饮食睡眠明显好转,自觉全身轻松。后又于 7 月 21 日巩固刺血治疗 1 次,后痊愈。

例 2 术后膈肌痉挛

张××,男,54 岁,安徽工学院职工。

现病史:1988 年 5 月 24 日初诊,患者因胆管癌住院手术,手术顺利,术后出现胸闷腹胀,呃逆嗝气已 8 天,现全身黄疸,不能进食,小便色黄,大便干燥多日未解。3 年前曾呃逆不止月余,经刺血 2 次治愈,特请求会诊。

查体:神清,憔悴,巩膜皮肤黄染,T 38℃,BP 112/70 mmHg,HR 92 次/分,心音亢进。呃逆频作,声短头动。腹部胀气,叩之呈鼓音。脉浮数,舌质红,苔干燥无津微黄,口唇干裂。证属热邪内蕴,阻遏气机,发为黄疸、呃逆。

治疗:三棱针刺血取穴阳陵泉(双)、曲泽,另点刺背部双侧肝、胆俞穴,出血总计 50 ml,每穴均拔火罐。配以清热利胆,降逆止呕中药 3 剂内服。

经以上治疗患者当夜呃逆停止,次日晨起大便畅通。2 日后复诊,身目黄染减退,自觉胸中畅通,已能正常进食,进食后偶有呃逆嗝气,脉浮无力,舌苔生津,胃气开始复萌,尚有生机。继续点刺双侧足三里、中脘,刺后拔火罐,出血约 20 ml,改服疏肝健脾中药方剂。此后患者身体恢复,次年 1 月份复查时已能自己行走,饮食正常,无呃逆和嗝气。

(六)顽固性呕吐

呕吐是由胃肠道功能紊乱或器质性病变而引起,胃肠道器质性病变经对症治疗后,呕吐即能控制。胃肠道功能紊乱引起的呕吐亦要查找出原因,给以适当的治疗使呕吐停止。呕吐可见于现代医学的多种疾病,如神经性呕吐、胃炎、幽门痉挛或梗阻、胆囊炎等。

中医认为引起呕吐的原因有:外邪侵袭使胃失和降,风、寒、暑、湿之邪均可引起呕吐;饮食不节,脾胃受损,引发呕吐;情志不畅,肝气犯胃,忧思伤脾,肝脾不和,发为呕吐;脾胃虚弱中阳不振,痰湿中阻,引起呕吐。

临 床 症 状

呕吐可由于腹肌的剧烈收缩,呕吐物呈喷射状吐出,有的呕声高扬,吐出物多,伴有酸腐味,有的恶心和呕吐不剧烈,胃内容物可一口一口地吐出,呕吐量不大。剧烈呕吐的患者有时可吐出呈咖啡色的胃内容物及鲜血和黄绿色胆汁。许多长期顽固的慢性呕吐患者,进食后不久发生呕吐,晨起吐出隔夜的食物,或只吐出痰涎黏液,呕吐后仍能继续再进食。

恶心及呕吐虽属消化系统和腹部疾患的常见症状,但亦可发生于其他多种非消化道疾患,如各种急性传染病、发热、颅内压增高、内耳和迷路疾患、代谢中毒、药物中毒及精神因素和神经症状等许多原因。因此对发生呕吐的患者,鉴别诊断非常重要。

治 疗 方 法

对于剧烈的、突然发生的呕吐,要尽快找出病因对症治疗,常能很快停止呕吐。对于长期、慢性、顽固性呕吐患者,应用三棱针刺血治疗往往能取得很好的疗效。刺血的主要穴位是在双侧足三里、曲泽处的静脉血管上刺出瘀血,让瘀血自然流淌,出血停止后拔火罐10分钟。再点刺中脘穴和胃俞穴,三棱针直刺0.5 cm,拔中号玻璃火罐10分钟。如肝气犯胃,可取阳陵泉穴处静脉刺出血,脾胃虚弱,可取阴陵泉穴处的浅静脉刺出血,点刺章门穴和脾俞穴。

出血量视患者体质而定,可控制在20～60 ml,间隔6～10天刺血1次。

验案举例

例1　顽固性呕吐

吴××,男,72岁,皖肥西县上派供销社职工。

现病史:2001年8月28日初诊,有高血压史6年,BP(140～170)/(90～110)mmHg,1995年患多发性脑梗死,治疗后能行走。今年2月10日又感左侧上下肢活动受限,肢体出现颤抖,神志清楚,无昏迷、呕吐。8月初因精神刺激后出现食后呕吐,甚则饮水也全部吐出。经2次住院治疗无效自动出院。

查体:精神萎靡,轻度贫血貌,皮肤黄染,无力站立和端坐。左侧鼻唇沟变浅,颈软,HR 80次/分,心音低钝,两肺(一),腹部平软,肝脾肋下未及,肠鸣音亢进,吞咽功能正常,大便已多日未解。胃镜检查示①食管炎;②食管裂孔疝;③慢性浅表性胃炎。肝胆B超示胆汁浑浊。舌质淡暗,苔薄微黄,脉弦细。

治疗:患者年事已高,且不能进食又呕吐20多天,家人已为其准备后事。但观其形、闻其声尚有胃气存在,还有希望救治,予以舒肝、和胃、降逆治之。

患者卧位治疗,三棱针先刺双侧阳陵泉穴处静脉,出黑紫色血10 ml,然后点刺中脘穴和日月穴,拔中号玻璃火罐10分钟,再点刺背部胃俞穴和胆俞穴,也拔中号玻璃火罐10分钟。口服排石饮液,一次1支,3次/日,

嘱家人用水和之,慢慢喂服。并熬米汤亦慢慢喂之,若吐出再喂。刺血和服药后呕吐渐止,第3天后能正常进食稀饭,再无呕吐,身体渐恢复,但不能行走。又于10月14日来刺血双侧委中、尺泽、太阳穴,出血量总计约60 ml。

1年后追访,其子告知患者饮食正常,并能扶拐行走。

(七)幽门不完全性梗阻

幽门不完全性梗阻比较少见,用三棱针刺血治疗往往能取得极佳的疗效。

十二指肠溃疡引起的瘢痕狭窄,幽门附近肿瘤的压迫刺激,胃和十二指肠病变引起的幽门痉挛、婴幼儿的肥厚性幽门狭窄等都能形成幽门不完全性梗阻。

近年研究认为肽能神经的结构改变和功能不全可能是主要病因,胃肠弥漫性内分泌激素的过度分泌和发病有直接关系,如测患者胃液中前列腺素浓度明显升高。

临床表现

患者多呈慢性病变,主要症状为上腹膨胀或反复呕吐,食欲往往减退,有时由于胃部的蠕动亢进,可引起断续的痉挛性疼痛。梗阻时轻时重,严重时可呈喷射状呕吐,呕吐物内不含胆汁,多为胃内潴留时间较长的食物;婴幼儿则吐奶。患者渐出现营养不良,体重减轻,衰弱无力,皮肤松弛无脂肪。患者上腹较膨满,有的能看见胃蠕动波,胃内因有潴留物,按压时常能感觉到振水音。有的可在右侧上腹部触及幽门肿块,特别是婴幼儿。

治疗方法

三棱针刺血取穴双侧足三里、曲泽穴处静脉出血,点刺中脘穴。刺出血后拔火罐,小儿出血量在20 ml左右,成人在60～100 ml。一般治疗1～3次即可痊愈,间隔15天治疗1次。

验案举例

例 1　儿童幽门不全性梗阻

王××,男,5 岁,皖长丰县前进公社李圩大队。

现病史:1975 年 3 月 20 日初诊,出生后吃奶正常,从 3 个月时每天吃奶后,即开始呕吐。每日呕吐次数不等,时轻时重。呕吐为胃内宿食,经长期药物治疗无效。现渐长大,但食后呕吐好转不明显。数家医院均建议手术治疗。

查体:轻度贫血面容,营养不良状,发育中等,皮肤粗糙,智力尚正常。腹部平软无包块,肝脾未及,右侧上腹部触及幽门处硬包块。X 线胃肠造影示幽门不完全性梗阻。

治疗:三棱针取穴刺血足三里(双)、曲泽(双),出黑紫色血约 30 ml,血止后均拔火罐。刺血后呕吐渐止,1 周后痊愈。8 年后患儿 13 岁时追访,发育良好,一直无呕吐和腹胀,学习成绩优秀。

例 2　幽门不完全性梗阻

汪×,男,21 岁,皖蚌埠市和平新村居民。

现病史:1977 年 10 月 5 日初诊,今年 6 月下旬因进食过多,午睡时又久吹电风扇受凉,醒后即出现胃胀、呕吐,但无腹痛、腹泻。至此每于进餐后 1 小时左右就呕吐,呕吐物为胃内食物,酸腐味,平时上腹膨胀感。渐食欲减退,四肢乏力,懒言懒动。大便干燥,2 日一行。喝水后亦觉停留在胃中,胃中有水液晃动感。

查体:体形消瘦,精神不振,T37℃,BP 116/72 mmHg,心肺(一),上腹部膨隆,无具体压痛点,肝脾肋下未及。血、尿常规,肝功能均在正常范围。X 线钡餐检查:幽门管腔狭窄,胃蠕动增强,排空延迟。

治疗:选中号三棱针刺血治疗,取穴双侧足三里、曲泽、胃俞附近的浅静脉血管刺出血,出黑紫色静脉血约 80 ml,每穴均拔火罐。

口服保和丸每次 6 g,2 次/日,多酶片每次 2 片,3 次/日。

10 月 26 日二诊,经以上治疗餐后呕吐次数减少,上腹部胀满减退,精神好转。继续以第一次治疗取穴为准,选取静脉刺出血,但不要重复用老针眼。出血总量约 80 ml,血色已转暗紫色。嘱患者禁食冷饮,注意不要受凉,不要暴食。

经两次刺血治疗后呕吐渐止,胃部的正常功能活动完全恢复。1 年后随访,患者身体康复,体重增加,饮食正常。

按:用三棱针刺血疗法也能治疗部分十二指肠淤积症。

(八) 神经性厌食症

神经性厌食症是一种以厌食为主要表现症状的心因性疾病。患者大多数为青春期女性,对于进食和肥胖形成病态心理,可能在发病前有精神创伤、节食减肥或抑郁史,开始拒食往往出于企图节食以保持体形美观的动机。强烈的暗示干扰了中枢神经的正常活动,影响了自主神经的功能活动,进而引起胃肠道功能障碍。

久之不愿进食主食,只吃水果、糖果等杂食,进食干饭、馒头、肉类等食品后即呕吐,或认为吃进的食物能引起发胖亦呕吐。

患者长期少食或不进主食,可出现严重的体重减轻和闭经,甚至可丧失生育能力,而致恶病质的程度。常有注意力不集中、健忘、神经过敏、头晕无力等表现,并伴有低血压、心动过缓、体温降低、胡萝卜素血症,以及饥饿感丧失等表现。

患者进食后不久即发生呕吐,无明显恶心,呕吐量不大,呕吐后又能进食,或者见到某些不愿进食的食品如干饭、面条等主食,即引起呕吐。

验案举例

例 1　神经性厌食症

夏××,女,16 岁,皖合肥市第四中学

学生。

现病史:1988年7月20日初诊,其母诉自感形体肥胖,从初中起节制饮食,不吃干饭、肉类食品,渐出现餐后呕吐,吐出物为刚进食之物,继后每日只进食瓜子和水果已达2年之久。长期不能进食营养食物,体重明显减轻,闭经已1年,出现头晕无力、神经过敏症状,学习成绩不良。

查体:神清,皮肤干枯,T 36.5℃,BP 100/70 mmHg,HR 70次/分,心音低钝,两肺(-),NS(-)。腹部B超、肝功能未见异常,Hb 102 g/L。

治疗经过:患者家人强迫其治疗,三棱针刺血取穴足三里(双)、曲泽、太阳处静脉血管,出血30 ml。口服补中益气丸每次6粒,3次/日。治疗后已能进食稀饭而不呕吐。10天后第二次刺血治疗,取穴方案同于第一次治疗,出血约40 ml。刺血治疗后又给以心理疏导。刺血第二天即能进食干饭,再无呕吐出现,1个月后月经复来,渐恢复健康。

(九)慢性腹泻

长期的慢性腹泻在临床上时有所见,是消化系统疾病中的一种常见症状,系指排便次数增多、粪便稀薄,含水量或脂肪增多,并带有不消化物。慢性腹泻可导致顽固性消化不良或吸收不良综合征。腹泻分为急性与慢性两种,病程超过2个月者即称慢性腹泻。

病因病机

慢性腹泻的发病机制相当复杂,其基本的病理生理因素包括:小肠黏膜吸收功能低下、肠黏膜的炎性反应、肠壁的长期充血和缺血、肠系膜血管栓塞、胃肠道弥散性内分泌细胞的局部调控失衡、肠黏膜分泌过度、胆汁的排泄功能紊乱、胰腺的各种消化酶分泌不足,以及一些其他的不明病因,使胃肠道的分泌、消化、吸收和运动等功能出现障碍,以致分泌量增加、消化不完全、吸收量减少等,最终导致粪便稀薄,渗液过多、排便次数增加而形成腹泻。

临床表现

患者长期腹泻、腹胀和腹痛,腹痛时即要排便,大便稀薄泻下,粪便不成形,夹杂不消化食物,多为脂肪便,有的气味恶臭,无脓血和黏液。大便次数明显增多,少则一日3～4次,多则10余次。长期的慢性腹泻患者因营养不良,可出现体重减少、脱水、电解质紊乱,以及多种维生素缺乏的临床表现,如皮肤干枯、口腔炎、舌炎、毛囊角化、角膜干燥、贫血和手足抽搐。许多患者经多方治疗病情总不能治愈,严重影响日常生活和工作学习。

治疗方法

因刺血疗法有改善血液循环障碍的作用,有促使炎症恢复的作用,有提高机体的免疫功能的作用和调整神经细胞功能恢复的作用,所以刺血疗法治疗慢性腹泻往往能取得较好的疗效。治疗取穴以足三里、曲泽为主穴,另外根据临床辨证,脾胃虚弱者可取阴陵泉穴,肝脾不调时可分别观察胆经和肝经在下肢的循行部位,可在阳陵泉或膝关穴处浅静脉刺出血。肾阳不足者可取委阳或阴谷穴处浅静脉出血。

另外,可点刺腹部的关元穴、天枢穴、中脘穴,出血拔罐后,还可配以温和灸,最好是用灸盒灸30分钟,使腹部皮肤充血温热,患者也可每日用热水袋温敷腹部。背腧穴治疗腹泻也很重要,可从肾俞穴到小肠俞穴这一段膀胱经循行部位观察静脉血管变化,用三棱针直刺出血。因患者多久病体虚,往往又气滞血瘀,所以刺血治疗时要掌握好出血量,可选一组主穴处瘀血较明显的血管针刺,再视出血量考虑下一步治疗方案,总之出血量要因人因病进行调整。刺血治疗后可配以中药升提、疏利,用甘缓、酸敛、健脾、温肾、固涩之剂,辨证选用,尽量少用药物,有条件者再配以毫针治疗,间隔2天针1次。刺血可视病情10～15天治疗1次。

验案举例

例1 慢性腹泻

王×,女,30岁,皖庐江县泥河乡山南村农民。

现病史:2001年11月18日初诊,于2000年5月份连续插秧20多天,其间遇雨将衣服淋透未及时更换,遂出现腹泻,每日3～4次,腹胀、腹痛,进餐后特别是含脂肪高的食物即要排便,大便稀薄,夹有不消化食物,无脓血及黏液,腹中整日鸣响,全身疲倦无力,经多方治疗无效。

查体:患者面色无华,消瘦,腹部平软,无包块,肝脾肋下未及,肠鸣音亢进。血、尿常规正常范围,胃镜诊为慢性胃炎、十二指肠球部溃疡。腹部B超未见异常改变。舌质淡,苔白腻,脉濡细。

分析:中医辨证为寒湿内停,肠胃气机受阻,则腹痛肠鸣、泄泻清稀。治宜温中散寒、调理脾胃。

治疗经过:三棱针刺血取穴双侧足三里、曲泽处静脉出血,点刺中脘穴和关元穴,出血拔火罐,总出血量约60ml。内服藿香正气胶囊每次2粒,3次/日,健脾丸每次2粒,3次/日。嘱用热水袋装50℃左右热水敷上下腹部。

第1次刺血治疗3天后腹泻控制,每日排便1～2次,大便已成形,腹胀、腹痛均有好转,仍时有腹中鸣响,白腻苔已转薄白苔。

12月3日又刺血治疗1次,取穴同于第1次治疗。治疗1周后长期腹痛、腹泻治愈,饮食恢复正常。

例2 慢性腹泻(乙型肝炎)

常××,男,59岁,皖怀远县常家坟新街人。

现病史:1997年4月25日被搀扶来诊,自1992年底出现间歇性腹痛腹泻,大便呈泡沫样黏稀便,其间有不消化食物,无黏液和脓血。经治疗症状未减反逐渐加重,1996年10月后腹泻一天达10余次,胃纳不香,行走无力。于1997年3月诊为乙型肝炎和糖尿病。

查体:患者皮肤黧黑、消瘦枯槁,动则气急,T 37.2℃,BP 106/70 mmHg,HR 96次/分,心肺(-),腹部皮肤松弛,肝肋下2cm,质软,触痛(+),脾肋下触及。下腹部压痛(+),右侧触及质软包块。肝功能正常范围,五项指标示"大三阳",尿糖(++++),大便培养未检出痢疾杆菌,未见阿米巴。舌质红,苔黄腻,脉细数。

治疗经过:因体质太虚弱,首次治疗只取双侧足三里穴,出黑紫色静脉血20ml,然后在中脘、天枢、关元穴处用中号火罐吸拔15分钟去罐。中药配以疏肝理气、固涩止泻之剂5剂,水煎服2次/日。5月15日复诊,腹泻已减,一日2～3次,腹胀腹痛缓解,大便已成形,食欲渐增。第2次治疗:三棱针刺血取穴双侧足三里、曲泽、大肠俞,出黑紫色血约40ml。继服中药5剂。半个月后,5月30日三诊时,体质明显好转,体重增加,行走有力,饮食正常。腹部平软,肝肋下1cm,触痛(-),右下腹包块消失。舌质淡红,苔薄白,脉浮,尿糖(+),唯感咽部干燥,多饮。仍以三棱针刺血取穴双侧上巨虚、曲泽、关元俞,出血约60ml。配以护肝片每次4片,3次/日,维生素C每次200mg,3次/日,多酶片每次2片,3次/日。

经3次刺血治疗后,长期慢性腹泻已得到控制,乙肝症状转愈,身体逐渐康复。

按:临床上有时可见慢性肝炎和肝硬化患者,发生顽固性吸收不良性腹泻。一方面为肝功能减退的表现,另一方面可能是肠黏膜的瘀血和水肿,引起慢性腹泻。而刺血疗法取同一组穴出血既能治疗肝病、胃病,又能治疗肠道疾患。

(十)慢性细菌性痢疾

本病的流行季节主要为夏秋季,为痢疾杆菌引起的大肠广泛性炎症,患者受感染后,经数小时或7天之内即可呈急性发病,如初次发病后未经彻底治愈,亦可发展为慢性细菌性痢疾。中医称之为"休息痢",长期不愈,可使元气虚脱。

临床表现

在基层农村中常有慢性菌痢患者存在,临床可有轻度长期的腹痛和腹泻,有里急后重症状,每日大便次数增加,症状时好时重,且与饮食、劳累、天气变化有关系。严重时可出现低热,少数患者可并发急性关节炎,以负重的膝关节为最多见,病程日久可因此继发营养不良和肝损害。

治疗方法

三棱针刺血取穴双侧足三里、曲泽处的浅静脉血管出血,血止后用小口玻璃瓶拔火罐,还可点刺关元、天枢和小肠俞穴处的静脉血管出血、拔罐。出血量控制在 60~100 ml,治疗经 1~3 次而治愈,另可根据中医辨证配以清热解毒、调补脾胃、收敛止泻之中药调理内服。简单易行的单方,用马齿苋加大蒜头水煎内服有一定疗效。

验案举例

例 1 慢性细菌性痢疾

孙××,男,22 岁,皖定远县蒋集乡高庄村农民。

现病史:2001 年 8 月 14 日初诊,1998 年夏季出现腹泻、大便稀薄,夹有黏液和脓血,每日 4~5 次,伴腹痛和里急后重,经治疗病情好转但未治愈。每于进食肉类、劳累以及炎热季节易发作,近又有低热、头痛、腹痛,大便一日 2~3 次,夹杂黏液。在省级医院诊为慢性菌痢,治疗好转后又复发。

查体:形体消瘦、面色黧黑、皮肤干枯。T 38℃,HR 96 次/分,BP 110/70 mmHg,左下腹压痛(+),无腹肌紧张,肝肋下 1 cm,质软,触痛(-),双膝关节轻度肿胀,髌骨前下方压痛(+),活动范围正常,无弹响、摩擦音。舌质红,苔黄厚腻,脉浮数。

治疗:三棱针刺血取穴双侧足三里、梁丘、曲泽、小肠俞处静脉出血,流出静脉血约

80 ml。配以中药清热祛湿,健脾和胃之剂 5 剂,水煎内服。

9 月 4 日二诊,T 37.2℃,HR 84 次/分,现双膝疼痛明显好转,大便次数减少,腹痛缓解,大便仍夹有白色黏液状物。黄腻苔已退。

治疗:三棱针刺取穴双侧上巨虚、曲泽、大肠俞处静脉出血,点刺关元穴出血拔罐。总计出血量约 100 ml。

3 个月后于 12 月 12 日三诊,经 2 次刺血治疗后膝关节疼痛已痊愈,期间无腹泻、腹痛,大便一天 1 次,无脓血、黏液。近 3 天因过度劳累又出现大便夹杂黏液,头痛,食欲不振,T 37.9℃,右下腹压痛(+)。

治疗:三棱针刺血取穴双侧下巨虚、曲泽、关元俞,出暗红色静脉血 80 ml,仍继续服中药 5 剂。

两年后追访,未出现反复腹泻及脓血便,精神愉快。

(十一)肠结核

肠结核是肠道感染结核菌所引起的疾病,病理上一般可分为溃疡型和增生型两种。发病年龄多在 20~40 岁,女性稍多于男性。

临床表现

溃疡性肠结核和增生性肠结核在临床中都有腹痛症状,疼痛部位以右下腹多见,其次是脐周和整个下腹部,常于饭后发生,排便后缓解,少数可出现剧烈的腹痛。可有腹泻或便秘交替出现,溃疡型的粪便呈糊状或水样,大便次数增多,可夹有少量黏液和脓血,溃疡型患者以腹泻为主,增生型患者常有便秘或短期腹泻。

患者多具有血沉增快和营养不良,可有发热、盗汗、消瘦、贫血和全身虚弱等症状,溃疡型患者全身症状较明显,而增生型患者的全身症状一般较轻,故许多患者病情存在多年而不能被明确诊断治疗。溃疡型肠结核如无并发症,仅有右下腹或脐周压痛,而增生型肠结核,由于肠粘连、肠或肠系膜淋巴结肿大或肠壁增厚,可在右下腹部触及包块,有压痛

和反跳痛。

治 疗 方 法

三棱针刺血治疗肠结核,有明显的止痛作用,并能促使肠壁黏膜、肌层的溃疡及增生得到改善,和抗结核药物同时施治,能使许多久治不愈的患者早日康复,有缩短病程、提高疗效的作用。

刺血取穴主要以足三里、下巨虚、曲泽为主穴,如有肺结核并存,可选刺尺泽,另外可点刺肺俞、大肠俞、小肠俞、关元俞。出血量控制在 40~100 ml。

刺血治疗后抗结核药物可减少剂量,以避免用药量过大,对患者神经和肝、肾形成毒副作用的伤害。使患者自身免疫力增强,而结核病灶得以控制。

验 案 举 例

例 1 增生性肠结核

徐××,女,39 岁,皖淮南化肥厂职工。

现病史:1992 年 7 月 10 日初诊,下腹部局限性疼痛 17 年,平时腹痛,排便后能缓解,2~5 天即出现一次剧烈腹痛,痛剧时伴呕吐。大便干结,间有腹泻,无脓血黏液,劳累后有低热和夜间盗汗,食欲不振,全身乏力,经期延迟量少色黑,母亲有肺结核病史。

查体:面色㿠白无华,形体消瘦,T 37.7℃,BP 110/72 mmHg,肝脾肋下未及,腹壁皮肤松弛,脐周及右下腹压痛(+),并能触及包块。ESR 37 mm/h,OT 试验强阳性,腹部 B 超无异常发现。

治疗经过:三棱针取穴双侧足三里、曲泽处静脉出血,点刺关元穴和大肠俞穴出血,总出血量约 70 ml,静脉血色暗紫而稀薄。口服异烟肼每次 100 mg,3 次/日,复合维生素 B 每次 2 片,3 次/日。后又于 7 月 28 日、8 月 20 日刺血治疗,病情日见好转,第 2 次刺血后已无低热和大便燥结,剧烈腹痛次数减少。第 3 次刺血后很快腹痛就消失,1 瓶异烟肼还没服完,17 年的腹痛已痊愈。

2003 年 6 月 28 日自述多年来腹痛未再出现,大便正常,身体健康,现面色红润,腹部平软,未及包块和压痛。

(十二)乙型肝炎

乙型肝炎病毒感染是当前一个严重的社会问题,具有传染性强、传播途径复杂、流行面广泛、发病率较高等特点。乙型肝炎易发展为慢性迁延性或慢性活动性肝炎,少数可发展为肝硬化,少部分呈重症经过。慢性乙型肝炎还与原发性肝细胞癌的发生有密切关系,往往给个人和家庭造成极大的负担。

病 因 病 机

乙型肝炎病毒(HBV)为 DNA 病毒,据估计全世界有 2 亿~3 亿人是乙型肝炎患者和病毒携带者,并构成了重要的传染源。在国内已大量出现家庭聚集发生和地区性人群聚集发生的趋势。

乙型肝炎主要由接触患者或乙肝病毒携带者的血液和分泌物所引起,唾液在传播中尤具重要意义,此外通过蚊虫叮咬、水源饮食均可传播。乙型肝炎较多发生于 20~40 岁的青壮年,在本病高流行区临床上典型的肝炎病例较多,无黄疸型、迁延性和慢性肝炎的比例往往很高,乙肝病毒表面抗原(HBsAg)携带者亦多见。感染过乙型肝炎病毒者能获得免疫力。

乙肝病毒感染人体后,其所引起的肝脏和其他脏器病变,以及疾病的发生、发展,并非病毒直接损害所致,肝细胞损害和炎症反应是细胞免疫反应作用于肝细胞的结果。其中以细胞毒性 T 淋巴细胞(Tc)在清除肝细胞内 HBV 中起着主要作用,Tc 能识别表面附有病毒抗原的肝细胞,在巨噬细胞的协同下,攻击肝细胞使其破坏,同时杀灭肝细胞破坏时释放的 HBV。在肝组织内的 T 淋巴细胞的直接攻击下,使肝细胞发生碎屑状坏死等改变。

免疫反应正常的人发生急性普通(轻)型肝炎,免疫反应过强的人则发生急性广泛性肝坏死,即重型肝炎,在缺乏细胞免疫的人往往成为无症状的病毒携带者。如果免疫力受抑制时,则有少量病毒继续存在,易转变为慢性肝炎。

临床表现

乙型肝炎病毒潜伏期为 6 周～6 个月,病情多为急性普通型肝炎,大多缓慢起病,主要症状为乏力、食欲减退、腹胀、肝区疼痛,为右上腹或季肋部持续性胀痛,部分患者有恶心呕吐、头昏头痛,可有发热和上呼吸道症状。多数病例肝大并有压痛、叩击痛,偶有脾肿大。肝功能损害,血清转氨酶增高。部分患者可出现黄疸,全身皮肤黏膜、巩膜、小便均发黄,一部分病例并无明显症状,往往在体检时才发现肝大、肝功能和五项指标异常。

因急性普通型肝炎患者的免疫应答能力正常,故大多数患者经数月至半年后能痊愈,一部分乙型肝炎患者能将病毒完全清除,肝组织恢复正常。其中有相当一部分转为慢性,另有极少数患者转为急性重型肝炎。

病毒性肝炎超过半年以上者称为慢性肝炎。乙型肝炎转为慢性迁延性时,患者仍有乏力、食欲不振、肝区隐痛、腹胀等症状,肝功能轻度异常,或反复波动,以上情况可持续数月至数年。慢性迁延型肝炎的病程虽长,但大多数患者能痊愈,只有少数患者发展为肝硬化。慢性活动性肝炎,多数从无黄疸性肝炎、乙肝病毒携带者发展而来,逐渐出现疲倦、厌食、黄疸等临床症状和肝功能损害,后期常引起肝硬化。且此类型肝炎与原发性肝癌的发生有直接关系。

病毒性肝炎随着肝细胞的大量损伤后,中医脉诊可出现"弦脉",即腕横纹处桡动脉搏动按之如绷紧的琴弦一样,损害越严重,脉弦紧越明显,"弦脉"是对肝细胞损伤的体外衡量尺度,随着病情的好转,"弦脉"可减退或消失。

治疗方法

三棱针刺血疗法治疗乙型肝炎,有其独特的治疗效果,其治疗方法安全可靠,可很快抑制乙肝病毒在肝脏内的复制,避免滥用药物对肝脏的损伤,恢复肝功能,促使肝细胞修复,并能提高机体免疫力,以彻底清除体内的乙肝病毒。多年的临床验证,刺血确实是行之有效的治疗方法。

刺血治疗乙型肝炎时无论是哪一种分型、病情的轻重和病程的长短,首先都要在小腿外侧的足阳明胃经和足少阳胆经循行路线上寻找充盈度增高、呈青蓝色显现的静脉血管针刺出血。这种病变血管常位于足三里穴、阳陵泉穴或阳交穴附近,针刺时静脉血多急涌而出,血色在病情严重时呈黑紫色,病情好转后呈暗红色。如果在小腿外侧的穴位处找不到病变的血管,可再观察小腿内侧的足厥阴肝经和足太阴脾经循行路线上的血管变化,多在曲泉、阴陵泉或中都、地机穴处能查看到充盈度增高的病变血管,针刺时血液可喷射而出,血色也根据病情有黑紫、暗紫、暗红之分。当病情好转后小腿上的血管就可以不显露了。第二在上肢曲泽穴处查看静脉,直接针刺贵要静脉或肘正中静脉出血,病情严重时静脉血也喷射而出,并且血色黑紫。最后刺腰部的静脉血管,让患者端坐暴露臀部,仔细观察腰骶部的血管变化,在肝门静脉受阻时,腰骶部浅静脉血管充盈度明显增粗,呈青蓝色显露在皮肤下,针刺时可取腰阳关、关元俞穴处的静脉刺出血。如骶部血管不明显,可在肝、胆、脾、胃、三焦俞穴位上寻找浅静脉血管刺出血,往往在这些穴位上有一小段静脉显露。

所有穴位总计出血量成人在 150～200 ml,儿童在 60～100 ml,每穴均要拔火罐再吸出血。治疗间隔时间以 10～15 天为宜,视病情好转可间隔 20～30 天再进行下一次刺血治疗。一般经 2～6 次治愈,也有刺血 8～10 次治愈者。

患乙型肝炎后不能思想过度紧张,绝大多数患者都可恢复健康,治疗期间要注意休息、合理搭配营养,切忌饮酒和过度劳累。

刺血治疗的同时,可配以护肝片、逍遥丸或慢肝灵、维生素 C 等药物内服,食欲不振可配多酶片,转氨酶增高者可予以垂盆草糖浆等。尽量减少用药品种和药量,切忌大剂量、多种药品同时服用,以增加肝脏不必要的负担。

临床资料

本组患者共123例,其中男90例,女33例。年龄段统计:10岁以下11例,10～20岁27例,21～30岁33例,31～40岁37例,41～50岁15例。患者乙肝病程统计:半年以内30例,半年～1年39例,2～5年41例,6～10年11例,10年以上2例,其中病程最短1个月,病程最长13年。

五项指标检查"大三阳"者81例,"小三阳"者29例,单为乙肝表面抗原阳性者11例,第1、5项阳性1例,第1、3项阳性1例。另外伴有肝功能损害32例,伴有黄疸者6例。

疗 效 观 察

(1)评定标准:具体有以下3种。

痊愈:临床症状消失,肝功能正常。五项指标检测:1～5项全部转阴,或2、5项及4、5项阳性,或2项及4项阳性。

好转:临床症状明显好转,肝功能正常,五项指标由"大三阳"转为"小三阳",或"小三阳"转为第1项阳性或1、5项阳性。

无效:临床症状好转不明显,治疗2～4次后"大三阳"或"小三阳"没有变化。

(2)疗效分析:123例乙型肝炎患者中临床治愈78例,治愈率63.4%;好转39例,好转率31.7%;无效6例,无效率4.9%。其中刺血治疗痊愈者病程最长10年,最短1个月。治疗痊愈次数最少刺2次,最多刺10次。刺血治疗经2次而愈者9例,3次而愈者33例,4次而愈者17例,5～6次而愈者各5例,8次而愈者4例,10次而愈者5例。

治愈的78例乙肝患者中,急性乙型肝炎21例,乙肝病毒携带者8例,慢性乙型肝炎49例。

验 案 举 例

例1 急性乙型肝炎

李××,男,24岁,皖霍邱县三流乡六一村农民。

现病史:1999年8月16日初诊,发热、纳差、呕吐、口苦,全身乏力2个多月。T 38.2℃,肝剑下2 cm,肋下1 cm,触痛、叩击痛(＋＋),8月15日肝功能黄疸指数15 μ/L,谷丙转氨酶>100 μ/L,乙肝表面抗原阳性,五项指标"大三阳"。舌质红,苔白厚腻,脉浮滑。

治疗经过:第一次治疗取穴双侧曲泉、双侧曲泽、双侧肝俞,出暗紫色血约80 ml,口服护肝片每次4片,3次/日,垂盆草糖浆每次10 ml,3次/日。9月5日治疗,T 37.2℃,食欲好转,已无呕吐,继以上法刺血治疗。第三次9月25日治疗,全身已无不适感,饮食正常,肝脾肋下未及。无叩击痛。复查肝功能:黄疸指数4单位,谷丙转氨酶35单位,乙肝表面抗原阴性。五项指标:HbsAg(－),抗－HBs(－),HbeAg(－),抗－HBe(＋),抗－HBe(＋),患者急性乙型肝炎在1个多月中,经2次刺血治疗而获临床治愈,肝细胞严重损害得以恢复。为巩固疗效又在双侧曲泽穴处刺血,血色已转暗红,出血量约30 ml,继服护肝片半个月后停药。

例2 乙型肝炎病毒携带

孟××,男,18岁,皖颍上县建设乡南堤村人。

现病史:发育良好,饮食正常,劳累后自觉肝区不适,轻微胀痛,易疲劳。查乙肝表面抗原一直为阳性已有3年,五项指标和肝功能均正常范围。

查体:T 37.2℃,腹部平软,肝脾肋下未及。

治疗经过:1988年1月22日初诊,三棱针刺血取穴双侧阳交、曲泽、肾俞,出血约为80 ml,血色暗红。以后间隔15天和20天又刺血治疗。共刺血3次后复查乙肝表面抗原降为1∶8,自觉刺血后精力充沛。

例3 慢性迁延性乙型肝炎

郭××,女,15岁,皖颍上县谢桥镇刘桥村人。

现病史:在学校体检发现乙肝7年,病情时轻时重,平日自觉乏力,不愿多动,食欲不振,常有腹胀。

查体:T 37.2℃,腹部平软,肝肋下1cm,触痛(+),脾肋下未及,1999年4月10日检查,五项指标为"大三阳",肝功能正常范围。

治疗经过:1999年4月20日初诊,刺血左侧丰隆穴、右侧条口穴处静脉,出黑紫色血约20ml;刺双侧曲泽穴,血色亦黑紫,出血约20ml。刺腰俞穴和双侧肾俞穴,出血量约为20ml。口服护肝片每次3片,3次/日,维生素C每次200mg,3次/日,多酶片每次1片,3次/日。又于5月10日和5月28日刺血2次,腹胀消退,食量增加,行走有力,能参加体育运动,半年后复查五项指标全部转阴。

4年后其父告知患儿身体健康,肝区无不适感。

例4 慢性活动性乙型肝炎

朱××,男,41岁,皖颍上县建颍乡胡台村人。

现病史:2001年5月21日初诊,在北京打工出现无力、发热、腹胀、肝区疼痛1年多,在当地治疗无效。

查体:T 38℃,肝肋下1cm,触痛(+),谷丙转氨酶59.48 U/L,五项指标"大三阳",上腹部B超未见异常,舌质红,苔厚黄腻,脉紧浮。

治疗经过:第1次治疗刺血取穴双侧足三里、右侧阴陵泉、双侧曲泽、三焦俞,出血约100ml,服舒肝清热、健脾祛湿中药5帖。又于6月6日第2次刺血治疗。到7月6日三诊时,在县医院复查五项指标全部转阴,T 37℃,肝肋下触及,触痛(-),自觉有力,仅腹部有时轻胀。刺血治疗取穴方法同第1次。后又于7月27日在北京中医院复查五项指标全部转阴,肝功能正常。已无不适感,饮食正常,舌质淡红,苔薄白,脉和缓。为巩固疗效复刺血取穴双侧条口、曲泽,出血量约为60ml,口服护肝片每次4片,2次/日。

1年后追访肝区无不适,无腹胀、头昏,精神愉快。

讨论及体会

肝脏的血液供应十分丰富,成人每分钟血流量为1500～2000ml,人在安静状态时,心搏出量的近25%血流入肝脏,进入肝血窦。肝细胞从血液中摄取多种物质进行分解、合成、贮存、转化等代谢活动,将代谢产物分泌入血或胆小管内,肝还兼有内、外分泌功能。肝功能复杂多样,在神经—血管—体液的调控下保持其各种功能的整合及内环境的稳定。

肝的微循环有其特殊结构,小叶间动脉和小叶间门静脉分支的终末性小血管穿过界板将血液输入肝血窦,并与每个肝细胞直接相邻,肝细胞从肝血窦中获取营养,并将代谢产物经血流带出肝外,肝血窦内血流单向性流动汇入中央静脉。肝血窦内壁也是由内皮细胞构成,内皮细胞、肝巨噬细胞(库普弗细胞)、贮脂细胞、大颗粒淋巴细胞通称为肝血窦细胞,它们之间互相支持和制约,与肝细胞的功能活动密切相关,共同构成肝的生存微环境及肝功能的结构基础。肝血窦细胞有活跃的吞饮、吞噬和免疫功能,能大量清除异物和有害物质,构成了机体一道重要的防御屏障。

许多学者研究,当乙肝表面抗原与肝细胞膜结合,形成了含有细胞膜脂蛋白的新抗原,从而使患者本人的淋巴细胞致敏、攻击和消灭含有乙肝表面抗原的肝细胞,而出现一系列的免疫反应。不论是细胞免疫或体液免疫反应,过度免疫时都能造成组织损伤和功能紊乱。在病毒性肝炎肝细胞大量坏死时,肝血窦内皮细胞和肝小血管必将受到影响。血管内皮受损伤时易导致肝静脉血栓形成,肝血窦内形成纤维蛋白血栓，又能使肝细胞形成不同程度的缺血，导致肝组织的增生、肿胀或萎缩，可诱发和加重肝细胞的坏死过程。

当肝内血液循环障碍时，肝细胞出现肿胀、胞质内脂质增多，肝血窦变小，局部纤维组织增生，肝细胞出现坏死和纤维增生，最终形成以门管区为中心的"假小叶"。

神经纤维随血管的分支入肝，肝门管区内也有许多肥大细胞，神经末梢和组织细胞释放的单胺类物质，如5-羟色胺，都可影响肝血窦内皮细胞功能的改变。

广州医科大学人体标本陈列馆展示的肝脏静脉血管结构显示，静脉血管占据肝脏的大部分空间。其中包括动脉血管、肉眼看不见的微动静脉血管及淋巴管，所以内皮细胞在肝脏中占据了十分重要的体积和非常重要的位置。

而内皮细胞的自分泌、旁分泌的作用也可直接影响肝血窦的功能活动，从门静脉分出的微小静脉和血窦连接处无平滑肌，但此处内皮细胞较大，富于微丝，内皮细胞的收缩作用形成肝腺泡的入口括约功能，调节着进入肝腺泡内的门静脉血流量。肝血窦和中央静脉开口处的内皮细胞也有收缩括约作用，控制着肝血窦内血液的输出。内皮细胞还能调节肝内脂蛋白代谢，一些学者认为内皮细胞可形成肝小叶内的周边细胞、成纤维细胞和肌成纤维细胞，肝纤维增生病理改变中有肝血窦内皮细胞的作用。肝被膜及小叶间的血管周围有丰富的淋巴管，形成淋巴丛。微小淋巴管也常由一层内皮细胞组成。因此在发生病毒性肝炎时血管内皮细胞如何变化，肝血窦细胞和免疫细胞是如何互相影响的，血管生物活性物质如何释放和转运，这些都需要进一步探讨。

我们在治疗乙型肝炎的患者时发现，病情严重时，患者体表浅静脉的血色暗紫或黑紫，体表静脉回流减慢，且静脉压明显升高。为什么肝细胞的损害能引起肢体静脉血液的瘀滞现象，反过来四肢浅静脉出血后又能治疗肝细胞的损害，并能增强机体的自我调节和控制功能？这种远距离的互相作用基础是什么？这些都是需要研究基础理论的学者们来解答。

清除乙肝病毒及抑制其在肝细胞内复制，主要依靠人体的细胞免疫与体液免疫机制。健全的免疫机制，可随时监视体内产生的突变细胞和入侵的乙肝病毒。我们已在第五章中提出刺血治疗有提高机体的免疫功能，控制自身免疫性疾病的作用，对免疫反应异常的患者，无论是反应过度或无免疫应答者，都能予以调控，从而调动了患者自身的抗病毒能力，清除乙肝病毒。

(十三)门脉性肝硬化

肝硬化是一种常见的由不同病因引起的慢性、进行性、弥漫性肝病。门脉性肝硬化是各型肝硬化中最常见的类型，亦称小结节型肝硬化，本型也是我国最常见的肝硬化分型。患者以20～50岁年龄段男性多见，青壮年患者的发病多与病毒性肝炎有关。

祖国医学无肝硬化之名称，但根据症状可把它归属在癥瘕、积聚、痞块、鼓胀、水肿、癃闭、胁痛、黄疸等范畴内。

病 因 病 机

门脉性肝硬化大多数是由病毒性肝炎治疗不当引发，另外慢性酒精中毒、药物性肝损害或营养摄入不均衡也能引起肝硬化改变。其病理特点为广泛的肝细胞变性和坏死，纤维组织弥漫性增生、再生和小结节形成，肝小叶结构和血管破坏，导致肝脏逐渐变形、变硬而成为肝硬化。

病毒性肝炎时肝实质的变性坏死主要由T淋巴细胞攻击所引起，故肝细胞坏死及细胞免疫反应是破坏肝实质的两个密切相关的基本过程，也是引起肝纤维化的重要因素。如果反复出现肝实质损害、结缔组织增生和肝细胞结节状再生，其结果必然导致肝硬化。

慢性酒精中毒引起的肝硬化在我国现有上升趋势。长期饮酒能使肝脏引起严重的损害,主要是酒精中间代谢产物乙醛对肝脏的直接损害。此型一般可分为三期:症状前期、酒精中毒性肝炎及肝硬化。早期病变主要表现为脂肪肝,此时肝大,质地稍硬。现临床上发现许多20~30岁的年轻人已发现有脂肪肝,究其原因都有过度酗酒及高蛋白、高脂肪饮食的生活习惯。当病程发展到急性期,可出现小叶中央肝细胞水肿和玻璃样变,胶原纤维明显增加,电镜下见贮脂细胞、成纤维细胞增多。结缔组织的增生,导致肝血窦与门静脉的堵塞。最后大多数患者肝组织脂肪变性、小叶中央硬化、小叶变形及肝细胞再生结节形成。

门脉性肝硬化的病变发展过程中可导致门静脉高压和肝功能不全。门静脉高压的发生机制主要为纤维瘢痕的收缩及再生结节的压迫,局部内皮细胞自稳态调控失衡,不能控制进出肝血窦的血流量,致使小叶下静脉扭曲,管腔狭窄,导致门静脉血流瘀滞和血压增高。门静脉系统所属各器官瘀血、肿胀,如胃肠壁瘀血水肿。肝硬化组织内的血管分布异常混乱,很多门静脉和肝静脉的分支由于纤维隔膜及再生结节的挤压而闭塞,血管网因而减少,门静脉血的流入和肝静脉血的流出都受到影响。门静脉分支血流可不经过肝血窦而通过膜样间隔中的分支与肝静脉分支直接吻合,使肝小叶得不到充分的血液营养而发生坏死,使门静脉血液中的有害物质无法在肝细胞内转化和排出,有害物质进入全身血液循环。此外,在受损害的肝脏内又可形成肝动脉和门静脉分支的吻合支,压力高的肝动脉血流入门静脉,使肝血窦内压力又进一步增高,窦壁渗透性增加,使液体漏出增多。由于肠系膜毛细血管静脉压增高及管壁因瘀血缺氧而使渗透性增加,水、电解质和蛋白质渗入组织及腹腔。

肝硬化形成时,门静脉在肝中的分支逐渐阻塞,门静脉与腔静脉间的吻合支渐次扩张而形成侧支循环,静脉血经此通道回流入心脏。脐静脉及脐旁静脉、腹壁皮下静脉、食管静脉、痔静脉等均显著扩张,出现食管下段静脉曲张、胃底后方的静脉曲张扭曲、肛周痔核形成,以及围绕脐部的腹壁皮下静脉充盈、扩张,呈青蓝色显现于皮肤下,此时示肝硬化病情已较严重。另外脾肾韧带和网膜中的静脉、腰静脉或后腹壁静脉均可充盈扩张。

门脉性肝硬化在门静脉高压形成后,侧支循环的建立与扩大,使机体的内分泌出现紊乱,血液中的生化物质发生改变,使腹水形成,各组织器官的功能均减退,最后引起肝性脑病。

临床表现

肝硬化的病程一般呈渐进性发展,由于肝脏具有很强的代偿功能,早期临床表现常不明显。出现症状较轻,可有乏力、食欲减退、消化不良、恶心、呕吐、右上腹隐痛和腹泻等症状。肝脏常肿大,部分患者伴脾肿大,并可出现蜘蛛痣和肝掌。肝功能检查多在正常范围内或轻度异常。由于胃肠道充血,分泌与吸收功能紊乱,体内白蛋白合成减少,患者体重减轻,疲倦乏力进一步加重。继之患者可出现长期腹泻,上腹部阵发性疼痛,同时出现发热、黄疸和肝区疼痛。病情加重后先出现双下肢水肿,渐至腹水形成,在腹水出现前期常有腹胀,肠胀气使排气增多。当大量腹水形成时,腹部膨隆,脐疝形成,由于膈肌抬高,可出现呼吸困难和心悸。

肝脏由早期的肿大、光滑、中度变硬,发展到晚期的缩小、坚硬、结节状改变。肝区一般无压痛,但有进行性肝细胞坏死或并发肝炎和肝周围炎时可有触痛与叩击痛。脾脏一般为中度肿大,有时可为巨脾。当有脾周炎时左胁肋处出现疼痛。

患者面色转为黝黑,面部、手掌和皮肤皱褶等处有色素沉着,全身消瘦干枯、贫血、皮肤粗糙、指甲苍白或呈匙状改变。由于脾亢时血小板减少,肝功能受损,某些凝血因子合成减少,皮肤和黏膜常出现瘀点、瘀斑、血肿及新鲜出血灶,牙龈、鼻腔轻碰即易出血不止,常有呕血和上消化道出血,因食管或胃底静脉曲张破裂,可引起大量的出血以致休克,如出血经抢救控制后,病情反而能缓解,原来肿大的脾脏可缩小,临床上还有转愈者。

当患者出现嗜睡、兴奋和木僵等症状时,即为肝性脑病的先兆,如不及时处理很快进入肝昏迷而死亡。肝硬化合并顽固性腹水时可出现肝肾综合征,为少尿或无尿、氮质血症、低血钠与低尿钠。门静脉血栓如突然形成,可出现剧烈腹痛、腹胀、便血、呕血、休克,脾脏常迅速增大,腹水加速形成,以上几种体征发生后预后极差。另一小部分患者在肝硬化的基础上发生原发性肝癌,病情恶化,肝进行性肿大、肝区持续性剧痛,血性腹水出现,并伴发热。

治 疗 方 法

三棱针刺血治疗肝硬化早期,即肝功能代偿期时有很明显的治疗效果,常能使病情好转或恢复痊愈。而对肝硬化晚期肝功能失代偿期时,能使一部分患者腹水减退,肝功能恢复,门静脉高压症状缓解,而另一部分患者病情好转后又有反复,对于大出血和肝昏迷的患者刺血疗法也就无能为力了。

肝硬化患者体表特定穴位处浅静脉都有静脉瘀血之象,刺破静脉时血液多急涌而出,且血色多暗紫或黑紫。肝硬化腹水者只要还能进食、走动,心功能尚正常,就还有救治的希望。

治疗取穴基本上和乙型肝炎相同,以肝、胆、脾、胃、心包、肾之经脉的"合穴"为主治穴位,另外还要观察这些经脉循行路线上的浅静脉变化,如合穴处的静脉不显露,即可循经取充盈增高、青蓝色的血管刺出血。在下肢的肝、胆、脾、胃、肾经脉上,每次只选1~2组穴位刺血,上肢一般多刺双侧曲泽穴。出血量要根据患者的病情、体质和耐受程度而定,一般在100~200 ml,出血时应注意观察患者的反应,因血管压力大、凝血机制功能减退,有时不易止血,可用药棉按压或拔火罐压住针眼止血。

有肝性脑病先兆者,刺血取穴太阳(双),有发热者刺大椎。出现腹水时,下肢和腹部高度肿胀,伴有少尿或无尿时,要点刺双侧太溪穴、三阴交穴、下巨虚穴、关元穴、命门穴、关元俞穴、膀胱俞穴,以使水肿消退和利尿,有的患者针孔可流出大量的组织液,使肢体水肿消退。同时要针药并举,可服呋塞米、螺内酯,并配以中药利水消肿、活血化瘀、柔肝健脾等方剂治之。往往可使尿量增多,腹水很快消退。刺血后禁服峻下方剂,以免过伤正气,加重肝脏的负担。

视病情的缓急以10~15天治疗1次,一般经3~6次治疗后,可取得显著的疗效,使许多患者转危为安,再经几次治疗,肝硬化可达到临床治愈。

治愈后的患者可参加轻体力工作,不能过度劳累,严禁饮酒,避免进食坚硬、粗糙的食物,对高脂肪、高蛋白质食物要适当控制。刺血治疗转愈的肝硬化患者有的治愈后多年再无复发,有的复发后再予刺血治疗又能控制病情。

刺血疗法的应用,是通过浅表静脉放血,使内脏循环血液流速加快,使肝血窦中形成的微小血栓解聚,能降低门静脉的压力。另一方面是使肝内血管活性物质重新组合调整,恢复肝血窦内皮细胞的括约作用,减轻肝内阻力,使肝细胞的生存环境逆转,从而使肝细胞能进行正常的代谢活动。

临 床 资 料

王氏刺血疗法应用三棱针在人体一定的表浅静脉放血,救治了一些门脉性肝硬化的患者,从临床效果看,它是一种对肝硬化有根本治疗的外治手段,如能将其治病机制研究透彻,有助于对病毒性肝炎和肝硬化的治疗形成一种全新的方法。

我们选取部分治疗记录较完整的医案,统计于下,供医务界参考。此组门脉性肝硬化患者共63例,其中男性52例,女性11例,男女之比为4.7∶1。年龄段最小的18岁,最大的76岁,其中20岁以下1例,20~30岁11例,31~40岁15例,41~50岁21例,

51～60岁14例,60岁以上1例。因有4例患者是临床治愈而数年之后又复发者,实际病案应为67例。肝硬化伴有腹水者57例,其中大量腹水32例,中等腹水14例,少量腹水11例,无腹水者6例。63例患者中慢性酒精中毒1例,药物性肝损害1例,病毒性肝炎史18例,早期即发现肝硬化者10例,其余33例均为早期临床体征表现不明显者。其中有8例患者曾出现呕血、黑便、鼻出血,1例3年病程患者,大吐血1次。5例伴有黄疸,皮肤、巩膜黄染。

因为肝硬化腹水呈慢性、进行性加重,许多患者早期无明显感觉,所以病程无法统计,在此以出现下肢水肿、腹水为病程统计时间。病程1～3个月18例,4～6个月21例,7个月～1年14例,1年以上4例,腹水反复出现病程最长为4年。肝硬化无腹水者病程最长5年1例,1年2例,其余3例均在半年以内。

疗 效 观 察

(1)评定标准:具体有以下3种。

临床治愈:经刺血治疗后腹水退尽,胃肠道功能恢复,能参加轻体力劳动。肝硬化程度减轻,长期生存。

明显好转:经刺血治疗后腹水减退,食欲增加,肝区疼痛缓解,但不能劳累。

无效:经刺血治疗后病情不能控制,消化道症状无好转。

(2)疗效分析:63例患者中临床治愈40例,治愈率63.4%;明显好转13例,好转率20.6%;治疗无效10例,无效率16%。有大量腹水患者治愈28例。6例肝硬化无腹水者治愈5例,好转1例。治愈患者刺血治疗次数最少2次,最多12次。

验 案 举 例

例1　肝硬化腹水

王××,男,42岁,皖全椒县东王乡街道居民。

现病史:1984年10月9日初诊,患有乙肝病史17年,今年5月份出现饮食减少,口渴心烦,尿量减少,形体消瘦,渐至腹部鼓胀、疼痛,坐卧不宁,在当地医院诊为肝硬化腹水。每日只能进食稀饭以维持生命。

查体:面色黧黑,重度消瘦,皮肤干枯,T 37.2℃,BP 142/114 mmHg,HR 102次/分,心尖搏动区上移,频繁期前收缩,两肺呼吸音增粗,未闻及干、湿性啰音。脉弦而细,舌质鲜红,两侧紫斑,少苔。腹部膨胀,叩之有振水音,脐周腹围103 cm,双下肢重度凹陷性水肿,腹壁静脉怒张充盈,血流向上,因腹水多肝脾无法触诊。

治疗:三棱针刺血取穴阳交(双)、曲泽、解溪和腰阳关穴处的静脉血管,出血约60 ml。内服呋塞米20 mg,1次/日,配以中药利水消肿、活血化瘀之剂3帖,水煎内服,2次/日。

10月12日二诊,刺血治疗后腹部胀痛明显好转,饮食渐增,3日来排尿次数和尿量增加。

查体:HR 94次/分,期前收缩次数减少,腹围减至80 cm,腹部变软,叩之仍有振水音,肝肋下2 cm,质硬,脾肋下4 cm,质中度。

治疗:三棱针刺血取穴阴陵泉(双)、中封,出血约40 ml。继续观察,仍服中药3帖。4天后10月16日复查,腹水已基本退尽,腹围76 cm,已能进食干饭,腹胀心烦消失。脉浮芤,舌质淡红,两侧紫斑减退。三棱针刺血腰阳关和两侧三焦俞穴,出血约20 ml,腰部用大号火罐吸拔。再配以养肝健脾、活血化瘀、补益气血中药内服,嘱其回家调养。

11月4日复诊时,精神好转,体形渐丰,面色灰黑转润,已能正常进食,尿量正常,腹部无波动感、振水音,叩之呈鼓音。

治疗:三棱针刺血取穴足三里(双)、曲泽、肾俞穴处静脉血管,出血约80 ml,每穴均拔火罐。配以补中益气丸、复方丹参片内服。

经4次刺血治疗肝硬化腹水得以临床治愈,身体康复后,成为养鸡专业户。2000年10月12日复查,腹部平软,肝肋下1 cm,质中等,脾肋下未及,HR 88 次/分,律齐,未闻及病理性杂音,两肺(一),腹壁静脉仍有轻度曲张。舌质紫斑已退,苔薄白,脉沉细。

例 2　肝硬化腹水

陈××,男,29 岁,皖颍上县建设乡南堤村农民。

现病史:1989 年 11 月 8 日被人搀扶来诊,全身乏力,饮食减少,上腹部胀闷疼痛,伴发热月余,21 岁曾有肺结核史,已治愈。未发现病毒性肝炎,无过度饮酒史。

查体:精神萎靡,T 38.5℃,HR 106 次/分,未闻及病理性杂音,两肺呼吸音增粗,呼吸急促。腹部膨隆,波动感,剑突下 5 cm 处拍之均有振水音,脐周腹围 96 cm。肝肋下 1 cm,触痛(一),质较硬,脾肋下 3 cm,触痛(+)。舌质红,苔薄黄,脉弦数。X 线胸片示右上肺陈旧性肺结核(钙化灶)。ESR 2 mm/h。肝功能:T T T 20 单位,T F T(+++),Z T T 30 单位,G P T 25 单位以下,白蛋白 30 g/L,球蛋白 33 g/L。上腹部 B 超示肝肋下斜径 143 mm,右叶厚 123 mm,左叶厚68 mm,长 40 mm,肝区光点较密增粗,肝包膜呈锯齿状。胆囊 84 mm×36 mm,囊壁增厚,胆总管 6 mm,门静脉 14 mm。

治疗:三棱针刺血取穴双侧丰隆、曲泽、腰阳关和双侧肾俞。出黑紫色血约100 ml。配以健脾利水、舒肝祛瘀中药 5 帖内服。逍遥丸每次 8 粒,3 次/日,维生素 C 每次 200 mg,3 次/日,多酶片每次 2 片,3 次/日。

1989 年 11 月 28 日二诊,腹部膨胀已明显减退,饮食增加,腹部胀痛好转,T 37.5℃,HR 98 次/分,律齐,腹围 77 cm,振水音消失,左脉弦紧,右脉浮滑,舌质淡红,苔薄白。肝肋下触及,质中等,脾肋下 2 cm,压痛(一)。继以上方治疗,出血约 100 ml。

后又于 12 月 20 日、1990 年 1 月 20 日复诊刺血治疗 2 次,病情完全控制,身体很快恢复健康,多年来正常参加农业劳动。

(十四)脾功能亢进

脾功能亢进简称脾亢,是一种综合征,临床表现为脾脏肿大,一种或多种红细胞减少而骨髓造红细胞相应增生。

脾亢可继发于感染性疾病,如病毒性肝炎、疟疾、血吸虫病、结核等。脾亢也可继发于各种原因引起的门静脉高压症,脾静脉压力增高及脾血窦充血,可使脾充血性肿大伴有功能亢进。另外很多造血系统疾病、淋巴网状系统恶性肿瘤等也都可伴发脾亢。还有一些原因不明引起的脾亢,在临床上也时有所见。

病 因 病 机

脾功能亢进引起红细胞减少的机制大致有两种学说。

(1)脾内对红细胞过分阻留和吞噬作用:在正常生理过程中脾能有效地清除血液中的细菌、异物、抗原及衰老的红细胞及血小板等,正常时脾宽 6～8 cm,长 9～11 cm,肿大时其体积可增大 10～20 倍。当脾脏病理性肿大时,红细胞、血小板及淋巴细胞在脾内滞留过久,红细胞在迂曲肿胀的脾索内行进缓慢,因能量耗尽而碎裂分解,也有些红细胞受脾内单核—巨噬细胞系统过度活跃的影响,细胞膜受损,无法通过开口减小的基膜小孔进入脾静脉窦,大多在脾索中心为巨噬细胞所吞噬消除,以致大量红细胞在脾内被破坏而导致贫血。

(2)自体免疫反应:脾是机体最大的淋巴器官,脾内的微环境有利于 T、B 细胞及淋巴干细胞的生长发育和诱发免疫应答,是机体的第三道防线。脾是 IgM 的主要生成地,也可能是很多能引起病理性反应抗体的来源,所以一些学者认为脾亢可能是一种自体免疫反应。

临 床 表 现

因脾功能亢进多继发于其他一些疾病,所以临床早期表现同于原发病灶。脾亢症状出现后大部分患者的脾脏均肿大,有的可呈现巨脾,但脾肿大与脾功能亢进的程度并不一定成正相关性。急性脾肿大的质地柔软，而慢性者则质地坚韧，少数患者因合并脾周炎，可感觉到左上腹疼痛，结核感染后也能出现疼痛。

一般早期病例，血常规可呈现血小板或白细胞减少，晚期病例可发生全红细胞减少，并伴有血管外溶血性贫血。骨髓呈造红细胞增生象，许多未完全成熟的红细胞释放进入血流，造成血中网织红细胞增多。

患者出现疲倦无力，面色萎黄，皮肤枯燥，因单核-巨噬细胞吞噬的红细胞或结合 Hb 中的铁，以铁蛋白和含铁血黄素的形式贮存下来。当铁质沉积过多时，皮色呈灰褐色或古铜色，重者可破坏肝、胰、胃的上皮细胞，并引起纤维化，影响内脏的功能，特别是消化功能减退，出现腹胀食少，大便次数增多。

治 疗 方 法

西医的临床治疗多考虑切脾，但脾切除后将导致免疫系统功能下降，易患传染病。且血中衰老及异形的红细胞增多，引起不良后遗症，所以好的治疗方案应保留脾脏。

在临床上观察当发生大出血后，肿大的脾脏可因失血而缩小，北京积水潭医院曾用静脉放血治疗脾亢，取得一定的疗效。我们在临床刺血治疗时同样发现，通过体表浅静脉的出血，能很快改善脾的病理状况。

三棱针刺血治疗脾亢以足三里穴、曲泽穴、腰阳关穴处的静脉血管为主要针刺部位，在身体状况允许的范围出血量可在 100～200 ml，如果全红细胞减少或贫血严重，可每次少量出血而减短治疗间隔时间，5～10 天治疗刺血 1 次，每次出血量在 50～100 ml。

在选取针刺部位时还是以静脉变化为准，结合临床辨证再配以背俞穴点刺出血拔罐。此外一定要针对原发病灶治疗，予以针刺结合药物结合施治。

验 案 举 例

例 1　脾亢

梁××，女，42 岁，皖长丰县徐庙公社杨岗大队农民。

现病史：1984 年 11 月 24 日初诊，不明原因出现腹胀，食后胀痛尤甚。饮食渐减，现每天只能进食稀软食物。整日头昏，神疲体乏，扶拐行走 10 余米即感喘息心慌，肢体厥冷、畏寒怕风。诊为脾亢，已 2 次住院，治疗病情无好转。无肝炎及结核感染，有疟疾病史 10 年余，近几年已无发作。

查体：神清，形体消瘦，贫血貌，睑结膜及指甲色淡苍白。T 36.8℃，BP 100/72 mmHg，HR 96 次/分，未闻及病理性杂音。NS（-），肝肋下未及，脾肋下 4 cm，触痛（＋），质地较硬。实验室检查：RBC 2.40×10^{12}/L，Hb 50 g/L，WBC 3.2×10^9/L，DC：N 0.62、L 0.36、E 0.02，BPC 92×10^9/L。脉芤细，舌质淡、舌体瘦小，边有齿痕和瘀斑，苔薄白。

治疗：三棱针刺血取穴阴陵泉（双）和曲泽，出血量约 30 ml，配以补中益气、调和脾胃中药内服。

12 月 6 日二诊，食量增加，气喘心慌减轻，已能行走较远距离，腹部胀满疼痛均减。脉沉细，舌质红，苔薄黄。脾肋下 4 cm，触痛（-），质地转软。

治疗：三棱针刺血双侧足三里穴和曲泽穴，出血约 60 ml。

12 月 28 日三诊，已能正常进食，自觉体力恢复，无腹胀腹痛，但觉胸部胀闷。脉浮缓，舌质淡红，苔薄白。

治疗：同第二次取穴，出血约 60 ml，内服养血归脾丸每次 6 g，2 次/日。

1985 年 4 月 3 日四诊，病状尽退，唯劳累后感左侧胁肋及腰部酸痛，复查腹部平软，肝肋下未及，脾肋下 1 cm，质软，触痛（-），Hb 110 g/L。

治疗：除刺血双侧足三里、曲泽穴外，又针刺腰阳关穴，出血量约 60 ml，血色已转暗红。

15 年后于 2000 年 5 月 14 日带人来看病时复查,身体健康,多年来能从事轻体力劳动,饮食正常。腹部平软,无包块,肝脾肋下未及。

(十五)甲状腺功能亢进症

甲状腺功能亢进症,属常见的内分泌疾病,简称甲亢,是甲状腺素分泌过多所致。其特征有甲状腺肿大、基础代谢增加和自主神经系统的失常。弥漫性甲状腺肿为甲亢分类中最为常见的一种。

病 因 病 机

甲状腺分左右两个侧叶,位居气管两侧。甲状腺滤泡分泌甲状腺素进入血循环中,甲状腺素的生理作用非常广泛,几乎对机体所有组织都起作用,如生长发育、能量代谢、热量产生、酶的激活,以及蛋白质、脂类和碳水化合物的代谢等,都有甲状腺素的参与。

如果人体在遭受内外环境的恶性刺激时,继之可引起大脑皮质的功能紊乱,中枢神经通过下丘脑分泌过多的促甲状腺素,作用于脑垂体,进而作用于甲状腺,引起甲亢。甲状腺功能紊乱常严重影响心血管、神经、消化等系统的功能,甲亢时能量、产热代谢加速,故出现饥饿、多汗、消瘦和乏力。本病是由于甲状腺素 T_3 及 T_4 产生、输出增加所引起。

甲状腺有丰富的血管和淋巴管,而神经纤维数量不多。甲状腺每克组织在 1 分钟内通过的血流量为 5～7 ml,远远大于肾的单位供血量。甲状腺滤泡上皮细胞分泌 T_4 和 T_3,主要受下丘脑—垂体—甲状腺轴的促甲状腺素调节,丘脑下部对垂体前叶腺细胞的调节作用,是通过特殊的垂体门脉系统来进行的,神经调节不占重要位置。这就要求这一调节循环通路必须有良好的血液供应,使甲状腺素的调控达到适度水平。

从甲状腺引流的淋巴液,其激素浓度百倍于静脉血中的含量,毛细淋巴管和甲状腺激素的生成和输出有重要的关系。另外,甲状腺滤泡间结缔组织中分布有大量肥大细胞,肥大细胞释放的 5-羟色胺等生物胺可导致血流量和毛细血管通透性增加,对局部的微环境起微调控作用,促甲状腺素对甲状腺的调控作用可能部分是通过肥大细胞释放的 5-羟色胺来实现。

在电镜下观察,毛细淋巴管在滤泡间形成疏松的网,在一组毛细淋巴管网中含有 1～6 个滤泡。而每一个滤泡均被单独的竹篮状毛细血管网所包绕,网眼甚密,相邻血管网之间又形成吻合支。这种组织结构提示每一滤泡的功能独立于其他滤泡,而同一滤泡中的全部细胞功能是同步的。甲状腺功能亢进时,毛细血管显著扩张并有融合,在功能低下时,毛细血管直径显著变狭窄。由此结构看来在甲状腺中存在着众多的内皮细胞,内皮细胞紧紧靠拢甲状腺滤泡。现代医学研究内皮细胞不单是血管和淋巴管的内衬,而且具备复杂的酶系,有活跃的蛋白质合成功能,能合成和分泌许多生物活性物质。内皮细胞能调节血管壁的通透性、血管的舒缩运动,以及与凝血及免疫调节有相关作用。内皮细胞对甲状腺滤泡必定有一些尚待揭示的调控作用。所以,循环系统的病理改变能直接影响到甲状腺分泌激素的生理功能。

弥漫性甲状腺肿归属于祖国医学中"瘿气""瘿瘤"的范畴,中医认为本病多由七情不遂、忧虑所生,本病初起多有气郁、肝火、痰积和血瘀,而以气郁为先。病情可长期迁延不愈,久病多虚,以阴虚为主,涉及心、肝、脾、肾俱虚。若再感受外邪或遭受惊骇、恼怒,则病情可急剧恶化,我们在临床上观察感染、精神创伤、心情郁闷、过度疲劳都可诱发弥漫性甲状腺肿的发生。近年来通过对神经-内分泌-免疫调节网络的深入研究已经证实,应激、抑郁、焦虑、情绪改变都会导致免疫功能的改变。当免疫应答反应过度时则产生病理症状,作用于全身各系统。现在大部分学者认为甲状腺肿为一种自身免疫性疾病,在血内可查到促甲状腺素的自身抗体。免疫性疾病反应的结果,都能形成血管的损伤,常有间质血管明显的充血。甲状腺弥漫性对称性增大,甲状腺素分泌增多,间质内有大量淋巴细胞浸润和淋巴滤泡形成。

临床表现

本病多发生于女性,各种年龄均可发病,以青、中年最多见。临床表现是一组综合征,其症状有甲状腺弥漫性增生肿大,为正常的2~4倍,包膜光滑,质实,随吞咽时上下移动。患者怕热多汗,常有低热,伴有心动过速、心悸,心率每分钟在100~120次。心搏有力,心尖区第一心音亢进,常闻及收缩期杂音。食欲亢进,体重却下降,大便次数增多,有时因脂肪吸收不良出现脂肪泻。患者易激动、精神过敏,舌体和双手向前伸出时可见震颤,思想不集中,焦虑烦躁、失眠紧张,也有少言抑郁者。另外部分患者还有程度不等的眼球突出和小腿胫前下端对称性黏液性水肿(较多见)。女性患者常有月经减少,周期延长,甚至闭经;男性多见阳痿,重症者中具有肾上腺皮质功能减退。

还有一种结节性甲状腺肿,病程长,症状较轻微,患者具有甲亢症状,一般无突眼和皮肤改变。

治 疗 方 法

中医对甲状腺功能亢进症有比较准确的认识和治疗方法,应用针刺治疗"瘿气"也早有记载。三棱针刺血选穴比较简单,易于掌握,首先在双侧足三里、丰隆或上巨虚处观察血管的变化,取胫前静脉有充盈瘀血处针刺出血,每侧只选一处刺出血。第二步在双侧尺泽穴或曲池穴处查看静脉的变化,取其中有瘀血表现的静脉刺出血。第三步刺双侧太阳穴处的浅静脉血管,针尖向上斜刺出血。第四步察看天突穴和肿大的甲状腺上是否有小静脉血管显现,有则刺血管,无则点刺局部,进针用斜刺法刺入皮肤下 0.2 cm 即可。总出血量控制在100~150 ml,间隔10~15天治疗 1 次。第二次刺血治疗时,如肝火亢盛可选刺双侧膝关或蠡沟穴静脉出血;心阴不足可刺双侧曲泽或少海处静脉出血;有气滞痰凝者可点刺肺俞穴。中药可配以理气化痰、软坚散结、清肝泻火、养血安神、滋阴柔肝等方剂内服,每次刺血治疗后只需服 5 帖中药即可。病情严重者继续服用抗甲状腺药物,刺血治疗后可逐步减少服用量,一般过渡至维持量,当 T_4 或 T_3 正常时,即可停药。

验 案 举 例

例 1　弥漫性甲状腺肿

陈××,女,34 岁,皖六安市枣树乡墩塘村人。

现病史:甲亢病史已 4 年。因长期心情不畅渐出现双侧甲状腺肿大,性情急躁易怒,面部烘热,怕热多汗,心跳加快,食欲亢进,但体重减轻,行走无力,月经周期延长、量少。在省级医院确诊为甲亢。长期服用卡比马唑病情缓解不明显。

查体:患者形体消瘦,面部色素沉着。T 37.2℃,BP 130/80 mmHg,HR 100 次/分,律齐,第一心音亢进,未闻及病理性杂音。双眼球轻度突出,活动范围正常。双侧甲状腺中度肿大,表面光滑,随吞咽上下活动。双手平举颤抖,肢端无肿胀,双下肢皮肤无改变。脉细数,舌质暗红,苔薄黄。

治疗经过:于 2002 年 3 月 10 日第 1 次治疗,刺血取穴足三里(双)、尺泽、太阳,并点刺天突穴,血色黑紫,出血总计约 100 ml。配以中药养血安神、疏肝理气之方剂内服。17天后第 2 次治疗,自述心悸好转,行走较前有力,进食和活动时已不出汗,治疗有效,继以上法刺血治疗,出血量计 120 ml。4 月 17 日第三诊时复查,患者面部褐色素减退,双侧肿大甲状腺缩小,伸手仍有轻微抖颤,自觉饥饿感消失,急躁易怒有好转,HR 90 次/分,BP 126/80 mmHg。治疗取穴双侧丰隆、曲泽、太阳处静脉血管刺出血,并点刺双侧甲状腺处的小静脉出血,总出血量约100 ml,血色已转暗紫,继服中药 5 帖。

半年后追访,患者经 3 次刺血治疗后,甲亢症状逐渐消退,颈部包块完全消失而愈。

例2 结节性甲状腺肿

陈××,女,25岁,皖淮南市高煌乡老圩村人。

现病史:外出打工因过度劳累和精神刺激,出现颈部增粗、急躁易怒、烦躁失眠、心慌手抖、怕热多汗10个月,现停经2个月。在当地医院诊为甲亢,服抗甲状腺药物出现过敏反应已停服。

查体:患者精神敏感,多言烦躁,眼突不明显,舌体和双手伸出时明显颤抖,T 37.4℃,BP 120/70 mmHg,HR 134次/分,心尖区闻及Ⅱ级吹风样收缩期杂音,两肺(一),颈部左侧增粗,左叶甲状腺增大形成4 cm×5 cm包块,包膜光滑,能随吞咽活动上下移动。血清 T_4 165 mmol/L, T_3 2.96 mmol/L。同位素扫描:甲状腺左叶肿大,肿块有"冷结节"。

治疗经过:2001年8月14日第一次治疗,三棱针刺血取穴双侧上巨虚、曲泽、太阳处静脉,点刺左侧甲状腺处显露的静脉出血,每穴均拔火罐吸拔出血。配以天王补心丸每次6粒,3次/日,逍遥丸每次8粒,3次/日,维生素C每次200 mg,3次/日内服。又于9月12日刺血治疗,到10月2日第三次治疗时,HR 88次/分,BP 90/70 mmHg,月经正常来潮,烦躁失眠消退,颈部包块逐渐缩小。双手伸直时已无明显颤抖。刺血取穴足三里(双)、尺泽、太阳和天突,出血量约100 ml。10月19日第四次治疗,患者自觉甲亢症状都明显好转,饮食睡眠均正常,T 37℃,HR 90次/分,甲状腺左叶已减为2 cm×2 cm大小。继续刺血取穴上巨虚(双)、曲泽、太阳,以及左甲状腺周围的静脉血管治疗,出血量约80 ml。仍服第一次治疗所用药物。患者经4次刺血治疗,病情逐渐转愈,追访时颈部包块已消失。

按:用同样的治疗方法,对急慢性甲状腺炎、甲状腺腺瘤、单纯性甲状腺肿、甲状腺囊肿,以及甲状腺功能减退症都有很好的治疗作用。

(十六)肾小球肾炎

肾小球肾炎是发生于儿童和青壮年的常见病,在急性期经过合理的治疗,大部分患者可以得到痊愈。但亦有部分患者因病情反复发作而转为慢性肾炎,有的将发展为肾衰竭或尿毒症,最后导致死亡。刺血疗法配以中西药物治疗,对急慢性肾小球肾炎有很好的疗效,对改善缺血所致的肾小管上皮细胞损害及肾小球内毛细血管压力增高和缺血缺氧等状况,都有药物所不能替代的直接调整作用。

病 因 病 机

引起肾炎的病因,感染无疑是常见诱因,但感受风寒、劳倦太过、饥饱不调、生育不节、性交过度,以及强烈的精神刺激都能诱发肾炎的发生。通过大量的病理学研究,目前认为本病系免疫反应所引起。这些致病因素能引起肾小球的血流动力学的改变,能直接引起毛细血管的供血功能改变,从而使肾小球形成炎症损害。

免疫复合物的沉积可出现在肾脏的三个部位:①肾小球系膜区;②沿肾小球毛细血管内皮细胞下;③肾小球管壁的上皮细胞下。血流动力学对免疫复合物在肾脏这3个部位沉积有直接影响作用。寒冷、疲劳、应激反应都可使血管收缩,血流速度减慢而使免疫复合物停留在微静脉和毛细血管中。其组织学改变和严重程度取决于许多因素,包括免疫复合物沉积量、成分和沉积部位。

免疫复合物通过经典途径激活补体,当其沉积于系膜和内皮下时,可通过趋化和免疫吸附机制,吸引中性粒细胞和巨噬细胞参与炎症反应。通过释放蛋白水解酶和具有毒性的氧化代谢产物,以及补体后段的直接细胞溶解作用,产生炎症性肾小球损害。

肾脏的局部除体液免疫机制外,细胞免疫同样参与了肾炎的发生和发展,聚集在沉积物处的巨噬细胞可释放许多炎症介质,包括超氧化合物、血栓素 A_2、白介素 1 等,使肾小球损害进一步加重。此外还可通过激活内在凝血因子,促使纤维蛋白沉积,微小血栓形成。

红细胞和血管内皮细胞在缺氧时,又可自分泌和旁分泌某些血管活性物质,如组胺、5-羟色胺、激肽、血管内皮素等,这些物质均能增加毛细血管壁的通透性。特别是血管内皮素有强烈而持久的缩血管效应,可引起肾血流量和肾小球滤过率的急剧减少,造成肾脏的缺血缺氧和泌尿功能障碍。血管内皮素又可刺激血管释放白介素 1、血小板衍化生长因子和血管紧张素 Ⅱ,促使血管平滑肌细胞的增生与肥大。所以改善红细胞和血管内皮细胞缺氧的状况,是促使肾脏炎症损害修复的关键。

由于以上体液、细胞免疫和缺血缺氧时对血管内皮细胞的损害这三方面的互相作用,使肾脏出现轻重不等的病理变化。轻者肾脏仅出现肾小球毛细血管充血,内皮细胞和膜细胞轻度增生,肾小球基膜上免疫复合物沉积不显著。而典型病例可见弥漫性肾小球毛细血管内皮增生、肿胀,使毛细血管管腔发生程度不等的阻塞,膜细胞也出现增生、肿胀,中性粒细胞及嗜酸性粒细胞、单核细胞浸润,纤维蛋白沉积,肾小球毛细血管内血流受到影响而引起缺血缺氧,使肾小球滤过率降低。在严重病例中可见,入球小动脉及肾小球毛细血管可发生纤维素样坏死及血栓形成,以及肾小球上皮细胞显著增生,而致肾衰竭。

肾脏为机体最主要的排泄器官,以尿液的形式排出各种代谢产物、无机盐,以及一些有害物质。肾脏还能产生多种激素和生物活性物质,如肾素、前列腺素、激肽、肾髓质血管降压素和促红细胞生成素等。

从组织学、解剖学的观察发现,出入肾脏的动脉、静脉、淋巴管、神经等也是肾脏的主要组成部分。肾脏的微循环直接关系到肾小球的排泄功能,而内皮细胞在其间的生理功能也是尚待研究的课题。如新近研究人体促红细胞生成素的产生,绝大部分是在近曲小管周围的毛细血管内皮细胞内生成。所以,临床上采用刺血疗法可改善肾的微循环障碍,纠正人体的贫血状态。

临床表现

急性肾小球肾炎,部分病例在发病前 1～3 周有急性链球菌感染病史,患者突然起病,以水肿、血尿最为多见,小儿有时在出现头痛、恶心、呕吐、心悸等症状时始被发现。病情轻重不一,轻者症状不明显,仅尿常规有异常,典型病例出现轻重不等的水肿,部分患者有轻、中度的高血压症状,少数可发展为高血压危象。尿量在水肿时减少,血尿几乎每例都有,严重时为全血尿,一般为镜下血尿,并有蛋白尿和管型尿。儿童常有发热、畏寒,成人常感腰酸、腰痛,少数有尿频、尿急。患者可有恶心、呕吐、厌食、头痛、乏力等症状。肾小球由免疫反应产生的缺血、坏死和栓塞,可使肾功能急骤恶化。大多数病例为缓慢进展到慢性肾衰竭。

慢性肾小球肾炎,一般起病缓慢,病情迁延反复,肾功能逐步减退,后期可出现贫血、尿毒症,有蛋白尿、血尿、水肿及高血压等表现,病程中又可因感染等原因诱发急性发作,出现类似急性肾炎的表现。

治 疗 方 法

无论急慢性肾炎患者首先都应注意休息,给予低蛋白低盐饮食。除对症使用中西药物治疗外,可使用刺血疗法纠正血流动力学障碍,消除肾小球微循环障碍,控制肾小球炎症反应的进一步加剧。

三棱针刺血选穴有双侧委中穴、阴陵泉穴、曲泽穴和太阳穴,在腰背部可取肾俞穴、腰阳关穴、肺俞穴或脾俞穴。以刺出穴位处的静脉血为度,出血量根据患者的体质控制在 30～100 ml。

对于无尿、少尿的患者,由于肾小球的滤过功能受损,周围毛细血管静水压远远超过胶体渗透压。即使应用利尿剂也无法使小便排出，往往出现胸腔和腹腔的渗液，全身水肿剧增。对于全身高度水肿的患者，要用三棱针针刺排水。可在下肢的三阴交穴、陷谷穴、条口穴，以及腹部的关元穴、天枢穴、水道穴处点刺出水。进针深度 0.5～1 cm，直刺皮肤下。古人在《黄帝内经·灵枢·四时气篇》中早就提出了对全身水肿的治疗方法："风痝肿胀，为五十七痏，取皮肤之血者，尽取之。""徒痝，先取环谷（脐中）下三寸，已刺而筩之，而内之，入而复之，以尽其痝……间日一刺之，痝尽乃止。"王氏三棱针排水法对古人的排水方法加以了改进，取穴不太多，刺激强度也不大，患者易于接受。

全身高度水肿的患者，在三棱针直刺穴位后，停留在皮下组织中的液体缓缓流出，在血管渗透压调整过程中可自然停止，这样可避免腹腔抽水时腹压突然降低引起休克。针孔可持续流出组织液 1～2 小时，也有排液1～3 天才停止者，保持针孔通畅，要用消毒卫生纸接住水液防止针孔污染，有时可排出2 000～4 000 ml 水液。患者无不适感，在排水后心悸、气促、腹胀明显好转。三棱针针刺排水法，是抢救无尿、少尿引起全身高度水肿的一种简单有效的治疗方法。《内经·灵枢·水胀篇》指出："肿胀鼓胀可刺邪？先泻其胀之血络，后调其经，刺去其血络也。"所以治疗全身水肿的患者在使用三棱针针刺排水的同时，也要尽量刺出静脉血，以调整血液流动状况，使神经-血管-体液的自我调控作用恢复。

应用三棱针刺血疗法治疗急慢性肾小球肾炎可以减少抗生素和抗凝药物的应用，对于急进性肾小球肾炎，也可减少肾上腺皮质激素及免疫抑制剂的使用，避免它们所产生的毒副作用。此外，还可以治疗和预防高血压及高血压脑病，通过快速而直接地排水利尿，降低心脏负荷，纠正心力衰竭。

验案举例

例1　慢性肾小球肾炎

宫××，女，27 岁，皖凤阳县西泉乡宫集村农民。

现病史：2001 年 7 月 4 日初诊，10 岁时曾患急性肾炎治愈，2000 年元月怀孕后，出现妊娠高血压，180/140 mmHg，顺产一男婴。产后即头晕乏力，腰部酸痛，面部水肿，时有低热。BP(130～150)/(90～100)mmHg，T 37.6～38 ℃，尿常规中一直有蛋白和红细胞，诊为慢性肾炎。经中西医治疗效果不显。

查体：神清，营养中等，T 37.8℃，BP 136/90 mmHg，HR 90 次/分，律齐，两肺（一）。面部及眼睑水肿，双下肢轻度凹陷性水肿，双侧肾区叩击痛（＋），腰部活动范围正常，腹部平软，未及包块。血常规 WBC 8.6×10⁹/L，W-LCR 0.582，W-SCR 0.418，RBC 4.55×10¹²/L，Hb 135 g/L。尿常规 PRO(＋＋＋)，OB(＋)。脉浮滑，苔白腻。

治疗：三棱针刺血取穴阴谷（双）、曲泽（双）、腰阳关、肾俞（双），直刺穴位附近的浅静脉血管出血拔罐，出血量约 60 ml。内服通阳利水，祛湿消肿中药 5 帖。

7 月 19 日二诊，刺血 3 天后低热退去，面部水肿消退，头晕乏力明显好转，T 36.9℃，BP 130/80 mmHg，血常规 WBC 8.3×10⁹/L，W-LCR 0.531，W-SCR 0.469，RBC 4.55×10¹²/L，Hb 129 g/L。尿常规 PRO(＋＋＋)，OB(－)。

治疗：三棱针刺血取穴阴陵泉（双）、曲泽（双）、关元俞、肾俞（双），出血总量约 60 ml。继服温阳行水，健脾化湿中药 5 帖。

嘱患者低蛋白质饮食，忌辛辣食物，半个月后尿检：PRO(－)，身体康复。

例2　慢性肾小球肾炎急性发作

高××，男，8 岁，皖凤阳县西泉镇西泉街学生。

现病史：1999 年 3 月 5 日初诊，1997 年

10月咳嗽后,出现全身水肿、头痛恶心、尿量减少,食欲减退。长期尿检示有镜下血尿,少量蛋白,透明管型。当地医院诊为急性肾小球肾炎,给予抗感染、利尿等治疗,病情仍有反复。近来尿量减少,肢体又肿,因当地有多人刺血治愈,遂来求诊。

查体:面色萎黄,眼睑水肿,T 37.2℃,BP 120/80 mmHg,心肺(-),腹部平软,无压痛,未扪及包块。血常规:WBC 6.4×10⁹/L,RBC 3.2×10¹²/L,Hb 98 g/L。尿常规WBC(+),OB(++),PRO(+),透明管型(+)。舌质淡,苔白滑,脉沉细。

治疗:刺血治疗取穴阴陵泉(双)、曲泽(双)、太阳(双)、腰阳关。内服温运脾阳,化气行水中药5帖,水煎服,2次/日。

半个月后又行刺血治疗1次,后复查尿常规示尿蛋白、红细胞及管型均消失,饮食增加,精神好转。

5月20日复诊,10天前感冒、咳嗽后,又有腹胀尿少,查尿常规又有少量红细胞出现。按第一次治疗方案施治。嘱注意休息,忌辛辣食物,避免受凉。

2001年7月4日追访,现患儿身体健康,学习成绩优良,病情未再反复。

例3 肾小球肾炎伴肾衰竭

单××,男,10岁,江苏省盱眙县桂王镇学生。

现病史:1992年12月20日初诊,去年12月无明显诱因出现全身水肿,少尿伴腹痛,经住院治疗病情好转。半年后又因感冒出现发热、腰痛、尿少、水肿,住院治疗病情又得以控制。近10天来全身水肿,大量腹水,伴厌食、恶心、咳嗽、气促、腹痛不能端坐。尿量明显减少,每日尿量小于200 ml,大便正常,经当地医院治疗,患儿腹水不退,急赴我处求治。

查体:精神萎靡,T 37.2℃,BP 120/90 mmHg,HR 120次/分,律齐,呼吸音粗,咽部(-),面部高度水肿,形如满月,全身严重水潴留,腹部膨隆,腹围90 cm,腹水平剑突下,双腿明显增粗呈凹陷性肿胀,外生殖器亦高度水肿。四肢温度减低,触之冷凉,舌质淡,苔薄白,脉细数。血常规WBC 5.7×10⁹/L,N 0.60,L 0.40,Hb 90 g/L;尿常规PRO(++),WBC(+),RBC(++);血Cr 284 μmol/L,BUN 12 mmol/L;TC 6.19 mmol/L。

治疗:对于肾衰竭的患者,在少尿期时纠正全身循环血流动力学障碍是关键。现患儿水液停留在组织器官中,已引起水气上逆心肺,出现心悸、气促,而用利尿药已不能奏效。急则治其标,当务之急以排水为主。

用三棱针点刺双侧三阴交穴、阴陵泉穴、陷谷穴、关元穴、天枢穴、次髎穴、命门穴,因其全身肢体严重水肿,血管很难显现,可直刺穴位皮肤下,进针深度约0.5 cm深。针眼全部涌流出无色透明液体,有的出水1～2小时,陷谷穴出水到第3天方止,针眼处用消毒卫生纸接水,不要污染和堵塞针孔,让其自然流淌到压力调整降低后,水液自动停止。再取双侧曲泽处肘正中静脉刺出血,出血约10 ml,血色暗紫。取双侧太阳穴处的颞浅静脉刺出血,出血约10 ml。所有穴位不论是出水还是出血均要拔火罐,但要分批进行,否则拔罐刺激量太大,患者身体虚弱难以忍受。治疗中流出的水液和拔出的水液总计约有600 ml,四肢高度肿胀绷紧的皮肤,出现细小皱纹,患儿自述腹痛减轻已能端坐,并思进食。内服中药3剂:云茯苓10 g,焦白术6 g,建泽泻10 g,嫩桂枝6 g,车前子10 g,益母草10 g,潞党参6 g,制附子6 g,花椒子3 g,建曲6 g,水煎服,2次/日。泼尼松每次5 mg,2次/日,呋塞米每次20 mg,2次/日。注意饮食清淡,少量进盐。

12月24日复诊,3天来患儿尿量增加,每日尿量＞400 ml,食欲好转,四肢皮肤转温,能下地走动。腹围87 cm,腹水脐上5 cm。

治疗:三棱针点刺双侧足三里穴、双侧太冲穴排出水液,并加火罐再吸出水液以排水。内服中药3剂,以前方中药去党参、花椒子,加芡实米 10 g,冬瓜子 10 g,生姜皮 3 g,以振奋脾阳、温运水湿。

12 月 27 日三诊,晨起尿量又增,面部及双上肢水肿已消退,咳嗽已愈,心悸气促好转,T 37℃,HR 108 次/分,律齐,两肺(一),BP 120/ 74 mmHg,腹围 78 cm,腹水脐上 2 cm,腹壁仍有触痛,阴茎仍水肿。脉滑数,舌质淡,少苔。

治疗:继续刺血取穴双侧三阴交、阴陵泉、陷谷,流出水和血的混合液体。关元和肓俞穴点刺后已无水液渗出,肾俞穴处静脉血管已显露,直刺出血约 20 ml,每穴均拔火罐。继服以上中药 3 剂。

12 月 29 日四诊,近两天尿量明显增多,27 日排尿量 2 500 ml,28 日排尿量 3 000 ml 左右,腹围已减至 63 cm,腹水脐下 5 cm,外生殖器已消肿,唯龟头轻肿,双下肢轻度凹陷性水肿,HR 120 次/分,律齐。

治疗:病情有转归,已能大量排尿,呋塞米减至 10 mg,1 次/日。

12 月 30 日,全身水肿尽退,每日排尿量在 2 500 ml 左右。腹围 59 cm,HR 100 次/分,患儿食量增加,无头晕及乏力感。急性肾衰竭转危为安。

治疗:停服呋塞米,服泼尼松 5 mg,1 次/日,服 10 天后减停。肾气丸每次 4 粒,3 次/日。嘱回家注意休息,饮食调养。

1993 年 2 月 3 日复诊,患儿面色红润,行动有力,二便正常,HR 94 次/分,心肺(一),腹围 63 cm,无腹水,肢体无肿胀。查血、尿常规,均在正常范围。

治疗:刺双侧地机穴,血色暗红,出血 10 ml。刺双侧曲泽穴,血色紫红,出血 20 ml,刺双侧太阳穴,血色鲜红,出血 5 ml。刺双侧肾俞穴和腰阳关穴,血色暗紫,出血约 10 ml。每穴血止后用闪火法拔火罐 5~10 分钟。内服肾气丸和健脾丸。

5 月 29 日又诊,因未按时就诊,患儿尿中又出现蛋白和少量红细胞,颜面水肿,尿量正常,无热,肢端无肿胀。

继以刺血治疗,内服中药 5 剂而痊愈。

(十七)痛风(附:痛风性关节炎)

痛风是一组嘌呤代谢障碍所致的疾病,其临床表现为高尿酸血症,以及由此而引起的痛风性关节炎反复发作。久病者可形成尿酸钠结晶沉积的痛风石及关节畸形,并且常累及肾脏引起慢性间质性肾炎和尿酸肾结石形成。

本病可分原发性和继发性两大类,如痛风是由于遗传性代谢障碍而引起尿酸的生成过多或肾脏对尿酸排泄减少时,多为原发性痛风。如痛风继发于其他疾病,如肝脾肿大、骨髓增生性病变、肾炎及药物影响等,则为继发性痛风。

病 因 病 机

尿酸为人体核蛋白类最终降解代谢产物,人体内尿酸有两个来源:①从富含核蛋白的食物中逐步降解而来的,属外源性;②从体内氨基酸、磷酸核糖及其他小分子化合物合成和核酸分解代谢而来的,属内源性。人体内每天产生的尿酸由尿路和肠道排出。当长期大量进食高嘌呤食物,如动物内脏、海鲜、鱼虾、肉类等食品,使外源性来源增加过多易发病;而内源性嘌呤代谢紊乱使尿酸生成增多。此外还有由于肾脏和肠道对尿酸的清除排泄功能减退所致,这些原因均可使体内的血清尿酸增多。当尿酸在血中浓度超过 800 mmol/L 时,尿酸钠即可在关节、滑囊、软骨、肾脏及皮下结缔组织等处沉积,形成痛风石。

当体液中尿酸盐浓度增高呈过饱和状态时,在某些诱发条件下,如损伤、局部温度降低、局部 pH 降低,或疲劳、酗酒等原因,易使尿酸盐结晶析出。结晶能使白细胞趋化,白细胞和滑膜上皮细胞吞噬尿酸盐结晶后数分钟内即释放出细胞因子,导致急性无菌性炎症发作。痛风性关节炎的急性发作是尿酸盐在关节及关节周围组织沉积引起的急性炎症反应。

临床表现

痛风多见于中年男性,少数女性在绝经期后发病。当患者有家族遗传因素时,再加上饮食不节制,发病常在青年时期。随着生活水平的提高,痛风的发病率明显提高,已成为针灸刺血临床上的常见病之一。

急性痛风性关节炎是痛风的外在表现,好发于下肢关节,初次发病常是单关节受累,反复发作则受累关节增多,多数以上患者首发于跗趾,特别是大跗趾跖趾关节。严重者除跖趾关节外,踝、膝、指、腕、肘关节亦为好发部位。

典型发作起病急骤,数小时内症状发展至高峰,关节及周围软组织出现明显的红肿热痛,疼痛剧烈,不能触摸和行走,大关节受累时关节渗液肿胀明显,患者多伴有头痛、发热、白细胞计数升高等全身症状。部分患者有疲乏、周身不适及关节局部刺痛等先兆症状。

痛风发作持续数天至数周可自然缓解,关节活动可完全恢复,仅留下炎症区皮肤色泽改变等痕迹。多数患者反复发作,相当一部分患者有越发越频的趋势,受累关节也越来越多,引起慢性关节炎损害及关节畸形。少数患者自初次发作后就没有间歇期,直接延续发展成慢性关节炎。

许多未经合理治疗的患者,尿酸盐在关节内沉积增多,炎症反复发作,引起关节骨质侵蚀缺损及周围组织纤维化,使关节发生僵硬畸形、活动受限。

此外,随着病程的发展,尿酸盐结晶可在关节附近肌腱、腱鞘及皮肤结缔组织中沉积,形成黄白色、大小不一的隆起增生物,称为痛风结石,直径一般在数毫米至数厘米不等。痛风结石初起质软、日久坚硬,无压痛,可移动。在易磨损处的结石,容易溃破成瘘管排出白色尿酸盐结晶物。痛风结节常发生于耳轮、前臂伸面、跖趾、手指、肘部等处。

临床所见历时较久的痛风患者,部分有痛风性肾病,伴尿酸性尿路结石,有时能导致急性肾衰竭。痛风患者常伴有高血压、高血脂、动脉硬化、冠心病和糖尿病。

治疗方法

王氏刺血疗法是在长期的临床实践摸索中,摸索出了一套三棱针放血治疗痛风及痛风性关节炎的方法,特总结出来供临床医生参考、使用。

三棱针刺血治疗首先要促使尿酸从肠道和尿路排出,所以选取足三里穴、曲泽穴刺血,以调整消化道的排泄功能,此外还要刺腰阳关穴和肾俞穴,促使肾脏对尿酸的排泄。出血量可稍多一些,以中等或大量出血疗效较好。然后可直接用三棱针点刺关节周围的痛风结石。初起急性期时痛风结节中可流淌出白石灰样或干酪状尿酸钠沉积物,针刺后可用手挤压,帮助患者彻底排出结石内容物,日久结石坚硬可用三棱针挑破皮肤,能拨出细小的尿酸钠结石。直接排出沉积在关节周围的尿酸钠结晶,一能减轻血循环的转运负担,二能减轻局部的炎症反应,以利关节的修复。最后可在红肿热痛的关节局部穴位处寻找充血的静脉刺出血,出血少时可多刺几针,刺后可拔火罐多吸出血,观察肿胀处绷紧的皮肤出现皱纹,组织渐渐消肿。

刺血后患者要多饮水以利尿酸排出,限制食物,少吃富含嘌呤、高脂肪饮食,加强锻炼,促进血液循环,这样不仅能控制高尿酸血症,而且可使糖尿病、高血压和高血脂症状都有所好转。避免过度劳累、紧张、饮酒、受冷、受湿及关节损伤。

许多患者经3～4次刺血治疗后损害的关节不仅能恢复功能活动,而且长期不再发作。在刺血治疗已控制病情后,应间隔1～2个月,再刺血治疗2次以巩固疗效。可口服别嘌醇片,急性期一次1片,2次/日。缓解期可每天1片,或隔日一片。对于慢性关节损害者可服用小活络丸(浓缩)每次4～8粒,2次/日。

临床资料

此组统计病例共22例,均为男性,其中

有一对父子。追溯发病年龄有 2 例在 22 岁起病，就诊时年龄段最小 28 岁，最大 67 岁。30 岁以下 1 例，30～40 岁 7 例，40～50 岁 10 例，50 岁以上 4 例。痛风病史最短 2 个月，最长 33 年。均有关节不定时的红肿热痛，有 6 例病程长久者，肩、肘、膝、腕、踝、指、趾关节有不同程度的变形和长期疼痛。有 18 例可在耳轮上查见痛风结石，13 例有关节周围痛风结石。

疗 效 观 察

临床观察刺血疗法可缓解痛风急性发作病、减轻疼痛、缩短恢复时间。能使关节周围发生时间较短的痛风结石缩小、消失。对于反复发作者，可延长间歇期，甚至不再发作。刺血治疗后大部分患者血尿酸都可降至正常范围，并且能同时治疗高血压、高血脂等症状。

本组病例临床治愈 18 例，有 4 例因饮酒和进食海鲜后复发，经再刺血后又能控制住发作。有 4 例形成痛风性关节炎且反复发作者，经 2～4 次刺血后病情有明显好转，关节的疼痛和急性发作均有减轻。

验 案 举 例

例 1 痛风性关节炎(7 年)

李××，男，50 岁，皖霍邱县范桥乡小学教师。

现病史：1996 年 5 月 13 日初诊，7 年前春节期间饮酒后双踝关节突然发生红肿疼痛，10 天后自行缓解，渐跖趾、踝、膝、腕、肘关节交替不定时发生红肿热痛，痛剧时关节肿胀，当地医院以类风湿关节炎治疗，去年经省级医院确诊为痛风。伴有高血压病史 10 年，冠心病史 2 年余，有阵发性心慌、气急、胸闷，常于夜间发作，近月余已晕厥 4 次，3～5 分钟清醒，教师已无法胜任工作。

查体：T 37.8℃，BP 160/105 mmHg，HR 74 次/分，律齐，$A_2 > P_2$，两肺(一)，双足跖趾关节红肿，肤色暗紫，触痛(+)，趾端有散在痛风结石，双耳轮亦有痛风结石排列。

双足 X 片示双足距骨骨质穿凿状破坏改变，余诸骨尚完整，关节面光滑。UA 487 μmol/L，RF(一)，ASO(一)，ESR 20 mm/h。尿常规示蛋白(+)，WBC(++)，脓细胞(+)。胸透示两肺纹理增多，心影向两侧扩大，以左缘为甚，心尖圆钝，心腰凹陷，主动脉弓突出。心电图示左室肥大伴劳损。

治疗：三棱针刺血取穴足三里(双)、曲泽，出黑紫色血约 60 ml，同时刺双侧太冲、行间、解溪及局部红肿处静脉出血。最后在腰阳关附近刺充盈度增高的静脉血管，出黑紫色血约 20 ml。每穴均拔火罐，总出血量约 100 ml。口服尼群地平片每次 10 mg，2 次/日，别嘌醇片每次 100 mg，1 次/日，地奥心血康每次 1 粒，3 次/日。后又于 5 月 28 日、6 月 18 日、7 月 15 日分别来刺血治疗，治疗方法和取穴基本上同第一次。

1996 年 8 月 16 日复诊，经 4 次刺血治疗后，各关节疼痛均消失，有 2 个月未出现急性关节肿痛，唯双足趾端遇冷后仍轻痛。且心慌、胸闷均消失，数月来夜间未再出现呼吸困难及晕厥现象。UA 362 μmol/L，BP 140/92 mmHg。

治疗：三棱针刺血取穴足三里(双)、曲泽，以及腰阳关穴处静脉血管，出血总量约 80 ml。

1 年后追访，患者已重返讲台，多年的急性关节肿痛无发作，高血压、冠心病都有缓解。

例 2 痛风性关节炎

蒋××，男，42 岁，皖巢湖市散兵镇桥湾村农民。

现病史：1996 年 5 月 4 日初诊，22 岁时突然出现右手指及左踝关节红肿疼痛，经治疗消退。以后经常于受凉、劳累、饮酒后四肢关节突发肿痛，受累关节肿胀、皮肤焮红、疼痛剧烈，不能触摸，自服止痛片、泼尼松后能缓解。曾到县级医院多次治疗，诊为痛风，给予秋水仙碱治疗，服药后出现腹泻、恶心而停药。20年间多方治疗病情不能控制,现发作频繁,约半个月症状缓解即又出现关节肿痛。

查体:形体消瘦,T 37℃,BP 130/80 mmHg,HR 92次/分,心肺(一),双膝、肩关节红肿,皮肤温度升高,活动受限。双手指、足趾关节畸形,周围有痛风结石形成,压痛(一),质地坚韧。UA 486.7 μmol/L,ASO(一),RF(一),CRP(一),ESR 36 mm/h。脉弦数,舌质红,苔黄腻。

治疗:三棱针刺血取穴足三里(双)、曲泽、大椎和腰阳关处静脉点刺出血拔罐,出血总计约120 ml。口服别嘌醇片每次100 mg,2次/日,配以清热祛湿、活血化瘀中药5帖,水煎内服。

其间又于5月20日、6月10日、6月30日分别刺血治疗,病情逐渐好转。

7月17日五诊,已2个月期间四肢关节未发生红肿热痛,原肿胀的关节都已消肿,肘、膝、肩关节疼痛消退,双指关节功能活动稍受限。

治疗:三棱针刺血取穴委中(双)、曲泽刺出血,用三棱针刺手指关节痛风结节,挤出沉积的小结石。

此患者经5次刺血治疗,6年后追访痛风性关节炎一直未再复发。

(十八)原发性血小板减少性紫癜

原发性血小板减少性紫癜(简称ITP),亦称自身免疫性血小板减少性紫癜。其发病与免疫功能有关,由于异常的免疫变态反应致使患者的血小板寿命缩短。正常状态下血小板的寿命为7~14天,衰老和受损伤的血小板75%由脾和肝清除,当造血功能减退,脾和肝脏的清除速度加快,以及凝血和血栓过程对血小板的消耗,都可使血小板减少。

血小板所含细胞因子能促使血管内皮细胞保持血管壁的完整性。当血小板减少到一定数量(50×10⁹/L)以下时,或血小板本身发生改变时,均可使内皮细胞改变,毛细血管管壁通透性增加而发生红细胞渗出性出血。

在皮肤下形成状若紫葡萄样的大小瘀斑称为"紫癜"。

临床表现

ITP临床表现分为急性型和慢性型两种。①急性型:常见于儿童及青年,多发生在病毒感染的恢复期,伴有高热,血小板数量甚低,多次检查都小于100×10⁹/L。首发症状常为严重的鼻出血,其次为四肢或全身皮肤成批地出现较多的大小不等青紫瘀斑。皮下出血一般呈对称性,表面不隆起,亦无痛痒感,在口和鼻的黏膜处亦可见瘀点。牙龈出血、月经过多在本病多见,其次为血尿、便血及结膜下出血,偶见呕血或咯血,内脏出血虽少见,一旦发生则较严重。轻度的颅内出血常表现为头痛及头晕,要提防颅内严重的脑出血。本病早期一般脾脏不能触及,贫血也不严重,但是如出血严重,则可表现为贫血,肝脾亦肿大。②慢性型:慢性型多见于成人,约80%为青年女性,部分急性期ITP也能转为慢性型。一些患者无法明确病程的发生时间,起病缓慢,可有持续性出血或反复发作,每次发作延续数月或数年。发作程度轻重不一,出血症状一般比急性型轻,皮肤紫癜以下肢远端为多。除皮肤出血外,可有鼻出血、齿龈及口腔黏膜出血等。女性患者可有月经量过多,反复发作的病例可有轻度脾肿大。久病后可出现贫血,但很少危及生命。实验室检查,ITP时血小板减少的程度轻重不一,以急性型发作时最显著,计数常在20×10⁹/L以下,慢性型一般在(30~80)×10⁹/L。广泛的自发性出血时血小板常低于50×10⁹/L,并出现形态改变和聚集成堆的现象。本病的凝血时间正常,出血时间延长,血块退缩不佳,骨髓象可见巨核细胞的增多,但有的患者正常。血管脆性试验(束臂试验)呈阳性。

治疗方法

王氏刺血疗法用"去血脉"来治疗血小板减少性紫癜,在临床上观察有一定的疗效,且操作简便易行。

首先要辨证分型,实证有热毒内伏营血、

阳明胃热炽盛、肝火灼脉等表现；虚证有脾虚不能统血，气虚不能摄血，肾气亏损，虚火上越而引起的出血症状。

刺血可选取的穴位有太阳、尺泽、曲泽、足三里、阴陵泉、委中、膈俞、肝俞、脾俞、肾俞、肺俞、肾俞。每次治疗应根据辨证合理选配2～4组穴位刺血治疗。

刺血操作时，可先刺一处穴位周围的静脉出血，观察其出血状况。此病多有瘀血和血热的症状，出血多急涌而出，且出血量比较多，但一般能在2～5分钟止血，如出血量太多时可用药棉按压止血。患者出血如能自动止血可再行下一步的治疗，根据患者的体质掌握出血量。如条件许可时每次少取数穴出血，缩短治疗间隔时间，以一周刺血1次为宜。因许多患者病程久远，所以治疗次数多，治疗时间相对长一些。

其间可配以毫针治疗，并辨证给予中药清热解毒、滋阴降火、健脾益气、活血化瘀等方剂内服。

验案举例

例1　血小板减少性紫癜

陈××，女，17岁，皖淮南望峰岗李二矿学生。

现病史：1987年2月23日初诊，于5年前行阑尾切除术后，全身皮肤出现大小不等紫色斑块，当时BPC 30×10^9/L，诊为血小板减少性紫癜。从去年7月份后常有头痛和突然昏迷，肢体厥冷，无抽搐。四肢皮肤不时发生出血斑块，刷牙时牙龈出血，月经量较多，且经期延长，伴有午后低热，夜间干咳。

查体：患者发育尚可，智力正常，颜面潮红，四肢各关节无红肿，皮肤无异常发现。脉短而细，舌质鲜红少苔。T 36.5℃，Hb 105 g/L，BT1.5′，CT1′，WBC 5.9×10^9/L，DC：N 0.54，L 0.46，BPC 61×10^9/L，ESR 100 mm/h，ASO 500 U以下，OT（一），胸片示两肺纹理稍增加，未见实质性病变。脑电图无异常发现。

治疗经过：首先用三棱针刺双侧曲泽穴处的静脉出血，血色暗红，自然止血，出血量约20 ml。再刺双侧太阳穴静脉出血。然后点刺双侧肺俞穴和肾俞穴，正常拔火罐，治疗结束患者即感头痛减轻。并配以中药养阴清热、补益气血之剂内服。间隔15天后再刺血治疗，取穴双侧委中、曲泽、太阳、心俞和肺俞，出血量约50 ml。

3月28日三诊时，头痛次数明显减少，程度减轻，已无昏迷和晕厥，食量增加，月经量已正常。BPC 76×10^9/L。治疗已见初效，继续守之。后又于4月20日、5月16日刺血治疗2次，病情日渐好转，BPC升至84×10^9/L。

6月30日六诊，精神饱满，身高和体重都有增加，四肢皮肤刺血治疗后未再出现紫色斑块。头痛治愈。夜间干咳、面红唇赤症状消退，饮食正常。脉和缓，舌质淡红，苔薄。查BPC 98×10^9/L。为巩固疗效，三棱针刺血取穴双侧阴谷、尺泽、肺俞和肾俞，出血量约40 ml。

10年后患者前来告知经刺血治疗后身体一直健康，多次查血小板均在正常范围。

例2　血小板减少性紫癜

李××，女，55岁，皖合肥市曙光新村居民。

现病史：1985年8月19日初诊，于1963年因胆结石行胆囊摘除术后，鼻和齿龈常有出血，全身皮肤下不定时出现大小不等的青紫瘀斑，在省级医院确诊为血小板减少性紫癜，当时血小板为39×10^9/L。经长期治疗血小板多年来一直未超过70×10^9/L。50岁绝经后症状加重，现齿龈胀痛，轻碰则渗血不止，劳累后则满口鲜血。鼻腔经常出血，严重时低头即出血数滴。心中烦躁，口苦口干，失眠多梦，时有自汗，全身自觉如绳索捆绑，尿频尿急，腰部酸痛。近来双下肢肿胀，行走无力。

查体：患者面色晦暗，皮下小血管高度充

血,肤色赤紫,前额、颈部及眼睑皮肤上散布几十个肉刺状疣,长约 0.5 cm,触痛(一)。齿龈肿胀,呈暗紫色,散在小片溃疡触之出血,牙齿松动,口臭明显。鼻黏膜充血,干燥、有血痂。大、小鱼际充血,双上肢近端皮肤呈网络状红斑,压之褪色。双下肢胫前有数个青紫瘀斑,压痛(一),远端呈凹陷性水肿。T37℃,BP 90/60 mmHg,HR 80 次/分,心尖区未闻及病理性杂音,肝肋下 1 cm,触痛(一),脾肋下触及,质软,淋巴(一)。Hb 115 g/L,BT 2′,CT 2′,WBC 4.2×10⁹/L,DC:N 0.52,L 0.48,BPC 65×10⁹/L。脉弦细,舌质红暗,紫色瘀斑,苔薄黄。中医辨证为气滞血瘀,久郁化火,灼伤络脉,阴虚内热,迫血妄行之象。

治疗经过:患者虽经中、西医大量药物治疗,但收效甚微,且久病血瘀,导致五脏虚损,正气已不足。当务之急是祛除瘀阻之血,才能使气血在经络中正常运行,五脏得以精血的濡养而行使所司之功能。从现代医学的角度考虑,要尽快改善血液循环障碍,特别是微小血管的循环障碍,使微小血管管壁完整,红细胞不能漏出血管外而出血。

首先用三棱针分批刺双侧尺泽穴、太阳穴处静脉出血,因瘀血明显,静脉血急涌而出,血色黑紫,自然止血,4 处静脉出血约 100 ml。然后用毫针取三阴交、阴陵泉、血海、太冲、内关、迎香、关元、膻中、天枢穴,隔 3 日针 1 次,以上穴位轮换取穴。开始针刺关元、三阴交、膻中、天枢等穴位时,进针及行针时针下呈空虚感,患者亦无针感,遂用"催气""调气""补气"等手法,以增补五脏元气。毫针出针后针孔出血,并有皮下瘀血现象。另配合中药养阴清热、活血养血之剂内服,治疗 1 周后患者烦躁、口苦均好转。间隔 15 天又刺血治疗,三棱针分批取双侧足三里穴、曲泽穴、太阳穴,出黑紫色血约 100 ml。第二次刺血治疗后,再用毫针针刺所取穴位时,针下已有紧沉感,患者也有酸胀"得气"感,证明正气已渐恢复,经络之气机亦开始运转,而且针

刺后针孔已无出血和瘀血现象。10月 4 日三棱针刺血取穴委中(双)、尺泽、太阳,并点刺肺俞、心俞和肾俞,每穴均拔火罐。

1985 年 11 月 2 日复诊,经过 2 个多月的治疗后,鼻衄已愈,上齿龈胀痛缓解,下齿龈仍有胀痛,但出血明显减少。面部赤紫色也减退,双下肢水肿尽消,血小板升至 82×10⁹/L。脉濡细,舌质淡红。血瘀和虚火均得以控制。效不更方,继以上法治之。时至 1986 年 2 月份齿龈出血已止,症状日见好转。4 月 24 日复查,齿龈肿胀尽退,无溃疡和出血,舌质上紫斑消失,面部皮肤下充盈小血管减少,面色转润,额、颈部及眼睑上的肉刺状疣全部自行脱落,双上肢红色网络状斑块消失,皮肤无出血和紫癜,血小板升至 96×10⁹/L。

治疗历时 8 个月,前后共刺血治疗 8 次,在较短的时间内,解除了患者 22 年的痛苦。

讨论及体会

针刺放血疗法对于中医范畴中的痛证、实证、热证的治疗效果是显而易见的,早在《灵枢·九针十二原篇》中提出了"菀陈则除之"的治疗原则,《灵枢·小针解篇》曰"菀陈则除之者,去血脉也",《素问·针解篇》曰:"菀陈则除之者,出恶血也。"王冰注:"菀,积也;陈,穴也;除去也,言络脉之中,血积而久者,针刺而除去也"。由此可见,"菀陈"即指经脉中产生的郁积现象,"除之"就是排除之意,也就指放血。但针刺放血对一些虚证或虚实夹杂证,尤其像血小板减少性紫癜的治疗临床报道甚少,甚至列为禁忌证。但虚证多是由久病引起,久病后气血多瘀,古人提出的"久病入络",实属现代医学的微循环障碍。因此在治疗虚证时,只有改善了微循环障碍,才能使疾病得以根治。所以《灵枢·癫狂篇》中提出:"短气,息短不属,动作气索,补足少阴,去血脉也。"看来古人在"去血脉"的治疗法则中,也包含了调气活血的作用,看似"除之",实是"补之"。

"血小板减少性紫癜"属祖国医学的"血

证"范畴,本病是由热毒内伏营血或脏腑气血亏虚而发生。治疗血证,重在行气,血随气行,气和则血循经,而针刺放血则可以达到通调经脉这一目的,目前大部分针灸书中强调的"自发性出血的患者,不宜针刺"似有从新探讨的必要,我们在临床治疗血小板减少的患者时发现,用毫针针刺穴位或肌内注射时,往往针孔出现渗血不止,要用棉球按压。但用三棱针刺体表浅静脉血管时,除出血时间稍长一些外,都能自动止血。这可能是在已有血液循环障碍的微小血管中,内源性凝血机制不能启动,而当中小静脉血管管壁受损后血小板还是能聚集到破损处,并启动凝血过程,故患者亦无出血不止的现象。

刺血主要是用三棱针刺激穴位,刺破静脉管壁,流出一定量的血液。而拔火罐通过负压的吸拔,一方面能促使血管中血液流出,直接调整了血液的循环状况;另一方面对皮肤感觉神经形成刺激,这样多次给人体一种刺激,使人体发生相应的应激反应。从现代医学来看可能是通过应激反应刺激人体骨髓造血功能,并改善了人体血液循环障碍。虽然其刺血的机制目前尚不完全清楚,但其临床疗效是客观存在的,因此尚有待于今后进一步研究探讨。

(十九)梅尼埃病

梅尼埃病归属于中医"眩晕"范畴,本病在针灸和刺血后能取得很好的疗效。

病 因 病 机

一般研究认为引起内耳眩晕症状,是由于自主神经功能失调引起迷路小动脉痉挛、局部缺氧、毛细血管壁通透性增加,导致耳内淋巴产生过多或由于内淋巴囊吸收障碍,引起膜迷路积水。也有人认为本病可能与代谢障碍,变态反应或内分泌异常等因素有关。病理改变有蜗管、球囊积水膨大,以及椭圆囊及半规管的轻度积水,病程长者则有内耳感受器和基底膜的退化变性。

临 床 表 现

多数在中年起病,常为不明原因的突发眩晕,并有视物或自身旋转感,伴有恶心、呕吐、面色苍白、出汗等迷走神经刺激症状,并可出现眼球震颤、耳鸣、听力减退、耳内饱胀感。眩晕发作时患者经常闭目卧床,不敢翻身、转头。每次发作历时数小时至数天,间歇期长短不等,并可长期反复发作。

治 疗 方 法

主穴:太阳穴、尺泽穴、阳陵泉穴、大椎穴。配穴:听宫穴、翳风穴、委中穴、风池穴、阳交穴、足三里穴。选取4~5组穴位附近的静脉血管刺出血,并加火罐吸拔,每次出血量在100 ml左右。三棱针刺血均取双穴。

肝阳上亢时可取阳陵泉穴、风池穴,以平肝潜阳。气血亏虚时,宜点刺听宫穴、翳风穴,以减少出血量,同时配以补气养血的中药制剂。如痰湿中阻取足三里,以健脾化湿。如肾精不足时,可取委中穴或阴谷穴,以补肾滋阴,并配合中药填补肾气不足。另外选用以上穴位刺血,还能治疗高血压、脑动脉硬化、药物中毒、前庭神经炎、脑干病变、颈椎病、椎—基底动脉供血不足等引起的眩晕。

验 案 举 例

例1 梅尼埃病

滕××,女,43岁,皖六安市新安乡郭店村人。

现病史:1988年5月8日初诊,于21岁开始常突然出现眩晕,视物旋转,卧床不敢翻身,严重时伴恶心、呕吐、出汗、耳鸣。每次发作1~3天自愈,每年发作5~7次,间歇期长短不等,渐感听力下降。曾多方治疗效果不显,20多年来年年发作。在数家医院均诊断为梅尼埃病,长期治疗效果不显。

治疗经过:治疗时为间歇期,取穴阳交(双)、曲泽(双)、太阳(双)、听宫(双)、大椎穴,每穴刺出血再拔火罐,口服逍遥丸每次8粒,3次/日。后又于6月4日刺血治疗,取穴同上。经2次治疗后病情1年多无发作。

至1989年7月初因生气后眩晕再发,但时间短、症状轻,遂又于7月31日来刺血治疗,取穴仍如前,治疗后眩晕未再复发,并介绍多人来治疗眩晕,均愈。

例2 眩晕

蔡××,男,56岁,皖六安市韩摆渡镇重兴桥村人。

现病史:2001年1月11日初诊,有头痛病史4年余,于去年秋季劳累后突感头晕,视物旋转,不能睁眼,呕吐,不敢喝水进食,卧床1天后好转,近5个月中已有3次发作。

查体:神清,NS(-),T 37℃,BP 130/80 mmHg,HR 88次/分,两肺(-),双下肢轻度凹陷性肿胀。颅脑CT未见异常,X线颈椎片示轻度骨质增生。脉浮紧,舌质淡红,苔薄微黄。

治疗经过:第一诊刺血取穴委中、尺泽、太阳,均为双侧取穴。委中穴附近静脉曲张,三棱针轻轻点刺血管壁,血喷射而出,血色暗紫,出血量计50 ml。三棱针直刺大椎穴,进针深度约1 cm,拔火罐后吸拔出约15 ml静脉血,总出血量约100 ml。后又于1月26日刺血治疗,取穴同上。3月6日三诊,经以上2次刺血治疗,其间眩晕无发作,自感体力好转,唯有时出现短暂性头痛,要求治疗。仍以三棱针按前法治疗。1年多后追访患者,晕眩和头痛一直未出现,能正常参加农业劳动。

(二十)舞蹈病

舞蹈病是一种较为常见的锥体外系疾病,其主要的临床表现为舞蹈样动作,肌张力减低,各关节可过度伸展。舞蹈样动作是一种迅速的、多变的、不规则的、无目的不自主运动。

病 因 病 机

舞蹈病可由多种疾病引起,其中以风湿病引起的最多见,患者多为幼儿或青年,女性较多,常伴有其他风湿病的临床表现,如关节炎及风湿性心脏病。另外变性、缺氧、中毒及代谢疾病也可引发,如妊娠期舞蹈病、一氧化碳中毒、肝豆状核变性时出现的肢体运动过度的表现。由局限性血管病变引起的舞蹈病,常发生于年龄较大的患者,一般是由于脑动脉硬化引起纹状体等软化所致。因此又称动脉硬化性舞蹈病,症状常局限于一侧。

临 床 表 现

本病起病较慢,可在精神受到强烈刺激、情绪过度激动后突然发生。较为明显的病例可出现面部和肢体的不自主运动,为无目的、无规律、不对称、运动幅度大小不等的急促动作。患者行走时手臂摆动增加,跨步过大,两足有内转倾向,休息和活动时都可有较大肌群短暂的跳动性收缩,使正在进行的随意运动分裂。肢体躯干、颈部、面部及舌体出现较大幅度、不规则地、急速地跳动。肢体不停地伸直和屈曲、内收和外展旋前和旋后。面部表情肌的异常运动所出现的怪脸,眼睛迅速的闭合和睁开,舌体的一伸一缩给人以挤眉弄眼的感觉。还有部分患者可引起头、肩、前臂、小腿等处的猛烈的动作,每分钟能出现数次。长时间不能控制的肢体跳动和头部的摇摆,使患者感到疲劳和无奈。患者往往有轻重不等的精神症状,情绪不稳,容易激怒,脾气急躁,表情不安,失眠多梦,甚至精神错乱和躁动不安。兴奋、激动时常使症状加剧,睡眠时消失,可伴有肌力减退,腱反射亢进、减低或暂时消失,严重时患者生活不能自理,行走、坐立、进食、穿衣等动作都发生障碍。

验 案 举 例

例1 风湿性舞蹈病

王××,男,12岁,皖肥西县山南镇金牛村人。

现病史:1977年2月13日初诊,其父诉患儿9岁时长期发热,扁桃体肿大,伴双膝关节肿痛,继之出现挤眉眨眼,摇头转颈,努嘴伸舌,上肢不自主运动已2年,经药物治疗病情好转一段时间后又反复,已无法学习而停学。

查体:患儿身体矮小,消瘦,智力发育正常,T 36.8℃,HR 90 次/分,心尖区未闻及病理性杂音。四肢各关节无红肿,上肢肌张力减退,腱反射减弱,行走步态尚正常。

治疗经过:三棱针刺双侧委中穴、中渚穴、太阳穴处静脉出血,出血约 30 ml,每穴均拔火罐。治疗 3 天后症状即好转,不自主运动明显减少。1 周后又在双侧曲泽穴、印堂穴处刺血治疗,出血 20 ml。

20 年后追访,患者自述刺血治疗后不自主运动很快消失,又继续上学。多年来症状从未复发,正常从事农业劳动。

例 2　舞蹈病(电击样跳跃)

杨××,男,40 岁,皖长丰县前进公社杨圩大队农民。

现病史:1982 年 6 月 10 日初诊,因精神受刺激后突然发生双腿不停地跳动 6 天,站立时原地跳跃不停,坐位时两腿亦猛烈抽动,自己无法控制,睡眠时消失,自觉头晕,心中烦躁,食欲减退,痛苦异常。

查体:患者体质强壮,营养良好,BP 120/84 mmHg,HR 88 次/分,心肺(-),四肢各关节无红肿,功能活动正常,膝反射亢进,实验室检查均在正常范围。

治疗经过:三棱针刺血取穴委中(双)、尺泽、太阳处静脉血管,出暗红色血约 80 ml。

患者回家后安稳入睡,第二天醒来后下肢抖动消失,活动正常。1 个月后因过度劳累又复发 2 天,速来刺血治疗,刺血取穴同上,另加刺双侧穴位风池和大椎,总计出血量约 80 ml,刺血后症状消失。

4 年后追访,患者身体健康,无头痛、头晕,无肢体不自主运动,一切活动正常。

例 3　舞蹈病(动脉硬化性)

任××,男,52 岁,皖六安县椿树乡宋大郢农民。

现病史:1987 年 10 月 2 日初诊,左侧肢体扭动,头颈部摆动,面部表情异常已 3 个月。有高血压史 2 年,BP(140～160)/(90～110)mmHg,无发热、呕吐,平时脾气急躁,易发怒。自觉颈部酸痛,腰痛麻木,心中烦躁,睡卧不安,心情平静时及入睡后摆动能停止。

查体:患者神清,跨越式步态且缓慢,T 37.2℃,BP 150/100 mmHg,HR 92 次/分,心音亢进,$A_2 > P_2$。双眼不规则闭睁,伴有吐舌,头部 8～10 秒摆动 1 次,左侧上、下肢不停地无规律地屈曲扭转。四肢各关节无红肿,肌张力减低,腱反射正常,左侧肢体随意运动不能完成。舌质有紫斑,苔薄微黄,脉弦紧。

治疗经过:三棱针刺血治疗,针刺取穴双侧委中、尺泽、太阳、风池处的静脉血管出血,静脉血呈黑紫色、黏稠,出血量约100 ml。

配以复方丹参片每次 2 片,2 次/日,杞菊地黄丸每次 6 粒,3 次/日,复合维生素 B 每次 2 片,3 次/日。刺血治疗 7 天后症状痊愈,以后再未复发,一切活动正常。一个月后又来治疗高血压,刺血取穴同第一次治疗方案。

(二十一)不宁腿综合征

不宁腿综合征又称不安腿综合征,是指患者在休息时两小腿深部出现难以忍受的不适感,经捶打、按摩或活动后症状可暂时缓解。

本病的病因和发病机制均不十分清楚,笔者临床观察发现本病以中老年为主,男女均可罹病,女性患者较多。更年期伴骨质疏松患者易发病,感受寒湿和患有一些与肾脏疾病有关的患者,易出现不宁腿综合征。可能和骨代谢有一定的关系,或是多种原因引起骨组织的缺血缺氧所致。

发病部位以双下肢为主,一般先发生于一侧,以后再波及另一侧,上肢较少累。症状多出现于休息、久坐时,尤以夜间卧床入睡前,下肢深部在膝踝之间有种难以描述的异常感觉,迫使患者必须下床行走、站起、改变体位和局部按摩才能暂时缓解症状。严重时往往因此而不能入睡,患者可有焦虑、紧张精神症状。个别患者有下肢感觉异常和疼痛，足趾伴有自发性肌颤动。实验室检查多无异常发现。用药物、理疗、推拿、针灸治疗多难以改善症状，患者十分痛苦，常自述不能活下去。

治 疗 方 法

王氏刺血疗法对不宁腿综合征有很好的疗效，经1～3次的治疗后，症状多能消失或好转。

刺血选穴有双侧委中穴周围的小隐静脉分支，悬钟穴至阳陵泉穴处的浅静脉血管，以及腰阳关穴、关元俞穴附近的椎外浅静脉，均是刺血治疗的部位。出血量要多一些，视患者体质和病情，可在100～200 ml。血止后要重拔火罐，拔罐时间10分钟左右，能再吸拔出一些血液来效果更好。

同时配以补肝肾强筋骨的中药，及复合维生素B内服，可提高疗效。

验 案 举 例

例1 不宁腿综合征

吴×，男，35岁，皖庐江县泥河镇人。

现病史：2001年6月1日初诊，1984年用冷水洗澡月余后，发生双下肢疼痛不能行走，经治疗好转，遗有双小腿酸重不适感。现行走及活动正常，夜间卧床入睡前，膝、踝关节及小腿深部酸重难忍，常要下床行走、捶打和重物压挤才能缓解。经多方治疗无效，近来不适及异常感觉加重，并出现焦虑、紧张、心悸等精神症状，整夜难以入睡，已无法劳动和工作。

查体：神清，T 37℃，HR 108次/分，律齐，未闻及病理性杂音，NS(一)。四肢各关节无红肿，膝关节活动范围正常，无弹响和摩擦音。实验室多次检查均在正常范围。脉浮数，舌质红，苔白厚腻。

治疗：三棱针刺血治疗，取穴委中(双)、足三里(双)、解溪(双)、关元俞(双)。在穴位处静脉刺出血，出血量约80 ml。口服天王补心丸每次4粒，3次/日，维生素C每次200 mg，3次/日。

6月14日二诊，上次刺血治疗后第三天双腿酸重、不适好转，夜间已能入睡。自述有前列腺炎病史4年，尿频尿急，会阴部坠胀。

治疗：三棱针刺血，取穴阴陵泉(双)、曲泽(双)、次髎(双)、腰俞，在每个穴位附近浅静脉刺出血，出血量约100 ml。

7月12日三诊，双腿夜间酸重不适感又有减轻，会阴部坠胀感亦减，小便通畅，精神好转，焦虑紧张消退，无心慌气急。HR 88次/分，BP 106/80 mmHg，脉沉细，舌质红，苔薄白。

治疗：三棱针刺血治疗，取穴同二诊，出血量约60 ml。口服补肾强身片每次5片，3次/日，维生素C每次200 mg，3次/日。

7月30日四诊，现夜间双膝、踝只有轻微不适感，会阴部坠胀消失，无尿急、尿频。饮食睡眠均正常，精神愉快。

治疗：三棱针刺血治疗，取穴同初诊，出血量约60 ml。

经4次刺血治疗，15年的疾病痊愈，前列腺炎也治愈。

例2 不宁腿综合征

王××，女，58岁，皖舒城县桃树乡三角村农民。

现病史：2002年11月9日初诊，30多岁时曾患肾盂肾炎，治愈，但留有双小腿酸重不适，并逐渐加重。日间久坐休息时及夜晚卧床后即出现难以忍受的异常感觉，需捶打敲击才能缓解。近3年来每逢晚间10点后双小腿深部酸重麻胀，要下地走动方能忍受，严重影响睡眠休息。长期多方治疗效果不显，自述曾想自杀。

查体：T 36.8℃，BP 130/80 mmHg，心肺(一)、NS(一)，双下肢各关节无红肿，功能活动正常，未引出病理反射。实验室多次检查均在正常范围。

治疗：中号三棱针刺血取穴委中(双)、足三里(双)、太阳(双)，腰阳关、肾俞，出血量约80 ml。每穴拔火罐10～15分钟，口服补肾强身片每次 5 片,3 次/日,复合维生素 B 每次 2 片,3 次/日。

刺血治疗 1 周后,双腿酸重不适渐渐减退而痊愈。

(二十二)心力衰竭

验 案 举 例

董某,男,90 岁,皖大通路第二附属医院家属院居民。

董老曾任合肥市第一人民医院院长,是抗战老干部。本人是外科医生,一生治病无数,但他患阑尾炎时,因要外出开会不能手术,当时找我母亲刺血后一次即愈,后又因十二指肠穿孔,术后不能进食,又刺血痊愈。

2013 年初自觉心慌、心悸,心电图检查示 1. 窦性期前收缩;2. 房性期前收缩;3. 短程房性心动过速;4. 心室停搏。到 2013 年 12 月时,走路无力,心慌气急。复查心电图示 1. 窦性心律;2. Ⅱ度房室传到阻滞(Ⅰ~Ⅱ型);3. 房早未下传;4. 房室结双径路折返型心动过速(快慢型);5. 心室停搏 > 2 秒,78 次/24 小时。医生建议:不能单独活动,要备好速效救心丸,安装心脏起搏器。因不愿手术,遂来我处刺血治疗。于 2013 年 12 月 24 日复查心电图示心室停搏减少到 48 次/24 小时。后在家中按我刺血穴位先后刺血 3 次,在此期间基本没有用药物治疗,自觉症状明显好转。于 2015 年 12 月 30 日复查 24 小时心电图示 1. 窦性心律;2. 短程房性心动过速;3. 窦性停搏,大于 2 秒的停搏 1 次/24 小时。症状改善明显。临证实践证明,刺血疗法对慢性心功能不全有很好的治疗作用。

(二十三)疟疾

在"文化大革命"后期,我和母亲被下放在安徽省长丰县医院,当时疟疾传播较广泛。我们用三棱针加白胡椒粉法控制住了许多疟疾患者的疾病发作。

不论是发热患者还是暂时无热的患者,都先在患者陶道穴(第 2 胸椎棘突下)上点刺出血拔火罐 5~10 分钟。再循督脉从上往下按压,寻找压痛点。找到压痛点后,用三棱针点刺 1cm 的深度出血,用闪火法拔火罐吸出血。最后用 2 张小活血止痛膏,中心撒上白胡椒粉分别敷在针孔上,1~2 天后去除。用此法使许多患者再无疟疾的发作,可不再使用其他抗疟药物,屡试屡验,特别适用于缺医少药的时期。

因担心这种简易疗法失传,特在此介绍给大家。

十六、部分学生验案举例

例 1 腰椎椎管狭窄症

蔡某,女,64 岁,皖合肥市肥东县人。

现病史:2013 年 8 月 10 日初诊,反复腰痛 10 余年。受凉、劳累后腰痛加重,弯腰受限。现行走数百米远后出现双小腿酸痛难忍,休息片刻后可缓解症状,长期服药无效,近 1 周腰腿痛加重。

查体:腰椎生理曲度消失,腰肌僵硬,直腿抬高试验(一),腰椎 CT 示 L_4、L_5、$L_5 \sim S_1$ 椎间盘突出,伴椎管狭窄。

治疗经过:中号三棱针刺血取穴委中(双)及 L_4、L_5、$L_5 \sim S_1$ 附近显现的静脉血管,出血停止后拔罐,共出血约 100ml,前后共刺血 6 次。半年后患者诉刺血治疗后腰腿疼痛未再复发,即使步行再远也未再出现小腿胀痛。

例 2 颈源性高血压

陈某,男,31 岁,合肥市蜀山区人。

现病史:2014 年 7 月 10 日初诊,诉 3 个月前头晕、颈肩疼痛,时测血压 170/100 mmHg,服用络活喜 5 mg,每日 1 次,血压 150~170/90~100 mmHg。颈部活动范围正常,项后肌肉僵硬,双侧风池穴及 C_2、C_3 间隙压痛,臂丛牵拉试验(一),颈椎 X 线正、侧位片示颈椎退行性改变。

治疗经过：中号三棱针取穴委中（双）、尺泽（双）、太阳（双），以及 C_2、C_3 局部压痛点，共出血约 150ml。后约 15 天刺血 1 次，共刺血 3 次，头晕、颈肩疼痛消失，并停服降压药，血压降至正常。半年后因熬夜打牌、疲劳驾驶，血压再次升高至 150/90 mmHg，颈肩疼痛，治疗同前，后诸症消失。

例 3　老年膝部骨性关节炎

丁某，女，68 岁，合肥市肥东县长临河镇人。

现病史：2014 年 3 月 16 日初诊，10 余年前出现双膝疼痛，逐渐行走困难，活动受限，曾关节腔内注射"玻璃酸钠"，但不久后症状再次加重。现双膝关节肿大，膝眼饱满，局部静脉血管充盈，浮髌试验（一），双膝 X 线摄片示骨质增生严重，骨质疏松，关节间隙狭窄。多家医院建议行全膝关节置换手术。

治疗过程：中号三棱针刺血取穴委中（双）、足三里（双）、阴陵泉（双）附近的静脉血管刺血，血显黑紫色均喷射而出，血止拔罐，后在腰部命门穴至腰阳关穴附近寻找显现的血管刺血、拔罐。约 15 天来刺血治疗 1 次，共治疗 8 次后，现临床症状消失，双膝屈伸灵活，行走无疼痛。

例 4　腰椎间盘化脓性感染

高某，男，14 岁，安徽省当涂县学生。

现病史：2014 年 5 月 10 日初诊，3 个月前有头皮外伤史，2 周前出现高热，体温 39℃，查血常规示 WBC1.9×10⁹/L，N85%，予以退热抗感染治疗 8 天后体温未降，并出现剧烈腰痛，夜间加重，腰椎 MRI 示 L_{2-3} 椎间盘化脓性感染。继以抗感染治疗 1 周，体温仍波动在 38～39℃，腰痛难忍，需服止痛药才能缓解。行走需搀扶，精神萎靡，面色萎黄，腹部膨隆，腰部叩击痛（＋＋），腰肌紧张，舌质暗红，苔腻。复查血常规示 WBC1.5×10⁹/L，N82%。腰椎 MRI：L_2 下缘、L_3 上缘均有骨质破坏。

治疗经过：用中号三棱针刺血取穴委中（双）及命门，共出血约 15ml，并予以替考拉宁 0.2 静滴，1 周后仍感腰痛难忍，体温不降。又继以上法刺血，出血约 10ml。1 周后病情仍未得到控制。经 2 次少量刺血治疗未见疗效，再次治疗时发现在命门穴左侧 1cm 处隐隐可见一静脉血管，于是用三棱针在此深刺 1.2cm，出针时黑血从针孔涌出，待血色变红时重拔火罐，针孔处血呈线状向罐内喷射，共出血 150ml。当日夜间热退，未再出现腰痛。继以替考拉宁静滴 2 周，复查血常规、血沉、血培养均正常，随访半年一切正常。

例 5　化脓性指头炎

刘某某，女，52 岁，合肥市蜀山区人。

现病史：2012 年 9 月 15 日初诊，3 个月前出现左手中指肿胀、跳痛、皮肤发红破溃，经中药外敷、抗感染治疗后好转。停药后左中指又再次化脓、破溃、伴疼痛，炎症反复不能控制。

治疗经过：第 1 次在中指患处点刺出血约 10ml，并用艾条每日熏灸患处 30 分钟。1 周后复诊，左中指仍有破溃、红肿，病情未控。再用中号三棱针在左侧曲泽穴（循经取穴）处显现静脉刺出血，并在第 7 颈椎棘突左侧压痛点深刺（循神经支配区域取穴），血止拔罐，共出血 50ml。第 2 天晨起左中指红肿尽消，破溃面已结痂，效如桴鼓，1 年后随诊未复发。

按：笔者通过对此两例炎症病案的治疗发现，病变处的穴位选取和出血量是治疗疾病的关键。炎症时要达到一定的出血量才能改善病变处的血液循环障碍，消除炎症反应时堆积的各种炎性物质，达到消炎、退热的疗效。

例 6　胸椎压缩性骨折

吴某，男，56 岁，安徽省利辛县人。

现病史：2014 年 3 月 12 日初诊，2 周前在双杠上锻炼时摔落地上，当即后背剧烈疼痛,不能活动,送至当地医院摄腰椎 X 线片:未见异常。卧床休息半月后仍腰背疼痛难忍,不能行走。

查体:腰背肌紧张,$T_{10} \sim T_{12}$ 压痛明显,叩击痛(+),胸腰椎 MRI 示 T_{10}、T_{11} 椎体压缩性骨折。

治疗经过:中号三棱针刺血取穴委中(双),并在 T_{10}、T_{11} 旁夹脊穴处深刺 1.5cm,每穴均拔罐,共出血约 100ml,并配以活血化瘀中药内服。当晚即感腰背痛明显减轻,可以翻身,夜间睡眠佳。5 天后患者已能下床行走,再予以刺血 1 次,回家后即可以正常劳动。

(汪德龙 安徽省中医药大学第一附属医院针灸康复中心刺血科)

例 7　男性不育

王某,男,30 岁。

现病史:结婚 3 年妻未孕,性生活和谐,时有腰酸和左下肢酸胀。实验室检查示左侧精索静脉曲张,精液量 3.2ml,色灰白,液化时间 >60 分钟,精子总活动力 ≤40%。舌质淡,舌体胖,舌根白腻苔,脉濡细。其妻经行时下腹疼痛,余查均正常。双方用药物治疗未见效。

治疗经过:2014 年 4 月 1 日治疗,取穴腰部次髎(双)、腹部归来(双)并以左侧穴位附近的静脉出血色黑,血止拔罐 5 分钟,总出血量约 100ml。二诊时腰腹部取穴同上,又刺阴陵泉(双)、曲泽(双),每穴均拔罐,总出血量约 150ml。二次治疗后患者自觉腰及左下肢酸胀消失,体力充沛。复查精液,量 1ml,色乳白,液化时间 25 分钟,精子总活动力达 68.14%,治疗显效。三诊时取穴阴陵泉(双)、曲泽(双),腰部加刺命门、腰俞(双)、肝俞(双),腹部仍刺归来(双)。此期间其妻同时治疗痛经。

刺血治疗 3 次后,当年 6 月其妻即怀孕。

(周玉红 安徽省合肥市王峥刺血诊所)

例 8　Ⅱ度房室传导阻滞

余某,男,37 岁,深圳市人。

现病史:患者平素身体强壮,于 2008 年 9 月底在打篮球时突发昏厥,意识不清送入院。当时心电图示Ⅱ度 AUB(Ⅰ型)(5:1),心率 60 次/分。建议安装心脏起搏器,患者未同意,仅服药物治疗。后经常出现胸闷头昏、乏力、易疲劳,活动后气促。心率最慢时 48 次/分。2009 年 3 月初诊,心电图示 T 波异常、心脏下壁、前壁、侧壁均心肌缺血,短 QTC 间期,心率 58 次/分。舌质暗,舌边有瘀斑,脉沉迟。

治疗经过:用三棱针刺血取穴足三里(双)、曲泽(双)、心俞(双)、大椎、膻中,血色暗紫,血止拔罐,总出血量约 150ml。口服宁心宝胶囊,每次 2 粒,每日 3 次。刺血后即感胸中畅快,以后约间隔 15 天治疗 1 次。至当年 9 月 25 日第 7 诊时,自述症状均明显好转,仅劳累后仍有胸闷。复查心电图示 T 波异常、心率已升至 86 次/分,未见心肌缺血。继续坚持刺血治疗,至 2011 年 8 月 8 日就诊时,告知现能打篮球,运动后无不适感,心率 88 次/分,再行刺血以巩固疗效。

(黄燕 安徽省合肥市王峥刺血诊所)

例 9　腰痛

姜某,女,48 岁。

现病史:腰痛 6 年余,腰部前屈受限,左侧腰肌僵硬,压痛(+),叩击痛(+)。腰椎 CT 示 $L_4 \sim L_5$、$L_5 \sim S_1$ 椎间盘膨出。长期经多方治疗无效。

治疗经过:2012 年 7 月 10 日诊治,三棱针刺左侧委中穴,站立位,血止拔罐,出血总计 25ml。半年后带儿子治腰痛时告知,腰部已基本痊愈。其子腰痛难忍,活动困难。中号三棱针取穴委中(双)、大肠俞(双)附近显露的血管刺出血,每穴拔火罐,总出血约 20ml。治疗结束后,其子腰痛消失,即刻返校上课。

例 10　跟痛症

徐某，男，42岁。

现病史：双足跟部疼痛 3 年余，晨起及长距离行走后即疼痛难忍。双足跟轻度水肿，踝关节内侧及跟足下压痛（＋），影像及生化检测均正常。

治疗经过：2012 年 5 月 1 日治疗，取穴委中（双）处显现的静脉血管点刺，静脉血喷射而出，出血 40ml 后按压止血。再刺水泉（双）上的小静脉出血拔罐 10 分钟，约出血 20ml。月余后复诊，双足跟痛已明显缓解，继续刺水泉穴（双），出血拔罐。3 年之久的跟痛症治愈。

按：以上 2 位患者均有连续数年无偿献血史，虽然也有上肢静脉出血但是对腰及下肢的疼痛并无缓解作用。这进一步印证了刺血疗法应在疼痛区域，按经络的走行在有病变的穴位处刺血，才能达到祛除疼痛的目的。

（蔡苏林　浙江省江山市舒林推拿服务部）

十七、肿瘤验案举例

刺血疗法对肿瘤和癌症亦有一定的疗效，特将部分医案总结出来以供临床医生参考，借以开拓治疗和研究思路。

例 1　原发性肝癌

张××，男，64 岁，皖无为县新沟乡新沟村人。

现病史：1975 年 6 月 20 日初诊，今年 2 月初起纳差口苦，低热乏力，右侧胸胁持续性胀痛，当地医院检查诊断为乙型肝炎和早期肝硬化。住院治疗 3 个月病情逐渐加重，恶心、腹泻，肝区痛甚，腹部膨大，出现腹水，肝右叶发现结节状硬块，触痛明显。5 月 10 日转至省级医院住院治疗，经 B 超、CT 和实验室检查，确诊为肝癌。治疗月余病情危重，院方劝其回家料理后事。后用担架抬至刺血科诊治。

查体：患者神情恍惚，全身衰弱，呼吸急促，语音低微，皮肤无黄染，T 37.7℃，HR 106 次/分，律齐。腹部膨大，平卧位蛙形腹，振水波明显。肝质地坚硬，肝右叶触及约 6 cm×7 cm 结节状硬块，压痛（＋），腹壁静脉曲张。双下肢高度水肿，压之凹陷，脉弦数，舌质暗紫，苔滑腻。

治疗经过：患者平卧位刺血治疗，先刺双侧曲泽穴处的肘正中静脉出血，后刺双侧足三里穴处显现的浅静脉血管。先后共刺出黑紫色血 100 ml 左右，血止拔火罐。配以活血化瘀、健脾利水之中药 5 剂内服。刺血治疗后患者感到腹胀减轻，晚间即进食一碗饭，夜间尿量增多，连排小便数次，总排尿量约 5 000 ml。第二天精神好转，腹水明显减少，已能坐起，腹部胀痛又减。

6 月 27 日二诊，患者仍取平卧位治疗，取双侧曲泽穴和上巨墟穴处的静脉血管刺出血，出血约 40 ml。并在右侧天枢和大横穴处显现的腹壁静脉上刺出血，出黑紫色血约 20 ml。继服活血化瘀、疏肝理气中药 5 剂。第二次刺血治疗后，精神转佳，饮食正常，腹胀消失，肝区硬块渐小，触痛减轻，并能下床行走，腹水基本消退。

7 月 10 日继续刺血治疗，取穴足三里（双）、曲泽（双）、关元俞（双），出血总计 100 ml。嘱其回家调养，身体逐渐康复。10 年后追访身体健康，还能从事货船运输工作，寿至 84 岁而终。

例 2　食管癌

杨××，男，40 岁，皖肥西县官亭乡童大井村农民。

现病史：于 1984 年 5 月初自觉胸部疼痛，食物哽噎难咽。渐又出现食后呕吐，每日三餐只能进食稀软食物。经某部队医院检查确诊为食管上段癌，建议手术治疗。

治疗经过：1984 年 6 月 11 日初诊，三棱针取双侧尺泽穴处的静脉刺出血，约出黑紫色血 40 ml。然后再在足三里穴（双）处的静脉刺出血,约出暗紫色血 40 ml。最后点刺大椎穴和华盖穴,用中号火罐拔罐 20 分钟。刺血治疗后即觉吞咽阻挡感减轻,胸部疼痛缓解。

10 天后行第二次治疗,取双侧曲泽穴和阳交穴处的静脉刺出血,总出血量约 60 ml。大椎和华盖穴点刺后拔火罐。第二次治疗后胸部疼痛消失,已能进食汤泡饭。半个月后又进行第三次治疗,取穴同初诊,另加双侧太阳穴刺出血。

患者经 3 次刺血治疗而愈,4 年后追访患者,身体健康。

例 3　直肠癌

吴××,男,46 岁,皖长丰县夏店乡徐岗村农民。

现病史:1973 年 1 月 3 日初诊,于 1971 年秋季出现腹部疼痛,大便次数增多,每日 2～4 次不等,粪便外观变扁细,并有排便不净感。1972 年 6 月在省级医院住院治疗,确诊为直肠鳞状细胞癌。病情时轻时重,近月余腹痛难耐,胃纳渐减。出现大便燥结,难解,便中带脓血黏液。近 8 天只能进食流质,已卧床不起。家属抱着试试看心态,将患者抬至诊所行刺血治疗。

查体:患者精神萎靡,贫血貌,形体消瘦,言语低微,T 37.7℃,BP 90/60 mmHg,HR 80 次/分,两肺（一）。下腹肌紧张,压痛（＋）,双侧腹股沟淋巴结肿大,质硬。

治疗经过:因患者体质虚弱,卧位刺血治疗,取穴双侧曲泽刺出黑紫色血 20 ml,再刺腰俞穴和会阳穴处显现的静脉血管出血,拔火罐约出血 30 ml。内服润肠通便、宽中理气中药 5 剂,水煎服,每天 2 次。第二天大便排出,腹痛减轻,并渐能进食。

7 天后第二次治疗,已能行走,精神好转,大便后有脓血黏液,除仍用以上穴位治疗外,又加刺双侧委阳穴处的静脉出血,继服中药。其间 10 天后又刺血治疗 1 次。

2 月 5 日第四次治疗时,饮食正常,体重增加,大便已无脓血,排便轻松,腹痛轻微。

以后又每间隔 15 天连续治疗 2 次。

该患者共刺血治疗 6 次,直肠癌临床症状消失,2 年后追访患者:身体健康,能正常参加农业劳动。

例 4　鼻咽癌

蔡××,男,33 岁,皖蚌埠市郊区秦集乡下朱村人。

现病史:1975 年 6 月 3 日初诊,今年元月出现左侧鼻塞,口干苦,鼻涕带血,经省级医院五官科检查及病理组织切片,诊为鼻咽部鳞状上皮细胞癌,予以放疗和对症治疗 4 个多月,效果不显。现左侧鼻中血性分泌物,头昏痛,全身乏力,动则心慌气急,食欲不振,左侧颈部可触及肿大淋巴结,质硬。脉细数,舌质淡,苔厚腻微黄。

治疗经过:第一次刺血治疗,先取印堂穴,向上斜刺出血约 6 ml,再刺双侧太阳穴处浅静脉出血,出血约 20 ml,每穴都拔火罐。最后刺左侧尺泽穴处静脉出血约 20 ml。刺血治疗第三天后鼻中血性分泌物减少,头痛好转,胃纳增加。后又间隔 10 天、15 天各刺血治疗 1 次,体质好转后加刺双侧条口穴静脉出血,尺泽穴亦取双侧出血。

患者刺血 3 次后鼻咽癌临床症状治愈,颈部淋巴结消失,鼻咽部检查肿块消失。5 年后追访告知身体健康,鼻咽部无不适。

例 5　乳腺癌

陶××,女,42 岁,皖霍山县东方红旅社职工。

现病史:左侧乳房疼痛 1 年余。左乳腺外上限处可触及一 3 cm×4 cm 硬韧不规则肿块,压痛（＋）,局部皮肤发生内陷,有橘皮样改变。左腋窝淋巴结肿大,左锁骨上淋巴结未及。经省级医院切片活检确诊为左乳腺癌,建议行乳房全切手术。

治疗经过:1962 年 4 月 20 日第一次治疗,三棱针刺血取双曲泽处静脉出血,然后在乳房外上限肿块局部皮肤处显露的静脉刺出血,血止拔火罐。刺血治疗后乳房疼痛明显缓解,硬肿块质地变软且缩小。

后又刺血治疗2次,前后共刺血3次,乳房疼痛消失,左乳房皮肤外观渐恢复正常。20年后追访双乳无异常不适。

按:以上验案均是王秀珍老医师在生前所治。

例6 胃癌

金××,男,56岁,皖无为县方河乡东桥村人。

现病史:1993年6月2日初诊,去年5月出现上腹部疼痛,明显消瘦,伴呃气,纳差,全身乏力,并时有黑便。经当地医院钡餐X线片示食管下段及贲门处通畅,胃腔有大量滞留液,胃窦部及小弯处边缘不规则的充盈缺损,胃壁僵硬、缩短,蠕动消失。大便隐血试验(+++),诊为胃窦部癌变,建议手术切除,因当地有数例胃溃疡患者刺血治愈,故前来合肥求治。

查体:形体消瘦,轻度贫血,皮肤干燥无弹性。T 36.9℃,HR 96次/分,律齐。上腹部压痛(+),未触及包块,肝脾肋下未及。腋下、锁骨上淋巴结无肿大。脉浮无力,舌质暗紫,少苔。大便隐血(+)。

治疗:三棱针刺血取穴足三里(双)、曲泽(双)、胃俞(双)、命门,每处出血停止后均拔火罐。内服猴头菌片每次4片,3次/日,维酶素片每次4片,3次/日。

6月19日二诊,经以上治疗后上腹部疼痛明显缓解,已无呃气,饮食增加。

治疗:取穴同第一次治疗所取穴位,加刺中脘穴点刺后拔火罐。

后又刺血治疗3次,所有临床症状全部消失,食量正常,身体康复,又能从事农业劳动。3年后追访患者体健。

例7 小脑胶质细胞瘤术后复发

李××,女,49岁,安徽省颍上县三十铺乡高庄村人。

现病史:1986年5月因患小脑胶质细胞瘤在省级医院行开颅手术,术后视力模糊,口眼歪斜,医生估计只有3年生存期。术后3年又出现头痛,眩晕呕吐,步态不稳。

1989年7月12日初诊,患者精神萎靡,需搀扶行走,无发热及昏迷,眼球水平震颤,闭目难立。行走偏斜不稳,视物重影,活动即呕吐,BP 106/70 mmHg。

治疗经过:患者因体质太虚弱,采用卧位治疗。第一次治疗以三棱针刺血取穴在委中(双)、尺泽(双)、太阳(双)处的静脉刺出血,出血量60 ml。并点刺大椎穴出血、拔罐。刺血治疗完毕,患者自述视物清晰,眩晕呕吐减轻。

8月2日二诊,上次治疗1周后呕吐停止,现患者已不需搀扶亦能行走,步态较稳,但还有眩晕感和眼球震颤。仍以第一次治疗方法施治,配以当归养血膏每次10 ml,3次/日,复合维生素B每次2片,3次/日。

患者刺血治疗2次后,所有病症渐恢复好转。到2000年12月追访,身体健康,能在家中正常料理家务和从事轻体力劳动。

例8 淋巴瘤

张×,女,62岁,皖淮南高皇镇赵岗村人。

现病史:1993年10月20日初诊,颈部淋巴结肿大,长期低热6个月。伴双膝内侧疼痛,不能入睡,现食欲减退,形体消瘦,轻度贫血貌。T 38℃,BP 120/80 mmHg,心肺(一)。两侧颈部淋巴结融合成团块状,高度肿大,压痛(一),其余浅表淋巴结无肿大。鼻、咽、扁桃体无异常改变,双膝胫骨内侧髁处肿胀,压痛(++)。血常规示 WBC $5.2×10^9$/L,W-SCR 0.403,W-LCR 0.597,RBC $3.11×10^{12}$/L,Hb 99 g/L,BPC $91×10^9$/L,ESR 22 mm/h。膝关节X线片示双胫骨内侧髁有溶骨性破坏。

治疗经过:因患者体质差,颈淋巴结高度肿大,加之已有溶骨破坏,笔者认为已没有治疗的意义,而患者坚持要求治疗。于是用三棱针在双侧阴陵泉穴和太阳穴处的浅静脉刺出血,阴陵泉处静脉血色黑紫,出血约 40 ml,太阳穴处的颞浅静脉出血约 20 ml,每穴均拔火罐。

半个月后复诊,自述双膝内侧已不疼痛,右侧颈部肿大的淋巴结全部消退,仅左侧颈部能触及 2 枚中度肿大的淋巴结,食欲好转,T 37.5℃。又以初诊时方法予以治疗,病情明显好转。3 个月后因家中遭遇大火,房屋烧尽,患者精神又受刺激,致病情复发。此例患者虽死亡,但刺血疗法的神奇疗效,一直鼓舞着笔者对疑难病症不断探索。

例 9 甲状腺腺瘤

董××,男,40 岁,皖长丰县孔店乡松林村人。

现病史:1972 年 6 月 3 日初诊,颈部增粗伴有结节状肿块已 10 余年,无发热、头痛、无眼突手抖,饮食、睡眠均正常。现颈部甲状腺处有数枚大如拳头、小似乒乓球样结节状质硬肿块,堆积于颈前胸骨和锁骨上方,颈部紧绷的皮肤上可见许多条扭曲、增粗的静脉血管。颈围 60 cm,患者眼睛下视无法看见足尖,日常生活和劳动极为不便。曾到省级医院检查甲状腺功能基本正常,用药物治疗无明显效果。

治疗经过:用三棱针浅刺颈部天鼎穴(双)、水突穴附近曲张之静脉出血,出血量约 60 ml,另取双侧尺泽穴附近的头静脉刺出血,出血量约 40 ml。几处血液颜色呈暗紫色,颈部穴位血止后用小号火罐吸拔。6 月 18 日复诊,甲状腺硬结肿块缩小,自觉颈部松软,仍按上法治疗。

7 月 3 日三诊,颈部大小结节全消,甲状腺基本恢复正常,但质地稍硬。颈围已恢复到 40 cm,颈部皮肤因长期弛张而松垂颈下。为巩固疗效继以上法治之,所出静脉血颜色转红,并且出血量亦减少。

6 年后追访时,患者颈部如常,十余年痛苦经 3 次刺血康复。

例 10 神经纤维瘤

王×,男,18 岁,皖寿县东津乡周寨村人。

现病史:1987 年 1 月 17 日初诊,右腘窝发现包块,引起右膝活动受限 4 年。在淮南某医院行手术切除,术后 1 年包块复又生长,于是又到解放军部队医院,再次行手术治疗,病理切片检查诊断为神经纤维瘤。术后腘窝包块又起,现右膝关节僵硬,疼痛,跛行。右腘窝处有一 8 cm×10 cm 大小包块,质硬,按压时出现沿胫神经干分布的疼痛和麻木感。右膝周围皮下组织增生,右膝周径43 cm,左膝周径 38 cm。右膝内侧有 10 cm 之手术瘢痕,右膝屈曲成 130°,伸展、弯曲和抬举活动受限。右膝腱反射减弱,跟腱反射消失。

治疗经过:三棱针在右委中处显现的静脉刺出血,血色黑紫急涌喷射而出,出血量约 40 ml,另刺腰阳关穴、右阳陵泉穴处静脉出血,出血约 20 ml。

2 月 5 日二诊,右腘窝处包块缩小,质地变软,自觉下肢轻松,抬举有力,能伸展至170°。刺右委中、委阳、阴陵泉穴,周围静脉出血约 30 ml。

2 月 24 日三诊,右膝外侧疼痛缓解,腘窝处肿胀减退,右膝周径缩小至 41 cm,右下肢屈曲仍困难。继续刺血治疗。

3 月 25 日四诊,右腘窝包块进一步缩小,右膝周径减至 39 cm。三棱针刺血取穴右侧委中、阳陵泉、阴陵泉,出血量约 50 ml。

4 月 27 日五诊,经治疗后右膝已能伸展180°,屈曲 90°,行走步态正常,右腘窝后神经纤维瘤质地变软,并缩小至 3 cm×4 cm,压痛(+)。食欲大增,体质增强。又予刺血治疗1 次。

5 年后追访,多年来瘤体一直未再增大,且无疼痛,右膝部外观恢复正常。

按:刺血疗法这一古老的医技,施治于肿瘤时确实有很多意想不到的疗效。多年来我们陆陆续续地治疗了一些鼻咽癌、食管癌、胃癌、肝癌、乳腺癌、子宫颈癌、淋巴癌、神经纤维肉瘤等恶疾。临床治疗最深刻的体会是刺血疗法在肿瘤的早中期都可以发挥积极的作用，但到了晚期或是出现其他部位的转移或是做了化疗、放疗后，治愈的可能性就非常小了。

不少肿瘤患者常常痛苦得坐卧不宁，使用刺血疗法能缓解癌症患者的临终痛苦。

余在长期临床治疗中发现，肿瘤癌症患者多出现一种特别的"超长脉"，即在前臂寸关尺脉的后上方（即桡动脉的近心端）出现约三横指的长度。在癌肿的早期就可显现出来，可用脉诊的手法触诊。如病情严重此处动脉搏动就强，良性肿瘤也有相似改变，但是搏动的并不是十分有力，且有时只是在单侧手腕上出现，往往是与肿瘤在人体的左右位置一致，且脉象比较短、弱。癌肿到了后期或癌变迅速时，这种超长脉搏动得就强而有力，如洪脉、浮脉状，多预示疾病预后不容乐观。

热证时，脉长可超过尺脉，人瘦、血压高时也可有超长脉出现。超长脉象只是癌肿临床诊断的一个方面，临床还要同时结合体征、触诊、脏腑情况及实验室的检测、影像学检查，才能正确地找出肿瘤的位置、发展的程度。临床统计发现，超长脉的出现十有八九体内已有了肿瘤。

另外，指甲也是一个临床诊断参考指标，体内有肿瘤时指甲生长缓慢、失去光泽，或增厚或脆弱，常有纵纹、横纹的突起，胃癌、肠癌患者多有指甲向上如勺状翻翘，肝癌、肺癌患者常有指甲向下反包。

肝脏有疾病时，如脂肪肝、酒精肝、肝硬化早期，指甲的两边可出现长条棱形拐角，可使指甲呈平台状。胆囊有长期病变时，指甲有许多条纵纹出现，且不管指甲如何生长此特征都存在，除非病灶治愈指甲外形才有可能改变。

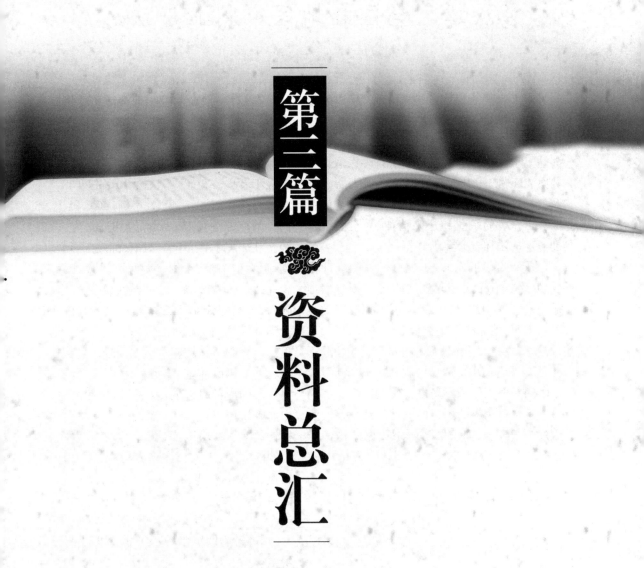

第三篇

资料总汇

第八章　全国各地医家刺血疗法总汇

本书收集了祖国各地从 1957 年以来见之于医学书籍和医学杂志中的有关刺络放血的论文 490 篇,其中不少篇论文病案的汇集多达上千人次。本书还收集了许多医家典型验案 434 例,其中有许多病种是前人所未涉及的。这 900 多篇文章反映出了针灸界广大医务工作者的敬业和开拓精神,为祖国医学的金字塔添加着厚重的基石。

从所收集的众多的论文和医案统计来看,刺络放血疗法已逐步在临床上多方面地运用,现已能解决 200 多种病种,而且疗效显著,有着其他疗法无法替代的作用。

本章将全国各地医家刺血疗法总汇于此,读后能开阔眼界、引领思路、提高医技。广大的医务工作者不妨借鉴阅读。

希望针灸界的同道们能更广泛地使用刺血疗法于临床,并争取为刺络放血的进一步研究和发展再做贡献!

一、刺血治疗儿科病

(一)小儿高热

1.《针治小儿发热的初步介绍》

以针刺四缝、手十井(少商、商阳、中冲、关冲、少泽双侧)为主,治疗小儿发热,效果较好。各穴皆以连刺使其出血,针四缝穴时,点刺四缝穴处的静脉出血。如发热兼便秘者加支沟、照海,不思饮食者加内关、足三里。10 例患儿,经 1 次治愈者 5 人;2 次治愈者 3 人;3 次治愈者 1 人;4 次治愈者 1 人。

[伍天民　《广东中医》　1957(4)23]

2.《针刺放血治疗小儿高热 100 例临床小结》

本组病例中 43 例未经任何治疗,57 例由他处医治无效转来。男 56 例,女 44 例,年龄最小者 1 岁以下,最大者 10 岁。T38.5～39℃41 例,39.1～40℃46 例,40℃以上 13 例。治疗方法:取穴风池、大椎、曲池、合谷等。壮热配十宣、耳尖、风府;惊厥配百会、印堂;呕呃配中脘、天枢、气海、上巨虚;咽痛配少商、哑门;喘咳、痰饮配肺俞、天突、尺泽、丰隆;百日咳配肺俞、四缝、太渊;腮腺炎配角孙及腮肿部阿是穴;神倦体虚者配关元、足三里。以自制不锈钢粗针(约 22 号),先刺穴风池、大椎,再取曲池、合谷及其他配穴,速刺,得气后即出针,摇动针孔,任其自然出血,不出血者挤压出血 2～3 滴。十宣及耳尖用三棱针放血 4～5 滴。日针 2 次,每取主穴外,再刺配穴 2～3 穴。结果:均在 2 天内退热。放血 1 次退热者 26 例,2 次 28 例,3 次 34 例,4 次 12 例。

[郑友岳　《新中医》　1986(10)32]

3.《针刺四缝治疗小儿低热 120 例疗效观察》

本组病例中住院 30 例,门诊 90 例;男 75 例,女 45 例;年龄最大 6 岁,最小 1 个月;病程最长 3 个月,最短 1 天。分组:A 组(神经性低热),包括部分功能性低热,共 57 例;B 组(呼吸道炎症性低热),包括气管炎、咽喉炎、扁桃体炎、百日咳、上感等,共 27 例;C 组(消化道炎症性低热)包括肠炎、腹泻、胃炎、胃肠炎、消化不良等,共 36 例。方法:取穴四缝(两侧共 8 穴),消毒后,以毫针或缝衣针对准穴位快速直刺,捻转后拔针,挤出血水样液为度,每日 1～2 次。疗效:A 组总有效率为

96.5%;B组为88.9%;C组为97.2%。经统计学处理,3组在疗效上无显著性差异(*p*>0.05)。

[郭佳士等 《福建中医药》 1988(3)9]

4.《中冲穴放血治疗小儿外感发热25例》

本组病例中男12例,女13例;年龄半岁至2岁;发病时间2小时～2天不等,T38～39.5℃。治疗方法:压迫中指使指端充血,消毒后用三棱针或注射针头点刺穴中冲,使出血1～3滴,病情重者可同时取两侧。结果:显效15例,好转8例,总有效率为92%。

[彭可旭 《陕西中医》 1992(12)555]

5.《穴位放血治疗小儿风温发热100例疗效视察》

男46例,女54例;年龄9个月～12岁;病程半天至3天。风温证52例,冬温证48例,T38.5～40℃不等。治疗方法:取少商、商阳、中冲(均双)穴,消毒后,用0.5寸毫针或注射针头,刺破皮肤,挤出2～3滴血即可。高热时一日2次,经3次治疗体温未降至正常者,改用别法。结果:经1次治疗体温降至正常者有48例。2次治疗降至正常者有25例,3次治疗降至正常者有18例。有9例经3次治疗后体温仍持续在37.5℃左右而加用药物治疗。治愈率为91%,总有效率为100%。

[丁玉霞 《陕西中医学院学报》 1992(2)26]

6.《急症验案一则》

朱某,男5岁。夏日落入溪中,救起后即发热,住院2周热不退。诊治时周身无汗,T39.5℃。神疲、肢冷、舌质红、无苔、脉滑数。先针刺手太阴肺经、足阳明胃经,在肘、膝以下的穴位飞针,次于八邪、八风、少商、厉兑点刺出血,刺后患儿周身微汗,频服温热糖盐水,半小时后热退。

[连维真 《四川中医》 1996(14)2]

(二)小儿惊厥

1.《十宣放血治疗小儿惊厥简介》

治疗方法:用小号三棱针一枚。紧急情况下无三棱针时,用一号缝衣针亦可。两手

十指尖端正中,距指甲约3 mm,共10个穴位,即"十宣穴"。经常规消毒后,施术者左手固定患者手指,右手持三棱针迅速点刺穴位,立即出针,然后轻轻挤压局部,使之流出少许血液。用此法共治小儿惊厥90例,显效73例,有效16例,总有效率98.9%;其中76例以上呼吸道感染、肺炎、麻疹、急性扁桃体炎、急性细菌性痢疾等初期因高热引起的惊厥,经十宣放血疗法治疗,显效73例,有效3例。

[陈代敬 《中医杂志》 1979(12)26]

2.《家传络刺法救治小儿急惊风110例》

男75例,女35例;年龄1～7岁;病程1～7天。症状:高热98例,抽搐110例,角弓反张71例,面赤唇紫69例,指纹命关青紫97例。治疗方法:用三棱针点刺十二井穴出血约2 ml,仍昏迷不醒再用灯草熏印堂、太阳穴。结果:痊愈78例,占70.9%;有效29例,占26.4%,总有效率97.3%。

[魏贤芬 福建平潭县北厝镇华光学校诊所(340401)]

3.《急惊风14例针刺治验》

男10例,女4例,年龄均在4岁以内。方法:取穴曲池(双)、合谷(双),以毫针泻法,不留针强刺激;印堂穴以三棱针刺血,出血如绿豆或黄豆大即可;个别极严重者加刺人中穴。疗效:14例均经用本法1次治疗后,痊愈10例,显效3例,无效1例。

[彭相华 《江西中医药》 1983(2)9]

4.《刺穴放血治疗急惊风》

用针刺水沟、点刺十宣放血的方法治疗小儿急惊风。治疗方法:常规消毒后用1寸毫针沿鼻中隔方向刺水沟穴2～3分,强刺激后留针5分钟,然后用弹簧刺血针点刺十宣放血,挤压令各穴出血2～3滴,共治35例均取得满意效果。

[朱锡康 《四川中医》 1990(11)48]

5.《点刺疗法治疗小儿惊厥》

点刺部位:人中、中冲,以及食指桡侧的浅表静脉与手掌近端横线、掌骨指骨节、远端指骨节的3个交点刺之。操作方法:用小号

不锈钢三棱针或 6 号注射针头、紧急时用消毒的缝衣针。点刺部位常规消毒,用拇、食、中三指紧握针体,以 15°角置针于应刺部位,迅速地抬针,针体起至 45°时,迅速用针尖点刺即可,不留针,可有微出血,手部点刺点均双侧点刺。10 年来用点刺法治疗小儿惊厥多在 1 分钟内奏效。

[陈家骅 《福建中医药》 1991(3)32]

6. 验案举例

女,3 岁,肢体消瘦,精神不振,昏睡露睛,颈项强直,四肢厥逆,脉沉无力,指纹青淡,时有抽动 4 个月。

治疗方法:梅花针弹刺大椎、脊柱两侧,手捏提出血。小号三棱针点刺行间、大都穴出血。另温灸尺泽、神道穴,经 2 次治疗,病痊愈。

[刘少林 《中国民间刺血术》 科学技术文献出版社 1984]

(三)乙脑后遗症

1. 验案举例

男,4 岁。1971 年 7 月 20 日因高热、呕吐、头痛急诊入院,确诊为"乙型脑炎"。治疗月余,急性症状消失而留后遗症。双眼失明,两耳失听,不能言语,头颈后仰,表情呆傻,四肢瘫痪,手足失用。9 月 20 日开始治疗,取太阳、曲泽、委中、解溪等穴位针刺放血,10 天后听力恢复,手足能活动。第二次刺血治疗,视力恢复。第三次刺血后能讲话、走路。先后刺血治疗 3 次,后遗症状全部消失。

[郑佩 《陕西中医》 1980(6)19]

2. 验案举例

男,3 岁,患儿 1975 年 7 月 12 日,突然发生高热、昏迷、抽搐。就诊省某院诊为:乙型脑炎。经治疗后急性症状缓解,遗有呆、哑、瘫等严重后遗症,出院 1 个月后来我处治疗。查体:表情痴呆,营养发育较差,失语,进食不知吞咽,喉中痰鸣,左下肢瘫软无力,肌张力降低,双肘呈 45°屈曲状,十指呈爪形,伸屈不能,颈软向后仰。治疗经过:取穴太阳、曲泽、太冲、解溪,针刺出血。3 天后即能讲话,1 周后睡眠安静,低热退,喉中痰鸣消失,两周后颈部不软,转侧灵活。3 周后能扶物行走,共刺血治疗 4 次,1 个月后各种症状基本消失。

[王秀珍等 《刺血疗法》 安徽科学技术出版社 1986]

(四)小儿急性扁桃体炎

1.《耳背静脉点刺出血治疗小儿急性扁桃体炎简介》

部位:耳背上部之静脉,呈树枝状(解剖部位为耳后静脉分支)。操作方法:先用手轻揉患儿患侧之耳部,使其局部充血,再在耳后寻找其静脉,行局部常规消毒后,用 1 寸毫针于耳后静脉点刺,挤出血 3～5 滴,即用酒精棉球按压针孔。每日施行 1 次,第二次在患侧耳背施术部位下方寻找其静脉点刺。第三次则仍在第一次部位上点刺出血。用此法共治小儿急性扁桃体炎 24 例,治愈 21 例,均在 1～3 天痊愈。

[顾天培 《新医药学杂志》 1975(171)48]

2.《针刺耳背静脉出血治疗小儿急性扁桃体炎 32 例体会》

男 15 例,女 17 例;年龄最小者 3 岁,最大者 14 岁。扁桃体一侧肿大 8 例,两侧 24 例;Ⅰ度肿大 12 例,Ⅱ至Ⅲ度肿大 20 例,均畏寒、发热(T 38～39.5℃)。治疗方法:两耳背部常规消毒后,用高压消毒后的 6～7 号注射针头,直刺或斜刺耳背静脉显露处。深度以出血为准,挤压使之出血 5～7 滴,后用酒精棉球压迫止血。27 例经针刺 1 次,次日 T 退至 37℃以下,头痛、头晕、恶心、咽痛和全身不适症状消失,扁桃体红肿、充血明显减轻,表面脓点及脓性分泌物减少,外周查血常规转为正常,4 例经 2 次针刺后痊愈。总有效率为 96.9%。

[林丕龙 《中级医刊》 1985(10)50]

3.《三棱针点刺少商穴为主治小儿急性扁桃体炎 164 例》

男 96 例,女 68 例;年龄 3～16 岁;病程 2～5 天。治疗方法:取穴双侧少商消毒后,医者左手拇、食指捏患儿拇指关节两侧处,右手拇、食指持三棱针,露出针尖 1～2 分,对准应刺部位,点刺深约 0.1 寸,挤出 1～2 滴血。毫针直刺双侧合谷穴,中强刺激手法,留针 20 分钟。3～5 次为一疗程,每日治疗 1 次。治愈 108 例,显效 38 例。

[汪仁发 《针灸学报》 1990(11)33]

4.《刺络放血治疗儿科疾病临床举隅》

女,5 岁。咽喉肿痛已 2 天,两侧扁桃体肿大、充血。先揉搓患儿两侧耳背数分钟,再各选一暴露较明显之络脉,以三棱针刺破放血 10 余滴,当晚即热退肿消。

[熊光天 《中医杂志》 1990(6)53]

(五)小儿流行性腮腺炎

1.《针刺放血治疗流行性腮腺炎 350 例》

男 185 例,女 165 例;年龄 3～7 岁;单侧腮腺肿大 235 例,双侧 115 例。治疗方法:少商穴为主穴,配合谷穴。经严密消毒后,用三棱针点刺少商,挤压出 3～6 滴血。再配合针刺合谷,施平补平泻手法,不留针,每日 1 次。结果:1 次治疗痊愈者 165 例,2 次者 142 例,3 次者 43 例,疗效达 100%。

[孙景德 张秀琴 《中国针灸》 1987(2)14]

2.《耳背针刺放血治疗流行性腮腺炎 250 例》

男 135 例,女 115 例;年龄 3～7 岁;单侧腮腺肿大者 135 例,双侧 115 例。少数患者伴有发热,恶寒,头痛,食欲减退等症状。治疗方法:在患者耳背部轻轻揉 3～5 次,使耳背静脉充分暴露,行常规消毒,医者选用22～24 号 1 寸长毫针,沿耳背静脉刺入0.2～0.5 寸,迅速退出,出血 5～10 滴后用消毒棉球压迫止血即可,隔日 1 次。结果:经 1 次治愈者 125 例,2 次治愈者 45 例,3 次治愈者 80 例,总治愈率达 100%。

[傅积忠 《中国针灸》 1989(6)8]

3.《耳背割治放血疗法治疗痄腮 500 例》

男 291 例,女 209 例;年龄 5～15 岁;平均病程 2 天;单侧痄腮 417 例,双侧 83 例。治疗方法:在患侧耳背上部寻一条最粗大、呈暗紫色的静脉血管,对血管周围皮肤消毒,然后左手食、中二指在下(耳郭内)拇指在上,将耳上部固定,耳背皮肤上部绷紧,使血管清晰显露;右手持手术刀片,用刀尖将静脉血管挑破(1～2 mm),用消毒干棉球蘸取溢出血液 4～5 滴,然后用碘酒棉球敷于伤口止血,纱布敷盖,胶布固定。双侧痄腮,先选较重的一侧割治,第二天割治另一侧。结果:单侧 417 例一次治愈,双侧 83 例二次治愈。

[张新建等 《中医研究》 1992(3)封四]

(六)小儿麻疹及麻疹肺炎

1.《麻疹中医防治法》

小儿麻疹,疹出不透,或七八日不见者,用锋针在前胸、后背两部及风府、肩俞两穴刺之,见紫黑血出,疹即可透。若婴儿过小不宜用针,可以口力嘬前刺络部位,见紫黑出血点,疹即可透。

[富文华 《麻疹中医防治法》 1959 231 页]

2.《针刺加刺血治疗麻疹肺炎病儿 1 371 例》

方法:十宣穴点刺泻血,人中穴施雀啄法针刺,涌泉穴用泻法,并根据病情,配穴百会、合谷、太冲、四白等。疗效:44 例死亡,病死率为 3.2%,其余全部治愈。有 33 例重危患儿得救,救治的 33 例均为重症麻疹患儿,呈危重状态,肺炎并伴有严重的中毒症状,如发热,呼吸困难,鼻翼扇动,面色苍白或发绀,或伴有显著的脑症状,如嗜睡、昏迷、惊厥等;有 2 例患儿呼吸已停止,心跳微弱,脉搏摸不出,经各种抗生素、辅助和支持疗法后,病情仍呈危重状态,经使用针刺治疗后,呼吸逐渐恢复,病情好转,痊愈。

[上海市传染病分院主编 《全国急性传染病学术会议资料选编》中册 人民卫生出版社 1959 156 页]

3.《针刺急救小儿麻疹并发急性喉梗阻13例》

男 5 例,女 8 例;年龄最小者 11 个月,最大者 7 岁,以 2～4 岁为多。方法:少商穴迎经刺入 0.1 寸,放血 2～3 滴;四缝直刺 2 分,挤出血色黏液;其余合谷、鱼际、太渊、内关等穴针后留针 3～5 分钟。结果:针刺后 10～20 分钟,呼吸平稳,窒息症状解除,仅 1 例针刺后 35 分钟后症状消失,13 例均 1 次获效。

侯某,女,7 岁。患儿因麻疹肺炎、喉炎,于 1985 年 3 月 7 日入院。患儿出现吸气性呼吸困难,喉部哮吼、发绀、极度烦躁不安及明显的吸气三凹症状,T 38℃,呼吸 38 次/分,HR 135 次/分,心音低钝,肺部呼吸音减弱。拟诊:Ⅲ度急性喉梗死,当即施以上法,15 分钟后患儿呼吸平稳,喉部哮吼声消失,发绀消退,经儿科常规治愈出院。

[李寿山 《中国针灸》 1989(1)49]

(七)小儿麻痹后遗症

1.《刺血治疗小儿麻痹后遗症196例》

取穴:尺泽、曲池、委中、中封,腰肌麻痹取肾俞、命门、大肠俞等。方法:用三棱针刺患肢穴位及浅层静脉,使其出血。腰部肌肉麻痹用 28 号或 26 号粗毫针针刺。每周 1 次,10 次为 1 疗程。注意:要严密消毒,不要刺伤动脉,每次出血量根据年龄、体质及病情而定,一般是 2～15 ml。疗效:治疗 196 例,其中病程在 6 个月以内者 66 例,6 个月～2 年者 27 例,2 年以上者 103 例。结果:基本痊愈 33 例(其中病程在 2 年以上者 9 例),显著好转(可站稳或跛行)64 例,好转 99 例。病程较短效果较好。

[南京市中医医院 《资料选编·技术资料部分》
1971 510 页]

2.《三关配穴治疗小儿麻痹证100例》

男 56 例,女 44 例;年龄 6 个月至 5 岁。方法:凡下肢瘫痪者,不分左右,均针腰部穴位肾俞(双)、命门、大肠俞(双),然后拔罐,以出血为佳。瘫痪肢体分前后进行,第一次针

前面,取穴伏兔、髀关、急脉、冲门、风市、血海、犊鼻、阳陵泉、悬钟、解溪、申脉,留针 30～60 分钟,起针后在鹤顶穴针刺拔罐,以出血为佳;第二次针背面,取肾俞、命门、腰俞、环跳、秩边、殷门、委中、承山、昆仑、照海,针毕在每穴上均拔罐,出血为佳。凡上肢瘫者,大椎穴每次必针,并配合肩、肘、腕关节周围穴位针刺及红外线灯光照射。10 天为 1 个疗程。疗效:痊愈 46 例,显效 31 例,有效 12 例,无效 11 例。总有效率 89%。

[王其德 《中国针灸》 1995(6)15]

3. 验案举例

男,2 岁,发热 2 天,哭闹不安,右腿不给触摸,经治疗后热退,右下肢软弱无力,不能站立。针灸治疗两个月未奏效,右下肢肌肉轻度萎缩,肌张力减低,不能站立,右足大趾、次趾不能背屈,皮温比健侧低,右足外翻。

取穴足临泣、太冲、解溪、委中(均为患侧),另取穴腰俞,三棱针刺出血,血止加火罐吸拔 5 分钟,经 4 次治疗,畸形纠正,行走正常。

[王秀珍等 《刺血疗法》 安徽科学技术出版社 1986]

4. 验案举例

男,2 岁半,患儿发热 1 天,在本地医院治疗退热后,出现左腿痿软不能活动。经中西药物等治疗 5 个多月无效。左腿肌肉松弛,皮温低,大腿周径比健侧减少 3 cm,小腿周径减少 1 cm,足外翻。治疗:取穴解溪、腰俞、丘墟、委中、委阳、冲阳(每穴均取患侧)。三棱针直刺穴位附近静脉血管出血,血止加火罐,每次轮换取穴。刺血 6 次患肢功能基本恢复。

[王秀珍等 《刺血疗法》 安徽科学技术出版社 1986]

5. 验案举例

男,6 岁,右手、脚萎缩,无力 3 个月余。治疗方法:梅花针沿患侧经脉弹刺,然后两指拿提出血。用三棱针点刺十宣、曲池、大椎、解溪、足三里出血,梅花针叩刺患肢、后颈、背

部、阴陵泉穴、环跳穴、腰腹部弹刺出血,配以功能锻炼。经 7 次刺血后,效果十分明显,症状基本消除。

[刘少林 《中国民间刺血术》 科学技术文献出版社 1984]

(八)百日咳

1.《针刺治疗百日咳 30 例》

男 16 例,女 14 例;年龄最小者 8 个月,最大者 8 岁;发病年龄以 2～5 岁最多;病程最长 2 个月,最短者 15 天。取穴:少商、商阳。方法:局部常规消毒后,用三棱针点刺出血如粟米状即可,每隔 5 日刺 1 次,一般 1～3 次。疗效:30 例全部治愈,1 次治愈者 17 例,2 次治愈者 11 例,3 次治愈者 2 例。

男,4 岁。患儿面部水肿,略有喘息,忽而顿咳发作,涕泪交流,哭闹吼声并作,并呕吐痰涎和食物,即点刺少商、商阳出血。二诊,病情大有好转,顿咳次数明显减少,未见吼声和呕吐,又按上法治疗 1 次,后其父特来面告小儿病愈。

[冯庆丰 《中医杂志》 1982(8)41]

2.《针刺治疗小儿百日咳 112 例临床观察》

男 54 例,女 58 例;年龄最大者 12 岁,最小者 14 天;病程最长 38 天,最短 5 天。取穴:四缝穴。方法:常规消毒后,用三棱针(婴儿用 0.5 寸毫针)点刺穴位,挤出黏液,轻按针孔,每日 1 次,每次单手、双手交替轮换。疗效:112 例中痊愈 82 例,占73.2%;显效 21 例,占 18.8%;无效 9 例(其中有并发症者 3 例),占 8%;总有效率 92%,平均针刺 5 次,平均收效时间 5 天。

[顾天培 《中医杂志》 1983(2)51]

3.《针刺治疗百日咳 40 例》

男 22 例,女 18 例;年龄最小者 8 个月,最大者 10 岁;病程最短者 20 天,最长者 45 天。取穴:①肺俞(双)、风门(双);②少商(双)、商阳(双);③曲池(双)、商丘(双)。操作:针刺①组穴时,均采取轻刺激手法,捻转

不留针,针后可拔火罐。针刺②组穴时,可用三棱针点刺出血,刺入 0.5 寸,以刺出血为度。刺时宜轻、浅、速,出血不宜过多。针刺③组穴时,可采取重刺激手法,捻转后不留针。以上均为每日针刺 1 次,一般 2～5 次即可。结果:经 2 次治愈者 23 例,3 次治愈者 15 例,5 次治愈者 2 例。

[肖进顺 《中国针灸》 1983(4)18]

4.《针刺出血治疗百日咳 38 例》

男 23 例,女 15 例;年龄最大者 6 岁,最小者 1 岁半;病程最长 3 月余,最短 20 余天。治疗方法:取穴少商、商阳、中冲、关冲、少泽、经渠、内关、尺泽,均为双穴。井穴用三棱针点刺出血,其他穴位可根据小儿的体质而定,一般是经渠穴针刺 0.3～0.8 寸深,采用平补平泻手法,1 次/日针刺,5 日为 1 个疗程,疗程间休息 3～5 天。38 例中针刺结合中西药治疗者 28 例,纯用针刺治疗者 10 例,均获得痊愈。

[董维桢 《江西中医药》 1985(3)38]

5.《三棱针点刺四缝穴治疗百日咳 116 例》

男 74 例,女 42 例;年龄最小者 20 天,最大者 13 岁;病程 3 天～4 个月。治疗方法:除 6 例体温在 38～38.5℃配合用肌注庆大霉素外,余均采用单纯针刺。取经外奇穴四缝穴(双),消毒后用三棱针疾速点刺后,挤出少许淡黄色液体或血液,一次未效继针二次。结果:治愈 83 例(一次治愈 42 例,二次治愈 41 例),显效 33 例。

[孙福生 刘大坤 孙亚莲 1989(5)25]

6.《点刺放血疗法治疗百日咳 60 例》

男 32 例,女 28 例;年龄范围在 35 天至 12 岁;病程 2～4 周。治疗方法:取穴少商、商阳,消毒后,医者以左手握住患者被刺大指或次指,用右手持三棱针点刺放血如粟米大数滴,血少者可挤压。取穴双侧,每日点刺放血 1 次,10 次为一疗程。结果:痊愈 35 例,显效 15 例,好转 5 例。

[刘康平 《黑龙江中医药》 1991(3)44]

7.《针刺治疗百日咳 87 例》

男 41 例,女 46 例;年龄最大者 11 岁,最小者为 27 天;发病 1～2 周 17 例,2～4 周 16 例,4 周以上 9 例。87 例均痉咳伴吼声,呕吐 60 例,衄血 11 例,发热 26 例,结膜充血 2 例,眼睑、面部水肿 5 例,舌系带溃疡 27 例,并发肺炎 3 例。治疗方法:取商阳、少商及身柱三穴。常规消毒后,用三棱针点刺(婴幼儿用毫针代替)以见血为度,身柱穴点刺后,再拔火罐 1 分钟,后用酒精棉球按住针孔,每日 1 次。身柱穴每天点刺拔罐,少商、商阳穴左右手轮流选用,5 天为 1 疗程。结果:痊愈 64 例,好转 18 例,总有效率为 94.3%。

[钟磊 《中国针灸》 1990 (1)23]

8.《天突穴刺血点醋加火罐治疗百日咳 54 例疗效观察》

男 41 例,女 13 例;年龄 1～8 岁。所有患儿均进入痉咳期,病程在 9 天以上。治疗方法:所有患儿均在门诊经抗生素治疗后效果欠佳,采用天突穴刺血点醋加火罐治疗。患儿取坐位或仰卧位,常规消毒天突穴及其附近皮肤,取三棱针垂直刺入 0.2 cm,上下左右摇针,刺血 1～10 ml。用注射器缓滴入食醋 0.2～0.5 ml 于点刺处(山西产老陈醋,灭菌消毒),然后在点刺处拔火罐(微型)5～10 分钟,每日 1 次(从第二次开始不再点刺,只点醋天突穴拔火罐),7 次为一疗程。治疗结果:29 例痊愈,其中 3 例 5 次,17 例 6 次,9 例 7 次痊愈。20 例好转,5 例无效,总有效率 90.7%。

[王立国 《新中医》 1994(4)34]

(九)小儿上呼吸道感染

1.《刺血治疗小儿上呼吸道感染 34 例》

男 13 例,女 21 例;年龄 9 个月～12 岁;病程 1～3 日;T38.7～39.3℃,患儿大部分轻度咳嗽、流涕、咽部充血,8 例扁桃体Ⅰ～Ⅱ度肿大。治疗方法:4 岁以下采用耳尖刺血法,用采血 1 次性针头对准耳尖穴,迅速点刺约 2 mm 深,立即出针,轻微挤捏出血 3～6

滴,针眼用 2‰碘酒消毒;4 岁以上高热、扁桃体肿大者用大椎刺血法,采血针点刺 3 下,深约 2 mm,后用闪火法拔罐 5～10 分钟起罐。结果:显效 27 例,有效 7 例。

[秦英 《陕西中医》 1996(8)366]

2.《刺血疗法在儿科临床的应用》

咳嗽:取穴风门、肺俞,点刺后拔罐 15～20 分钟,重者加刺四缝穴,风寒、风热咳嗽 1～2 次即可止咳,百日咳疗效亦佳。

[戴春玲 《内蒙古中医药》 1991(2)25]

(十)小儿肺炎

《针刺少商穴治疗小儿重症肺炎 30 例》

男 16 例,女 14 例;年龄在 6 个月至 9 岁,以 1～5 岁者多见;病程最长 17 天,最短 4 天;麻疹合并肺炎者 12 例,支气管肺炎 18 例。30 例均有发绀、酸中毒等表现,28 例出现呼吸困难、心衰症状,8 例出现休克。治疗:取少商穴常规消毒,以小号三棱针或 28 号毫针,针尖略斜向上方,刺入 0.1 寸深。对急性肺炎之高热、惊厥、呼吸急促者,三棱针疾刺出血;对病程长,出现呼吸困难、心衰、缺氧、休克者,需强刺激,毫针久留针(20～50 分钟,有的多达 2 小时以上)。留针期间,初以 5～10 分钟行针 1 次,待苏醒后以 15～20 分钟行针 1 次。疗效:以治疗后症状消失,体征、血常规正常者为痊愈标准,针 1 次而愈者 12 例,针 2～3 次而愈者 14 例,针 4 次以上者 4 例,总痊愈率 100%。

[孙永春 《中国针灸》 1989(2)58]

(十一)小儿急性喉炎

《针刺治疗急性喉炎 47 例》

全部患者为 5 岁以内小儿,发病 12 小时以内急诊者。经用针刺少商、商阳放血,天突、合谷等强刺激不留针。多数患儿 1 次治愈,其余病例在 6 天内痊愈。经过针刺治疗,症状可立即缓解,其中以喉部症状减轻最为显著,声音嘶哑,针后也能逐渐减轻,并使发音恢复正常。

[田从豁主编 《针灸医学验集》 科学技术文

献出版社 1985 年,666 页]

(十二)小儿哮喘

1.《针刺四缝治疗小儿哮喘》

操作时拉住患儿手,使其掌心向上,手指伸直,局部先用碘酒、酒精消毒,再用消毒后的三棱针或缝衣针进行快速点刺,刺入 2~3 mm,刺后从针孔挤出黄白色黏稠液体,取双侧,3 天 1 次,3 次为一疗程。共治疗 37 例,其中显效者 13 例,好转者 21 例,无效 3 例。

[翟范 《辽宁中医杂志》 1981(2)14]

2.《穴位割治疗法治疗儿童支气管哮喘的疗效观察》

穴位割治疗法治疗儿童哮喘 256 例,年龄在 3~14 岁,病程在 1~12 年,分两组观察,单纯割治组 116 例。取穴:第一次膻中、第二次双侧肺俞、第三次双侧定喘。每周 1 次,一般治疗 3 次,有效率 79.31%;割治加服止喘药组 140 例,有效率 80%,两组无显著差异;但发作期加药能在 1~2 天控制发作或明显减轻,单纯割治组则需要 2~3 天逐渐控制或减轻症状,其中有 4 例割治后喘息加重。

[《新医药学杂志》 1974(12)18]

3. 验案举例

男,5 岁,患儿 10 个月时,其母送其至浙江外婆家断奶,8 个月后返回家中次日,突然发作哮喘,呼吸喘促,口唇发绀,不能平卧,急诊入省某医院,治疗后症状缓解。后常因受凉、饮冷而频繁发病。治疗:取穴太阳,用三棱针刺出血,前后共刺血治疗 2 次,病愈后一直未再复发。

[王秀珍等 《刺血疗法》 安徽科学技术出版社 1986]

4. 验案举例

男,6 岁,从 2 岁始易患感冒、发热、咳嗽、气喘,反复发作 4 年。本次发病先是感冒发热,继则咳喘、喉中痰鸣。治疗:三棱针刺穴太阳、曲泽、条口、大椎出血。二诊治疗:刺穴太阳(右)、条口(左)出血。三诊治疗:刺穴太阳出血。共刺血 3 次,咳喘未再出现,偶尔感冒,无咳喘。

[郑佩等 《刺血医镜》 安徽科学技术出版社 1999]

(十三)小儿腹泻

1.《针刺治疗婴幼儿泄泻》

适应证:婴幼儿急慢性泄泻(包括单纯性和中毒性消化不良)。方法:取四缝穴(双),以三棱针点刺,至有渗液和渗血为度;再以毫针刺穴足三里(双),用补法,留针 3~5 分钟。结果:治疗 25 例,其中 22 例单用本法(急性 12 例、慢性 10 例)治愈;3 例因泄泻、呕吐太频,有明显脱水、酸中毒表现者,结合输液治疗。

[石乔志 《江苏中医》 1985(3)5]

2.《针刺治疗小儿腹泻 100 例报道》

热泻,治宜清热化湿,取穴尾窍骨(位于尾骨尖上 1 寸处),配脐中四边穴(位于脐中上下左右各 1 寸处)、合谷、少商和商阳,点刺出血,病情重者每日针灸 1 次,病情轻者隔日针灸 1 次。

[《陕西新医药》 1976(3)29-30]

3.《长强穴刺血治疗婴幼儿腹泻》

共治 36 例,男 24 例,女 12 例;年龄 2 个月至 3 岁;病程 3 天~4 个月。治疗方法:患儿取俯卧位,消毒后用三棱针点刺长强穴出血少许,如不见出血可用手挤压出血,擦去血后,用消毒棉球压住针孔处,预防感染,隔日 1 次。结果:痊愈 29 例,好转 6 例。

[周益新 《山西中医》 1992(1)247]

4.《脐周四穴刺络拔罐治疗婴幼儿腹泻 100 例》

男 58 例,女 42 例。治疗方法:以脐部为中心,上下左右各 1 横指取穴(中指同身寸),共四穴。消毒后用梅花针分别在四穴上施中度叩刺(以出血为度),以闪火法拔罐,每次 5~10 分钟。每日 1 次,5 次为一疗程。结果:治愈 98 例。

[王福权 《中国针灸》 1996(6)53]

5.《点刺治疗小儿秋季腹泻 200 例》

主穴取四缝、长强、中脘、天枢，脘腹胀满配上脘、下脘；肛门焮红配曲池、合谷；呕吐配内关；轻度脱水配足三里。治疗方法：穴位经常规消毒后，用 28～30 号五分毫针迅速垂直进针，浅刺即出，要轻、快、稳，四缝要刺出黄水或微出血。结果：采用此法治疗小儿秋季腹泻 200 例，均获满意效果。

[王红芳 《浙江中医杂志》 1985(8)373]

6. 验案举例

女，7 个月，腹泻 1 个月，每日 7～8 次，绿色水样便。用三棱针点刺四缝穴，挤出少量血液，配合足三里穴。次日仅排 1 次正常软便，按上法又治疗 1 次而愈。

[杨元德 《中国函授通讯》 1987(4)44]

7. 验案举例

女，1 岁，泻水样便 6 天，呕吐，服药治疗无效。查四缝穴处有血纹数条，选其较粗大者刺血 2 条，又刺天枢、止泻两穴各 1 针。针后泻止，又吐 3 次。5 小时后又取指纹刺血 1 条，其后吐泻全止，大便成形。

[韩子信 《新疆中医药》 1988(4)54]

(十四)小儿消化不良

1.《三棱针点刺四缝穴治疗小儿慢性消化不良 426 例》

治疗方法：患儿掌心向上，术者握住患儿的食指、中指、无名指、小指指端。消毒四缝穴，以三棱针逐个穴位点刺 0.7～1 mm 深，每次每穴点刺 1～2 针，可见针眼处流出白色半透明的黏液。再挤压穴周，直至挤出红色血液为止。间隔 1 周点刺 1 次。结果：1 次治愈 288 例，2 次治愈 76 例，3 次治愈 62 例。

[王雨军 《辽宁中医杂志》 1994(12)564]

2.《点刺四缝穴为主治疗小儿厌食 124 例》

男 72 例，女 52 例；年龄 8 个月～13 岁。治疗方法：取双手四缝穴（第二、三、四、五手指掌面第一、二指关节横纹中点），消毒后以三棱针轻轻点刺各穴，分别挤出无色透明液

体，3～4 天一次。辨证分型用药：脾胃不和，用白术、青陈皮、麦谷芽、茯苓、怀山药、甘草。脾胃气虚：用党参、白术、莲子、芡实、怀山药、陈皮。脾胃阴虚：用天花粉、乌梅、石斛、怀山药、荷叶、麦冬。肝旺脾虚：用醋柴胡、青皮、丹皮、栀子、代赭石、生麦芽、炒山楂、白术等。每日 1 剂，10 天为一疗程。结果：痊愈 78 例，好转 42 例。

[苏稼夫 《福建中医药》 1995(3)56]

3.《挑刺风关穴治疗小儿厌食症 50 例》

男 35 例，女 15 例，年龄 3 个月至 8 岁不等。治疗方法：挑刺风关穴，消毒后以三棱针或 5 号注射针头避开血管迅速刺入风关穴 2～3 mm，然后挑断局部少许肌纤维。用双拇指沿患儿食指长轴方向相对挤压、挑刺点两旁，使之溢出少量血液。每周 1 次，4 次为 1 个疗程。结果：50 例在 1 个疗程内均获愈。

[李中东 《广西中医药》 1995(6)40]

(十五)小儿营养不良

1.《针刺四缝穴治疗小儿疳证 220 例疗效观察》

男 109 例，女 111 例；年龄最小 3 个月，最大 6 岁。治疗方法：用圆利针或三棱针点刺四缝穴，不留针，以放出液体或血液为度。每日 1 次，痊愈为止。结果：痊愈 205 例，占 93.18％。

[金霖森等 《上海中医药杂志》 1962(3)10]

2.《割治法治疗小儿疳证 16 例》

男 10 例，女 6 例；3 岁以下 9 例，3 岁以上 7 例；发病 4 个月 11 例，2 年 5 例；轻证 13 例，重证 3 例。治疗方法：于大鱼际肌内侧边缘与沿伸掌并拢的食指、中指间引线的交点处，常规消毒后，以小手术刀（刀口朝上）切开皮肤，切口长 0.3～0.5 cm，深约 0.3 cm。挤出皮下脂肪，并摘除少许皮下脂肪，待切口有血渗出为度，敷料包扎即可。结果：16 例中，痊愈 9 例，显效 4 例，有效 2 例，无效 1 例。

[吴子华 《广西中医药》 1987(3)32]

3.《三棱针点刺四缝穴治疗小儿消渴证32例》

男 19 例,女 13 例;年龄 3.5～14 岁;病程 3 天～1 个月。治疗方法:用三棱针点刺四缝穴,小孩仰掌伸指,于食、中、无名、小四指掌面近侧指关节横纹中点取穴,一般点刺 0.1～0.2 寸,挤出少量黄白色透明样黏液或少量血液为宜。每天中午点刺一次,双手轮流进行,1 周一疗程,间隔 2～3 天。结果:痊愈者 20 例,有效 7 例;总有效率为 84.4%。

[程少民 《针灸临床杂志》 1993(6)39]

(十六)小儿夜啼

1.《针刺中冲穴治疗小儿夜啼 49 例》

方法:常规消毒后,以三棱针或 5 号注射针头刺中指指尖(双),针尖略向上方,刺 1 分许,出血 1～4 滴即可,一般 1 次即有效。如不理想,可针第二次。疗效:用本法治疗 49 例,3 例无效,余均治愈。

[唐书斌 《浙江中医杂志》 1978(3)28]

2.《针刺四缝穴放液法治疗夜游症、哭夜病 80 例》

男 60 例,女 20 例;年龄最小者 2 岁,最大 15 岁。夜游症 43 例,小儿哭夜病 37 例。治疗方法:患儿取自由舒适体位,两手掌面向上手指平伸,充分显露两手四缝穴(第二、三、四、五指掌面,近端指间关节横纹中点)。局部消毒后,取三棱针避开血管刺入穴中,深度 2～4 mm(以孩子大小而定),刺入后,左右捻转 2 次即出针。再用两拇指挤压针点,当即溢出胶冻样液体或血液,擦去溢液,压迫止血。根据病情刺 1～3 次,每 3～7 天刺 1 次,多数 1 次即愈,少数 3 次愈。结果:80 例全部治愈,症状消失后两年内无复发,有效率为 100%。

[林治方 《中国针灸》 1990(1)16]

3.《中冲穴点刺放血治疗小儿夜啼症 46 例》

男 24 例,女 22 例;年龄 2 个月至 3 岁;病程 2～42 天。治疗方法:取患儿双侧中冲穴消毒后,用三棱针点刺出血 2～3 滴。一般点刺 1 次即可,如效果欠佳,第二天可再针 1 次。

[苏幸福 《福建中医药》 1996(4)50]

4. 验案举例

男,2 岁,因 5 天前从坑上跌下受惊而夜间啼哭不止,不能入睡,或刚入睡便惊醒。经中冲穴(双)三棱针点刺出血 2～3 滴治疗 1 次,夜间停止啼哭,而且白天也愿意玩耍。观察 2 周,未见复发。

[刘保怀 《赤脚医生杂志》 1977(3)22]

(十七)小儿重舌

《点刺出血治疗小儿重舌》

重舌又叫"子舌"。以舌下肿胀突起,口流清涎,语言不利为主症,即舌系带两旁的舌下腺肥大,俨如双重舌头。治疗方法:取少冲、少泽、中冲、隐白、厉兑,双侧穴同刺。用圆利针对穴点刺,微出血即可,间日针 1 次。用此法治疗本病,效果满意。

[王燕臣 《山西中医》 1988(1)21]

(十八)小儿遗尿

1. 验案举例

男,13 岁,患儿近 1～2 年在清醒状态下小便滴沥在身,不能控制,夜晚遗尿在床。伴头昏、腰酸、食欲不振、面色萎黄,经药物治疗,未曾奏效。治疗:三棱针刺腰俞、曲泽穴(双)出血。患儿经刺血两次,小便即能正常排出,白天、夜晚均不遗尿,食欲、精神、气色转正常。

[郑佩等 《刺血医镜》 安徽科学技术出版 1999]

2. 验案举例

女,13 岁,患儿 10 岁前,每周尿床 3～4 次,近 3 年来症状加重,每晚均发生尿床,面黄肌瘦。治疗经过:取穴腰俞,三棱针刺出血,止血拔罐。两周后复诊,刺血取穴腰阳关。共刺血治疗 2 次,随访 10 年一直未复发,身体健康。

[王秀珍等 《刺血疗法》 安徽科学技术出版社 1986]

(十九)马牙

《针刺放血在妇儿疾病中的应用》

初生患儿齿龈上呈散在的淡黄色、米粒大小的圆形结节,内含脂肪渣,往往因妨碍吮乳而引起啼哭。用三棱针逐个刺破"马牙子"出血,用针梢拨去白色脂样内容物,治百余例,效果满意。

[熊光天 《江西中医药》 1990(2)40]

(二十)小儿蛔虫病

《针刺四缝穴对蛔虫病的疗效观察和机制探讨》

共267例,其中男146例,女121例;年龄1～14岁。患儿均经大便常规检查蛔虫卵阳性,并有不同程度蛔虫病症状。方法:均取四缝穴,用两种刺法。第一种刺法:进针后捻转10～20次退针;第二种刺法同前,但出针后挤压穴位,使有组织液或血液渗出。约90%患儿只施针1次。疗效:用第一种刺法治疗213例,针1次后有88例排出蛔虫,排虫率为41.3%;用第二种刺法治疗54例,针1次后有25例排虫,排虫率达46.3%。

[张梦石等 《中医杂志》 1961(6)12]

(二十一)小儿疝气

《针灸处方集》

用毫针浅刺患侧行间穴,使其微出血,每隔3～7天针1次,治疗小儿疝气亦收到了较好的疗效。7岁以下的小儿疝气一般针3～7次即可愈。

[阎洪臣 《针灸处方集》186]

(二十二)新生儿破伤风

验案举例

男婴,出生后6天,突然发现四肢发冷,神志昏迷,牙关紧闭,角弓反张,身热抽搐,口吐白沫,两目上视,舌青,指纹紫。治疗方法:用三棱针点刺印堂穴稍下处。此点其色暗黄,按之坚硬拘急,刺后黄水涌出。又在人中穴向上斜刺0.1寸,10分钟后症状减轻,然后针刺大椎、少商、中冲穴。术后症状消失,复用麝香少许和陈艾绒敷脐。半个月后随访,小儿健康。

[刘少林 《中国民间刺血术》 科学技术文献出版社 1984]

(二十三)小儿口疮

《三棱针点刺四缝穴治疗小儿口疮》

用三棱针点刺四缝穴试治小儿口腔炎近20例,均取得了满意疗效。一般经1～2次治疗即可痊愈。具体操作方法:用三棱针(或圆利针)速刺,进入皮下后,迅速捻转1周,放出少许组织液或血液即可。每隔3～4天针1次。

[《辽宁医药》 1976(2)70]

二、刺血治疗妇科病

(一)乳腺炎

1.《针刺加前臂放血治疗急性乳腺炎124例》

取足少阳胆经肩井穴,一般针患侧,严重者针双侧,用30号1寸毫针直刺0.5～1寸,留针20分钟,另外沿心包经从大陵穴至曲泽穴均匀分为7处,并用三棱针点刺、出血1～3滴,每日治疗1次。结果:单侧乳痈86例中痊愈41例,显效(症状明显好转、局部肿块消退50%以上,2～3天痊愈)37例,有效(症状好转、局部肿块消退低于50%,4～5天痊愈)7例,无效(治疗5次未愈)1例。双侧乳痈38例中,痊愈20例,显效12例,有效6例,总有效率99.2%。

[谢合伯 《上海针灸杂志》 1986(1)16]

2.《刺血拔罐治疗急性乳腺炎35例》

初产妇29例,经产妇6例;年龄23～36岁;发病1～3天;全乳红肿痛21例,外下、内下象限红肿9例,外下象限红肿5例,均无波动。治疗方法:背部第二侧线上,相当于足太阳膀胱经,以肩胛骨内侧上缘为一点,下缘为一点,此二点连线之中点为穴。令患者充分暴露背部,轻者只取患乳后侧背部,重者双侧背部取穴。用拇指按压穴位,使其充血,令针尖与皮肤呈45°～75°角刺入。先向脊柱方向斜刺1.5寸左右,得气后快捻针30～40次退针,边退边摇大针孔,针尖退至皮下时,针尖向上和向内下斜刺1.5寸左右,产生针感即出针。将火罐扣上5～7分钟起罐,针眼处拔出血数滴即可,每日1次。结果:治愈22例,显效12例。

3.《对应点放血拔罐治疗急性乳腺炎》

共治13例,均为初产妇,年龄21～31岁。治疗方法:取患侧背部对应点,消毒后持三棱针用散刺法,再加拔罐放血2～5 ml。若恶寒、发热重者,可点刺大椎穴并拔罐放血。治疗结果:治愈9例,有效3例,总有效率92.3%。

[郑玉兰 《山东中医杂志》 1991(3)52]

4.《点刺放血拔罐法治疗乳痈的疗效观察》

共治100人,年龄22～30岁,均为第一胎哺乳期,发病在产后3个月以内,病程5天内。治疗方法:主穴膏肓,配穴魄户、神堂、大椎。患者取坐或卧位,按摩患侧的膏肓穴局部,消毒后,用三棱针点刺一下,深达0.2～0.3寸,挤出血后,用闪火法拔罐10分钟,每日1次,连续3日。肿块在乳头后方,独取主穴;肿块在乳头上方,可加取魄户穴;肿块在乳头下方,加取神堂穴;发热者加取大椎穴,每次出血量以3～4 ml为宜。结果:治愈96例。

[郭秀玲 《针灸学报》 1992(2)34]

5.《三棱针点刺治疗急性乳腺炎258例》

258例均为单侧急性乳腺炎,发病在左乳房60例,发病在右乳房198例;年龄21～35岁;患病时间1～2天。治疗方法:患者取俯伏坐位,可在患者肩胛区找到数个或数十个浅红色反应点,如小米粒大小,略带光泽,一般不高出皮肤,无明显压痛,压之不褪色。常规消毒后用三棱针点刺这些反应点,深

1.5 mm,随即用手挤出少量血液,有高热可加刺大椎穴。结果:1次治愈者241例,2次11例,3次4例,治愈率99%;2例症状减轻,因乳房内有一小包块,用TDP照射5次痊愈。

[张秀荣 《上海针灸杂志》 1993(2)65]

6.《刺络拔罐法治疗急性乳腺炎临床观察》

乳腺炎(痈肿期)26例,31个乳房,男1例,女25例;以21～31岁初产妇产后2～4周为多见。治疗方法:取大椎及患侧乳房痈肿部位相对应的背部。用三棱针呈梅花状点刺放血,然后用大号火罐投火法拔于点刺部位,使其拔出瘀血3～5 ml,留置10～15分钟。辨证配穴:胃热加膺窗、下巨虚、丰隆、温溜;气郁加期门、行间、内关、天池、肩井。穴位消毒后,持30号2寸毫针,垂直快速刺入皮下,行提插捻转手法,留针期行针5次,留针30分钟,每日1次,10次为一疗程。结果:痊愈19例,显效4例,好转2例,总有效率为96.2%。

[李建山 《针灸临床杂志》 1993(4)41]

7.《穴位放血治疗急性乳腺炎1 000例临床总结》

发病年龄最小者18岁,最大者46岁,21～30岁发病最多,占73%。初产妇672例,经产妇328例。发病诱因:乳头破裂422例,乳房受挤压378例,乳头内陷84例,原因不明116例。1 000例中,除局部炎症外,多数伴有畏寒、发热、头痛、恶心、四肢酸楚全身症状。经络痛敏带测验,阳性占90%之多。①穴位放血法:主穴取附分、魄户、膏肓、神堂、譩譆;配穴取大椎、陶道。取俯伏坐位,视其病灶部位选穴。用三棱针点刺,每穴放血3滴即可,每日1次。如有畏寒者加刺大椎或陶道放血。②辅助疗法:压麻患侧上肢法,穴位放血后,令其侧身卧,患侧上肢肘关节屈曲,前臂压于身下,以手麻木为度。局部热疗法,用毛巾在病灶局部湿热敷,3次/日,30分钟/次。也可用红外线照射,1～2次/日,30

分钟/次。震荡排乳法,对乳汁滞留者,嘱坐,医者坐于患者患侧,以左手托其患乳,右手按其乳上,有节律地震荡其乳,乳汁流出,反复震荡至乳汁流空为度。结果:共治愈970例,占97%;有效而留硬结者18例,占1.8%;无效化脓者12例,占1.2%。

[许志新　周爱环　《中国针灸》　1981(3)5]

8.《三棱针点刺治疗乳腺炎》

共治疗50余例,收到满意效果。取穴:此反应点位于第五至第七胸椎旁开1.5寸左右,大多数患者此处可有形似丘疹,大小如粟状红色小点,若无此红点,可找其压痛点。针法:在患乳腺炎的同侧背部反应点处,常规消毒后,用三棱针呈∴形点刺三针即拔火罐,留罐15～30分钟。

[徐凤林　《吉林中医药》　1981(3)31]

9.《刺血疗法治疗急性乳腺炎68例》

年龄18～45岁。乳头破裂者24例,乳头内陷等致乳汁淤积者18例,乳房受挤压者12例,原因不明者14例;病程1～9天。治疗方法:在病变附近瘀阻明显的静脉处,用三棱针点刺,让瘀血自然流出,然后在其上拔火罐以吸出更多的血液,出血量以10～15ml为宜。其后在同侧曲泽或其周围瘀阻明显的静脉处刺血和拔火罐,出血量以10～20ml为宜。隔3天治疗一次。结果:治愈61例,有效6例,总有效率为98.5%。

[余武强　《中国针灸》　1996(4)42]

10.《刺血疗法治疗急性乳腺炎110例》

初产妇97例,经产妇13例;均伴有高热、寒战、乳房红肿、热痛。治疗方法:平行于督脉自内向外画两条侧线,第一条距督脉1.5寸,第二条为3寸。在患者背部可探寻到3个瘀血点,瘀血点周围有整齐的放射线,圆形似蜘蛛网状,如病变在乳晕内侧,则在第一侧线区寻找敏感反射点;病变在乳晕外侧,则在第二侧线区寻找敏感反射点。找到反射点后,先用三棱针平头压一标记,消毒后用三棱针在反射点中央刺血,根据患者体质决定深度,一般速刺0.5～1cm,挤压出少许血,并

用力弹提数次。再让患侧上肢掌心朝下压至手指麻木即可,每日1次,治后湿热敷数次。结果:1次治愈80例,2次治愈10例,3次治愈12例,4次治愈7例。

[刘黎清等　《山东中医杂志》　1996(8)361]

11.《针刺放血治疗乳痈63例》

均为哺乳期妇女,年龄22～29岁;病程2～3天,皆为急性发作未成脓期。治疗:取穴背部患侧的膈俞、肝俞及疼痛敏感的反应点2～3个。患者暴露背部,常规消毒后,用26号1.5寸毫针刺入1～1.5cm,以得气为度,不留针,摇大针孔后出针,挤压出血数滴即可,每日1次。结果:治愈62例。

[刘锡安等　《中国针灸》　1996(9)22]

12.《三棱针背部挑刺治疗乳痈512例》

方法:取患者背部肩胛区红色反应点,消毒后以三棱针点刺,深约1.5mm,挤出少量血液。每日1～2次,一般点刺3次即可收效。疗效:512例中,治愈389例,好转91例,无效32例;总有效率达94%。

[刘西安等　《湖北中医杂志》　1986(1)12]

13.《皮肤针配合火罐治疗急性乳腺炎50例》

均为初产妇,年龄最大28岁,最小21岁;病程最长2天,最短4小时;均未成脓。方法:主穴为局部硬结处、乳根、膻中、期门,配穴为合谷、委中、肩井、曲池。常规消毒后,每次选2～3个穴位,以皮肤针重叩至皮肤微出血为止,再拔罐15～20分钟,每日1次。疗效:痊愈35例,好转15例。

[张世允　《中国针灸》　1988(3)33]

14. 验案举例

女,32岁,1973年秋患乳腺炎,自觉周身发冷、酸痛,左乳房红肿胀痛。取患者左胳膊大陵穴为第一针,再往上量取,一寸1针,共7针,以三棱针点刺,挤血少许,第二天即愈。

[郭永来　《赤脚医生杂志》　1975(9)]

15. 验案举例

女,27岁。女婴1岁时,正值哺乳期间,左侧乳房压伤,现红肿胀痛,右上方有一肿块

约 10 cm×7 cm,局部发热、压痛,全身发冷、头昏,乏力。取患侧背部与乳头相对点阿是穴,快速进针捻捣 3 分钟,立即出针,将已备好的大号火罐扣在针孔上。继后再行针左侧内关穴,上臂有针感传导时则停捻,留针 15 分钟起针,每日 1 次,待针孔拔出血珠时起罐,针刺拔罐 2 次痊愈。

[韩冰 《中国药学报》 1988(2)31]

16. 验案举例

女,24 岁。初产数日,因婴儿吸奶,乳头破裂而出现寒战高热,右乳房红肿胀痛 1 周。经治疗,体温略有下降,但乳房红肿未消,疼痛未减。

查体:T38.5℃,右乳红肿,乳头下 1 寸处有结块约 4 cm×4.5 cm,触痛,无波动感,结块周围青筋显露,舌苔薄黄,脉弦数。治疗:刺血局部(取结块下方之静脉血管出血)。疗效:刺血后次日体温即恢复正常,乳房硬块变软缩小,逐渐消散而愈。

[王秀珍等 《刺血疗法》 安徽科学技术出版社 1986]

17. 验案举例

女,57 岁,农民。右乳部长小结数月,逐渐肿大疼痛,右乳房红肿,按之有硬块,灼热疼痛,恶心烦渴,苔黄、脉洪。治疗方法:用梅花针弹刺右乳房红肿处,火罐拔吸 5 分钟出血。血为浓汁状。外敷中药。6 天后疼痛减轻,肿渐消。第二次用三棱针点刺右乳房,用手挤压出脓血。同时在背心处用梅花针弹刺,火罐拔吸 10 分钟出血,血为紫红色。1 个月内经先后 4 次放血,症状基本痊愈。

[刘少林 《中国民间刺血术》 科学技术文献出版社 1984]

(二)慢性盆腔炎

《刺络拔罐综合疗法治疗慢性盆腔炎100 例》

均为 20～50 岁已婚患者;病史最短 6 个月,最长 21 年。伴有原发性不孕 12 例,继发性不孕 4 例。大体分为气滞血瘀和寒凝湿滞

两型。治疗方法:取穴关元、三阴交、大椎、肾俞、第十七椎下、腰眼等,采用先刺络后拔罐,刺拔兼施的方法,每日选两个穴位进行 1 次,14 天为 1 个疗程。结果:经过 1～2 个疗程,痊愈 18 例,好转 28 例,总有效率为 96%。不孕者均先后怀孕。

[河南省唐河县中医院 李桂繁等]

(三)痛经

1.《刺络疗法治疗痛经》

共治 5 例,年龄 17～29 岁。治疗方法:用注射针头,在骶部皮肤数处进行点刺,深度为 1～4 mm,挤压周围皮肤使之出血,或使其自然出血。然后用 1 寸 3 号不锈钢毫针,针刺取穴双侧内关、三阴交留针,进行辅助治疗。结果:全部患者的剧痛均在 10 分钟以内迅速减轻。

[刘丽军 摘译 《国外医学中医中药分册》 1994(1)58]

2. 验案举例

张某,女,19 岁,痛经 3 年。每逢行经即少腹疼痛,面色苍白,舌质暗,脉细涩。治疗取穴血海、委中、三阴交、太冲等,用三棱针放血,血海针后再拔罐 5 分钟。放血后疼痛顿减,面色转润。隔日 1 次。共放血两次,经畅痛除。在下一次经期前先放血 1 次,后曾随访,痛经未再发。

[翟兴明 《山西中医》 1988(2)38]

3. 验案举例

周×,女,34 岁,经期不正常已半年多。近 2 个月月经来时小腹急痛。平时心烦善怒,胸闷,舌色青紫,脉沉涩。治疗方法:用三棱针在太冲、行间放血,血为鲜红色。梅花针在关元、中极弹刺,火罐拔吸 15 分钟出血,血为暗红色。然后用姜蘸酒擦揉穴位关元、腰俞、大椎。并嘱患者用艾条在痛处每日早晚各灸 5 分钟。第二次行经时,症状消失,病告痊愈。

[刘少林 《中国民间刺血术》 科学技术文献出版社 1984]

4. 验案举例

王×，女，31岁，11岁月经初潮，初潮不久，来经时下水游泳，此后每月经前8～9天至经来3～4天，少腹及腰部异常疼痛，小腹发凉，呈游窜痛，伴乳房发胀，经色紫暗，内服药物治疗无效。治疗：三棱针刺穴阴陵泉（左）、肾俞出血。二诊：刺血后，本月经前疼痛即减轻，痛的天数亦减少。治疗：刺穴阴陵泉（右）、腰俞出血。三诊：月经将至，只偶尔痛且疼痛轻微，但乳房发胀。治疗：刺穴曲泽、中膂俞出血。疗效：患者将近20年痛经病史，经刺血治疗3次，症状消除。

[郑佩等 《刺血医镜》 安徽科学技术出版社 1999]

5. 验案举例

女，19岁，自15岁月经初潮始，每月行经期间腰腹剧痛，经量中等，色暗红，时夹血块，经期尚规则，平素怕冷，舌质暗，苔薄白，脉沉细。诊断为原发性痛经。证属寒凝血瘀，瘀阻脉络。治拟温经活血，调经止痛。取穴三阴交，用三棱针点刺出血，取穴关元、天枢、气海俞用皮肤针叩刺出血后拔罐15分钟，隔日1次，于行经前2天始至月经干净为一疗程，用上法治疗一个疗程，诸症消失而愈。随访半年，月经正常，经期无腹痛。

[鄢根尧 《上海针灸杂志》 1994(4)13]

(四)闭经

验案举例

女，35岁。月经3个月未行，胸胁胀满，郁闷善怒，少腹胀痛。舌暗红边有瘀点，脉沉。妇科检查均正常。诊断为继发性闭经。证属肝郁气滞，冲任失调。治拟疏肝理气，调理冲任。取穴合谷用三棱针点刺出血，取穴关元、肝俞、肾俞，用皮肤针叩刺出血后拔罐15分钟，隔日1次，用上法针治6次，月经来潮如常。

[鄢根尧 《上海针灸杂志》 1994(4)13]

(五)不孕症

1. 验案举例

刘××，女，32岁，婚后9年未孕，月经失调，色暗不鲜，经量时多时少，经前乳胀，腰腿酸痛，月经后诸症消失。妇检：子宫发育不全，小于正常。诊断为原发性不孕症，久治无效。治疗经过：取穴腰阳关、曲泽，三棱针刺出血。复诊，本次月经来潮时，两乳房已不胀痛，腰酸亦轻，经色经量正常，仅经前小腹仍有隐痛。刺血取穴阴陵泉，再加火罐。经2次刺血治疗后即经停受孕，妊娠4胎，产育2胎，人流2次。

[王秀珍等 《刺血疗法》 安徽科学技术出版社 1986]

2. 验案举例

金××，女，36岁，婚后8年未孕，月经失调，愆期量少，经前乳房胀痛，小腹作坠。妇检：子宫后倾，余无异常，诊为原发性不孕症。治疗经过：取穴曲泽、阴陵泉，针刺出血治疗后，当月即经停受孕，生一男孩不幸破伤风死亡。数月后又孕，生一对双胞男胎，母子均健康。

[王秀珍等 《刺血疗法》 安徽科学技术出版社 1986]

3. 验案举例

女，36岁，结婚16年未孕。经前乳房胀痛，小腹亦痛，经色紫暗有块。妇检：子宫后倾，无其他异常发现。内服中药近300帖，未曾受孕。治疗：刺穴曲泽、阴陵泉、腰俞出血。刺血1次月经正常，经前症状消除，5月治疗，10月受孕，次年7月生一男孩。

[郑佩等 《刺血医镜》 安徽科学技术出版社 1999]

4. 验案举例

女，34岁，结婚4年未孕，经前乳房发胀，伴腰酸。平素下肢发麻、腰痛。检查5次，均示免疫性不孕。治疗：三棱针刺血取穴委阳、腰俞。10天后又刺血取穴阴陵泉、腰俞出血。月经前数日，又刺曲泽、阴陵泉出血。其丈夫33岁，性功能减退，早泄，查精液

2 小时不液化,故一起治疗、刺血取穴阴陵泉、腰俞出血,隔 2 周又刺血 1 次,共刺血治疗 4 次。女方刺血 3 次后即停经受孕,于 1998 年顺产一男婴。

[郑佩等 《刺血医镜》 安徽科学技术出版社 1999]

(六)子宫脱垂

验案举例

沈×,女,38 岁,患者 1960 年产后,过早拉车负重,发生子宫脱垂(Ⅱ度),伴有腰酸、少腹坠胀、白带增多,久治无效,曾就诊他院建议其手术,本人不同意,于 1966 年 3 月 4 日来刺血科治疗。治疗经过:取穴腰俞,针刺出血,再加火罐。刺血后腰酸腹胀减轻,饮食增加,自觉子宫有收缩感。3 月 20 日复诊刺血取穴阴陵泉,子宫渐恢复至正常位置。随访十多年,仍从事拉车搬运工作,子宫未再脱垂。

[王秀珍等 《刺血疗法》 安徽科学技术出版社 1986]

(七)会阴痛

《人中放血治愈会阴剧痛》

女,38 岁。就诊前一日,因天热洗冷水浴后突发会阴剧痛,痛时自觉小腹胀,腰骶不适,昼轻夜重,苦不堪言。行经正常,妇检未发现器质性病变,遂用三棱针取穴人中放血一次痊愈。

[原培稼 《新中医》 1991(3)20]

(八)产后乳汁不足

1.《针刺治疗缺乳症 414 例》

414 例患者中年龄最小 22 岁,最大 35 岁。气血虚弱型 52 例,肝郁气滞型 362 例。治疗方法:取主穴乳根、膻中、少泽、足三里,配穴太冲、乳泉穴(在极泉穴前 0.5 寸处),通乳穴(乳头中点的上、下、外各 3 寸处)。少泽点刺出血,其余针刺,一般 1～3 次即愈。疗效:治愈率为 100%。

[佟书贤 《中国针灸》 1988(4)7]

2.《刺血加体针加灸法治疗产后乳汁不足 25 例》

方法:先针少泽穴微出血,再针后溪或合谷、中渚、足三里穴,每次取 1～2 穴。然后用艾灸双侧乳根、膺窗穴各 20 分钟,灸膻中穴 40 分钟。疗效:共治疗 25 例,均获较好效果。

[焦有山 《针灸杂志》 1965(1)43]

3. 验案举例

钟××,女,29 岁,产后 3 个月因生气引起乳汁减少,乳房渐次红肿胀痛。治疗方法:用梅花针在乳房下方弹刺出血,火罐拔吸期门、大椎、肝俞等穴,配合服中药 3 剂,经 3 次治疗,乳汁正常,胀痛消失。

[刘少林 《中国民间刺血术》 科学技术文献出版社 1984]

(九)产后尿潴留

《点刺放血治疗产后尿潴留 25 例》

方法:取穴双侧少泽、少冲、至阴,常规消毒,左手捏紧穴位皮肤,使其充血,右手持三棱针迅速点刺,然后挤压出血即可。为巩固疗效,再取穴中极、足三里、三阴交毫针刺,留针 30 分钟,每 10 分钟提插捻转 1 次。针后 6 小时不能排尿者,可一日针 2 次。疗效:25 例中,针 1 次在 1～4 小时内排尿者 10 例,针 2 次排尿者 8 例,针 3～5 次排尿者 7 例。

李某,女,24 岁,教师。正常产 1 女孩,产后 1 天不能自行排尿,少腹胀满,经热敷、流水声诱导等均无效,遂用上述方法治疗,起针 20 分钟后即可自行小便。

[王玉玲 《山西中医》 1987(4)45]

(十)白带增多

《刺络拔罐法为主治疗带下病 120 例》

年龄在 20～50 岁者 115 例,51～60 岁者 5 例;病程在 6 个月以内者 20 例,10 年以上者 13 例,其余在两组之间。带下色白 60 例,色黄 18 例,黄白相兼 30 例,赤白相兼 12 例。方法:主穴为十七椎下、腰眼穴,配穴为八髎穴周围之络脉,常规消毒后以三棱针速刺,出针后立即拔罐 5～10 分钟,视病情 3～

5 天复诊 1 次。每次出血少者 3～5 ml，最多达 60 ml 左右。病程较长者配合中药治疗。疗效：120 例中痊愈 80 例，显效 22 例，好转 16 例，无效 2 例；总有效率 97.5%。

冷某，38 岁，教师，1980 年 8 月 5 日初诊。患者带下淋漓不断，色赤、量多且臭，已 3 年余，伴腰酸痛，夜间尤甚，少腹隐痛，头昏神疲。脉弦微数，舌质暗，苔黄腻。证属肾虚带下兼肝郁。妇检示慢性宫颈炎。治宜益肾通络、理血调气。取穴十七椎下及次髎刺络拔罐（出血约 40 ml）。当晚即感全身轻松，次日带下减少大半。两周共治疗 3 次，其病痊愈。

［崔景胜 《陕西中医》 1984(7)13］

（十一）子痫

验案举例

女，32 岁。患产前子痫已 5 天，神志昏迷，抽搐频繁，伴有呕吐，药物无效。急在双侧肘静脉处放血约 40 ml，病情立见稳定，产下一死胎后苏醒。

［赵勋 《中医急症通讯》 1988(3)23］

三、刺血治疗男科病

（一）不射精

1. 验案举例

王×，男，27 岁。已婚 3 年，阴茎勃起正常，性交不射精，持续 2 小时许疲乏无力后，阴茎始软，自溢点滴黏液。用三棱针点刺涌泉穴，放血适量，一次后同房可射精少许，二次后有性快感，三次则射精如常人。

［张涌民 河北抚予县中医院(066300)］

2. 验案举例

占××，男，28 岁，军人。患者自述结婚已 1 年余，每次性交皆不能射精，多方求医罔效。细诊见患者声高气粗，口臭唇紫，面色晦暗，溲黄，便硬。舌红，边见瘀斑，苔黄腻，脉濡数，证属湿热夹瘀，阻滞下焦。予刺血治疗，取穴左侧委中、腰俞加拔罐，约出血 100 ml，7 天后再刺血取穴腰阳关、委中（右），

亦出血 100 ml 左右，1 个月后其妻怀孕，后顺产一女婴。

［蒋文诚等 《江西中医药》 1984(2)37］

（二）前列腺炎

1. 验案举例

男，30 岁。患者少腹隐痛，会阴作坠，血精，腹股沟胀痛已 3 个月。伴排尿不畅，尤以劳累后病情加重。服中药治疗，上述症状仍存在。治疗：一诊取穴腰俞、阴陵泉针刺出血。二诊取穴三阴交、下髎，三棱针刺血加拔火罐。三诊时血精已消失，会阴坠胀缓解。刺血取穴腰俞后症状全部消失。随访至今未复发。

［王秀珍等 《刺血疗法》 安徽科学技术出版社 1986］

2. 验案举例

男，29 岁。腰酸、阳痿、会阴及睾丸隐隐作痛 1 年余。后又出现尿频尿急，小腹胀，尿终有白液淋出，诊断为前列腺炎。服中药 50 余帖，症状未见减轻。查体：前列腺液镜检见脓细胞成堆，白细胞（＋＋），卵磷脂小体（＋＋）。尿常规：蛋白（±），白细胞（＋），红细胞（＋＋），脓细胞（＋）。治疗：取穴腰俞、阴陵泉，三棱针刺出血，加火罐吸拔。辅助内服炎得平胶丸，每次 3 粒，每日 3 次，后又间隔月余刺血 2 次，临床症状全部消失。前列腺液检查（－），病愈后随访观察 4 年余，未曾复发。

［王秀珍等 《刺血疗法》 安徽科学技术出版社 1986］

3. 验案举例

男，35 岁。腰及会阴部间歇性胀痛年余。尿频、尿急、尿中带血，阴囊作坠，尿意不尽。注射抗生素，内服中药近百帖未效。患者精神不悦，全身倦怠，会阴作坠，少腹胀重，腰骶疼痛，睡眠不实，阳痿遗精，尿终有白浊，舌苔薄，脉弦细而沉。查体：直肠指检前列腺肿大，压痛（＋），质中等。前列腺液镜检：白细胞（＋＋），红细胞（＋＋），脓细胞少许，卵磷脂小体（＋＋）。尿检：蛋白（＋），白细胞

（＋）。治疗：刺血取穴腰俞、阴陵泉（双）。疗效：刺血治疗 1 次后，感觉腰骶部及会阴处胀痛渐轻。直肠指检示前列腺大小正常，无压痛，镜检前列腺液（－），随访观察 12 年，未见复发。

［王秀珍等 《刺血疗法》 安徽科学技术出版社 1986］

4. 验案举例

男，33 岁。患者 10 个月前出现排尿不畅，大小便后有白色黏液从尿道口排出，伴有腰部酸胀、疼痛，会阴、肛门、腹股沟亦有胀痛不适。经中西药物内服、注射，及腺体内注射等治疗，症状仍存在。直肠指诊前列腺Ⅱ度增大，有压痛。舌苔灰腻，脉小弦。前列腺液白细胞（＋＋），卵磷脂小体（＋）。治疗：一诊刺血取穴阴陵泉（左）。二诊针刺阴陵泉穴、关元俞穴出血。三诊针刺曲泽穴、然谷穴、腰俞穴出血。疗效：患者前列腺炎经刺血治疗 3 次，所有症状全部消除。

［郑佩等 《刺血医镜》 安徽科学技术出版社 1999］

5. 验案举例

男，26 岁。患者 2 年前先有寒战、高热、全身酸痛伴会阴痛，继则出现尿频、尿急、小便余沥不尽，尿末有白浊物分泌滴出。用多种抗生素治疗，体温虽退，其他症状减轻不多，病情反复迁延不愈，会阴、少腹坠胀，伴阳痿、早泄、全身无力，自觉有低热，口干口苦。肛门指检：前列腺Ⅱ度增大，质偏硬，有压痛，前列腺液白细胞（＋＋），红细胞（＋），卵磷脂小体少许。治疗：一诊刺血取穴然谷（右）、曲泽（左）。刺血取曲泽（右）、腰俞、然谷（左）。患者刺血 2 次后，前列腺炎所致的症状全部消失。复查前列腺液各项指标均在正常范围。1 年后随访，患者健康状况良好，未有复发。

［郑佩等 《刺血医镜》安徽科学技术出版社 1999］

（三）男性不育

验案举例

男，32 岁，农民。患者 23 岁结婚至今 9 年未育，全身无不适症状，小便顺畅。查体：面色黧黑，唇色紫暗，外生殖器发育正常，舌质红，舌苔薄，脉弦数。精液检查：色乳白，量 1.5 ml，液化时间 30 分钟，活动精子 40％，死精 50％，异形精子 10％，精子数 $10 \times 10^6/ml$，白细胞（＋＋＋）。治疗：一诊刺血取穴阴陵泉（左）、腰俞，嘱戒烟断酒。二诊刺阴陵泉（右）。刺血 2 次后复查精液，活动精子数增加，死精减少。三诊刺血取穴三阴交、腰阳关。刺血治疗 3 次，又经 4～5 个月调节，女方受孕，足月生一男孩。

［郑佩等 《刺血医镜》 安徽科学技术出版社 1999］

（四）阳痿

1. 验案举例

男，30 岁。患者结婚 6 年，性生活正常，爱人一直未孕。1 年前因拉吊环不慎失手，少腹撞在地面水泥墩上。此后出现下腰痛，性功能丧失，无性欲，阴茎不能勃起。查体：精神焦虑，舌苔薄黄，舌有瘀斑，脉沉涩。治疗：一诊刺血取穴阴陵泉、肾俞（总出血量约 20 ml）。二诊时病情有很大好转，阴茎能勃起，但不坚。三诊刺腰俞出血。刺血 2 次后第二周，阴茎能勃起，恢复正常性功能。2 个月后其妻受孕，于次年足月生一男孩。

［郑佩等 《刺血医镜》 安徽科学技术出版社 1999］

2. 验案举例

男，26 岁，患者青少年时期即有手淫习惯，结婚后出现阴茎勃起不坚，继则思想紧张，失眠，纳差，腰酸腹胀，会阴胀痛，阴茎疲软，举而不坚，临房即软，性交无一次成功，夫妇感情淡漠。查体：精神焦虑，表情抑郁，舌苔薄，舌边有紫斑，脉沉涩。治疗一诊三棱针刺血取穴太阳、阴陵泉。二诊刺血取穴少海穴、腰俞。三诊刺曲泽穴出血。经刺血治疗 3 次，阳痿已除，恢复正常的性生活。

［郑佩等 《刺血医镜》 安徽科学技术出版社 1999］

(五)急性睾丸炎

1. 验案举例

男,22 岁。4 天前出现阴囊睾丸疼痛肿硬,行走痛重,静脉滴注先锋霉素治疗 2 天,症状未见消退。查体:精神疲惫,痛苦面容,T37.5℃,睾丸肿大似圆球,以左侧为重,质偏硬,阴囊皮肤紧绷,皮色不红,呈紫暗色。N0.89,L0.11。治疗:刺阴陵泉穴(右)、下髎穴出血。刺血后,当即病情缓解,睾丸疼痛肿胀显著减轻,熟睡通宵,病情霍然若失。

[郑佩等 《刺血医镜》 安徽科学技术出版社 1999]

2. 验案举例

男,45 岁。患者在 8 天前劳累后突然恶寒发热,继则阴囊睾丸疼痛,不能触摸,行走障碍,注射青霉素治疗 5 天,体温虽退,但睾丸肿痛硬结未消除。查体:右侧睾丸似鸭卵大,肿胀,触痛(＋),质地偏硬,阴囊皮肤水肿、光亮、褶皱消失。治疗:一诊刺血取穴阴陵泉。二诊刺然谷穴(右)出血。经刺血 2 次,睾丸炎症全部消散、痊愈。

[郑佩等 《刺血医镜》 安徽科学技术出版社 1999]

3. 验案举例

男,43 岁。患者 3 天前行路途中突降暴雨,衣裤淋湿,次日出现感冒,睾丸呈牵拉痛,以右侧为重,尿黄便干。查体:右侧睾丸肿大,触痛(＋),阴囊皮色红,光亮。舌质红,苔薄腻,脉弦数。治疗:刺阴陵泉穴、下髎穴出血。刺血治疗 1 次,肌内注射先锋霉素 2g,2次/日,睾丸炎症较快消除,转愈。

[郑佩等 《刺血医镜》 安徽科学技术出版社 1999]

(六)阴茎痛

验案举例

男,34 岁。刻诊:阴茎冷痛,伴内缩,因气血凝结引起房事茎痛。遂以三棱针在大敦穴放血数滴,一次获愈。

[河北肃宁县中医院 张润民]

四、刺血治疗皮肤科疾病

(一)痤疮

1.《刺血疗法治疗痤疮 60 例临床观察》

男 36 例,女 24 例;年龄 17～29 岁;病程 1～5 年。其中丘疹性 9 例,脓疱性 12 例,结节性 13 例,囊肿性 6 例。治疗方法:用三棱针在两侧耳轮刺血点直刺约 0.1cm,用手挤出如球状血滴;又在一侧耳轮脚处用眉毛刀刺破长约 0.3cm 表皮,见有渗血即可,并埋入药粉(大蒜与胡椒 2：1)如绿豆大,胶布固定。两侧交替埋药,2～3 天一次,10 次为一疗程。结果:46 例基本痊愈,9 例显效,3 例好转,总有效率 96.7%。追访 2～6 个月,疗效稳定。

[孙梅倩等 《浙江省中医杂志》 1981(9)424]

2.《刺血疗法治疗痤疮 218 例临床观察》

男 82 例,女 136 例;年龄 21～23 岁占 34.5% 最多,24～26 岁占 23.5%,27 岁以上占 14.7%,17 岁以下最少;病程 1～3 年者多,7 年以上者少。疹型以硬结型最多,其他型少。发病以面颊及口周区、前额区最多,下颌颊区、胸背区较少。治疗方法:一组取穴耳前、耳后。另一组内分泌穴、皮质下穴。每组每次只用一穴,轮番使用。用三棱针速刺出血(划破表皮 0.1cm),以酒精棉球拭净,压上针眼。隔日针 1 次,10 次为 1 个疗程,然后每周 1 次,治疗观察共需 3 个月。结果:施刺血治疗者 218 例中,用耳前、耳后组有效率 99.4%,治愈率为 51.9%;用内分泌、皮质下组,有效率 100%,治愈率 82.5%。

[高玉卿等 《中国针灸》 1982(3)9]

3.《三棱针挑治青年粉刺 30 例》

男 24 例,女 6 例;年龄均在 16～25 岁;病程 1～5 年。形成脓疱、囊肿者有 12 例。治疗方法:让患者伏椅背上,撩起其后衣,充分暴露背部。用手掌在背脊两侧第一至第十二胸椎棘突两旁各开 0.5～3cm 范围内摩擦数次,然后找寻反应点。此点类似丘疹,稍突起于皮肤,呈灰白色或棕褐色、暗红色、浅红色,压之色不褪。对此点常规消毒后,右手拇、食指固定其两侧,右手持三棱针,挑破表皮,使点翻起,挑断皮下部分纤维组织,挤出少量血液,然后用酒精棉球覆盖伤口,胶布固定。每次挑1~2个反应点,5~7天挑1次。经挑刺3~8次,全部获愈。半年后随访,无1例复发。

[甘承铨 《浙江中医杂志》 1985(3)118]

4.《耳背放血治疗痤疮40例》

男32例,女8例;年龄15~36岁;病程2个月至5年。治疗方法:选患者双侧耳背近耳轮处明显的血管1根,揉搓数分钟后,使其充血,常规消毒后,右手拇、食指将耳背拉平,中指顶于下,右手持消毒好的修面刀片划破选好的静脉血管,使血自然流出5~10滴,流血少者可轻挤压,消毒切口,盖上消毒敷料。1次为一疗程,下次间隔1周后另选血管。结果:痊愈18例,显效12例,好转6例。

[刘康平 《天津中医》 1987(5)29]

5.《耳穴放血治疗面部痤疮》

治疗方法:主穴取肺、内分泌、子宫(精宫)、面颊区或额(痤疮最多处);配穴取心、胃、皮质下、肾上腺。请患者自己轻揉一侧耳郭15分钟,至其充血发红,常规消毒后,一手固定耳郭,一手持手术刀,用其刀尖在选定的穴位(主穴取2~3个,辅穴3个,交替选用)上,划破皮肤0.1~0.2 cm长,以不伤及软骨为度。每次以血浸湿3~4个干棉球为宜,隔一天在另一耳施术,10次为一疗程,一般需两个疗程。结果:共治14例,5例痊愈,6例显效,2例有效,1例无效。

[李彤 《中国针灸》 1988(6)55]

6.《五脏俞穴点刺放血治疗痤疮30例》

男18例,女12例;年龄最小14岁,最大28岁;病程3~6个月。病以两侧面颊、鼻周、前额区最多,其次为下颌、颈及胸背区较少。治疗方法:选背部足太阳膀胱经内侧线上的心俞、肺俞、肝俞、脾俞、肾俞。每次使用

2~3个穴,诸穴轮流用。先在穴周围挤按,使血液瘀积,继消毒后三棱针快速刺入,出针后挤出瘀血数滴。隔日1次,6次为一疗程,疗程间隔2~3天。结果:痊愈16例,显效11例,好转3例。

[景宽等 《北京中医杂志》 1990(3)37]

7.《挑刺治疗痤疮37例疗效观察》

男26例,女11例;年龄16~25岁;病程1月~5年。治疗方法:在患者距脊柱正中线旁开3~5 cm处,双手拇指指腹用推法从第十二胸椎到第一胸椎作自下而上的推动,要稳定、均匀、速度不宜过快,并能达于深部组织,见皮肤出现暗红色且压之不褪色的红点即可。在红点出现处用2.5%的碘酒消毒,然后用75%的酒精棉球脱碘,右手执三棱针,左手拇指和食指将红点夹起,针尖斜向红点迅速刺入皮下5 mm左右,然后针尖向前上方用力挑起,将部分纤维组织挑断,若无血液渗出,可用双手拇指、食指挤压1~2滴即可。1周挑刺1次,一般1~2次见效,3~4次显效或痊愈。结果:痊愈20例,显效6例,好转5例。

[张跃祖等 《河南中医》 1991(5)33]

8.《刺络拔罐疗法治疗痤疮35例》

男25例,女10例;年龄16~25岁;病程5个月至5年。治疗方法:肺俞、肝俞、膈俞、胃俞、大肠俞,均取双侧穴;背部小红点,在脊柱和膀胱经循行于背部的第二侧线之间寻取。每次取4个背俞穴和2个小红点,背俞穴交替取用。消毒后用三棱针刺破皮肤,再将4号火罐用闪火法在上述部位拔罐,吸出血0.5~1 ml即可。每周治疗2次,1个月为一疗程。结果:痊愈27例,好转7例,总有效率97.10%。

[吴奇方 《针灸学报》 1992(4)31]

9.《刺络拔罐法治疗痤疮47例》

男17例,女30例;年龄16~28岁;病程最短1年内,最长8年。丘疹性24例,脓疱性17例,结节性9例。治疗方法:第一组肺俞、膈俞,第二组心俞、肝俞。每次取一组穴,

左右各一,交替进行,每组穴治疗2次,4次为1个疗程,隔日1次。操作时患者伏卧位,消毒后,用左手提起穴位局部皮肤,用三棱针以稳、准、快的手法点刺皮肤2～3点,深2～3mm,然后两手挤压使血液外流,再用闪火法将大号玻璃罐拔于其上,留罐15分钟,使其出血5～8ml。结果:痊愈15例,显效19例,好转11例。

[陈德成 《中医杂志》 1992(2)38]

10.《大椎穴刺血拔罐治疗痤疮102例》

男38例,女64例;病程10天至4年。治疗方法:大椎穴常规消毒后,以三棱针快速点刺,深浅适度,使血液自然流出2～3滴,然后在其上拔玻璃火罐1个,使血液在火罐负压作用下流出1～4ml后将罐起下。每日治疗1次,10次为一个疗程。结果:痊愈53例,有效49例。

[《中国针灸》 1994(5)46]

11.《大椎穴刺血拔罐配耳穴治疗痤疮50例》

男8例,女42例;年龄12～34岁;病程1个月至8年。治疗方法:大椎穴消毒后,以三棱针快速点刺,深浅适度,使血液自然流出2～3滴,然后拔火罐,流血1～4ml,将罐起下。每日治疗1次,10次为一疗程。耳穴取胆、胰、脾、肺、肾上腺、内分泌、皮质下、子宫、神门及面部穴位。用王不留行籽放在0.7cm²胶布中,贴压在上述穴位上,每日按压5～6次。两耳轮换,隔日1次,15次为一疗程。结果:痊愈39例,好转11例。

[师玉琴 《江苏中医》 1996(6)30]

12.《耳穴针刺放血法治疗炎性痤疮32例》

男18例,女14例;年龄17～24岁;病程6个月至4年。炎性丘疹120个,脓疱154个。治疗方法:消毒双耳廓,并使之充血。然后用消毒过的医用三角直缝合针直刺耳穴,深度0.3mm左右,反复提插数次后快速出针,让血自然流出数滴后,用棉球压迫止血即可。耳穴主穴为面颊穴、颞穴、直肠穴,辅穴为耳尖、轮₁、轮₃任选2穴。每次双耳放血,

间隔2～3天再次治疗,4次为一疗程。结果:炎性丘疹治愈89个,好转22个,脓疱治愈32个,好转22个。绝大多数患者均治1次后即起效。

[高晓钢 《江苏中医》 1996(1)32]

13.《刺血疗法加单味茵陈汤治疗痤疮50例》

男21例,女29例;年龄18～27岁;病程6～7年。肺热风温者18例,脾胃湿热者32例。治疗方法:取大椎、曲池穴,风热加肺俞(双),湿热加脾俞(双)、胃俞(双)。在点刺部位用左手拇指向针刺处推按,消毒点刺部位,用三棱针直接点刺,出血4～5滴。用消毒干棉球擦去血迹,创可贴外敷,5天1次,4次为一个疗程。中药茵陈30g,用500ml水浸泡15分钟,然后用文火煎煮20分钟,取汁350ml,分2次服,连服10天。结果:治愈37例,好转9例。

[褚福昶 《山东中医杂志》 1996(9)407]

14.《耳穴面颊区放血治疗女性面部痤疮45例》

年龄15～40岁;病程初发1～19年。45例患者出现黑白粉刺、炎性丘疹、脓疱、结节、囊肿等。治疗方法:选耳穴面颊区为主穴,配耳尖。先搓揉耳朵至充血,选穴后甲紫着色,常规消毒,粗三棱针点刺出血并挤血7～10滴,每日或间日治疗1次,双耳交替使用,10次为一疗程。结果:35例痊愈;有效10例。一般一疗程即好转,三五疗程痊愈。

[冯宁等 《中国针灸》 1996(11)49]

15.《体针及自血疗法治疗痤疮30例》

男12例,女18例;年龄16～32岁;病程6个月至5年。治疗方法:穴取曲池(双)、合谷(双)、足三里(双),快速进针,得气后采用泻法,较大幅度捻转留针20分钟,5分钟催针一次,起针后于肘正中静脉常规消毒,用5ml注射器5.5针头抽取静脉血2ml,常规消毒血海穴及其周围皮肤,针头垂直刺入血海,有针感回抽无血后,快速注入肘静脉血1ml,3天一次,5次为一疗程,治疗间隔期为

一周。结果:治愈 26 例,显效 4 例。

[杨涛 《贵阳中医学院学报》 1996(3)60]

16.《刺络法治疗痤疮 304 例》

男 135 例,女 169 例;年龄以 14～20 岁为多。取穴:一组 1 次大椎、2 次身柱、3 次神道。另一组 1 次至阳、2 次筋缩、3 次命门穴。治疗方法:①背部督脉穴叩刺拔罐,第一次治疗将大椎、至阳消毒后,以七星针弹刺表皮,然后分别拔罐 20 分钟,再将血擦净即可。第二次治疗时,穴位以此类推。②局部刺法:用七星针叩至局部微出血,反复 2～3 遍,多用于根深未成熟、成簇生疮面或隐疹局部处。亦可将毫针刺 1～2 次后铲除疮面,多用于散在脓头或黑、白头粉刺。最后涂以 2% 碘酊即可。结果:治疗后痤愈 73 例,显效 122 例,好转 49 例;总有效率 100%。

[刑克利 《河北中医》 1987(9)46]

17.《耳穴割治敷药治疗痤疮 217 例疗效观察》

男 98 例,女 119 例;病程 2 年以内 64 例,7 年以上 19 例,其余在 2～6 年间。辨证分型:肺风型 110 例,气滞血瘀型 107 例。选取耳穴内、外肺,配穴神门、肾上腺、皮质下、内分泌。常规消毒后,以刀尖划破穴位皮肤出血,再将沾有药粉(由滑石、麻黄、硼砂、雄黄、薄荷脑制成)的干棉球敷耳上,2～4 小时取下,3 日一次,4 次为一疗程。疗效:痤愈 94 例,显效 72 例,有效 43 例,无效 8 例,总有效率 96.31%。

[韩碧英等 《中医药学报》 1988(6)28]

18. 验案举例

女,26 岁,面部生痤疮丘疹,此起彼伏 9 年,缠绵不愈。月经前症状加重,经前少腹痛,大便燥结,6～7 日一行。经多家医院药物治疗,症状总不能消除,前额、双面颊至下颌布满大小不等的丘疹,双颊有陈旧性瘢痕。治疗方法:三棱针刺地仓(右)、曲泽(右)出血。8 日后二诊时面部双颊丘疹大多枯萎。仍以三棱针刺曲泽(左),较大丘疹局部刺血。三诊时前额、下颌丘疹基本枯萎,下颌与颈部

交界处还有新起少量丘疹。继续针刺太阳、地仓、委中(右)、阴陵泉(左)出血。经刺血治疗 3 次后痤愈。

[郑佩等 《刺血医镜》 安徽科学技术出版社 1999]

19. 验案举例

女,34 岁,27 岁开始面部出现稀疏红丘疹,尤其近 3～4 年,面部再现大片丘疹、脓疱,伴面部发紧发胀,双下肢亦感不适。月经延期 6 年,经前乳房发胀,腰酸,经量多,有血块。面部脓疱、丘疹枯萎一批,又新起一批。治疗方法:以三棱针刺太阳(左)、丰隆(左)、曲泽(左)出血。刺印堂、阴陵泉(左)出血。刺中膂俞出血。以上穴位根据病情灵活选取,血停止后每穴都要拔火罐,再吸拔出 2～10 ml 血液。6～10 天刺血 1 次。患者 7 年痤疮伴月经失调,经刺血 5 次,历时 1 个月余,即告痤愈。

[郑佩等 《刺血医镜》 安徽科学技术出版社 1999]

20. 验案举例

李某,男,19 岁。面部粉刺 2 年,两鼻旁及颧骨下遍布粟粒丘疹,色赤肿痛,挤压后可见流出白色粉质样物。行挑治法:于背部第 1～12 胸椎旁开 0.5～3 寸范围找到类似丘疹之反应点,消毒后以三棱针挑破表皮,使疹点翻起,挑断皮下部分纤维组织,挤出少量血液,然后覆盖伤口。3 次治疗后肿痛消退,面部光滑,未留瘢痕,半年后随访未再复发。

[甘承铨 《新中医》 1985(5)30]

(二)皮肤疣

1.《耳背静脉放血治疗扁平疣 100 例》

男 28 例,女 72 例,90% 患者为青少年。病期最短 2 个月,最长为 10 年。皮损限于面部,少数累及手背、颈部或四肢。治疗方法:消毒后用尖头刀片挑破一侧耳背上方近耳轮处之浅表小静脉,出血后任其外滴,待血自行凝固为止,然后局部涂以碘酊,上放一干棉球,再以胶布固定即可。放血后前两天避免

洗头,每周放血1次,双侧交替。一般疗程为2～10次。疗效100例中皮损全部消退者49例,痊愈率为49％;皮损大部分消退或面部皮损消退、余处皮损未退者为有效5例;总有效率为54％。46例经6次治疗后皮损无变化,均为无效。

[徐昌泰 《中医杂志》 1984 (12)8]

2.《耳背放血疗法治疗扁平疣34例疗效观察》

男13例,女21例;年龄最大36岁,最小10岁。治疗方法:取耳背部降压沟内缘上、中、下,或耳背毛细血管网及浅表小静脉处。消毒后用三棱针或刀片点破血管,以出血为度,不可过深,以防伤耳郭软骨,酒精棉球压迫止血,胶布固定。结果:1～3次治愈者22人,4～6次治愈者10人,显效、有效各1人。

[李清芝 《河南中医》 1987(3)19]

3.《耳垂放血治疗扁平疣》

共治20例,男6例,女14例;年龄5～38岁。治疗方法:取双耳垂中点,消毒后无菌针头点刺,然后挤压局部,使每侧各放血少许,用棉球吸干。每5天一次,5次为一疗程。结果:痊愈16例,好转4例。

[傅国俊等 《河北中医》 1990(6)27]

4.《耳后刺络放血治疗扁平疣100例疗效观察》

男41例,女59例;年龄3～50岁;病程1个月至8年。治疗方法:取耳后浅静脉,用碘酒、酒精棉球常规消毒,用三棱针刺破,出血7～8滴。每周1次,两耳交替治疗。疗效:10次后观察结果,治愈71例,有效18例;治愈率为71％。

[张月桂 《新疆中医药》 1995(2)28]

5.《针刺治疣及其原理的研究》

共治90例,寻常疣74例,跖疣8例,扁平疣8例;男52例,女38例;年龄7～67岁;病期2个月～25年;疣数量多者537个,最大者大小为2cm×1.5cm×0.7cm。治疗方法:取短银针,选母疣中心垂直进针,快速捻转30次,并加提插后迅速出针,放血1～2滴

以达泻邪目的。第4、20、35天各复针1次,共4次,观察3个月。疗效:90例中,痊愈87例,治愈率达96.7％;56例随访2年以上,仅4例发现新疣。

[苏敬泽等 《中华医学杂志》 1985(9)526]

6.《针刺治疗传染性软疣》

取穴:隐白、大敦、少商(均为双穴)。治疗方法:用三棱针点刺上述穴位,进针0.1寸,以自然出血为度。每天1次或间日1次,直至痊愈。

范某,女,16岁。4个月前突然见胸、背部及双上肢近端起黄豆大小丘疹,剧痒,影响睡眠和学习,新皮疹成批增加,瘙痒难忍。用上法刺血治疗1次后,痒感明显减轻,疣体底部逐渐变红,抓之易落。共治6次,疣体全部脱落而愈。

[李良安 《新中医》 1983(11)35]

7.《针刺治疗跖疣》

共治192例,年龄3～49岁,男性多于女性。病期最短1个月,长者数年。损害数目少者1～2个,多者25个。治疗方法:常规消毒,以左手食指及中指紧捏疣之基底,用20号针在疣之表面选择三角形3点快速进针,深度为0.5寸以上,大幅捻转后快速出针,然后以双手指挤压疣之基底,使其表面出血。每日1次,连续3天结束治疗。疗效:192例中随访86例,疣完全脱落者70例,无效17例,治愈率达87.5％。

[王高松 《皮肤病防治研究通讯》 1980(1)46]

8. 验案举例

女,21岁,3个月前在额、颊部、下颌部、双手背部长有米粒大淡褐色扁平丘疹,自觉微痒感,洗脸时擦破微痛,逐渐增多。多方求治,均无明显效果。就诊时患者面部烘热、烦躁、胸闷等。即予双耳背上、中、下三部放血治疗。3次后,面部及双手背皮疹全部脱落、消失,仅遗留色素沉着痕迹。3个月后复诊,色素沉着消退。

[李清芝 《河南中医》 1987(3)19]

9.验案举例

邢某,女,11 岁。右食指第一关节背面起寻常疣一粒,如黄豆大,呈灰色,表面粗糙,质地坚硬,触之有痛感,影响持笔书写。取粗 5 分毫针,垂直刺疣之正中,直达其基底部为度。再行强刺激捻转 2~3 下后,留针 5 分钟,起针时任针孔出血少许,用胶布粘封。5 天后剥除胶布,疣即变为平软而消失。

[余保仁 《浙江中医杂志》 1986(8)375]

(三)荨麻疹

1.《后溪穴放血治疗荨麻疹 20 例》

男 4 例,女 16 例;年龄最小 5 岁,最大 54 岁;病程最短两天,最长 36 年。治疗方法:以后溪穴为主穴,配曲池、足三里穴。后溪穴点刺放血,曲池、足三里穴快速强刺激不留针。隔日一次,15 次为一疗程。结果:症状完全消失,遇寒、风、热等刺激均不复发者 18 例,症状完全消失,但遇风寒偶有疹块出现者 2 例。快者 1 次痊愈,慢者需 1~2 个疗程。

[刘桂彩、纪瑞玲 《中国针灸》 1984(2)48]

2.《泻血疗法治疗荨麻疹》

治疗方法:取大椎、血海为主穴,疹发上肢加曲池,疹发下肢加风市、委中,疹发背部加膈俞、风门。先在穴位的局部按揉,使其达到红润充血,常规消毒,然后用三棱针点刺,当血溢出,速用闪火法将玻璃火罐吸附在穴位上。左右旋转,使出血量增加,留罐 15 分钟。隔日一次,7 次为一疗程,休息 3 天再进行下一疗程。用此法治疗 15 例全部痊愈。

[刘志国 《上海针灸杂志》 1987(3)46]

3.《针刺放血拔罐治愈荨麻疹》

治疗方法:在大椎、膈俞穴常规消毒,用三棱针点刺出血,然后拔火罐。约 10 分钟起罐,配曲池穴针刺,留针 30 分钟。用此疗法在门诊治疗了数例荨麻疹,均获显效。

[王彪等 《黑龙江中医药》 1987(3)36]

4.《刺血拔罐法治荨麻疹》

共治 21 例,男 12 例,女 9 例;年龄最小 20 岁,最大 46 岁;病程最短 1 天,最长 4 年。治疗方法:取穴肩髃、血海、大杼(均双侧),针者先用手在所选穴位上揉按至充血,常规消毒后,用三棱针点刺,再用闪火法将中号玻璃罐拔于其上,留罐 10 分钟,隔日一次。结果:治 1~2 次而愈者 8 例,治 3~5 次而愈者 11 例,治 10 次而愈者 2 例。治愈率 100%。

[滕春光 《中国针灸》 1988(6)54]

5.《放血治疗荨麻疹 60 例》

男 21 例,女 39 例;年龄 23~53 岁;病程 1 天~3 年。治疗方法:病变在腰部以上者点刺曲泽穴放血;病变在腰部以下者点刺委中穴放血;全身性病变者,上取曲泽穴,下取委中穴(双侧)点刺放血;顽固性荨麻疹在长强穴点刺 3~4 针,用火罐吸血。每日 1 次,连续 3 天,此法也适用于湿疹。结果:痊愈 53 例,好转 7 例。

[高世田 《河北中医》 1991(1)29]

6.《刺血拔罐治疗荨麻疹 30 例》

男 16 例,女 14 例。治疗方法:取尺泽、肺俞、合谷、大椎、膈俞、三阴交、血海等穴常规消毒后,右手持三棱针,迅速在每个穴位上点刺 2~3 下,用手挤压以多出血为佳,然后速以闪火法拔罐 5~10 分钟,起罐后用干棉球擦去血迹。结果:经 1~2 次治疗痊愈 27 例,5~7 次治疗有效 2 例。

[倪善民等 《山东中医杂志》 1996(4)168]

7.《针刺治疗顽固性隐疹 36 例》

男 22 例,女 14 例;病程 1 年以内 12 例,1~3 年 20 例,3 年以上 4 例。治疗方法:先针大椎、天井、血海、绝骨、曲池穴,中强手法并留针,再点刺曲泽、委中穴,挤出血适量,每日 1 次。疗效:全部有效。

[高博超 《浙江中医杂志》 1984(2)64]

8.验案举例

女,40 岁,风疹反复发作,已历 1 个月,今晨起全身红疹瘙痒,逐渐成片,且有灼热感。颜面手足红肿,腹胀满,大便干结,小便黄赤,舌红、苔黄腻、脉浮数。证属湿热蕴积,郁于肌肤。治以清解积热,利湿止痒。取患者俯卧位,以三棱针点刺委中穴出血,加拔火罐,留罐 5 分钟,出血约 10 ml,片刻奇痒减轻。再以后溪穴点刺出血数滴,后以大号火罐拔于神厥穴,10 分钟后奇痒继减,疹块亦少,次日复诊,疹已不显,稍有瘙痒,原法再施。三诊时,已无任何感觉。随访年余未见复发。

[陆惠新等 《中医杂志》1987(9)43]

9. 验案举例

罗××,女,24 岁,3 个月前开始周身发痒,搔之痒块突起,状如云朵,此起彼消,反复发作。夜间加重,服药后只暂时缓解,近日奇痒难忍。治疗方法:用三棱针刺大椎穴,然后拔罐出血。梅花针分别弹刺脊椎两侧,大腿阳面,然后走罐拔吸,以肤红为度。另配外洗药,经 3 次治疗,效果良好。

[刘少林 《中国民间刺血术》 科学技术文献出版社 1984]

10. 验案举例

张××,男,56 岁,14 年来经常突然发生口唇、舌、眼睑和手足等处局限性水肿,每月发作数次,春夏季发作较频繁,有时两三天即发作一次。1979 年 2 月 16 日,病又发作,上唇肿胀向外翻,比下唇厚约 5 倍,舌肿满口,不能伸屈影响饮食。上下眼睑肿合成一条线,影响视物,足掌肿约 2 倍厚,左手第二、三、四指各肿胀约 3 个手指粗。

治疗经过:取穴太阳、支沟,针刺放血后,再拔火罐出血。治后局部水肿即消退,次日能上班工作。当月只发作两次,症状亦较轻,自然消退。复诊刺血取穴太阳、委中、曲泽、三阴交,经两次刺血治疗后痊愈,易发季节也未再发病。

[王秀珍等 《刺血疗法》 安徽科学技术出版社 1986]

11. 验案举例

张××,女,24 岁,4 年前受风后出现全身荨麻疹,此后反复发作。每于受寒、受风后出现全身风疹块,发痒、心烦。近半年来,发作频繁,不受风、受寒亦可发病,且症状不断加重。每于发疹时,服用抗过敏药物治疗。缓解后,过几天又发一身风疹,严重影响工作和生活。查体:面部散在风疹,上唇黏膜增厚,前胸、后背、双下肢有成片或散在疹块,高出皮面,色暗红,舌苔薄,脉弦紧。

治疗:刺血取穴太阳穴、委中,加拔火罐,经刺血 1 次痊愈,1 年后追访未再复发。

[郑佩等 《刺血医镜》 安徽科学技术出版社 1999]

12. 验案举例

男,27 岁。全身风团瘙痒近月余,间日发或数日而发,夜间更甚。用三棱针点刺少商、鱼际,放血数滴为度,每日 1 次,3 次痒止病愈。

[湖北省云梦县中医院 《云南中医学院学报》 1989(1)20]

(四)带状疱疹

1.《点刺出血治愈带状疱疹 21 例》

治疗方法:经常规消毒后,以毫针或三棱针在带状疱疹最先发生处周围进行点刺出血,点刺部位与疱疹之间的距离为 0.1~1 cm 处,呈马蹄形点刺出血,使周围皮肤有散在出血点为度,必要时在针刺部位用手挤出少许血液,并用酒精棉球擦净该处,不需包扎,每天点刺 1 次。共治疗 21 例,均在 1~3 天治愈。

[熊新安 《新医药学杂志》 1978(9)35]

2.《梅花针为主治疗 39 例带状疱疹》

男 22 例,女 17 例;年龄最小 13 岁,最大 78 岁;病程最短 1 天,最长 8 天。部位:36 例在胸部单侧,2 例在头面部,1 例在臀部、前后阴及下肢内侧。治疗方法:先以梅花针用重手法点刺局部,使疱疹中液体及部分血液流出,擦干局部,再涂以紫金锭,并用无菌纱布覆盖。疗效:显效 10 例,有效 29 例,全部治愈。

[陈凤兰 《云南中医杂志》]

3.《针刺拔罐治疗带状疱疹》

治疗方法:准备好碘酊、酒精棉球、梅花针或三棱针,95%酒精,大小不等的火罐数个,消毒纱布若干块。用碘酊和酒精棉球作常规消毒,用梅花针叩打(三棱针点刺)患处,将疱疹顶端全部刺破,然后取火罐滴入95%的酒精5～10滴,投火点燃待其正旺时,迅速将火罐扣入破的疱疹上,待罐内皮肤隆起,有少量血液渗出,即3～5分钟后将火罐起下,清洁局部。如疱疹溃破感染化脓者不宜用此法,孕妇的腹部、腰部应慎用。运用以上方法治疗千余例,疗效显著。

[蒋利整理　《江苏中医杂志》　1985(5)29]

4.《砭刺配合雄黄酒治疗带状疱疹44例》

用三棱针沿疱疹周围轻划一圈,以皮肤轻微出血为度,然后将雄黄酒外涂于疱疹之上,每日3～5次。年老体弱者同时服人参败毒散加黄芪30克、丹皮10克、赤芍10克,每日1剂,早晚各服1次。结果:44例全部治愈。3～5天治愈者38例,5～7天治愈者4例,10天以上治愈者2例。

[赵凤林　《陕西中医》　1986(10)461]

5.《刺络拔罐治疗缠腰火丹18例》

男10例,女8例;年龄28～64岁。选取患侧的华佗夹脊穴,毫针刺5～8分,捻转泻法,针感向同侧胁肋放射为度,施手法1分钟,留针15～20分钟。用三棱针在疱疹周围刺络出血,用闪火法速将玻璃罐按至刺络部位,留罐10分钟,出血2～3ml,每日治疗1次。结果:痊愈17例,好转1例,又经一疗程同侧华佗夹脊针刺,疼痛消失。

[阎莉　张敦林　《天津中医》　1988(2)15]

6.《刺络拔罐治疗带状疱疹40例》

男16例,女24例;年龄10～60岁;病程最长20天;多见胸部带状疱疹。治疗方法:常规消毒后,在疱疹上用皮肤针叩刺,至液溢出血为度。沿带状分布依次拔罐,如呈散状分布,先拔集簇处,后拔散在疱疹。留罐至疱壁呈紫色后方可取罐,每日治疗1次。结果:40例患者均痊愈。

[傅思兰　《针灸学报》　1990(1)4]

7.《梅花针叩刺与药物和TDP治疗带状疱疹19例》

男12例,女7例;年龄15～58岁;病程2天～1月。治疗方法:消毒后对准患部沿神经走向逐一进行叩刺,手法要重,直至水疱破裂。将调好的雄黄酒涂于患部,即用TDP照射30分钟。10天为一疗程。结果:痊愈17例,有效2例。

[滕素兰等　长春市自来水公司职工医院(130000)]

8.《三棱针点刺治疗带状疱疹23例》

男10例,女13例;年龄12～75岁;现症患者21例,带状疱疹后遗神经痛2例。治疗方法:用三棱针点刺两侧拇指及两侧足大趾爪甲根部内、外侧(距爪甲角外各0.1寸处),进针1分许,以自然出血为度,5～10分钟后擦去血迹。每日1次或间日1次,直至痊愈,如疱疹破溃,可外涂1%～2%紫药水以防感染。结果:全部治愈,治疗次数最多者9次1例,年龄73岁。最少者1次,从23例资料看,治疗次数与年龄及病情轻重有关。

[李良安　《新中医》　1992(6)33]

9.《刺络拔罐加TDP治疗带状疱疹71例》

男45例,女26例;年龄7～71岁;病程3～14天。皮损以躯干部多见,头面部次之,四肢少见,有疼痛和局部痒感。治疗方法:患部消毒后用三棱针在皮损区由外缘向中心快速散刺,使之微见出血,而后用透明玻璃罐拔吸散刺部位3～5分钟,最后用TDP照射患部30分钟,照射距离30～40cm,温度以患者感舒适为宜,每日1次。结果:痊愈34例,有效35例,总有效率为97.3%。

[贾仰春　《上海针灸杂志》　1992(1)21]

10.《龙眼穴放血治疗带状疱疹80例》

男63例,女17例;年龄15～75岁;病程2～15天。治疗方法:均取患侧龙眼穴放血治疗。患者握拳,呈龙眼穴(手小指尺侧,第二、三骨节之间)局部消毒,三棱针点刺放血,挤出2～3滴血液,根据病情每日或隔日1次。结果:治愈62例,好转18例。

[王明星 《辽宁中医杂志》 1992(1)38]

11.《刺血拔罐疗法治疗带状疱疹 23 例》

男 14 例，女 9 例；年龄 27～68 岁；病程均在 1～2 周。治疗方法：局部皮损常规消毒，用三棱针点刺红斑、水疱使其出血。水疱破裂后用闪火法拔罐于皮损上，一般 10～15 分钟，使皮损部位造成瘀血现象即可取下火罐，最后消毒局部皮损部，无须上药及包扎皮损。每日 1 次，1～4 次为一疗程。本组 3 例经 1～2 次治愈。余 20 例在 3～4 次而愈。

[吴全林 《新中医》 1994(2)35]

12.《井穴放血为主治疗带状疱疹 45 例》

男 21 例，女 24 例；年龄 14～72 岁；病程 6～28 天。治疗方法：取患侧少商、商阳、少冲、少泽、关冲、厉兑、隐白、至阴、足窍阴、大敦。消毒后用三棱针快速刺入穴位，每穴出血不少于 5 滴。在病变局部周围用三棱针点刺数次，使其自然出血，再拔火罐 5～10 分钟，然后用毫针取阴陵泉、外关、支沟、日月、期门，均用泻法，留针 20 分钟，行针 2 次，每日 1 次，4 次为一疗程。结果：痊愈 36 例，显效 5 例，有效 2 例。

[张红霞等 《山东中医杂志》 1995(2)73]

13.《十宣放血治疗带状疱疹后遗症》

20 例患者全部为 50 岁以上；男 14 例，女 6 例；病程 1～4 个月。治疗方法：十指尖端距指甲缘 0.1 寸，常规消毒。左手捏起患者手指，右手持三棱针快速点刺 0.1～0.2 寸，后用拇、食二指挤压使之出血。第一次出血量稍多些，以后每穴 1～2 滴。放血以患侧为主。开始每周刺 2 次，后每周 1 次。结果：20 例全部治愈。疗程最长 1 个月，最短 1 周。

[程多霞 《安徽中医临床杂志》 1995(3)46]

14.《针刺、刺血疗法治疗带状疱疹》

女 36 例，男 22 例；年龄 19～79 岁；新发病 50 例，后遗疼痛 8 例；新发病病程 1～4 天，后遗疼痛 3～6 个月。治疗方法：主穴为龙头、龙尾、龙眼，配穴膈俞（双）、委中（双）、阿是穴。如疱疹起于头颈部取耳尖穴（双）、

中冲（双），点刺放血。消毒后，三棱针点刺或挑刺放血 1～2 ml，如皮下脂肪较厚而出血不畅可在刺处加罐，留 5～6 分钟，最后用干棉球压针眼，胶布固定。头皮、手指处可用三棱针点刺后挤压出 5～7 滴血即可。刺血后施加针术，疱疹位于足少阳胆经或足阳明胃经者，主穴取支沟、阳陵泉，配曲池、足三里、太冲（均取双穴），手法以泻患侧、平补平泻健侧。疱疹位于手少阴心经处主穴取内关、曲池，配三阴交（均双），以泻为主。疱疹位于足太阳膀胱经处主穴外关、风池、昆仑（均双），以泻法为主。以上穴位适于初中期，后期不论何经病症均可加用曲池、血海，平补平泻以活血，加太溪补其不足，治疗每日 1 次。轻证者可外涂植物油，如水疱破溃分泌物外溢可外涂甲紫，水疱破溃融合成片局部感染较重者，用生理盐水清洗后滴入庆大霉素注射液，20 分钟后可用生大黄面和香油调成糊状外涂，也可用鲜车前草洗净捣烂如泥外敷局部。结果：新发病 50 例中 3～5 天痊愈 22 例，6～10 天痊愈 26 例，14 天痊愈 2 例。遗留疼痛 8 例中，平均 6 次疼痛消失。

[孙秀清 《新中医》 1995(9)28]

15.《梅花针叩刺治疗带状疱疹 80 例》

男 56 例，女 24 例；年龄 8～60 岁。症状表现为单侧并沿某一周围神经分布排列的成簇丘疹、水疱，色红，局部痛如火燎等症状。治疗方法：病损部位消毒后，用灭菌梅花针叩刺病变部位。红色成簇部位重叩，水疱夹杂部位轻叩，均以皮肤有少许渗血为度，每日 1 次。结果：1～5 次治愈 52 例，6～8 次治愈 22 例，6 例配合龙胆泻肝汤痊愈。

[权玉郁 《陕西中医》 1996(4)173]

16.《刺络拔罐法治疗带状疱疹 30 例临床观察》

男 12 例，女 18 例；年龄 27～62 岁。治疗方法：以 75％酒精棉球消毒，用三棱针在疱疹成簇密集之处四周快速点刺一圈，每针深 0.5～1 mm，然后用闪火法在点刺区域拔火罐，罐内出血 5～10 ml，10 分钟后取罐。

如疱疹范围广,可用同样方法于疱疹密集处刺络拔罐2～3处。结果:29例治愈,1例好转。

[天津医院(300211)《天津中医》 1996(5)11]

17.验案举例

男,46岁,两日来左胁肋下出现红点及水疱多处,灼热刺痛难忍。诊见患者左侧胸部及背部有密集的丘疹,中间分布一簇绿豆大的水疱,基底鲜红,带状分布。T 38.4℃,舌红、苔黄、脉弦数,诊为带状疱疹。治疗方法:以梅花针叩击患部呈出血点,随之拔罐2次,起罐后,疼痛顿消。结果:第二天患处皮肤仅有几个血痂,患者自我感觉良好,无任何不适。

[任秀兰 《中医杂志》 1985(7)49]

18.验案举例

男,57岁,4天前全身不适,轻度发热,微恶寒,头痛,食欲不振,继右胸肋部疼痛,出现许多小红斑,随即在小红斑上起有簇集如珠的小疱疹,呈带条状,灼痛作痒难忍。治疗方法:以三棱针顺疱疹分布区,将每一个水疱逐一挑破后,涂抹甲紫,再以三棱针点刺少商穴(双)出血,治疗1次,当晚疼痛大减,次日痛止,疱疹全部干枯结痂而愈。

[马岳青 《新中医》 1980增(1)43]

19.验案举例

女,50岁,1周前身倦乏力,继则左腹壁皮肤出现炎性红斑,火辣辣刺痛,痛处出现一片米粒或绿豆大水疱,基底红晕,呈针扎样放射痛,夜间痛剧,影响睡眠。疱疹逐渐增多,蔓延扩大,痒痛交加,便干溲黄。

治疗方法:刺病灶下方血络出血。用三棱针挑破每个疱疹,用大号火罐吸出疱浆。刺血治疗1次,配合中药局部湿敷,疱疹即干燥收痂痊愈。

[郑佩等 《刺血医镜》 安徽科学技术出版社1999]

20.验案举例

女,47岁。4天前左胁肋部有如针刺痛,逐渐加重,2日前该处出现束带状疱疹,密集成簇,疼痛剧烈,入夜尤甚。皮疹呈簇集状水疱,中间夹有血疱和脓疱,皮损区呈烧灼样、针刺样疼痛,口苦,食少,尿赤,便秘。T 38.6℃。舌质红、苔薄黄、脉弦滑数。遂取双侧委中穴放出暗红色瘀血约15ml,患者顿觉灼痛减轻,再用皮肤针重叩皮损外围1～2cm处10余遍,使叩处渗出血珠为度。每日复诊均用皮肤针重叩上述区域,3次后痊愈。

[南京中医药大学 黄晔 《浙江中医杂志》]

(五)单纯疱疹

1.《综合刺血疗法治疗单纯疱疹的临床观察》

用改良综合刺血疗法治疗24例单纯疱疹,男7例,女17例;年龄最大者50岁,最小者20岁;病期最长20年,最短2年。疱疹出现在口唇周围15例,在鼻尖部有4例,在一侧脸颊5例。治疗方法:用三棱针或注射用针头在两侧耳轮刺血,直刺约0.1cm深,用手挤出血5滴。在另一侧耳轮脚,用小刀划破面皮约0.3cm,见有渗血即可,并埋入如绿豆大的药糊(蒜泥与胡椒之比为5:1)一块,用胶布固定。两侧耳轮脚可交替埋药,每次间隔2～3天,10次为一疗程。结果:首批经过治疗的患者,5人1年未复发,11人3～10个月未复发,疗效显著。其中对17人进行"PHA"皮内试验,细胞免疫功能均提高。

[孙梅倩 李云珠 《中国针灸》 1984(3)11]

2.验案举例

张某,男,38岁,口唇周围反复出现疱疹,近1年来几乎每个月要发作1次,尤其在感冒疲劳,睡眠不佳时更易出现,最近腹泻便秘交替出现,里急后重明显,又患偏头痛5～6年。查体:上嘴唇及嘴角各有一处成簇小水疱,有轻微痛痒。当即用三棱针在两侧耳轮直刺约1mm,挤出血5滴,并按上文的方法埋药。1次后疱疹即缩小,2次后疱疹干结,3次后胃肠功能好转,10次后疱疹未再发生。

[孙梅倩等 《中国针灸》 1984(3)11]

(六)黄褐斑

1.《耳穴刺血治疗黄褐斑283例临床观察》

男54例,女229例;年龄最小者17岁,最大者44岁。病程1～3年131例,4～6年62例,7～10年57例,11～13年33例。治疗方法:以耳前(热穴)、耳后(疖肿穴)皮质下穴为主,再根据全身症状配用内分泌或脾穴、胃穴。用眼科15号小手术刀片,刺表皮0.1cm,出血后用75％酒精棉球拭净血迹,再用干棉球压盖刺孔,防止感染。根据病情选穴,隔日刺血1次,穴位交替使用。每次只刺1穴,15次为1疗程,疗程间休息7～10天。结果:治愈率为58％,显效率为18.3％,好转率为8.4％,总有效率为85％,远期疗效保持痊愈率79.7％之多。

[高玉卿等 《中国针灸》 1984(4)9]

2.《耳穴刺血及压籽治疗黄褐斑》

治疗方法:①耳穴刺血:在压籽前先揉挤整个耳郭,使其发热,充血发红,消毒单侧耳穴,用三棱针点刺1～2针放血,放血量2～10ml。尽量挤净穴区余血,左右耳交替选用。②耳穴压籽:取双耳内分泌、肾上腺、子宫(男为前列腺)、肝俞、肾俞5穴。大便干燥加肺、大肠,失眠者加心俞、脾俞,痛经者在经前加交感及卵巢。耳尖放血后,找出上述最敏感处,将王不留行籽贴在0.5cm见方的胶布上,再贴压在敏感处。每3日1次,10次为一疗程。贴压后由医生揉按耳穴5分钟左右,揉至耳郭红热胀痛为宜。患者每日按上法揉按穴3次,每次5分钟。

[北京中医药大学针推系(100029) 李晓泓]

3.《刺络拔罐及耳压治疗面部黄褐斑486例临床观察》

男24例,女462例;年龄23～46岁;病史1～15年。治疗方法:①刺络拔罐:先在耳背静脉用眼科手术刀点刺出血3滴,再在背部以大椎穴为三角形的顶点,以两个肺俞为三角形的两个底角,用梅花针在这个三角区内叩刺,每次选择1～2个叩刺点,叩至有出血点即可。叩刺后用2号玻璃罐闪火法拔罐,出血量掌握在1ml以内。隔日1次,10次为1疗程。②耳穴贴压:穴位取卵巢、子宫、神门、大肠、肝、内分泌、皮质下、肾上腺、枕、失眠点、褐斑点。每次取6～7穴,以王不留行籽为刺激物,患者每日按压3～4次,隔日1次,两耳轮换,10次为一疗程。结果:痊愈102例,显效131例,进步231例。

[李连生等 《中国针灸》 1992(6)7]

4.《耳穴放血治疗黄褐斑125例临床观察》

女123例,男2例;年龄20～40岁;合并慢性肝病1人,血小板减少2人,合并月经不调67例。治疗穴位:耳郭背部上1/2和1/3处至耳轮结节段内侧、耳壳外侧面耳根部。取一侧耳穴2～3个,消毒后用手术刀尖划割一条长3～5mm的切口,出血3～5滴,病重多放一点血,然后在切口上消毒纱布覆盖。3～5天后同法割治另一侧耳穴,病情严重者可加耳壳内侧面耳根部交替使用,每治疗1个月为一疗程。结果:痊愈76例,显效24例,好转23例。

[崔桂珍 《中医药研究》 1992(4)41]

5.《耳穴放血治疗黄褐斑120例》

女118例,男2例;年龄25～45岁以下;孕斑产后未消退伴月经不调46例,情志抑郁15例,原因不明27例;病程3个月～10年。治疗方法:主穴取内分泌、肺、神门。配穴有孕斑者配内生殖器、肾,情志抑郁配肝、皮质下。揉搓耳郭1～2分钟,待充血后常规消毒,用三棱针快速斜刺入穴位1分深左右,拔针后轻挤出血,两耳交替,配穴可在对侧耳郭用王不留行籽贴压,每隔3日点刺1次,每10次为一疗程。结果:Ⅰ级黄褐斑基本消退32例,Ⅱ级黄褐斑大部分消退53例,Ⅲ级黄褐斑部分消退27例,总有效率为93.4％。

[王红涛等 《河南中医》 1996(2)51]

6.《耳穴点刺放血治疗面部黄褐斑 38 例》

女性患者，年龄 22～46 岁；病程 3 个月至 5 年。治疗方法：耳穴选神门、交感、肝、脾、肺、子宫、内分泌、面颊。每次选择一侧耳郭 4～6 穴，用手指捏揉耳郭约 5 分钟，后用 5.5 一次性针头点刺，深度为刺透软骨不穿透对侧皮肤，出血后用力挤压以出血 5 滴左右为宜，5～7 天 1 次，10 次为一疗程。结果：痊愈 9 例，显效 11 例，好转 16 例。

[韩慧 《中原医刊》 1996(4)40]

7.《刺络法治疗面部色素斑 240 例疗效总结》

女 174 例，男 66 例；年龄最小者 16 岁，最大 40 岁。色素斑以两颊最多，其次是鼻旁、鼻梁、前额、上下唇等部位。斑色黑色多，其他有褐色、黄色、红色。治疗工具有止血钳、三棱针（现改用 15 号手术刀片），1∶1000 新洁尔灭器械消毒液浸泡备用。治疗部位：①耳后及耳前分为 4 个刺络区，左、右耳后相当于耳穴降压沟，左、右耳前相当于耳穴的热穴和胃穴。②背部督脉穴：第一组取法，1 次大椎、2 次身柱、3 次神道。第二组取法，1 次至阳、2 次筋缩、3 次命门。操作方法：①先将耳部一个刺络区常规消毒后用三棱针（或手术刀片）速刺出血，直至血凝为止，后用酒精棉球压上针眼。②背部督脉穴血拔罐：穴位用 1∶1000 新洁尔灭消毒液消毒，用左手拇指和食指将穴位用力捏起，右手持打刺针（七星针）刺破表皮，然后用闪火法将玻璃火罐两个分别拔在一组一次穴（大椎）、二组一次穴（至阳）上，为 1 次治疗。留罐 20 分钟后起罐，待第二次治疗时，穴位以此相推。240 例中，一组 171 例单用耳部刺络法，隔日 1 次，显效后每周 1 次。二组 69 例加用督脉穴打刺拔罐。每当耳部四个刺络区治疗完后，背部督脉穴打刺拔罐 1 次，显效后改为每周 1 次。结果：一组痊愈 102 例，显效 52 例，好转 17 例；二组痊愈 49 例，显效 18 例，好转 2 例，总有效率为 100%。

[刑克利 《北京中医杂志》 1985(2)38]

8. 验案举例

女，41 岁，3～4 年前面部出现色斑，初起有钱币大小，且色泽较淡，继则色斑面积增大，色泽增浓，呈灰黑色，月经先期，经前腹胀，腰部疼痛。查体：颧部、双颊、眼眶周围皮肤均呈灰黑色，双眼上睑生有黄疣，舌苔薄，质淡紫，脉弦细。治疗方法：刺太阳穴、阳交、三阴交、委中、腰阳关、曲泽出血，嘱禁用洗涤剂。1 个月后双颧部皮肤由灰黑转为黄褐色。近 9 个月内刺血治疗 10 次，面部较重的灰黑斑逐渐退尽，月经正常。半年后观察其面部皮肤正常，色斑尽褪，双眼上睑黄疣亦基本消散。

[郑佩等 《刺血医镜》 安徽科学技术出版社 1999]

（七）牛皮癣

1.《点刺火罐治疗 662 例银屑病的疗效观察》

男 324 例，女 338 例；年龄最小者 3 岁，最大者 77 岁；病程最短 3 月，最长 36 年；病期属进行期 463 例，静止期 189 例，消退期 10 例。全部病例系门诊单用本法治疗 10 次以上者。治疗方法：取主穴大椎、陶道、肩胛冈、肩髃，配穴曲池、肾俞、血海、百会、耳轮点等。常规消毒后点刺，随即拔罐，以拔出 3～6 ml 血液为度，每天或隔天 1 次。疗效：痊愈 282 例，显效 172 例，好转 131 例，无效 77 例，有效率为 88.37%，平均治愈次数 43 次。以年龄小、病程短，尤其在 1 年内的进行期患者疗效好。

[大连市中医医院 《新医药学杂志》 1977(4)46]

2.《耳背放血治疗牛皮癣》

治疗方法：在患者两耳背后，寻找浅表层如棉线粗细的小细血管（较粗的一条血管不宜刺，以免切破后出血时间太久），常规消毒后，用手术刀片按血管循行方向（即从耳外向耳根）垂直做一切口，约 0.5 mm 深，3 mm 长，令少量出血，刺破后，随即用食指和拇指在耳部来回按摩,使整个耳部充血温热,血流增快,出血约5分钟后,压迫止血。每隔3～5天1次,连续12次为一疗程,疗程间隔1周。经治7例,获效满意。

［尤仲伟 《浙江中医药》 1979(8)285］

3.《耳穴埋药治疗银屑病500例临床观察》

男208例,女292例;年龄9～20岁100例,21～40岁327例,41～70岁73例。治疗方法:取耳郭肺、心穴消毒后,于穴表皮部划一长2～3 mm小口,使之微出血,随即把煅成炭末之中药(艾叶炭、血余炭、野菊花、地榆、苦参、蛇蜕、大枫子、乳香、没药等煅后合研细末)涂于切口处,纱布固定。疗效:割治3～5次,皮损完全消退者283例,皮损消退50%以上者131例,割治5次以上,皮损消退20%～50%者74例,无效15例,总有效率97.8%。

［周瑞华等 《辽宁中医杂志》 1987(7)38］

4.《针刺放血治疗银屑病250例》

治疗方法:患者端坐,充分暴露背部,常规消毒后自大椎到腰阳关用三棱针或粗毫针诸穴点刺放血,若不出血可用手挤之。每日1次,10次为一疗程,共治250例,经3～20次治疗,246例痊愈,治愈率达98.4%。银屑病又称牛皮癣,中西医均感到棘手。医者认为本病系风湿浸淫,病在皮表,皮肤属阳,背部秉太阳、督脉两经之气。针刺放血,可疏利气机,鼓动阳气,达到治风先治血、血行风自灭的目的。

［张连城 《中国针灸》 1991(1)52］

5.《耳背静脉放血治疗牛皮癣87例》

男41例,女46例;年龄7～72岁;病程半年至3年。治疗方法:术者左手扯起患者耳部,可看到背面有3条静脉小分支,消毒后用三棱针或带尖细瓷片,点割第一条静脉分支,出血量能浸湿一个棉球为宜,然后用消毒干棉球敷胶布固定,可两侧交替割治或同时割治,隔3～4天后同血管向上2 mm重割一次,一般2～3次见效,5～10次痊愈。结果:治愈79例,显效6例。

［王可学等 《新中医》 1991(4)37］

6.《放血加电针治疗银屑病158例临床观察》

男84例,女74例;年龄7～67岁;病程数日至48年不等;全部为寻常型;进行期102例,静止期43例,消退期13例;皮疹占体表面积10%～30%。治疗方法:取大椎、陶道、肝俞穴,用三棱针点刺后拔火罐5～10分钟,每穴出血3～5 ml。然后取肺俞、脾俞、肾俞穴,用毫针沿皮刺,得气后接电针治疗仪,选疏密波,电流强度以患者耐受为度。再针刺曲池、四渎、足三里、三阴交等穴,留针20～30分钟。隔日治1次,15次为一疗程。经3～5个疗程治疗,痊愈80例,显效36例,好转27例,有效率为90.51%。

［梁华梓 《中国针灸》 1994(2)23］

7. 验案举例

男,48岁。症见颈、项、身躯有牛皮癣12处,最大一处在腰肋部,约20 cm×13 cm,最小处在内踝上,约6.5 cm×5 cm。病程已10余年,每日奇痒2～3次。治疗方法:将患者耳翼向前用力卷折,用酒精棉球消毒、小号三棱针点刺耳根3穴。再仰掌伸直中指,点刺内中魁,泄血数滴,每日上午治疗1次,连续7次,奇痒大减、皮屑渐落,1个月后痊愈。

［俞震渠 《浙江中医杂志》 1982(6)257］

8. 验案举例

男,31岁,工人。患银屑病5年多,踝侧解溪处约3 cm×4 cm,皮损瘙痒难忍,非常痛苦,治疗多年,百药无效。现用梅花针叩打患处,见有细小点状出血后,点燃药艾条悬灸15～20分钟,然后将药艾灰涂抹于患处。每晚1次,7天为一疗程。治疗2个疗程,患部银屑脱落,奇痒全消,皮肤红润变软而告愈,随访至今未复发。

［宋福荣 《新中医》 1998(1)39］

(八)药疹

1.《针刺放血拔罐治疗药物过敏 7 例临床体会》

男 5 例,女 2 例;年龄 26~45 岁;病程 2~10 天;均因静点氨苄西林而致。患者皮肤出现成块或成片红色丘疹,瘙痒。治疗方法:患者俯卧,医者站于身侧,取肺俞、膈俞、肝俞、胆俞,每次取 2 穴,双侧同取,交替使用。用三棱针点刺后加拔火罐,每穴以出血量 5~10 ml 为宜,起罐后患者仰卧,针刺曲池、然谷、合谷(均为双穴),留针 20 分钟,隔日 1 次。7 例经 1~3 次治疗,全部痊愈。

[孙良全 《吉林中医药》 1994(4)28]

2. 验案举例

刘××,女,45 岁。因泌尿系感染口服诺氟沙星胶囊 0.3 g,3 小时后自觉周身不适,四肢末端发痒。次日,除前症加重外,于手足部及背部出现烫伤样水疱,双眼红肿流泪,口腔黏膜及外生殖器皮肤溃烂疼痛,双眼睑高度水肿,睑结膜充血,口腔黏膜有直径 2~3 mm 不等糜烂创面多处,色白透明。双手、足及外阴部可见大片形状不规则褐色斑疹,并可见烫伤样水疱数个,既往有多种药物过敏史。嘱其停服药物,针刺风池、太阳、颊车、大椎、曲池、合谷、血海、委中、三阴交,用泻法,留针 30 分钟,诸穴出针后采用挤压或用火罐,使每穴出血 0.5~3 ml,另点刺八风、八邪出血,每日 1 次。经针治 3 次后双眼睑已不浮肿,口腔糜烂范围缩小,疼痛明显减轻,体温正常,针治 8 次时大疱趋于干瘪,周身不适及痒感消失。针治 12 次坏死皮肤脱落,全身无任何不适,临床告愈,故针刺泻血不失为一种满意疗法。

[淮安市车桥中心医院 《中国针灸》 1996(12)302]

(九)湿疹

1.《梅花针叩刺放血加 TDP 照射治疗湿疹 46 例疗效观察》

男 22 例,女 24 例;年龄 1.2~62 岁;病程 6 个月至 3 年;病变部位出现糜烂、渗液、结痂、苔藓样变。治疗方法:消毒后用梅花针采取先轻后重手法,从病位边缘向中心反复多次叩刺,使皮肤微红出现小滴血,癣痂破损出血或有少量淡黄色黏液渗出后,再用 TDP 局部照射,灯距以患者舒适耐受为度,照射时间 30 分钟,病程长病重者可适当延长。3 天治疗 1 次,3 次为一疗程。结果:痊愈 36 例,显效 5 例,好转 3 例,总有效率 95.7%。

[张俊明等 《甘肃中医》 1993(1)40]

2.《针刺治疗湿疹 19 例》

治疗方法:主穴取曲池、环跳、阳陵泉(针刺),脊椎两侧(梅花针叩刺)。配穴取患处下方经络所过处的穴位或阿是穴(梅花针叩刺)。方法:针刺以强刺激,留针 10 分钟,中间捻转 3 次,叩刺以局部微见血为止。疗效:均获治愈。其中经 1 个疗程治愈者 17 例,1 个半疗程者 1 例,3 个疗程者 1 例。

[高生元 《中医杂志》 1962(2)18]

3. 验案举例

女,1 岁,患者出生 2 个月后,头部前额及枕部出现小疹,流黄水,结黄痂,痂厚 5 mm,多方治疗无效。治疗方法:于脚后跟穴、尺泽和委中穴用三棱针放血,8 天后头部干痂脱落,至今未再复发。

[师怀堂 《中医杂志》 1982(3)41]

(十)神经性皮炎

1.《刺络拔罐加敷蜈矾膏综合治疗神经性皮炎 120 例》

男 75 例,女 45 例;年龄 22~65 岁;病程 1~3 年以上。治疗方法:先用梅花针对患处由内至外,由轻至重叩打,见有微血渗出,拔火罐,约 15 分钟,去污血后用能量型康皮器照射 30 分钟(用艾火灸也可),后涂敷蜈矾膏。最后取患者双侧耳背近耳轮处的静脉血管 1 根,割刺放血,7 次为一疗程。结果:120 例全部有效。

[福建省古田县针灸诊所《中国针灸》1996(11)47]

2.《耳背静脉放血配合针刺治疗神经性皮炎 31 例疗效观察》

治疗方法:常规消毒,选耳郭后上部比较粗大的静脉 1 条,用三棱针刺破 3 处,然后挤出血 9 滴,隔日对侧放血 1 次,并针委中、曲泉等穴。疗效:31 例中,治愈 27 例,基本痊愈 4 例。

[王天德 《河南中医学院学报》 1976(2)21]

3.《针刺治疗泛发性神经性皮炎的临床观察》

男 38 例,女 62 例;年龄 15～65 岁;病程最短 6 个月,最长 18 年余。治疗方法:用丛针点刺法,即在常规消毒后,用 28 号 1 寸或 2 寸毫针 5～7 根撮合在一起,手持针柄,在项背腰部从第一颈椎至第四骶椎之间督脉的循行线上及膀胱经的第一、二侧线上,自上而下点刺,有轻微出血点为宜,每日或隔日 1 次。急性发作期,可配合耳背静脉以三棱针点刺放血。疗效:痊愈 92 例,显效 3 例,好转 4 例,无效 1 例,总有效率 99%。

[刘继光 《上海针灸杂志》 1989(1)21]

4.《梅花针与癣毒灵治疗神经性皮炎》

男 67 例,女 79 例。治疗方法:消毒皮损表面,用梅花针由里向外叩打,使局部皮肤发红,并有轻微出血,然后涂以癣毒灵(斑蝥、土槿皮、马钱子、槟榔、蜈蚣等酒浸而成),隔日 1 次。疗效:经上法治疗后,显效 41 例,有效 96 例,无效 9 例。

[刘桂良 《浙江中医学院学报》 1985(6)54]

5. 验案举例

男,39 岁,农民,患颈后局限性神经性皮炎 2 年 3 个月,时好时发,发作时患部瘙痒难忍,并出现多角形丘疹,色淡红干燥,表面呈鳞屑样,皮损范围 4 cm×6 cm,形成一硬厚斑块,入夜痒感剧烈,影响睡眠。患者曾用多种中西药物外擦与内服无效,经用梅花针刺血治疗 6 次,痒感消失,仅治疗 1 个疗程获愈。随访 1 年来未见复发。治疗方法:常规消毒后,以梅花针重点弹刺皮损区及周围,再刺脊柱两侧离正中线约 4 cm 处,均从内而外,由

下到上,至患部轻微出血为止。

[张伯勤 《中医杂志》 1966(6)30]

6. 验案举例

患者患部瘙痒,伴有抓痕,皮肤增厚干燥,间有苔藓样皮疹,色暗红。治拟疏调营血,祛邪和络。采用重叩拔罐,间日 1 次,10 次后瘙痒明显减轻,皮肤变软,改为中叩 15 次后,瘙痒不明显,皮肤变薄变软,继续叩刺 10 天而愈。

[向谊 《南京中医药大学学报》 1995(4)40]

(十一)头癣

《刺血治疗头癣 4 例》

均为男性;年龄 11～18 岁;黄癣 1 例,白癣 3 例。治疗方法:选双侧耳背静脉各 1 条,配穴取承浆、耳尖、中冲、商阳、少泽、少商、至阴。耳背静脉以三棱针点刺放血,挤出 10 余滴鲜血为佳,承浆留针 15 分钟,其他配穴点刺出血。结果:1 次治愈 3 例,2 次治愈 1 例。

[李有发 《中国针灸》 1996(9)11]

(十二)脱发

1.《用梅花针治疗脱发 28 例》

男 19 例,女 9 例;年龄最大者 47 岁,最小者 6 岁;分类为斑秃 12 例,全秃 7 例,脂溢性脱发 9 例。治疗方法:局部常规消毒后,用自制电梅花针叩刺局部为主,并根据随证配穴,叩刺头维、百会等,至皮肤充血或渗血为度,隔日 1 次。疗效:痊愈 7 例,显效 4 例,好转 7 例,无效 7 例,中断治疗 3 例。其中,对斑秃效果较好,而恶性脱发及脂溢性脱发效果不佳,或基本无效。

[阎翠兰 《中国针灸》 1986(1)封四]

2.《针灸治疗早秃 84 例》

男 50 例,女 34 例;年龄最小者 20 岁,最大者 40 岁;病程最短 1 年,最长者 10 年以上。部位:前发际为主 22 例,头顶部为主 48 例,全头性 14 例。84 例均为中国驻科威特针灸门诊病例。治疗方法:在头部自拟 5 个针灸刺激区域(即双头维穴之连线处为 1 区,上星与百会穴之连线为 2 区,双率谷穴连线

为 3 区,百会穴四周旁开 2～4 cm 处为 4 区,
双风池穴连线处为 5 区),兼配合全身取穴,
常规消毒后,以梅花针叩刺,至局部出现点状
出血为度。3～5 分钟后以鲜姜或鲜蒜片涂
擦叩击过的部位,隔日 1 次,30 次为一疗程。
疗效:经上法治疗后,脱发完全再生者 42 例,
部分再生者 31 例,无效者 11 例,总有效率为
86.9%。

[朱风山等 《辽宁中医杂志》 1988(3)36]

3.《梅花针刺激治疗脱发 23 例初步报告》

方法:取第一至第七颈椎两旁 1 寸处和
第一颈椎向左右两耳平行线上,以及百会至
上星穴间,以梅花针叩刺至皮肤显红或渗血
为止。隔日或每日 1 次,12 次为一疗程。疗
效:共 23 例,其中早期脱发 12 例,秃疮性脱
发 5 例,圆形脱发 5 例,混合条状脱发 1 例,
经 4～18 次治疗,痊愈 8 例,显效 12 例,3 例
稍有进步。

[董世英 《山西医学杂志》 1960(1)64]

4. 验案举例

杨某,女,28 岁。头顶部呈帽状秃发,唯
枕部及两鬓存留稀疏毛发。患者曾服中、西
药物治疗半年无效。用旱莲酊(鲜毛姜、鲜老
生姜各 20 g,干旱莲草 20 g,入 75% 酒精
200 ml 中浸泡 48 小时以上即成)擦患处皮
肤,待药液干后用七星针在病灶处由内向外
呈螺旋形叩刺,至皮肤微微发红,偶有小血珠
渗出为度。治疗 3 周后,患处皮肤长出稀疏
细白发,8 周后大部分长出黑发。

[尤运元 《四川中医》 1985(12)50]

5. 验案举例

黎××,女,28 岁,因过度疲劳,出现头
痛、头晕、失眠、记忆力减退,月经紊乱等症
状。继而鬓角出现两块斑秃,1 个月后头发
全部脱落,眉毛、腋毛、阴毛等也相继脱落。
治疗方法:用梅花针叩刺治疗 50 余天,始生
出新发和眉毛、腋毛等。又继续治疗 4 个月,
新发黑泽、头痛、失眠症状消失,月经恢复
正常。

[《张家维、陆明珍医案》]

6. 验案举例

男,23 岁,患者 14 岁临近考中学时,因
自己有轻度残疾,思想极度焦虑,怕考不取中
学,遂出现头发成片脱落,面积在 80% 以上。
9 年来治疗不断,内服养血生发中药 300 多
帖,外搽毛发再生精、松针洗头等治疗均无
效。头顶从后至前长形脱发,双耳尖上、后枕
部大片光秃区,头皮光滑苍白,舌质淡紫,有
瘀斑,脉沉涩。治疗方法:三棱针刺曲泽、委
中、太阳、尺泽出血,半个月刺 1 次。经刺血
治疗 4 次,头部血行通畅,脱发区全部长出新
发。

[郑佩等 《刺血医镜》 安徽科学技术出版社
1999]

7. 验案举例

女,36 岁,农民,患者因事与邻居大吵生
气后,出现头发成片脱落,伴有失眠头昏,睡则
多梦,胸闷,腰腿酸软,食欲不振,口苦便干。
治疗方法:三棱针刺血取穴太阳、曲泽。刺血
后睡眠、食欲渐正常,胸闷、腰酸等症状亦相继
消失,脱发处长出新发,5 个月后头发全部长
齐。

[王秀珍等 《刺血疗法》 安徽科学技术出版
社 1986]

(十三)皮肤瘙痒

**《拍打加针刺放血治疗皮肤瘙痒症 15 例
疗效观察》**

男 9 例,女 6 例;年龄 15～75 岁;病程
15 天～5 年。治疗方法:患处 75% 酒精消毒
待干后,用双手拍打患处,由轻到重患者能忍
受为度,拍打 3～5 分钟,患部红晕,个别渗血
水。用梅花针将患处全部扣打一遍,以刺出
血为度。早晚各 1 次,7 日为一疗程。结果:
痊愈 10 例,显效 2 例,好转 2 例。

[史现营等 《实用中医内科杂志》 1996(2)46]

(十四)钩蚴皮炎

验案举例

粪毒多发生农村,由于在田间劳动时钩

蚴侵入皮肤,临床上患者多发生双手脚红肿奇痒难忍,心烦不安等现象。男,19岁,农民。下地插红苕苗,被粪毒所侵。双脚趾、脚背红肿奇痒,局部搔破后出黄水。治疗方法:用三棱针点刺局部红肿处,挤出黄水血汁。每日1次,连续治疗3天,症状痊愈。

[刘少林 《中国民间刺血术》 科学技术文献出版社 1984]

(十五)生漆皮炎

《刺血加针刺治疗漆疮14例》

发病前有天然漆接触史,初发多在露出部位,面、颈、手背等局部皮肤潮红,肿胀,重者起血疹和水疱,更甚者皮肤剥脱糜烂。治疗方法:委中穴放血,尺泽、曲池、合谷、曲泽穴取单侧交替针治,手法采用泻法,疗程为2~3天。疗效:14例经本法治疗后,痊愈12例,进步1例,效果不明者1例。

[陈维扬 《江西中医药》 1960(2)29]

(十六)白癜风

《针灸治疗白癜风26例疗效观察》

治疗方法:常规消毒后,先以三棱针刺侠白穴出血,未出血者立即予针刺处拔火罐,每周1次,两侧交替进行,再于癜风穴(中指末节鱼腹下缘正中,指间关节横纹稍上方)灸三壮,不发泡。疗效:26例中痊愈2例,显效11例,进步10例,无效3例。

[吴靖寰 《临床皮肤科杂志》 1981(1)12]

(十七)鸡眼

1.《针刺治疗鸡眼54例临床疗效》

本病因穿鞋紧窄,或足骨畸形,局部长期受压、摩擦,使皮肤局限性增厚而成肉刺。54例均为部队人员,多发生在足底部,为圆形或椭圆形米粒大或豆大之皮肤角化栓,多呈灰黄色,质硬,并有压痛。治疗方法:局部消毒后,以针直刺并透过鸡眼根部,留针20分钟,拔针后可见出血,针孔贴胶布即可。每刺1次,观察5天,无效者重刺。疗效:54例中,针1次痊愈者40例,针2次痊愈者9例,针3

次痊愈者5例。经两年多的观察,未见复发。

[戴迎栓 《新医药学杂志》 1975(9)28]

2.《局部针刺治疗鸡眼》

男180例,女51例;年龄最大43岁,最小7岁;病程最长3年,最短5个月;鸡眼最多1只脚上达17个。治疗方法:暴露鸡眼,在其基底部周边上选择两个相应的点,用圆珠笔做上标记(连接两点的线段必须通过鸡眼的角质中心核),如果是多年性鸡眼,可选择面积较大的1~2个。常规消毒后,以26号毫针针尖对准其角质中心核,向下快速直达鸡眼尖端,当针尖处有一种突破感时即停止进针,用力大角度捻转6次,再大幅度提插6次,即出针。再由预先选好的一点上以45°角针尖斜向鸡眼的顶端,操作方法同上,出针后挤压出血,消毒固定,等4天后再行第二次治疗。疗效:治愈222例,无效9例,治愈率96.1%。(注意:一定让患者平卧以防晕针,身体虚弱者禁此法,严格消毒防止感染,针后3天足部禁水。)

[薛继岚 《中国针灸》 1989(1)25]

(十八)冻伤

1.《针刺放血治疗Ⅰ度、Ⅱ度冻伤1000例》

男732例,女268例;Ⅰ度冻伤783例,Ⅱ度冻伤(均无皮肤破溃)217例;局部有冻伤史者732人;病程3~7天427例,7天以上者573例。治疗方法:患处常规消毒后,在红肿部位中心进针,视其面积大小刺1~4针,出针后挤血少许,隔日1次。疗效:治愈922例,好转47例,无效31例,总有效率为96.9%。

[张俊涛 《中国针灸》 1986(6)54]

2.《耳背放血治疗冻疮40例》

治疗方法:选患者双侧耳背近耳轮处明显的静脉血管1根,揉搓数十分钟后,使其充血。按常规消毒后,以三棱针或注射用7号针头直刺或斜刺静脉显露处,令其自然出血10~20滴为度。若血流过少者,可轻轻挤压静脉周围,以达到要求标准,然后用酒精棉球压迫止血,不包扎。1次为一疗程,未愈者间隔5～7天做第2疗程,一般2～3次可愈。疗效:40例中,痊愈18例,显效14例,好转7例,无效1例。

[刘康平 《陕西中医杂志》 1986 (12)551]

(十九)足癣

《八风穴点刺放血治疗脚气感染30例观察》

男18例,女12例;病程6年以上3例,2～5年20例,2年以下7例。治疗方法:患者取坐位,局部作常规消毒后,用28号1寸毫针于患侧八风穴点刺放血,让其血自行流出和自然止血。每隔2～3天1次。每晚用温开水加食盐少许浸泡患脚20～30分钟,5次为1疗程。疗效:30例中,最短5次治愈,最长15次治愈。

许某,男,38岁,因患脚气反复局部感染5年。近月来患者病情加重,双足背红肿,双足趾间糜烂,流黄水,痛痒相搏,越抓越痒,常抓破皮肤,后用上法治疗5次痊愈。同年10月复发,仍按上述方法治疗4次痊愈,随访4年无复发。

[陈宗良 《江西中医药》 1986(5)41]

五、刺血治疗神经系统疾病

(一)面神经麻痹

1.《中医泻血法治疗口眼歪斜》

共治20余例患者,绝大部分患者均取得满意疗效。本法优点是操作简便,收效较快。

泻血部位:患侧自上、下门齿开始至大白齿齿龈尖。操作方法:用三棱针在齿龈尖点刺出血,然后用温热水漱口,因血得热则行,有助于风邪外出,一般来说出血多些效果好。对因风邪阻络,眼裂增宽不能闭眼的面神经炎,可针患侧眼周围穴,如鱼腰、瞳子髎、四白、晴明。用上法治疗,初患者3～6次可愈,

新患者可1日泻血1次,久患者可隔日1次,切忌用凉水漱口,因血得寒则凝,会使风邪郁闭于内,造成痼疾难治。

[刘树振 《辽宁中医》 1979(3)40]

2.《针挑和敷芥末治疗面神经麻痹112例》

年龄最小19岁,最大74岁。治疗方法:采用3％硼酸水含漱口腔,于麻痹侧颊内颌线上,相当于第二臼齿处及前后各0.3～0.5 cm处3个挑刺点,及在此3点上下各0.5～1.0 cm平行线上各3点,进行挑刺,由浅而深地每点雀啄挑刺20～30次,挑刺出血后漱口,将芥末20～30 g温水调成糊状,摊于纱布上,厚约0.5 cm,敷于地仓、颊车及下关穴位之间,20～24小时取下。经此治疗,112例中痊愈79例,好转22例。

[吴李平 《中华理疗杂志》 1983(2)126]

3.《穴位割刺治疗面瘫》

取穴:口角歪斜取地仓、颊车,若向上歪斜加大迎,向下歪斜加颧髎或下关穴。眼不能闭合取阳白、太阳、四白,不能耸鼻取四白、迎香,耳部疼痛取翳风,上述各症均加健侧合谷。药物:麝香1 g、白花蛇1小盘、白胡椒0.75 g,共为极细末,装瓶封口备用。治疗方法:穴位常规消毒,用手术刀割成十字形小口(使之出血、但血并不流淌),用伤湿膏取上药末少许,敷于切口,以手压实,每日按摩施术穴位3次,使局部有疼、胀、热感。此法治疗面瘫,收效显著。

[王庆 《吉林中医药》 1985(4)22]

4.《络刺治疗面瘫》

面瘫患侧具有外坚充满,按之则痛,血气与邪气并客于分腠之间,或皮肤不收,肌肉坚紧,有条索样结聚凝块,丰满肿胀。医者根据范围大小取0.5～1寸长的毫针,患侧皮肤和针消毒后上由四白穴,下至地仓、大迎、颊车等穴处,用针在结聚凝块上行"络刺",速进速出,浅刺令出血,针刺深度1～3 mm。无血渗出,可用手轻挤捏出血,用棉花蘸出血滴。结聚坚紧处,可挤血数滴。一次可连续针刺数

十针,但不可出血过多,额上可用毫针斜刺出血。新近发病每日针刺 1 次,3 天后隔日 1 次,针刺数也随之减少,同时配合地仓、颊车等局部穴位以疏通经气。病程长的除结聚之络瘀处行络刺出血外,可加刺局部穴位和远端经脉的穴位,如阳陵泉、合谷、肝俞穴内侧近督脉 0.5 寸处等。应用络刺治疗面瘫 30 余年,甚感得心应手,屡见疗效。发病不久的患者,一般一次针后顿时可见好转。

[陈戟 《四川中医》 1985(11)023]

5.《耳背放血治疗面神经麻痹 60 例》

男 38 例,女 22 例;年龄最大 78 岁,最小 9 岁;病程最长 1 年以上,最短两月内。单纯口眼㖞斜的 30 人,半身不遂伴有口眼㖞斜的 30 人。治疗方法:选病侧耳背近耳轮处明显的血管一根,揉搓使其充血,按常规消毒后,左手拇食指将耳背拉平,中指顶于下,右手持消毒的手术刀,用刀尖划破血管,让自然流血 0.5～3 ml,抹去血液并消毒切口,盖敷料贴胶布固定。1 周内勿被水浸。一次未愈者,在上次手术之耳背上另选一根血管,进行放血,两次间隔 1 周,病程长的要 2～3 次,最长不超过 4 次。结果:痊愈 48 例,好转 11 例。

[王建阁 《新中医》 1985(11)27]

6.《点刺加芥末敷治疗单纯性面瘫 127 例小结》

治疗方法:备 1.3％的食盐水 1 杯,芥粉 10 克。先用食盐水漱口,清洁口腔,小儿用盐水棉花擦洗口腔。医者右手持三棱针,左手垫一块纱布块,将患者患侧口角扯起,患者张口,使患侧内颊部充分暴露,光线暗的用电筒照明点刺处。在患侧内颊膜部咬合线上为第一点刺点,在此点前后约 0.5 cm 处各点刺一点,然后在咬合线上下约 0.5 cm 的平行线上各选和前相应的 3 个点刺点,小儿点刺点可减少至 4～6 个,而点的距离为 0.3 cm 左右即可。用三棱针以雀啄式方法每个点点刺 15～20 下,深度为 1～2 mm,使局部见血及有疼感为度。点刺后用食盐水漱口,小儿点刺 10 下左右即可。用温水(冬用热水、夏用温水)调芥末粉成糊状,摊在纱布上,面积 2 cm×3 cm,厚度 0.5 cm 左右,立即外敷患侧面颊外部,在下关、颊车、地仓三穴之间内,用胶布固定。病情严重者,可增加芥末外敷部位,额纹消失加敷阳白穴,眼不能闭合加敷太阳穴等。敷后 12～24 小时取下,多见局部红肿,起水疱,可按烫伤处理。此法共治 127 例,治愈 102 例,好转 19 例。

[许传勤 《新中医》 1986(4)37]

7.《透刺放血治疗面神经麻痹 108 例》

治疗方法:主穴选地仓透颊车,下关透牵正,人中透迎香。配穴用合谷、太冲、风池等。鼻唇沟歪斜者加地仓透兑端,下口唇歪斜加承浆透地仓,不能皱额刺阳白,流泪刺睛明,目不能闭合透刺攒竹、鱼腰、丝竹空。进针得气后接直流电源用连续波、疏密波各 10 分钟,电量以患者耐受为准。起针时用强刺法后即在患者面部穴位挤压放血,同时在患侧口腔内颊部用三棱针点刺放血,让患者吸吮。结果:86 例痊愈,11 例接近痊愈,7 例好转。

[刘桂英 《陕西中医》 1987(4)171]

8.《耳背放血配合针灸治疗周围性面神经麻痹 40 例》

男 16 例,女 24 例;年龄 8～74 岁;病史 1 天～1 个月不等。治疗方法:患者耳背近耳轮处明显血管一根,揉搓 2～3 分钟使其充血,消毒后持刮脸刀片,以刀尖纵向垂直划破血管,放血 3～4 ml 后盖上无菌敷料,胶布固定。割治 30 分钟后取穴:阳白、攒竹、四白、地仓、迎香、颊车、风池、合谷、颧髎,进行针刺治疗。风寒痹阻证,针刺用泻法,侵及足阳明胃经加足三里、中脘、天枢。肝胆湿热证加太冲、曲池、行间、冲阳。气阴两伤证针刺用补法,加三阴交、足三里、内关,每日 1 次,7 天为一疗程。结果:痊愈 33 例,显效 6 例,总有效率为 97.5％。

[韩晓军 《北京中医学院学报》 1988(1)45]

9.《针刺按摩口腔紫筋放血治疗面瘫 750 例》

男 350 例,女 400 例;年龄 20～75 岁;病

程半日～5 个月。治疗方法:取手足阳明经穴及邻近穴为主,地仓透颊车,四白透地仓,阳白透鱼腰,另取足三里、合谷穴。初中期平补平泻,后期施补法。按摩:用牵拉法,在面部按摩。由四白开始按摩足阳明胃经诸穴。口腔紫筋放血法:如口腔内有一条白线和青筋,用手术刀片将白线和青筋割开放血,面部肌肉则由紧张状态变为正常状态。每周放 1 次,15 天为一疗程,一般一疗程可愈。结果:显效 660 例,好转 56 例。

[孙士文等 《辽宁中医杂志》 1991(4)35]

10.《针刺与放血治疗周围性面神经麻痹 58 例报告》

男 38 例,女 20 例;年龄 11～80 岁;病程半天～12 余年。治疗方法:取穴牵正、下关、丝竹空、太阳、地仓透颊车、攒竹透鱼腰、四白透颧髎。放血部位:顶脉、颞脉。除主穴外可在风池、外关、翳风、合谷、太冲、行间、听宫、听会、率谷、足三里等穴辨证取穴。每日 1 次,10 天为一疗程,休息 3 天,再行第二个疗程。结果:痊愈 39 例,显效 13 例,好转 5 例。

[乌兰等 《内蒙古中医药》 1992(1)24]

11.《刺血疗法治疗急性面神经炎》

男 21 例,女 11 例;年龄在 14～56 岁;病程 3～40 天。①口腔黏膜刺血:患者先用 3% 硼酸水或生理盐水漱口清洁口腔,半卧,术者手持三棱针,另一手垫一块消毒纱布,将患侧颊部提起,使内颊充分暴露,在内颊黏膜咬合线上,相当于第二白齿处为第一刺点,然后在咬合线上下 0.3～0.5 cm 处各刺一点,在咬合线上下约 0.5 cm 的水平线上各作两点刺血,共七点,手法以雀啄式由浅而深,深度 1～2 mm,以有痛感出血为适宜。②耳后刺血:将耳郭提起消毒后,耳前用灯光透过耳郭,看清耳背青色血管,用三棱针或 7 号注射针头刺破出血 2～3 滴。刺血间歇 3～5 天,3 次为一疗程。结果:痊愈 22 例,显效 4 例,好转 4 例。

[全坤山等 《福建中医药》 1993(1)42]

12.《后溪点刺放血治疗眼睑关闭不全 42 例》

男 28 例,女 14 例;年龄最小者 26 岁,最大者 72 岁;病程最长 182 天,最短 2 天;发病部位右侧 30 例,左侧 12 例。治疗方法:取后溪穴,令患者轻微握拳,常规消毒,术者右手持三棱针,左手夹住穴位的两边肌肉,迅速点刺该穴中心处,使之出血,并双手夹挤穴位,增加出血量,一般每次 8～10 滴为宜。隔日 1 次,5 次为一疗程。结果:42 例中病程在 90 天以内的 32 例中,治愈 28 例,显效 3 例,好转 1 例。病程 90 天以上的 10 例,治愈 2 例,显效 3 例,好转 4 例。

[安培祯等 《上海针灸杂志》 1993(3)120]

13.《针刺放血加火罐治疗面瘫》

病例选择:患侧眼流泪,眼睑不能闭合,口角漏水,偏斜与下垂,颊齿间塞食物,额纹消失,眼裂加宽,鼻唇沟变浅,抬眉、吹哨、示齿功能丧失。取穴:面瘫穴(下关穴直下 1 寸处)、面瘫 1 号(地仓穴)、面瘫 Ⅱ 号(太阳穴直下 1 寸处)。辅助穴:印堂、翳风、风池。用具:三棱针 1 支,大、中、小号火罐各 1 个。操作:患者侧卧面部朝上,消毒后先以三棱针点刺穴位微出血,然后用闪火法将火罐分别扣于针刺的穴位上,5～10 分钟后,皮肤呈紫红色瘀血斑即可起罐,继按摩面部肌肉约 5 分钟。每日 1 次,3 次为一疗程,疗程间隔 2 日。用此法治疗面瘫效果显著。

[董俊峰 《北京中医学院学报》 1993(5)52]

14.《电针配合刺络拔罐治疗面瘫后遗症 108 例》

男 48 例,女 60 例;年龄 8～62 岁;病程 1～12 年。治疗方法:选穴攒竹透鱼腰、太阳透下关、颧髎透迎香、地仓透颊车、人中透地仓、承浆透地仓、合谷(健侧)、足三里(双)。进针后施用白虎摇头法,然后将针推至所透穴位的末端。接通 G6805 电针治疗仪,采用断续波型,频率开至 30 次/分,电流强度以肌肉稍见收缩为度,留针 40 分钟。用梅花针在阳白、太阳、颧髎、地仓等穴位表面 2 cm 直径做圆形叩刺,拔火罐拔出瘀血 3～5 ml,穴位交替使用。结果:痊愈 66 例,显效 28 例,好转 14 例,总有效率为 100%。

[赵富成等 《贵阳中医学院学报》 1994(1)34]

15.《耳背刺血治疗 180 例面瘫患者的疗效观察》

男 97 例,女 83 例;年龄 6～72 岁。治疗方法:患者采取正坐位,术者按患侧耳朵,使之充血发红,常规消毒后,照准耳后静脉速刺,出血七八滴为宜。每日 1 次,如 7 次不愈,改用透穴法治疗。刺血后 TDP 灯照患侧面部 30 分钟。结果:180 例经 3～7 次治疗,痊愈 26 例,显效 42 例,有效 57 例。以上未获痊愈的 154 例经 1～6 个疗程治疗,痊愈 127 例,显效 12 例,有效 15 例,总痊愈 85%,有效率 100%。

[杨桂荣等 张祥先 《针灸临床杂志》 1994(5)9]

16.《挑刺放血疗法治疗周围性面神经炎 42 例》

男 27 例,女 15 例;年龄 13～71 岁;病程 15～420 天;左侧面瘫 30 例,右侧 12 例。治疗方法:用生理盐水含漱口腔后,于患侧内颊线上,相当于第二白齿及其前后各 0.3～0.5 cm 处 3 个挑刺点,及此 3 点上下各 0.5～1.0 cm 平行线上各 3 点,用三棱针挑刺放血后漱口。以温水将芥末 20～30 g 调成糊状,摊于纱布上,厚约 0.5 cm,敷于地仓、颊车及下关穴位之间,24 小时取下。病程长者,给予肌内注射维生素 B_1、维生素 B_{12}。结果:痊愈 41 例,显效 1 例。总有效率 100%。

[荆美香等 《山东中医杂志》 1995(7)72]

17.《茎乳突部叩刺拔罐为主治疗周围性面神经麻痹 80 例》

男 53 例,女 27 例;年龄 16～74 岁。治疗方法:在患侧茎乳突部、耳垂后、完骨穴用皮肤针叩刺,再拔火罐至出血为度,隔 2 日 1 次。取翳风、太阳、下关、颊车、地仓、颧髎、四白、攒竹、鱼腰、阳白、合谷,以上穴位交替选用,毫针针刺,面部采用浅刺透刺,得气后留针 20 分钟。每日 1 次。取王不留行籽用

0.6 cm×0.6 cm 胶布贴压耳穴,主穴取肾上腺、皮质下、枕。配穴为对应取穴,面颊区、口、眼、额。左右交替,每日 1 次,每天按压数次。结果:80 例全部获愈。

[穆超英 《浙江中医杂志》 1996(11)514]

18.《铍针治疗面神经麻痹 1 248 例临床分析》

男 784 例,女 464 例,以青壮年为多。左侧 628 例,右侧 611 例,双侧 9 例。方法:常规消毒,用手术刀划破患侧口腔黏膜(小白齿对侧或口角上下,犬齿对侧或硬块及麻痹区)斜切口,深 0.1～0.3 cm,长 1.0～1.5 cm,小儿酌减。用手指按摩挤压患侧,以压舌板向下刮血,体壮者多出,体弱者少出,血色鲜红为度,术后用 5% 盐水蘸少许白糖敷贴切口,1 日或隔日 1 次。疗效:痊愈 828 例,占 66.34%,显效 247 例,占 19.79%,好转 163 例,占 13.06%,无效 10 例,占 0.8%。总有效率为 99.20%,治愈后复发者 16 例,占 1.28%。注意事项:紫癜症、贫血、孕妇等禁割治。

[刘叶文 《辽宁中医》 1984(12)43]

19. 验案举例

女,74 岁。左侧面部麻痹已 7 天,漏口水,不能闭眼,闭眼时眼裂 3 mm,舌苔白,脉涩,耳后下有压痛。此为风寒侵袭面部经络,气滞血瘀,乃失濡养。查颞部络脉清晰,揉按后用细三棱针刺出血 5 ml,治第 1 次后症状改善,每天 1 次,连刺 4 次,症状消失。

[喻喜春 《中医杂志》 1988(5)5]

20. 验案举例

女,49 岁。患者 3 个月前忽然口眼歪斜向左,曾多次针灸治疗,症状略减,有时增剧。左面部肌肉有紧张酸痛感,牵连牙龈作痛,局部恶冷风,右面部肌肉弛缓,左侧口腔黏膜上有瘀斑,右侧无。治疗:瘀斑局部用粗毫针散刺出血,继取地仓、颊车、太阳、大迎、合谷等穴,轮流针刺。疗效:放血 3 次后,症状退却大半,5 次后瘀斑消失,故改用上述穴位,经 10 次痊愈。

[杨长森 《中医杂志》 1957(12)636]

21. 验案举例

张××,女,17 岁。左面部不适,口眼歪斜 7 月余,吃饭时口角存饭漏水。左眼不能闭合,左侧鼻唇沟平坦,口角向右侧歪斜,人中沟偏向右侧。治疗方法:取穴左侧太阳、迎香、地仓、下关,刺后拔罐治疗,并用三棱针刺右侧口腔黏膜咬合线,以沿线出血为度。每隔 10 日针刺 1 次,共针 3 次治愈。无任何不适,面部表情正常。

[黄荣发 《小宽针针刺综合疗法》 河南科学技术出版社 1989]

22. 验案举例

男,38 岁。口眼歪斜,右面部僵硬,活动不灵已 10 余天,饮、漱时口角漏水,饭粒滞留颊间,不能抬眉皱额,已针灸 20 次(每日 2 次)面瘫症状仍存,口角向左歪斜,右眉抬不高,额纹消失,右眼闭目露睛、流泪,鼻唇沟变浅。治疗方法:三棱针刺太阳、阳白、地仓(均右)出血。2 周后二诊:刺血后右侧颊比较舒展,嘴歪稍纠正,右眼已能闭合。治疗方法:刺太阳、下关出血拔火罐(均右)。5 天后三诊,治疗:三棱针刺太阳、地仓(均右)出血。患者经刺血治疗 3 次,面瘫症状全部消失。

[郑佩等 《刺血医镜》 安徽科学技术出版社 1999]

23. 验案举例

男,41 岁。口眼歪斜 13 天,口角向左歪,右眼睑不能闭合,额纹消失,鼻唇沟变浅。饭粒滞留齿颊间。鼓腮漏气,已在某医院注射维生素 B_1、维生素 B_{12} 及单方治疗未效。治疗穴位:取穴太阳、下关、阳白三棱针刺出血。半月后二诊:刺血鱼尾、四白、地仓出血约 20 ml。刺后嘴已不歪,能抬眉皱额,但眼睑稍感疲乏。后又刺血 2 次,口眼歪斜症状消失。

[王秀珍等 《刺血疗法》 安徽科学技术出版社 1986]

24. 验案举例

陈旧性面瘫:女,45 岁,左侧口眼歪斜半年。治宜扶正祛邪,取穴攒竹、阳白、丝竹空、太阳、四白、迎香、人中、地仓、下关、颊车、风池、合谷、足三里等穴,局部穴位予轻叩拔罐出血,隔日 1 次,共治 20 次而愈。

[向硕 《南京中医药大学学报》 1995(4)40]

(二)面肌痉挛

《吊针配合刺络拔罐法治疗面肌痉挛 21 例》

男 12 例,女 9 例;年龄 32～65 岁;病程 5 天～6 年。治疗方法:主穴取翳风、风池、足临泣。风寒外袭型加穴列缺、大椎;气血瘀阻型加穴合谷、血海;气血不足型加穴足三里、气海;肝阳上亢型加穴太冲、三阴交。配穴眼眶部取穴丝竹空、瞳子髎、四白;口鼻部取穴迎香、禾髎、地仓;面颊部取穴颧髎、下关。主穴取双,配穴取单。用 30 号 2 寸毫针迅速刺入皮下,让针身、针柄垂吊,造成牵拉之势。顽固性面肌痉挛,于禾髎、下关、四白、太阳、阳白穴处分别行刺络拔罐,每次放血 2～3 ml。后轻揉患处,用拿法分拿两侧头部,双手心搓至发热后干浴面。每日针 1 次,10 日为一疗程。结果:痉愈 10 例,显效 5 例,好转 5 例。

[周冰等 《山西中医》 1996(5)30]

(三)头痛

1.《点刺太阳穴放血治疗高血压头痛疗效观察》

男 23 例,女 27 例;40 岁以下 2 例,41～50 岁 8 例,51～60 岁 15 例,60 岁以上 25 例;原发性高血压 31 例,继发性 19 例。治疗方法:太阳(双)、印堂为主穴,胀痛以前额为剧者加攒竹(双),疼痛以额顶为甚者加百会,剧痛者再加四神聪,痛兼颈项强直者加风池(双),眩晕欲仆、眼花、耳鸣等突出者加头维(双)穴。治疗前后对同一上肢或下肢各测血压 1 次,并对头痛、眩晕诸症详细记录。用消毒弹簧刺血针点刺各穴约 0.2 cm 深。每穴令出血 5～6 滴,多至 10 余滴。每日或间日治疗 1 次，10 次为一疗程。结果：痊愈 13 例，显效 17 例，有效 16 例；总有效率为 92%。

[邓世发　《中国针灸》　1983(3)9]

2.《刺络拔罐法治疗顽固性头痛 50 例》

病程在半年以上，病势较重者，称为顽固性头痛。治疗方法：①取穴：前额头痛刺太阳、印堂；偏头痛刺太阳；头顶及后头痛刺大椎或百会。②刺络拔罐法：所取穴位周围显露的静脉血管作常规消毒，用小号三棱针刺入血管壁，使流出紫暗色瘀血，血止拔罐，5～10 分钟去罐，然后用 2%碘酒棉球消毒针孔。患者每次出血量最少 3 ml，最多 50 ml（两侧），血色越暗，疗效越好。百会穴部位，因有头发，用针刺出血，不必拔罐。7～10 天出血 1 次，一般 3 次为一疗程。治疗结果：治愈 30 例，显效 14 例。

[崔景胜　《陕西中医》　1983(4)38]

3.《刺血治愈神经性头痛四十例》

根据《灵枢·九针十二原》"菀陈则除之，去其血脉也"的基本理论，采用刺血疗法治疗神经性头痛。取穴太阳（双）、鱼腰（双）、印堂。常规消毒后，用 16 号三棱针点刺以上各穴，挤血适量，然后用棉球轻按针孔即可。前后治疗 40 例，经 1～3 次刺血后全部治愈。

[高博超等　《浙江中医杂志》　1983(4)183]

4.《耳背静脉放血治疗血管神经性头痛 120 例》

男 42 例，女 78 例；年龄最大 75 岁，最小 15 岁；病程 1 月内者 42 例，1 月～1 年 34 例，1～5 年 28 例，5 年以上 16 例，最长 36 年。患者都有反复发作史，表现为发作性、搏动性头痛。部分伴恶心、呕吐、眩晕、流泪、畏光等。全部患者中，偏头痛 86 例，全头痛或后头痛 34 例。治疗方法：于患者耳背上 1/3 近耳根部显露的血管（多见 3 条），以中间 1 条为最佳刺血部位，单侧头痛刺同侧耳背，双侧及全头或后头疼刺双侧耳背。患者取坐位，术者先用拇、食指指腹在待刺耳朵局部轻揉片刻，待局部充血，血管显露后，选准刺血点，作局部常规消毒，左手稳住患者待刺耳朵，右手持三棱针或手术刀片，迅速刺破静脉血管，任血自流。一般放血为 5 ml 左右，但须根据病情轻重而定，轻则少放，重则多放。如出血量不够轻挤局部，加速出血，出血不止者以消毒纱布按压止血。术后擦去血迹，以酒精棉球按住创口，用胶布做十字固定，以防感染。疗程：半月 1 次，5 次为一疗程。结果：治愈 74 例，显效 32 例，好转 9 例；总有效率为 95.8%。

[孙秀本等　《上海针灸杂志》　1988(1)17]

5.《膈俞放血治疗偏头痛 38 例》

男 6 例，女 32 例；年龄 20～47 岁；病程 1 年以内 9 例，3 年以内 22 例，3 年以上 7 例。治疗方法：先在双侧膈俞穴处寻找压痛点，消毒后以三棱针快速刺入，出针后再加拔火罐，每穴放出少许血液，起罐后多数患者当即头部轻松。痛甚者可同时在太阳穴处刺络放血，并针刺合谷，太冲，失眠者加刺三阴交、神门。治疗 2～4 次，全部获效，有 17 例头痛消失，半年以上未发。

[景宽等　《浙江中医杂志》　1989(7)308]

6.《刺血治疗血管神经性头痛 102 例》

男 25 例，女 77 例；年龄 15～83 岁；病程 7 天～28 年；前头痛 26 例，偏头痛 60 例，头顶痛 11 例，后头痛 5 例。治疗方法：前头痛连及眉骨取四白、头维、神庭、印堂、商阳、厉兑。偏头痛连及耳部取颔厌、率谷、太阳、悬厘、关冲、足窍阴。后头痛下连项背取玉枕、风府、脑空、风池、少泽、会阴。头顶痛连及目系取百会、四神聪、大敦、中冲、涌泉。局部穴用七星针叩刺出血，远道取穴用三棱针点刺出血。每次 3～5 滴，3 日 1 次，5 次为一疗程。结果：痊愈 88 例，显效 8 例，有效 4 例。

[马应乖　《针灸学报》　1990(2)12]

7.《刺络疗法治疗瘀血头痛》

治疗方法：取天冲穴常规消毒后用三棱针刺络出血，待血流自然停止后，以消毒棉球轻轻擦净，继针外关、太冲，用泻法得气后接电针留针 30 分钟。临床上用此法屡试有效。

［沈召春　《四川中医》　1991(6)50］

8.《刺络放血治疗偏头痛 48 例》

男 18 例,女 30 例;年龄 15～60 岁;病程 4 天～30 年。头痛多呈周期性,反复发作性疼痛。治疗方法:按病痛位置取颞浅静脉的顶支和额支的血管充盈处。每次选取 3～4 点,消毒后用三棱针刺入,以挑为主,以摇为辅。让血液流出 0.5～1 ml,隔日 1 次,3 次为 1 个疗程。结果:40 例痊愈,8 例好转。

［李振平等　《浙江中医》　1992(11)522］

9.《刺血治疗偏头痛 39 例》

男 15 例,女 24 例;年龄 22～69 岁;病程 2 日～20 年不等;头痛部位在左侧 10 例,右侧 17 例,双侧交替 12 例。治疗方法:以太阳穴为主穴,耳尖上部有明显痛者配率谷穴。按揉太阳穴使血管充盈,消毒后,右手持三棱针向上点刺瘀阻明显的血络,有血流出拔火罐,使出血量在 10～30 ml 为宜;刺率谷穴时,以左手在穴位周围探寻血管搏动明显处,以三棱针刺之,使血液自然流出,出血 2～5 ml。3～5 天 1 次,最多不超过 3 次。结果:痊愈 27 例,显效 9 例,好转 2 例;总有效率 97.4%。

［王光平　《湖北中医杂志》　1993(5)37］

10.《压痛点为主刺络治疗血管性头痛 121 例》

男 29 例,女 92 例;年龄 18～58 岁;病程 3 个月～17 年不等。治疗方法:以压痛点为主,配以太冲、太阳、头维、列缺。消毒后在患者疼痛最敏感区,平刺进针,强刺激,留针 10 分钟,其间行针 2 次,出针时使出血数滴,在头维穴平刺时,进针 1～1.5 寸,用泻法,使针感放射至耳后,效果更好。结果:痊愈 65 例,显效 38 例,有效 15 例,总有效率为97.51%。

［吴敏等　《陕西中医》　1995(9)414］

11.《挑络放血疗法治疗偏头痛 132 例》

男 28 例,女 104 例;年龄 14～53 岁;病程最短 1 周,最长 16 年;单侧发病 114 例,双侧 18 例。治疗方法:患者仰卧,头转向对侧,取患侧颞浅动脉刺激群,即颞浅动脉顶支和额支,在血管分叉处选为定点,每点距离 1 横指,一般每次取 5～15 点,头痛剧烈、体质壮实者,初次挑治者取点可多(10 点以上),反之则少(5～7 点)。挑点皮肤消毒后,医者右手拇、食指持无菌缝衣针,指头与针体垂直,握住针后部留 1/3 针尖,针尖与皮肤呈20°～30°角快速穿过表皮,第一针穿皮约 1.5 mm 深,左右摇摆约 1 分钟后,用力把皮肤挑破,再沿挑口往下逐一挑断皮内纤维,直至血管壁,并挑破血管壁少许,让血管渗出 1～2 滴血,若流血过多可压迫止血。脉络明显充血或搏动者,应从远端挑到近端,脉络显露不著者,应从近端挑到远端,挑定后要以碘酊外涂挑口。第一次把患侧挑点 10～15 点都挑完,第二次在上次挑过的两点间加挑一点共 5～7 点,第三次则依痛处加挑 5 点左右。每次间隔 1～2 天,3 次为一疗程,一疗程未愈者,休息 10 天再行下一疗程。结果:痊愈 106 例,有效 20 例,总有效率 95.45%。

［黄柳和等　《新中医》　1995(6)30］

12.《点刺放血疗法治疗头痛 60 例》

男 22 例,女 38 例;年龄 12～60 岁;伴咽喉肿痛 31 例,低热 8 例,鼻塞 15 例,血压高 6 例;病史 3～36 小时。治疗方法:巅顶痛取百会、通天、行间、阿是穴。前头痛取上星、印堂、合谷、阿是穴。偏头痛取率谷、太阳、侠溪、阿是穴。后头痛取后顶、天柱、昆仑、阿是穴。咽喉肿痛或发热加合谷、少商,鼻塞加迎香,血压高加太冲、曲池。肝阳上亢型取风池、百会、悬颅、侠溪、行间。气血不足型取百会、气海点刺放血,加肝俞、脾俞、肾俞、合谷、足三里按压 3 分钟。先在腧穴部位捏挤,使血聚集,右手持针对准穴位快速刺入0.3 cm,立即出针,挤压使出血数滴,每日 2 次,连续 2～3 日。结果:痊愈 41 例,好转 16 例。

［王秀明等　《陕西中医》　1996(4)35］

13.《内服中药加耳背放血治疗血管神经性头痛》

笔者根据自己的临床经验,采用内服自拟头痛方加外治耳背放血治疗血管神经性头痛,屡屡见效。头痛经验方由丹参 9 g、川芎 9 g、地龙 6 g、黄芩 6 g、羌活 3 g、防风 3 g、甘草 6 g 组成。耳背放血,取耳尖下靠耳轮凹处一横指微血管,用消毒过的手术刀片或刮脸刀片,切断血管,放血 15～20 滴,用干棉球止血即可。

[路同心 《河南中医》 1996(4)210]

14. 验案举例

女,43 岁。头痛已半月,痛势颇剧,以头顶及前额为甚,入夜则头痛尤剧,痛如刀劈,夜不能眠,连服中药数剂未效,头昏目眩、食少心烦、苔少微黄,脉弦,先针百会、上星、风池、太冲、合谷等穴,2 天后未见效,遂改用刺血法治疗。治疗方法:在头顶部反复循按,找到三处明显压痛点,皆用三棱针刺之,再以三棱针刺百会、神庭,针刺处均出血数滴,针后当即头痛若失。次日,仅稍有痛感,再如法治疗 2 次而愈。

[谢继光 《上海针灸杂志》 1988(1)81]

15. 验案举例

男,46 岁。因受凉后开始头痛,头痛位于前额及两侧太阳穴区,有时后枕区亦痛。恶风寒,项背强,苔薄白,脉浮紧。治疗方法:三棱针点刺太阳、百会穴出血,疼痛立止。梅花针沿印堂→百会→大椎弹刺,然后再推揉此经穴,1 日后痊愈。

[刘少林 《中国民间刺血术》 科学技术文献出版社 1984]

16. 验案举例

男,43 岁。前额及两侧头痛 1 年余,影响工作。头痛发作较急,病势剧烈,时而恶寒发热,脉浮数。治疗方法:用梅花针从印堂→百会→大椎,再从印堂→太阳→风池弹刺。然后两指提捏针刺部位微出血,三棱针刺行间血出为淡红色。火罐拔吸大椎穴 10 分钟,另沿脊柱两侧走罐 5 次。用姜蘸白酒擦揉背部,肤热为度,术后患者汗出,头痛立愈。

[刘少林 《中国民间刺血术》 科学技术文献出版社 1984]

17. 验案举例

女,27 岁。平素体虚气弱,分娩时精神疲倦,产后 8 个月一直头痛、头晕、脉弱。治疗方法:用梅花针轻叩水沟、百会、中冲、丰隆等穴,然后提拿出血。用火罐拔吸命门 10 分钟,内服中药 3 剂,7 天后,基本痊愈。

[刘少林 《中国民间刺血术》 科学技术文献出版社 1984]

18. 验案举例

魏×,男,17 岁。3 年前不明原因出现头痛,开始为数周发作 1 次,渐为每日发作数次,持续数分钟至数小时不等。常于吃早饭时及傍晚发作,入夜好转,痛重时恶心呕吐。部位不定,有时为全头痛,有时为左侧偏头痛,有时为前额、眼眶处疼痛,伴有多梦、记忆力减退等症。经药物、针灸均无明显好转。治疗方法:取双穴太阳、百会、前顶针刺治疗。患者端坐位,用小宽针以点刺或速刺手法针刺各穴。太阳、大杼穴拔火罐;前顶、百会等头部穴位不拔火罐,但需用消毒纱布挤压穴位,使之出血少许并按摩,针后 6 天未发作。昨晨及傍晚又感头痛,症状同前。针刺双侧太阳、百会穴出血。共针 5 次而愈,现无任何不适感。

[黄荣发 《小宽针针刺综合疗法》 河南科学技术出版社 1989]

19. 验案举例

男,35 岁,左侧头痛反复发作 20 余年。患者不到 10 岁即发头痛,每年发作 2～3 次,从去年起发作频繁,每周 1 次,呈胀痛,伴恶心呕吐,怕光喜静,思睡懒言,一般经 1～2 天才能缓解。头颅 X 线片、脑电图检查及血脂分析均在正常范围,诊断为血管性头痛。服用索米痛片、麦角胺咖啡因、丹参片、γ-氨络酸等药,头痛仍发作频繁。左太阳穴血管暴胀痛,舌质淡紫,苔薄,脉细弦。治疗:三棱针刺血太阳、曲泽穴,出血约 60 ml。20 天后二诊:现头痛发作少,再刺血太阳穴出血 10 ml。1 个月后第 3 次治疗,偶尔稍有不适,刺血鱼尾、尺泽穴。共刺血 3 次,头痛未再发作。

［王秀珍等　《刺血疗法》　安徽科学技术出版社　1986］

20. 验案举例

女,40 岁。患者头痛病史 10 多年,疼痛发作时面部潮红、发热、眼球充血。疼痛性质为胀痛、跳痛,以头部两侧为重。冬季冷风刺激后疼痛更剧,曾用中西药、针灸、理疗等治疗。治疗经过:三棱针刺血取穴太阳。2 周后复诊,取穴印堂、太阳,针刺放血后,症状渐减而愈。刺血治疗 2 次,未再发病。

［王秀珍等　《刺血疗法》　安徽科学技术出版社　1986］

21. 验案举例

女,48 岁。20 多年前即出现头痛而胀,双眼视物模糊,遇热遇寒均可诱发。眼睑、手、足、乳房、腹部均感发胀,伴胸闷,口干多饮,晨起至午前要饮两水瓶水,但又怕冷。长期服止痛粉(最多 1 日曾服过 15 包)及速效感冒胶囊(每日 12 粒),以缓解头痛。但药力过后头痛又作,总不能根治,迁延不愈。查体:脑神经(一),眼底血管(一),血压、血糖均在正常范围。诊断:血管性头痛。治疗方法:刺太阳穴、印堂穴、尺泽穴出血。20 天后二诊:头痛显著减轻,自觉头脑清醒,双眼视物明亮。头痛时不服止痛药可以忍受。刺太阳穴、尺泽穴出血。后又刺阴陵泉穴、曲泽穴、太阳穴、印堂穴 2 次。5 个月后,患者口已不干不渴,全身肿胀感消除,只有在极度劳累时才出现轻微头痛。

［郑佩等　《刺血医镜》　安徽科学技术出版社　1999］

22. 验案举例

男,40 岁。患者在 20 年前即病发头痛,呈胀痛,痛时头部灼热,面部潮红。症状逐渐加重,发作频繁,有时每月发 2 次,有时 1 周发 2 次。畏光羞明,伴耳鸣、呕吐、吐后痛缓,头痛有时持续 4～10 小时才消失。痛后 2～3 天不能起床,服一般止痛片不生效。诊断为血管性头痛。长期服苯噻啶、安定片、麦角胺咖啡因等治疗。查体:神经系统未见阳性体征,双眼底视盘未见水肿,血压正常。治疗:刺太阳穴出血。治后 1 周内睡眠好,头痛未发作。近 2 周又出现头痛。刺尺泽穴、太阳穴出血。刺血 2 次后有 20 余天未犯头痛。后 3 周来断续发作头痛已 3 次,发病时症状比前轻。以三棱针刺太阳穴、委中穴出血。第 3 次刺血后,每次发作头痛持续时间很短,其他症状均消除。第 4 次治疗三棱针刺尺泽穴、印堂穴出血。经刺血治疗 4 次历时 4 个月,诸症消失,头痛未再出现病愈。

［郑佩等　《刺血医镜》　安徽科学技术出版社 1999］

23. 验案举例

男,37 岁。在中学读书期间,为了迎考用脑过度,遂出现头痛,疼痛偏左,反复发作,痛无休止已 20 年,伴耳鸣,五心烦热。长期服止痛片缓解症状。查体:左太阳穴血管扩张,面色黧黑,口唇发紫,舌苔薄黄,舌质淡紫,脉弦涩,血压正常。诊断为偏头痛。治疗方法:刺太阳穴(左)出血。2 周后复诊,头痛缓解,头脑清醒,原每日必服止痛片,近 2 周只服 2 次。二诊刺太阳穴、尺泽穴(均左)出血。三诊时头已不痛,耳鸣消失,仅左侧头部有点发胀。刺太阳穴出血。经刺血治疗 3 次,诸症消失,头痛未再出现。

［郑佩等　《刺血医镜》　安徽科学技术出版社 1999］

24. 验案举例

孙××,女,62 岁。左侧头痛 6 年多,时发时止,近年来疼痛加剧,每天皆发,以晨为甚,经各种治疗未根除。诊时左侧头痛难忍,左太阳穴处静脉怒张,舌胖大,左侧有瘀块,苔白腻,脉濡缓,伴喘咳痰多而稀白。拟诊痰湿夹瘀阻络,刺左侧太阳、丰隆穴出血 30 ml 多。20 天后复诊,偏头痛明显好转,夜能入睡,至今 20 天,头痛仅发作 3 次,但无剧痛,不服止痛片亦可忍耐,喘咳亦见好转,再刺太阳、曲泽、尺泽、丰隆等穴每次选用 2 穴,共刺 5 次,头痛完全解除,随访 1 年未见发作。

［蒋文诚等　《江西中医药》　1984(2)37］

25. 验案举例

女,12岁。患儿家住农村,入学较迟,一入学插班到二年级。在校上课跟班比较费力,遂出现左边头痛,白天痛重,夜晚痛轻,呈胀痛,影响学习,学习成绩差,精神紧张。给服头痛粉治疗,服药后1~2小时头痛又作。查体:精神萎靡,面色萎黄,左颞侧太阳穴血络暴涨,唇色淡紫,舌苔薄,脉小弦。治疗:刺太阳穴、尺泽穴(均左侧)出血。疗效:刺血治疗1次,头痛消失而痊愈。

[郑佩等 《刺血医镜》 安徽科学技术出版社 1999]

26. 验案举例

血管性头痛,男,45岁。左侧头痛反复发作10年,每年发作2~3次,从去年起发作频繁,每周1次,呈胀痛,伴恶心呕吐,怕光喜静,思睡懒言,一般经1~2天才能缓解。经某医院拍片、脑电图检查及血脂分析均在正常范围,服药无效。左太阳穴血管暴涨。针刺太阳、风池、外关、合谷3次(隔日1次),疼痛稍减,后改取患侧太阳点刺脉络出血约3ml,疼痛明显减轻,5日后再点刺太阳出血3ml,疼痛全消,头痛未再发作。10年痼疾,一刺而愈。

[朱广旗等 《贵阳中医学院学报》 1996(4)32]

27. 验案举例

神经性头痛,女,20岁。左侧颞部胀痛1个多月,用脑后头痛加剧,感记忆力下降,精神不振,经服各种中西药无效,治取患侧太阳点刺出血约3ml。治疗1次,头痛痊愈,未再发作。

[朱广旗等 《贵阳中医学院学报》 1996(4)32]

28. 验案举例

女,42岁。患者20岁时患脑膜炎,治愈后遗留有头痛症状。前10年断续头痛,10余年来症状加重,痛无休止,整天头痛,双颞侧跳痛,后头胀痛,颈项酸痛,耳鸣,月经前出现口腔溃疡,每日服6包止痛粉缓解头痛,总不能根治。查体:面色不荣,眼圈青紫,双太阳穴血管扩张,舌苔薄,质淡紫。治疗方法:刺太阳穴、委中穴出血。刺血后头痛逐日减轻,纳食增加,10日后头痛、耳鸣消除。第二次治疗:复刺太阳穴出血。疗效:脑膜炎后遗留下的20年头痛,经刺血2次痊愈。

[郑佩等 《刺血医镜》 安徽科学技术出版社 1999]

(四)三叉神经痛

1.《点刺放血疗法治疗三叉神经痛30例初步观察》

男13例,女17例;年龄最小22岁,最大76岁;病程短者6个月以内,长者4年以上。治疗方法:分两组取穴,一为上星、囟会、五处、承光、通天、络却。另一为前顶、百会、头临泣、目窗、正营、承灵。两组穴交替使用,每次取一组穴,每周2次。常规消毒后用三棱针点刺穴位出血,若点刺后不出血,可用两手拇食指挤压局部出血,每次每穴出血1~5滴,10次为1疗程。结果:痊愈21例,显效6例,有效3例。

[高洪宝 《中级医刊》 1983(11)058]

2.《刺络拔罐治疗三叉神经痛75例》

男45例,女30例;年龄20~72岁;病程6个月~23年。治疗方法:根据三叉神经分支区域取穴,并找触发点。Ⅰ支取穴阳白,Ⅱ支取穴四白、太阳,Ⅲ支取穴颊车、承浆、下关或上关。以上三支取穴时均加最痛点。选准穴位消毒后,用三棱针快速刺过皮肤达肌肉中深层,出针后立即拔罐,用30ml针管抽气,使罐内产生负压,出血量约1ml。隔日1次,10次为一疗程。结果:痊愈60例,显效10例。

[张广蕊 《山东中医杂志》 1991(6)21]

3. 验案举例

王某,女,65岁。左侧面部阵发性疼痛5天。给予止痛片和B族维生素药物效不显。频繁发作,每次持续时间由开始的几秒钟延长至十几秒钟,左额部及太阳穴处剧痛,呈刀割样,左颧部亦痛,伴心慌、汗出,发作间歇时头目昏沉隐痛。诊断为三叉神经痛(Ⅰ、Ⅱ

支）。首先给予三棱针点刺放血以通络活血，太阳、攒竹、阳白均取左侧，并配以针刺三间穴。其中前3穴点刺后分别挤出3～9滴血，针刺三间时予紧提慢按之泻法。治疗后，患者立刻感头目清爽，下午再治疗1次，3日后继续放血1次，又3日来诊，已无任何不适感。

[张元 《中医杂志》 1996(2)5]

4. 验案举例

女，53岁，工人。2个月前出现右侧太阳穴、面颊、牙齿灼热刺痛，耳前胀痛，涕泪直流，痛处不能触摸。诊断为三叉神经痛。经药物治疗，暂时缓解，现又发作一日五六次。治疗方法：取穴太阳、颊车、地仓针刺出血。二诊时面痛缓解，10天里小发作一次，又刺血取穴太阳、下关、地仓，经2次刺血后发作停止。

[王秀珍等 《刺血疗法》 安徽科学技术出版社 1986]

5. 验案举例

男，48岁。右面颊间歇性疼痛28年，诊为右三叉神经（Ⅰ、Ⅱ、Ⅲ支）痛，经服中西药、理疗、针灸、酒精封闭疗效不显，时轻时重。近1年来因牙痛使右面颊疼痛频发不止，经常口服卡马西平片，但仍剧痛如劈。治疗方法：先针大椎；风池（双）、合谷（双）、下关、颊车、四白、禾髎，用泻法。后在患侧太阳、阳白、颧髎、下关、巨髎穴寻找痛点，任选两穴，用三棱针点刺放血拔罐，出血1～2ml。经此治疗4次痛减，共治疗12次，历时28年病痛获痊愈。

[朱美芬等 《贵阳中医学院学报》 1985(3)53]

6. 验案举例

女，60岁。8年前出现面颊阵发性刀割、电击样抽痛。往往于刷牙、洗脸、触摸等动作时疼痛加剧，持续1～2分钟缓解，每日发作6～7次。曾行左上下白齿拔除术，牙虽拔掉，右面颊剧痛仍频繁出现，伴发紧发胀，且症状逐渐加重。长期服镇痛药、针灸、封闭、外贴膏药等治疗，症状总未能缓解。面色黧黑，神经系统检查无特殊发现，右面颊贴着膏药，舌质淡紫，脉弦涩。治疗方法：刺太阳穴、下关穴、地仓穴出血（总出血量约10 ml）。1周后复诊诉右面颊疼痛次数显著减少，已无抽搐感。治疗方法：刺尺泽穴、下关穴、太阳穴出血。后右面颊未出现剧烈疼痛，偶尔有微痛。刺鱼尾穴、地仓穴出血。后又刺血2次，选用以上穴位，另加鼻旁疼痛点，经刺血治疗5次，疼痛停止发作。

[郑佩等 《刺血医镜》 安徽科学技术出版社 1999]

7. 验案举例

男，60岁。5年前不明诱因出现右侧太阳、额部及面颊灼热刺痛，呈阵发性、间歇性发作，选用封闭疗法及服中药，疼痛缓解。此后每年复发1次，其痛如刺如灼，痛处不能触摸，饮食、睡眠均受影响，虽经多方治疗，均未见效验。2年前上症再发，取右侧太阳穴点刺出血约1 ml。二诊时头面痛缓解，饮食、睡眠较好，又刺血太阳约出血3 ml。经2次刺血后痊愈。

[朱广旗等 《贵阳中医学院学报》 1996(4)32]

（五）肋间神经痛

1.《留针拔罐法治疗肋间神经痛》

男32例，女14例；年龄最小19岁，最大62岁；病程最短7天，最长1年半。病况：肋间神经分布区呈针刺或刀割样疼痛，有的呈束带状，剧痛时可放射到背部，咳嗽、深呼吸或用力过猛时疼痛加剧。相应的肋骨边缘压痛明显。治疗方法：取内关（双），患侧阳陵泉、阴陵泉穴。患者仰卧，先用捻转进针法刺内关穴，待有感应后用提插法加大刺激量，使针感向上肢放散，同时令患者进行深呼吸。刺阳陵泉、阴陵泉用透刺法，从阳陵泉横刺向阴陵泉，一针两穴，待有感应后用捻转法加大刺激量，使针感上下传导。刺毕针留置所刺穴位，5分钟行针1次。最少留30分钟，最多留60分钟，取针后消毒。再取梅花针由轻而重地叩刺，至局部皮肤明显发红，微出血时,取大号火罐用投火法吸附于上,留10～15分钟使皮肤出血呈紫红色时取罐。针刺每天1次,拔罐可两天1次,6天为1疗程。结果:痊愈者34例,显效8例。

[李宇俊 《云南中医杂志》 1985(4)33]

2.《刺络拔罐配合敷药理疗治疗陈旧性胸胁伤》

男39例,女14例;年龄最小18岁,最大62岁;病程1～7月。治疗方法:①刺络拔罐:经敷药理疗,疼痛等症状有所改善,遂在压痛点最明显处用指腹按揉片刻,使络脉怒张。消毒后,左手绷紧皮肤,右手持皮肤针重叩至皮肤微出血为止,再予拔罐10～15分钟。隔日1次,7天为一疗程。②敷药理疗:生南星50g,山豆根、生川草乌、生半夏、细辛、赤芍、甲珠各15g,黄芪12g,川芎、木瓜各9g,以95%酒精250ml浸泡10天,滤去药渣备用。根据疼痛范围选取纱布块,蘸药至湿透,外敷患处,然后用红外线理疗。隔日1次,每次30分钟,7天为一疗程。结果:53例中痊愈36例,好转14例,有效率为94.3%。

[邕涛建 《四川中医》 1993(11)50]

3.《支沟放血治疗胸胁痛》

治疗方法:患侧支沟穴上找到静脉血管,消毒后用三棱针快速点刺此穴上的静脉血管出血,任其自然流止。出血量以2～3ml为佳。若血量超过3ml,则以药棉压迫止血;若少于1～2ml,则加拔火罐,出血量可增多。左痛刺左,右痛刺右,两侧痛则左右皆刺,1日1次。伴头痛加刺太阳穴出血,伴咳嗽者加刺尺泽穴出血,伴咽喉痛加刺少商穴出血。结果:22例经1次治疗后痊愈15例,2次治愈者7例。

[徐结宝 《江西中医药》 1994(2)61]

4. 验案举例

女,78岁。带状疱疹后遗肋间神经痛。疼痛沿 T_3～T_5 肋神经放射,痛如锥刺,拒触按。治以祛邪通络,予梅花针中叩拔罐法,取穴以痛为输,沿 T_3～T_5 肋神经叩刺后加拔火罐,吸出暗红色血,1次疼痛减轻,10次治愈。

[向谊 《南京中医药大学学报》 1995(4)40]

5. 验案举例

郭××,女,39岁。右胸部疼痛反复发作逐渐加重3月余。第五肋骨中段下缘压痛明显,随深呼吸加剧,皮肤无红肿等异常改变。治疗:小宽针以痛点为穴针刺,火罐拔出血,一次即愈。

[黄荣发 《小宽针针刺综合疗法》 河南科学技术出版社 1989]

6. 验案举例

何某,男,59岁。自述右侧肋部疼痛已1月余,尤其咳嗽及用力提取重物时疼痛加剧,否认有外伤史。患者曾服消炎止痛药仍不能止,超声波检查肝脏正常。查体:右侧第五～六肋骨间隙有明显压痛,深呼吸时疼痛加重。诊断:肋间神经痛。治疗方法:先针内关穴,后阳陵泉透阴陵泉,留针30～60分钟。再于患处梅花针叩刺使轻微出血后拔罐,治疗后疼痛明显减轻。共治疗3次疼痛消失,随访2年未复发。

[李宇俊 《云南中医杂志》 1985(4)33]

(六)坐骨神经痛

1.《针刺放血疗法治疗坐骨神经痛》

男59例,女41例;20～40岁55例,40～60岁41例;病程1年以内49例,10年以内46例,10年以上5例。按中医辨证,属痛痹20例,行痹39例,着痹27例,热痹9例,其他5例。均经明确诊断为坐骨神经痛患者。治疗方法:取卧位,选用腰俞、环跳、委中、申脉、坐骨穴为基本穴位,行痹加昆仑,着痹加阳陵泉,痛痹加十七椎,热痹加绝骨。用三棱针直接或缓斜刺入皮肤浅静脉中,静脉不显处直接刺在穴位上,旋即加拔罐,以血出自止为度。之后局部敷以白及粉,以防感染。疗效:临床症状基本消失为治愈,计78例;疼痛减轻为好转,计17例;临床症状无改善为无效,计5例。

[李钟旋等 《吉林中医药》 1985(4)23]

2.《刺血疗法治疗坐骨神经痛 附 53 例疗效观察》

男 38 例,女 15 例;年龄 16～71 岁;病程 5 天～11 年不等。治疗方法:主穴膀胱俞、委中、委阳、承山、阳交、丘墟,配穴腰俞、白环俞、秩边、环跳、承扶、殷门、悬钟、昆仑。每次取主穴 1～2 个,配穴 1～2 个。用 16 号消毒后的三棱针点刺出血,见血流止后拔罐,约 3 分钟后去罐。第一次出血量宜多,各穴总出血量 50～100 ml。第二、三次刺血,出血量略少,分别可在 30～40、10～20 ml。相隔时间以疼痛缓解情况而定,疼痛减轻快的相隔时间约 10 天,反之 3～5 天再刺。结果:痊愈 33 例,好转 11 例;总有效率为 92.4%。

［彭友胜 《湖南中医杂志》 1988(4)31］

3.《三棱针穴位刺血治疗坐骨神经痛 35 例》

男 22 例,女 13 例;病程最长 3 年,最短 5 天。治疗方法:腰俞、腰眼、中枢、白环俞、上髎、次髎、下髎、环跳等穴,适用于下腰痛,每次可取 1～2 穴位。承扶、殷门、委中、委阳、阳交、悬钟、跗阳、丘墟、昆仑等穴,适用于下肢痛,每次取 2～5 穴位。选取穴位或周围显露的静脉血管,用三棱针点刺出血,血止拔火罐,3～5 分钟去罐。结果:痊愈 23 例,显效 7 例,好转 5 例。

［陈炳华 《中医函授通讯》 1996(5)36］

4.《刺血治疗坐骨神经病 100 例疗效分析》

男 84 例,女 16 例;病情半年以内者 26 例,1 年以上者 74 例,最长者 4 年,最短者 3 天。治疗方法:取腰俞、中膂俞、白环俞、承扶、殷门、委中等穴周围暴露的血管,常规消毒后,用三棱针点刺出血,血止拔罐,数穴出血量在 50～60 ml。可间隔 2～10 天再刺。疗效:痊愈 77 例,显效 10 例,好转 9 例,无效 4 例;有效率 96%。

［王秀珍 《中医杂志》 1982 (10)53］

5.《针刺放血治疗坐骨神经痛 54 例临床观察》

男 32 例,女 22 例,年龄最小 17 岁,最大

68 岁。病因:风寒湿者占 47%,扭伤者占 29%,肾虚者占 24%。病程最短 1 天,最长 14 年。治疗方法:先常规消毒,再用三棱针点刺大杼穴,使之充分出血,然后点刺神阙、命门出血。每日 1 次,4 次为一疗程。疗效:痊愈 37 例,显效 10 例,好转 4 例,无效 3 例;总有效率 94.4%。

［姜春等 《黑龙江中医药》 1998(3)31］

6. 验案举例

女,35 岁。右侧坐骨神经痛已数月,屡进中药及施以推拿其痛不减。今晨起疼痛加剧,动弹不得,呻吟而来。查体:右侧臀部、大腿后侧、腘窝、腓肠肌压痛甚剧,右下肢直腿抬高试验 60°。舌偏红,苔薄,脉弦紧。随取三棱针点刺委中穴(右)出血,加拔火罐,留罐 10 分钟,1 次出血约 10 ml,当即疼痛大减,活动自如。仅小腿轻度发胀不解,再以毫针刺后溪穴边捻转,边活动,留针 15 分钟,小腿已无胀感。嘱隔日 1 次,上法共 3 次,腰腿疼完全消失。

［陆惠新等 《中医杂志》 1987(9)43］

7. 验案举例

男,32 岁,农民。左臀部疼痛,并向大腿后小腿外侧及足踝部放射,伴有麻胀感,病程半年余。用泼尼松、药酒、维生素 B_1、维生素 B_{12} 治疗,收效甚微,足跟不能落地,不能端坐,夜晚痛剧,影响睡眠。查体:脊柱(－),直腿抬高试验(＋),拾物试验阳性(＋),坐骨神经分布区有压痛点,ASO、ESR 均在正常范围。治疗方法:用三棱针刺血,选取腰俞、委中、阳交、丘墟附近的小静脉血管出血,流血停止后加拔火罐。5 天后,疼痛缓解能端坐,夜间能入睡,左小腿仍有麻胀感。继续刺殷门、悬钟穴,出血约 15 ml。后左腿麻痛感大减,弯腰已不痛,左臀部仍有余痛,又在腰俞、承扶附近刺血拔罐。疗效:刺血 3 次痊愈,随访观察 2 年余没有复发,能参加重体力劳动。

［王秀珍等 《刺血疗法》 安徽科学技术出版社 1986］

8. 验案举例

女，41岁。10余天前，行路途中突遭暴雨，衣裤淋湿，双足涉水，不久遂出现右侧腰腿疼痛，痛感分布在右侧腰骶部、臀部、小腿后外侧至外踝前，呈放射性、刀割样疼痛。半月来眠、食俱废，曾在某医院用药物治疗，注射康宁克痛等，腰腿疼痛亦未能缓解。查体：脊柱（－），拾物试验（＋）。环跳穴处压痛（＋），ESR 30 mm/h。治疗方法：三棱针刺委中穴、下髎穴、丘墟穴（均右侧）出血。刺血6天后腰腿疼痛全部消失，自感右脚掌厚胀。刺内庭穴出血。效果：患者淋雨受寒导致腰腿剧痛，经刺血2次，症状全部消除。

［郑佩等 《刺血医镜》 安徽科学技术出版社 1999］

9. 验案举例

男，48岁，农民。1个月前有闪伤史，出现左侧腰腿隐隐作痛，尚能忍受。近5天来，腰腿疼痛加剧，痛感从腰部向左下肢放射，呈麻木胀痛。不能弯腰，不能平坐，睡下亦痛，已不能坚持工作和劳动。查体：脊柱（－）、臀肌压痛（＋）、坐骨神经痛点（＋）、直腿抬高试验左（＋）。治疗方法：刺委中、环跳、下髎、申脉出血。后夜间痛显著缓解。刺阳交穴出血。间隔1周后又刺血1次，分别取穴委阳、环跳、委中、悬中、阿是穴。经刺血治疗4次，病情减轻，第4次刺血后病即痊愈。

［郑佩等 《刺血医镜》 安徽科学技术出版社 1999］

10. 验案举例

男，37岁。5个月前劳动后突然腰痛，当地大夫给予外敷膏药治疗，效果不明显，而后自觉左下肢疼痛，小腿及足趾麻木，行走困难，近1个月来加重，卧床不起，夜不能寐。给止痛片、维生素等药物治疗，效果不明显。由人搀扶来门诊，腰部肌肉紧张，第三腰椎左侧横突压痛，弯腰活动受限，直腿抬高左30°，拾物试验（＋）。治疗取穴：腰部痛点、环跳（左）、委中（左）、承山（左）。小宽针针刺完毕后均拔火罐。针刺后第4天起疼痛由持续

性转为阵发性，可以忍耐，但在活动或咳嗽时痛剧。足趾麻木，查直腿抬高左55°。取腰阳关、环跳（左）、承山（左）、丘墟（左）、昆仑（左）穴，继续针治。后疼痛明显减轻，活动好转，取腰阳关、环跳（左）、承山（左）穴针治。经3次治疗后，腰腿痛消失，1年未复发。

［黄荣发 《小宽针针刺综合疗法》 河南科学技术出版社 1989］

11. 验案举例

张××，男，45岁。患者于7年前自感腰及左下肢疼痛，咳嗽或下蹲时疼痛加重，腰痛向左下肢放射。近4个月来，症状加重，左下肢疼痛难忍，不能下床。经多方治疗，疗效均不佳。查体：急性痛苦病容，满头大汗，由人搀扶而来。直腿抬高约25°，第四腰椎棘突左侧压痛，腰部活动受限，左臀部、腘窝、腓肠肌各有压痛点，患肢较健肢温度低，肌张力降低。治疗方法：小宽针取环跳、承山针刺，拔火罐尚未起罐即感疼痛减轻。后自述针刺治疗后第2天自己能起床，第4天能行走100米左右，5天后能行走500米，大部分症状消失。取环跳、委中、承山穴针刺出血加火罐。后患肢温度渐恢复，能从事轻体力劳动，左臀部仍稍有疼痛，直腿抬高70°。取第四腰椎棘突旁开1寸、环跳穴针治。3次治疗后患者症状全部消失。

［黄荣发 《小宽针针刺综合疗法》 河南科学技术出版社 1989］

12. 验案举例

女，61岁，工人。腰腿痛39年，加重4年。病史：患者在22岁时，天气寒冷时生孩子后睡凉炕，第二天又冒风寒外出干活，坐在冰冷的水泥地上，当即感全身不适，继而腰腿痛。因经济条件不许可未及时就医，致使病情逐年加重。腰及双下肢畏风寒，常感腰腿冰冷，似寒风刺骨，夏天穿棉裤，冬天穿皮裤，仍有寒冷感，不能平卧，双下肢不能伸直。睡眠时常痛醒，痛重时全身出冷汗，呼叫不已。经用多种中西药物、土单验方、针灸、物理疗法等方法治疗，均无明显变化。近来疼痛加

重,行走困难,已年余未下过楼梯。查体:双下肢呈屈曲状,不能伸直,腰大肌试验(十),直腿抬高试验(十),第三、四腰椎棘突旁及双侧臀部、腘窝、腓肠肌、踝等处均有压痛点。治疗方法:取穴腰阳关、肾俞(双)、双环跳(双)、委中(双),小宽针缓缓针刺后均拔火罐出血。第一次针刺治疗后疼痛明显减轻,夜间能安稳入睡,继续针刺治疗。经第二次治疗后,基本无痛感,仍按上方治疗。3 次治疗后,能行走约 1 500 米而腰腿无痛感,为巩固疗效,仍按上方继续治疗两次。7 年后随访,自述腰腿已无疼痛,偶遇天气变化微有轻度不适,可自行缓解,患者一直身体健康。

[黄荣发 《小宽针针刺综合疗法》 河南科学技术出版社 1989]

13. 验案举例

刘××,男,成人。因抬重物扭伤腰部,牵引右下肢作痛,经中西药、理疗等治疗未见好转。近 3 个月来疼痛加剧,拍片诊为第四腰椎骨质增生,就诊时由四人抬着到诊察室,症见唇紫面晦暗,舌根见瘀点,右侧有瘀块。右委中处静脉显露,直腿抬高试验强阳性。刺委中(右)、腰阳关,流出紫黑血 60 ml,当即自觉舒适,疼痛减轻明显,可以自如站立与坐下,只要一人扶着就能行走。此后未见剧痛,能合眼安睡。7 天后自己行走来就诊,疼痛基本消除,仅腰骶部有胀感,时而麻木牵引右下肢。刺委阳(右)、腰俞出血 50 ml 左右,半月后痊愈。

[蒋文诚等 《江西中医药》 1984(2)37]

14. 验案举例

喻××,男,40 岁。2 年前患坐骨神经痛,经治症状有所缓解。去年 7 月间因右踝溃疡后使症状加剧,近半月疼痛尤甚。诊见右臀后及下肢后侧相当坐骨神经通路处时有牵掣样痛,小腿肌肤扪之稍感灼热,有绷紧胀痛感,触按加剧。行走时呈跛状,影响日常起居,舌尖红,苔黄少津,舌根稍腻,脉弦以右侧为著。于患肢委中穴行三棱针斜刺出血约 20 ml,患者即感小腿部绷紧胀痛感大减,翌

日来诊时行走已基本复常。为巩固疗效,乃选承扶、殷门、委阳、委中、阳陵泉、承山、昆仑等穴,每次取 2～3 穴,予三棱针点刺出血,隔日 1 次,3 日后症状基本消失。

[熊光天 《上海针灸杂志》 1994(4)157]

15. 验案举例

男,48 岁。右侧腰腿后外侧疼痛 20 余日。先以足太阳、足少阳经穴为主治之。选穴 $L_{2\sim4}$ 夹脊、环跳、委中、阳陵泉等穴位针刺泻法配合艾灸,20 余次不见好转。于是又循足太阳、足少阳二经梅花针轻叩出血拔罐,隔日 1 次,经治 15 次病愈。

[向谊 《南京中医药大学学报》 1995(4)40]

16. 验案举例

女,36 岁。右侧臀部、大腿后侧、小腿部疼痛甚剧,取三棱针点刺委中(右)穴出血加拔罐,留罐 10 分钟,出血量约 10 ml,当即疼痛大减,活动自如。再以毫针针后溪穴边捻转边活动肢体,留针 10 分钟,小腿已无胀感。隔日 1 次,共 4 次,腰腿痛完全消失。

[周雪员 《四川中医》 1995(1)50]

17. 验案举例

女,35 岁。右侧坐骨神经痛已数月。取三棱针点刺委中(右)出血,加拔火罐,留罐 10 分钟,1 次出血约 10 ml。再以毫针刺后溪穴边捻转边活动,留针 15 分钟,隔日 1 次,共治 3 次,腰腿痛完全消失。

[陆惠新等 《中医杂志》 1987(9)43]

(七)皮神经炎

1.《刺络拔罐治疗股外侧皮神经炎 40 例》

男 14 例,女 26 例;年龄 32～64 岁;病程最短者 5 天,最长 4 年;病变处感觉过敏者 18 例,感觉迟钝者 22 例。治疗方法:患者侧卧,取髀关至梁丘的连线与风市至膝阳关连线之间感觉异常的区域,常规消毒后,用梅花针从上到下均匀叩刺,以局部充血潮红及轻微出血为度,再取大号玻璃火罐 1 只,在叩刺部位拔罐,留罐 2 分钟,以局部少量出血为

度,至所叩刺的部位均匀拔罐完毕,总出血量在 3～5 ml 即可。隔日 1 次,10 次为一疗程,疗程间隔 3 天。结果:治愈 34 人,有效 5 人,总有效率达 98%。

[张小平 《上海针灸杂志》 1994(6)268]

2.《梅花针加火罐法治疗股外侧皮神经炎 31 例》

男 24 例,女 7 例;年龄为 24～52 岁;病程最短 1 个月,最长 10 年。检查感觉迟钝者 28 例,感觉过敏者 3 例。治疗方法:确定好感觉迟钝区面积大小,消毒后以梅花针均匀弹刺,以皮肤轻微出血为宜,每次 10 分钟左右。再将患处皮肤涂以液状石蜡,用 1 号火罐在患区内上下左右来回慢慢推动,待皮肤潮红为止。隔日 1 次,一般 2～5 次即愈。疗效:痊愈 27 例,显效 2 例,有效 1 例,无效 1 例;总有效率 96.7%。还曾单用梅花针治疗 17 例,这与梅花针刺血加拔罐法比较,有显著差异($p<0.001$),以后者为优。

[郑少祥等 《河南中医》 1987(4)28]

3.《刺络脉、拔火罐治疗皮痹 34 例疗效观察》

男 19 例,女 15 例;年龄 64 岁以上 3 例,45～60 岁 30 例,22 岁以下 1 例;病程最长 15 年以上,最短 1 年;病患面积 5 cm×5 cm 为 6 例,10 cm×5 cm 为 8 例,10 cm×15 cm 为 11 例,15 cm×15 cm 为 5 例,20 cm×15 cm 为 4 例。病患部位均有麻木、冷痛、痛温觉降低及蚁走感等症状,阴雨天加重。长期皮肤粗糙、增厚,甚者可见肌肉萎缩等重症。治疗方法:用七星针或毫针一束在病患局部普遍叩打或浅刺,以受刺部位均有轻微出血为度。然后根据部位选用火罐,用闪火法或投火法,将火罐吸附于叩刺部位,留罐 10～15 分钟后起罐。隔日或两日 1 次,直至治愈止。结果:34 例均痊愈。一般为 5～7 次而愈,少则 3 次,多则 8 次。

[沈阳军区军医学校 《辽宁中医杂志》 1985(1)36]

4. 验案举例

王××,男,20 岁。因涉水及处潮湿之

地,渐感右大腿外侧有烧灼感,站立半小时即感疼痛加重,休息 20 分钟疼痛即感减轻,行走及劳累后疼痛麻木加重。右下肢功能活动无异常,大腿外侧有烟叶状大小的皮肤感觉异常区。在病变区域两侧端及中心处各取一穴用小宽针针刺,拔火罐出血。经针刺后疼痛明显好转,不久疼痛麻木感消失,感觉恢复正常,与下肢其他部位相同。

[黄荣发《小宽针针刺综合疗法》河南科学技术出版社 1989]

5. 验案举例

女,57 岁。于 32 年前因产后感受风寒,随之左大腿外侧冷痛、麻木,时有蚁走感,先后经多方治疗,无明显好转。左大腿外侧有 20 cm×15 cm 温、痛觉降低区,局部皮肤略显粗糙,患处肌肉萎缩,治以局部刺络拔火罐法,间日 1 次,经 5 次而愈,随访 1 年未复发。

[张倍 《辽宁中医》 1985(1)36]

(八)红斑性肢痛症

1.《针刺放血治疗红斑肢痛症 22 例》

男 16 例,女 6 例;年龄最小者 14 岁,最大者 36 岁;病程最短 2 天,最长 5 个月。治疗方法:主要取足端和八风穴,两组穴位交替放血,每日 1 次。如双侧同病则刺双足,单侧病变则刺病侧。医者左手固定足趾或八风穴皮肤,右手以拇、食和中指以执笔式持三棱针,对准穴位快速刺入、快速出针,左手同时挤压使之出血,每穴位挤出 3～5 滴即可。结果:全部有效,痊愈 17 例,占 77.7%;好转 5 例,占 22.3%。

[丁正康等 《上海针灸杂志》 1992(2)21]

2.《刺血治疗红斑性肢痛症 20 例》

男 5 例,女 15 例;年龄最小 17 岁,最大 40 岁;17 例为初发,3 例为再发;病程 1 周内者 6 例,1～2 周者 7 例,4～5 周 7 例;发生在两下肢者 19 人,一侧下肢者 1 人;有火灼样痛者 18 人,跳痛、酸胀痛者各 1 人,伴麻木者 5 人。三棱针点刺患肢趾尖端或足井穴,迅速而轻轻地刺破皮肤,挤出血液 1～2 滴。然后刺足三里点刺出血。治疗 1～4 次后 19 例治愈,1 例有效。

[蒋汉材 《新中医》 1977(6)37]

3.《针刺加刺血拔罐治疗 8 例红斑性肢痛症》

男 3 例,女 5 例;年龄 20 岁以下 1 例,21～60 岁 6 例,61 岁以上 1 例;病程短者 10 天,长者 5 年。治疗方法:毫针针刺加刺血拔罐法。取上肢八邪穴或上八邪穴;下肢八风穴或上八风穴,每次取 1 穴,以三棱针刺后拔罐,吸出血 5～10 ml,隔日或 2 日 1 次,5 次为一疗程。疗效:临床痊愈 5 例,好转 2 例,无效 1 例。

[陈森然 《安徽中医学院学报》 1988(4)39]

4. 验案举例

郑某,女,学生。两足疼痛 25 周,于今年 9 月因站立过久,感到两足麻木不适,然后逐渐火灼样多发性疼痛,尤以夜晚疼痛加剧,用热水洗脚疼痛立即加重。痛时两足背发红、发紫、发热,血管扩张,足背足趾肿胀,以右侧为甚,经服止痛药物治疗无效。用三棱针点刺趾尖及井穴,经第一次刺血治疗,当天症状明显减轻。2 次治疗后,左足症状消除,经 3 次治疗,病情痊愈。

[蒋汉材 《新中医》 1977(6)37]

(九)腓总神经麻痹

1.《针刺加梅花针治疗足痿 52 例临床观察》

男 22 例,女 30 例;年龄最小者 13 岁,最大者 48 岁;病程最短者 5 天,最长者 2 年;病变部位左下肢 20 例,右下肢 29 例,双下肢 3 例;诱发因素跌打损伤 12 例,蹲位劳动过久 24 例,涉水受寒 8 例,外感发热后 8 例。

治疗方法:①血瘀型:取穴足三里、阳陵泉、太冲(均泻法)、解溪(补法)。并予梅花针重叩长强,轻叩膈俞。②寒湿型:选穴环跳(泻法)、悬钟、三阴交、解溪(均补法)。梅花针重叩命门、八髎穴使之出血。③湿热型:选穴足三里、条口(均泻法)、下巨虚、解溪(均补

法)。梅花针轻叩肺俞、脾俞,重叩大椎。结果:足下垂纠正,可健步走路,基本痊愈 46 例,占 88.5％,显效共 4 例,占 7.7％;总有效率 96.2％。治疗 10 次后无效者 2 例,占 3.8％。治疗次数最少 7 次,最多 32 次。

[姚尊华等 《中医杂志》 1983(10)49]

2. 验案举例

张××,女,18 岁,1 个月前,因下地间苗、拔草连续蹲着劳动 3 天,自感左腿麻木,行路困难。在劳动后归途中,又不慎跌倒在地,继则左足下垂,足踝不能背屈。曾用七厘散、跌打丸等药治疗不效。诊见形体壮实,精神沉郁,左足呈下垂内翻状,膝部后屈,行走呈跨越步态,胫骨前肌轻度肿胀,腘窝部静脉微见青紫,小腿外侧及足背皮肤感觉迟钝。X 线摄片示患肢骨骼正常。舌色微暗,脉象沉涩,证属血瘀型。针取足三里以宣通阳明之血脉;太冲为肝经之腧穴,又是原穴,通络活血;阳陵泉乃筋之会穴,可舒筋强骨;解溪为治足痿的要穴。梅花针重叩长强,能通督行瘀,轻叩血会之膈俞,以宣导气血疏通经络。共治 16 次,基本痊愈。

[姚尊华等 《中医杂志》 1983(10)49]

3. 验案举例

女,36 岁,工人。受寒凉潮湿后,双足下垂已有半月,曾用再造丸、维生素 B12 等中西药物治疗不效。诊见患者双手持杖跛行步入诊室,面色黄白,双足下垂,痿软无力,足踝弛缓,脚背发凉,双侧小腿外侧及足背痛觉减弱,跟腱反射消失。舌苔白腻,脉沉迟,证属寒湿型。针取环跳以宣通血脉,悬钟强筋健骨,三阴交健脾化湿以散寒,解溪为足痿的要穴,梅花针重叩命门、八髎以起温阳行气之效。共治 14 次,基本痊愈。随访 3 年,未见复发。

[姚尊华等 《中医杂志》]

(十)末梢神经炎

1.《刺络法治疗四肢麻痛》

近年来,我运用指(趾)末端刺络疗法治

疗四肢麻木疼痛,有明显效果。治疗方法:常规消毒麻木之指(趾)端,选三棱针或28号短毫针迅速刺入,立即拔出。由近端向远端挤压,使出血2~3滴后,多数患者能当即见效,刺血后用消毒棉球轻压片刻。如1次后症状未除,隔日可再行治疗。

[蒋立基等 《浙江中医杂志》 1984(7)319]

2. 验案举例

女,31岁。双手麻木灼热疼痛已2月,以手指麻痛最剧,入夜更甚,双手活动受限,不能握拳,脉数,舌苔黄腻。治疗方法:用三棱针刺十宣出血,用毫针针刺外关。次日症减,再在八邪刺血,手指麻痛大减,再重复前法又刺两次而愈。

[四川省苍溪县中医院 谢继光 1988(1)82]

3. 验案举例

女,40岁。2天前晚上下水游泳不久,出现双上肢疼痛麻木无力,不能触摸,伴头晕,遂急速上岸,急诊注射地塞米松、地西泮,内服地巴唑、必烈痛等药物治疗。右上肢症状基本缓解消失,但左上肢仍然疼痛麻木无力,不能持物,不能握拳。左手背肿,皮肤感觉迟钝,皮色淡红,舌苔薄,脉沉涩。治疗方法:刺曲泽穴、手背局部出血。7天后左前臂痛已消除,手麻显著减轻,可持物,但还有肿痛,手指感觉有恢复,但下凉水后手指有针刺样痛,三棱针刺外劳宫穴出血。10天后左手面肿消散很多,感觉显著恢复,又复刺外劳宫穴出血。经刺血治疗3次痊愈。

[郑佩等 《刺血医镜》 安徽科学技术出版社 1999]

4. 验案举例

男,40岁。患者半年前食野蘑菇之后,出现双手麻木,右手发胀,皮肤潮红,握拳则手背痛,双手持物无力,指端发凉,双手十指感觉下降,呈手套样感觉,舌苔薄,脉滑数。X线颈椎片示无骨质增生。取三棱针刺曲泽穴出血。治疗1个月后病情减轻,双手皮色转为正常,手麻减轻,手背比手心感觉好。取穴内关、合谷刺出血,后又刺血1次、针1次,

病愈。

[郑佩等 《刺血医镜》 安徽科学技术出版社 1999]

(十一)多发性神经炎

1. 验案举例

男,28岁。半年前一场病后,双上肢手臂痿软无力痿证。平时心烦身重,小便浑浊,胸闷,两手心发热,苔黄腻。治疗方法:在大椎穴、肩髎穴、腕骨穴处用三棱针点刺出血,梅花针弹刺肩髃和上臂阳经穴(循经)。火罐拔吸颈肩部走罐至肤红为度,另配合膏药,4次治疗效果良好。

[刘少林 《中国民间刺血术》 重庆:科学技术文献出版社 1984]

2. 验案举例

女,39岁,农民。2个月前患"舌炎",23天后先自感右足趾麻木,次日四肢末端呈袜套状发麻,两腿活动困难,需扶拐行走。7天后症状加重,不能行走,嘴歪,双目不能闭合,偶感呼吸困难,饮食减少,卧床不起。大小便尚正常,无吞咽困难及恶心呕吐。查体:T 37.3℃,血压110/80 mmHg,额纹左侧较右侧明显变浅,双眼睑不能闭合,右眼为重,右侧嘴角下斜,左侧鼻唇沟变浅,伸舌不偏,左嘴角有一疱疹。心肺正常,肝脾肋下未扪及。皮肤温觉、痛觉存在,腱反射消失,肱二、三头肌反射存在,病理反射未引出。实验室检查:脑脊液外观无色透明,潘氏试验阳性,蛋白0.9 g/L,白细胞$4.0×10^9$/L,血糖4 mmol/L,血钾140 mmol/L,冷凝集试验1:64,眼底检查未见异常。诊断:格林-巴利综合征。治疗方法:入院后经内科会诊,给予板蓝根针剂、泼尼松、乌洛托品、加兰他敏、维生素、抗生素等药治疗,病情不见好转,复查脑脊液常规,仍有蛋白细胞分离现象。刺血取穴太阳、尺泽、委阳、中渚、冲阳穴,针刺出血后当天下午患者诉四肢麻木、发凉感明显好转,左眼睑闭合能力也有增进,精神好转,第二天患者可自行下床行走约600米。1个月后又刺血治

疗1次,各种症状逐渐消失,两眼睑闭合灵活,嘴略斜,能自己料理日常生活。

[王秀珍等 《刺血疗法》 安徽科学技术出版社 1986]

3. 验案举例

男,40岁,工人。4个月前发热、咽喉疼痛,3天后音哑,舌头麻木,饮食呛咳,喝水时水从鼻腔反流出来,住医院治疗无效。面部、手足麻木、四肢无力。查体:软腭无麻痹,喉检查声带运动良好,咽反射消失。四肢浅感觉减退,神经根刺激征(+)。取穴太阳、曲泽、阳交穴刺血。半月后病情好转,喝水已不返流,吃饭不再呛咳,双腿有力,刺血委中、尺泽。后四肢麻木感已消失,下肢行走稍乏力,予刺血太阳、冲阳、中渚穴。以后每隔10天刺血1次。先后刺血治疗5次诸症消失,病愈。

[王秀珍等 《刺血疗法》 安徽科学技术出版社 1986]

4. 验案举例

彭×,女,7岁。半月前因受凉、发热、腹泻,经某医院治疗后好转。9天前在走路时突然摔倒在地,不能站立,下肢不能活动,继而出现双手不能握物。查体:T38.5℃,脉搏110次/分,营养发育中等,神志清,精神萎靡,被动体位,胸腹式呼吸,四肢呈弛缓性瘫痪,双上、下肢肌力Ⅰ级,四肢远端对称性感觉迟钝,膝腱、跟腱反射消失。实验室检查:WBC10.2×10⁹/L,N0.7,L0.24,ESR30 mm/h。诊断:急性感染性多发性神经炎。治疗:取背部11穴交替使用(身柱、至阳、脊中穴,以及3穴左右各旁开1寸处,另加腰阳关、长强穴),加火罐拔出血。每5天针刺治疗1次,共刺5次,半月后肢体功能恢复正常,活动自如,无任何症状。

[黄荣发 《小宽针刺综合疗法》 河南科学技术出版社 1989]

(十二)重症肌无力

验案举例

女,9岁,学生。去年9月因感冒发热后,出现眣眼无力、眼睑下垂,经中西药物治疗,直到今年4月才恢复正常。今年9月亦因感冒发热后,再次出现双眼睑下垂,经治疗病情消退不明显。双眼睑下垂,左重右轻,晨轻暮重,左眼结膜轻度充血,眼球轻度突出,转动不灵,常视一为二,斜视较重,伴胸闷不舒,纳食不香。查体:纵隔CT扫描提示胸腺增生,左侧有瘤化可能。免疫学检查各项指标无异常发现。新斯的明试验(+)。诊断:重症肌无力(眼肌型)。治疗:刺太阳穴、曲泽穴出血。刺血后症状明显减轻,左眼充血消退,治疗次日,眼球活动灵活,胸闷减轻,呼吸顺畅,饮食增加。再刺太阳穴、足三里穴(左)、曲泽穴(右)出血。后右眼睑裂接近正常,眼球已不突出,基本可自由转动。故刺太阳穴、阳白穴(左)、曲泽穴(左)、少海穴(右)出血。效果:患儿重症肌无力,眼肌麻痹,经刺血治疗3次后(辅助针灸10次)痊愈。

[郑佩等 《刺血医镜》 安徽科学技术出版社 1999]

(十三)内耳眩晕

1.《点刺放血治疗晕车25例》

于车中正发作恶心呕吐者16例,停车后下车发现晕车者6例,乘车前预防3例。治疗方法:取穴中冲、内关、太阳,各穴点刺出血少许。疗效:22例现症患者,刺血后立即恢复,预防者3例中,2例未晕,1例虽仍有头晕、恶心,但较前乘车时症状大为减轻。如张某,女,33岁,从幼年开始,每乘汽车即晕车,乘火车亦感不适。每次症状较为严重,恶心、频繁呕吐,下车后数小时方缓解,1～2日仍感头晕,胃部有不适感。服用茶苯海明之类药物,效果不明显。此次乘公共汽车外出,车行10余分钟后便觉头晕、恶心,又行20分钟左右,症状愈重,突然呕吐不止。立即予以点刺中冲穴(双)出血数滴,又针内关穴血络出血少许,再刺太阳穴以手挤出血少许,呕吐立止,头晕、恶心亦大为减轻,经10余分钟,症状基本消失,仅余胃部不适感,针后复乘车行

1 小时许,症状未再出现。

[田从豁主编 《针灸医学验集》]

2. 验案举例

女,34 岁,工人。不定期发作性眩晕已 8 年。患者每发作头晕目眩,恶心,呕吐,视物旋转,不能睁眼,不能直立,卧于床上亦感觉转动。经药物治疗能缓解,但经常复发,每次发病持续数日至 10 余日不等。本次发作已 2 日,采用刺血疗法:太阳穴点刺后拔火罐出血 2～3 ml,关冲穴、中冲穴点刺出血 2～3 滴。刺血后经 10 余分钟,症状大为减轻。每日 1 次,连续 3 次症状消失。其后随访 5 年,未再发作。

[田从豁主编 《针灸医学验集》]

3. 验案举例

王××,男,24 岁。发作性眩晕病史 8 年,发病时头目眩晕、视物旋转、恶心呕吐、不敢睁眼。诊断为:梅尼埃病。发病时刺血太阳出血,20 分钟症状即缓解。刺血治疗 1 次,症状控制,20 年来一直未发作。

[王秀珍等 《刺血疗法》 安徽科学技术出版社 1986]

4. 验案举例

女,40 岁。头晕眼花耳鸣已 1 个星期,看见房屋旋转,不敢睁目,不敢走动。头部胀痛、眩晕耳鸣,口干苦,心烦多梦,舌红苔黄,脉象弦数。治疗方法:用三棱针点刺百会、太阳、十宣穴放血,用梅花针弹刺脊柱两侧,火罐拔吸大椎、心俞、肝俞穴,配合服中草药。经 5 次治疗,症状消失。

[刘少林 《中国民间刺血术》 科学技术文献出版社 1984]

5. 验案举例

女,44 岁。头晕、目眩,伴有睡眠欠佳十余年,近半年加重。诊断为眩晕。用三棱针点刺穴印堂、太阳、头临泣、阳白出血少许。配合毫针针刺内关,三阴交。每日 1 次,治 13 次而愈。

[杨元德 《中医函授通讯》 1987(5)44]

6. 验案举例

女,24 岁。头晕目眩耳鸣 1 年多,伴呕恶。经太阳穴刺血,后诉头目清爽,不再眩晕。2 天后予巩固治疗,3 年未发。

[吴晋怀等 《福建中医药》 1993(1)44]

(十四)下颈髓损伤综合征

验案举例

男,16 岁。4 个月前,牵驴赶集因驴子受惊狂奔,缰绳挣脱,患者双手扑空,身子前俯扑地,用力过猛,遂出现双上肢麻木无力,左下肢发软跛行,低头时脊柱发麻。查体:颅神经(一),眼底(一),腱反射对称偏活跃(+),四肢浅感觉降低,前臂肌肉及手大鱼际肌轻度萎缩。X 线颈椎片示骨质无异常改变。诊断:下颈髓损伤综合征,颈髓$_{5～8}$不全性损伤。治疗方法:刺曲泽穴(双)、委中穴(双)出血,点刺大椎穴出血。两对穴总出血量 40 ml,大椎穴出血微量。经刺血治疗 1 次,神经系统症状逐渐减轻、消失,四肢功能全部恢复正常。

[郑佩等 《刺血医镜》 安徽科学技术出版社 1999]

(十五)外伤性截瘫

1.《七星针刺血疗法治外伤性截瘫 6 例》

男 4 例,女 2 例;年龄最大者 35 岁,最小者 18 岁。取穴:以损伤脊髓节段相对应的督脉穴位为主穴,并配以两侧的华佗夹脊穴。治疗方法:以七星针刺血疗法叩刺上述穴位或反应点处皮肤,并挤出血少许。疗效:痊愈 4 例,显效 1 例,有效 1 例。

[赵云生 《河北中医》 1982(1)57]

2. 验案举例

女,18 岁,扎伊尔人。两下肢肌肉萎缩,瘫痪达 10 年之久。8 岁时被老师打伤颈部,致使脊髓损伤所造成,出入以手摇三轮车代步。选穴以颈椎夹脊穴为主,配以八髎、伏兔、阳陵泉、足三里、三阴交等穴。经七星针打刺 1 个疗程(12 天)能站立,经 4 个疗程打刺,两下肢功能恢复,走路正常。

[赵云生 《河北中医》 1982(1)57]

(十六)脊髓蛛网膜炎

验案举例

男,40岁。四肢瘫痪、小便障碍半个月,诊断为脊髓蛛网膜炎。查体:四肢软瘫,肌张力减弱,肌力0°,腰以下感觉消失,未引出病理反射。脑脊液检查:蛋白0.53 g/L。治疗经过:针刺放血治疗,取穴腰阳关、阳交、冲阳、曲泽,刺血后第5日能自解小便,拔除保留的导尿管,四肢感觉有所恢复。2周后能坐,右手能持筷进食,下肢麻木和发凉感觉减轻,但还不能站立。又刺血取穴曲泽、委中后,下肢能站立,但不能迈步走,上肢较前有力,双手能持物。10天后刺血取穴委中、解溪、曲泽,内服清热、养血、通络中药3帖,半年之内先后共刺血治疗8次痊愈。

[王秀珍等 《刺血疗法》 安徽科学技术出版社 1986]

六、刺血治疗精神疾病

(一)精神障碍

1.《刺血治疗精神病》

安徽省合肥市第一人民医院刺血科,在王秀珍老医师的指导下,用三棱针刺血治愈了大量的精神病患者。现追访了50例精神病患者。均是门诊治疗患者,其中年龄最小者13岁,最大者63岁;病程最短3天,最长10年。治疗结果:痊愈20例,占40%,好转15例,占30%;总有效率为70%。15例无效患者,其中有10例只治疗一次即中断治疗,有5例治疗2次以上无效。有效35例患者中,精神分裂症25例,躁狂抑郁症10例。痊愈患者均停服安定镇静剂,言行神态正常,生活自理,有参加工作和劳动能力。

治疗方法:三棱针刺血取穴太阳(双)、委中(双)、曲泽(双)。另根据中医辨证取穴阳陵泉(双)、阴陵泉(双)、百会、大椎、印堂等,

出血量要适当多一些,一般以100 ml为宜。

[王秀珍等 《刺血疗法》 安徽科学技术出版社 1986]

2.《针刺五输穴治疗精神病100例临床观察》

反应性精神病15例,癔症10例,躁狂抑郁症15例,外伤性精神病5例,精神分裂症45例,未定型10例。治疗方法:取五输穴之井穴点刺挤血外出,其他穴平补平泻,留针1小时,21天为一疗程。疗效:100例中,症状明显改善,睡眠时间增加者42例,症状有所改善,睡眠比前好转者33例,无变化18例,病情恶化7例。

[李清福等 《新中医》 1985(7)27]

3.《割拔疗法治疗精神病——附162例临床观察》

男71例,女91例;精神分裂症103例,躁狂抑郁症31例,心因性反应症24例,癫痫性精神障碍4例。治疗方法:将胸$_2$～胸$_{10}$椎间8个点依次分为4组,每次取1组横割长1.5 mm,深2～3 mm切口,手法要快,先左后右,先上后下,然后于该处拔罐2次,第一次拔罐出血以10～30 ml为宜,第二次少量出血或不出血均可。去罐后将云南白药撒在刀口和被拔部位上,敷料固定即可,每隔2周1次。疗效:痊愈127例,显著好转24例,好转5例,无效6例;总有效率达96%。

[张晨钟等 《河南中医》 1984(6)46]

4. 验案举例

女,48岁,农民。半年前患者因情志不遂,开始失眠,精神抑郁,表情淡漠,渐渐不能自控,经多方治疗,病情有增无减,症见表情呆滞、喃喃独语、言语无序、哭笑无常、不知秽洁、昼夜不寐、到处乱跑、不思饮食。检查神志不清,仪容不整,接触不合作,对答不切题,注意力涣散,脉象弦滑,舌苔薄腻,诊为癫狂。治宜理气解郁,化痰开窍。泻太阳之血(出血约60 ml),并点刺肺俞穴(出血约5 ml)。3日后复诊,家属言经治疗后,当晚即安睡约6小时,精神好转,已不乱跑。其先后分别刺血取

穴委中、腰俞、大椎、曲泽、足三里等,刺络出血治疗 5 次,历时 40 余日病愈。

[崔景胜 《陕西中医》 1984(9)35]

5. 验案举例

男,26 岁,诊为青春型精神分裂症。取穴神道、心俞、大椎用三棱针点刺出血,约 10 分钟安静入睡,每天针 1 次,药物配合治疗,十余天痊愈。

[陈以敖、方金榜 《福建中医药》 1989(1)10]

6. 验案举例

女,42 岁。哭笑无常,爱发脾气,精神抑郁,心烦善怒,胁痛腹胀,睡眠不好已 4 年余。口苦,大便干,小便黄,舌红,脉弦数。先用三棱针点刺太冲、百会穴,两指挤按出血。再用梅花针弹刺肝俞、期门、大椎穴,加火罐拔吸 10 分钟出血,另服中草药。经 3 次刺血治疗,1 个月后病愈。

[刘少林 《中国民间刺血术》 科学技术文献出版社 1984]

7. 验案举例

袁××,男,17 岁,患者因惊恐发病,此后日夜不眠,到处乱跑,嚷叫,啼哭,有时傻笑或唱歌,到处求医,曾住精神病院 3 次,症状依旧。用刺血疗法治疗,在头两侧与手肘弯处各刺 1 针(相当于太阳、曲泽),约流出紫黑血 100 ml,当晚即入眠,半夜 12 点多出一身大汗,衣裤全湿透了但仍熟睡,至清晨 7 点多醒后一如常人。仅自觉背部有紧张感。半个月后再刺 1 次,取穴委中(双)(出血 30 ml)以巩固疗效。仅刺血 2 次精神病得以根治,追访已十多年未发病。

[王秀珍治疗、吉安地区人民医院中医科蒋文诚等整理 《江西中医药》 1984(2)37]

8. 验案举例

男,30 岁,经精神病医院诊为"精神分裂症",表情淡漠,舌淡苔腻,脉滑,并伴有阳痿。停药后予太阳穴刺血并拔罐,起罐后自诉头清爽。当天精神良好,夜能安眠。如法治疗 5 次,诸症皆愈。

[吴晋怀 钟深鑫 《福建中医药》 1993(1)44]

9. 验案举例

女,33 岁,工人。患者 3 个月前因思想不愉快开始失眠,症状逐渐加重。近 2 个月来昼夜不眠,乱唱乱跑,不知饥饱,裸体外走,有被害妄想,说自己被人打。入院治疗 2 个月,症状未能控制。查体:血压 106/68 mmHg,心肺正常,意识混乱,仪容不整,检查不合作,对答不切题,注意力涣散,定向力尚存。治疗方法:刺血取穴太阳,针刺出血后,精神稍见安静。3 日后复诊,取穴委中、曲泽,刺血后精神症状明显缓解,睡眠转好,不再乱跑乱唱,生活已能自理,知道洗头、洗衣。7 天后又刺血取穴太阳、丰隆,精神症状消失。先后刺血治疗 3 次,随访观察 7 年,未再发病,正常上班工作。刺血治疗期间,停用一切药物。

[王秀珍等 《刺血疗法》 安徽科学技术出版社 1986]

10. 验案举例

女,42 岁,工人。患者半年前因与邻居吵架,以后即发现失眠、神情呆滞。入院治疗 1 个多月,症状未能控制。查体:面色晦暗,情感淡漠,沉默不语,检查尚合作,问话少答,否认有病,定向力和记忆力尚可。治疗方法:取穴太阳针刺血,后患者出一身汗,精神好转,睡眠仍差。复诊刺血取穴曲泽、委中,睡眠好转,每夜能睡 4～5 小时,情绪较前活跃。后又刺血取穴腰阳关、太阳、阳交。共刺血治疗 4 次。睡眠基本正常,对答切题,精神症状消失,上班工作。

[王秀珍等 《刺血疗法》 安徽科学技术出版社 1986]

11. 验案举例

女,36 岁,农民。患者因超龄招工未成,突然发生晕厥,左腿抖动,继则全身抽动,向外乱跑,不问亲疏,漫骂不休。有时哈欠频频,说神道鬼,夜晚不能入睡,喉中有痰,伴有视觉障碍。多方治疗未效。查体:血压 106/74 mmHg,心肺正常。神志清楚,仪表欠整,情感失常,不愿主动就医。治疗方法:刺血取穴太阳、曲泽、委中、丰隆,内服安神化痰中药3帖。1周后复诊,刺血治疗后,症状改善很快,能自述发病经过,精神亦较前愉快,又刺血取穴委中,巩固疗效。随访6年,未再复发。

[王秀珍等 《刺血疗法》 安徽科学技术出版社 1986]

12. 验案举例

男,16岁,学生。患者今年暑假参加中专考试,未能录取。先是闷闷不乐,继则精神狂乱,夜不能眠,撕衣摔物打人,跟着运行的汽车后狂奔,甚则爬入货车内躲藏。不主动进食,大便3～4天一解,给予抗精神病药物治疗1月余,症状未减轻。气力逾常,不愿主动就医。查体:神志清,仪表不整,情感高涨,思维分裂,否认有病,无内省力,接触不合作,唇红。诊断:精神分裂症(躁狂型)。治疗:刺血取穴太阳、曲泽出血,患者抗拒治疗,由4人强按患者四肢,强制性针刺出血。两对穴出血量约60ml。8天后二诊时患者精神较前安静,已不狂奔乱跳,夜间能睡,头脑清醒,主动进食,大便两日一解。治疗:三棱针刺血取穴委中、太阳出血,主动就医治疗合作。三诊:患者经2次刺血治疗后现精神平和,思维正常,能与家人下棋,有时仍出现烦躁现象。治疗:刺血取穴太阳、丰隆出血。效果:患者第3次刺血后,精神症状全部消除。后进工厂上班,一切正常。

[郑佩等 《刺血医镜》 安徽科学技术出版社 1999]

13. 验案举例

女,21岁,农民。今年元旦后邻家失火,患者受惊,遂出现夜不能眠,精神失常,焦虑惊恐。下肢酸胀,手心灼热。用氯丙嗪、氯普噻吨等药物治疗,精神症状未能缓解。查体:神志清,表情淡漠,问话少答,有幻视,思维不连贯。舌质红,脉细数。治疗方法:①刺太阳穴、曲泽穴出血。两对穴总出血量约40ml。②生大黄10g,用法:沸水泡后待温饮用。二诊:刺血后当天下午就睡了一觉,精神症状稍

减,头痛缓解,手心已不热,但夜间睡眠差,纳食少,下肢沉重。治疗方法:刺血取穴腰俞、委中、太阳出血。三诊:经2次刺血治疗,精神症状大减,表情正常,睡眠显著好转,纳食增加。治疗方法:刺太阳、曲泽(左)出血。四诊:患者精神症状全部消失。为巩固疗效又刺血取穴太阳穴、丰隆出血。经4次刺血治疗恢复健康。

[郑佩等 《刺血医镜》 安徽科学技术出版社 1999]

14. 验案举例

王××,女,19岁。患者因同卧室的同事自杀,精神受到刺激,突然发生哭笑无常,自言自语,语无伦次,时常惊悸,不能入睡。一连八九天,天天如此。精神萎靡不振,忽哭忽笑,表情呆滞,所答非所问,语言无逻辑。治疗方法:第一步,小宽针先针刺督脉穴,首选第一组督脉5穴(身柱、至阳、脊中、腰阳关、长强穴),拔火罐只拔上下两个穴位,中间穴位不拔罐。第二步,患者端坐位,针刺取穴太阳、前顶、百会。1次即好转,可以入睡,经3次针刺,痊愈。

[黄荣发 《小宽针针刺综合疗法》 河南科学技术出版社 1989]

(二)癔症

1. 验案举例

女,43岁。失眠、头痛、阵发性呃逆,全身抖动,用手捶头。病前在荒野拾粪,突遇恶狗狂叫追赶,受惊后出现以上症状,伴时哭时笑,时而哼小调,时而呼号,夜间不能入睡。每于生气后就发病倒地、打滚,四肢震颤,呃逆频频,有时一日发作4～5次,发作后全身酸痛无力,给予电针、中药、溴化钙、氯丙嗪等治疗,仍经常发病。查体:神志清,仪表欠整,表情焦虑,未见明显幻觉妄想,腱反射、肌张力正常,血压110/80mmHg,心肺(-),舌苔薄,脉细数。治疗方法:刺太阳穴、曲泽穴出血(两对穴总出血量15ml)。10天后二诊:刺血后患者夜间睡眠很好,头痛已消除,呃

逆、肢体抖动、哭笑等症状很少出现。近3日已停止发病。治疗方法：刺太阳穴出血。刺血治疗2次，癔症症状未再出现。

［郑佩等 《刺血医镜》 安徽科学技术出版社 1999］

2. 验案举例

女，32岁。患者平素性格内向，长期精神抑郁，加上与邻居吵架，大怒后出现失眠，精神失调，哭笑无常。每日数次气从少腹上冲咽喉，病情越来越重。查体：血压110/70 mmHg。心肺（－），精神紧张，思维无分裂，舌质淡紫，脉弦细。治疗方法：刺血取穴太阳、曲泽出血（两对穴总出血量20 ml）。二诊：患者刺血治疗后睡眠改善，眼神灵活，纳食增加，血行气顺，气不上冲。刺血取穴太阳、丰隆出血。效果：患者经两次刺血治疗，精神症状及躯体症状全部消除。

［郑佩等 《刺血医镜》 安徽科学技术出版社 1999］

（三）失眠

1.《耳尖放血为主治疗失眠57例》

男21例，女36例；年龄最大者55岁，最小者18岁；病程最长21年，最短1周；均有不同程度的头晕、头痛，易疲劳等伴随症状。治疗方法：将患者一侧耳郭搓红，消毒耳尖，用三棱针耳尖点刺，挤出4～5滴血后用消毒干棉球擦净。每周2次，左右耳轮交换。伴阴虚火旺者加耳穴神门压籽；伴心慌心跳者加耳穴神门、心、十二指肠压籽；伴肝气不舒者加耳穴胆、肝、皮质下压籽；伴脾胃失调者加耳穴脾、胃、十二指肠压籽。结果：痊愈39例，好转12例；总有效率为89.4%。

［曾卫峰 《中国针灸》 1989(3)07］

2.《梅花针叩刺治疗不寐76例》

男30例，女46例；年龄18～52岁。病程最短17天，最长20年。治疗方法：双肩胛部和膀胱经在背部的第一侧线，重点叩击第一侧线上的敏感点，结节和条索状物，即阳性反应点或阳性反应物。根据患者体质采用轻、中、重3种不同叩击手法，阳性反应点和阳性反应物亦用重手法叩击。沿肩胛冈由外向内叩击至膀胱经的第一侧线，再沿膀胱经的第一侧线由上向下叩击，每一叩击之间的距离为1～2 cm，反复叩击5分钟，以皮肤潮红为度。对于实证亦可叩至皮肤微出血。每天1次，10次为1疗程。结果：痊愈54例，有效22例。

［秦爱国 《中国针灸》 1996(12)46］

3. 验案举例

邢某，48岁。患神经衰弱已20年左右，长期以来彻夜不眠，偶尔能睡3～4个小时，白天头昏脑涨。20年来患者安眠药不离身，记忆力减退，严重影响工作和学习。治疗方法：耳针，取穴心、肾、皮质下、神门、耳尖放血。患者经过第1次针刺后就产生了睡意，治疗第2次时，当晚睡了4～5个小时，针刺了2个疗程后，每晚能入睡6～7个小时，白天工作能胜任，头昏脑涨等症状都已消失。

［南京部队编写组 《耳针》］

4. 验案举例

男，26岁。因工作不顺心及家庭不睦，情志不遂，出现夜间失眠，头昏脑涨，耳内鸣响，咽部异物感，吐之不出，吞之不下。用中药治疗1月余，症状未能缓解。查体：精神抑郁，萎靡不振，咽部不充血，舌苔薄黄，舌质淡紫，脉弦细。治疗方法：刺血取穴太阳刺出血。10天后二诊：头昏耳鸣显著减轻，睡眠有很大好转，自感头脑清醒，眼睛明亮，仅有咽部梗阻似蚁行。予：刺廉泉穴、足三里穴出血。效果：患者第2次刺血后诸症消失。

［郑佩等 《刺血医镜》 安徽科学技术出版社 1999］

5. 验案举例

男，36岁。睡眠不好已数月，胃脘部胀气不舒服，干呕，大便不畅。脉弦滑，舌苔白腻。治疗方法：在神门、行间穴用三棱针点刺出血，梅花针在头部循经弹刺。火罐拔吸足三里、大椎、中脘、肾俞穴各10分钟。另外，早服保和丸，晚服香砂养胃丸，半月后痊愈。

［刘少林 《中国民间刺血术》 科学技术文献出版社 1984］

(四)嗜睡症

1. 验案举例

女,25 岁,农民。患者 12 岁发病,先是头昏,纳差,全身乏力,继则终日困倦嗜睡,常常卧床昏睡数日不起,呼之能睁眼,但不言语。双眼视物模糊,有时恶心,手足欠温,寡言少语。曾先后就诊检查无特殊发现,给服咖啡因、谷氨酸等药物长期治疗,效果不显,仍终日困倦嗜睡,长期不能上学读书,不能劳动、工作及婚嫁。查体:表情淡漠,心肺(－),血压 110/70 mmHg,颅脑神经(－),四肢肌力、肌张力、腱反射等无特殊改变,舌质淡紫,舌苔薄,脉迟缓。脑电图:无改变。治疗方法:刺血取穴太阳、委中(均双侧)。两对穴总出血量 30 ml。刺血后第二天患者精神较前振作,白天已无睡意,自述身上困重感消除,下肢轻松舒展,急于返乡,要求再刺血 1 次。予刺曲泽穴出血。经以上刺血治疗患者精神振作,嗜睡病得以根治,疗效迅速。3 个月后患者特来医院面谢医生,可正常劳动,并结婚成家。

［郑佩等 《刺血医镜》 安徽科学技术出版社 1999］

2. 验案举例

一男性患者,近两年白日嗜睡,伴随阳痿。先在四神聪穴三棱针点刺出血,每穴出血如黄豆大。继取穴神门、太溪、大椎、陶道、神堂等,毫针用补法。每隔 3 日在四神聪放血 1 次,同时针刺大赫穴,使得气后针感直达生殖器,治疗 5 次痊愈。

［彭立人 《辽宁中医杂志》 1993(4)38］

七、刺血治疗脑部疾病

(一)脑炎后遗症

1.《刺血治疗脑炎后遗症 30 例报告》

男 20 例,女 10 例;2～5 岁 12 人,6～10 岁 14 人,10 岁以上 4 人,最小 2 岁,最大 23 岁;病程最短 1 个月,最长 16 年,1 年以内 15 例,1～5 年 12 例,6～10 年 2 例,10 年以上 1 例;其中"乙脑"22 例,"流脑"2 例,"结脑"2 例,"病脑"3 例,"化脑"1 例。治疗方法:①取穴:一组取穴太阳、印堂。适用于盲、哑、聋、傻、精神狂乱、不会吞咽、头后仰、低热、夜寐不安、抽筋、癫痫发作等症状。一组取穴曲泽、中渚、委中、阳交、解溪、临泣、腰阳关。适用于四肢瘫痪、手足功能障碍、二便失禁等症。每次只用 2～4 个穴位,偏瘫只取患肢一侧穴位。②操作:选取穴位及穴位周围显露的静脉血管,局部常规消毒后,用消毒的三棱针针刺放血,出血量在 20～50 ml,血止拔罐,约 2 分钟。然后用 2% 碘酒棉球消毒针孔。

根据病情 10 天或半个月复诊治疗 1 次,体质瘦弱者也可 1 个月复诊治疗 1 次。治疗次数在 3～8 次。治疗效果:痊愈 9 例,显效 4 例,好转 16 例,无效 1 例。从临床实践看,病程短、见效快。

［王秀珍等 《刺血疗法》 安徽科学技术出版社 1986］

2.《针刺治疗流行性乙型脑炎及其后遗症》

在循经取穴为主的基础上,治疗 420 例,获得较好效果。其中,对高热、昏迷、抽搐三大主要症状,分别配合十二井穴或十宣、曲泽、委中等穴刺血,有降热、醒脑作用。此外,对后遗症中失语者,先用三棱针点刺金津、玉液穴出血,再用平补平泻针刺其余穴位,可收良效。

［杨逢伦等 《中医杂志》 1959(5)17］

(二)脑血管病

1.《头针粗针刺血结合治疗脑血管病后遗症 80 例》

男 50 例,女 30 例;年龄 38～79 岁;病程短者 3 个月,长者 3 年以上。治疗方法:结合组取百会透曲鬓穴,用 3 根 26 号 2.5 寸长针,分三段刺入,两侧交替使用。留针 30～

40分钟，每日1次。粗针采用直径0.5～2mm长3～8寸不等的不锈钢针取肩髃透臂臑、曲池透小海、合谷透后溪、大肠俞透夹脊、伏兔透髀关、膝阳关透曲泉、阴陵泉透阳陵泉、足三里透下巨虚、三阴交透悬钟。透穴每次选用3～4组，留针30分钟，10分钟捻针1次。刺血取穴太阳（双）、曲泽（患）、委中（患）。手足功能障碍或麻木者加十宣穴、气端穴或十二井穴。刺络选找穴位附近的浅表静脉，用三棱针呈45°角刺入。出血量一般在5～10ml。病重体质好出血量可达20～40ml。每周1～2次，最多3次。结果：痊愈40例，显效22例，有效10例，无效8例。

[马拥宪 《针灸学报》 1990(3)13]

2.《点刺井穴治疗偏瘫70例》

男42例，女28例；年龄31～76岁；病程短者20天，长者10年；瘫侧肌力均在4级以下。治疗方法：取瘫侧手足井穴，从手太阴肺经井穴少商开始，按照十二经脉循环传注顺序，以毫针依次点刺，不拘于出血否。每次各穴点刺一遍，每穴点刺1次，10次为一疗程，每个疗程间隔5～7天。结果：痊愈13例，显效36例，好转19例；总有效率97％。

[康汇 《陕西中医》 1991(10)468]

3.《体针加放血治疗脑血管病后遗症280例疗效观察》

男172例，女108例。年龄24～85岁；病程最短10天，最长10年。①体针治疗：一组选人迎、肩髃、曲池、外关、合谷、髀关、足三里、解溪、阳陵泉为主穴。另一组选风池、手三里、支沟、中渚、环跳、悬钟、秩边、殷门、昆仑为主穴。面瘫加地仓透颊车、太阳、下关穴，语言障碍取上廉泉透金津、玉液、通里穴。主穴两组轮换使用，配穴酌选。先针人迎或风池穴，针人迎避开颈总动脉和静脉直刺0.8～1.5寸，针风池向喉结方向进针深1.5～2寸，均行平补平泻法1～2分钟，不留针。次针患侧上下肢主穴和配穴，根据病症虚实施补泻手法。留针30分钟，每10分钟行针一次，1次/日，10次一疗程，疗程间休

息5天。②放血治疗：上肢取穴曲泽、尺泽、曲池，下肢取穴委中、委阳、阳交、足三里为主穴。手指活动障碍加阳池、阳溪、中渚穴，足内翻加照海穴，足外翻加申脉穴。每次患侧上肢1个主穴和下肢2个主穴，配穴酌选。消毒后，用三棱针刺破穴位处较显见的静脉血管，待血流自止时，加拔火罐5～8分钟。每一主穴出血量为30～40ml，每一配穴出血量为3～5ml。两周1次。结果：痊愈134例，显效112例，好转29例，有效率为98.22％。

[高和园等 《中国针灸》 1992(5)7]

4.《头针加刺络放血治疗中风后遗症84例临床观察》

病况：有脑血栓形成、脑溢血、蛛网膜下腔出血、脑栓塞等脑血管病。患者或有左侧偏瘫，或有右侧偏瘫，以及伴语言不利、面瘫等。治疗方法：头针加刺络放血法。头针疗法：采用《头皮针穴名国际标准化方案》。刺络放血法：上肢取穴曲泽、尺泽、曲池、外关，下肢取穴委中、阳陵泉、委阳、八风为主穴。手指活动障碍者加阳池、八邪、中渚穴，语言不利者加金津、玉液穴。每次取上下肢各1～2个主穴，配穴酌选。常规消毒后，用三棱针点刺穴位处较明显的静脉，出血后拔小型火罐，出血5～10ml，伴语言不利者，点刺金津、玉液穴。每5天1次，10次为一疗程。结果：痊愈14例，显效42例，好转26例；总有效率为97.62％。

[潘小红等 《针灸临床杂志》 1995(10)16]

5.《针刺配合中药治疗急性脑出血昏迷34例临床观察》

男21例，女13例；年龄30～48岁7例，50～68岁27例。治疗方法：毫针轻刺人中、承浆、风府、风池穴；十宣或十二井穴速刺放血；同时配合醒神开窍中药治疗。疗效：20例有效，14例死亡。

[王文锦 《中医杂志》 1959(10)51]

6.《针刺放血少冲、合谷穴治疗急性中风20例》

治疗方法：先以三棱针点刺少冲出血3～

5滴,再以毫针直刺合谷1寸左右,强刺激捻转,留针10分钟,出针时放血3～5滴。每日2次,疗效:有效17例,无效3例。

[赵宝文 《中医函授通讯》 1985(5)483]

7.《透针刺血治疗中风后遗症》

共85例,其中半身不遂60例,口眼歪斜10例,舌强语蹇15例。病程最长5年,最短7天。治疗方法:以毫针刺肩髃透臂臑等,用三棱针刺血取穴曲池、委中、腰俞、环跳、阳交、太冲、太阳、四白、阳白、金津、玉液,出血后拔罐,7天为1疗程。疗效:总有效率96.4%。

[陈国华等 《上海针灸杂志》 1986(4)42]

8. 验案举例

男,59岁,牧民。宴请宾朋喝酒后,突然剧烈头痛、眩晕,被人扶到床上,继而呕吐,意识不清,急送医院。查体:面色潮红,呼吸深重、鼻鼾如雷、颞动脉搏动剧烈,血压200/130 mmHg,角膜反射减弱,瞳孔对光反射减弱,心率快,心律不齐,患侧口角下垂,鼻唇沟变浅。右上肢肱二、三头肌反射消失,右下肢腱反射消失,肌张力减弱,针刺皮肤无反应,病理反射阳性,大小便失禁。腰穿脑脊液压力增高,脑脊液化验呈血性。诊断:脑出血。治疗方法:取颞静脉、耳背静脉、百会穴及腘静脉放血约200 ml。半小时后,患者心律已整齐,血压180/100 mmHg,呼吸变浅,鼻鼾声转轻,6小时后又如前法放血1次。经过12次针刺,患者完全清醒,右上肢肌力5级,行走自如,四肢腱反射及腹壁反射正常,中枢性面瘫消失。仍可见轻微病理反射,为巩固疗效又针4次出院,2个月后已参加工作。

[李尔峰 《粗针疗法》 1980(110)]

9. 验案举例

女,51岁。2个多月前缝制衣服时感左手麻木,不能持物,服中药一剂吐出,自感头痛头晕,第二天晨起时发现左半身瘫痪。住院23天,经治疗后稍有好转,但感左侧肢体疼痛,上肢不能活动,下肢可以稍微活动。血压200/120 mmHg,左侧鼻唇沟平坦,口角略

向右侧歪斜。左上肢肌张力增强,腱反射亢进,肌力Ⅰ度,手指屈曲,不能伸直。左下肢肌肉僵硬,膝腱反射亢进,肌力Ⅱ度,行动困难。治疗方法:上肢取穴肩井、天宗、抬肩,下肢取穴环跳、委中、承山、足三里,并配太阳、大杼等穴。用小宽针刺后拔火罐,共针刺治疗18次。左上、下肢肌力恢复正常,可从事家务劳动。

[黄荣发 《小宽针针刺综合疗法》 河南科学技术出版社 1989]

10. 验案举例

女,66岁。高血压病史6年,终日头昏、头痛,两腿沉重,两眼视物模糊。查体:血压240/150 mmHg。治疗方法:取穴太阳、阳交,出血后拔罐,出血量为100 ml。刺血治疗后,立刻感到头部轻松,走路轻快,测血压下降到176/88 mmHg,降压效果显著。

[王秀珍等 《刺血疗法》 安徽科学技术出版社 1986]

11. 验案举例

男,51岁。患者既往有"高血压病""冠心病"史。今年3月份给学生上课时,突然感到右侧肢体麻木、失灵,诊断为"脑血栓形成"。右侧肢体活动受限,讲话时舌根僵硬,右手拇指内收,持物无力、精细动作差,测血压120/90 mmHg。治疗方法:取穴太阳(双)、曲泽、委中、中渚(均患侧),针刺出血后,逐渐感到下肢轻快,行走有力,右手可持重物。后又刺血治疗1次,肢体功能恢复正常,言语清楚,重返课堂授课。

[王秀珍等 《刺血疗法》 安徽科学技术出版社 1986]

12. 验案举例

男,61岁,农民。病前患者在田间赶鸡,忽然头晕,右侧上下肢不能活动而跌倒,言语不清,口角歪斜,嘴流涎,诊断为脑血栓形成。住院经药物治疗2周,功能未恢复。查体:神志清,消瘦,嘴向左斜,鼻唇沟变浅,左手肌力0级,左下肢肌力1级。血压160/90 mmHg,舌苔白腻,脉沉弦。刺血治疗取穴太阳、曲

泽、委中、阳交、委阳、外劳宫穴，用三棱针每次选2～3穴刺血，间隔半月刺1次。经刺血治疗3次，右侧肢体功能完全恢复。

[郑佩等 《刺血医镜》 安徽科学技术出版社 1999]

13. 验案举例

女，62岁，头晕伴有半身麻木，语言不利一天。血压142/90mmHg。诊为中风。速刺中冲、少冲、金津、玉液、太阳、印堂、阳白均出血少许，隔日1次。共治12次痊愈。

[杨之德 《中医函授通讯》 1987(5)44]

14. 验案举例

女，49岁。1周前突然口眼歪斜，说话不清楚，右半身无力。口眼向右侧歪斜，面部皮肤麻木，语言失利，口角流涎，半身不遂，舌苔薄白，脉象浮数而弦。诊断：中风(中经络)。治疗方法：三棱针点刺百会、上星、地仓、太阳、少商等穴位。再用梅花针弹刺印堂→百会→大椎穴10次，再从印堂→太阳→风池→肩井穴弹刺10次。火罐拔吸大椎、命门、肩髎、手心、脚心分别10分钟，另配合服用中药数剂，加强功能锻炼，经9次施术治疗，症状消失，获得治愈。

[刘少林 《中国民间刺血术》 科学技术文献出版社 1984]

(三)蛛网膜下腔出血

验案举例

男，41岁。挑米途中突然昏迷不醒，送往医院中呕吐4～5次，急诊入院。诊断为蛛网膜下腔出血伴小血栓形成，经抢救脱离危险，2周后转来刺血科治疗。查体：BP 130/78mmHg，神志半清醒，意识模糊。右眼睑下垂，眼珠固定，瞳孔散大，对光反射迟钝，左眼肿胀。语言不清，右侧肢体轻瘫，肌张力减低，锥体束征阳性。治疗取穴太阳、委中针刺出血。1周后复诊神志已清楚，答问切题。眼视力有恢复，能辨色，可独自行走几十步远，但步态不稳。又三棱针刺血取穴太阳、腰阳关出血。三诊时神志清楚，右眼视力恢复，

眼睑稍下垂，继续刺血取穴曲泽、委中、太阳。刺血5次后右侧肢体功能恢复正常。

[王秀珍等 《刺血疗法》 安徽科学技术出版社 1986]

(四)中毒性脑病后遗症

1. 验案举例

女，7岁。因高热、抽搐住院治疗。入院时体温39℃以上，抽搐达10余小时，诊断为中毒性脑病，第8天神志清醒，住院20天。出院时不能讲话，精神呆滞，夜间烦躁，睡眠差。治疗：刺血双侧太阳穴后，当夜睡眠安稳，第4天开始说话，2周后言语流畅，表情活泼。

[王秀珍等 《刺血疗法》 安徽科学技术出版社 1986]

2. 验案举例

陶×，男，4岁。患儿误服过量乙胺嘧啶后中毒昏迷，抽搐9小时，急诊住院，当时神志不清，牙关紧闭，全身频发剧烈抽动。抢救脱险，住院10天，出院时不能讲话，听力差，不自主动作多，皱眉傻笑，四肢瘫痪等。治疗方法：取穴太阳、委中、曲泽、中渚、解溪针刺出血。每隔15～20天刺血1次，根据存在症状选用2～3穴。刺血2次后，不自主动作消失，下肢能走动，手能拿物，刺血4次后即能说话。共刺血7次，诸症消失痊愈，7年后随访患儿智力、四肢功能均正常。

[王秀珍等 《刺血疗法》 安徽科学技术出版社 1986]

(五)癫痫

1.《挑治癫痫37例》

治疗方法：以三棱针挑刺风府至长强的每一脊椎棘突间，每穴出血2～3滴，治疗26例。刺百会、风府、大椎、筋缩等穴出血，治疗11例。疗效：显效14例，好转14例，无效9例。挑刺治疗过程中不必服药。

[陈笑山等 《浙江中医药》 1983(2)69]

2.《点刺拔罐会阴及长强穴治疗癫痫23例》

男13例，女10例；年龄最大者42岁，最

小者 2 岁;病程最长 18 年,最短 3 个月。发作形式:大发作 10 例,小发作 8 例,混合型 5 例。治疗方法:暴露会阴、长强穴,消毒后先由大椎至长强,大杼至白环俞推按 3 遍,再取三棱针或 7 号注射针头对准两穴迅速刺入 0.3 cm,出针后拔罐,出适量血液,每周 2 次。疗效:显效 9 例,好转 12 例,无效 2 例。

[蒋立基等 《安徽中医学院学报》 1988(3)39]

3. 验案举例

陈×,女,6 岁。患者于 3 年前冬季发热半月余,某日下午 2～3 时,于睡眠中突然从床上爬起,手足抽搐,两腿发直,胡言乱语,继而两眼上翻,牙关紧闭,经针灸好转,昏睡 5～6 小时后如正常儿童。以后隔半月左右接连复发 2～3 次,症状持续时间与第一次大致相同。每次发病均在早 5 点或晚 9 点,持续约 15 分钟。治疗方法:先针刺头颈部太阳、百会、颈灵穴,再针刺背部十一穴(身柱、至阳、脊中、腰阳关、长强,以及身柱、至阳、脊中各左右旁开 1 寸处),针刺后加拔火罐,共针刺 5 次后再未复发。

[黄荣发 《小宽针针刺综合疗法》 河南科学技术出版社 1989]

4. 验案举例

李×,男,5 岁。患儿 2 岁时不慎从床上摔到地面,头部着地。此后不久出现阵发性神志不清,双目上翻,牙关紧闭,口吐白沫,手足抽动,1～2 分钟后恢复,但精神不振,每年发病 8～9 次。服用抗癫痫药物治疗,病情未能控制。查体:神志清,营养发育中等,智力略低。脑电图示:痫性放电活动。治疗:刺太阳穴、曲泽穴出血。二诊:发作次数大为减少,刺血后的半年中,只发病 1 次,神态活泼,纳食增加。治疗:刺太阳穴出血。效果:患儿经 2 次刺血治疗,癫痫发作停止,未再复发。

[郑佩等 《刺血医镜》 安徽科学技术出版社 1999]

5. 验案举例

陈×,女,15 岁。患儿 7 岁时爬到数米高的施工脚手架上玩耍,不慎从架上摔落地面,后脑勺着地。半月后出现面部抽动,不语,四肢轻微抖动,意识丧失,1～2 分钟后意识恢复,但觉身体疲软无力,有时 1 月发作 2～3 次,有时 2～3 个月发作 1 次,读书记忆力差,注意力不集中。服过抗癫痫药治疗,仍不定期发病。查体:脑电图提示轻度异常,有痫性放电。第一次治疗:刺太阳穴、曲泽穴出血。第二次治疗:刺太阳穴(右)、阴陵泉穴出血。三诊时自述刺血后记忆力和注意力均比前有进步,未出现癫痫发作,又刺印堂穴出血。2 年后随访,癫痫未再复发。

[郑佩等 《刺血医镜》 安徽科学技术出版社 1999]

6. 验案举例

男,15 岁。3 年前因受惊吓患病,发病时口吐白沫,两眼上翻,手足抽搐。经医院治疗均无效,时常发作,每次可持续 1～2 小时。3 个月前,突然狂躁不安,力大过人,弃衣奔走,上房逾墙,哭笑无常。有时高声歌唱,彻夜不眠,夜晚一人在村里游逛。不发病时如常人,用药物治疗无好转。治疗方法:先针刺督脉身柱、至阳、脊中、腰阳关、长强 5 穴。然后针刺太阳、前顶、百会穴。拔火罐只拔上下两个穴位,中间穴位不拔罐。经针刺 1 次后,神志清醒。二诊时精神好转,自述心悸失眠,再按上方治疗。共针刺治疗 3 次,症状全部消失,未再复发。

[黄荣发 《小宽针针刺综合疗法》 河南科学技术出版社 1989]

(六)脑外伤后遗症

1. 验案举例

男,26 岁,工人。在井下采煤,机器发生故障,头部被 25 千克重之风锤击中,当即昏迷,急救脱险。苏醒后呕吐频繁,4 个月来累经治疗,仍不能控制。日吐 10 余次,进食服药随即吐出。头痛而重,头晕脑鸣,夜睡多梦,心烦不安,枕部麻木。治疗方法:刺血太阳,中药内服:当归 60 g,党参 60 g,水煎代茶饮,少量多次服。二诊时呕吐次数减少,睡眠好转,思想较愉快,刺血印堂。三诊时呕吐基本停止,仅时有恶心,又刺血太阳穴。1个月中共刺血5次再无呕吐,各种症状均消除,病愈。

[王秀珍等 《刺血疗法》 安徽科学技术出版社 1986]

2. 验案举例

杨××,男,37岁,患者于1年前进行体育锻炼时低头跑步,不慎头顶撞到树干上,当即出现剧烈头痛,随后发晕。从此夜间睡眠不安,记忆力下降,看书学习注意力不集中,口干多饮,阴雨天头顶发晕、沉重,经中西药物治疗未见效。查体:神疲,舌苔薄黄,脉弦稍细,脑血流图轻度异常。治疗方法:三棱针刺印堂穴与上星穴之间出血。出血量较多,尚未拔罐,患者就说头顶轻松很多。二诊时治疗:刺穴太阳(左)、委中出血。效果:患者经刺血治疗2次,头部外伤所出现的头晕头重等症状均消失。

[郑佩等 《刺血医镜》 安徽科学技术出版社 1999]

3. 验案举例

郑××,男,25岁。患者于2年前因车祸后头部着地昏迷,经医院抢救苏醒后,不久出现头痛,以两颞侧及头顶疼痛为重,呈闷痛、发胀、发麻。记忆力逐渐减退,不能阅读,且烦躁不安,易发脾气,服止痛片及活血化瘀药物后,上述症状仍然存在。查体:精神萎靡、消瘦,神经系统无阳性体征。三棱针刺双侧太阳穴周围暴胀的血管。二诊治疗:刺穴太阳、委中(左)出血。三诊治疗:刺穴太阳(双)出血。效果:患者头部外伤引发的头痛、头麻、头胀等后遗症,经刺血治疗3次已全部消除,恢复正常生活。

[郑佩等 《刺血医镜》 安徽科学技术出版社 1999]

(七)脑供血不足

1.《七星针打刺大椎穴治疗椎-基底动脉供血不足》

男8例,女3例;年龄42~55岁;病程4个月至7年不等。治疗方法:大椎穴局部皮肤以75%酒精棉球涂擦2次后,以七星针轻轻叩刺穴位皮肤约2分钟,使其潮红或微出血为度,隔日1次,7次为一疗程。有高血压病史者配合关元穴艾灸15分钟,每日1次。精神萎靡多眠者配合百会穴打刺至微出血,隔日1次。结果:11例患者经2~4个疗程的治疗,自觉症状均消失,供血不足状态得以改善者8例,占72.7%。

[李澎涛 《四川中医》 1987(9)50]

2.《大椎穴刺血拔罐法治疗椎-基底动脉供血不足47例》

病例明确诊断为脑供血不足,临床表现有眩晕,突发性昏厥,视野障碍,共济失调,偏瘫等。男20例,女27例;年龄18~71岁;病程15天~20余年。椎-基底动脉粥样硬化型12例,颈椎病型13例,颈部肌肉劳损及无菌性炎症型22例。治疗方法:患者俯卧低头,消毒后,用三棱针点刺大椎,以出血为度,后以大号玻璃罐闪火拔之,留罐10分钟,每周2次,8次为一疗程。结果:痊愈16例,显效12例,好转10例,无效9例;总有效率为80.8%。

[贾广波 《中国针灸》 1995(3)011]

3. 验案举例

刘某,男,50岁。患者2年前无明显诱因下出现站立时仆倒,神清,无抽搐,半小时后缓解。此后,患者每天站立或突然坐起时即感头晕欲仆,目眩,常需扶杖缓行,伴口干,项强,枕部沉重感,周身无力。脑血流图诊断为脑动脉硬化,基底动脉供血不足。血压波动在(160~190)/110 mmHg。经中西药治疗,效果均不明显。舌质淡暗,苔薄白,脉沉弦。证属眩晕(清阳不升)。以七星针打刺大椎穴出血拔罐,艾灸关元穴,隔日1次,7次为一疗程,治疗3个疗程,诸症消失,脑血流图供血不足表现消失,血压稳定于(150~160)/90 mmHg。随访2个月未复发。

[李澎涛 《四川中医》 1987(9)50]

(八)脑干病变

验案举例

女,10岁。2年前春季田间劳动,突遭暴雨,而受惊吓。于第4天感右半身麻木,两年来病情逐渐加重,右半身自头顶面部、舌头至胸腹、腿足完全无感觉,肢体活动明显受限。查体:以正中线为界,右侧身体痛、温觉消失。右侧腹壁反射消失,右侧膝腱反射消失,病理反射未引出,右上、下肢肌力Ⅰ级~Ⅱ级。治疗方法:取背部十一穴(身柱、至阳、脊中,以及上穴各左右旁开1寸处,另加腰阳关、长强穴),刺血加火罐拔出血。隔7日治疗1次,3次为一疗程。共针治10次,痛、温感觉完全恢复,双侧肢体感觉相同,活动正常。

[黄荣发 《小宽针针刺综合疗法》 河南科学技术出版社 1989]

八、刺血治疗五官科病

(一)结膜炎

1.《耳后刺血治疗急性结膜炎》

治疗方法:患者取坐或侧卧位,术者将患侧耳郭向面部翻过去。耳后皮肤消毒后,再用消毒过的三棱针刺破浅静脉(注意不可用力过猛而穿透脉管),轻轻挤压针孔,流出2~3滴血液,拭去血液即可。此法每日施行1次,两眼同时患病者刺两侧。用此法共治急性结膜炎(暴发火眼)32例,效果满意。一般针刺1~4次均可痊愈;总计痊愈者26例(43只眼)痊愈率达81%。

[王新国 《中医杂志》 1962(4)4]

2.《耳尖为主出血治疗结膜炎64例》

男49例,女15例;年龄最小者4岁,最大者62岁;共计患眼110只,双眼发病者46例,单眼发病18例,有球结膜出血者23例。治疗方法:先针睛明穴,留针15分钟,再针耳尖穴,留针15分钟,起针后挤压针孔出血数滴,最后于耳垂部"眼区"用胶布将莱菔子贴压固定。每日1次,重者可1日2次。疗效:

全部治愈。平均治愈时间为48小时,为自愈时间(2周)的1/7。

[靳志英 《上海针灸》 1987(3)26]

3.《耳部压痛点刺激放血为主防治暴发火眼疗效观察》

属卡他性结膜炎42例,流行性出血性结膜炎18例。治疗方法:取双耳部压痛点或双耳垂的"眼区"常规消毒,用弹簧刺血针或三棱针点刺各穴,深约0.2cm,挤压穴位,令每穴出血4~5滴,病重者7~8滴。外用0.25%氯霉素眼药水点眼。疗效:60例全部治愈。另设中药组30例,用清热解毒、活血祛瘀、疏风明目中药汤剂,每日1剂,外用药同上,7剂为一疗程。结果:治愈24例,无效6例(改用刺血法均治愈),痊愈率80%,经统计处理差异非常显著(p<0.01)。又对疫区60名未发病者进行点刺双耳垂之"眼区"穴放血,每日1次,连续3日,以预防之。结果:60例中无1人发病,收到了满意的预防效果。

[邓世发 《中国针灸》 1985(5)9]

4.《点刺放血防治暴发火眼》

点刺双侧耳部压痛点为主,并随症加刺太阳、攒竹等穴(均双),放血祛瘀泻热解毒,酌情外用0.25%氯霉素眼药水滴患眼,日滴3~4次,不另加其他药物治疗。此法曾对疫区未发病者,进行针刺放血预防,效果甚佳。

[《上海针灸杂志》 1994(2)296]

5.《耳背放血治疗传染性结膜炎》

治疗方法:选患者两侧耳背近耳轮处的明显血管一支,揉搓1~2分钟,使其充血,常规消毒后,用左手拇、食指将耳背拉平,中指顶于下,右手持高压消毒后的三棱针,用针尖挑破血管,流血2~3滴即可,然后擦净血迹。结果:共治疗45例,结果痊愈44例。其中一次治愈者27例,占60%;二次治愈者12例,占26.7%;三次治愈5例,占11.1%;总治愈率达97.8%。

[严勇 《上海针灸杂志》 1988(2)47]

6.《挑刺法治疗天行赤眼 53 例》

天行赤眼,亦称红眼病,即急性传染性结膜炎。男 41 例,女 12 例;单眼 11 例,双眼 42 例,病程 1～5 天;全部患眼均有红赤肿痛。治疗方法:在背部第四～六胸椎左右旁开 3 寸范围内寻找红色或暗褐色的摸之碍手、略带光泽、压之不褪色的"粟米点"。右手持三棱针,用针尖先挑破"粟米点"表皮,然后用半挑半钩的手法寻找纤维状物,挑起时弹扯拉拨一下,再把它挑断。如此反复挑扯,少者十多条,多者几十条不等,一般不出血或稍出血,用酒精棉球覆盖伤口,胶布固定。单眼挑对侧,双眼同时挑明显阳性点,3 天挑治 1 次,3 次为一疗程。结果:挑治 1 次痊愈者 39 例,2 次治愈 8 例,好转 4 例。

［李建国 《河南中医》 1988(5)15］

7.《穴位放血治疗流行性出血性结膜炎 500 例》

男女比例相差不多,年龄 1～75 岁不等。病程均为发病半小时～2 天。大部分眼睑水肿、球结膜充血,水肿,球结膜下出血,睑结膜假膜形成,黏液状分泌物量多,少数伴有上呼吸道感染。治疗方法:取耳尖穴,先用毫针尾在双侧耳尖找到敏感点,常规消毒后,再用三棱针点刺,放血 3 滴即可,每日 1 次。令患者用浓茶叶水洗眼睛,每日 2～3 次,伴全身症状者加对乙酰氨基酚 0.5 g,每日 3 次。结果:500 例患者经耳尖放血治疗后均为显效,有效率 100%。其中 90% 病例均只放血 1 次,少数 2 次。

［黄金秋 《中国针灸》 1989(4)27］

8.《点刺放血治疗急性结膜炎的临床观察》

共治 1500 例,男 940 例,女 560 例;年龄 10～95 岁;病程 2～5 天。治疗取穴:一组是太阳、少泽、上星、风池;一组是攒竹、中冲、风池和耳穴眼点。每天点刺 1 组穴位,两组穴轮番使用,风池除外,只用一般毫针刺,得气则出针。结果:痊愈率达 69.4%,总有效率为 98.5%。

［李科等 《针灸学报》 1989(4)38］

9.《耳穴刺血治疗急性结膜炎 21 例》

治疗方法:取睛明、耳背血管,术者以左手拇指固定患者的眼球并避开血管,直刺睛明穴 2～3 分深,轻刺激数下后出针。然后在患侧耳背静脉部寻找一明显隆起之血管,消毒后用三棱针刺破放出瘀血即可。疗效:经上法治疗后,大多 2 次痊愈,仅 1 例因合并角膜溃疡,治疗 5 次,并配合药物治疗而愈。

［孙俊华 《江苏中医》 1965(11)37］

10.《针刺治疗急性结膜炎 523 例》

男 372 例,女 151 例;年龄最小 8 个月,最大 76 岁;患双眼者 402 例,单眼者 121 例;病程最短半天,最长 15 天。治疗方法:取耳穴眼区、耳尖,令患者端坐,先用手指将耳尖部及耳垂按揉挤捏 1～2 分钟,使之充血,然后局部常规消毒。选用 0.5 寸短柄毫针进针时以左手固定耳郭,右手持针在患侧耳穴眼区、耳尖捻刺约 1 分钟,强刺激不留针。穴位必须力求准确,进针深度以穿破软骨但不透过对侧皮肤为度。出针后将局部挤捏,挤出血液 1～3 滴,每日针刺 1 次。疗效:痊愈 444 例,好转 67 例,无效 12 例,总有效率 97.7%。

［缪希寿 《福建中医药》 1987(1)13］

11.《针刺治疗马达加斯加非洲流行性结膜炎 103 例的临床观察》

非洲流行性结膜炎是一种肠滤过性病毒 A40 感染所致,以发病急骤,眼睑肿胀,大量流出脓性分泌液,结膜充血或致结膜下出血为特征。103 例均为流行区的马达加斯加人,其中男 58 例,女 45 例;年龄最大 69 岁,最小 2 岁;病程最短 2 天,最长 180 天。治疗方法:太阳穴用三棱针急刺放血,攒竹下和瞳子髎穴各直刺 1 寸用泻法,外关穴平补平泻。每天 1 次,每次留针 40 分钟,连续 5～7 天,治愈为止。疗效:103 例全部治愈。

［金安德 《中国针灸》 1984(6)3］

12.《针刺放血治疗"红眼病"51 例》

男 29 例,女 22 例;年龄 17～65 岁。治疗方法:取病眼侧少泽穴消毒后,用三棱针点刺放血,每日 1 次。眼睑肿胀较甚者配合点刺耳尖放血。结果:1 次治愈 23 例,2 次治愈 9 例,3～6 次治愈 17 例,6 次以上治愈 2 例。

[安英俊、曹春莉 《河北中医》 1989(6)30]

13.《刺血拔罐法治疗流行性急性结膜炎1 025 例》

男 672 例,女 353 例;年龄 6 个月至 74 岁。治疗方法:取双侧少泽穴、眼点穴及大椎穴,消毒后,三棱针对准穴位快速刺入 1 分,立即出针,使之血出,出血数滴后,棉球压迫止血。大椎穴可刺入 0.5～1 cm,挤捏出血后,在该穴位处进行拔罐,每次 15～20 分钟。以流出暗红或紫黑色血液,皮肤呈瘀血状为度,出血量不超过(成人)10 ml,每日 1 次。同时用 0.25％氯霉素眼药水和醋酸可的松滴眼液交替点眼。结果:治愈 987 例,有效 27 例,总有效率 98.93％。

[毛宽荣等 《陕西中医》 1989(10)468]

14.《耳尖穴为主放血治疗急性结膜炎210 例》

男 144 例,女 66 例;年龄 3～68 岁;病程 12～96 小时;细菌性结膜炎 188 例,病毒性结膜炎 22 例。治疗方法:主穴耳尖,便秘加五枢、中注、肓俞;鼻塞加头临泣、目窗、承灵;口渴加曲泽。患者坐位,将耳轮向耳屏对折,取耳轮上面的尖端处即耳尖穴。用手指揉捏至充血,消毒后,用三棱针迅速刺进 1 分深,快速退出,挤出 3～4 滴血即可。每日 1 次,3 次为 1 疗程。结果:针 1 次痊愈 78 例,2 次痊愈 96 例,3 次痊愈 12 例,共治愈 186 例,好转 24 例,总有效率 100％。

[段月娥等 《针灸学报》 1990(3)027]

15.《针刺放血治疗急性结膜炎》

治疗方法:针刺攒竹、丝竹空、睛明、瞳子髎、四白,每次任选 3 穴,再配合合谷,以泻法为主。用三棱针刺双侧太阳穴出血。疗程:每日 1 次,共需 1～3 次。用此法共治 253 例患者,一次有效率者为 100％,治愈率达 85％。

[马 莉 《山西中医》 1990(4)015]

16.《足窍阴放血治疗急性结膜炎 84 例》

治疗方法:患者坐位或平卧位,取双足窍阴,消毒后用三棱针或圆利针在两侧足窍阴穴上速刺 0.1～0.2 寸深,挤出鲜血数滴,按压片刻,每日 1 次,3 日为一疗程。结果:经 1 次治愈 13 例,2 次治愈 30 例,3 次治愈 18 例,4 次治愈 13 例,5 次治愈 6 例,6 次治愈 2 例。

[郭英民 《陕西中医》 1991(2)082]

17.《耳尖放血治疗外眼急性炎症 200 例临床观察》

男 134 例,女 66 例;年龄 6～72 岁。治疗方法:单眼疾取同侧耳尖穴,双眼取双侧耳尖穴。医者将患者耳轮由外向内折叠,卷耳后的最高点即"耳尖穴",消毒后用三棱针快速点刺出血,挤出四五滴血液即可,炎症严重者可挤八九滴血,每日 1 次,最多治疗 3 次。结果:1 次治愈者 114 例,2～3 次治愈者 75 例,治疗有效率为 94.5％。

[宗玉祥 《贵阳中医学院学报》 1991(3)36]

18.《针刺放血治疗红眼病》

治疗方法:取穴太阳、攒竹、中指端(距爪甲 1 分处)等。双眼患者刺双侧,单眼患者刺患侧,先揉数下刺血部位,常规消毒后,持三棱针快速刺入,令出血 3～5 滴,若一次未愈隔日再刺。采用此法治疗本病 23 例,双眼患者 8 例,单眼患者 15 例,治疗 1～2 次全部痊愈。

[徐昌元 《上海针灸杂志》 1991(4)43]

19.《刺血法治疗急性结膜炎 203 例疗效观察》

男 120 例,女 83 例;年龄 18～46 岁;病程 1～4 天。治疗方法:主穴印堂,配穴瞳子髎。消毒后,选 3 号三棱针,左手捏起皮肤,右手持针快速点刺,深约 1 分,刺后轻用力挤压出血 1～2 滴,以消毒棉球按压针孔,每日 1 次。经治 3 次无效者为无效病例。结果:痊愈 195 例,显效 5 效,总有效率 98.5％。

[孙法轩 《中国针灸》 1992(5)125]

20.《太阳穴刺血治疗流行性急性结膜炎108例》

男 65 例,女 43 例;年龄最小 10 岁,最大 20 岁;病程 2~5 天。治疗方法:患者平卧,取双侧太阳穴周围血络,若血络不明显,就取太阳穴。先用 2％的碘酊消毒,再用 75％的酒精脱碘,采用小号三棱针点刺,任其流血,然后用小号玻璃罐拔罐,先左后右,出血量每侧穴 5~10 ml,视患者年龄大小,体质虚实而酌定,也可视放血的颜色(血流淡红色)为止。然后用 2％碘酊闭其孔穴。每 3 天刺血 1 次,第二次刺血量可减半而施。配合氯霉素眼药水点眼,每日为 4~5 次,结果:1 次治愈 51 例;2 次 54 例;3 次以上 3 例。

〔陈宗良 《江西中医药》 1993(3)60〕

21.《挑刺法治疗春季过敏性结膜炎》

治疗方法:第一步先用银针扎眼。每日下午 3 点钟以后,患者端坐,不能转动眼球,医者用左手分开患者上下眼睑,右手用 1 寸银针轻轻闪刺患结膜及眼球发红充血处,以患者不感疼痛为最妙。第二步:挑刺背部反应点。患者端坐,脱去上衣,暴露背部。医者在颈椎7和胸椎5 椎之间寻找紫色斑点,稍高于皮面,如芝麻粒大小,压之不褪色者即是,双手挤压反应点周围,以发红为度,然后用针挑刺反应点,挤出少许黄色黏液即可。

〔尚新志 《河南中医》 1994(2)0118〕

22.《耳尖放血治疗天行赤眼》

急性病毒性结膜炎属中医"天行赤眼"范畴。共治 89 名,均表现为双眼微肿,结膜充血水肿,分泌物增多。即用三棱针点刺耳尖放血 3~5 滴,每日 1 次,较重者加用耳穴"眼点"放血,局部用蒲公英水煎熏蒸患眼后温服,每日 2 次。一般 2~3 天即愈,89 例中最少 1 次,最多 4 次即痊愈。

〔袁莉等 《中国中医急症》 1994(3)0113〕

23.《耳尖放血治疗病毒性结膜炎154例》

男 89 例,女 65 例;平均年龄 28 岁;单眼占 21％,双眼占 79％;病程 1~4 天。治疗方法:选双侧耳尖近耳轮浅表血管较丰富处,揉搓使其充血,消毒后用三棱针刺下,挤捏使其出血数滴约 0.1 ml,隔日 1 次,连续 2~3 次。结果:显效 96 例,有效 43 例,总有效率为 90.26％。

〔邵江东等 《湖南中医药导报》 1996(1)048〕

24.《太阳穴放血治疗急性结膜炎》

治 64 例,男 34 例,女 30 例;年龄 11~70 岁;病程 1 小时~7 天。治疗方法:取患侧太阳穴用小型三棱针,斜向上点刺放血,每次放血 5 ml,1 次/日,连续刺血 3 次。结果:全部治愈。

〔刘革命等 《中国中医急症》 1996(3)139〕

25.《穴位放血治疗流行性出血性结膜炎318例》

病程最短 1 天,最长 26 天;双眼患者 310 例,单眼 8 例。治疗方法:取耳尖和对侧少泽穴,双眼取双侧耳尖穴、少泽穴。皮肤消毒,先用毫针刺少泽穴,然后再用三棱针在耳尖穴上点刺出血,挤出 4~6 滴血;少泽穴也挤出 2 滴血。一次未减轻者,第二天可再放一次血。回家后用 0.9％的盐水洗眼,每日 3~5 次。结果:1 次治愈 310 例,2 次治愈 6 例。

〔侯士文等 《广西中医药》 1992(4)025〕

26.《耳穴刺血疗法治疗流行性出血性结膜炎100例》

男女各 50 例,年龄 7~60 岁。治疗方法:①耳背静脉放血 6~10 滴;②耳穴目1、目2、眼区用梅花针点刺出血。以上均用单侧耳穴治疗,1 次/日,双耳交替施行。并在患眼局部用冷毛巾湿敷,早、中、晚各 1 次,30 分钟/次。结果:患病第一天就治者 40 例,经 2 次治疗于第 3 日皆痊愈。患病第 2 日就治者 60 例,经 2 次治疗于第 4 日痊愈者 56 例,3 次治疗于第 5 日痊愈者 4 例。

〔裴良才 《中国针灸》 1996(7)26〕

27. 验案举例

邵××,男,43 岁,患者双眼红肿、怕光、不能睁眼 5 天。查体:双眼睑水肿,球结膜网状充血明显,视物模糊,分泌物多。治疗方法:取穴太阳(双),三棱针刺出血后,再加火罐吸拔出血共计 10 ml。出血后眼睛立刻能睁开,自觉双目清晰明亮。次日肿消,第三日红肿退尽痊愈。

[王秀珍等 《刺血疗法》 安徽科学技术出版社 1986]

28. 验案举例

李某,女,24 岁,农民。两眼疼痛,怕光 3 个多月,眼屎多。查体:两上眼睑肿胀,眼球结膜高度充血,角膜周围充血,并有大量脓性分泌物。当即给予患者两耳后针刺浅静脉放血,经过 2 次治疗,除眼球结膜尚有轻度充血外,其他症状全部消除。

[王新国 《中医杂志》 1982(4)4]

29. 验案举例

陶××,女,34 岁,双眼红肿疼痛,心烦意乱,周身不适 1 年。面红、口苦、大便干燥,小便黄赤,舌质红,脉弦数。治疗方法:用细三棱针尖挑耳尖穴挤出血,在大椎穴用梅花针弹刺后拔罐出血,第二次在内迎香穴放血,经 3 次治疗痊愈。

[刘少林 《中国民间刺血术》 科学技术文献出版社 1984]

(二)角膜炎

1.《少泽穴刺血治疗急性角膜炎》

共治 200 例,男 102 例,女 98 例;年龄 5～78 岁;病程 0.5～6 天。治疗方法:取患眼对侧小指少泽穴,双眼患病则双取,消毒后三棱针点刺,挤出血 5～10 滴。结果:1 次治愈 176 例,2 次治愈 22 例,好转 2 例;总有效率 100%。

[王金年 《山东中医杂志》 1993(5)057]

2. 验案举例

沈××,男,3 岁,患儿双眼肿痛,分泌物增多,不能睁眼 3 天。眼科检查:两眼睑结膜均急性充血,睑结膜水肿,增厚,并有伪膜形成。右角膜透明,左角膜弥漫灰白色浸润。眼科诊断:双眼角膜炎,假膜性结膜炎。治疗方法:取穴太阳,每隔 5 日三棱针刺血 1 次,

先后刺血治疗 3 次,每次出血量 5～10 ml。半月后眼科复查,症状消失,视力恢复,痊愈。

[王秀珍等 《刺血疗法》 安徽科学技术出版社 1986]

3. 验案举例

徐××,男,44 岁,工作中不慎被煤车挤伤右侧颞部。治愈后发生右眼红肿、眼球发胀、怕光、头痛。眼科检查:右眼结膜充血,角膜弥散实质性灰白色浑浊水肿。诊断:右眼角膜基质炎。治疗方法:取穴太阳、尺泽、印堂、鱼尾,每隔 7～10 天三棱针刺血 1 次,每次出血量 10～20 ml。共刺血治疗 5 次,眼科症状消失,痊愈。5 年后随访一直未复发,视力正常。

[王秀珍等 《刺血疗法》 安徽科学技术出版社 1986]

(三)翼状胬肉

1.《针刺放血配合拨离治疗翼状胬肉137 例》

男 46 人,女 91 人;年龄最大者 75 岁,最小者 33 岁;病程最长 24 年,最短 2 年。进行性翼状胬肉 87 人(153 只眼),静止性翼状胬肉 50 人(90 只眼),均为从目内眦发生的翼状胬肉改变。病情一级:目正视,胬肉从目内眦向外伸长,头部到达角膜缘者。二级:目正视,胬肉从目内眦向外伸长,头部到达角膜内而未至瞳孔者。三级:目正视,胬肉从目内眦向外伸长,头部到达瞳孔区者。治疗方法:取双侧合谷穴,进行性的用泻法,静止性的用补法。睛明穴用直径 0.32 mm 的毫针,进针得气后退至皮下,针尖向鼻梁骨处行雀啄捣刺数次。少泽(双)穴点刺放血,每穴 1～3 滴。拨离术:对二、三级进行性胬肉可配合拨离术,用 1%丁卡因 1～2 滴,滴入患眼内,5～10 分钟后再滴 1～2 滴,过 5 分钟用消毒的三棱针或注射针头拨离胬肉的头部,创面不可过大(可分次拨离)。注意让眼休息,用泼尼松眼药水或氯霉素眼药水交替点眼,每日 2～3 次,一般 5～7 天进行拨离术 1 次。针

刺与放血治疗隔日 1 次,10 次为一疗程。结果:进行性痊愈 90 只眼,达 58.8%,好转 35 只眼,达 22.9%;静止性痊愈 78 只眼,达 86.6%,好转 5 只眼,达 5.7%。

泽某,女,51 岁,农民。诉右眼内长胬肉已 2 年余,逐渐增大。查体:右眼胬肉从目内眦伸进瞳孔边缘,胬肉体部微充血肥厚,稍有异物感。诊断:右眼进行性翼状胬肉。治疗以针刺加放血法,胬肉之头部采用拨离术,治疗 3 次痊愈。随访 2 年余未见复发。

[王永灿等 《中国针灸》 1987(4)10]

2.《放血疗法治疗翼状胬肉 2 例》

治疗方法:取耳尖穴、大椎穴常规消毒,用无菌三棱针在消毒后的穴位上点刺放血 5~8 滴,隔日 1 次,10 次为一疗程。例 1:女,50 岁。患左眼翼状胬肉 20 天。治疗 2 次,球结膜充血消失,三角形的菲薄组织消失而愈。例 2:男,52 岁。双眼翼状胬肉 10 余年,胬肉体部明显充血,组织肥厚,头部略隆起。经过 2 个疗程治疗后,胬肉头部变成灰白色、平坦,体部充血已不明显,但组织仍然肥厚,已处于静止状态。

[姚银凤 《新中医》 1995(5)28]

(四)睑腺炎

1.《大椎放血治疗睑腺炎(麦粒肿)30 例》

治疗方法:患者正坐、俯卧、站立均可,术者选准大椎穴,以此穴为中心,捏起皮肤,就会出现几个小红点,用三棱针在小红点处放血,有几个小红点就刺几针,出血以先紫色后红色为度。不明显者,可先刺大椎出血,再在周围散刺 4~6 处为佳,隔日 1 次。结果:30 例全部治愈,其中 27 例治疗 1 次,均在 5 天内痊愈;2 例治疗 2 次,均在 7 天内痊愈;1 例治疗 3 次,9 天内痊愈。

[赵玉辰 《上海针灸杂志》 1991(4)43]

2.《耳穴放血贴压治疗急性睑板腺炎 74 例》

男 41 例,女 33 例;年龄 2~58 岁;病程 2 天至 2 个月。左眼 42 只,右眼 35 只,共 77 只眼。治疗方法:取耳轮 6 点穴(耳轮最高点及最低点分为 6 个点,交替使用),眼区穴(耳垂分为 9 区,正中区为眼区穴)。用 2% 碘酊消毒,75% 酒精棉球脱碘消毒两遍后,耳轮穴点刺放血,眼区穴雀啄放血,出血量浸湿 4~6 个棉球为度,每日 1 次,每次 1 只耳(重者双耳),5 次为一疗程。后取王不留行籽(或六神丸)放在胶布中间,贴在选定的耳穴上,用手指按压籽粒,主穴应有明显酸胀痛,压至全耳有热感为宜。每次贴 1 只耳,隔日换耳贴压 1 次。结果:治愈 66 例,好转 7 例,总有效率为 98.6%。

[黄燕静 《中国针灸》 1996(5)4]

3.《耳尖放血治疗麦粒肿 50 例》

男 30 例,女 20 例。年龄均在 15~50 岁。治疗方法:将患者患麦粒肿一侧耳轮用 2% 碘酊消毒,75% 乙醇脱碘。然后左手把耳皮肤捏起,右手持小号三棱针向下快速刺入皮内,沿皮下向下刺入 5 分深左右,半捻转 3 次出针。随之左手拇指沿耳轮向上推挤使针孔出血 3 滴,即可用棉球压住针孔。结果仅连续放血两次未任何药物痊愈 32 例,刺血两次,加点氯霉素眼药水治愈 14 例,总有效率占 90%。

[赵生毅 《中国针灸》 1984(2)13]

4.《肝俞穴刺血法治疗复发性麦粒肿 12 例》

女 8 例,男 4 例;年龄最大 52 岁,最小 11 岁,病程 3~7 年。治疗方法:主要取患侧的肝俞穴;双目同发者,取双侧肝俞穴。用 26 号或 28 号 1 寸毫针,斜向下刺入肝俞穴,进针 4~6 分。得气后,行强刺激泻法,捻转数下后,不留针,缓缓出针,渐退渐摇,开大针孔。出针后勿按孔穴,用手挤压穴位周围,针孔流出小滴血即可。视病情出血 5~8 滴,然后用干棉球轻揉针孔片刻。注意:挤血时应掌握血色由紫黑变鲜红为度,一星期放血 1 次。轻者 1 次愈,重者最多 3 次,即可根治。疗效 100%。

[吴速新等 《中国针灸》 1985(3)27]

5.《麦粒肿针刺治验四组》

1 组治愈 40 例:耳轮水针疗法,取 1‰～2‰普鲁卡因 2 ml,以 5.5 号针头抽取全药,将耳轮尖皮肤消毒后刺入皮下约 2 mm,推药液约 0.8 ml。每日治疗 1 次,每次注射点沿耳轮下移 0.5 cm。2 组治愈 32 例:在患者肩胛区内,找到稍突出皮肤,呈圆形略带光泽的灰白粟粒小点,局部消毒后,以三棱针纵行挑破 0.2～0.3 cm,将其白色纤维样物质数根挑断,不出血或稍出血。3 组治愈 102 例:将患眼同侧耳尖穴,以消毒之三棱针点刺出血,挤出 3～10 滴,用棉球压迫止血。4 组治愈 85 例:在太阳穴处,用三棱针,快速点刺,随之双手挤出 3～10 滴血,后用棉球压迫止血。

[赵经海等 《中国针灸》 1986(4)56]

6.《耳尖放血治疗麦粒肿》

麦粒肿是眼睑腺体的急性化脓性炎症,作者自 1976～1984 年间用耳尖放血治疗 74 例,均获满意疗效。

[蒋忠 《江苏中医杂志》 1986(5)2]

7.《太阳穴刺血治疗麦粒肿 50 例》

男 14 例,女 36 例;年龄 10～54 岁。治疗方法:取患侧太阳穴,双眼取双穴。消毒后,用 26 号或 28 号 1.5 寸毫针,斜下刺入太阳穴,进针 0.5～1 寸,得气后,行强刺激泻法,捻转数下后,不留针、缓缓出针,渐退渐摇。用手挤压穴位周围,使针孔流出小滴血液即可。隔日针刺放血 1 次,3 次为一疗程。结果:治疗 1 次痊愈者 26 例,2 次痊愈 14 例,3 次痊愈 8 例,4 次痊愈 2 例。

[张化南 《广西中医药》 1989(5)25]

8.《点刺曲池穴及耳尖放血治疗麦粒肿 100 例疗效观察》

男 63 例,女 37 例;年龄 3～48 岁;病程 1～6 天。治疗方法:刺血取穴曲池消毒后,用 26～28 号 1 寸毫针,向下快速刺入曲池穴内,进针 2～4 分,不捻转、不留针,快出针,然后挤压穴位周围流血 6～10 滴即可。取患侧耳尖选用 26～28 号 0.3 寸毫针,左手拇、食指捏住耳尖两侧皮肤,右手持针向下快速刺入,进针 1～2 分。同样挤压耳尖放血 6～8 滴。结果:总有效率 100%。

[何金贵等 《针灸学报》 1990(3)16]

9.《放血疗法治疗麦粒肿 185 例》

男 148 例,女 37 例;年龄 20～53 岁;左眼患者 85 例,右眼 91 例,双眼 9 例。治疗方法:取患眼同侧耳尖穴,患眼对侧肝俞穴。用 75% 酒精消毒后,医者左手将耳尖或肝俞穴处之皮肤捏紧,右手以拇、食指和中指以执笔式持三棱针,于拇指端处露出三棱针尖约 2 mm,然后对准穴位快速刺入,右手拔出针,左手同时挤压皮肤使之出血,每穴挤出血液 6～7 滴即可。肥胖者可刺深些,耳尖穴宜刺浅些。结果:放血 1 次治愈 147 例,放血 2 次治愈 83 例,5 例 3 次治愈。

[贺舜岐 《上海针灸杂志》 1990(3)25]

10.《针刺轮₆穴放血治疗麦粒肿 69 例》

男 21 例,女 48 例;年龄 5～51 岁;病史 1～3 天。治疗方法:按压患侧耳垂眼穴,既刺激穴位又使耳垂充血。消毒后,医者右手持注射针头,左手固定耳垂,对准轮₆穴(耳垂中部下缘)迅速刺入 2～3 mm,捻针数秒钟后出针并放血 2～3 滴,如不出血,可挤捏耳垂或再刺入。一般刺 1 次,疗程不超过 3 次,可双耳同时刺或交替 1 日 1 次。结果:43 例痊愈,19 例好转,总有效率 89.8%。

[刘福文等 《实用中医药杂志》 1993(1)20]

11.《耳尖点刺出血治疗麦粒肿 118 例》

男 68 例,女 50 例,平均年龄 35 岁。病程 1～3 天;右眼 62 例,左眼 56 例;初发 81 例,复发 37 例。治疗方法:耳尖穴消毒后,用三棱针点刺耳尖穴,然后沿耳轮由下而上轻轻挤压,使之出血数点。针尖刺入 1～2 分,不宜过深。结果:经点刺出血后 1 次而愈者 92 例,其余均在第 2 次治疗后 1～2 天症状逐渐消失。全部患者均获治愈。

[凌东升 《江苏中医》 1993(5)33]

12.《耳尖穴放血治疗麦粒肿 50 例》

男 42 例,女 8 例;年龄 10～50 岁;病程

1～3 天；左眼 20 例，右眼 29 例，双眼 1 例；上睑 35 例，下睑 15 例。治疗方法：先用手指轻揉搓患侧耳尖处，使局部充盈后，用左手捏于耳尖的对折处，右手拇、食指持三棱针，中指指端紧靠针尖上约 1 分处，迅速垂直点刺该穴。进针的深度一般以不刺穿对面的皮肤为度，然后轻轻挤压局部，使其出血，一般出血 10～15 滴止。1 次不愈者，可隔日重复治疗 1 次。一般 1～3 次痊愈。结果：38 例痊愈，其中病程不超过 24 小时全部治愈，未出现化脓；显效 6 例；总有效率为 88％。

[刘树国等 《中国中西医结合杂志》 1993(9)566]

13.《刺络拔罐肝俞穴治疗麦粒肿》

治疗方法：取双侧肝俞穴。患者俯卧位，术者以左手拇、食、中指掐起被刺部位，右手持三棱针点刺肝俞穴，没有血液流出时加拔玻璃火罐，出血量控制在 1～3 ml。起罐后用 2％碘酊棉球按压在针孔上，胶布固定。每 2 日 1 次。结果：治疗 19 例，一次治愈 12 例，二次治愈 7 例。

[刘茂华 《上海针灸杂志》 1994(4)191]

14.《足中趾尖端放血治疗麦粒肿》

治疗方法：取双足中趾尖端部位，距爪甲 0.1 寸处。常规消毒后，右手持三棱针点刺双足中趾尖端，放血 2～3 滴。每日或隔日 1 次。共治疗 103 例，均经 1～2 次治疗痊愈，较药物治疗快 3～7 天。患者必须是麦粒肿初起，眼睑红肿未溃破流脓者疗效最佳。无论是一侧或双侧麦粒肿，都要采用双足中趾尖点刺放血治疗。

[邱云先 《中国针灸》 1994(1)33]

15.《瞳子髎放血治疗麦粒肿》

共 98 例，病程半小时至 2 周。治疗取瞳子髎，在目外眦旁 5 分，当眶骨外缘凹陷中。治疗时患者头侧位，消毒后用三棱针速刺破该穴的皮肤，使之出血数滴，出血量不足用手挤压。放血隔日 1 次。结果：经放血 1 次而愈者达 95％。

[宋振芳 《中国针灸》 1994(1)32]

16.《点刺放血治疗麦粒肿 80 例》

男 22 例，女 58 例；年龄 6～30 岁；病程 1～10 天。治疗方法：先在患者背部胸椎₁～₁₂范围内寻找反应点（隆起如粟粒状，粉红或紫红色），根据病情轻重，可找 1～3 个点，若无反应点，可点刺膏肓穴。常规消毒后，用三棱针对准反应点垂直刺入 0.1～0.2 寸，迅速出针，挤出少许血液，3 天治疗 1 次。结果：痊愈 74 例，有效 6 例。

[闫喜英等 《中国针灸》 1996(12)010]

17. 验案举例

刘某，女，19 岁，学生。右下眼睑患麦粒肿已 7 天，症见患处红肿，其尖部已呈脓状，先用三棱针点刺麦粒肿尖部，放出脓性分泌物，后用三棱针刺左臂曲池穴放血。第二天患部肿胀稍退，再刺曲池穴出血而愈。

[杨运均 《中医杂志》 1984(2)19]

18. 验案举例

施某，男，24 岁。两眼睑患麦粒肿多次，以往均以抗生素治疗。患者近又患麦粒肿，经针刺耳尖放血法治疗 2 次，未用其他药物而愈，此后未再复发。

[马新和等 《浙江中医药》 1977(6)16]

19. 验案举例

周某，女，32 岁。10 多年来双眼患麦粒肿交替反复发作，药物治疗不能根除。近 2 个月来每隔 2～3 天发作 1 次，右眼刚愈，左眼又起，殊感痛苦。治疗方法：三棱针刺血双侧太阳穴。出血量约 10 ml，刺血 1 次，从此未再复发。

[王秀珍等 《刺血疗法》 安徽科学技术出版社 1986]

（五）睑板腺囊肿

验案举例

李某，女，25 岁。主诉：左侧上眼睑皮下肿胀，稍痒，眼睑表面隆起明显，视物困难（霰粒肿），随即赴县医院眼科诊治。左侧上眼睑皮下能触及 0.5 cm 的圆形肿块，推之移动，与皮肤不粘连，皮色如常，因对手术有恐惧感,采用三棱针于双侧足中趾尖部点刺放血3～5滴的治疗方法,1日后肿块明显变小,3日后痊愈。

[王金柱 《新中医》 1984(2)40]

(六)视网膜中央动脉阻塞

1.《梅花针治疗暴盲三例》

方法:常规消毒后,以梅花针重叩刺眼周围的睛明、攒竹、丝竹空、瞳子髎、太阳、承泣等穴位,至穴位局部潮红、充血或轻微出血为度。疗效:2例轻叩刺1次而愈,1例叩刺2次痊愈。

[庞功臣 《新中医》 1984(4)35]

2. 验案举例

宋××,女,28岁,双眼失明1月余。2个月前患者生一男孩,20余天后不幸夭亡,极度悲伤,痛哭不休,随之视物模糊,渐双眼看不见东西(暴盲)。眼科检查:双外眼(一),角膜清,结膜无充血,双眼视力眼前手动,眼底未见异常。治疗方法:取穴太阳,三棱针刺出血约20ml后,拔罐5分钟,去罐后顿觉眼前明亮能看见物体,次日视力全部恢复。

[王秀珍等 《刺血疗法》 安徽科学技术出版社 1986]

(七)老年性白内障

《挑刺为主治疗老年性初期白内障40例疗效观察》

男16例,30只眼;女24例,44只眼。年龄最大者73岁,最小者42岁。治疗方法:以第六七颈椎及第一胸椎棘突处周围约0.5cm处6个点作为穴位挑治部位,每6个点形成一梅花状。常规消毒,用三棱针挑破皮肤,并挑净皮下组织中的白色纤维数十条,挤出少量血,然后拔罐,吸出少量血液即可,5天治疗1次。疗效:显效10例,16只眼;进步18例,34只眼;无效12例,24只眼;总有效率67.6%。

杨某,男,军人,62岁。1972年开始视物模糊,视力逐渐下降,1976年曾在某医院检查诊断为双眼老年性初期白内障,双眼屈光不正(近视散光),经治疗无效,于1977年7月来我院就诊。检查:视力右0.06,左0.6。治疗以挑治为主,辅以杞菊地黄丸内服。疗效:1977年8月复查,视力右眼0.2,左眼1.0。1979年6月复查,视力右0.3,左1.2,戴镜时右1.0,左1.5,晶状体浑浊吸收,远期疗效显著。

[赵治清 《中国针灸》 1986(1)22]

(八)电光性眼炎

《针刺治疗电光性眼炎52例》

均有电焊接触史,其中男48例,女4例;年龄最小者16岁,最大者46岁;双眼病45例,单眼病7例;病程最短1天,最长4天。取穴:太阳、攒竹、内迎香。方法:取患侧太阳穴直刺5～7分,出针后挤出血少许;攒竹针尖向下以45°刺入,出针后挤出血少许;患侧内迎香,用三棱针轻轻点刺,放血数滴,每日1次。疗效:痊愈49例,有效3例,总有效率100%。

尹某,男,22岁,工人。晚班帮助电焊工人焊接,下班后两眼发热、疼痛、流泪。诊断为电光性眼炎,遂针刺取穴双侧太阳、攒竹,出针后挤出血少许;再取双侧内迎香,点刺放血数滴,针后两眼顿感清凉,能睁眼,疼痛减轻,沙粒感消失,第2天随访,诸症痊愈。

[韩国瑞 《中国针灸》 1986(3)27]

(九)眼疾综治

1.《点刺鱼腰穴放血治疗急性眼病》

鱼腰系经外奇穴,实践证实对某些急性眼病(属实热证)有特殊治疗作用,系"实者泻之"之意。用该穴点刺放血方法治疗急性结膜炎、眼睑炎等收效较显著。治疗方法:局部常规消毒后,医者左手固定患者患侧被刺穴位,右手持三棱针点刺,然后轻轻挤压,流出数小滴血液即可。每日1次,多数患者可在3次内获愈。

[刘康平 《江苏中医杂志》 1985(6)036]

2.《点刺耳尖穴治疗眼科常见病 221 例临床观察》

麦粒肿 105 例,结膜炎 64 例,霰粒肿 36 例,其他慢性眼病 16 例;年龄最小者 2 岁,最大者 77 岁;男性 103 例,女性 118 例;病程最短 1 天,最长 7 天。方法:先轻轻揉按耳尖穴处,使其充盈后,常规消毒,以三棱针迅速点刺该穴,见血流出,然后轻轻挤压局部,使继续出血,直到血不出为止。急性期隔日 1 次,慢性期 2～3 日 1 次。疗效:一般 1～3 次痊愈。

[刑克利 《北京中医杂志》 1983(4)42]

3.《耳背静脉放血治疗眼疾 250 例》

男 146 例,女 104 例;病程 0.5 天～7 天;麦粒肿 226 例(单侧 152 例,双侧 74 例),急性结膜炎 74 例(双侧)。治疗方法:在患侧耳背近耳尖处寻找明显的小静脉,揉搓使之局部充血。消毒后用三棱针对准血管快速刺入,使流血 2～3 滴,自行止血勿挤压,每天 1 次,3 次为一疗程。结果:1 次放血治愈 116 例,2 次放血治愈 81 例,3 次治愈 36 例,治愈率为 93.2%;有效 17 例,占 6.8%。

[李凤臣 《北京中医杂志》 1993(1)022]

4.《针刺放血东明穴治疗眼病》

男 52 例,女 48 例;年龄 2～50 岁;急性结膜炎 21 例,麦粒肿 43 例,霰粒肿 22 例,急、慢性泪囊炎 9 例,近视眼 5 例。治疗方法:东明穴位于足中趾尖部趾甲下 0.2 寸处;眼疾在哪边刺哪边东明穴;双眼刺双足东明穴,消毒后快速直刺进针,深达 0.1～0.2 寸,每 2～5 分钟捻针刺激 1 次。5～10 分钟即可取针,然后在针刺穴旁挤压出血,一般挤 5～10 滴,急性 1 次即愈,慢性 3～5 次即愈。每天 1 次或隔日 1 次均可。100 例均效果良好。

[车兴明 《河南中医》 1993(3)144]

5.《耳尖放血的眼科应用》

男 302 例,女 198 例;年龄 2～56 岁;病种有急性结膜炎、急性泪囊炎、麦粒肿;病程 1～7 天。治疗方法:选患侧耳尖穴,充分按摩耳郭片刻,左手将耳尖皮肤掐紧,右手以执笔式持三棱针,在中指端处露出针尖约 2 mm,以固定针尖防止刺太深伤及软骨。对准穴位快速刺入即出针,挤出血液 5 滴以上。结果:495 例治愈。

[戴秀萍等 《中国针灸》 1996(11)052]

(十)耳郭湿疮

《耳垂放血治疗旋耳疮 100 例》

旋耳疮是指发炎于耳郭根部的湿疮,多见于小儿。初起在耳后褶缝间皮肤潮红,久则黄水淋漓,湿烂作痒,搔破则流血水,缠绵难愈。治疗方法:采用患侧耳垂放血,每日 1 次,每次 6～10 滴。治疗旋耳疮 100 例,经 2～5 次治疗全部病例痊愈,10 天左右,疮脱生肤,恢复正常。

[孙名亮 《上海针灸杂志》 1990(3)048]

(十一)耳郭过敏

验案举例

史×,男,16 岁,1 年多前,患者在一次进食海鲜食物后,出现双耳郭奇痒难耐、发红及烧灼感,伴心烦不安。多次经北京、上海皮肤科专家诊治,服用抗过敏药物治疗,只能症状暂时缓解。每进食鱼虾、海鲜或辛辣食物后,双耳过敏症状随即出现,除服药物治疗外,自备小台扇,架在书桌上对着耳朵吹拂,以缓解痒、热之苦。查体:双耳郭微肿,皮色潮红,增厚,扪之灼热,耳郭表面丝丝血络充盈扩张,舌苔薄,脉细弦。治疗方法:刺太阳穴、听宫穴出血,配合耳后小静脉刺出血。经刺血治疗 1 次,症状即消失,且未再出现。追踪观察 4～5 年,未曾复发。

[郑佩等 《刺血医镜》 安徽科学技术出版社 1999]

(十二)耳痛

1. 验案举例

朱××,男,28 岁,晨起出现右耳灼热疼痛,痛无休止,局部不能触摸,触之痛甚,坐立不安,用手捂耳。自用正红花油外擦,内服止痛片治疗,耳痛仍无缓解。查体:痛苦面容,右耳郭皮肤色泽明显潮红,耳门穴处血管扩张,中耳无炎症,无分泌物,外耳道(一)。治疗方法:刺耳门前扩张静脉出血,出血量2ml。刺血后耳痛缓解,次日疼痛全消。

[郑佩等 《刺血医镜》 安徽科学技术出版社 1999]

2. 验案举例

女,40岁,双耳疼痛3天,局部拒按,耳部轻度红肿有灼热感,耳内无异物。采用三棱针耳尖点刺出血,并轻挤压,针孔使之多出血,隔日刺1次,2次痊愈。

[曾利元 《江西中医院》 1995(6)5]

(十三) 慢性化脓性中耳炎

1. 验案举例

李××,男,25岁,7年前下河游泳后次日出现双耳痛,继则流脓水。经香港某医院抗感染治疗,此后反复发作,衍变为慢性中耳炎,听力很差。查体:内耳镜见右耳鼓室黏膜呈暗红色,分泌物少量,左耳有黏稠脓水,拭去脓液,见鼓室呈中央性穿孔。治疗方法:刺太阳穴、听宫穴出血,局部用3%双氧水洗涤,拭干脓液,抗生素液滴耳。1个月后复查双耳炎症已消,病程7年多的中耳炎,刺血1次,配合局部用药,即告痊愈。

[郑佩等 《刺血医镜》 安徽科学技术出版社 1999]

2. 验案举例

吕××,男,41岁,10年前在一次感冒发热后,出现右耳疼痛发胀,继则流脓水,耳痛缓解。当时经某医院抗感染治疗暂愈。但10年来反复发作,5年前耳膜穿孔,丧失部分听力,近几天又出现右耳痛,流脓。查体:右耳有脓性分泌物,拭净脓液,见鼓膜有小穿孔,鼓室黏膜呈暗红色。治疗经过:刺太阳穴、听宫穴出血,用3%双氧水洗涤患耳,利福平药液滴耳。二诊:自述右耳疼痛显著减轻,分泌物消除,偶尔还有耳痛。予刺听宫穴出血,刺血治疗2次后痊愈。

[郑佩等 《刺血医镜》 安徽科学技术出版社 1999]

3. 验案举例

女,55岁,双侧耳部胀痛2个月,初起发热,现两外耳道脓水淋漓。用小手术刀尖轻割划两耳窝处暴露静脉血管,任血液自然流出约30ml,并加刺耳前静脉出血5滴。治疗后当即感胀痛好转,依此法隔日刺血1次,4次后痊愈。

[薛金声等 《山东中医杂志》 1994(4)160]

(十四) 老年性耳聋

《刺血治疗老年性耳聋32例》

男18例,女14例;年龄50～75岁;病程1个月至3年;感音性耳聋25例,传导性耳聋2例,混合性耳聋5例。治疗方法:在太阳、耳门、听宫、曲泽等穴附近寻找暴胀的血络,消毒后用三棱针斜刺静脉血管出血,待血流缓慢时拔火罐,5～15分钟后取罐,碘酒棉球消毒针眼,面部刺血针眼,用新洁尔灭棉球擦洗血迹。结果:治愈8例,显效好转20例,总有效率87.5%。

[郑策 《陕西中医》 1993(2)082]

(十五) 神经性耳聋

验案举例

李×,女,25岁,患者因月经不调,1个月前请当地民间医生治疗,给服中草药后,出现耳底闷胀、鸣响、听力下降。查体:耳镜所见中耳内无分泌物,鼓膜完整。治疗方法:刺听宫穴、太阳穴出血。二诊自述耳底闷胀感减轻,听外界声音比前清晰、响亮,治疗仍取上穴,经刺血2次后,听力基本恢复。

[郑佩等 《刺血医镜》 安徽科学技术出版社 1999]

(十六) 鼻出血

1. 《针刺治验鼻衄六则》

(1)胃火上逆证:男,48岁。鼻孔出血,色鲜量多,伴烦渴引饮,多食善饥,口臭,齿龈肿痛,大便秘结,舌质色红,苔黄而厚,脉洪滑数。平日嗜酒无度,脾胃素有积热,火热循经上逆,灼伤鼻窍血络。处方:内庭、上巨虚(均以泻法),持续行针5分钟出针;厉兑三棱针点刺出血。针刺1次,出血停止,诸症减轻。守原方又针刺1次,大便得畅,余症皆消失。

(2)肝火上扰证:女,36岁。平素情志不畅,急躁易怒,耳鸣目赤,头晕且痛,口苦咽干,小便黄赤,舌边红、苔色黄,脉象弦数,今晨鼻血不止。处方:太冲、侠溪(均以泻法),持续行针5分钟出针;大敦三棱针点刺出血。针刺后10分钟,出血停止,急躁减轻。守原方又针1次,余症若失。

(3)邪热壅肺:女,18岁。鼻衄点滴而下,颜色鲜红。长期口干鼻燥,咳吐黄痰,舌红苔黄,脉滑大而数。痰热壅肺,灼伤血络,迫血上出其窍。处方:肺俞、尺泽、鱼际、丰隆(均以泻法),持续行针5分钟出针;少商三棱针点刺出血。每日治疗1次,第2次出血停止。连续针刺6次,诸症消失。

(4)风热灼络:女,18岁。鼻出鲜血,微恶风寒,发热头疼,咽喉干痛,涕稠色黄,舌尖红,苔薄黄,脉浮数。风热上扰,热灼血络。处方:列缺、曲池、合谷(均以泻法),诸穴持续行针5分钟出针。针刺1次,鼻衄停止。连针数次,风热诸证亦除。

(5)阴虚阳亢:女,45岁,鼻衄于下午或夜间发生,午后颧红,骨蒸盗汗,心烦多梦,咽干耳鸣,腰膝酸软,舌红少苔,脉弱细数。肾水不足,肝阳偏亢,血随阳热升动,上出鼻窍。处方:太溪、三阴交(均以补法)、行间、风池(均平补平泻),诸穴持续行针5分钟出针。针刺3次鼻衄停止,诸症改善。

(6)外伤:女,18岁。撞伤鼻部,出血不止,以物塞鼻,则血从口出。处方:上星、迎香(均平补平泻),太冲、内关(均以泻法)。持续行针约10分钟,出血停止,留针约30分钟出针,此后未见出血。

[张文进 《中医杂志》 1986(3)46(总206)]

2. 验案举例

张某,男,60岁,退休职员。患者昨起双侧鼻腔出血,时止时作,今晨又出血约50ml,

五官科用凡士林纱条填塞。患者不能忍受塞鼻之苦,自行将纱条拔去,当即又出血不止,约100ml。脉弦紧而数,遂取立位,点刺委中穴出血数滴,再配行间施以泻法,约1分钟,出血迅止。

[陆忠新等 《中医杂志》 1987(9)43]

3. 验案举例

陈某,女,29岁。素有肝阳上亢,常发鼻衄,夏日因在炎日之下观球赛,当晚深夜即鼻衄。诊脉弦数,咽喉微痛充血,脸红目赤,两颧尤甚,系肝肺之火上炎,迫血离经妄行所致。即以三棱针刺大敦、少商穴出血,针下乃止。

[梁赐明 《新中医》 1978(1)47]

4. 验案举例

龚××,男,25岁,患者于10岁时与同龄儿童玩耍时头对撞另一童胸,鼻部受伤,此后经常鼻出血,出血量较多,有时连续几天鼻出血,少则2～3个月出鼻血1次。15年来反复发作,每用止血药治疗,总不能根治。查体:面色无华,皮肤无紫斑,舌苔薄,舌质淡,脉弦微弱。实验室检查:血小板$12×10^9$/L,Hb100 g/L,出凝血时间正常。治疗方法:刺太阳穴出血。二诊经上次刺血后,2个多月未曾出鼻血,昨日和今天又有鼻出血,但量比前少。予刺印堂穴出血。三诊近2个月内虽然出血4次,但出血微量,每次只出2～3滴后,就不再出血。治疗方法:刺太阳穴出血。经刺血治疗3次,终获痊愈。

[郑佩等 《刺血医镜》 安徽科学技术出版社1999]

5. 验案举例

芦××,男,10岁,患儿1年前在农村田野与玩伴戏耍,被鞋底击中鼻部,当时即鼻出血,此后反复发作,经常头昏。查体:精神不振,面黄,Hb110 g/L,出凝血时间正常。治疗方法:刺太阳穴、印堂穴出血。患儿刺血1次,1年后随访,鼻出血未再出现。

[郑佩等 《刺血医镜》 安徽科学技术出版社1999]

6. 验案举例

黄××,女,67 岁,患鼻衄 10 年,2 个月前在田间秋收,突然鼻中大量出血,经当地医生治疗,大衄虽止,但持续 2 个月未尽。今晨又突然鼻衄不止,已近 2 个小时,出血 300 ml 以上。刻诊:面色苍白,两颧发红,口干秽臭,手足心热,舌苔腻,脉浮大数。因鼻大衄,两侧鼻孔用肾上腺素棉球加压填塞,未能检查鼻道。血压 140/90 mmHg。实验室检查:红细胞 $3.5×10^{12}$/L,白细胞 $12.2×10^9$/L,N 0.70,L 0.30。治疗方法:取穴委中放血法。局部常规消毒后,用一次性注射器,平刺入左侧委中穴处皮下浅静脉,抽血 2~5ml。放血后 20 分钟,鼻衄即止,又以清热解毒之剂治疗 3 日痊愈。

[白峻峰 《中国针灸》 1996 总 675]

(十七)过敏性鼻炎

《耳尖放血配合耳穴贴压法治疗过敏性鼻炎》

男 24 例,女 33 例;年龄 7~63 岁;病程 2 个月~18 年不等。治疗方法:将耳郭用 75％酒精消毒后,用三棱针在耳尖部点刺放血 2~3 滴,棉球压迫止血。取穴肾上腺、结节内、肺、内鼻、内分泌、外耳、外鼻穴,将王不留行籽以胶布固定,准确地贴到所取的穴位上,并予以按压至有针刺样疼痛感为度。患者每日 3 次自行按压各穴所贴王不留行籽,5 天更换 1 次。每次同时贴压左右相应耳穴,5 次为一疗程,疗程间休息 7 天。结果:显效 40 例,有效 12 例,总有效率为 91.2％。

[田义等 《北京中医学院学报》 1992(2)57]

(十八)口唇、鼻部疱疹

《耳尖放血治疗口唇、鼻部疱疹 120 例》

口唇、鼻部疱疹使患者张口困难,患部灼痛,进冷热食物均痛,烦躁不安,痛苦异常。采用双侧耳尖放血,每次 8~10 滴。一般 1 次疼痛减轻,3 次疱疹全部结痂,症状消失而愈。用此法共治口唇、鼻部疱疹 120 例全部

痊愈。

[翟绪璞 《中国针灸》 1989(3)053]

(十九)鼻塞

1. 验案举例

李××,女,41 岁。感冒 2 日,一直头昏痛,鼻塞不通,头痛项强,苔薄白,脉浮紧。治疗方法:用两指点迎香穴 5 分钟,用细三棱针点刺内迎香穴出血。用梅花针弹刺大椎、肺俞穴,配合拔罐吸血。经 2 次治疗,病告痊愈。

[刘少林 《中国民间刺血术》 科学技术文献出版社 1984]

2. 验案举例

男,42 岁。治疗方法:取穴太阳刺出血,隔日 1 次,共 2 次治疗,脓涕减少,鼻塞渐愈。

[方小玲 《上海针灸杂志》 1994(2)68]

(二十)酒糟鼻

1.《耳穴刺血贴压治疗酒渣鼻》

共 25 例,男 12 例,女 13 例;年龄 15~45 岁;病程 5~20 年。病况:红斑期、丘疹期、鼻赘期。治疗方法:取耳部外鼻、面颊区穴,碘酊消毒,酒精脱碘两遍,用 5 号半注射针头在外鼻穴点刺放血,在面颊区雀啄刺放血,出血量 6~8 滴为宜,每周 2 次,每次一耳,20 次为一疗程。耳压取双肺、胃、脾、内分泌、肾上腺、面颊区、外鼻为主穴,配穴辨证而定。常规消毒后,取生王不留行籽贴压在 0.7cm 见方的胶布中间,贴在选定穴位上用手按压,主穴应有明显酸胀痛感,每次贴 1 耳,每周 2 次,贴压与刺血交替用。结果:治愈 15 例,好转 6 例。

[黄燕静 《中国针灸》 1996(10)042]

2. 验案举例

陈××,男,33 岁,鼻尖和鼻翼两侧红肿 2 年多,鼻内干燥。治疗方法:用三棱针点刺少商、迎香穴出血。梅花针弹刺印堂、大椎穴,经过 5 次治疗即痊愈。

[刘少林 《中国民间刺血术》 科学技术文献出版社 1984]

（二十一）急性扁桃体炎

1.《耳后静脉放血治疗急性扁桃体炎60例报告》

本组患者中，儿童多伴发热，急性期T 38～41℃者36人。治疗方法：①双侧耳后3条静脉，任选一条充盈的血管，点刺放血约0.6 ml。②扁桃穴（位于下颌角下缘、颈动脉前下方），每次针病侧，如双侧病变针双侧，1日1次。强刺激捻转不留针，进针1～1.5寸，针感放散至喉部，有憋胀抽动感即可。③合谷穴：备用穴，在急性扁桃体炎高热期针双侧，强刺激不留针，热退后即停针。结果：降温效果显著。第1次初诊时针刺5～15分钟体温下降0.2～2.0℃。第2次24小时后来复诊，体温大部分降至正常。且炎症消退迅速，病程均缩短，60例患者临床观察效果满意。

[王春辉 《陕西中医》 1980(3)40]

2.《井穴点刺出血治疗急性扁桃体炎的临床观察》

男22例，女8例；年龄1～50岁。病情：T37℃以上；扁桃体肿大Ⅰ～Ⅲ度，伴渗出物21例；病程最长者2周，最短者2日。治疗方法：主穴取少商、商阳、关冲。体温37℃以上一般选用少商、商阳；T38℃以上者选少商、商阳加关冲，视病情取单侧或双侧。用三棱针点刺放血挤出2～3滴血。双手交替点刺放血，以减少患者痛苦。配穴取天容、合谷、内庭、曲池。每次可选1～2个配穴。针天容穴，针尖方向朝扁桃体方向刺入，用捻转手法使针感向喉部扩散，留针10～30分钟，并间歇运针。一般针刺1～2次，高热即能消退，局部炎症明显好转。30例患者均取得较满意疗效。

[司徒汉苏等 《上海中医药杂志》 1981(6)24]

3.《三棱针放血治疗扁桃体炎42例》

急性扁桃体炎42例，男36例，女6例；年龄最小4岁，最大55岁；病程最短1天，最长10天。患者都有咽喉红肿、疼痛、吞咽困难和体温升高等症状，化脓13例，T 38.5～40.5℃。其中28例采用单纯放血疗法，另14例用放血加药物治疗。治疗方法：单纯在商阳穴（双）、少商穴（双）用三棱针放血，配合针刺合谷穴，用泻法。对体温过高的加针刺双涌泉穴，留针20分钟。结果：6～15分钟痛止，6～8小时体温基本恢复正常，24～48小时化脓性病灶吸收或消失，有患者白细胞可从16.4×10⁹/L降至6.2×10⁹/L。均为1次治愈，治愈率为100%。

[陈万春 《中国针灸》 1984(5)20]

4.《耳后静脉放血治疗急性扁桃体炎》

应用针刺耳后放血治疗急性扁桃体炎，取得较好效果。适应证：发热，咽红，喉痛，扁桃体呈Ⅱ～Ⅲ度肿大。治疗方法：在耳后最明显静脉处持三棱针快速点刺，出血数滴，勿使出血过多。

[涂家云 《河南中医》 1986(6)32]

5.《阿是穴刺血治疗急性扁桃体炎23例》

患者取仰卧位，在颌下和颈部寻找扁桃体压痛中心并在其左右两侧共取3点，两点间隔5 mm左右，使成"⋯"状。消毒后，左手捏起皮肤，右手持三棱针对准3点连续迅速刺入1～2分，出针后用手挤捏针孔周围，使每个刺血点出血3～5滴，然后用消毒棉球按压针孔。双侧穴位均刺，日1次，直至治愈。治疗期间忌辛辣食物。结果：全部获愈。治1次愈者19例，2次愈者4例。

[刘佩君 《江苏中医杂志》 1986(6)32]

6.《运用松筋、刺血、拔罐三法治疗急慢性扁桃体炎198例》

男114例，女84例；年龄最大65岁，最小1岁；单侧肿痛115例，双侧83例；Ⅰ度肿大57例，Ⅱ度肿大81例，Ⅲ度肿大60例；病程1天～3个月。治疗方法：①推揉松筋：患者端坐，医者立于后。医者双手涂少许菜籽油（或清凉油），始由两颌下至颈后揉推若干遍，继而将两侧肩肘夹捏松筋、按压合谷，最后抖动上肢。②三棱针刺血：用三棱针点刺患侧或双侧的颌下扁桃穴(颊车穴下)1～2分深,轻挤针孔出血(体壮或实热证者挤出血2～3滴,体弱或慢性疼痛者挤出血1滴)。③火罐拔毒:用闪火法将火罐拔吸在点刺出血的部位上,10分钟左右取下。一般1次取效。慢性喉痛可隔1日再行施治。3次无效者,应改用别法治之。结果:治愈138例,好转51例,无效9例。

［舒忠民整理 《中国针灸》 1988(2)22］

7.《尺泽穴放血治疗急性扁桃体炎》

治疗方法:嘱患者暴露手腕部位(单蛾取对侧,双蛾男取左、女取右),置凉水半盆,术者左手紧持患者腕部,以右手食、中指蘸水猛击尺泽穴,致局部皮肤形成瘀斑为度,然后用三棱针刺瘀斑出血,用凉水搓揉洗涤,至出血自止。用此法治疗急性扁桃体炎,屡用屡效。

［许天全 《四川中医》 1988(10)47］

8.《针刺治疗急性扁桃体炎200例疗效观察》

治疗方法:常规消毒后,以三棱针快速针刺扁桃体,每侧用针尖点刺2～4处(如有脓性分泌物时,则向该处刺入),刺出血即可。疗效:200例患者经针刺治疗1次退热者124例,占62％;2次退热者78例,占38％。单纯针刺治疗136例,占68％,配合用药64例,占32％。治愈率达100％。

［宗士纯 《河北中医》 1988(2)16］

9.《尺泽穴刺血治疗急性扁桃体炎42例》

男32例,女10例;年龄16～57岁;病程1～3天;体温37.5～40℃;扁桃体肿大Ⅰ～Ⅲ度。治疗方法:取穴尺泽(双侧),伸肘,在尺泽穴处寻找血络,常规消毒后,用三棱针快速点刺放血,出血量在3～5 ml为宜。每日1次,结果痊愈34例,显效5例,好转2例。

［薄庆 《中国针灸杂志》 1993(3040)］

10.《穴位点刺放血治疗扁桃体炎91例》

男48例,女43例;年龄2～60岁,病程3天～数年。治疗方法:合谷、内庭、照海,均

双侧取穴三穴用1寸毫针刺,不使出血。强刺激,使针感直上至咽喉部。少商、商阳、鱼际、关冲,均双侧取穴用半寸毫针点刺放血,速刺起针。扁桃体Ⅰ度肿大只针刺放血1次,扁桃体Ⅱ度肿大针刺放血2次,每天1次。扁桃体Ⅲ度肿大针刺放血3～5次,每天1次。起针后即感咽喉部疼痛大减,并有凉爽湿润感。化脓性扁桃体炎,针刺放血后,半天至1天内自行溃破,将脓血唾出,诸症均减。慢性者每隔2天针刺及放血1次,共7次。结果:全部病例均治愈。

［曹平 《甘肃中医学院学报》 1993(4)035］

11.《直接针刺放血法治疗急性扁桃体炎35例小结》

男25例,女10例;年龄18～35岁;病程1～20天;单侧27例,双侧8例;扁桃体Ⅰ度肿大13例,Ⅱ度肿大10例,Ⅲ度肿大12例;体温38.5～39.5℃。治疗方法:用4号缝合线将三棱针绑牢在筷子的一端,针尖突出0.5～1 cm。以左侧为例,压舌板压住舌头根部,看清肿大的扁桃体,以梅花点刺法迅速出针,刺的深度为0.5～1 cm。如有脓点,可在脓点部位加刺一针。体温39℃以上者,加刺商阳、少商、尺泽、委中穴,放血。刺后患者用力咯血,咯出1～2 ml血者为佳。每日针刺1次,高热不退者,可每日2次。结果:经3次治愈者19例,5次治愈13例,7次治愈3例。

［胡兴立 《河北中医》 1994(1)34］

12.《三棱针刺血治疗急性扁桃体炎1 108例》

男916例,女292例;年龄10～36岁;病程5～16天;体温均在38.5℃以上。扁桃体肿大Ⅱ～Ⅲ度。治疗方法:依次取穴耳根、翳风、扁桃、扶突、肩井、肩髎、曲池、温溜、合谷、商阳。以上诸穴常规消毒后,左手捏起穴位附近皮肤,右手持三棱针快速点刺深0.1～0.3 cm,挤压使之出血,出血量以每穴0.5～1 ml为宜,每日1次。结果:痊愈938例,显效170例。

［刘树鸢等 《中国针灸》 1994(5)28］

13.《耳轮点刺放血治疗扁桃体炎 100 例》

男 76 例,女 24 例;年龄 8 个月至 48 岁;双侧肿大 78 例,单侧肿大 22 例。治疗方法:取穴:双耳轮 1、轮 2、轮 3。操作:常规消毒后,将待刺之耳轮轻揉捏充血。左手固定耳轮穴位,右手拇、食指夹住三棱针体,中指尖抵在三棱针锋尖上 1 分处,迅速点刺后立即出针,并挤出血液 5～7 滴。依次点刺,一般点刺放血后 15 分钟体温下降 0.5～1℃。结果:全部治愈。

[王道奇 《中国针灸》 1996(10)04]

14.《点刺放血治疗风热乳蛾 80 例》

男 30 例,女 50 例;年龄 7～18 岁;双侧喉核肿大者 79 例,单侧 1 例;肿大Ⅰ度 24 例,Ⅱ度 43 例,Ⅲ度 13 例。治疗方法:用络合碘消毒,拿针头或三棱针点刺喉核肿部 7 处左右,均以出血为度,擦掉血迹,次日重复操作,直至痊愈。体温 40℃ 以上时,必要时予以对症处理。结果:1 日痊愈 12 例,2 日痊愈 40 例,3 日痊愈 23 例,4 日痊愈 3 例,总有效率为 97.5%。

[罗建国 《湖南中医杂志》 1992(4)16]

15.《喉症挑法》

工具:长柄斜口挑刀 1 把(铜或不锈钢),吹药器 1 个,压舌板 1 块,75% 酒精棉球数个。方法:先用药棉球消毒工具,令患者于亮处仰面张口而坐,医者左手用压舌板捺住患者舌体,使喉部显露,右手用挑刀在咽喉两侧(扁桃体部)挑刺数处,出血为度,不可深刺。若已有脓,破脓为度。后令吐去血涎或脓,仍如前坐定,用吹药器喷吹药(用朴硝 40g,硼砂 15g,冰片 2g,白僵蚕 5g,雄黄 10g 研末),含数分钟即可吐去。此法症轻者 1 次可愈,症重者可连续挑刺 2～3 次,每日 1 次。

[王信强等 《浙江中医杂志》 1982(5)196]

16.《大椎穴刺络拔罐治疗急性扁桃体炎 120 例》

男 46 例,女 74 例;年龄 8～72 岁;病程 1～8 天。治疗方法:主穴取大椎,配穴取少商、足三里。常规消毒后,用三棱针点刺,然后在其左右上下距 0.5 寸处各刺 1 针,用闪火法拔罐,留罐 10～15 分钟,穴位出血以 1～2ml 为宜。足三里平补平泻,留针 10～15 分钟,少商点刺出血,隔日 1 次。3 次后,结果:痊愈 87 例,显效 25 例,好转 8 例;总有效率为 100%。

[陈桂兰 《中国针灸》 1996(7)3]

17. 验案举例

张×,女,26 岁,患者既往有扁桃体炎反复发作病史 3 年。本次发病 2 天,发热、全身不适,咽喉疼痛,吞咽时痛,只能吃稀流质饮食。一年中急性发病 2～3 次,殊感痛苦。查体:T 38.2℃,扁桃体Ⅱ度肿大,充血,右侧有米粒大的黄白色脓点,舌苔薄黄,脉弦数。血常规示白细胞 13.3×10⁹/L,N 0.80,L 0.16。治疗方法:三棱针刺太阳穴、人迎穴出血。患者刺血 1 次,次日体温降至正常,咽喉痛缓解,第 3 天扁桃体充血水肿等症状全部消失,随访 6 年余,未再复发。

[郑佩等 《刺血医镜》 安徽科学技术出版社 1999]

18. 验案举例

男,35 岁,既往有扁桃体炎史,10 年来每年均急性发作 2～3 次,发热、嗓子痛,重则滴水不能进,轻则只能进流质饮食。T 38.5℃,咽红,两侧扁桃体Ⅱ度肿大,表面有脓性分泌物,悬雍垂亦充血水肿,颌下淋巴结可触及。治疗方法:取穴太阳,针刺出血约 10ml,局部火罐吸拔 10 分钟后,即感嗓痛减轻。刺血治疗 2 次痊愈,随访观察 9 年未复发。

[王秀珍等 《刺血疗法》 安徽科学技术出版社 1986]

19. 验案举例

刘某,女,25 岁,工人。初诊时发热骨楚,咽喉肿痛已 3 天,神疲乏力,大便 2 日未行。查体:患者双乳蛾肿腐,脓点满布,咽部红赤,颌下痰核肿痛,脉数苔黄。此为肺胃蕴热上升,痰火热毒结于咽喉所致之实火乳蛾。治疗方法:以特制长柄斜刃尖刀点刺双侧乳蛾放血,疏散泄热,再配合吹药和内服中药而愈。

[谢晋元 《上海中医杂志》 1983(7)5]

20. 验案举例

桑某,男,39 岁。发热 1 日,咽痛,未服任何药物。查体:患者 T 39.8℃,咽部明显充血,扁桃体肿大Ⅱ度,表面有渗出物,白细胞数 16×10^9/L,N 0.90。诊断:急性渗出性扁桃体炎。治疗方法:少商(左)、商阳、关冲点刺放血,天突、合谷(双)泻法,留针 30 分钟。第 3 日复诊,热退,但咽部肿痛未全消。查体:患者体温 36.8℃,咽部充血,扁桃体Ⅰ度肿大,表面尚有渗出物,白细胞数 6×10^9/L,N 0.77。又予以针刺,经 2 次治疗而愈。

[司徒汉荪等 《上海中医杂志》 1981(6)24]

(二十二)口腔溃疡

1.《针刺放血治疗复发性口疮》

口疮亦指口腔溃疡,症见口腔之唇颊、舌部等处黏膜,出现圆形或椭圆形淡黄色或灰白色之小点,单个或多个不等,周围红晕,表面凹陷,局部灼痛,有时反复发作饮食吞咽有碍。治疗方法:消毒后根据溃疡面积大小可取 3～5 处,用三棱针垂直刺入,深度 0.2～0.3 cm,稍加挤压,血量一般为数滴或 0.2～0.3 ml。术毕用 1%甲紫涂患处。隔日 1 次,一般 1～3 次即愈。此法治疗 40 例,治愈 10 例,显效 20 例,有效 8 例。

[刘树国等 《山东中医杂志》 1989(5)50]

2.《点刺放血治愈口腔溃疡 98 例》

男 40 例,女 58 例;年龄 3～56 岁;病程 7～200 天。治疗方法:取穴为溃疡部位,心火上炎型配中冲、劳宫穴;虚火上炎型配金津、玉液穴。用三棱针对溃疡部位进行点刺或散刺,根据溃疡面大小决定刺多少针,以促使脓液及水肿得以排出。结果:1 次治愈 26 例,2 次 48 例,3 次 21 例,4 次以上者 3 例;总治愈率为 100%。

[李继平等 《上海针灸杂志》 1992(2)019]

3.《点刺放血治疗口腔溃疡 41 例》

男 6 例,女 35 例;年龄最大 36 岁,最小 4 岁。舌溃疡 19 例,颊黏膜溃疡 22 例。治疗方法:溃疡面涂 2%利多卡因,待 3～5 分钟疼痛感减轻或消失,75%酒精局部消毒。用三棱针呈梅花形点刺溃疡部,深度达肌层,使溃疡面出血。用消毒棉球擦拭观察溃疡面,点刺以淡黄色覆盖物消失为度,每日 1 次,治疗期间不用药。结果:经 2 次治愈 23 例,3 次治愈 10 例,4 次治愈 6 例;总有效率达 95%。

[杨铁池 《上海针灸杂志》 1994(4)190]

4.《耳根刺血治疗口腔溃疡 86 例》

男 38 例,女 48 例;年龄 14～67 岁;病程 2 天～12 年。治疗方法:三棱针常规消毒,取两侧耳上 1/3 与下 2/3 耳根交界处,用左手把耳郭向前按住,右手持针对准耳根处,快速刺入 0.1～0.2 cm,立即退出,挤压局部出血数滴,左右两侧同时刺血,每天点刺 1 次,3 次为一疗程。结果:经 1 疗程治疗全部痊愈。

[张景君 《中国针灸》 1996(7)8]

5.《针刺治疗慢性复发性阿弗他性口炎 163 例》

均为已患本症经过半年尚未治愈者,其中病程在 1 年以内 83 例,2～20 年 80 例。治疗方法:针刺加刺血,主穴为地仓、承浆,辅穴为合谷、曲池、足三里、三阴交、金津、玉液或聚泉(舌体中点)、迎香。金津、玉液、聚泉点刺出血,其他穴位平补平泻,得气后留针 10～20 分钟。每周平均针刺 2～3 次,10 次为一疗程。未愈者停针 2 周后,再针第 2 个疗程。疗效:痊愈 83 例(针后 2 个月未复发者),显著好转者 30 例,好转 20 例,无效 8 例,不明者 22 例;有效率 94.33%。观察 3 个月以上,复发率为 15.6%。

[周宗岐等 《中华口腔科杂志》 1957(3)179]

6.《慢性复发性阿弗他性口炎 21 例治愈》

治疗方法:取天应穴(即局部溃疡点),先嘱患者漱口,用米他酚或红汞作局部溃疡面消毒后再行针刺,针刺入溃疡面出血即可。

一般小溃疡面刺一下,大于 0.3 cm 者刺 2～4下。每日 1 次。疗效:本组病例一般可多次复发,凡经各种方法治疗未见好转者,经用上法治疗后,针治 1 次痊愈者 11 例,针 2～5 次痊愈者 4 例,显著进步者 2 例,进步者 2 例,无效 3 例。

[章士珍 《浙江中医杂志》 1960(6)279]

7. 验案举例

男,54 岁。患口腔溃疡已 6 年多,属阴虚火旺型。取神阙刺络拔罐,配合针刺太溪、三阴交、内关、足三里。神阙穴消毒后用梅花针轻叩数下拔罐 10 分钟,同时针刺太溪(双)、三阴交(双),用平补平泻法;内关(双)、足三里(双)用泻法,各留针 30 分,每 5 分钟行针 1 次,刺络拔罐隔日 1 次,针刺 1 次/日,10 次为一疗程。经刺络拔罐 4 次,针刺 8 次,诸症消失而愈。1 年后随访未复发。

[张俊等 《四川中医》 1996(8)5]

(二十三)急性喉炎

1. 验案举例

肖××,男,61 岁,患中风偏瘫半年余,经针灸治疗患肢功能有所改善。昨日始感喉部干痛紧缩不适,发音嘶哑,语不成音,进食时吞咽受碍,仅能进水及流质食物,咳嗽以干咳为主,偶见咳吐胶黏状物,胸闷,呼吸困难,面色苍白,神疲烦躁。查体:见两侧咽腭各有一呈现等边三角形之紫黑斑块,边长约0.8 cm,不高出黏膜表面。治疗:急以自制特长三棱针(约 6.5 cm)点刺患者咽腭壁之瘀斑,出血约 10 ml,再点刺取穴金津、玉液,吐出紫黑色血液伴稠黏痰涎混合液约 60 ml,患者即觉喉部干痛紧缩有减。复以小号三棱针点刺两侧少商穴,出血约 5 ml,继用毫针泻天突、廉泉、合谷、足三里、丰隆,术毕胸闷大为改善,呼吸渐觉舒畅,咽喉部疼痛减轻,面部亦渐现华色。留诊观察 1 小时后,病情未见反复,嘱其下午 4 时复诊 1 次。是时患者神色基本如常,已能进食软之米饭,原咽腭壁紫黑斑块之范围已见缩小,其色亦渐转鲜红,

仅呼吸略欠匀称,微咳,咽喉部稍感不适。病情已趋缓和,遂用毫针泻列缺、合谷、天突、廉泉、丰隆,点刺商阳出血数滴。每日治疗 2次,前后共放血约 160 ml,治疗 12 次基本痊愈。

[《上海针灸杂志》 1994(4)13]

2.《放血治疗咽喉肿痛 152 例》

男 102 例,女 50 例;年龄 5～63 岁;病程1～6 天;急性咽炎 86 例,急性扁桃体炎 66例。治疗方法:取粗三棱针一根绑在竹筷上,放 75％酒精中浸泡备用。患者用复方硼酸溶液漱口,医者用压舌板压住患者舌头,用三棱针以稳、准、轻、快手法点刺一侧舌腭弓充血明显处 3 下,男左女右,再点刺悬雍垂正上方充血明显处 1 下。如扁桃体呈Ⅱ度、Ⅲ度者肿大,在其上腭各点刺一下,吐出口中血液,用复方硼酸溶液漱口,无论有效与否,只治疗 1 次。结果:治愈 119 例,好转 25 例。

[靳新领 《国医论坛》 1991(1)34]

3.《放血疗法为主治疗急喉风》

喉风泛指咽喉多种疾患。症见咽喉肿痛,或痛连项颊,严重者咽喉外俱肿,甚则窒息。急喉风为喉性呼吸困难,分为四度,一度安静时无呼吸困难;二度安静时有呼吸困难现象;三度具有二度呼吸困难;四度有三度呼吸困难。治疗方法:消毒后,针刺合谷,强刺激,留针 5 分钟,并用粗毫针点刺少商、十宣,三棱针点刺耳背青筋明显处,每日 1～3 次,放血 2～5 滴,症状缓解,用食盐或白矾粉适量吹入咽喉,每小时 1 次。发热加针曲池,痰多加刺丰隆,痰咳净粉适量吹入咽喉,一日 6～7 次。用此法治本病 30 例,疗效确切,治愈率达 90％。

[张玉帆 《针灸临床杂志》 1993(6)23]

(二十四)慢性咽炎(梅核气)

1.《耳背放血治疗慢性咽炎 40 例》

男 31 例,女 9 例;年龄 20～42 岁;病程半年～15 年。治疗方法:选准耳背近耳轮处明显的血管一根(左右均可),揉搓数分钟使

其充血,按常规消毒后,左手将耳背拉平,中指顶于下,右手持手术刀,用刀尖划破血管,则见自然出血,约 0.5 ml 即可,抹去血液,消毒切口,盖敷料贴胶布即可。数日内勿浸水防感染。第 2 周如法选对侧耳背放血,第 3 周再选第一次放血的耳朵,共 3 次。结果:40 例患者中,显效 9 例,有效 12 例,好转 15 例,随访最长 10 年、最短 2 年均无复发。

[林素筠 《新中医》 1982(7)034]

2.《膻中刺络拔罐治梅核气》

男 2 例,女 38 例;年龄 20～48 岁;病程 1 年以内 31 例,1 年以上 9 例。治疗方法:膻中消毒后,以三棱针快速刺入 1～2 分钟,出针后将火罐以闪火法吸附其处,使出血量在 2 ml 左右即可。胸膈痞闷,两胁胀满,纳食泛恶者加刺中脘、章门、内关;痰涎壅盛,少津口渴,干咳少痰,大便不畅者加刺太溪、鱼际、支沟。以上刺太溪用补法,章门用平补平泻法,余穴均用泻法。每次留针 30 分钟,每隔 10 分钟捻转 1 次。结果:症状消失 35 例,有效 5 例。

[景宽等 《浙江中医杂志》 1991(1)038]

3.《三棱针点刺治疗慢性咽喉炎 56 例》

男 35 例,女 21 例;年龄 20～70 岁。病程 6 个月～15 年。治疗方法:患者充分暴露咽部,先用 1.5% 过氧化氢溶液漱口,医者手持 5 寸长细三棱针,在咽后壁充血部位左右各刺 3～5 针,每针使出血 2～3 滴,如充血明显者可刺出血 5～6 滴,以增加疗效。针后 3 小时内禁止饮食。隔日针 1 次,连续治疗 3 次为一疗程,疗程间休 3 天。结果:27 例痊愈,显效 29 例。

[王贵义等 《内蒙古中医药》 1996(1)28]

4. 验案举例

苏××,34 岁,患者执教多年,半年前发现咽部不适,常感口干咽燥,咽部不爽。查体:咽后壁黏膜呈暗红色充血,咽壁有多数颗粒状突起,舌苔薄黄,脉弦细。诊为:慢性咽炎。治疗方法:刺太阳穴出血。病情无甚变化,予刺太阳穴、人迎出血,经第 2 次刺血后咽炎痊愈。

[郑佩等 《刺血医镜》 安徽科学技术出版社 1999]

5. 验案举例

石××,女,29 岁,患者在春节前因事熬夜受寒后,出现咽喉疼痛,发干发闷,喉中有痰不易咯出,发音费力,嘶哑。先后在深圳几家医院就诊,症状仍然存在。查体:间接喉镜可见喉黏膜声带呈暗红色充血,声门下有分泌物附着。诊断:咽喉炎。治疗方法:刺太阳穴、人迎穴出血。疗效:患者咽喉炎迁延 3～4 个月未愈,经刺血治疗 1 次痊愈。

[郑佩等 《刺血医镜》 安徽科学技术出版社 1999]

6. 验案举例

郑××,男,33 岁,患者素有吸烟史,2 年前因咽炎戒烟。2 年来总感咽燥不适,发干、发痒、发闷,有阻塞感和摩擦感。查体:咽壁黏膜呈慢性充血,色暗红,咽后壁可见增生性淋巴滤泡簇集,舌苔薄,脉弦细。诊断:慢性滤泡性咽炎。治疗方法:刺太阳穴出血。二诊病情略有减轻,予刺太阳穴、人迎穴出血。三诊自述咽痛、摩擦感均消除,吞咽顺畅,予刺条口穴(左)、人迎穴出血。四诊刺人迎穴出血。后又刺血 2 次,共刺血治疗 6 次痊愈。

[郑佩等 《刺血医镜》 安徽科学技术出版社 1999]

7. 验案举例

刘××,女,39 岁,自感咽喉有物阻挡 1 年多,吐之不出、咽之不下,痛苦异常,生气之后症状加重。检查咽喉、食管均无异常。服中药近百剂,症状无改善。精神紧张,头昏失眠,胸闷,不思饮食。治疗方法:三棱针取穴太阳,出血 3 天后自觉胸闷减轻、咽喉部通畅,饮食增加。又刺血阳交穴,共刺血治疗 2 次,咽喉梗阻感消失痊愈。

[王秀珍等 《刺血疗法》 安徽科学技术出版社 1986]

(二十五)牙痛

1.《刺血治疗火邪牙痛的体会》

(1)胃火牙痛:手足阳明经分别上系于

齿,大肠、胃腑有热,火邪循经上炎而引起。牙龈肿痛,遇冷痛减,口渴口臭大便秘结,舌苔黄厚,脉洪大。点刺取穴厉兑(双)、商阳(双)出血,可清泻阳明火邪。(2)风火牙痛:感受风邪,风邪侵袭太阳、阳明两经,郁于经络而化火,火邪则循经上炎引起牙痛。齿痛龈肿,兼有恶寒发热,脉浮数。治宜点刺取穴少商(双)、商阳(双)出血,可祛风泻火。(3)虚火牙痛:肾阴耗损,不能制阳,虚火内生,循经上逆而致牙痛。病势缓慢、牙痛隐隐,时痛时止,日轻夜重,脉细数。点刺取穴少商(双)以疏泄十二经之火邪,毫针刺太冲(泻)以泻肝火,刺涌泉(泻)以降虚火,刺太溪(补)以滋补肾阴、制其虚火。临床运用均在点刺出血后30秒至1分钟内疼痛消失,最长不超过3分钟,疼痛消失后即可进食。点刺1日1次,重者可1日2次。龈肿化脓可给予消炎药配合治疗。

[奉云昌 《四川中医》 1985(9)52]

2.《三棱针点刺"十宣"治疗实热牙痛》

治疗方法:十宣在手十指尖上,去爪甲1分,每一指各1穴。每手任选2~3穴,不必悉具,以食指、中指、无名指为常用。用75%酒精常规消毒后,用三棱针分别点刺,挤出数滴血,尔后复以酒精消毒。一般治疗1日1次即可,重者若1日2次效果更好。

[李志广等 河南新乡市中医院(453003)]

3.《背部点刺放血治疗牙痛30例》

治疗方法:于背部第七颈椎以下,第五胸椎以上,脊中线旁开1~2寸,找出有色泽粉红的点或压痛点,大约0.3cm,每次2~4点,在痛点中心点刺放血,每点刺1针,每次不超过4针,直刺深度0.3~0.5寸,点刺后拔罐,时间5~10分钟。点刺放血,拔罐后疼痛消失。30例中男19例,女11例;患牙周炎21例,根尖炎6例,龋齿3例;年龄35~65岁。点刺放血拔罐3分钟明显好转,1~2次(每次间隔24小时)痊愈。

[王春义 《新中医》 1990(12)33]

4.《蒙医放血火罐疗术治疗牙痛疗效显著》

牙痛多由龋齿、牙髓炎及牙周病引起。蒙医疗法:在患者患侧取下关穴或颊车穴,消毒后,用灭菌的大号三棱针快速行刺三下呈"…"状,深度为2~3mm,使之出血后立即施以3号大罐投火紧扣穴位处拔罐,待10~15分钟后起罐,并将火罐吸出之瘀血、黄水用棉球擦净,贴上创可贴即可。间隔3天施治1次,3次为一疗程。结果:30例各种牙痛患者中29例1次治愈,1例2次治愈。

[奇·巴雅尔 《实用中西医结合杂志》 1994(10)624]

5.《耳穴放血治疗牙痛10例》

牙痛多由牙龈炎、牙周炎引起。初起牙周红肿疼痛,咀嚼不利,严重者张口困难。治疗方法:患者端坐,取患者患侧耳尖和牙点穴,常规消毒后,医者左手捏住牙穴,右手用三棱针快速刺入1分深,随之挤出血液3~5滴,消毒干棉球按压针孔片刻。未愈者次日再治疗1次。症状特别严重者,如两侧肿胀及咽下困难者可同时两侧耳穴放血。结果:10例痊愈。

[王艳英 《上海针灸杂志》 1995(2)995]

6.《针刺治疗慢性牙周炎121例》

男34例,女87例;年龄16~67岁;病程6~20年。治疗方法:主穴取患部的牙龈,配穴酌取四白、下关、颊车。患者仰坐,医生用三棱针刺红肿牙龈,快速进针直至牙槽骨面后,再慢慢退出,局部出血,血量多效果显著。用毫针刺配穴,斜刺向患部,深0.5寸得气后提插捻转5次,留针5分钟。每周针刺2次,6次为一疗程。结果:痊愈35例,显效69例,好转12例;有效率为95.8%。

[傅蕴英 《中国针灸》 1993(2)9]

7. 验案举例

杨××,男,53岁,牙痛1日,不能入睡,局部红肿,张口困难。左侧下最后牙疼痛,局部红肿,伴有口臭、口渴、大便干,苔黄,脉洪等症状。治疗方法:用三棱针点颊车、内庭穴出血,血出为紫红色。在胃俞穴上用梅花针弹刺,火罐拔吸10分钟出血,用指点揉合谷、列缺穴,术后痛立止。2天后红肿消失,牙痛痊愈。

[刘少林 《中国民间刺血术》 科学技术文献出版社 1984]

8. 验案举例

马××,女,32岁,2年前出现牙龈红肿,迁延不愈,隐隐作痛,牙齿松动,咀嚼困难,口干口臭,刷牙时脓血从牙龈中渗出,已先后脱落4颗牙齿。迭经抗菌、消炎治疗,症状未消除,查体:面黄形瘦,牙龈呈紫暗色充血,压之溢脓。X线检查示牙槽骨嵴变薄。治疗方法:刺太阳穴出血。二诊,牙龈溢脓已止,渗血亦减少,口干口臭消失,牙龈色泽从紫暗转淡红,松动的牙齿亦趋稳固。予刺太阳穴出血。3年后追访,患者刺血后牙周炎得到根治,健康状况良好。

[郑佩等 《刺血医镜》 安徽科学技术出版社 1999]

(二十六)舌体肿痛

1.《邵经明三棱针放血治疗五官病经验》

邵老在长期实践中体会到,金津、玉液放血,可泄热清心、散瘀解毒、镇痛消肿,对舌体肿痛等症有显著疗效。宋×,男,21岁,半月前原因不明出现舌体肿痛糜烂,疼痛难忍,伴口干欲冷饮。曾服维生素C、维生素B₂,局部涂甲紫等效果欠佳。查体:舌体肿胀,舌面有绿豆大小两处溃疡,T 37.5℃,舌尖红,脉数。证属心火上炎。依上法治后,吐出暗紫色血液约2ml。次日复诊,舌肿痛大减,溃疡面缩小。隔日放血1次,共放3次,肿消痛止,溃疡愈合。

[朱彦岑等 《中国针灸》 1994(2)43]

2.《彭静山放血疗法偶得》

舌痛:患者多有面色赤,口燥舌干,辛辣刺激后舌痛尤甚。治以金津、玉液刺络放血,将紫血放尽,针后舌痛更甚,但3日后疼痛大减,治愈十之八九。

[彭立人 《辽宁中医杂志》 1993(4)38]

3. 验案举例

董××,男,45岁。舌体肿胀流涎、言语不清两天。舌伸而不缩,唾涎不断,神疲乏力,面色萎黄无华。舌体肿大,约2/3伸出口外难以回缩,舌色紫暗有瘀斑,舌下静脉怒张,舌苔黄腻,脉弦数有力。西医诊断:舌下腺炎。中医诊断:木舌。取穴:癔瘫透涌泉(癔瘫穴位于涌泉穴下1寸处)、太冲、合谷、颊车,提插泻法,快速强刺激不留针。金津、玉液、中冲、耳尖点刺放血,廉泉向舌根方向透刺1寸,舌前2/3处横刺1.5寸,右侧舌尖透至左侧舌根2寸深不留针。经1次治疗后症状即有好转,舌渐回缩,当夜安静入眠,次日诸症皆除。

[孙华桂 《中国针灸》 1996]

(二十七)舌炎

1.《针刺治疗舌炎23例》

病程1个月以内11例,2~6个月6例,7~12个月3例,1~3年3例。有8例在治疗前曾用过大量维生素B₂,但效果不满意。治疗方法:主穴金津、玉液、聚泉(舌面中央处),辅穴地仓、合谷;重症者加刺承浆、列缺、足三里。主穴均点刺出血,辅穴留针10~20分钟,每周针1~2次。疗效:痊愈12例,显著进步3例,进步3例,无效4例,未见复发者。

[周宗岐等 《中华口腔科杂志》 1957(3)179]

2.《针刺治疗舌炎25例》

男15例,女10例,年龄在16~30岁。单见舌炎病变者11例,并发口腔炎者5例,口角炎及唇炎者4例,眼结膜炎者3例,扁桃体炎者2例。治疗方法:取金津、玉液、少商、地仓、曲池、足三里、廉泉等穴,用三棱针刺金津、玉液和少商出血;其他穴位用毫针针刺,平补平泻,留针15~20分钟。疗效:1次治愈者17例,2次治愈者4例,3次治愈者4例。

[戴旭东 《中医杂志》 1962(1)31]

(二十八)口唇干裂

《放血疗法治疗口唇干裂20例》

男3例,女17例;年龄最小7岁,最大61岁;病程最短7天,最长1个月。治疗方法:患者正坐仰靠,取兑端、承浆穴,术者站在患者右侧,针刺时术者左手拇、食指夹住被刺穴位,局部用含2%碘酒棉球消毒,再用75%酒精棉球脱碘。右手持消毒后三棱针,快速直刺兑端穴,深1~2分,并轻挤压针孔周围使之出血1~3滴,然后用干棉球压针孔片刻,用同样方法刺承浆穴。一般1次即愈,未愈者隔日可再行第2次。结果:经1次治愈16例,经2次治愈4例。

[姜希英等 《上海针灸杂志》 1995(5)210]

(二十九)下唇血管神经性水肿

《针刺治愈血管神经性水肿一例》

患者,男,37岁,因情绪不佳,下唇骤然红肿,痒麻,唇色紫暗。治疗方法:取粗针或三棱针,于红肿最高处散刺出血数滴,并以手挤压,远道取合谷重泻之,1小时内消肿,1次而愈。

[赵廷柏 《山西中医》 1986(6)4]

九、刺血治疗运动系统疾病

(一)肩周炎

1.《刺血拔罐法治疗肩周炎80例临床观察》

男30例,女50例;年龄40~60岁以上;病程3个月至1年。治疗方法:在肩部周围寻取明显压痛点1~3处为本法的穴位。消毒后用三棱针在压痛点周围点刺2~3下,深达皮下,用手指挤压出血,再拔玻璃火罐10分钟,吸出血1~3ml。每天点刺2~3点,每日1次,10次为一疗程。结果:治愈56例,显效14例,好转10例。

[孟昭璞 《针灸学报》 1990(2)14]

2.《刺血拔罐治疗肩周炎76例》

男31例,女45例;年龄45~68岁;病程3天至2年。治疗方法:主穴阿是穴、肩髃、肩前、天宗、曲垣。配穴肩髎、臂臑、肩井、巨骨、曲池、肩中俞。用三棱针丛刺或用梅花针重叩,使局部出血,刺血范围按火罐大小,每

次取4个穴位,留罐10~15分钟,每次出血量不超过10ml。起罐后患肢作上举及前后旋转等活动5分钟。隔天1次,10次为一疗程。疗程间隔5天,并结合每晚用艾条温和灸,每个施罐区熏灸数分钟。结果:治愈37例,显效26例,有效8例;总有效率93.4%。

[徐强华 《浙江中医学院学报》 1995(5)48]

3.《刮痧治疗肩关节周围炎35例》

男21例,女14例;年龄45~66岁;病程3个月~16年。治疗方法:将活血止痛润滑油(三七、红花、赤芍、血竭、冰片等用麻油浸泡)涂在刮拭部位,用水牛角刮痧板重刮颈背部督脉,从大椎穴刮至身柱穴。再沿足太阳膀胱经的大杼穴、膏肓穴刮至神堂穴,重刮患肩臂部穴;沿足少阳胆经,从风池穴刮至肩井穴;沿手少阳三焦经,从肩髎刮至中渚,循经重点刮拭臑会、外关;沿手太阳小肠经从肩贞刮至臑俞;沿手阳明大肠经从巨骨刮至商阳,循经重点刮拭肩髃、臂臑、曲池、手三里、阳溪穴,重点刮拭阿是穴,使皮肤下形成出血显紫红色痧块为宜。待被刮处平整无痧块疼痛时才能进行第2次刮拭。结果:痊愈10例,显效12例,有效8例。

[《广西中医药》 1996(3)35]

4.《针刺配合刺络拔罐治疗肩周炎250例临床分析》

男96例,女154例;年龄38~65岁;病程7天~1年。治疗方法:针刺选患侧阴陵泉、阳陵泉、足三里,每次任选1穴,交替使用。选28号2~4寸毫针消毒后,进针1.5~3寸,施烧山火手法,留针30分钟,患者要不断活动肩部,1次/日,10天为一疗程。刺络拔罐取肩部1~2压痛点,以梅花针叩击出血后,立即拔罐,留罐5~10分钟,1次/日,10天为一疗程。结果:治愈196例,好转46例。

[张国富等 《河北中医》 1996(4)34]

5.《刺血疗法治疗肩周炎40例》

男12例,女28例;年龄40~65岁;病程0.3~1年以上。治疗方法:根据患者的压痛点,可局部取穴,如果治疗3次无效可配合按

摩疗法。取患者肩部明显压痛点1～2穴,消毒后用皮肤针重叩法叩刺局部压痛点出血,然后拔罐10分钟,出血量2ml左右方能见效,隔日1次。再循经取穴,取少海、曲池、尺泽,消毒后用三棱针速刺,拔罐10分钟,放血2ml左右,隔日1次。结果:经3次治愈15例,3～6次治愈17例,显效8例。

[侯松琦等 《长春中医学院学报》 1996(3)40]

6.《刺血治疗肩关节周围炎47例》

男21例,女26例;年龄21～68岁;病程最长12年,最短6个月。治疗方法:主穴取尺泽、曲池、曲泽,任选1穴;辅穴取肩贞、肩髃、肩痛局部,任选1穴。选择穴位及其周围有瘀血现象的静脉血管局部消毒,用小号三棱针刺入静脉血管壁,流出15～20ml暗紫色瘀血。血止拔罐3～5分钟。再次治疗需间隔10～15天。结果:41例痊愈,6例基本痊愈,活动时仅微有酸痛感或不适。

[张玉兰等 《河南中医药学报》 1996(5)59]

7.《铍针刺血拔罐法治疗肩关节周围炎112例临床总结》

男性66例,女性46例;年龄30～60岁102例,61岁以上10例;病程2个月至8年。病因:受寒湿38例,有扭伤史30例,碰摔伤史16例,不明原因28例。治疗方法:取患肩及其附近痛点消毒后,切准穴位以针快速刺入规定深度即出针,再拔火罐吸出血1～3ml为度,每次取痛点1～3点,隔3～5日1次,一般连续3次。疗效:112例中痊愈34例,显效36例,有效29例,无效13例。

[陈英炎 《福建中医药》 1987(6)31]

8.《放血治疗肩关节周围炎》

方法:患侧上臂扎以止血带,常规消毒后,用注射器于肘正中静脉抽血2～3ml。间隔1～2周抽血1次,一般1～3次即愈。疗效:治疗20例,其中治愈16例,好转3例,无效1例。

[翟彦明等 《河北中医》 1986(5)18]

9.《刺血治疗肩关节周围炎30例报告》

男15例,女15例;年龄最小者32岁,最大者75岁;病程最短者1个月,最长者23年;双肩痛5人,右肩痛16人,左肩痛9人。治疗方法:刺血主穴取尺泽、曲池、曲泽(根据病情选1穴)。辅穴取肩贞、肩髃、肩前、阿是穴。寻找穴位周围有瘀血现象的静脉血管,用三棱针刺破血管壁,流出10～20ml暗紫色血液,血止拔罐约5分钟,然后擦洗血迹,用3％碘酒棉球再涂抹针孔防止感染。间隔10～15天再进行第2次治疗。疗效:16例刺血1次治愈,11例刺血2次治愈,3例刺血3次治愈。许多患者刺血后即感肩部轻松,疼痛减轻。年龄最轻的(32岁)和最大的(75岁)患者,均刺血1次痊愈,而病程最短的(1个月)和最长的(23年)患者,也都经刺血2次痊愈。

[王秀珍等 《陕西中医》 1981(3)]

10. 验案举例

男,48岁。双肩关节痛4个月,经多方治疗臂仍不能抬举。上臂局部冷痛,得热则减,手臂不能上举,前后抬举则痛,右侧为甚。治疗方法:右臂用走罐法来回10次,肤红为度。梅花针弹刺阿是穴,另拔罐出血,血为暗红色。在大椎、肩髃穴用三棱针点刺出血,血为紫红色。左臂先用推揉手法,然后用"祖师麻膏药"加用药末外贴。临床对照,3天后右臂疼痛大减,可以举臂。左臂痛稍减,仍不能举臂。第2次治疗,双臂皆刺血。梅花针沿肩胛呈圆形弹刺后,顺经络弹刺至手指,用三棱针点刺肩髃、阿是穴出血。经5次放血治疗,2个月后回访,举臂灵活,基本痊愈。

[刘少林 《中国民间刺血术》 科学技术文献出版社 1984]

11. 验案举例

男,57岁。右肩疼痛,酸胀麻木,右上肢抬举困难7个月。逐渐加重,疼痛难忍,夜晚更甚,穿脱衣困难。查体:右肩关节活动受限,外展60°,内收45°,外旋20°。肱骨结间沟压痛,肩峰下压痛。治疗方法:取肩井、天宗、抬肩穴,小宽针针刺治疗,加拔火罐出血,再行按摩。治疗完毕,右肩能够抬起,疼痛麻木消失,肩关节外展、外旋等功能活动恢复正常。

[黄荣发 《小宽针针刺综合疗法》 河南科学技术出版社 1989]

12. 验案举例

男,52 岁。右肩疼痛半年余,伴功能障碍,于夜静时痛剧,因肩痛而致肩部外展、后伸动作均受限制。第 1 次治疗:取穴尺泽,刺血后右手即能抬高够到头。第 2 次刺血曲泽。第 3 次刺血曲池,每次出血在 10 ml 以上,并再拔火罐吸出血。刺血 3 次后,右肩痛消失,功能恢复。

[王秀珍等 《刺血疗法》 安徽科学技术出版社 1986]

13. 验案举例

男,47 岁。感受风寒引起右肩胛牵掣酸痛,痛时从肘臂放射到拇、食指。夜间痛剧,影响睡眠,功能障碍已 3 年。治疗方法:刺血右侧尺泽及肩前局部。半月后二诊时继续刺血右侧曲泽穴,每次刺后加火罐吸拔。刺血 2 次,患肩疼痛消失,肩关节活动恢复正常。

[王秀珍等 《刺血疗法》 安徽科学技术出版社 1986]

14. 验案举例

男,48 岁。晚间醉卧野外,次日即感左肩关节疼痛,不能抬高,功能严重障碍。第 1 次治疗:刺尺泽穴、委阳穴、肩三针穴出血。第 2 次治疗:刺曲泽穴、肩三针穴出血。刺血治疗 2 次,病告痊愈。

[郑佩等 《刺血医镜》 安徽科学技术出版社 1999]

15. 验案举例

女,49 岁。9 个月前由于露肩而卧,出现肩关节疼痛,并日渐加重,以致手臂不能抬举。经按摩、牵引、封闭、药物等治疗,症状消退不明显,现夜间常被右肩痛醒,梳头、穿衣难以完成。肩峰压痛(+),肌肉萎缩,X 线颈椎片示:C_5 前缘骨质增生。刺尺泽穴、肩三针穴、少海穴,刺血 2 次肩痛消除,功能逐渐恢复正常,颈椎病症状亦有改善。

[郑佩等 《刺血医镜》 安徽科学技术出版社 1999]

(二)颈椎病

1.《大杼穴刺络拔罐治疗神经根型颈椎病 146 例》

男 83 例,女 63 例;年龄 28～72 岁;病程 2 个月～16 年不等。治疗方法:取大杼穴区域压痛最明显处为刺激区域。消毒后用三棱针快速刺入约 0.5 cm,在点刺部位拔火罐,以溢血为度,留 10～15 分钟起罐。隔日 1 次,10 次为一疗程,每疗程相隔 1 周。结果:治愈 23 例,显效 98 例,好转 23 例;总有效率 98.62%。

[范飞鸿 《陕西中医》 1994(2)77]

2.《大椎穴放血治疗颈椎综合征临床疗效观察》

男 91 例,女 105 例;年龄 41～65 岁;病程最长 3 年,最短 4 个月。治疗方法:大椎穴常规消毒后,用 26 号针刺入,进针 1～1.5 寸,以患者感到触电感向双上肢放射为最佳,摇大针孔,出针后用火罐拔 5 分钟,以出少量鲜血为度。隔日 1 次,10 次为一疗程。结果:治愈 83 例,占 42.4%,好转 104 例,占 52.8%;总有效率 95.2%。

[李桂荣等 《针灸临床杂志》 1995(1)44]

3.《刺络拔罐配斜扳法治疗神经根型颈椎病》

男 20 例,女 18 例;年龄 39～65 岁;病程 2 个月至 13 年不等。治疗方法:临床症状结合 X 线颈椎片,确定病变颈椎节段,消毒后用七星针中度叩刺,使之渗出微量血液。用闪火法拔罐,留罐 5～10 分钟后起罐擦干血迹。患者正坐,头部略向前屈,用揉法按摩肩部 5 分钟,放松肌肉。用一手抵住患者头侧后部,另一手抵住对侧下颈部,当头自一侧旋转至最大限度时,两手同时用力作相反方向扳动,能听到弹响声效果最为理想。3 天一次,10 次为一疗程,休息 1 周,再进行下一疗程。结果:经 1 个疗程治愈 13 例;2 个疗程治愈 8 例;显效 10 例;有效 7 例;总有效率达 100%。

［夏粉仙 《浙江中医学院学报》 1995(4)48］

4.《铍针腧刺拔罐法治疗颈椎综合征 100 例》

男 66 例,女 34 例;年龄 20～50 岁 53 人,51 岁以上 47 人;发病时间多在 6 个月～6 年。全部病例经 X 颈椎拍片检查,其中正常者 20 例,余分别为颈椎生理弯曲度消失、增生、肥大。治疗方法:取穴主穴为颈椎棘突痛点;配穴有天宗、肩贞、阿是穴。按《内经》输刺法直入直出深至骨处,出针后有少量血液(一般不超过 5 ml)。针后加拔火罐,去罐后局部按摩,头部做旋转活动。3～5 天 1 次,一般 3 次即可。疗效:经上法治疗 2～3 次后,临床治愈 56 人,显著好转 27 人,无效 17 人。

［陈英炎等 《云南中医杂志》 1984(3)34］

5. 验案举例

男,70 岁。右肩背及右手疼痛,逐渐加重,痛甚不能入寐 1 周,右上肢肌张力增强。肩背 X 片示 $C_{4～6}$ 前缘有骨刺形成,部分前纵韧带钙化,右斜位明显显示椎间孔略变小。治疗方法:于大椎、风门(左)、风池(左)等穴位以七星针叩刺至微出血,再加拔火罐。于肩髃(左)扬刺,或加右手三里、内关针刺,经治疗 12 次,右肩臂疼痛明显好转。

［叶强等 《上海中医药杂志》 1981(10)13］

6. 验案举例

王××,男,53 岁。颈肩部不适 9 年,右肩臂及上肢活动困难,X 线摄片诊断为"颈椎病"。病情逐渐加重,右肩疼痛,手臂抬举困难,右手五指麻木,穿衣困难需人帮助,行走时步态不稳。查体:C_4、C_5 棘突压痛,椎间孔压缩试验阳性,右臂牵拉试验阳性。治疗方法:取穴颈灵(C_4、C_5 椎棘突穴之间的凹陷处),坐位低头取穴大杼;配穴天宗、抬肩,小宽针针刺治疗加火罐吸拔出血。每间隔 10 日针刺治疗 1 次,3 次为一疗程,共针刺治疗 2 个疗程后,颈部、肩臂、手指均无任何不适感,上肢活动自如。

［黄荣发 《小宽针针刺综合疗法》 河南

7. 验案举例

女,50 岁。头颈部疼痛 2 月余,以颞枕部痛重,颈部不能活动,动则疼痛加剧,痛感向右臂手指放射,且伴功能障碍,不能持重,有时恶心欲吐,进食少。X 线颈椎片示第 2～5 椎体前后缘骨质增生。治疗方法:刺血太阳、右尺泽。刺血后颈部疼痛缓解,手臂麻木消除,恢复原工作。

［王秀珍等 《刺血疗法》 安徽科学技术出版社 1986］

8. 验案举例

男,48 岁。颈部痛月余,活动受限,动则痛甚,右手臂麻痛不能持重,不能工作。右上肢腱反射减退,X 线片示 C_3～C_5 前后缘有唇样骨质增生。治疗方法:第 1 次刺血太阳、尺泽。第 2 次刺血尺泽、大椎。第 3 次刺血双侧委阳。刺血 3 次,颈痛消失,功能恢复,正常工作,随访多年没有复发。

［王秀珍等 《刺血疗法》 安徽科学技术出版社 1986］

9. 验案举例

女,36 岁。3 年前出现颈部活动不适,伴头晕、头痛、怕光、睡眠时肩颈发紧,右手热左手凉。X 片示 L_4～L_7 腰椎体前后有增生。治疗方法:一诊刺委中穴(左)、大椎穴出血。二诊刺委中穴(右)、大椎穴出血。三诊刺尺泽穴(右)、大椎穴出血。四诊刺太阳穴、大椎穴、尺泽穴(左)出血。治疗时间间隔 6～15 天。经刺血 4 次,各种症状全部消失,半年后随访无异常不适。

［郑佩等 《刺血医镜》 安徽科学技术出版社 1999］

(三)落枕

1.《刺络拔罐法加灸治落枕》

取穴:以患侧阿是穴为主,配风池、肩井穴。治疗方法:患者取坐位,医者先用掌根在患者压痛明显处用力揉按片刻,消毒后左手绷紧皮肤,右手持三棱针快速点刺3～5针使之出血,出血以 2～5 ml 为度。擦净血迹后,取火罐用闪火法吸附于上,留罐10～20分钟。在留罐期间用上述刺络方法点刺风池、肩井穴。起罐后用艾条在拔罐部位施以温和灸法,以周围皮肤红润,患者自觉有温热感为度,每天1次。效果:用此法治疗落枕者60例,1次治愈28例,2次治愈23例,3次治愈9例。

[李宇俊 《四川中医》 1985(10)45]

2.《梅花针及拔罐治疗落枕100例》

男68例,女32例;年龄在17～45岁;发病时间1～3天。治疗方法:常规消毒后,在疼痛部位用梅花针叩打至皮肤微见渗血为度,再拔罐5分钟左右。疗效:除1例治疗2次外,其余均经1次治疗而愈。全部未用任何药物和其他疗法。

[薛浩 《四川中医》 1988(1)46]

3. 验案举例

男,35岁,工人。因枕水泥袋睡觉,醒后即感右侧颈部疼痛,颈项强硬。斜方肌、肩胛提肌压痛最显,头颈活动受限。治疗方法:先在压痛点刺络拔罐,同时点刺风池穴,起罐后艾条灸患处15分钟,当即止痛,颈部活动自如。

[李宇俊 《四川中医》 1985(10)46]

4. 验案举例

女,35岁。落枕3天。取风池、大椎,点刺出血,大椎穴点刺后加拔罐,治后疼痛顿感减轻,第二天诸症消失。

[曾利元 《江西中医药》 1995(6)37]

5. 验案举例

男,31岁。早起,颈项强直,不得转侧。治疗方法:用手推揉肩颈部位,三棱针点刺中渚穴,两指挤捏出血。然后指按此穴,让患者摇头。另用火罐在肩颈部位走罐拔吸10次,术后即愈。

[刘少林 《中国民间刺血术》 科学技术文献出版社 1984]

(四)肱骨外上髁炎(网球肘)

1.《刺络拔罐治疗网球肘203例》

男87例,女116例;年龄27～73岁。治

疗方法:患者取坐位,先找压痛点经常规消毒,用七星针轻轻叩刺压痛点,使其微出血,然后用火罐拔罐,使其瘀血外溢,5～10分钟起罐,每周叩刺1次,5次为一疗程。结果:有效率达95%。

[上海市宛平医院 谈月涓]

2.《综合治疗网球肘78例疗效观察》

取肱骨外上髁骨膜肿胀、压痛最明显处,消毒后用皮肤针叩刺,以微出血为度,然后拔以小气罐,用注射器抽净罐内空气,即时可见罐内针点渗血,留罐10分钟。拔罐后擦净瘀血,外敷丁桂散,贴盖胶布固定,施以艾灸,使局部产生温热舒适感,患者每日自行温灸1～2次,并配合局部封闭及中西药治疗。结果:痊愈25例,显效35例,有效16例,无效2例。

[丁育林 《上海针灸杂志》 1986(2)23—24]

3.《梅花针加艾灸治疗网球肘20例》

男12例,女8例;年龄在20～50岁;病程1年内18例,1年以上2例。治疗方法:选取患肢阿是穴及其周围穴,先以拇指揉按片刻,消毒后以梅花针叩刺,手法先宜轻,待局部有酸胀感后再加重,直到局部渗出大小不等的血珠为度。擦净血迹,即施艾条悬灸,至局部红润,一般每次15分钟左右,每日1次。疗效:20例中痊愈12例,显效4例,好转3例,无效1例;总有效率为95%。

[李宇俊 《云南中医杂志》 1984(3)41]

4. 验案举例

彭某。左肘关节痛5天,扫地时疼痛难忍。查体:肱骨外上髁压痛,局部无红肿,前臂旋前则疼痛加重。治疗方法:取局部压痛点常规消毒,用七星针重叩至皮肤微有出血为止,再用艾条悬灸压痛处,以皮肤发红为度。间日治疗1次。经上法治疗2次而愈。

[文益华 《四川中医》 1985(10)40]

5. 验案举例

男,38岁。右肘关节外上方疼痛,逐渐加重4个月,不能提壶倒水,拧毛巾也感困难。治疗方法:一诊刺曲池穴出血。二诊刺

曲池穴下 5 分出血。刺血治疗 2 次,疼痛逐渐减轻、消除、转愈。

[郑佩等 《刺血医镜》 安徽科学技术出版社 1999]

6.验案举例

女,61 岁。半年前感双肘部疼痛、酸胀,受寒冷刺激、劳累后,以及提壶、扫地时加重。双侧肘部肱骨外上髁压痛,无明显肿胀。治疗方法:在肘部寻找压痛点,小宽针迅速进针划割出血拔罐。针刺后患处疼痛完全消失,活动正常。

[黄荣发 《小宽针针刺综合疗法》 河南科学技术出版社 1984]

(五)腱鞘囊肿

1.《三棱针点刺放液治疗腱鞘囊肿》

针刺方法:将囊肿常规消毒后,医者一手掐持囊肿,一手持三棱针对准囊肿之高点快速刺入,勿透过囊肿的下层。快速拔针,同时用掐持囊肿的手用力掐挤囊肿(拔针与掐挤要同时进行),使囊肿内胶性黏液全部排出挤尽,局部擦净,常规消毒后包扎即可。用此法治疗 9 例,均 1 次治愈。

[李洪福 《新医药学杂志》 1973(2)21]

2.《三棱针点刺加毫针治疗腱鞘囊肿121 例》

男 71 例,女 50 例;年龄最小 6 岁,最大 62 岁;发病部位有腕部、指掌关节部、足背、腘窝;囊肿最小如高粱粒大,最大鸡蛋大,多数如胡桃大;其中多发者 1 例,11 例为单发。治疗方法:用手指将囊肿部皮肤绷紧并加以固定,以三棱针于囊肿顶部点刺,排尽黏液。多数囊肿立即平复。为防止复发,隔 1～2 日再用毫针点刺局部 3～5 针,并针刺邻近 1 个穴位,留针 10 分钟。每日针刺一次,根据病情恢复情况可连续针刺 2～5 次。结果:痊愈 110 例,好转 5 例。115 例随访 1～4 年,复发 6 例。

[刘更 《中医杂志》 1981(11)26]

3.《三棱针刺加灸治疗腱鞘囊肿36 例》

腱鞘囊肿是一种内含胶样液体的囊性肿物,呈单房性或多房性。治疗方法:三棱针用高压灭菌或 75％酒精浸泡。针前先观察是单房性还是多房性,单房性在囊肿最高点垂直进针;对多房性在每个结节状的最高点进针。进针后将三棱针尖向四周作旋转式深刺。出针后,及时用两拇指在针眼周围挤压,以出尽其内容物为止。在进针处盖一消毒过的干棉球,再用消毒过的硬币压在棉球上,然后用 3～5 cm 宽的胶布作环形加压固定。再用艾条灸 15 分钟左右,7 天就可揭去胶布。结果:治愈 33 例,占 91.6％。

[高不倚 《中国针灸》 1983(3)12]

4.《三棱针刺治疗腱鞘囊肿》

治疗方法:充分暴露囊肿部位,局部酒精消毒后,用三棱针对准囊肿的中心部位刺入,刺至囊膜部后,将针缓慢退出,即用双手拇指掐囊肿部的四周,从四周往囊肿部的中心挤压,使囊内的胶性黏液从针孔中全部排出。如未排尽可用三棱针在原针孔处再刺 1 次,直至排净,然后用消毒过的小竹片紧贴囊肿壁上,用绷带扎紧,患者勿下冷水及过分用力,3 天后取掉竹片及绷带。患者用上法治疗,均 1 次痊愈。

[张晨光 漆莉萍 《江西中医杂志》 1987(4)39]

5.《三棱针治疗腱鞘囊肿83 例》

男 62 例,女 21 例;年龄最小 21 岁,最大 46 岁;囊肿在手腕 65 例,踝部 14 例,其他部位 4 例;囊肿最小直径 1 cm,最大直径 3 cm;病程半年至两年。治疗方法:放液前使囊肿部位于紧张状态,术者左手拇、食、中三指掐紧囊肿,右手拇、食、中三指呈执笔式持三棱针,避开血管快速刺入囊内,同时用手挤压囊肿,黏液基本排尽后,用酒精棉球盖纱布包扎好。结果:痊愈 80 例,总有效率达 96％。

[恒健生 《上海针灸杂志》 1988(3)41]

6.《三棱针点刺放液治疗腱鞘囊肿8 例》

治疗方法:消毒后,医者一手掐挤囊肿,将内容物推至一边,使囊肿突起,一手持三棱针对准囊肿之高点,避开血管,快刺快出针,然后用力挤囊肿的周围(拔针与掐挤要同时进行)使肿内胶状黏液全部排出,局部擦净。8例病例均1次治愈。

[张钰 《中国针灸》 1995(2)24]

7. 验案举例

女,21岁。左腕部腱鞘囊肿,手术后又复发1年余。现感左腕部酸痛,囊肿逐渐增大。查体:左腕部有一鸡卵大小的肿物,按之较软,有轻度波动感,无压痛,屈腕活动明显受限。常规消毒局部,左手按压囊肿中心部位,右手持针进针,并划割囊壁。出针后,挤尽囊液,再拔火罐,后行局部消毒,放置一消毒棉球,加压包扎,松紧适宜,5天后解除包扎物。针治后囊肿消除,腕关节活动正常,无复发。

[黄荣发 《小宽针针刺综合疗法》 河南科学技术出版社 1989]

8. 验案举例

女,65岁。右足拇指末节,3年前先有微痛,渐渐呈酸胀痛,行走、背屈拇指时,呈麻胀痛,右足拇指与跖骨交界处有圆形囊性肿块,中央稍软。治疗方法:刺太冲出血,囊肿局部点刺挤出囊液,加拔火罐又吸出残余囊液。第2天复刺囊肿局部,加拔火罐,吸出残余囊液。3年病程在2日内消除,追踪观察4年未再复发。

[郑佩等 《刺血医镜》 安徽科学技术出版社 1999]

(六)狭窄性腱鞘炎

1. 验案举例

男,10岁。左拇指受外力撞击屈伸受限5年,需用另一手扳动弹响后方能伸直。诊断为拇长屈肌狭窄性腱鞘炎。查体:左拇指呈屈曲状,本指第二节末端可触到小硬结,轻压痛,边缘血管瘀血。治疗方法:刺血局部掌侧小硬结处,出血后拔小口玻璃瓶火罐,吸出血约10ml。随访:刺血半月后功能逐渐恢复正常,硬结亦已消散,左拇指伸屈自如。

[王秀珍等 《刺血疗法》 安徽科学技术出版社 1986]

2. 验案举例

女,51岁。左手腕桡侧疼痛不能持重已1月余,伸屈不利。查体:局部有一小结微隆起,轻压痛。诊断为左桡骨茎突腱鞘炎。治疗方法:第一次治疗刺血合谷。40天后病情无变化。第二次治疗刺血曲泽、列缺。2个月后三诊时病情显著好转,腕关节伸屈基本不痛,小结节消散,刺血尺泽。半月后诸症消失,功能恢复。

[王秀珍等 《刺血疗法》 安徽科学技术出版社 1986]

(七)颞下颌关节紊乱综合征

1.《刺血拔罐治疗颞下颌关节紊乱综合征45例》

男18例,女27例;年龄15～46岁;疼痛43例,张闭口受限38例,弹响26例。治疗方法:取患侧下关穴。常规消毒后,医者手持细三棱针对准下关穴,直刺3～6针,深度1～2mm。刺后取一小号玻璃火罐,用闪火法吸拔于针刺处,出血5～10ml,10分钟后起罐,擦净瘀血。隔日治疗1次。结果:经1～3次治疗,痊愈29例,显效13例;总有效率93.33％。

[贾朝先 《中国针灸》 1996(1)51]

2. 验案举例

女,36岁。1个月前出现进食张口时,左下颌关节酸胀感,咀嚼时下颌关节疼痛,症状不断加重,对侧肩部亦疼痛不适。查体:右下颌关节部外观无红肿,压痛(＋),张口弹响,开口度为2.7cm,诸牙及牙龈无炎症,乳突无压痛,舌苔薄黄,脉弦。治疗方法:刺太阳穴、下关穴出血。患者刺血后自感患部松懈,疼痛减轻,诸症逐渐消失而愈。

[郑佩等 《刺血医镜》 安徽科学技术出版社 1999]

3. 验案举例

女,13岁。3个月前咀嚼硬物后出现左下颌关节疼痛,1周前右下颌关节也出现疼痛,张口说话、咀嚼硬物或打哈欠时,均会出现双下颌关节疼痛,且伴有弹响。治疗方法:

第一次刺血下关穴、太阳穴(均左)。第二次和第三次治疗刺太阳穴、下关穴出血(均双)。患者刺血治疗 3 次后,下颌关节疼痛等症状全部消失,功能恢复。

[郑佩等 《刺血医镜》 安徽科学技术出版社 1999]

(八)踝关节扭伤

1.《针刺放血疗法治疗急性踝关节扭伤 82 例》

男 77 例,女 5 例;年龄 17～38 岁;病程 1～3 天。治疗方法:患处局部放血及趾端放血,配合健侧对应点放血,消毒后用三棱针或 7 号针头施治。放血量 3～5 滴,血色由紫黑转为鲜红为度;对应点放血,血量 1～3 滴。针刺选穴丘墟、解溪、悬钟、太溪、阿是穴等。上述方法每日 1 次或隔日 1 次,7 次为一疗程,疗程间休息 3 天。结果:全部治愈。

[苏华荣等 《山西中医》 1996(4)25]

2.《刺络放血治疗踝关节扭伤 128 例分析》

男 86 例,女 42 例;年龄 14～40 岁;病程 1 天～30 天。治疗方法:取阿是穴及疼痛明显部位曲张之静脉。常规消毒后,右手持三棱针快速刺入 1～3 分,挤压使之出血,每日 1 次,酌情配合艾灸。结果:痊愈 98 例,显效 24 例;总有效率 95.3%。

[赵联和 《中国针灸》 1996(11)46]

3.《刺络放血治疗踝关节软组织损伤 33 例》

方法:局部常规消毒后,以三棱针或 29 号 1 寸毫针,点刺显露的络脉出血 0.5～2 ml。络脉不明显者,点刺申脉穴或照海穴处皮肤出血,伴有波动性血肿者,用 7 号注射针管抽净瘀血。无肿或轻微肿胀者,每日刺络 1 次;有血肿者,隔日 1 次。一般 2～4 次可愈。疗效:33 例中症状消失者 28 例,减轻者 5 例(只针 2 次)。

[喻喜春 《山西中医》 1987(6)35]

4. 验案举例

男,23 岁,战士。1 天前因训练中不慎左踝关节扭伤,疼痛难忍,局部肿胀左外踝前下方压痛明显,内翻活动受限,内踝处轻度压痛。治疗方法:暴露患部,局部常规消毒后取丘墟、商丘穴针刺治疗,刺后拔罐,针治后疼痛明显减轻,4 天后关节活动恢复正常。

[黄荣发《小宽针针刺综合疗法》河南科学技术出版社 1989]

5. 验案举例

王××,男,27 岁。骑车不慎摔倒,右踝关节扭伤疼痛,脚掌不能落地,跛足而行,腿肚胀痛。右足踝肿胀,压痛(＋),X 线透视排除骨折。刺血右腿阳交、丘墟。隔 3 天又刺血 1 次,右足肿胀疼痛消失,功能恢复正常。

[王秀珍等 《刺血疗法》 安徽科学技术出版社 1986]

(九)急性腰扭伤

1.《刺络拔罐加药条灸治疗腰肌扭伤 60 例》

男 45 例,女 15 例;年龄最小 15 岁,最大 67 岁;病程最短 1 天,最长半年。治疗方法:取患侧压痛最明显处(阿是穴)为主穴,委中穴为配穴。自制艾条:艾绒 20 g,丁桂散药末 5 g 均撒匀布于市售卫生纸上,卷紧成细筒状即可。患者取坐位,身体向健侧倾斜暴露痛点,医者在压痛点最明显处用掌根揉按片刻,使痛点周围络脉怒张,用碘酒消毒后,左手绷紧皮肤,右手持三棱针露出针尖快速点刺 3～5 下使之出血,出血不显可在针眼周围挤推助出血,出血以 2～5 ml 为宜。擦净血迹,用投火法火罐吸附于上,留罐 5～10 分钟,起罐后在此部位用药条施以温和灸法,以患者觉局部有温热感为宜,灸 5～7 分钟后,嘱患者俯卧,在腘窝部委中穴上方用力按压,使委中穴或附近浅表的络脉怒张,消毒后快速用三棱针点刺 3～5 下,挤出血 6～10 滴为度,此法隔天治疗 1 次。结果:治愈 42 例,显效 9 例,进步 6 例。

[李宇俊 《云南中医杂志》 1984(6)28]

2.《梅花针加火罐治疗急性腰部肌肉扭伤32例》

男30例,女2例;年龄20～45岁;病程1～3天。治疗方法:患者俯卧,找出明显压痛点,局部常规消毒后,用梅花针由上而下地进行叩刺(范围大于痛点),以刺出稠密血点为宜。擦去血迹后用一消毒钱币(或铁盖均可)放在叩刺后的皮肤中央,把酒精棉球放在钱币上点燃,待火苗烧旺时,把罐罩上。留罐5～10分钟。起罐后再把吸出之稠黏污血擦干净。仅治1次。结果:29例痊愈,显效3例。

[齐成基 《新中医》 1985(2)27]

3.《刺络拔罐治疗急性腰扭伤68例》

男57例,女11例;年龄14～62岁;病程半天～3天。治疗方法:取痛点和委中穴(患侧),医者持三棱针在患处痛点先散刺,而后在委中穴点刺出血数滴,然后在痛点行拔罐术,每次留罐10～15分钟,每日1次,5次为一疗程。结果:痊愈46例,显效18例。

[吴绪荣 《湖北中医杂志》 1987(6)34]

4.《委中穴点刺放血疗法治疗急性腰扭伤21例》

男14例,女7例;年龄17～79岁;病程1天～2周。治疗方法:患者面壁而立,小腿伸直,双手扶壁,委中穴消毒,穴位中有一静脉怒张,用三棱针从下稍向上方刺入静脉血管内并立即退针,可见有紫色血流出。5～10分钟即自止,如不止可用棉球压迫。每次放血10 ml左右,双侧同时进行。19例术后即觉腰痛减,活动功能改善,3～5天诸症消失。

[吴义才 《上海中医药杂志》 1988(5)26]

5.《刺血拔罐治疗急性腰扭伤》

男40例,女20例;年龄17～68岁;病程半天～30天。治疗方法:取阿是穴消毒后用三棱针局部刺血拔罐,10～15分钟起罐,将拔出的血用干棉球擦净,再拔10～15分钟起罐。治疗后令患者做前后俯仰,左右转动,活动腰部,尔后再做交替抬腿、下蹲、站起等活动。结果:60例中1次治愈25例,2次治愈

27例,刺血拔罐3次治愈5例,4次治愈3例。

[张新华 《四川中医》 1988(9)34]

6.《刺络走罐配合中药治疗急性腰肌扭伤93例》

男60例,女33例;年龄19～66岁;病程3小时～15天。治疗方法:暴露腰部,患侧消毒后,再以七星针散刺,然后涂上润滑剂用闪火法拔罐,待吸定后,缓慢地上下移动火罐3次,以拔出瘀血少量为度。最后患者取仰卧位,屈膝髋摇动数次结束,隔2日治疗1次。内服泽兰汤。处方:泽兰、川牛膝、丹参、川芎、地鳖虫、元胡、广木香、制香附、三棱、莪术、甘草。结果:痊愈78例,好转12例。

[浙江中医学院学报 1990(6)46]

7.《委中放血治疗急性腰扭伤58例》

男41例,女17例;年龄20岁以下12例,20～40岁41例,40岁以上5例;病程3天以上45例,3天以下13例。治疗方法:取委中部瘀血明显的络脉。患者足跟着地,用力挺直膝关节,使血络显露,术者左手掌心伏于膝盖上,拇指与其余4指分别紧握膝关节两旁,使欲刺的委中部位皮肤绷紧。右手拇指和食指掐住三棱针针柄,中指紧靠针身下端,针尖露出1～2分,对准腧穴处血络迅速刺入1～2分,随即迅速退出。放血1～3 ml,血色初出黑紫后转鲜红,此时压迫止血。结果:痊愈32人,显效13人,好转8人;总有效率为100%。

[刘喆 《针灸学报》 1991(1)37]

8.《委中穴放血治疗急性腰扭伤》

治疗方法:在委中穴处常规消毒后,以毫针徐徐刺0.5～1寸,强刺针感须向腰部放射,然后将针缓缓退出,血便流出。待黑血出尽,变为赤色,再用消毒棉球揉按针孔,其血便止。单用委中穴放血治疗急性腰扭伤,均为1次痊愈。

[龚代武 《四川中医》 1992(3)47]

9.《委中刺血治疗急性腰扭伤分析》

操作方法:患者扶物站立,双膝关节伸

直,腘窝绷紧,使络脉显露。以委中为中心选择较显露的络脉为针刺点,消毒后三棱针缓慢刺入络脉中,针刺过浅过深均非所宜。针刺时斜向进针,针尖朝上,针体与络脉呈25°角,使血液顺势自行流出。若不出血,可加拔火罐助血流出。施术后让患者缓慢活动腰部,前俯后仰左右侧弯,以观察效果。若在扭伤后6～12小时内接受刺血治疗,一般1次症状基本缓解,12～24小时内,需2～3次。每次刺血间隔2日左右,一般仅刺患侧委中穴,重症者可双侧同时刺血。

[胡守平 《中医函授通讯》 1995(2)23]

10.《针刺放血治疗急性腰扭伤75例》

男46例,女29例;年龄16～64岁;病程最短2小时,最长6天。治疗方法:取手三里穴,一侧腰痛取患侧,双侧痛取双侧,进针得气后针感上传,用泻法,强刺激,快速提插捻转,患者站立,双手平放,腰部向左右方向缓慢转动,逐渐加大幅度,以能忍受痛为度;重症取俯卧位,按上法取穴得气后留针10～15分钟,患者作直腿后伸活动,双下肢交替进行。病例明显的局部痛点三棱针点刺拔罐放血,症状改善后卧床休息。结果:治愈52例,好转20例,总有效率为96%。

[郭瑞兰 《新中医》 1996(10)37]

11.《刺血疗法应用点滴》

治疗方法:患者直立,暴露患侧腘窝,选择委中附近青色浮络一处,消毒后用三棱针快速点刺出血,患者做腰部的屈伸转侧等活动。出血3～4ml,活动5分钟后,腰痛基本控制。共治疗腰部扭伤93例,81例1次治愈,12例1次治疗后,活动如常,腰部略有酸胀感。

[邱小虎 《福建中医药》 1995(6)46]

12. 验案举例

男,52岁。前几天在搬运工作中抬重物时,用力过猛,将腰部扭伤,当即疼痛剧烈,直立、俯仰、转侧均受限制,曾作过腰部封闭2次,但只能缓解疼痛1小时左右,其后仍疼痛难忍。查体:腰部前俯、侧弯均明显受限,起坐须双手扶物,第四腰椎左侧横突压痛明显。治疗方法:左侧局部阿是穴、次髎、委中刺血加拔罐。治疗后当即疼痛减轻,弯腰起坐不需扶物。隔日治疗1次,共3次而诸症消失,恢复原来工作。

[李跃龙等 《云南中医杂志》 1985(2)46]

13. 验案举例

男,45岁。前日因负重过度,不慎扭伤,腰部疼痛,俯屈活动受限。查体:两侧腰肌紧张,压痛明显,右侧为甚。遂取俯卧位,用三棱针点刺委中,快速拔罐,留罐10分钟,出血约5ml。片刻腰部轻松,活动自如,治疗1次即愈。

[吴义才 《上海中医药杂志》 1988(5)26]

14. 验案举例

男,48岁,司机。因搬物闪挫,腰痛2天,活动受限,动则痛剧。检查局部无红肿,L_4两旁压痛明显,腰部不能转侧弯曲。腰椎X线示腰椎无异常,诊断为急性腰扭伤。证属瘀血阻滞,脉络不通。治拟活血散瘀,通络止痛。治疗方法:取委中、肾俞、阿是穴,用三棱针点刺出血后拔罐15分钟。针治1次腰痛大减,效不更法,次日原法再施,2次即愈。

[鄢根尧 《上海针灸杂志》 1994(4)13]

15. 验案举例

男,32岁,工人。2个月前抬重物时,不慎闪腰,当时卧地不起,弯腰则痛如刺,不得转侧,脉沉涩。治疗方法:用三棱针在委中、阿是穴放血,血为乌黑色。火罐再次拔吸出血,血为暗红色。大椎、命门、环跳、承山火罐拔吸10分钟。3天以后,患者腰痛大减。用梅花针沿腰部弹刺,腰俞、环跳点刺并拔罐10分钟出血。1个月后患者来信告之病愈。

[刘少林 《中国民间刺血术》 科学技术文献出版社 1984]

16. 验案举例

男,28岁。3个月前体育锻炼时,扭伤腰部,功能受限,转侧俯仰,出现腰痛加重症状,不能弯腰下蹲。查体:腰大肌紧张,压痛(＋),L_1～L_3腰椎横突压痛明显。一诊刺委中穴、肾俞穴出血。二诊刺委中穴出血,腰部拔罐。三诊刺委阳穴出血,腰部拔罐。3次刺血治疗痊愈。

[郑佩等 《刺血医镜》 安徽科学技术出版社 1999]

17.验案举例

王××,女,38岁。扛重物时不慎腰部扭伤,伤后疼痛逐渐加重,双手扶持腰部,不敢行走1天。腰部活动受限,前屈约5°。第三腰椎棘突左侧压痛明显,腰骶棘肌紧张,压痛明显。取腰部阿是穴2处,小宽针速刺进针1~1.5寸,拔火罐按摩,当即可以行走,可弯腰活动,3日后痛止病愈。

[黄荣发 《小宽针针刺综合疗法》 河南科学技术出版社 1989]

18.验案举例

男,28岁。上午用斧头砍木时,因站立姿势不正,突然腰部闪挫,随即腰痛如刺,不能俯仰,呼吸咳嗽亦觉疼痛。先用三棱针在龈交穴刺破放血,又在委中穴处用75%酒精消毒,于其显露的静脉上点刺几下,挤出几滴血后,当即能翻身转侧,若无所苦,次日照常工作。

[福建省莆田县医院 林文谋]

19.验案举例

男,43岁。腰部被手扶拖拉机撞伤,即感腰部剧痛、两腿发麻,大便秘结8天,排尿困难3天,脊柱外观无畸形,L₃~L₅关节处有明显压痛,双侧直腿抬高试验(+),膝反射亢进。就诊时两个人架扶,一步不能走。治疗方法:刺血腰俞、委中穴,后立即就能独自慢步走动。每隔8天刺血一次。先后刺血3次,疼痛消失,腰腿活动正常。

[王秀珍等 《刺血疗法》 安徽科学技术出版社 1986]

20.验案举例

男,47岁。田间放牛时老牛掉入坑中,患者用身子用力护牛,腰部闪伤即出现腰腿痛。经针灸及推拿1个月,中药治疗3个月,无效果。左侧腰腿仍疼痛伴酸胀麻木,行走

困难,不能弯腰,弯腰则弹响,不能端坐、平卧。治疗方法:取穴腰俞、委中、阳交(均为左侧),针刺出血后,腰腿痛即减轻。每隔10~15天刺血1次,先后共刺血5次,腰腿痛消失,正常参加体力劳动。

[王秀珍等 《刺血疗法》 安徽科学技术出版社 1986]

21.验案举例

男,35岁。腰部扭伤,活动受限。左侧腰椎旁肌肉紧张,有明显压痛。用三棱针在腘窝处横走的紫络上刺出血,刺后即疼痛减轻,稍能转动。第二次以同法治之,先后2次而愈。

[陈以教等 《福建中医药》 1989(1)10]

(十)腰椎间盘突出症

1.《针刺加刺络拔罐治疗腰椎间盘突出症80例临床观察》

男36例,女44例;年龄39~70岁;病程3个月~15年。治疗方法:取相应病变腰椎夹脊穴、阿是穴、环跳、秩边、委中、阳陵泉;病变在足少阳经者,加风市、足临泣;在足太阳经者,加承扶、昆仑。消毒后,取3寸毫针,针刺环跳、秩边、委中,快速进针后,提插捻转,针感以放电感达到肢端为度,不留针。腰椎夹脊穴用1.5寸毫针,深刺1~1.2寸,针尖向脊柱斜刺,并使针感向下肢放射;余穴用1.5寸毫针,得气后施以平补平泻法,留针30分钟。起针后选相应病变腰椎夹脊穴或阿是穴,每次1穴用三棱针点刺出血后拔火罐,留罐5分钟,以出血为度。每日或隔日1次,3~5次为一疗程,结果均取得满意效果。

[皮敏 《江西中医药》 1996(5)49]

2.验案举例

男,29岁。1年前出现腰痛及双腿麻木、胀痛症状,弯腰及抬腿受限,行远路就出现下肢麻胀。磁共振提示:第四第五椎间盘向正中突出Ⅱ度。第五腰椎至第一骶椎椎间盘变性。第三第四椎间盘轻度膨出。诊断:椎间盘突出症,建议其手术治疗。治疗方法:取穴

委中、腰俞、委阳及腰部相应穴位。半年时间中共刺血 10 次,症状消除,功能恢复,临床痊愈。

[郑佩等 《刺血医镜》 安徽科学技术出版社 1999]

(十一)梨状肌综合征

1.《刺血疗法治疗梨状肌综合征》

治疗方法:在压痛最明显处用掌根揉按片刻,使该部络脉怒张,常规消毒后,以三棱针迅速点刺 3～5 下,并加拔火罐帮助瘀血外排,留 10～20 分钟。起罐后,根据循经取穴原则,在患肢下部选取 1～2 穴点刺出血,2 天 1 次。疗效:共 30 例,经上法治疗,并配合内服加味桃红四物汤及药液局部热敷,其中 23 例痊愈,4 例显效,2 例好转,1 例无效。

[李宇俊 《浙江中医杂志》 1985(2)67]

2. 验案举例

女,54 岁,农民。臀部经常疼痛,其疼痛部位深,锐痛似刀割,并向下肢后侧放射,起坐稍不慎,就牵拉痛处,足跟不敢触地。查体:臀部有压痛,尤其触及深部梨状肌肌腹时明显,且有紧张肌性隆起,并向下肢后侧放射痛,梨状肌牵拉试验阳性。诊断:梨状肌损伤综合征。治疗经过:先取臀部压痛点刺血,次取环跳、承扶点刺出血,并加拔火罐。经治疗后痛稍减,隔日 1 次。三诊按上法取穴,并加刺委中。经 3 次治疗后,患者已能自行来治疗。经 8 次治疗后,疼痛一直未复发。

[李跃龙等 《云南中医杂志》 1985(2)46]

(十二)软组织损伤

1.《揉按放血法治疗扭挫伤》

共治 50 例,其中急性扭伤 32 例,挫、砸伤 18 例。治疗方法:先揉搓按摩患处 1～2 分钟,找出压痛点,在健侧对称部位进行揉压,当患者感觉受伤部位疼痛缓解,而健侧揉压部位出现轻微疼痛时,经消毒后,用三棱针点刺 3～5 下,挤压出血,这时患者即感受伤处疼痛消失,活动自如。若出现新的压痛部位,仍按上法施行。一次不愈者,可间隔 6～

12 小时重做一次。经单纯用本法治疗 1～2 次后,33 例症状完全消失,9 例明显改善,7 例有所进步。

[高惠然 《浙江中医杂志》 1981(3)114]

2.《局部放血加火罐治疗软组织损伤 50 例》

男 40 例,女 10 例;年龄 20～60 岁;病程数小时～4 个月。施治方法:用梅花针在局部浅刺出血而后拔火罐 2～3 分钟,待局部吸出瘀血后起罐。病情急重者每日 2 次,病情轻者每日 1 次,7 天为一疗程,隔 5～6 天进行第 2 疗程。结果:痊愈 44 例,显效 5 例,好转 1 例。

[陈金楠 《河北中医》 1987(2)19]

3.《刺络拔罐疗法治疗软组织扭伤》

男 28 例,女 15 例;年龄 18～58 岁;急性扭伤 31 例,慢性扭伤 12 例。治疗方法:对急性扭伤:在扭伤瘀紫肿胀处消毒后,用三棱针散状点刺出血或用梅花针重叩刺,见局部出红赤血珠后,在针处加拔罐,可见乌黑血液随针孔处而出,留罐 5～15 分钟,使瘀血尽出。对慢性扭伤:取患处腧穴或阿是穴,消毒后用 26 或 27 号粗毫针深刺,得气后留针 10～20 分钟,出针后在针孔上加罐,留罐 5～10 分钟,以针孔出现血珠为度。结果:痊愈 28 例,显效 8 例,有效 5 例。

[泸州医学院附属中医院(646000) 周建伟]

4.《耳穴刺络治疗急性扭伤 100 例》

男 55 例,女 45 例;年龄 10～58 岁;病程 1～8 天;腰扭伤 56 例,颈扭伤 23 例,足部扭伤 21 例。治疗方法:在患侧耳郭与病变部位相应的穴位分布区域内,如腰、腰椎部、颈、枕、颈椎等,足在踝、跟等部位,每次用探针按其 1～2 个敏感点,然后用手指按摩耳郭使之充血,以碘酊消毒,待干后掐紧敏感部位,右手拇、食指持三棱针,中指抵住针柄下端,对敏感点迅速刺入即又拔出,轻挤压针孔周围皮肤,使之出血 10～30 滴,每日治疗 1～2 次。结果:痊愈 46 例,显效 38 例,好转 9 例,无效 7 例,总有效率 93%。

［汪荫华 《天津中医》 1995(5)37］

5.《刺络治疗腓侧副韧带急性损伤 附11 例治疗小结》

男 9 例,女 2 例;年龄 18～55 岁;病况:排除骨折,10 例受伤时间均在 1 周之内,1 例超过 3 个月。治疗方法:在腓侧副韧带分布区域寻找一个最敏感点,轻揉按 5～10 分钟,使皮肤充血,用甲紫做标志定位,然后消毒。患者不能再移动患肢,用三棱针快速点刺皮肤 2～3 下,放血 0.5～1ml,擦去血迹,加敷料保护创口包扎,多数患者当即疼痛消失。如一次不愈,可在 8～12 小时以后再行第二次治疗。结果:经 1 次治愈 9 例,2 次治愈 2 例。

［蔡绍金 《新中医》 1992(1)33］

6.《按时辰刺络放血为主治疗外伤》

跌仆撞击伤痛,伴有定时发作性全身憎寒颤抖,按经络辨证,定时辰取穴,刺络放血为主,每收一定效果。病例 1:男,30 岁。某日晚 6 时 45 分,跌倒伤及腰脊,7 时 30 分,寒战颤抖,口不能语。取痛点、肾俞、阴谷、复溜,用毫针刺,强刺激手法出针后,取肾经井穴涌泉放血,挤出紫黑色血三四滴,寒战颤抖立除,能语。隔日再针 1 次,并外敷中药(生栀子、红花各 12g,乳香、没药、当归、木香各 10g),5 日后痊愈。病例 2:女,39 岁。某日上午 8 时 30 分被木棍撞击乳根部,是日午时寒战,呕吐。7 日来每届午时和子夜痛发,寒战神疲,时辰过神转清。治疗取乳根、髀关、足三里、冲阳毫针泻法。取厉兑点刺放血,挤出紫黑色血 4 滴。当日午时诸证不发。外用药方:当归、丹参、乳香、没药、三七各 10g,生栀子、红花各 15g,研末,米醋 500g,煮 30 分钟,取药液循经按摩。内服药方:当归、泽兰各 15g,川芎、桃仁、丹皮各 9g,川红花 5g,白芥子 3g,水酒各半炖服。治 6 日痊愈。

［王传玉 《福建中医药》 1990(5)58］

7. 验案举例

男,13 岁。上体育课时从单杠上摔下,下颏着地,局部挫伤疼痛肿胀,嘴张不开,头不能抬。查体:下颏肿胀,皮肤青紫,嘴开口仅一指,头颈僵直,功能障碍。X 线透视无骨折、脱位。刺血太阳及局部后肿痛渐消,功能恢复而愈。

［王秀珍等 《刺血疗法》 安徽科学技术出版社 1986］

8. 验案举例

施××,男,43 岁。40 多天前因饮烧酒 3 斤,昏睡 7 天,经抢救脱险。在昏迷过程中由于躯体压迫右手约 2 小时,苏醒后,右上肢不能自如活动,上肢至手背肿痛剧,腕与指关节僵硬下垂,不能伸直。中西药、理疗、针灸治疗月余,未见好转,遂刺右侧的曲泽、阳池、合谷穴处,流出紫黑血 50 ml 左右。刺血后的第三天腕、指关节僵硬、肿痛消失,第四天指、腕可以向上翘起,1 周后一切功能恢复正常。

［蒋文斌等 《江西中医药》 1984(2)37］

9. 验案举例

男,35 岁。卸物时右胸被重物撞伤,局部疼痛,呼吸、咳嗽、睡卧时均感疼痛。右胸第三四肋处压痛明显,胸透未见骨折,治疗半年无效。刺血右腿阳交穴,1 周后来复诊时自诉胸痛基本消失,又刺血右腿丰隆穴,胸痛消失痊愈。

［王秀珍等 《刺血疗法》 安徽科学技术出版社 1986］

10. 验案举例

男,19 岁。右手腕部扭伤,肿胀疼痛已 3 天。右腕关节背侧肿胀青紫,关节屈伸明显受限。X 线片检查无骨折症状。治疗方法:取穴主穴阳谷、阳池,配穴为局部压痛点。小宽针针刺后拔火罐,当即疼痛明显减轻,3 日后肿胀消退,功能活动恢复正常。

［黄荣发《小宽针针刺综合疗法》河南科学技术出版社1989］

11. 验案举例

男,24 岁。1 年前因事与他人发生纠纷,被对方用脚踢中左胸,遂出现胸痛。经胸部 X 线检查排除骨折,后绵绵胸痛 1 年余。在咳嗽、深呼吸、阴雨天时胸痛加重,侧卧患侧亦感痛重。用治跌打损伤药物内服外敷,治疗1年余未效,已不能坚持全天工作。查体:神疲、消瘦、痛苦面容,左胸乳周有叩击痛,较健侧微隆起,舌苔黄,脉弦数。诊断:胸壁挫伤痛。治疗方法:一诊刺少海穴出血。出血量15ml。二诊刺曲泽穴出血。三诊刺曲泽穴与少海穴之间出血。刺血3次后胸痛消失,恢复劳动、工作能力。

[郑佩等 《刺血医镜》 安徽科学技术出版社 1999]

(十三)颈肩背腰腿痛

1.《介绍穴位刺血拔火罐治疗腰背腿痛》

共治20例,病程在2周~6个月。治疗方法:取玻璃火罐,口径5.5及3.5cm大小两种备用。治疗方法:腰痛选穴肾俞、气海俞、腰眼、委中、阿是穴。背痛选穴天髎、曲垣、肩中俞、肩外俞、肩贞、阿是穴。腿痛选穴环跳、阳陵泉、风市、伏兔、八髎、足三里、委中。先在穴位上用70%酒精棉球消毒,用三棱针在穴位上速刺3点(深度约0.5cm,针眼不重叠),挤出少许血后,将火罐用投火法点燃,迅速扣在刺过的穴位上,吸紧后留置10~15分钟即取下。每隔3天治疗1次,每次用2~3穴,随症轮流选用。结果:治疗5~10次后,痊愈12例,好转7例。

[张淑雯 《中医杂志》 1966(4)29]

2.《刺血拔罐疗法治疗腰痛142例临床观察》

男98例,女44例;年龄18~72岁;风湿性腰痛89例,瘀血性53例;病程3~12天。治疗方法:选肾俞穴或腰部阿是穴,消毒后,用三棱针刺血数处,然后施行拔罐疗法。每次拔罐时间15~20分钟,隔日1次,5次为一疗程。结果:痊愈104例,好转32例;有效率为95.6%。

[王志平 《四川中医》 1987(8)31]

3.《刺血疗法治腰痛》

刺血疗法之取穴:若腰脊正中疼痛难忍,不能伸直或大幅度弯腰者,取人中;腰脊两侧肌肉疼痛如折者,先取委中,不效,隔日取至阴。一侧腰痛,刺同侧穴位;两侧腰痛刺双侧穴位。刺血时术者左手拇、食、中三指掐住穴位,右手持16号三棱针快速将针尖刺入半分许,并立即出针,然后左手挤压出血3~4滴。术后患者局部有火辣辣的麻胀感,腰部疼痛、沉重当即消失,一般1次即愈,不愈者隔2~3日再刺1次,亦能见效。

[樊鋆 《浙江中医杂志》 1987(9)405]

4.《刺血加拔罐治疗腰筋膜炎68例》

男26例,女42例;年龄21~56岁;病程3天~2年。治疗方法:寻找明显压痛点,消毒后医者用拇、食两指持三棱针针柄,中指指腹紧靠针身下端,垂直刺入皮肤,快刺快拔,针刺深浅由血管居皮下深浅及肌肉的厚薄而定。每个压痛点一般散刺3~5下,速在针口上拔火罐,留置数分钟,吸瘀血1~10ml。每3天针1次,3次为一疗程。结果:痊愈57例,显效10例。

[许天兵 《山西中医》 1994(4)51]

5.《蒙医温针加刺血拔罐法治疗颈肩肌劳损30例》

男8例,女22例;年龄最小36岁,最大72岁;其中病程最短3个月,最长9年。治疗方法:取大椎穴及左右旁开1寸处各1穴,共计3穴。先将针刺部位常规消毒后用银针刺入上述3穴,直刺1寸,针感沿背部胀麻至双手。然后用点燃的酒精棉球交替烧3根银针针柄2分钟,间隔8分钟再烧2分钟,共烧3次。以患者能耐受为度,留针30分钟。起针后在针刺部位及背部疼痛最明显处,用大号玻璃罐闪火拔之,拔2~4个罐,留罐10分钟后起罐。常规消毒后用梅花针点刺拔罐部位,以点状出血为度,再拔10分钟。去罐擦干血水后,在该部位再拔1次。隔日治疗1次。体弱不能承受者3日1次,5次为一疗程。30例患者经治疗1~2个疗程后显效18例,有效12例;总有效率为100%。

女,42岁,牧民。一年前无明显诱因出现双肩背部酸痛、双手麻木,近2月来症状加重至双手不能提物,头痛,失眠等。查:颈椎、胸椎、双肩关节 X 线片无异常改变。颈及肩关节活动不受限。用 3 枚 2 寸银针直刺大椎穴 1 寸,留针 30 分钟,中间烧针 3 次。再行拔罐放血疗法,拔 1 次后拔罐部位呈紫黑色,梅花针点刺后拔出黑红色凝结血块,第 3 次拔出半玻璃罐透明黄水。共治疗一疗程痊愈,1 年后随访无复发。

[内蒙古鄂托克旗蒙医院(016100) 乌兰图雅]

6.《推拿结合放血拔罐治疗顽固性肩背痛》

男 11 例,女 25 例;年龄 28～59 岁;病程半年～31 年。治疗方法:患者俯卧位,医者先用掌根按揉患者肩背部,由慢到快,患者感觉皮下有温热感微汗出后,行点穴手法重点背部两侧膀胱经经穴及肩井、天宗、大椎、大杼等穴,每穴 1 分钟,再用按揉手法或擦法由重至轻放松肩背部。患者俯卧,医者取天宗、大椎、肺俞、肩井、大杼放血拔罐,每次 2 穴,隔日 1 次。结果:显效 26 例,有效 10 例。

[孙良金 《吉林中医药》 1994(5)28]

7.《中药透入配合刺血拔罐治疗棘突骨膜炎 62 例》

男 16 例,女 46 例;年龄 26～48 岁;病程 1 周～4 年不等;发病部位胸椎棘突和腰椎棘突。治疗方法:取生南星 60 g、山豆根、生草乌、生川乌、生半夏、细辛、赤芍、穿山甲、黄芪各 15 g,鸡血藤、川芎、木瓜各 10 g,以 45%酒精 2 500 ml 浸泡 1 个月后备用(名消痛酊)。取与患部大小相适纱布块用消痛酊浸透后,放置患部,再取同样的纱布若干块围其四周,打开红外线灯进行照射,隔日 1 次,每次 1 小时。在压痛最明显处用指腹按揉片刻,使局部血管扩张。左手绷紧皮肤,右手持三棱针按正方形 4 个角处轻刺局部渗血,再拔罐 10～15 分钟,隔日 1 次。结果:痊愈 40 例,好转 18 例,总有效率为 93.5%。

[四川梁平县人民医院(634200) 扈诗建]

8.《络刺法加拔罐治疗肩胛炎》

治疗方法:取穴以压痛最明显处为主穴,如有放射痛可按经络走向在远端配取 1～2 穴。在患处用力揉按片刻,使脉络怒张可见,用碘酒消毒后,右手持三棱针,对准选定部位快速刺入 1～2 分后立即出针,如此上下左右点刺五针呈梅花形,范围稍小于大号玻璃罐瓶口,以出血如珠为宜。擦去血迹,用闪火法把大罐吸附于所刺部位上,留罐 10 分钟,隔日治疗 1 次。疗效:共治肩胛炎 36 例,治愈 30 例,显效 4 例,且大多数经 2～5 次治愈。

[李宇俊 《四川中医》 1984(6)44]

9.《推拿结合刺络治疗菱形肌劳损》

49 例均男性;年龄在 18～50 岁,病程半年～20 年。治疗方法:令患者俯卧位,医者先用掌揉,双手拿提,双掌叠推按法,在肩胛及背部反复施术,以松解肌肉,手法要刚柔相济。然后找压痛点或条索样物,用一指禅点按,或拇指弹拨,双拇指重叠推按等手法在痛点或条索样物上施术。患部暴露用乙醇做润滑剂在压痛点用捏肌、多指腹拍打,反复至局部充分充血。刺络法:充血部位用七星梅花针反复敲打,可有许多小血点渗出,再用玻璃罐拔火罐,以增加出血量,约 10 分钟取下火罐,擦去血液。患处 2 天内不能抓。3 天 1 次,3 次为一疗程。结果:40 例痊愈,9 例显效。疗程短则 2 次,长则 2 个疗程。

[何渊义 《浙江中医杂志》 1993(2)81]

10.《小宽针刺血、拔罐治疗骶筋膜脂肪疝所致腰腿痛 89 例》

男 19 例,女 70 例,年龄 25～70 岁。男 73 kg 以上 15 例,以下 4 例;女 66 kg 以上 59 例,以下 11 例。双侧 6 例,左侧 73 例,右侧 10 例。病程少则当日,多则 30 年。症状:为单侧下腰部痛,多伴有同侧腰部、臀部和大小腿外侧的放射痛。患者无明显诱因下突然发病,立即出现腰痛,不敢活动,咳嗽、弯腰、翻身、站立等皆使疼痛加重。患者取俯卧位,在两侧骶髂嵴上缘偏内侧皮下可扪及明显的肿物,呈圆形、长圆形或不规则形,直径 1～4 cm,表面光滑、硬韧,压痛明显。特点是患者虽然有严重的单侧腰腿痛,但直腿抬高试验为阴性。治疗方法:所用小宽针是长、宽、厚各异的 6 种不同型号剑形钢针,可根据患者身体胖瘦、年龄大小、病变部位的深浅、肌肉的厚度及病情的不同灵活选用。医者用右手拇指和食指捏住针体,控制进针深度,小指根顶住针柄,以中指和无名指扶住针体。进针时针尖与皮肤成 90°垂直角,直接刺入穴位后快刺速拔。然后用闪火法将玻璃罐扣在针刺的穴位上,约停 1 分钟拔出瘀血,每个穴位出血约 1 ml 即起罐。取穴:只压迫腰附近的神经而引起下腰部痛时,取关元俞、环跳、足三里、承山。每 7 天 1 次,3 次为一疗程。结果:脂肪疝小于 1 cm 者,治愈 76 例,大于 2 cm 者显效 10 例;总有效率为 96.6%。

[董良 《中国针灸》 1990(1)29]

11.《梅花针及拔罐加灸治疗痹症 90 例》

男 45 例,女 45 例;年龄 15～30 岁 13 例,31～50 岁 49 例,51 岁以上 28 例;病程最短 1 月内,最长 3 年以上。治疗方法:以阿是穴为主。据疼痛部位,按经络循行,在痛处上或下配取 1～2 穴。消毒后用梅花针叩刺,范围略大于火罐口,皮肤微出血后,即用闪火法将罐罩上,留罐 5～10 分钟。起罐将血污擦净,再用艾条温和灸 3～7 分钟。隔 2 日治疗 1 次,5 次为一疗程,间休 5 天。结果:痊愈 43 例,占 47.8%;显效 35 例,占 38.9%;好转 11 例,占 12.2%;总有效率为 98.9%。

[阎长瀛 《中国针灸》 1983(1)11]

12.《针刺"痧筋"放血治疗痧闭经络》

病例选择:(1)夏秋季节出现的暑湿痧闭症,查其肘部、胸部上下可见痧筋。(2)有痧闭经络的症状,突发的肢体疼痛,顽麻冷痹,疲乏困重,屈伸不利,刮可见黑点或红色痧点。治疗方法:痧筋部位以胸部处居多,表现有怒张的静脉,小黑痧点,小紫斑。针刺时患者取坐位,于痧筋部严格消毒,术者左手紧按局部皮肤,右手持消毒缝衣针或三棱针,留出针尖 2～3 分,对准痧筋速刺疾出,以中脉为度。有紫黑血流出,有的喷射而出,切勿按压,任其自流,一般出血 10～30 ml 都能自

止,如不止稍加压迫。若刺法适宜,一次可愈;不愈者,于翌日如上法复刺。用此法治夏秋季的暑湿痧闭而引起的经腧不利、麻痹诸症,疗效尚好。

[钟彦华 《江西中医药》 1985(3)35]

13.《刺络加拔罐、薄贴灸的临床应用》

治疗方法:取患部或患部压痛点,以皮肤针或三棱针之类针具,在选取的穴位上进行散刺,然后加拔罐,10 分钟后去除火罐,再在施术部贴上撒有肉桂樟脑散的胶布(肉桂与樟脑之比为 3∶1),而后隔此胶布进行艾条温和灸,灸至局部温热感而患者又能耐受为度,一日灸 2～3 次。适应范围:各类软组织损伤(劳损、急慢性扭挫伤、落枕、肩关节周围炎等),纤维织炎,肋软骨炎,冻疮初起,痹痛等疾患。肱骨外上髁炎,梨状肌综合征,内脏病所致的胸、胁、腹等部疼痛,也能得到减轻病情,缓解疼痛的功效。

[沈爱学 《浙江中医学院学报》 1989(3)4]

14.《刺血拔罐治疗"黄水病"30 例》

"黄水病"属祖国医学的痹病范畴,是一种以痛为主要特征的慢性疾病。治疗方法:以压痛最明显处为主穴,用拔罐法吸附于主穴部位 20 分钟,起罐后用三棱针对准选定位置快速刺入 7～10 针,深达 1～2 cm,呈梅花形,针刺范围稍小于罐瓶。擦净血迹后再行拔罐 20 分钟,以出血如珠为宜,隔日 1 次。结果:30 例均获得满意的疗效。

[满柱等 《内蒙古中医药》 1990(3)18]

15.《刺血疗法应用点滴》

治疗方法:在痛点用梅花针重叩微渗血后,加拔罐 10 分钟,每日或隔日 1 次,5 次为一疗程。结果:对 106 例以肌腱、韧带、关节疼痛为主要症状的疾病进行治疗,绝大部分经治疗 1～2 次后,即觉病情明显改善,原活动受限的肢体也基本活动正常。

[邱小虎 《福建中医药》 1995(6)46]

16.《刺络拔罐治疗痛痹》

治疗方法:以阿是穴为主,配以大椎穴。穴位常规消毒后,用梅花针依次重叩阿是穴、

大椎穴至皮肤隐隐出血,然后根据叩刺部位大小及患者体质选用口径大小不等的火罐,用闪火法拔罐,留罐 30 分钟,隔日 1 次,5 次为一疗程。

[单新文等 《四川中医》 1991(5)48]

17. 验案举例

男,44 岁。下腰痛已 4~5 年。腰部有扭伤史,阵发性胀痛或刺痛,身体后仰时腰痛加重。已经药物治疗,腰痛未减。伴有头晕、头胀,眼圈紫暗,面色不荣,口唇淡紫。腰部 X 线示:第五腰椎骶化。治疗方法:一诊刺委中穴、太阳穴出血。二诊刺下髎穴、委中穴出血。经刺血治疗 2 次,腰痛消失,弯腰、后仰均无腰痛出现。

[郑佩等 《刺血医镜》 安徽科学技术出版社 1999]

18. 验案举例

女,60 岁。4 年前在空调房中夜睡,次日遂出现双大腿外侧肌肉疼痛,怕凉,得温则舒,痛无休止,夜间睡眠时伸腿亦痛。已经针灸治疗 100 余次,痛未减轻。查体:双大腿外侧上端至膝关节上阔筋膜张肌及延伸部位有压痛,皮色无改变。ESR 25 mm/h,舌苔薄,脉沉。诊断:阔筋膜张肌炎。治疗方法:一诊刺阳交穴出血。二诊刺阳交穴下 1 寸出血。40 天后三诊时病情显著减轻,一般情况下已无疼痛,行走、夜间睡眠、伸腿均已不痛。治疗:刺悬钟穴出血。刺血治疗 3 次,疼痛消失,病告痊愈。

[郑佩等 《刺血医镜》 安徽科学技术出版社 1999]

19. 验案举例

男,54 岁。因朝鲜战场作战时,久居地下坑道,阴冷潮湿,遂发生腰痛,多年来时轻时重,腰部觉冷,劳累或风雨气候时加重,第四、五腰椎处压痛明显,腰椎摄片无异常。近半月来,腰痛颇剧,不能屈伸转侧。舌苔白,脉沉。治疗方法:在 L_4、L_5 压痛明显处用三棱针点刺 5 针后拔罐,拔出血约 15 ml,当即腰痛大减。次日来诊,腰部仅有微痛感,屈伸自如,再用三棱针在局部点刺 2 针后拔罐,诸症消失。

[四川省苍溪县中医院 谢继光 1988(1)82]

20. 验案举例

陈某,男,46 岁,干部,左侧腰胯部疼痛已半月余,遇冷、行走及弯腰痛甚。诊断为肌纤维组织炎,做过 2 次封闭,又服用中、西药和针灸治疗,均未见效。查体:左侧臀上肌压痛(十),直腿抬高左 30°、右 70°,苔薄白、脉弦。局部取穴,梅花针叩至皮肤微出血后,即拔罐 5~10 分钟,再用艾条灸 3~7 分钟,隔日 1 次。治疗 2 次后,疼痛大减,夜能入睡,行走、活动、牵拉痛均明显减轻。三诊仍按上法治疗痛遂止,至今未发。

[阎长瀛 《中国针灸》 1983(1)11]

21. 验案举例

女,45 岁。15 年前夏天分娩第二胎时,由于天气炎热,因贪凉把左小腿处放在铁床架边,出院后至今左小腿下端约 5 cm×6 cm 面积疼痛伴麻木,气候变化时更甚,内服和外敷药物皆无效。用三棱针点刺患处(绝骨穴附近)皮肤出血,再拔火罐,约拔出 5 ml 的瘀血后,即感疼痛减轻一半,3 天后再施治 1 次,15 年的病痛痊愈。

[福建省莆田县医院 林文谋]

(十四)增生性脊椎炎

1.《脊椎九宫穴刺络法治疗颈腰椎骨质增生 64 例》

男 40 例,女 24 例;年龄 30~69 岁;病史 1~10 年。取穴法:以压痛点明显的椎节棘突定为中宫穴;沿中宫穴上下椎间各取 1 穴,上为乾宫穴,下为坤宫穴;中宫穴旁开 1 寸处各取 1 穴,左为离宫穴,右为坎宫穴;乾宫离宫之间为兑宫穴;离宫与坤宫之间为震宫穴;坤宫与坎宫之间为艮宫穴;坎宫与乾宫之间为巽宫穴。治疗方法:穴位消毒后取梅花针在九宫穴区施中强度叩刺,以出血为度,再拔火罐,每次 15 分钟,起罐后,每穴注射配方注射液(透明质酸酶 500 U,骨宁注射液 6 ml,

地塞米松 5 mg/ml)，3 日治疗 1 次，10 次为一疗程。结果：治愈 40 例，显效 24 例。

[王福友　《辽宁中医杂志》　1994(6)278]

2.《华佗夹脊穴配合叩刺、拔火罐治疗脊椎肥大症 23 例》

男 15 例，女 8 例；年龄最大 74 岁，最小 22 岁；病程最长 10 年，最短半年；颈椎肥大 9 例，腰椎 11 例，胸椎 1 例，颈、腰混合 2 例，均经 X 线片检查确诊。治疗方法：患处常规消毒后，用 30 号毫针在患处、夹脊穴、邻近腧穴针刺，用泻法。再用梅花针叩患处 50～100 次，至渗出血珠止，然后拔罐 15 分钟，最后嘱热敷患处。每日或隔日 1 次，10 天为一疗程。疗效：原症状消失或基本消失为显效，有 15 例；明显缓解或不同程度减轻者为有效，有 6 例；治疗 3 个疗程后无改善者为无效，有 2 例。总有效率达 91％。

霍某，男，74 岁。患者腰痛半年余，伸屈、行走受限。腰部 X 线检查为 L_1～L_3 骨质增生，退行性脊椎病。检查患部无特殊发现。用上法治疗，1 个疗程腰痛大减，3 个疗程后病愈。

[冯胜军等　《中国针灸》　1988(2)27]

3. 验案举例

李××，男，53 岁。3 年前因提水时不慎腰部扭伤，尔后经常疼痛，但尚能参加劳动。1 年后腰痛逐渐加重，不能弯腰活动，卧床不起，动则痛剧，无法翻身，现已卧床近 2 年。查体：患者被动体位，移步艰难，髋膝微屈可拄棍移动几步。脊柱腰段右侧弯，腰肌紧张，L_3～L_5 棘突均有压痛。腰部 X 线摄片示 L_3～L_5 椎体后缘均有不同程度的骨质增生。治疗方法：腰部压痛点选穴两处，小宽针在 L_3～L_5 棘突之间和 L_4～L_5 棘突之间各针 1 穴，拔火罐出血。经针刺治疗后，患者当即可站立直腰弃杖而行。二诊：腰腿仍感疼痛，但较前明显好转，取腰阳关、肾俞（双侧）。三诊时针腰部阿是穴，以巩固疗效。治疗后恢复正常活动，但脊柱侧弯仍存在。

[黄荣发　《小宽针针刺综合疗法》　河南科学技术出版社　1989]

4. 验案举例

女，61 岁。10 天前在空调房中夜睡觉受寒，次日即出现腰、腿麻木，酸痛不适，弯腰不便，抬腿受限。已内服中药治疗，腰、腿疼痛仍存在。腰部 X 线检查：L_3～L_5 前上缘骨质增生，椎间隙变窄，L_3～S_1 骨质疏松。治疗方法：一诊刺委中穴（左）、腰阳关穴出血。二诊刺委中穴、阳交穴（均右）及腰俞出血。刺血 2 次后，腰、腿疼痛及麻木症状全部消失。

[郑佩等　《刺血医镜》　安徽科学技术出版社 1999]

（十五）足痛

1. 验案举例

男，56 岁。5 个月前无明显外伤，出现第三、四跖趾关节交界处局限性疼痛，行走活动时疼痛加剧。查体：左足第三、四趾背面跖骨头间压痛（＋），局部血管扩张。治疗方法：一诊刺地五会穴出血。二诊刺内庭穴出血。三诊刺解溪穴出血。四诊刺局部出血。经刺血治疗 4 次，疼痛全部消除、转愈。

[郑佩等　《刺血医镜》　安徽科学技术出版社 1999]

2. 验案举例

女，70 岁。2 个多月前，逛街多走路后，便出现足跟疼痛，行走困难。查体：右足跟内侧压痛（＋），跟腱稍增粗。治疗方法：刺水泉穴出血，出血量 8 ml，患者刺血 1 次，右足跟痛等症状全部消除，恢复正常行走功能。

[郑佩等　《刺血医镜》　安徽科学技术出版社 1999]

3. 验案举例

男，65 岁。半年前骑自行车与他人之车相撞，足跟猛烈着地，遂出现左足跟疼痛，尤其在久坐站起时，足跟不能着地，需用手搓揉后，方可起步。疼痛呈锥刺样跳痛，伴酸胀麻木感。查体：左足跟内侧压痛（＋），微肿。X 线示左足跟骨底部及后部均见 0.6～1 cm 骨刺。诊断：左足跟骨刺。治疗方法：一诊刺水泉穴、然谷穴出血。二诊刺照海穴出血。三诊刺委中穴、然谷穴、申脉穴出血。四诊刺然谷穴出血。刺血治疗4次,足跟疼痛消除,行走正常,恢复功能。

［郑佩等 《刺血医镜》 安徽科学技术出版社 1999］

(十六)外伤、骨折后遗症

1.《刺络放血疗法的疗效观察》

运用刺络放血疗法治疗94例地震创伤患者,其中男40例,女54例;年龄最小2岁,最大72岁。伤情分类:软组织损伤15例,骨折后功能障碍59例,神经损伤20例。治疗方法:根据不同伤情,辨证选定曲泽、委中、腰俞、阳交、尺泽、太阳、阳陵泉、委阳、阿是穴中的3~4个穴位,在穴位附近寻找瘀阻明显的络脉(静脉血管),常规消毒后,用三棱针准确刺破血管,使血流出,待其自行停止后加拔火罐。视伤情而定,出血量为10~60 ml。疗效:软组织损伤15例中,显效2例,有效12例,无效1例;神经损伤20例中,显效2例,有效7例,无效11例;骨折后功能障碍59例中,显效12例,有效36例,无效11例。

［王秀珍 《中国针灸》 1984(6)11］

2.验案举例

女,60岁。地震房屋倒塌,左上肢被砖砸伤脱臼复位后疼痛,不能抬举,左手拇指麻木,其余四指轻度麻木。查体:左肩关节活动受限,外展30°,局部略肿,无方肩改变。针刺曲泽、局部阿是穴,出血后立即感到患肢疼痛明显减轻,可外展75°。第2次刺血治疗后疼痛止,活动正常,生活自理。

［王秀珍等 《刺血疗法》 安徽科学技术出版社 1986］

3.验案举例

男,45岁。地震房屋倒塌,重物压伤左侧髋部,骨盆骨折(左耻骨支骨折)。对症治疗40多天后仍不能正常行走,扶拐跛行,小腿外后侧麻木,足部肿痛明显,尤以足底疼痛为甚。踝关节活动受限,活动度为10°。针刺委阳、内庭穴出血后,立即显效,可以丢拐行走,足底疼痛消失,左下肢明显感到轻松,1周后复查,正常行走。

［王秀珍等 《刺血疗法》 安徽科学技术出版社 1986］

4.验案举例

男,40岁。3个月前被钢板轧断左手指骨,剧痛,诊断为左手食指指骨骨折。铆钉石膏固定治疗3个月,骨折愈合,但患指疼痛麻木,不能屈曲持物。治疗方法:第1次取穴二间、合谷。7天后指关节稍能活动,仍有麻痛感,复刺血阳池及局部。第2次刺血1周后,左食指麻木及疼痛均消失,能持重、摄物,指关节功能恢复。

［王秀珍等 《刺血疗法》 安徽科学技术出版社 1986］

5.验案举例

女,37岁,朝鲜族人。骨盆外伤骨折后下肢胀痛不能行走4年,久治不愈,赴皖刺血治疗。双腿发麻发凉,挂拐迈步艰难。腰痛不能弯曲,且有紧束感,不能久坐。纳差,大便7~8日一行,生活不能自理。治疗方法:一诊刺血腰俞、委中。二诊刺血委阳、殷门。三诊刺血白环俞、悬钟、曲泽。四诊刺血解溪。2个多月内共刺血5次,骨折后遗症全部消失,腰腿功能恢复正常,拐杖去掉行走。

［王秀珍等 《刺血疗法》 安徽科学技术出版社 1986］

6.验案举例

女,64岁。5个月前被摩托车撞伤右腿,当即剧痛难耐。X线检查示右股骨颈骨折,住院治疗2个月,骨折愈合,但功能未恢复,仍不能下地行走。查体:右大腿皮色紫暗,弯腰、抬腿不能完成。治疗方法:一诊刺委中穴、下髎穴、环跳穴出血。嘱下床锻炼行走,10天后腿胀痛减轻,可以下地扶物慢行。二诊刺委阳穴、秩边穴、环跳穴出血。刺血2次,伤肢胀痛消除。加上功能锻炼,1个多月后可独自行走,恢复伤前功能。

［郑佩等 《刺血医镜》 安徽科学技术出版社 1999］

7. 验案举例

女,42岁。坐摩托车翻车跌倒,伤及右膝关节,剧痛,不能行走。X线检查示右髌骨骨折。经2个多月治疗现膝关节肿痛、青紫仍未消退,不能屈曲。查体:右膝关节肿大,呈伸直位,膝关节皮肤呈紫暗色。诊断为髌骨骨折后遗症。治疗方法:刺条口穴出血。10天后膝关节肿消很多,已能屈曲。二诊刺委中穴出血。三诊刺委中穴、条口穴出血。刺血治疗3次,血循环改善,积血消除,肿痛消失,功能恢复。

[郑佩等 《刺血医镜》 安徽科学技术出版社 1999]

8. 验案举例

女,59岁。3年前雨雪天滑跌倒,导致腓骨下端骨折,现左小腿下端肿胀疼痛,痛连足跟。查体:左小腿下端及内外踝关节肿胀,皮肤呈暗褐色。诊断为腓骨骨折后遗症。治疗方法:一诊刺丘墟穴、申脉穴出血。半月后左下肢肿痛均减轻,行走轻便。二诊刺申脉穴、照海穴出血。刺血2次后,肿痛消除,功能恢复。

[郑佩等 《刺血医镜》 安徽科学技术出版社 1999]

9. 验案举例

男,59岁。3个月前翻越4~5尺高的围墙,足跟猛烈着地,当即感足底剧痛。X线检查示跟骨结节粉碎性骨折,经石膏托制动及药物治疗3个月,现行走障碍,足跟用力则疼痛加剧。查体:左足跟明显肿大,内踝下亦肿。治疗方法:一诊刺水泉穴、然谷穴出血。二诊刺申脉穴、太溪穴出血,刺血2次,足跟肿痛消失,功能恢复。

[郑佩等 《刺血医镜》 安徽科学技术出版社 1999]

(十七)半月板损伤

1. 验案举例

男,43岁。雪后骑车滑倒,左膝着地,关节疼痛,不能行走已2个多月,诊断为左膝(外侧)半月板损伤。查体:左腿呈半屈曲位,左膝关节外侧膝眼处压痛(＋),左股四头肌

及腓肠肌轻度萎缩。左膝伸不直,俯卧研磨试验(＋)。治疗方法:取阳陵泉、委中、条口穴针刺出血。二诊针委中、阳交出血。二诊后第10天即上班工作;三诊针刺足三里、委阳出血。治后左膝疼痛消失,行走正常,骑车也无不适感。

[王秀珍等 《刺血疗法》 安徽科学技术出版社 1986]

2. 验案举例

男,48岁。右膝关节撞击伤半年,伤后疼痛行走受限,左膝屈伸受限。诊断为半月板损伤。石膏固定2个月,内服舒筋活血之剂,症状不减,建议手术。查体:左膝关节内侧间隙处压痛(＋),股四头肌萎缩,屈伸障碍。治疗方法:三棱针刺委中、阳陵泉出血后,左膝疼痛减轻。3天后即不用拐杖能独自行走,阴雨天膝关节仍感微痛。又于委中、阳陵泉、阴陵泉穴处刺血治疗。1年后追访患者诸症消失,行走如常。

[王秀珍等 《刺血疗法》 安徽科学技术出版社 1986]

(十八)滑膜炎

《针刺配合放血疗法治急性膝关节滑膜炎2例》

治疗方法:在患肢膝关节及周围取穴膝眼、犊鼻、鹤顶等穴。消毒后用28号毫针刺入,留针10分钟,然后在关节积液最明显处及静脉显露处点刺5~6点,尽量挤出滑膜囊中积液及静脉中之瘀血,每次放液量5~50 ml,每2日1次,直到滑膜积液消失为止,一般7~10次即可痊愈。肌注青霉素防止感染。采用此法2例重症急性膝关节滑膜炎在短时间内治愈。

[张华平 《新中医》 1995(3)36]

(十九)骨髓炎

1. 验案举例

男,40岁。4年前因车祸导致全身多处骨折,其中膝关节及胫骨粉碎性骨折。当时胫骨石膏固定。拆去石膏时胫前有一瘘管,

长年不断往外渗液,外敷消炎药,瘘管久不愈合。查体:左小腿皮色呈褐色,膝下三寸胫前有一瘘管,有分泌物,瘘管周围皮色暗红,压痛(＋)。X线检查示骨髓腔消失。诊断:胫骨慢性骨髓炎。治疗方法:一诊刺条口穴、委阳穴出血。二诊刺丰隆穴下方出血。三诊刺条口穴下出血。4年的骨髓炎,经刺血治疗3次痊愈。

[郑佩等 《刺血医镜》 安徽科学技术出版社 1999]

2. 验案举例

男,38岁。于2周前感左足胀痛跛行,继则全身不适,恶寒发热,局部出现红肿,疼痛剧烈。T 38.7℃,脉搏90次/分,左小腿下段踝关节处肿大,触痛,拒按,皮色鲜红,足跟不能落地。X线检查示胫骨下端骨髓腔模糊不清。血常规示WBC 15×10^9/L,N 0.80,L 0.18,M 0.02。诊断为急性骨髓炎。治疗方法:刺血解溪、丘墟、委中。3天后复诊,T 37℃,患足疼痛减轻,红肿稍退。二诊刺血取穴足临泣、悬钟。三诊刺血取穴局部、丘墟。四诊刺血局部。刺血4次,左足红肿疼痛症状消退,功能逐渐恢复正常,观察10年没有复发。

[王秀珍等 《刺血疗法》 安徽科学技术出版社 1986]

3. 验案举例

男,19岁,农民。左大腿下端红肿破溃流脓已8年。于11岁时,左腿疼痛,继则大腿近膝关节处出现红肿,疼痛剧烈,曾两次切开排脓,但伤口久不愈合,动员其作截肢手术。面色淡白无华,神疲纳呆,发育欠佳,左腿强直,失去生活自理能力,舌淡苔薄,脉沉细。查体:左大腿中下段粗肿,下段内外侧有疮口两处,约5cm×3cm,4cm×2cm,已形成瘘管,流黄水,疮面周围皮色紫暗,膝关节不能屈曲。X线示:左股骨下端有明显破坏,并见有游离死骨。诊断为慢性骨髓炎。治疗方法:刺血委中、阳陵泉(均左)。半月后左腿疼痛减轻,肿胀渐消。二诊刺血取穴委阳、阴

陵泉。第二次刺血后随脓液排出死骨一块。三诊刺血伏兔、血海,四诊刺血局部,五诊刺血条口,六诊刺血局部。8年痼疾,刺血6次痊愈。

[王秀珍等 《刺血疗法》 安徽科学技术出版社 1986]

(二十)骨与关节结核

1.《刺血治愈骨与关节结核》

共治4例。男女各2例,年龄17~22岁。第1例膝关节结核伴混合感染;第2例髋关节结核;第3例胸椎结核伴截瘫;第4例胸椎结核并冷脓肿。治疗方法:选择穴位或其周围显露的血管作常规消毒,用小号三棱针刺入静脉血管壁,流出黑紫色瘀血,10~20ml,血止拔罐,约5分钟去罐,用2%碘酒棉球消毒针孔即可。第1例刺血4次:第1次刺委中、阳交,第2次刺足三里、委阳,第3次刺上巨虚、阴陵泉,第4次刺阳陵泉、委中。痊愈,追踪观察5年无复发。第2例刺血3次:第1次刺委中、风市、局部,第2次刺血海,第3次刺委阳、殷门、局部。痊愈,追访13年未复发。第3例刺血6次:第1次刺委中、腰阳关,第2次刺腰俞、曲泽,第3次刺委阳、腰阳关,第4次刺肾俞,第5次刺委中,第6次刺至阳。痊愈,追踪观察12年未复发。第4例先后刺血10次:取穴腰阳关、委中、腰俞、身柱、委阳、肾俞、曲泽,每月刺血1次。痊愈,追踪观察13年未复发。

[王秀珍 《新中医》 1982(3)4]

2. 验案举例

男,22岁。5个月前出现右腿疼痛,跛行。右髋关节肿胀,疼痛难忍,身体消瘦,经X线摄片诊断为右髋关节结核。查体:右腿呈屈曲挛缩状,肌肉萎缩,右髋关节肿胀,不能站立,不断呻吟,面色苍白,精神萎靡,夜寐不安,低热盗汗,舌淡,脉弦细数,ESR 65mm/h。刺血取穴委中、风市及局部。经刺血1次,疼痛减轻,低热已退,能下床站立,纳食增加。刺血2次,全身状况有改善,盗汗

止,能扶拐行走。四诊时右髋关节疼痛已止,能缓步行走,ESR 13 mm/h。继续刺血委阳、殷门及局部。追访 13 年,未复发,肢体功能良好。

[王秀珍等 《刺血疗法》 安徽科学技术出版社 1986]

3. 验案举例

女,17 岁。10 个月前曾发高热而出现脊背疼痛,不能俯仰,动则痛剧,腰腿酸楚,双下肢痿软无力而瘫痪。诊断为胸椎结核伴截瘫,动员手术治疗,因有顾虑未同意。查体:身体消瘦,面色苍白,潮热盗汗,胸椎后凸畸形,下肢瘫痪,大小便失禁。舌质淡红,脉沉细数。ESR 50 mm/h。胸部 X 线示第八至十一胸椎椎体骨质破坏,第五至第七胸椎椎体边缘不齐,间隙消失。治疗方法:予刺血委中(双)、腰阳关。半月后二诊时病情好转,食欲增进,背脊胀痛减轻并能坐起。刺血:腰俞、曲泽。三诊时大小便已能控制。刺血:委阳(双)、腰阳关。辅服补肾强身片,每次 4 片,每日 3 次。四诊时腰背疼痛大减,下肢感觉基本恢复,能下床站立。刺血:脊中。刺血 6 次后患者已能独自行走,参加一些轻体力劳动。

[王秀珍等 《刺血疗法》 安徽科学技术出版社 1986]

4. 验案举例

男,3 岁。右足跟肿胀疼痛 1 年余,伴内外踝瘘管穿通流脓水,其母肺结核病故。诊断为右跟骨结核,面黄形瘦,低热、盗汗,右足跟肿痛,瘘管分泌物外渗,不能站立,不能迈步。治疗:刺血委中及局部,嘱家长给予加强营养。刺血治疗 2 次后右足跟肿痛减轻,已能走几步路。低热、盗汗止,伤口渗出物减少,刺血局部。共刺血 4 次,瘘管愈合,行走正常,拍片复查示右跟骨破坏明显改善。

[王秀珍等 《刺血疗法》 安徽科学技术出版社 1986]

5. 验案举例

女,20 岁。1 年多前出现腰部疼痛,下肢沉重无力,全身倦怠,腰部 X 线示腰椎结核。4 个多月前,左腹股沟出现冷脓肿,经抗痨治疗未能奏效。查体:面黄形瘦,脊柱中、下段压痛(＋),拾物试验(＋),左腹股沟瘘管,分泌多量稀脓液。ESR 18 mm/h,Hb 80 g/L,腰部 X 线检查:T_{12}、$L_{1\sim2}$ 椎体结核。诊断:胸、腰椎结核。治疗方法:一诊刺委中穴、腰阳关穴出血(总出血量约 30 ml)。二诊刺委阳穴、腰俞穴、上髎穴出血。三诊刺腰俞、委中穴出血。四诊刺肾俞穴出血。7 个月后患者全身营养状况有很大改善,面色由萎黄转红润,体重增加,腰痛基本消除,行走、弯腰感觉无异常。X 线复查前后片对比,被破坏的椎体部分修复。

[郑佩等 《刺血医镜》 安徽科学技术出版社 1999]

6. 验案举例

男,9 岁。3 岁时高热后出现右髋关节疼痛,继则低热,其伯父肺结核病故,患儿有接触史。神疲、纳呆、消瘦、右臀部疼痛,并向膝关节放射痛。查体:T 38℃,面黄形瘦,左腿短,右腿长,右腿内收、外展、屈曲功能障碍,托马斯试验、"4"字试验(＋),髋关节叩击痛(＋)。ESR 64 mm/h,Hb 87 g/L,X 线检查示右髋臼骨质破坏,髋关节间隙变窄,股骨头向外上方移位,边缘不清,其内见有透光区。诊断为右髋关节结核伴半脱位。治疗方法:刺委中穴、环跳穴、髀关穴(均患侧)出血,总出血量 20 ml。右髋关节疼痛减轻,纳食增加,体温下降至 37℃。20 天后二诊刺白环俞穴、委阳穴、臀局部出血。三诊刺委中穴、下髎穴出血。四诊时右髋关节疼痛基本消失,刺委中穴、次髎穴、阳陵泉穴出血。1 年后复查,右下肢增粗,功能恢复,行走、快跑、跳跃等活动基本正常,但右髋关节脱位未能纠正。

[郑佩等 《刺血医镜》 安徽科学技术出版社 1999]

（二十一）关节炎

1. 验案举例

男，39岁。水中作业，浸泡过久，出现双膝关节疼痛15年，经中西药物、针灸、电疗、红外线、膏药等治疗，未见效果，两膝关节酸痛发凉，行走无力。夏季也离不开护膝保温。查体：双膝关节无红肿，压痛（＋）。治疗方法：一诊刺血阳陵泉。二诊刺血条口、阳交。三诊刺血委中、阴陵泉。第3次刺血后膝关节疼痛消失痊愈，行走正常。

［王秀珍等 《刺血疗法》 安徽科学技术出版社 1986］

2. 验案举例

男，23岁。左膝关节疼痛半年余，时轻时重，劳累后酸胀疼痛感加重，休息后减轻。查体：左膝关节无红肿畸形，血沉、抗"O"均在正常范围内。治疗方法：取左膝双膝眼穴针刺治疗，刺血拔罐出血。针刺治疗1次后疼痛消失，无异常感觉。

［黄荣发 《小宽针针刺综合疗法》 河南科学技术出版社 1989］

3. 验案举例

孙××，男，59岁。40年前因过河时被冷水浸渍，此后，双膝关节发胀，逐年加重。1963年以来，疼痛加重，活动受限，下肢不能负重，行走困难，昼夜疼痛难忍。诊为"增生性关节炎"，经数家医院先后连续综合治疗，均无好转，反而日趋加剧，至1978年春双膝疼痛，下肢不能行走，终日卧床，生活不能自理，拄棍仅能勉强站立。查体：患者痛苦面容，拄棍站立十分困难。双膝关节伸屈活动均明显受限，内、外膝眼处压痛明显。X线摄片示双膝关节间隙均变窄，关节面有骨赘形成。治疗方法：两侧双膝眼穴以小宽针针刺治疗，加火罐拔出血。二诊再按上方治疗。后又治疗3次，双膝关节疼痛完全消失，活动自如，步履稳健。

［黄荣发 《小宽针针刺综合疗法》 河南科学技术出版社 1989］

4. 验案举例

男，32岁。两膝关节疼痛1年余，走路时不得力。双脚疼痛，酸软无力，喜温怕冷。治疗方法：三棱针刺厉兑、解溪、阴陵泉出血。用梅花针弹刺膝部，火罐拔吸出血。经2次治疗，症状全部消失。

［刘少林 《中国民间刺血术》 科学技术文献出版社 1984］

（二十二）老年性骨关节病

1.《针刺加刺络拔罐治疗老年性膝骨性关节炎46例》

男25例，女21例；年龄55～76岁；病程7天～20年。治疗方法：取穴血海、膝眼、阴陵泉、足三里、委中、阳陵泉、阿是穴，据疼痛部位选用相应腧穴3～5个。进针得气后留针30分钟，加用电针断续波，频率50～60/分，电流强度以患者能耐受为佳。针后选痛点或血海，委中刺络拔罐，出血10 ml左右。每日1次，10次为一疗程，疗程间隔4～5天。疗效在1～2个疗程后统计。痊愈37例，有效5例，好转4例。

［贺晓红等 《中医药研究》 1994(4)50］

2.《刺络放血治疗老年增生性膝关节炎》

男26例，女34例；年龄均在45岁以上；病程1～18年。治疗方法：在患肢膝关节体表周围，找到瘀阻之血络，局部常规消毒，用小号三棱针点刺出血，加拔罐10分钟。若瘀络不明显者，加刺委中、足三里，用三棱针刺入皮下3～5分，摇摆数下，出针加罐。结果：痊愈21例，显效29例，好转8例。

［周兴亚 《中国针灸》 1996(10)37］

（二十三）偏瘫性肢痛及肿胀

1.《刺络拔罐治疗偏瘫性肩痛115例》

男79例，女36例；年龄38～76岁；脑梗死103例，脑出血12例；左肩痛51例，右肩64例；平均患病43天。根据肩背痛分区取穴冈上区：肩胛冈以上，包括斜方肌止端和冈上肌，取巨骨、天井穴。冈下区：肩胛冈以下，包括冈下肌小圆肌和背阔肌。取曲垣穴、秉风穴。冈外区:肩关节外侧区域,包括三角肌和肱三头肌长头起端,取肩髃、肩髎穴。肩前区:肩关节前侧区域,包括胸大肌和胸小肌止端,肱二头肌短头和喙肱肌起始端,取肩前穴。肩胛内区:肩胛骨内缘和脊椎间区域,包括肩胛肌、菱形肌,取膏肓穴。患者坐位或侧卧位,取疼痛所在区穴位,用梅花针叩刺 3～5 次,以出现 10 余个血滴为度。再用 1～2 号玻璃罐采取闪火法拔罐,使罐内出血量掌握在 1～2 ml 即可,留罐 10 分钟,隔日 1 次,5 次为一疗程。结果:治愈 113 例,显效 2 例。

[李连生 《针灸学报》 1991(4)48]

2.《针刺放血疗法治疗偏瘫患者上肢肿胀》

30 例患者均确诊为脑出血或脑梗死。男 20 例,女 10 例;年龄 45～68 岁;病程 2 个月～2 年。治疗方法:取商阳、中冲穴,常规消毒,用三棱针点刺放血 2 ml 左右,隔日 1 次,直到症状完全消失。治愈率为 100%,最少针刺 2 次,最多针刺 5 次。

[魏宏等 《针灸学报》 1992(4)232]

(二十四)肋软骨炎

验案举例

女,50 岁。左胸前区疼痛,并有烧灼感,近月余逐渐加重,呼吸时疼痛加剧。查体:左锁骨中线内侧第四胸肋关节处有一增生性隆起结节,推之不动,局部皮肤不红,压痛明显。诊断:肋软骨炎。暴露患部,选准骨膜炎发生部位的中心痛点,医者右手迅速进针,深达骨膜上,然后行拔火罐及按摩。针治一次后,疼痛消失。

[黄荣发《小宽针针刺综合疗法》河南科学技术出版社 1989]

(二十五)脊椎滑脱

验案举例

男,18 岁。摔伤腰部,活动困难 1 个月。腰部 X 线示:骶椎腰化有假关节形成,L_5 椎弓根不连,L_5～S_1 有脱位,诊断为脊椎滑脱

症,省某医院建议行脊椎融合术,因经济困难,未住院。治疗方法:取穴腰俞、委阳刺血后,腰痛显著减轻。1 个月后又刺血 1 次,腰部恢复正常,弯腰、行走、劳动均无疼痛。

[王秀珍等 《刺血疗法》 安徽科学技术出版社 1986]

十、刺血治疗外科疾病

(一)多发性毛囊炎

1.《介绍大椎穴放血治疗毛囊炎》

共治疗 30 例。患者发病均在颈部,出现轻微红肿及米粒样大小不等之硬结,有淡黄色黏性分泌物。治疗方法:以大椎穴为主,以灵台穴及阿是穴(大椎附近)为辅。用三棱针先取大椎穴放血,再取灵台和阿是穴 3～4 处(复诊时取原穴或另取新穴均可),每日 1 次,刺入 1～2 分为宜,每刺后双手挤压针刺点,使之出血为度。30 例患者均效果良好。

[王奎智 于峰 《中医杂志》 1964(6)3]

2.《委中穴点刺拔罐治疗发际疮》

生于颈后发际处之疮疖,即多发性毛囊炎,初起红肿热痛,顶白根赤,痛痒较甚。破后流少许脓液,往往反复发作。在委中穴用粗针或三棱针点刺出血,治疗本病有一定效果。尤其对初起红肿热痛者效果好。笔者多年实践,运用针刺拔火罐治疗此病,效果显著。另在溃烂化脓的疮口周围,用毫针点刺,然后再拔火罐,留罐 10 分钟,待罐无力时起罐。每隔 2～3 天 1 次,一般经 3 次,即可痊愈。本法治愈快,疗效好,痛苦少,无副作用。

[刘琪 《辽宁中医杂志》 1980(4)42]

3.《针刺放血治疗发际疮 50 例疗效观察》

男 48 例,女 2 例;年龄 18～64 岁;病程 3 个月至 28 年。治疗方法:在患者双耳后侧耳郭上取 3 条络脉放血,同时在患处局部病灶周围环形围绕点刺出血以包围病灶。病情严重者,在大椎上用三棱针点刺 3～4 针放

血,如出血少时可在针刺后用手指挤压出血,一般1～4次痊愈。

[李春玲 《河北中医》 1988(6)42]

4.《络刺治疗发际疮》

络刺方法:嘱患者直立,两手扶于桌上,将膝腘部挺直,就其两腘部之范围内,即委中穴周围,寻找青紫色之络脉(小静脉血管),先将青紫色络脉处常规消毒,然后用粗毫针直刺紫色络脉,紫黑之血随之流出,任其自止。若不易寻出紫色络脉时,可用手在患者两腿腘部拍击四五下,则有青紫络脉显出。络刺隔日1次,共治5例患者,一般3次即愈。

[宋其瑞 《内蒙古中医药》 1990(1)11]

5.《针刺放血治疗毛囊炎》

治疗方法:以辨证取穴,用泻法,毫针强刺激后使之出血;患处梅花针点刺,使之出血。每日1次,10次为一疗程。轻者1～2疗程可愈,重者2～3疗程可愈。

[梁维娟 《河北中医》 1988(4)24]

6.《针刺放血治疗脑后疮30例》

治疗方法:患者站立位,取委中穴,用手掌轻拍打腘窝部,让局部血管充分暴露,消毒后用三棱针缓刺入腘处小静脉0.5～1分深,然后将针缓慢退出放血,放血量以血流到足跟后即压迫止血,3～4 ml,每周1次。急性期每周2次,3次为一疗程。结果:30例中,最少2次,最多5次,痊愈10例,好转20例,全部有效。

[刘晓鹃 《中国针灸》 1994(5)40]

7.《针刺放血治疗枕后硬结性毛囊炎97例》

男78例,女19例;年龄最小22岁,最大67岁,大多为青壮年;病程最短7天,最长1年,大多为1～3个月。治疗方法:取第七颈椎下及第一、二胸椎棘突左右旁开两寸为针刺点,局部常规消毒后,以针垂直刺入皮肤2～3 mm,拔针后用手挤压使之出血,每点挤出血3～4滴即可,每周1次。疗效:97例患者接受本疗法时一律停用抗生素。结果:针刺1～5次治愈者84例,无效13例。

[李绍君 《河北中医》 1984(4)49]

8. 验案举例

男,45岁。患者颈部发际长疮疖,随起随落,缠绵不断已20年。疮肿消退后常遗留硬核,数年不能消失,经常痒痛流水。治疗方法:取风池穴,用泻法不留针,大椎、身柱、灵台、筋缩、脊中、命门、腰阳关、腰俞穴,用丛针扬刺法出血,每星期2次。针刺7天后小疮肿消失,硬结见软。第3次针后硬结渐消,痒痛消失,疮肿亦未起,经半年后随访未见复发。

[郑魁山 《针灸集锦》 1978]

9. 验案举例

男,56岁。后发际连颈约有8 cm×10 cm红肿凸起,上有十几个脓疱头。查见腘窝青筋暴露,遂于委中青筋处刺破,自流血约20 ml。当夜肿消大半,依法针刺5次痊愈。

[海阳县凤城旅游区松鹤康复医院(265118)
薛金声 曾利元 《江西中医药》 1995(6)37]

10. 验案举例

周××,男,51岁,患者近2年来面部及鼻腔内患多发性疖疮。用中西药物治疗,仍经常复发,不能根治,殊感痛苦。近来鼻腔又起3个米粒大小之硬结,且有淡黄色黏性分泌物。细菌培养为金黄色葡萄球菌生长。治疗方法:刺血取穴太阳、印堂。1周复诊,鼻腔局部肿痛减轻,分泌物明显减少。刺太阳穴周围的静脉血管出血20 ml。经刺血2次痊愈,随访观察10年未复发。

[王秀珍等 《刺血疗法》 安徽科学技术出版社 1986]

11. 验案举例

女,34岁。颈后发际边及其上下生毛囊小疖,历经1个月不愈。初起为粟米大小,渐增至黄豆大小,顶端可见小脓疱,自觉瘙痒,轻微疼痛。注射青霉素、庆大霉素,内服红霉素及单方草药治疗,无明显效果,不能根治。治疗方法:刺委中穴、太阳穴出血。刺血后颈部及发际处毛囊小疖即渐枯萎,10天后全部消散,痊愈,未再复发。

[郑佩等 《刺血医镜》 安徽科学技术出版社 1999]

12. 验案举例

男，39岁。颈后发际丛生出小疖1年余，先痒后痛，中央有黄脓点，继则破溃结痂，少则半个月，多则1个月发1次，用大量抗生素治疗不能控制。治疗方法：刺委中穴、太阳穴出血。患者刺血1次后，毛囊炎得到根治。

[郑佩等 《刺血医镜》 安徽科学技术出版社 1999]

（二）痈疽疖肿

1.《放血疗法治疮疖痈毒》

共治60余例。病情：包括全身性疖肿、发际疮、乳痈、疔、担肩疮。治疗方法：取穴主穴委中，配穴大椎、尺泽。（发热配大椎。如第1次委中放血疗效欠佳，可配尺泽）。委中放血，患者站立，暴露腘窝部，局部消毒后术者左手拇、食二指固定所刺静脉下端，右手持三棱针快速刺入浅静脉（以穿破静脉壁为度），待血流2～4ml后，即用消毒干棉球压迫止血。刺大椎时患者坐势，双手搁于桌上，头伏卧于手上，消毒后，术者左手拇、食二指固定所刺部位下端，右手持针直刺大椎穴1分许，挤血3滴。尺泽放血，患者取坐位，双手伸肘下垂，消毒后，术者左手按住所刺静脉下端以固定静脉，右手持针速刺静脉，使血畅流约2ml，即压迫止血。1周放血1次，经观察放血3～5天后炎症开始消退。60例中，随访25例，1次痊愈17例，2次痊愈8例。

[林迎春 《浙江中医学院学报》 1980(5)40]

2.《针刺配合放血法治疗未溃疮肿60例》

男42例，女18例；年龄14～62岁；病程3～12天；急性淋巴结炎22例，疮肿31例，蜂窝组织炎7例；疮肿生于头、颈、面、腰、四肢各处。治疗方法：主穴合谷（双）、太冲（双）、大椎。配穴疮肿四周2～3cm处各取1穴。刺合谷、太冲用泻法，连续运针1分钟，留针15～30分钟取针，大椎用泻法加拔火

罐，每日1次；刺疮肿四周穴亦用泻法，以针感传至病所为宜。疮肿生于头面，放血刺尺泽、委中，放血约1ml；疮肿生于腰背，单刺委中，放血约1ml；生于四肢，刺十宣或十足趾尖放血，取大针点刺疮肿部数针，并以真空罐吸拔放血，由紫黑血变鲜红血为度。疮肿小者仅经刺1次放血即可，大者连刺3日，每日1次。除3例惧痛中断治疗外，其余全部治愈。

[王远华等 《江苏中医》 1994(5)29]

3.《刺血治疗痈疖肿50例》

男32例，女18例；年龄最小5个月，最大73岁；病程2天～1年。病变面积最大13cm×11cm，最小3cm×4cm。治疗方法：颈、背、腰、臀部疖肿者，取委中穴或阴谷穴及病灶局部，在胸腹壁者取阳交，在四肢局部者选肢体穴位，用三棱针直刺出血，血止拔罐，2～3分钟去罐。红肿局限脓已成者，可不刺肢体穴位，只刺局部病灶处。消毒后用中号三棱针在病灶最高处进针，待脓血溢出加拔火罐，2～3分钟去罐。若病灶焮热红肿硬痛，肢体穴位一定要刺。甲沟炎等局部不便拔罐者，可用清热解毒中药浸泡局部。结果：50例全部治愈。

[郑策等 《中国针灸》 1996(12)40]

4.《针刺拔罐放血治疗多发性疖肿体会》

治疗方法：疖肿面常规消毒，以三棱针快速向疖肿面刺2～3下，后用闪火法将罐扣在疖肿面上，有大量脓血从针孔排出，约5分钟去罐。疗效：治疗百余例，施术1～2次，其治愈率为95%，好转率为5%，全部有效。

[孙篆玉 《河北中医》 1984(4)22]

5. 验案举例

男，30岁。臀部常起疖肿，反复交替发作已3年，每于春节期间饮酒后发作严重。局部曾9次切开排脓。目前左臀部又起大小疖肿4个，红肿疼痛，发痒。服中西药物治疗，未能控制。查体：左臀部有5cm×4cm大硬结1个，压痛明显，2cm×1cm大疖肿3个，局部红肿，可见臀部多处手术瘢痕。治疗

方法:刺血委中、腰俞。半月后复诊:臀部大硬结缩小,小疖肿已消退。复刺血委中穴后,臀部疖肿消散,随访5年臀疖未再发作。

[王秀珍等 《刺血疗法》 安徽科学技术出版社 1986]

6. 验案举例

女,73岁。有糖尿病史,10天前肛门边生一疖肿,继则红肿疼痛,逐渐增大,呈搏动性疼痛,于咳嗽、行走、排便时疼痛加重。查体:肛门边有5cm×3cm大小脓肿,质软,波动。尿糖(++)。治疗方法:一诊刺脓肿局部,流出脓液,加拔火罐,吸出病灶内脓液。二诊刺局部出血,刺血后痊愈。2年后右腋下又红肿疼痛10天。痛感向手臂放射,先是起黄豆大小结节,发痒,用手搔破逐渐增大,CT扫描检查提示乳房无肿块,病灶为皮下组织感染,伴淋巴结肿。诊断:腋痈。治疗:刺右内关穴出血,点刺病灶局部,加拔火罐,吸出少许瘀血脓液。3天后刺内关穴偏外处出血,点刺病灶局部,经刺血2次后腋下红肿疼痛痊愈。

[郑佩等 《刺血医镜》 安徽科学技术出版社 1999]

(三)鼻疖

1. 验案举例

女,2岁。鼻根部疖子,已有两天,尖端尚未化脓,伴双侧上下睑水肿,T38.8℃。治疗经过:三棱针刺放血,穴位取百会、身柱、长强、人中,每穴刺2点,深1分,出血为止。第2天上下睑浮肿消退,疖盘红晕缩小,第3天肿消痊愈。

[许平东 《中医杂志》 1960(4)34]

2. 验案举例

男,29岁。4天前出现鼻尖长一硬结,色红微痒,微痛,自用消炎膏外涂治疗,红肿范围逐渐发展扩大痛剧,大便干燥。查体:鼻尖、右鼻翼各有黄豆大疖肿一个,根脚较硬,弥漫性红肿,舌苔黄糙,脉弦数。治疗方法:刺鼻准穴出血,以及疖肿中央质软处。生大黄10g,开水泡后饮用。瘀祛热泄,鼻疖消散痊愈。

[郑佩等 《刺血医镜》 安徽科学技术出版社 1999]

3. 验案举例

男,23岁。右鼻翼近鼻柱处生一指尖大疖肿,疼痛。注射庆大霉素、鱼腥草注射液,内服红霉素,鼻部红肿未消退。查体:鼻柱与右鼻翼交界处,有指尖大疖肿,红肿局限质软,中央有脓头,舌苔薄黄,脉小弦。治疗方法:刺鼻准穴出血。生大黄10g,开水泡后饮用。刺血1次加拔火罐吸出脓毒瘀血,病灶即消除痊愈。

[郑佩等 《刺血医镜》 安徽科学技术出版社 1999]

(四)足痈

1. 验案举例

男,62岁。右足背生一肿物,伴发热疼痛1周。初起1指尖大疙瘩,中间有1粟米样白点,红肿面不断扩大,恶寒发热,经抗感染治疗数日,症状未能控制,红肿益甚、疼痛剧烈,足不能着地,眠食俱废。治疗方法:三棱针刺右委中穴、右足背肿块周围,加拔罐吸血。术后即感右足背轻松大半、疼痛顿减,次日体温降至正常,病变局部颜色由鲜红变淡红,皮肤皱褶。3天后再依上法刺络拔罐出血,足背痛全部消失,观察3个月无复发。

[沈若星 《福建中医药》 1994(3)42]

2. 验案举例

男,35岁。右足小趾起一水疱,疼痛拒按,右足背至腘窝红肿疼痛。取穴委中(右)刺络出血加拔罐,出血约10ml。当即疼痛若失,再配合谷穴施以泻法后,全身轻松,行走自如,3次而愈。

[周雪贞 《四川中医》 1995(1)50]

3. 验案举例

赵××,男,36岁。左脚背上肿疮,按之坚硬,局部麻痒,剧痛。治疗方法:在委中、承山、身柱、大椎穴用三棱针点刺出血,然后分别拔罐10分钟。用梅花针在阿是穴弹刺,经

3次治疗肿疮消失。

[刘少林 《中国民间刺血术》 科学技术文献出版社 1984]

(五)颈痈

1. 验案举例

李××,女,65 岁。3 天前于项后发际正中处,生一米粒大脓头,根盘硬而红肿疼痛,曾自服六神丸未效。现感畏寒发热,患处痛痒难忍,头项活动受限,口干神烦,纳谷不香,舌苔薄黄,脉稍弦数。先予三棱针点刺龈交、百会,各出血 10 余滴,再在大椎穴呈梅花形点刺拔罐,出血约 20 ml。翌日,患者喜告痛痒大减,头项活动较前方便。诊见疮肿已渐缩小,根盘较前松软。予刺印堂,放血约 5 ml,另沿疮肿边缘行围刺 10 余针,拔罐流出暗黑色血液约 15 ml。术后 2 天肿消纳增,诸症渐平。乃嘱近期忌辛辣温燥之物,以清淡饮食调理善后。

[熊光天 《上海针灸杂志》 1994(4)13]

2. 验案举例

男,18 岁。左颈部生痈伴发热 3 天余,三棱针刺太冲、行间放血数滴加火罐拔出血,3 天后痈疮平复热退。

[周川 《云南中医学院学报》 1989(1)20]

(六)背痈

1. 验案举例

男,43 岁。后背生一肿物伴高热疼痛 1 周。起初右背长一指尖大疙瘩,中间有粟米样白头,红肿面积不断扩大,恶寒发热(搭背)。红肿益甚,疼痛剧烈,眠食俱废。查体:痛苦面容,T 38.8℃,血压 112/72 mmHg,背部右上方有 9 cm×8 cm 之大痈,焮热红肿,触之发硬,中心皮肤破损,有脓点,无波动感。诊断:背痈。治疗方法:刺血取穴委中(右)、局部,并加大号火罐吸拔出脓血。操作完毕,患者即感背部轻松大半,疼痛顿减,次日体温降至正常,病变局部颜色由鲜红变淡红,皮肤打皱,3 天后背痈全部消散。

[王秀珍等 《刺血疗法》 安徽科学技术出版社 1986]

2. 验案举例

女,37 岁。左背部长一肿物,由小渐大,发冷发热,周身无力,背不能屈,注射青霉素等治疗 4 天,热势未解,局部红肿面积向周围漫延,不能进食,口干引饮,夜寐不安,便燥溲赤。查体:急性病容,T 39℃,血压 120/70 mmHg,左背红肿面积约 10 cm×8 cm,中间有数个脓点,焮热触痛,中等硬度。血常规示 WBC 14×10⁹/L, N 0.80, L 0.18, M 0.02。舌苔黄燥,脉弦数。诊断:背痈。治疗方法:刺血委中(左)。内服:牛黄解毒片,3 次/日,4 片/次。刺血 1 次,次日体温正常,白细胞亦降到正常范围。红肿面积不断缩小,1 周内背痈全部消散痊愈。

[王秀珍等 《刺血疗法》 安徽科学技术出版社 1986]

3. 验案举例

女,28 岁。5 天前背脊中下段起一小疙瘩,发痒,用手抓搔,病灶逐渐增大,硬肿,焮红灼热,且疼痛剧烈,不能弯腰,不能仰卧。用抗菌消炎治疗,症状未能控制。查体:脊柱中、下段偏左红肿面积 7 cm×5 cm,质偏硬,中央微软,并有多个粟米样黄点,舌苔薄,脉弦。诊断:下背痈。治疗方法:刺委中穴出血,点刺红肿局部。刺血从委中穴泻出瘀血,背脊血行通畅,病灶局限缩小。点刺局部,用火罐拔出病灶内的瘀血脓液,泄毒外出,背痈消散痊愈。

[郑佩等 《刺血医镜》 安徽科学技术出版社 1999]

(七)臀部脓肿

1. 验案举例

女,5 个月。4 天前出现左臀尖部红肿,边缘较硬,不让触摸,触之即哭。查体:T 36.8℃,左臀尖红肿面积 4 cm×4.5cm,中央波动。诊断:臀部脓肿。治疗方法:刺脓肿局部,用火罐吸出脓血约 15 ml,第 3 天又复刺局部,再用火罐吸出剩余脓液而痊愈。避免局部切开排脓创口过大对婴儿机体的损伤。

［郑佩等 《刺血医镜》 安徽科学技术出版社 1999］

2. 验案举例

女,20岁。20天前由于感冒出现嗓子疼痛,注射青霉素治疗后,臀部注射处即起硬块,经热敷未能消散。肿块日渐肿大,疼痛加剧呈跳痛,不能平卧,不能端坐,行走困难。查体:左臀部弥漫性红肿面积12 cm×10 cm,质软,中央波动。治疗方法:点刺脓肿局部,泻出脓液,用火罐吸出脓血黏液约20 ml。经刺血1次,病灶内脓毒瘀血排出体外,炎症即消散、痊愈。

［郑佩等 《刺血医镜》 安徽科学技术出版社 1999］

(八)臀部多发性疖肿

1. 验案举例

男,32岁。20岁起臀部即起多个硬结,继则红肿化脓,破溃流脓水,味腥臭,硬结脓肿此起彼伏,长期不能坐,不能平卧,行走障碍,影响工作和生活。局部红肿热痛,口干多饮,头枕部痛,大便干燥。查体:T 37℃,右臀部有一6 cm×6 cm大小脓肿,色红质软。另有两个拇指腹大小硬结,左臀部皮下有3个硬结,双臀部布满多个褐色斑痕,舌苔薄,舌质紫。尿常规示尿糖(一)。诊断:臀部多发性疖肿。治疗方法:一诊刺委中穴(双)出血,点刺大脓肿局部,用火罐吸出若干脓液。二诊点刺大脓肿局部,又拔出若干脓液。三诊点刺大脓肿局部,加拔火罐吸出残余脓液。内服养阴解毒中药3剂,大脓肿局部点刺3次消散。痊愈后臀部多发性疖肿未再出现。

［郑佩等 《刺血医镜》 安徽科学技术出版社 1999］

2. 验案举例

男,22岁。双侧臀部有数个暗红色疖肿,稍硬疼痛。取双侧至阴、少泽穴,用三棱针点刺出血,每穴5~7滴,隔日1次,共刺5次后痊愈。

［梁立安 《四川中医》 1994(10)56］

(九)大腿痈

验案举例

男,21岁,司机。6天前左大腿外侧出现红肿疼痛,右侧腰部亦有一疖肿。服消炎药治疗,红肿未消退。查体:左大腿外侧中段红肿面积6 cm×6 cm,右侧腰部有一指尖大疙瘩破溃。诊断:大腿痈、腰疖。治疗方法:刺阳交穴出血,点刺局部及腰部小疖。左大腿外侧红肿疼痛,经刺血2次完全消散,且未再发。

［郑佩等 《刺血医镜》 安徽科学技术出版社 1999］

(十)臂痈

验案举例

女孩,2岁。左肘弯处长一疖肿已2天,尖端尚未化脓,基底红晕。T 38℃。治疗经过:三棱针刺合谷(左)、肩井(左)、尺泽(左),每穴刺2点,深1分,出血为止。第2天红晕消退,并开始范围缩小,T退到37℃,第4天痊愈。

［许平东 《中医杂志》 1960(4)34］

(十一)手部感染

验案举例

女,24岁。7天前不慎手背受伤,第二指缝上1 cm处有一小伤口,渐手背开始肿痛发红,逐渐加剧,伤口周围肿痛尤甚,痛处灼热,近2天来胀痛颇剧,彻夜难眠。曾每日注射青、链霉素,用外敷药治疗无效。治疗方法:在第二指及第三指的指端用三棱针刺血,各挤出血10余滴,刺后当即胀痛减轻,次日来诊,肿痛大减,昨夜安寐。复刺血治疗,2次而愈。

［四川省苍溪县中医院 谢继光 《上海针灸杂志》 1988(1)82］

(十二)甲沟脓肿

验案举例

女,18岁。4天前剪指甲时,左手食指皮

肤稍有破损,次日出现甲周红肿疼痛,痛得夜不能眠,痛感向手背放射。查体:左手食指指甲周围脓肿形成,手背肿,压痛(＋)。治疗方法:刺外劳宫穴出血,点刺甲沟脓肿处溢出脓液,包扎。1天后手面肿消,疼痛缓解。甲沟处不便拔罐,用清热解毒中药水煎浸泡。

[郑佩等 《刺血医镜》 安徽科学技术出版社 1999]

(十三)面颊脓肿

验案举例

男,26岁。半年前左面颊生一豆粒大结节,继则日渐增大,不痛不痒,有时头痛。服中药治疗数月,肿块未能消掉。查体:左面颊包块约2cm×2.5cm,皮色不变,压之较软。诊断:慢性面颊脓肿。治疗方法:刺太阳穴出血,点刺包块局部,流出灰黄色脓液,加拔火罐吸出包块内容物。刺血1次包块消退,无残留硬结。

[郑佩等 《刺血医镜》 安徽科学技术出版社 1999]

(十四)足底感染

《三棱针挑刺治疗外伤性脚底感染》

脚底感染大多是农民赤脚挑担时,脚底被尖角碎石子等物戳伤,当时无出血伤口,容易发炎疼痛。治疗方法:按外伤性感染的部位,分别在受伤脚部位的前、中、后三个穴位用三棱针挑刺,深约3分,挤出血,一般1次即可。治疗数十人,均1次痊愈。

[钟贤德 《浙江中医药》 1977(3)34]

(十五)淋巴管炎

1.《郄穴刺血治疗急性淋巴管炎》

治疗方法:明确淋巴管炎属于哪条经脉循行线路,取该经的郄穴;如果红线走行不符合哪一条经脉时,则以红线所经过之郄穴为准。以左手拇、食指在郄穴两端各1寸处按压,使脉络怒张,然后以右手持已消毒的三棱针,对准郄穴快速刺入2～3mm立即出针,如此反复,上下左右点刺4～5针,呈梅花形。

针点距离1～2mm,以出血如珠为度。如出血不畅,可稍事推挤,促使出血,注意若红线未与淋巴结相连,除郄穴点刺放血外,亦可在红线终止处加刺1～2针放血少许;兼有高热的患者,在郄穴放血后,加刺大椎穴,用强刺激手法,留针3～5分钟;当点刺放血1～2次后,诸症明显好转,点刺可减少1～3下。近年治疗该病,效果颇为满意。

[王淑琴 臧俊岐 《中国针灸》 1982(5)19]

2.《背部挑络治疗炎性感染的临床观察》

男66例,女34例;年龄为11～70岁,青壮年居多。病种分类:急性淋巴管炎55例,下肢丹毒1例,四肢炎性感染21例,其他共23例。治疗方法:于患者背部夹脊两旁寻找皮下明显的赤色或紫色血络,确定挑刺点后,局部常规消毒,以三棱针或不锈钢粗针挑破皮肤,然后逐次挑断白色的皮下纤维,用力拉断,务尽为度。挑后放松局部,出瘀血数滴即可。疗效:100例中,痊愈96例,有效1例,无效3例;总有效率97％。

[丁育林 《中国针灸》 1984(3)5]

3.验案举例

男,34岁。患者昨日野外劳动时不慎腕部被毒虫咬伤,一夜奇痒不止,晨起双腕内侧红肿疼痛,周身不适,微感憎寒。查体:患者两腕内侧各有一蚕豆大小水疱,周围红肿,该处可见1cm宽的红线循前臂内侧,经少海穴抵腋前,局部压痛。患者T 37.6℃,苔薄黄,脉浮数,证属红丝疔。在患者背部肩胛区察见两处紫络,以三棱针常规消毒下进行挑刺,拉断白色皮下纤维,并出瘀血数滴,另在红线尽头针刺放血数滴。翌日患部痛痒俱轻,2日后红线渐退,局部红肿消减,4日而愈。

[丁育林等 《中医杂志》 1988(6)22]

4.验案举例

男,24岁。左下肢内侧有一条红线肿胀疼痛,已延至膝弯,伴恶寒发热。用三棱针在红丝疔上端点刺放血后,肿胀疼痛顿感减轻,配合中药四妙丸加味3剂而愈。

[赵勋 《中医急症通讯》 1988(3)23]

(十六)网状淋巴管炎(丹毒)

1.《络刺法治疗丹毒 21 例》

用圆利针(或 28 号半寸毫针)于患部周围皮下呈现暗紫色小血管怒张处刺入,慢出针,待黑血自行溢出,每刺 4～5 针。小血管怒张不显著者可刺周围静脉。同时刺血海、隐白穴,摇大针扎,挤血数滴,每日或隔日 1 次。结果:除 2 例刺 1～2 次自动停诊外,其余全部治愈,无复发。

[程隆 《中国针灸》 1986(4)33]

2.《针刺放血治疗丹毒 50 例》

男 44 例,女 6 例;年龄最大 60 岁,最小 24 岁;病程 1～2 天 6 例,2～7 天 28 例,7 天以上 16 例;病变部位均在小腿部胫侧居多。治疗方法:选环跳、阳陵泉、血海、三阴交为主穴,发热者配委中,三棱针点刺放血。针刺每日 1 次,均用泻法,12 次为一疗程,每次留针 30 分钟;委中放血则隔日 1 次。治疗结果:50 例患者均获痊愈。

[于江川等 《中国针灸》 1988(6)25]

3.《刺血加拔罐治疗丹毒 50 例》

男 37 例,女 13 例;年龄 17～66 岁;病程最短者 1 天,最长者 30 天。治疗方法:患部消毒后,持三棱针在皮肤发红的范围内先上后下快速散刺,使之出血,将玻璃罐罐口用酒精棉球消毒后,用闪火法拔吸出血处 1 分钟即可取下火罐,隔日治疗 1 次。结果:50 例患者均获痊愈,无一复发。

[朱玉军 《上海针灸杂志》 1990(3)]

4.《刺络拔罐结合中药治疗下肢急性丹毒 46 例》

男 24 例,女 22 例;年龄 26～76 岁;病程 1～8 天。治疗方法:在患处用三棱针刺 10～20 针,沿病变外缘环向中心刺,深度 2～4 mm 为宜;出血后用闪火法迅速将火罐拔于红肿严重部位,放血量 5～10 ml,留罐约 10 分钟。病灶范围超过 10 cm 时同时拔 2 罐,7 天为一疗程。中药处方:银花藤 30 g、黄柏 10 g、牛膝 10 g、车前子 30 g、云苓皮 30 g、熟大黄 6 g。日服 1 剂,早晚分服。结果:痊愈 41 例,显效 3 例,好转 2 例。

[孙宇建等 《北京中医》 1996(5)31]

5.《刺络拔罐治疗丹毒 32 例》

男 19 例,女 13 例;年龄 23～62 岁;病程 1～15 天。治疗方法:常规消毒后,在云片状红斑部的浮浅络脉或红肿处,用三棱针点刺,再用闪火拔罐法,将罐留于点刺处 5 分钟,使其出血,出血量 1～5 ml。结果:1 次治愈 1 例;5 次治愈 29 例;7 次治愈 2 例。

[马桂荣 《中国针灸》 1996(11)49]

6. 验案举例

女,16 岁。左臂内侧红肿疼痛,拒按 10 多天,消炎、止痛药服后不见效。治疗方法:用三棱针点刺大椎穴和局部放血,血出乌黑色,火罐拔吸大椎 20 分钟。经 2 次刺血,另服中药 5 剂,红肿痛痊愈。

[刘少林 《中国民间刺血术》 科学技术文献出版社 1984]

7. 验案举例

男,61 岁。1 月前左下肢小腿胫侧下段出现肿胀灼热,痛痒兼作,皮肤鲜红,扩展至 19 cm×9 cm,边缘清楚,且高于正常皮肤,步行艰难,伴烦躁失眠。肌注青霉素 2 周未效,派替啶、安定仅暂时止痛。血常规示白细胞 $10×10^9$/L,N 0.80,于患部周围皮下呈现暗紫色小血管怒张处消毒后,用圆利针刺入血管,慢出针,待黑血自行溢出,每刺 4～5 针。2 次消肿,3 次痛止,6 次症状全部消失,活动自如,愈后 2 个月随访无异常。

[程隆光 《中国针灸》 1986(4)33]

8. 验案举例

男,35 岁。4 天前先感全身不适,继则左下肢发胀,皮肤光亮,发红灼热,压之疼痛,1 年来类似发作已达 10 次左右,有足癣病史。查体:T 37.8℃,左下肢发肿,小腿内侧后赤如涂丹状,左足小趾趾丫皮肤糜烂破损。治疗方法:一诊刺穴委中、阴谷、阴陵泉(均左)出血。二诊刺穴阴谷、三阴交、足临泣(均左)出血,同时治疗足癣,防止再复发,刺血治疗

2次,流火未再复发。

[郑佩等 《刺血医镜》 安徽科学技术出版社 1999]

9. 验案举例

女,25 岁。于 7 天前突然恶寒发热,右小腿内侧大片皮肤红赤。素有足癣病史,心中烦热,口渴善饮,大便干燥,舌苔薄黄,脉弦数。查体:T 38℃,右小腿皮肤红赤,大小约 16 cm×10 cm,扪之灼热,压之褪色,内踝上有一条粗梗,直通大腿,腹股沟淋巴结肿大,压痛明显。治疗方法:一诊刺血阴陵泉、悬钟,内服清热解毒中药 3 帖。5 天后患腿红肿消退大半,体温正常,腹股沟淋巴结及红梗消散。二诊刺血取穴委中、三阴交。三诊刺血取穴局部。刺血 3 次,内服中药 3 帖,炎症消退,痊愈。

[王秀珍等 《刺血疗法》 安徽科学技术出版社 1986]

(十七)淋巴结炎

1. 验案举例

男,15 岁,学生。左腿腹股沟处疼痛伴发热 10 天。不能直立行走,4～5 天不能进食。曾有外伤史,虽经抗感染治疗,但疼痛未减,体温未退。查体:痛苦外貌,皮肤灼热,左大腿疼痛剧烈,屈而不伸。便干尿黄,T 38.5℃,左腿腹股沟淋巴结肿大,不红,触痛(＋)。诊断:左腹股沟淋巴结炎。治疗方法:刺血取穴阴陵泉(左)。刺血后,疼痛顿减,次日体温正常,想进食,能走路。第 3 天淋巴结消散而愈。

[王秀珍等 《刺血疗法》 安徽科学技术出版社 1986]

2. 验案举例

女,26 岁。2 个月前左侧颈肩交界处起一指腹大小结节疼痛,逐渐增大。查体:左颈下与肩交界处局限性包块面积 3 cm×2.5 cm,质软,色泽暗红。诊断:颈淋巴结炎。治疗方法:一诊刺血取穴中渚。包块局部点刺出血,吸出脓液若干。2 天后包块缩小,疼痛减轻。二诊刺局部包块,又吸出脓液少许。

三诊刺血取穴尺泽,点刺局部,以图根治。刺血治疗 3 次,炎症消退,仅用 1 周时间治愈。

[郑佩等 《刺血医镜》 安徽科学技术出版社 1999]

3. 验案举例

男,28 岁。素有脚癣病史,因出差旅途劳累,病发腹股沟肿痛硬结,2 天来行走受限,局部灼热。查体:左腹股沟淋巴结有拇指腹大小,压痛(＋),质地偏硬。左足第一、二趾中度糜烂。诊断:腹股沟淋巴结炎。治疗方法:刺血取穴阴陵泉(左),出血量约 15 ml。刺血 1 次,腹股沟淋巴结炎症消散。

[郑佩等 《刺血医镜》 安徽科学技术出版社 1999]

(十八)颈淋巴结核

验案举例

男,18 岁。1 年前左颈下段出现 2 个结节包块,锁骨下一个包块。疼痛轻微,推之不移,幼年有结核病接触史,12 岁时右颈部有过类似病史,溃后数年才愈合。查体:左颈下段有 2 个红枣大小结节,锁骨下有一杏核大结节,推之不移,皮色暗红,有波动感。右颈皮肤有大片不规则陈旧瘢痕。X 线胸片示双肺野见纹理增粗。诊断:颈淋巴结核。治疗方法:一诊刺尺泽穴、局部出血。二诊刺太阳穴、局部出血。三诊刺曲池、局部出血,锁骨下方结节中央有脓点渗液,拔火罐抽吸出干酪样、豆渣样内容物及少许脓血。四诊刺手三里穴出血。嘱患者加强饮食调养。五诊刺尺泽穴(双)出血。六诊刺极泉穴(左偏内),太阳穴(右)出血。七诊刺尺泽穴上 1 寸出血。先后刺血治疗 7 次,历时 9 个月,颈部淋巴结核逐渐缩小,完全消散痊愈,皮肤外观无明显瘢痕。

[郑佩等 《刺血医镜》 安徽科学技术出版社 1999]

（十九）下肢溃疡

1.《刺血与中药外敷治疗下肢溃疡416例》

男298例，女118例；年龄3～87岁；病程36天至60年。溃疡程度：面积最小0.8 cm×1.1 cm，最大11.8 cm×11.5 cm，最浅0.1 cm，最深0.6 cm。治疗方法：青黛、大黄、黄柏、枯矾、密陀僧、儿茶、炉甘石、冰片等研成细粉，名为肤愈散备用。创面外围用2%碘酊消毒，用75%酒精脱碘，创面可用3%双氧水、0.9%氯化钠液或5%甲硝唑液清洁。在创面周围用三棱针放血，根据创面大小决定放血点，深度0.2～0.4 cm，针刺避开大血管和神经，让其自行流血2～5分钟，出血量10～20 ml。后清洗创面，将肤愈散均匀敷在溃疡面上，覆盖无菌纱布，绷带包扎，5～14天换药1次。结果：痊愈396例，好转20例。

[曹永泉 《中国针灸》 1995(3)22]

2.《疮面放血治疗臁疮30例》

治疗方法：选用晴天午时，在疮面上常规消毒后，用三棱针在疮面上均匀点刺放血，每1cm刺1针，每周1次，经5～7次治愈全部病例。70天左右皮肤恢复正常。

[孙启亮 《上海针灸杂志》 1995(3)142]

3.《赵氏刺血疗法治疗下肢慢性溃疡74例》

男51例，女23例；年龄24～71岁；病程5个月至8年。溃疡面最小1.5 cm×1 cm，最大7 cm×8 cm，病种属下肢静脉曲张溃疡40例，外伤感染溃疡11例，血栓静脉炎溃疡19例，糖尿病溃疡2例，原因不明溃疡2例。治疗方法：常规消毒后用镊子酌量去掉疮口边缘锁口皮。用三棱针沿疮周瘀斑处快速垂直啄刺。刺法由密至疏、由深至浅，针距1～3分，以拔针见血如珠为度。每周刺血2次，连用数周，待疮周暗紫色瘀血斑转至红色止。刺血疗法毕，疮面覆盖纱条。用花椒油清洁疮面，1个月为疗程。结果：有效72例。

[陈凯 《中国针灸》 1995(1)50]

4.《豹纹刺治疗小腿慢性溃疡11例》

男9例，女2例；年龄最小17岁，最大70岁；因于外伤者6例，皮肤感染者3例，静脉曲张者2例。治疗方法：取患部上下左右的细小血管，局部施豹纹刺刺血，再根据患病部位取穴针刺，刺毕以民间验方鲜鸡蛋清及软皮敷盖其上，再以无菌纱布包扎即可。疗效：均痊愈。其中10例在10～30天内痊愈，1例超过30天痊愈。

[白秀荣 《中国针灸》 1983(6)12]

5.验案举例

男，73岁，农民。双下肢小腿溃疡4年余，久治不愈，做过大隐静脉结扎术。初起两小腿下段有粟米样疹点，搔破流水，溃烂出血，面积不断扩大化脓发臭。经单方外洗、换药等治疗，溃疡面未见缩小，下肢胀痛，步履不便。查体：左腿胫骨前下1/3处至足背破溃，疮面约21 cm×10 cm，有黄血水渗出，周围皮色紫黑，溃疡周围小静脉怒张，右腿胫骨前两处溃疡，面积2 cm×2.5 cm及2.2 cm×1.5 cm。诊断：小腿慢性溃疡。治疗方法：刺血取穴委中（双）、局部，疮面用淡盐水洗涤。1个月后二诊时下肢胀痛大减，双腿溃疡面均见缩小，渗液亦少。二诊刺血取穴解溪（双）及局部。三诊时右腿溃疡已愈合，此后左腿又刺血2次，4个月时间溃疡愈合，患者正常参加劳动。

[王秀珍等 《刺血疗法》 安徽科学技术出版社 1986]

6.验案举例

男，43岁。左腿内踝处被车撞伤，无骨折，不久局部出现红肿疼痛，时诊断为静脉炎，药物治疗暂缓解。2年前患处碰破后溃疡，走远路或站立过久则感疼痛。查体：左小腿静脉曲张，皮肤紫暗，内踝处溃疡面积约5 cm×8 cm，伤口有分泌物，溃疡下方小静脉怒张，患侧小腿肿胀，周径比健腿粗2 cm。治疗经过：刺血取穴委中、三阴交、然谷及局部。伤口用枯矾纱条湿敷包扎。此后每隔

10～15 天刺血 1 次。第 4 次刺血后溃疡即愈合，第 5 次刺血后左腿肿胀消除。先后共刺血 6 次，溃疡愈合。

[王秀珍等 《刺血疗法》 安徽科学技术出版社 1986]

7. 验案举例

男，25 岁。3 个月前患者右小腿被三角铁砸伤感染成溃疡，经多方治疗，疮口不见愈合。查体：右小腿下肢内侧有 4 cm×3 cm×0.2 cm 溃疡面，四周皮肤灰暗，肉芽不新鲜，脓水淡红稀薄。X 线光检查示胫骨未见异常。采用豹纹刺和循经取穴兼用鸡蛋清及软皮治疗，20 次即获痊愈。

[白秀荣 《中国针灸》 1983(6)12]

8. 验案举例

男，70 岁。常常久站久立，出现双下肢静脉曲张。3～4 个月前左小腿皮肤破溃，周边红肿，疮面不洁，经药物治疗，总不能收口。查体：左小腿至足背重度静脉曲张，胫骨下段溃疡面积 8×3cm，肉芽不新鲜，局部渗液腥臭，溃疡周边皮肤呈暗褐色。治疗方法：一诊刺解溪穴、溃疡下端及周边血络出血，另用清热解毒中药外洗。二诊刺解溪穴出血。刺血治疗 2 次后，小腿溃疡面积逐渐缩小，2 个月完全愈合。

[郑佩等 《刺血医镜》 安徽科学技术出版社 1999]

9. 验案举例

男，41 岁。10 多年前就出现双下肢静脉曲张，继则小腿足面皮肤破溃，久不收口。8 年前曾行大隐静脉结扎手术，但皮肤溃疡仍此愈彼烂。查体：胫前、足面（太冲穴附近）左右各 2 处溃疡，大的面积为 6 cm×3 cm，小的为 3 cm×2 cm，溃疡周围皮色紫暗，下肢静脉曲张。治疗方法：一诊刺溃疡下方及其左右血络出血。二诊刺条口穴下及溃疡左右局部血络出血。刺血 2 次后双下肢小腿溃疡 4 处全部愈合，只是每于夏季局部轻度发痒，但不破溃。

[郑佩等 《刺血医镜》 安徽科学技术出版社 1999]

(二十)静脉炎

1.《三棱针刺加拔火罐放血治疗大隐静脉急性炎症 43 例》

男 30 例，女 13 例；年龄 24～56 岁；病程均在 1 个月内。治疗方法：在患肢条索状红肿的患处治疗，一般以红肿静脉管道的两端或其分支处，以最突出的隆起处，用三棱针快速进针，速刺 3～5 下，三棱针进针深度需刺破静脉管壁，出血后用闪火法迅速将火罐拔于出血部位，此时火罐内开始有血液积蓄，1 分钟左右出血停止。每点放血至少 10 ml，留罐时间约 15 分钟，每日治疗 1 次。结果：1 次放血痊愈者 8 例，2 次痊愈 12 例，3 次痊愈 23 例。

[三门峡西铁路医院 《中国针灸》 1994(6)24]

2. 验案举例

男，51 岁。2 个多月前开空调熟睡通宵，次晨出现右腿酸痛肿胀，诊断为下肢血栓性深静脉炎，右小腿肿胀紧绷，行走沉重。查体：右小腿周径比左侧粗 2 cm，腓肠肌压痛（＋）。右足内外踝小静脉曲张，轻度水肿，皮色紫暗。诊断：右下肢血栓性深静脉炎。治疗：一诊刺委中穴出血。二诊刺三阴交穴、悬钟穴出血。刺血 2 次，右下肢症状全部消除，行走正常。皮色由褐色转为正常肤色。半年后又突然左下肢粗肿疼痛，脚不能落地，皮色发紫，伴腰酸。治疗方法：刺委中穴出血。2 天后病情未能控制，左下肢肿痛，足不能行，住院 83 天，经消炎、抗凝、溶栓治疗，疼痛消失，余症未除。治疗：一诊刺阴陵泉穴、阳交穴、太冲穴出血，半个月后左下肢肿胀显著消退。二诊刺阳交穴出血。三诊刺阳辅穴出血。左腿血栓性深静脉炎，刺血 4 次痊愈，行走功能恢复正常。

[郑佩等 《刺血医镜》 安徽科学技术出版社 1999]

(二十一)下肢静脉曲张

1.《针灸治疗下肢静脉曲张》

取穴：阴陵泉、阳陵泉、三阴交、足三里、上巨虚、解溪、申脉、照海、内庭、委中、绝骨。治疗方法：以上各穴轮换针刺，每次选用4～5穴，隔日针1次。每治疗2次在膝腘窝浅静脉部及细静脉曲张部用粗针点刺出血1次，并在较大静脉曲张的周围施行皮肤浅刺约半分深，留针15～30分钟。疗效：共治疗5例，其中3例基本痊愈，2例显效。

〔郭荫南等 《中医杂志》 1959(7)71〕

2. 验案举例

男，40岁。右小腿酸胀，腘中弦紧，行走不便已2天。诊断为静脉曲张，建议手术治疗。查体：右小腿内侧青筋屈曲怒张，腨内肌肉坚硬，按之疼痛。治以刺络泻血，疏通经脉。在局部刺出血，并针右足三里、阴陵泉，用泻法。治疗后肌肉即见松软，行走已稍便利，后经探询，知已痊愈。

〔朱曾伟 《江苏中医》 1964(6)21〕

3. 验案举例

女，63岁。左小腿后部静脉屈曲怒张，色青紫，腘部尤甚伴小腿疼痛，于腘窝处消毒，三棱针点刺3处，任其络血自流至止，放血约15 ml。针毕疼痛立即缓解，依法每隔4日刺络放血1次，共治5次痊愈。

〔薛仑声 《山东中医杂志》 1994(4)160〕

(二十二)毒蛇、狗、虫咬伤

1.《刺血拔罐法治疗毒蛇咬伤108例临床观察》

男72例，女36例；年龄5～70岁；病程半小时～3天。病况：神经毒类43例，血液毒类28例，混合毒类37例。治疗方法：于毒蛇咬伤最明显、肿胀、瘀血部位，常规消毒后三棱针快速点刺出血，用闪火法拔罐30分钟，每日2次，3天为一疗程。结果：治愈75例，显效23例，好转4例；总有效率为94.4%。

〔刘秀兰等 《中国针灸》 1991(3)13〕

2.《浅刺放毒并用中草药治疗毒蛇咬伤》

男16例，女9例。铁树皮蛇咬伤14例，野鸡脖子蛇咬伤11例。咬伤12小时以上1例，1小时以上24例。取白芷50 g，雄黄15 g，蒲公英、紫地丁均用鲜品各100 g，后二药可随伤情加减，但每增加100 g时，前二药仍按50：15增加。治疗方法：用三棱针在肿胀的最上边缘，浅刺一圈，刺后有黄色液体或血水流出；再将咬伤处切口0.1～0.3 cm，取出毒牙；复以三棱针距第一针圈内二横指处浅刺一圈，视肿胀程度决定圈距和针的疏密，一直刺向伤口；捣好的药外敷伤口周围，并超过肿胀部位(切勿封住伤口)每日换药1～2次，严重者增加敷药次数。结果：7天治愈2例，4～5天治愈22例，3天治愈1例。

〔卫庆兰整理 《辽宁中级医刊》 1979(7)37〕

3.《刺血疗法在急症中的应用》

若狗咬者，在伤口处砭刺放血，泄毒外流，防止毒涎内陷蔓延。毒蛇咬伤者，在结扎冲洗伤口后，在肿胀处及八邪、八风穴用三棱针沿皮深刺2～3 mm，使毒液随血外流，再配合拔火罐吸毒，可减轻病势，亦为抢救赢得宝贵时间。

〔赵勋 《中医急症通讯》 1988(4)23〕

4. 验案举例

男，30岁，农民。半个月前走夜路被毒蛇咬伤，至今红肿疼痛。左脚背上红肿、拒按。治疗方法：用三棱针点刺患部，先用手挤出毒血，然后火罐拔吸10分钟出血，术后外用中药贴敷，1周后红肿消失，疼痛减轻，另配服中药1剂，服后痊愈。

〔刘少林 《中国民间刺血术》 科学技术文献出版社 1984〕

5. 验案举例

男，42岁。5个月前脚背被毛虫咬伤，当时红肿疼痛，经治疗红肿消失，但疼痛至今未减轻，左脚掌按之疼痛，有一硬块物肤色正常。治疗方法：在局部用三棱针点刺出血，血为乌黑色，隔5分钟后用火罐再度拔吸出血，血为紫黑色。另外用药:蚤休磨醋外搽 3 日,疼痛消失。

[刘少林 《中国民间刺血术》 科学技术文献出版社 1984]

6. 验案举例

朱××,男,13 岁,学生。于 2 小时前在草丛石缝中掏蟋蟀,右手中指被蛇咬伤,创口剧痛似针扎,局部肿胀。查体:神志清,体温、呼吸、脉搏均正常,右手中指水肿,指尖处有蛇牙痕。治疗方法:在咬伤局部点刺出血,并刺中指根部八邪穴处静脉出血。效果:出血后,疼痛顿减,肿胀渐消退。次日肿痛消失而愈。

[王秀珍等 《刺血疗法》 安徽科学技术出版社 1986]

7. 验案举例

女,40 岁。去年 8 月左脚外踝前被毒蛇咬伤,疼痛剧烈,及时送至当地医院急诊。诊断为蝮蛇咬伤。经治疗控制了中毒症状,但留有后遗症已 8 个月,左足跟不能落地,膝关节伸不直,整个下肢疼痛麻木,腿肚发胀,足面水肿,扶拐跛行。经中西药物治疗无效。查体:左膝呈 45°屈曲状,足面水肿,按之凹陷,皮色微紫,足跗部血管暴胀。治疗方法:刺血足临泣,拔罐出血 10 ml。效果:刺血后自觉左腿轻松,疼痛消失,行走自如,随访无后遗症状。

[王秀珍等 《刺血疗法》 安徽科学技术出版社 1986]

8. 验案举例

女,30 岁。前天夜间熟睡时,忽觉手背刺痛,当即痛醒,开灯坐起,见一尖嘴虫离身不远爬行,又觉手背被咬伤处,痛痒交作,伴有木胀感,手背肿势逐渐加重,沿手背有一条粗红线向上延伸至腋前,左手背漫肿,腋下淋巴结肿大压痛(＋)。治疗方法:刺中渚穴、偏历穴、外劳宫穴出血。经刺血治疗 1 次,次日肿渐消、痛渐轻,第 3 日症状全消而痊愈。

[郑佩等 《刺血医镜》 安徽科学技术出版社 1999]

(二十三)直肠脱垂

1. 验案举例

男,40 岁。素患脱肛,时作痒刺痛,便秘。患者舌质红,苔黄,脉滑数。治疗方法:取俯卧位,腰俞穴周围及针具常规消毒后,将三棱针缓斜刺入其处血管,拔针出血后,加拔火罐,以出血自止为度。半月后复诊:诸症悉平,为巩固疗效,如前法再刺放血 1 次。1 年后随访,脱肛等疾未再复发。

[鲁景奎等 《吉林中医药》 1984(1)25]

2. 验案举例

男,53 岁。脱肛 8 年,起初大便时直肠脱出肛外,便后可自行回复,继则体质渐差,长年累月脱出不收,用手托也不回纳。脱出物大如桃李,表面糜烂,不断渗出黄血水,不能坐,不能行,内裤摩擦痛苦异常,曾 3 次切片化验,未见恶变。诊断:直肠脱垂合并感染。面黄形瘦,腰部酸胀,会阴作坠,纳食不香。查体:直肠脱出约 5 cm,触痛,黏膜溃烂,渗出物色黄带血。治疗方法:一诊刺血腰俞,肛部脱出物回缩一半,溃疡面缩小,分泌物大为减少。二诊刺血会阴。三诊刺血腰俞,刺血 3 次,脱肛回纳。行远路大便后均不外脱,精神愉快。

[王秀珍等 《刺血疗法》 安徽科学技术出版社 1986]

3. 验案举例

男,37 岁。下腹部坠胀,大便时常有肿物脱出肛门,初时可自行还纳,无疼痛感,逐渐加重疼痛 2 年余,近来每次排便均可脱出,不能自行还纳,须用手托回。查体:肛门处有 3～5 cm 的脱出肿物,表面光滑,无溃烂。治疗方法:小宽针刺长强穴,进针 0.5～1 寸。针后立即复位。针治 2 次痊愈,至今 8 年未复发。

[黄荣发 《小宽针针刺综合疗法》 河南科学技术出版社 1989]

(二十四)肛瘘

验案举例

男,37 岁,司机。10 年前肛门外生一脓肿,手术切开排脓,疮口虽收敛,但留一瘘孔分泌脓液,有时瘘管闭合,不久又有脓水外渗,迁延不愈,5 年前又做一次手术。近 2 个月来脓水不断,污染内裤,肛门外皮肤瘙痒。查体:左臀上内侧近肛门处有一瘘管渗稀薄液体,局部皮色呈暗褐色,扪之有条索状硬结,舌苔薄黄,微腻,舌质淡紫,脉濡缓。治疗方法:一诊刺阴谷穴及局部出血,局部拔出瘀血及稀薄脓液,出血量约 20 ml。二诊刺委中穴、局部出血,刺血 2 次痊愈,观察 5 年未见复发。

[郑佩等 《刺血医镜》 安徽科学技术出版社 1999]

(二十五)肛门脓肿

验案举例

男,56 岁。4 天前肛门边生一硬结,轻微疼痛,继则灼热红肿,疼痛加剧。经抗菌消炎药物治疗,未能消散,不能端坐,行走艰难。查体:T 38.8℃,肛门外(右侧)红肿面积 7 cm×4 cm,底部较硬,中央有脓点。治疗方法:刺委中穴出血。3 天后复诊点刺脓肿局部,火罐拔出脓血。2 天后痊愈。

[郑佩等 《刺血医镜》 安徽科学技术出版社 1999]

(二十六)痔疮

1.《大肠俞刺血拔罐治疗痔疮 100 例》

男 68 例,女 32 例;年龄 17～71 岁;病程最短半月,最长 25 年。外痔、内痔、内外混合痔患者均有。治疗方法:两侧大肠俞穴皮肤常规消毒,取小号三棱针 1 枚,垂直快速刺入一侧大肠俞穴中,深度视患者形体胖瘦而定,一般深 0.5～1.0 cm。进针后将针体左右摇摆拨动 5～6 次,使同侧下肢有明显酸胀放射感时起针,迅速用闪火法扣一大号玻璃火罐于针眼处。另侧同法治疗,留罐 20 分钟,擦净污血后,用 75％酒精棉球压迫针眼胶布固定。每隔 3 天治疗 1 次,3 次为一疗程。结果:痊愈 87 例,有效 13 例。

[周品林 《中国针灸》 1992(2)5]

2.《上唇系带点刺治疗痔出血》

男 21 例,女 5 例;年龄 16～62 岁;内痔 8 例,外痔 14 例,混合痔 4 例。治疗方法:消毒上唇系带,有痔疾患者的唇系带上一般可见芝麻大小的结节。医者以左手翻开上唇,用三棱针对准唇系带上的结节或唇系带根部龈交穴点刺放血 1 滴,出血少者可用手挤压。术后局部常规消毒,每日 1 次,一般 1～3 次痔出血即止。经治 26 例中无一发生感染。

[沈志忠 《江苏中医杂志》 1987(8)47]

3.《龈交穴割治法治疗痔疮 100 例》

血栓性外痔 49 例,混合痔 26 例,肛裂 6 例,单纯性外痔 6 例,内痔 10 例,痔瘘 3 例。男性 54 例,女 46 例;年龄 20～75 岁;病程 1～30 年。治疗方法:翻起患者上唇,唇内正中与牙龈交界处的系带上有形状不同、大小不等的滤泡及小白疙瘩。用红汞消毒后,用止血钳将滤泡及疙瘩夹牢,用小剪刀或小手术刀将其剪掉或切除,出血少许即完成了整个割治手术。疗效:治愈 64 例,显效 24 例,有效 10 例,无效 2 例。

[韩岗等 《中国针灸》 1986(6)19]

4.《针刺加挑治治疗痔疮 50 例》

本组病例病程为 7 个月至 10 年。针刺:第 1 组取长强、次髎、会阴、承山穴。第 2 组取痔根、裂穴、承肛、二白穴。两组隔日交替使用,施泻法,留针 10 分钟。挑治:一般于针刺治疗 1 周后进行,在 L_1～L_5 间靠近脊柱处寻找略带色素而压之不褪的丘疹样反应点,用三棱针挑破(深 0.5～1 cm),将皮下脂肪挑出,挑断乳白色纤维物;在龈交穴处找到绿豆大小白疙瘩后,用三棱针挑破放血少许,然后以盐水漱口。疗效:经 3 个疗程治疗后,其中 41 例治愈,9 例好转。

[杜立宽 《河南中医》 1988(6)31]

5. 验案举例

男,58 岁。患痔疮已 20 余年,经常便血,时愈时发,有时肛门处脱出一堆痔核,并有瘘管,曾用药物和热敷等方法治疗均无效。查体:蹲位 1 点或 5 点处约有 2.0 cm×1.3 cm青紫色、呈半圆形皮赘,并有瘘管,诊为痔瘘。采用龈交穴割治法治疗 1 次治愈。1 年时间,痔核和瘘管全部被吸收,随访 2 年未发。

[韩岗等 《中国针灸》 1986(6)19]

(二十七)血栓闭塞性脉管炎

1.《刺血治疗血栓闭塞性脉管炎 31 例》

男 29 例,女 2 例;年龄最小 20 岁,最大 67 岁;病程最短 3 个月,最长 13 年;病情Ⅱ期者 8 例,Ⅲ期者 23 例。治疗方法:取主穴委中、委阳、足临泣,配穴为患肢局部静脉血管较明显处的有关穴位。每次选 3～5 穴,刺入穴位部小静脉内,使其自然出血。能拔火罐部位,待出血停止后再拔罐。每 1～2 周 1 次,3～5 次为一疗程。疗效:31 例经上法治疗后,痊愈 16 例,显效 6 例,好转 7 例,无效 2 例,近期效果较为满意。追访观察 7 例,其中 3 例复发,余 4 例则分别经 14、12、11、8 年观察病情稳定,未见复发。本法适应于干性坏疽,对于湿性合并感染者不宜采用。

[田从豁 《针灸医学验集》 科学技术文献出版社 1985(3)10]

2.《刺血疗法治疗血栓闭塞性脉管炎》

治疗 21 例患者。治疗方法:选取穴位附近瘀阻的静脉小血管放血。刺出血后让血自然流淌,血止拔罐再吸出一些瘀血来。主穴取委中、腰阳关、关元俞、解溪穴,足部穴视溃烂足趾和疼痛范围,足外侧选足临泣、侠溪,足内侧取太冲、陷谷、商丘,21 例患者治愈 6 例,显效 6 例,好转 7 例,2 例无效。

[王秀珍 《中国针灸》 1982(10)58]

3. 验案举例

男,35 岁,农民。5 个月前出现走路时左足疼痛,行走困难,症状逐渐加重,继则小趾溃烂,久不收口,夜间剧痛,不能入睡,抱足而坐。查体:左小腿腓肠肌萎缩,足面皮色暗褐、肿胀,左足第四、五跖趾关节处溃疡 3 cm×4 cm,小趾末节腐烂坏死,足背动脉搏动消失。治疗方法:一诊刺委中穴、解溪穴、地五会穴出血,另用清热解毒中药外洗。二诊刺地五会穴、丘墟穴、条口穴、腰阳关穴出血。三诊刺委中穴、内庭穴出血。刺血治疗 3 次,配合中药外洗,足痛消失,溃疡愈合,行走正常,病情较快痊愈。

[郑佩等 《刺血医镜》 安徽科学技术出版社 1999]

4. 验案举例

男,37 岁,工人。5 年前即出现足痛,行走易疲劳,病情逐渐加重,现行走稍远一点,即感腿肚酸胀沉重。查体:右足背动脉搏动消失,足底皮肤淡紫,足面皮色紫红,第二趾端溃疡形成。治疗方法:一诊刺血取穴委中、腰俞、解溪。二诊刺血取穴委中、太冲。三诊刺血取穴委中、关元俞、内庭。四诊刺血取穴丰隆、内庭、下髎、太冲。经刺血治疗 4 次,症状基本消失,临床痊愈。

[郑佩等 《刺血医镜》 安徽科学技术出版社 1999]

5. 验案举例

余××,男,52 岁。30 多岁时左足行走后有酸胀,麻木感,逐渐加重,足趾皮肤变紫而凉,间歇性痛剧而跛行,夜间抱足而坐,不能入眠。后行腰交感神经切除术,并截掉已坏死的左足第四趾,术后病情解除。5 年后又复发,左足趾至小腿疼痛难忍,疼处皮肤发紫冰凉,日夜呻吟,难以入眠,先后到外地医院求治,未能减缓,并建议截肢至膝以下。由于剧痛难忍,乃决定回合肥截肢,前来探望的亲友建议用刺血疗法试试。请王老医师刺足背三处与小腿前缘一处(冲阳、太冲、解溪、足三里),出紫黑色血后,疼痛减轻明显,夜间亦能入眠。约 7 天后刺第 2 次时左小腿皮肤已不紫,疼痛又减轻,半个月后痛除而小腿至足趾皮肤转红。为了根治,再刺血 1 次。共刺血 3 次而痊愈,至今15年多,常下冷水也未复发。

[王秀珍治疗 吉安地区人民医院 蒋文成等
整理 《江西中医药》 1984(2)37]

6. 验案举例

男,32岁,右脚疼痛伴间歇性跛行已5年。右足发凉,腿发酸,不能走远路。经中西药物治疗及腰交感神经节切除,足痛未缓解。1年前右拇指第二节破溃久不收口。现右足剧烈疼痛,昼夜不能入睡,抱足而坐。查体:右足皮色淡紫,足背动脉搏动消失。足踇趾肿,第二节处溃疡面3cm×2cm,伤口有脓性分泌物。右小腿腓肠肌萎缩,比健侧减少3.5cm。治疗方法:刺血委中、临泣、太冲、腰俞、解溪。伤口清洁换药,内服红霉素片,每日4次,每次0.2克,连服5日。每隔12天刺血1次。50天中共刺血4次,右足疼痛缓解,拇指肿消,伤口缩小,肉芽新鲜,夜间能正常入睡。五诊:刺血解溪、委中。现右足拇指伤口愈合,足背动脉已复跳,走路正常。

[王秀珍等 《刺血疗法》 安徽科学技术出版社 1986]

(二十八)指甲轧伤

《简易放血疗法治疗指甲下轧伤出血》

治疗方法:取一根拉直的回形针,用持针器夹牢,使一端在酒精灯上烧红,然后迅速在指甲上出血的中心部位烫1~2个小洞,这时瘀血便会自然流出,接着稍加挤压,使甲下瘀血流尽,再用酒精棉球按在指甲上,纱布包扎。采用此法要掌握适宜时间,最好在扎伤1小时后放血。采用此法共治疗23例,其中除2例术后因接触污水引起感染,其余21例均未引起感染,愈后亦无任何后遗症。

[朱长泽 《中级医刊》 1985(12)56]

(二十九)急性阑尾炎

1.《刺血治疗急性阑尾炎20例报告》

男12例,女8例;年龄最小8岁,最大57岁;属单纯性阑尾炎18例,急性化脓性阑尾炎2例,均经外科确诊。观察17例患者白细胞计数,平均为14.4×10⁹/L。治疗方法:

辨证选取风市、委阳、阳交、髀关等穴或穴位处瘀阻比较明显的静脉血管,经常规消毒后,用三棱针迅速刺入血管,使之流出血液,待出血自行停止后加拔火罐。结果:20例患者均以针刺放血治疗2~3天后,皆达到临床治愈(症状和体征基本消失,血常规正常),其中1例症状缓解后复发,改手术治疗。

[王秀珍等 《刺血疗法》 安徽科学技术出版社 1986]

2. 验案举例

男,23岁。转移性右下腹痛1天,伴发热、呕吐。体检:腹软,右下腹麦氏点压痛(+),反跳痛(+)。血常规示:白细胞16.2×10⁹/L,N 0.80,L 0.20。治疗方法:刺血取穴风市、委阳。第二天腹痛减轻,又刺血取穴右足三里、腹结。共刺血治疗2次,腹痛顿减,诸症逐渐好转。1周后复查血常规,白细胞7.6×10⁹/L,N 0.70,L0.28,E0.02,体健。

[王秀珍等 《刺血疗法》 安徽科学技术出版社 1986]

3. 验案举例

男,57岁,胃脘隐痛,食欲不振,伴腹胀便秘3天,今晨脐周作痛,伴发热呕吐。经抗炎、解痉、止痛治疗,症状未能缓解,痛苦面容,右下腹阵发性剧痛,痛处拒按。查体:T 38.5℃,右下腹麦氏点压痛(+),白细胞14×10⁹/L,舌苔黄,脉弦数。诊断:急性阑尾炎。治疗方法:刺血取穴风市、足三里,后右下腹疼痛缓解,体温正常。3天后二诊,刺血取穴委阳、曲泽。三诊刺血取穴阳交。刺血3次,腹痛消失,体温正常,随访观察9年,未曾复发。

[王秀珍等 《刺血疗法》 安徽科学技术出版社 1986]

4. 验案举例

男,60岁,右下腹阵痛3~4天,疼痛不断加剧,伴有恶心。查体:腹部平坦,右下腹麦氏点可触及4cm×10cm大小包块,压痛明显,无波动感,伴有腹肌紧张及反跳痛。舌苔黄,脉弦滑。血常规示白细胞 $11\times10^9/L$,N 0.84,L 0.16。诊断:阑尾周围脓肿。治疗方法:刺血髀关,曲泽(右侧)。刺血 1 次后,于第 3 天复查腹部肿块消失,白细胞降到正常值。随访观察多年没有复发。

[王秀珍等 《刺血疗法》 安徽科学技术出版社 1986]

5. 验案举例

女,20 岁,2 小时前突然右下腹剧烈疼痛,呕吐频频,为胃内容物,大汗淋漓,腹痛拒按,呈刀割样痛,在床上打滚。查体:右下腹麦氏点压痛(+),腹肌紧张,有反跳痛,满脸大汗,痛苦呻吟不安。诊断:急性阑尾炎。治疗方法:刺血取穴足三里、委阳、髀关(均右)出血。3 穴出血量约 20 ml。刺血治疗操作完毕,腹痛缓解而止,呕吐停,精神安静,第二天痊愈。

[郑佩等 《刺血医镜》 安徽科学技术出版社 1999]

十一、刺血治疗内科病

(一)感冒

1.《大椎穴针刺拔罐治疗风寒感冒 73 例观察》

患者不慎感受风寒,因而使汗腺闭塞,出现呕恶,鼻塞,头痛或在劳动疲倦时,汗出洗冷水浴,可出现冷汗淋漓,头晕恶心,呕吐清水,不能站立等症状。治疗方法:先在大椎穴处常规消毒,用三棱针点刺局部 2～3 下,立即在针刺部位拔火罐,以溢血为度,留 5～10 分钟起罐,以患者自觉症状消除,决定治疗次数。未愈者在原部连续进行 1～2 次治疗,待症除康复为止。

[郭子光 《新中医》 1986(4)36]

2.《张浩志老大夫刺血防治流感经验》

治疗方法:取穴少商、中商、老商、中魁、人中;头痛头晕加印堂、太阳。用三棱针点刺穴位出血。疗效:共治疗 40 例,治疗次日复查,其中 23 例症状消失,体温恢复正常;11

例症状消失,体温下降;6 例针后要求服药,未作观察,治愈率 72%。观察中发现病情严重者,奏效较快。

预防取穴:中冲及少商左右各两穴放血,针刺外关(外侧)留针 20～30 分钟。本组穴位不但能预防流感,还能预防小儿腮腺炎。据在流感流行地区试验,凡经上述针刺预防者,均未被感染,屡试屡验。

[张浩志 《中医杂志》 1959(2)12]

3.《耳背放血预防流感》

治疗方法:用三棱针点刺耳背后上端静脉,挤压 3～5 次,使出血变鲜红为止,每 3 天 1 次,连续 3～4 次。经观察,流感流行期内,某村 184 人,放血后只有 15 人患病;另一村 187 人,未作预防,发病 67 人,差别显著。

[《赤脚医生防治疾病经验选》 人民卫生版 1978(2)]

4.《三棱针治疗感冒 1 000 例》

男女均等;年龄最大 64 岁,最小 4 岁;病程 3 天内 220 例,3～7 天 650 例,7 天以上 130 例。治疗方法:取任脉、督脉、足阳明胃经胸腹部的循行路线,足太阳膀胱经背部的循行路线;另取太阳、风池、风府、曲池、手三里、八邪、犊鼻、足三里、八风等穴。操作:患者取坐位。医者用手重刮所选经络,至皮肤发红为度,再用三棱针自上而下挑刺经络线上的穴位。继而挑刺所选头部及四肢穴位。挑刺宜轻快,深度 1 分许。1 次未痊愈需休息两天再挑 1 次。配穴:头痛甚者加百会穴,胸闷欲吐者加内关、天突穴,咳甚或鼻塞流涕者加迎香、列缺穴,发热甚者加十二井穴。结果:痊愈 891 例,显效 85 例;治愈率 95.6%。

[陈琼熙等 《中国针灸》 1989(5)40]

5.《三棱针放血治疗流行性感冒》

男 82 例,女 68 例;年龄最小者 6 个月,最大者 65 岁。治疗方法:取大椎、少商(双)、合谷(双)、扁桃体穴(双)。穴位常规消毒后,用三棱针快速刺入大椎、少商,点刺放血 3～5 滴,大椎拔罐,合谷针刺用泻法。咽喉痛加扁桃体穴,强刺激不留针。一般放血 1 次,少数患者 2～3 次。结果：1 次治愈 96 例，占 64％，2 次治愈 48 例，占 32％，3 次以上治愈 6 例，占 4％。

［于胜华 《上海针灸杂志》 1995(4)158］

6. 验案举例

男，34 岁。受凉 2 日后出现鼻塞、头痛、流涕、全身不适。发热口干咽痛，微咳无痰、面赤，舌淡苔薄白，脉象浮数。治疗方法：用三棱针点刺少商、太阳出血，梅花针弹刺大椎、肺俞，然后拔罐出血。最后用走罐，顺脊柱两侧走罐 10 次，以肤红为度。温灸大椎、命门、合谷 5 分钟，1 次治愈。

［刘少林 《中国民间刺血术》 科学技术文献出版社 1984］

（二）高热

1.《穴位点刺出血治疗高热症 56 例》

男 35 例，女 21 例；年龄 2.5～65 岁；病程 4 小时至 7 天；T 39～40.5℃。多为上呼吸道感染，急性扁桃体炎等。治疗方法：取大椎为主穴，配少商、关冲，若咽喉肿痛加无名指螺纹中心点。消毒后，用三棱针快速刺入大椎、少商等穴，点刺放血，约绿豆大的血珠 3～5 滴，每日 2 次。结果：痊愈 49 例，好转 6 例，有效率为 98.2％。

［毛宗政 《中国针灸》 1993(6)18］

2.《耳穴刺络治疗外感高热 96 例》

男 55 例，女 41 例；年龄 6 个月至 35 岁；部分病例伴扁桃体肿大、化脓，大部分患者 T 38.5～40℃。治疗方法：将患者双耳皮肤揉红搓热，用毫针点刺耳穴肘、肩、颈，浅刺疾出，用手将穴位稍加挤压，使之出血 1～5 滴，再点刺耳尖穴，放血 2～3 滴。结果：1 次治愈者为 29 例，2 次治愈者 44 例，3 次以上治愈者 17 例；有效率为 93.7％。

［张笑玲 《中国针灸》 1994(1)34］

3.《三棱针刺血治高热》

患者体温多高达 39℃以上。常规消毒三棱针，快速点刺患者双侧的少商、商阳、中冲、关冲、少泽穴，各挤血 3 滴，然后用酒精棉

球压迫片刻。患者头痛随即减轻，全身舒适，休息 2 小时后，体温恢复正常。用此法治疗高热急症，收到满意效果。

［重庆 56280 部队卫生队(630014) 黄再军］

4. 验案举例

患者高热 T 39.5℃，选大椎、尺泽、丰隆三穴，依次以三棱针针刺出血，尺泽、丰隆以附近静脉显露处进针。出血后用闪火法拔罐，出血 3～5 ml。半小时退热，T 37℃。

［姜华琦 《光明中医》 1995(2)29］

5. 验案举例

女，10 岁。其父代诉，昨天午睡起床后下河洗澡，当夜即发热至 40.5℃，经口服 APC，高热仍不退。第二天晨急诊，望唇红，气急，无汗。查体：四肢冰冷，头部和躯干灼手，体温 41℃。急以三棱针速刺十宣，并使其出血，刺后全身汗出，半天后热退，翌日如常人。

［福建省莆田县医院 林文谋］

6. 验案举例

女，13 岁。高热 3 天。头昏、头痛、鼻塞、流清涕、发热恶风、口干咽痛，T 为 38.5～39.5℃。服用多种西药和中成药，均乏疗效。查体：面赤无汗，T 39.3℃，咽部充血明显，舌红、苔薄黄，脉浮数。乃温邪袭表，肺卫不宣所致。治拟疏风解表、发汗泻热之法。处方：大椎、曲池、合谷、少商、商阳。操作：少商、商阳点刺出血，每处出血 3～5 滴；大椎穴用三棱针散刺 5～7 下，出血后加拔火罐 10 分钟；曲池、合谷用毫针疾刺出血。针后观察 1 小时，患儿头额部已有微汗，T 降至 38.5℃，2 日后复诊，T 37.2℃，诸症均减。继针 1 次，体温恢复正常。

［杨介宾等 《江苏中医》 1999］

（三）流行性腮腺炎

1.《井穴刺血治痄腮》

取穴：主穴取少商、少泽，配穴取大敦、合谷、关元。凡双侧腮腺肿大者取双侧，单侧肿大者取患侧。治疗方法：局部作常规消毒后，

术者以左手拇、食、中三指捏紧应刺穴位,右手持16号三棱针快速点刺入半分许,即将针退出,局部用手挤压,使血出如黄豆大。合谷、关元用平补平泻手法,可留针20～30分钟。所治患者,均获满意疗效。

[徐文亮 《浙江中医杂志》 1984(6)274]

2.《简法治疗腮腺炎》

取穴:角孙。治疗方法:常规消毒,用三棱针挑刺穴位1～3下,轻挤出血,每日1次,针刺患侧。双侧患病则刺双侧,用上法治愈600例,无1例化脓溃破。

[张道廉 《新中医》 1982(8)40]

3.《耳穴点刺放血治疗流行性腮腺炎疗效观察》

男20例,女10例;年龄3～50岁;病程3～5天。治疗方法:消毒后用三棱针迅速点刺耳尖穴,使其出血,挤出数滴血即可。一般双侧肿大者点刺双侧的耳尖穴,一侧肿大的点刺一侧或交替点刺。3次为一疗程,每日点刺1次。结果:痊愈22例;有效6例;无效2例;总有效率达93.3%。

[陈少孚 《天津中医》 1987(6)20]

(四)哮喘

1.《刺络拔罐治疗哮喘15例》

成年哮喘患者,病程最短2个月,最长30余年。气滞夹热型4例,寒痰壅肺型9例,肾不纳气型2例。治疗方法:患者俯伏坐位,常规消毒胸2至胸9的华佗夹脊穴,毫针刺之。后在膈俞、肺俞或心俞(三穴交替使用)部位三棱针点刺5～7次,1～2分深,并拔以火罐,10分钟后出血2～3ml,将罐取下,拭去血迹。再10分钟后,将毫针取下,6次为一疗程。结果:痊愈5例,显效6例,好转3例。

[刘淑仪 《江西中医药》 1985(1)41]

2.《咳喘实证的点刺治疗》

治疗方法:随证选取督脉经大椎、身柱、灵台穴;膀胱经大杼(双)、肺俞(双)、膈俞(双)穴;手指端井穴:少商、商阳、中冲、关冲、

少泽(均为双侧),以三棱针点刺出血。疗效:共治107例,疗效显著。

[李栓高 《中国针灸》 1986(5)55]

3.《咳喘刺血疗法之我见》

久咳者,手太阴肺经鱼际静脉血管呈青紫色,点刺放血如珠;久咳痰滞不出,足内侧公孙、然谷穴络脉呈青紫色,皆刺之出血如珠;久咳阳虚者,取足三阳经足背络脉青紫色之小静脉刺血,以温阳固表,通利胆、胃、膀胱之经气,则喘咳平。针刺出血可除中焦之湿,可温阴中之阳,可通腑回阳固表,对于络脉刺血法古今有之。时近冬寒,患者增多,此法简易,屡试有效,可与其他药物配合施治。

[吴在镁等 《上海针灸杂志》 1987(3)47]

4.《刺络拔罐法控制哮喘发作15例观察》

男11例,女4例;年龄27～61岁;3例为慢性支气管炎伴有哮喘,所有均属中等以上发作。治疗方法:治疗前行X线胸片、肺功能FVC、FEV、FEV_1/FVC、血常规、血清IgE前后对照。在肺俞或风门穴部位以碘酒、酒精常规消毒后,用三棱针点刺放血,然后在放血部位用闪火法拔罐,15分钟后起罐,每日1次,1周为一疗程。治疗期间停用其他中西药物,喘息胸闷为主者配合针刺膻中穴,痰多难咯者针丰隆、足三里;咳嗽频剧者加刺列缺,均用泻法。所有病例均治疗2个疗程。结果:显效11例,有效3例。

[郭庆常 《实用中西医结合杂志》 1995(10)636]

5.《刺络疗法治疗哮喘的临床体会》

男68例,女44例;年龄38～76岁;病种有支气管哮喘、喘息性支气管炎、慢性阻塞性肺疾病。治疗方法:选肺俞、风门、丰隆、尺泽穴交替使用。局部消毒好用三棱针施术,在穴位附近瘀阻明显的血络点刺出血,后加拔火罐再出血,采用闪火法,留罐时间为20分钟。结果:显效51例,有效57例;总有效率96.4%。

[邸禄年 《天津中医》 1991(4)14]

6.《针刺泻血配合拔罐治疗喘证 16 例》

男 7 例,女 9 例;年龄 7～58 岁;患病最短 3 年,最长 20 余年。治疗方法:针刺泻血加拔罐。选穴:肺俞、肾俞、孔最、尺泽、膻中、定喘、足三里、脾俞、三阴交。三棱针点刺出血后,再拔火罐出血。结果:痊愈 4 例,有效 11 例;有效率 93.7%。

[徐继才等 《针灸临床杂志》 1994(2)19]

7.《刺血疗法治疗慢性支气管炎急性发作 89 例》

男 54 例,女 35 例;年龄最小 30 岁,最大 51 岁;病程 2～42 年;单纯型 45 例,喘息型 44 例。治疗方法:主穴取太阳,单纯型配丰隆,喘息型配尺泽。消毒后以三棱针分别点刺两太阳穴,使每侧出血 3～15 ml,出血不畅以小号玻璃火罐拔罐,擦去血迹,涂以 2% 的碘酊。再用三棱针斜刺两丰隆(或尺泽),使每侧出血 20～30 ml。每周治疗 1 次,3 次为一疗程。结果:临床控制 34 例,显效 38 例,好转 15 例;总有效率 97.8%。经统计学处理表明,疗效与病程、疗程、分型无显著差异。

[程银安 《中国中医急症》 1994(3)104]

8. 验案举例

男,52 岁。哮喘病史 20 余年,曾多次住院治疗。本次入院时,喘促气急,张口抬肩,痰液黏稠难以咯出,胸闷气短,夜间尤甚,舌紫暗,脉滑数。治以中药宣肺化饮,祛痰平喘之剂口服,静滴抗生素,静注氨茶碱、毛花苷 C 等,喘促略有减轻,呼吸极度困难,舌质紫暗,双肺满布哮鸣音,心率达 120 次/分。即与膻中、大椎穴以三棱针点刺后加拔火罐,留置 20 分钟。起罐时膻中穴火罐中积有紫黑色血及凝块,约 30 ml;大椎穴火罐中积有紫黑色血块,约 10 ml,患者自述胸中憋闷感为之一扫,哮喘立即得到控制,当夜安静入睡。

[鞠颖 《针药并用处理急症举隅》]

9. 验案举例

男,43 岁。自幼即有咳嗽、气喘,20 多年来,病情逐渐加重,每年冬季、夏季发作比较频繁,发作时咳嗽气喘,痰稠不易咳出,不能平卧。诊断为:慢性气管炎、肺气肿。治疗方法:取穴太阳、鱼际、条口(均双侧),半个月后又刺血治疗 1 次。前后经 2 次刺血治疗后,咳嗽气喘明显减轻,体质增强,效果显著。

[王秀珍等 《刺血疗法》 安徽科学技术出版社 1986]

10. 验案举例

男,47 岁。4 年前患急性气管炎,治疗不彻底,衍变成慢支,迁延不愈。轻度咳嗽、痰量很多,难以咯出。迭经消炎、镇咳、祛痰之中西药物治疗,痰量总不见减少。口唇淡紫,舌苔根腻,脉濡缓。胸部 X 线示肺纹理增粗。诊断:慢性支气管炎。治疗:刺血取穴太阳、丰隆。二诊刺太阳、丰隆(右)。经刺血 2 次痊愈。

[郑佩等 《刺血医镜》 安徽科学技术出版社 1999]

(五)咳嗽

1. 验案举例

男,61 岁。发热咳嗽流涕 4 天,咳嗽不止,面红,口干发热,舌红,苔薄黄,脉沉数。诊断:热咳。治则:清热祛邪、宣肺止咳。治疗方法:在太冲、少商、丰隆穴用三棱针放血,用梅花针在大椎、肺俞、膻中等穴弹刺后火罐拔吸出血。经 4 次治疗痊愈。

[刘少林 《中国民间刺血术》 科学技术文献出版社 1984]

2. 验案举例

女,8 岁,小学生。4 个月前患感冒,鼻塞流涕、咽痛、咳嗽痰多。现咳嗽频频,夜间咳重,影响睡眠,痰多且黏稠,咽部发痒,便干,经中西药治疗,咳嗽痰多症状未能缓解。精神不振,双肺散在湿性啰音,呼吸音粗糙。胸部 X 线示双肺纹理增粗,左肺门稍重。治疗方法:刺血取穴太阳、人迎。刺血 1 次,支气管炎痊愈。

[郑佩等 《刺血医镜》 安徽科学技术出版社 1999]

（六）白喉

1.《针刺治疗白喉52例》

主穴：阙上（印堂穴之上）。配穴：太冲、合谷、少商（刺出血）。52例中除1例未彻底治愈而复发，1例无效外，其余均愈。

[南通市中医院　《江苏中医》　1960(1)]

2.《针刺加刺血治疗白喉16例》

男7例，女9例；年龄为14～27岁；发病时间为1～6天；全部病例咽喉均充血，扁桃体两侧或一侧有片状、条状或点状伪膜。咽拭子培养，除2例外，均找到白喉杆菌。主穴：印堂、太冲，配穴：合谷、少商或行间、关冲。治疗方法：除少商放血外，其余穴位均用强刺激，留针30～60分钟，每日1次。疗效：16例经用本法治疗，除1例无好转用药物治疗外，其余15例均获治愈。一般经过2天针治，全身症状与局部症状都能显著减退或消失。针治后经2～5次咽拭培养检查连续2次以上阴性。治愈时间最快者5天，最长者9天。

[苏侗志　《江西中医药》　1960(10)31]

3. 验案举例

男，4岁。发热咳嗽已有6～7天，近3日喘咳加重，痰多气促，不能吞咽，声音嘶哑，曾注射青霉素等。现高热神昏，目瞪口张，面青唇绀，痰多喘促，呼吸抬肩，声如拽锯。查喉间白腐遍布，伪膜下脱，颇有堵塞气管之虞。患儿呼吸逐渐困难，面青唇绀愈加显著；数分钟后，呼吸遂停，唇斜而口张，实因伪膜堵塞气管而濒于危殆。治疗方法：急刺人中、百会、阙上、少商，使其出血，以清热开窍醒脑，继针天突、丰隆，以降浊痰，再刺内关、太渊，以开肺气而通心脉。下针约1分钟，患儿顿即复苏，呼吸随畅，神志亦清，即投养阴清肺汤3帖，用锡类散吹口而愈。

[肖少卿　《上海中医药杂志》　1963(4)27]

（七）疟疾

1.《针刺身柱穴治疗疟疾的初步观察》

男12例，女9例。取穴：身柱。治疗方法：在发作前2小时常规消毒后，于穴处以三棱针点刺1分深，随即以双手分别经患者风府穴，以及尾骶部同时用力推向针孔10次左右，推至针孔挤出3～5滴血。疗效：21例均为间日疟，经按上述方法治疗，多则2次，少则1次，痊愈率100%。后经长期随访，均未复发。

[刘长修　《中国针灸》　1985(4)9]

2.《刺血治疗疟疾31例》

穴位：腘窝小静脉（双侧）。治疗方法：于发病前1～2小时，让患者采取站立体位，双手扶在桌上或扶在墙上，两腿直立，局部常规消毒，用无菌缝衣针或三棱针，垂直刺破腘窝小静脉，深度以自行向外流血为度，放血3～5 ml，随后以消毒棉球轻压止血。疗效：31例中，23例经1次治疗而愈，其余8例经2～6次治疗后，5例治愈，3例未坚持治疗改用药物。治疗前有15例末梢血液涂片检查疟原虫为阳性病例，治疗后均转为阴性。治愈病例经6～12个月随访，未见复发。

[李耀先　《新医学》　1974(6)298]

3.《背部挑刺出血治疗疟疾》

在患者背部（任何部位均可产生）寻找疟疾红点，病程短者鲜红色，患病1个月后大多变为暗褐色，形如蚊虫叮咬而不突出皮肤。用针挑尽点内白丝，以点内出血为度。

[王崇文　《江苏中医》　1961(7)48]

4.《推拿及身柱穴刺血治疗疟疾》

在疟疾发病前2～4小时，令患者俯卧于床，医者站其左边，以左手第五掌骨端按其哑门穴，右手第五掌骨端按其命门穴，左手向下，右手往上推之，同时至身柱穴上，如此反复7～8次后，即在身柱穴上用三棱针刺入0.4 cm深，挤血少许。用此法治1000余例，治愈率达80%。

[尹倩照　《广西中医药》　1979(3)59]

5. 验案举例

女，28岁。妊娠3个月余，现连日发生时冷时热症状，经化验查得单日疟和间日疟两组疟原虫。由于妊娠不敢服用抗疟药物，故来就诊。经于发作前 1～2 小时以三棱针点刺身柱穴,并自风府、尾骶同时用力推向针孔,挤血 3～5 滴,治疗 1 次即控制发作。次日又依法治疗 1 次而获痊愈。随访 4 年未见复发。

[刘长修 《中国针灸》 1975(4)9]

6. 验案举例

男,26 岁。身患疟疾,反复发作,每年夏秋冬均可发病,服抗疟药物治愈又发,如此约 4 年之久。治于背部皮肤上红点针挑出血,症状缓解。其后经过 10 年,一直未再发病。

[王崇文 《江苏中医杂志》 1961(7)48]

(八)细菌性痢疾

1.《针刺拔罐治疗急性菌痢 45 例》

男 27 例,女 18 例;发病年龄最小者 2 岁,最大者 78 岁;病程 1 天者 12 例,2～6 天者 32 例,7 天者 1 例。取穴:脐周围。治疗方法:在脐周围上下左右 1 cm 处,以三棱针对角斜刺入皮肤 2～3 mm 深,以出血为宜,再拔火罐,每日 1 次。疗效:45 例经上法 1～4 次治疗后,全部获愈。

[秦化理 《全国中西医结合研究工作经验交流会议资料选编》 人民卫生版 1961]

2.《中毒性痢疾高热刺血法》

取大椎穴,以三棱针速刺出血。闪火法拔罐起罐后,于针眼处盖上半个花椒皮,以胶布固定,配大杼、间使针刺。一般 20～40 分钟 T 下降 1～2℃。此法对中毒性痢疾高热 39℃以上者有效。

[秦化理 《全国中西医结合研究工作经验交流会议资料选编》 人民卫生版 1961(255)]

3. 验案举例

刘某,男,18 岁。发热、阵发性脐周疼痛两天,伴脓血便 24 小时,精神倦怠,轻度脱水状态。查体:左下腹部压痛,T 39.2℃。血常规示白细胞总数 $13×10^9/L$,N 0.82,L 0.18;大便常规:红细胞(＋＋＋),白细胞(＋＋),吞噬细胞(＋＋)。诊断:急性菌痢。住院后给予脐周针刺拔罐治疗 1 次,36 小时后,排黄稀大便 2 次,共治疗 3 次,痊愈出院。

[霍传连 《中国针灸》 1985(3)44]

(九)昏厥及中暑

1.《十宣穴放血治疗气厥 190 例》

男 57 例,女 133 例,年龄 19～84 岁。治疗方法:选细三棱针,先在局部揉捏推按,使血液积聚于指端。局部消毒后,术者左手捏紧被刺的手指,右手持针在患者的十指尖上各点刺 1 针,分别挤出 3～5 滴黑血。190 例均 1 次治愈,一般针后半分钟左右患者即能苏醒,2～5 分钟功能恢复正常。

[邵宝金 《中国针灸》 1996(4)34]

2. 验案举例

男,36 岁。身热无汗,肩背板滞,头晕且胀,胸闷泛恶,四肢发冷。针大椎穴以重泻不留针,并从大椎穴起沿脊柱两侧拔罐 8 只,随后取三棱针点刺委中出血数滴。片刻诸症消失,体力恢复。

[周雪员 《四川中医》 1995(1)50]

3. 验案举例

女,29 岁,农民。发痧 2 小时,急性病容,头痛如裂,心烦意乱,呼吸气粗,白睛红丝缕缕,口大渴,汗大出,恶心欲吐,壮热,T 41℃,舌苔黄腻,脉濡数。诊断:中暑(阳暑,热伤心神)。治以开窍,泻热,涤暑之法。选穴:大椎、太阳、商阳、中冲、少泽、委中、大杼、攒竹、少商,除大椎刺血拔罐外,其余各穴均用锋针点刺出血,并以淡盐水频频温服,针后 2 小时,热退神清,其病若失,自行回家。

[杨介宾等 《江苏中医》 1999]

4. 验案举例

男,53 岁,工人。患者于盛夏之季、烈日当空,连日电焊作业。今日午起渐感四肢乏力,倦怠思睡。继见身热无汗,肩背部板滞,头晕且胀,胸闷泛恶,小便短赤而少,四肢发冷,苔白腻,脉浮代数,辨为伤暑。治疗方法:刺大椎以重泻不留针,后从大椎穴起沿脊柱两侧拔罐 8 只。再取三棱针刺穴委中出血数滴,片刻诸症消失,恢复正常。

[陆惠新 《中医杂志》 1987(9)43]

5. 验案举例

女,24 岁。冒暑赶集,返家至中途卒然昏仆于路旁,神志迷糊,头痛如裂,烦乱躁扰,呼吸急促,白睛血丝缕缕,汗如雨下,苔黄腻、脉濡数,T 41℃。取穴:少商、商阳、中冲、太阳、攒竹、合谷、委中、曲泽。治疗经过:除合谷毫针重刺留针外,余穴皆以三棱针刺血,每穴挤出紫黑色血液 0.5~1 ml,并以温开水频服。针后约 10 分钟,患者神志清醒,1 小时后热退汗止,诸证缓解。

[陈佑帮等 《当代中国针灸临证精要》 天津科学技术出版社 1987]

6. 验案举例

女,18 岁。盛夏时在田间劳作,感头昏、头痛、胸闷、身热,突然昏倒,不省人事。移至阴凉处,经刮痧、推拿等未苏醒,送医院,体温 40.8℃,肌肤灼热,面红目赤,舌红少津、脉洪数。急以三棱针点刺十宣,挤出少量暗红色血液急救。点刺左手小指、无名指、中指时无反应,当点刺食指时有痛感,将手缩回,口中有声,神志仍不清,继点刺右手十宣穴,神志渐苏醒,后以清暑益气汤调理而愈。

[江正钦 《江西中医药》 1994(1)54]

7. 验案举例

女,48 岁。在山上割草时,突然昏厥,呼吸急促,躁妄谵语,指端发凉,舌苔白而少,脉沉数。治疗方法:先用毫针刺十宣、人中而无效,遂用三棱针刺十宣、人中穴,各出血 2~3 滴,刺后即目开神清,呼之能应,仅觉有昏晕感,静养 2 日而愈。

[谢继光 《上海针灸杂志》 1988(1)81]

8. 验案举例

女,48 岁。因吵嘴,突然昏倒于地,先灌姜汤,后灌中药,均未苏醒,四肢强硬,口噤握拳,呼吸气粗,舌淡苔薄白,脉沉弦。医急以三棱针点刺十宣穴放血。当点刺左手小指、无名指、中指时,患者发声,左手迅速回缩,睁眼,神志渐清。点刺右手中指穴位时,患者神志恢复,拒绝针刺其他穴位,后以柴胡疏肝汤调治善后。

[江正钦 《江西中医药》 1994(1)54]

9. 验案举例

男,13 岁。患儿发热,T 39.5℃,四肢抽搐,呈昏迷状态,面色苍白,口唇青紫,即以三棱针点刺太阳、少商出血,血止后拔罐 2 分钟,患儿即时清醒,抽搐止,面色转红润。用此法抢救昏厥患者 11 例,所有患者均即时清醒。

[广州市越秀区洪桥卫生院(510045) 罗广明]

10. 验案举例

李××,女,21 岁,前天下午在烈日下工作数小时,今晨即觉身热,前头部剧痛,头晕,曾先后呕吐 5 次。中午出现神志不清,烦躁不宁,辗转反侧,两下肢厥冷已将近 1 小时。面色赤,舌苔淡黄,脉微细。治宜泄热开闭醒神,取双侧曲泽、委中穴,刺浮络出血泻之。未用任何药物,刺后即见安宁,烦躁缓解,半小时后完全清醒。

[《司徒铃医案》]

11. 验案举例

刘××,男,29 岁,发热、呕吐、腹泻、大便黏液 4 小时,随即出现神志昏迷,烦躁不安。T38℃,血压测不到,WBC 22.6×10⁹/L,N 0.87,L 0.13。大便常规:脓细胞(+ +)。诊断为中毒型菌痢。用西药、吸氧抢救 1 小时未苏醒。请中医会诊时,患者重度昏迷,四肢厥冷,面色苍白,唇甲发绀,呼吸急迫。舌苔黄浊,舌质淡红,脉微细沉。随即用三棱针刺十宣出血,曲泽、委中双侧浮络刺血,刺血约 10 分钟,患者清醒,脉象滑数,BP 110/70 mmHg,病情缓解。

[《司徒铃医案》]

12. 验案举例

王某,女,62 岁。因其夫猝死而过度悲伤,恸哭时出现呼吸渐急,恶心欲吐,双腿发软,继而突然意识丧失。症见患者面色苍白、呼吸急促,呼之不应。查体:双瞳孔等大等圆,压眶反射存在,颈软无抵抗感,遂给予指掐人中穴,清醒数秒钟后因再次恸哭又猝然晕厥,不省人事。治疗方法:取三棱针迅速点刺双中冲穴,各放出5滴血液。后患者神志渐清,仅精神恍惚,呼吸深大,时有恶心,继给予针刺内关、太冲,行平补平泻手法,约5分钟后情绪渐平稳,呼吸均匀,脉搏也较前有力。

[马元 《中医杂志》 1996(2)5]

(十)一氧化碳中毒

1.《刺血治疗一氧化碳中毒18例》

重症(人事不省、深度昏迷者)5例,中等度(头痛、恶心、呕吐或不省人事,各反射存在者)11例,轻度(头痛、头晕、恶心者)2例。治疗方法:重症者先刺十宣放血,然后刺肘窝静脉出血,并配合吸氧抢救;中度者先刺肘窝静脉出血,再视病情选刺十宣穴;轻度者仅取十宣刺血。疗效:18例经上法治疗后,症状即显著减轻或消失,经随访均未出现后遗症。

[田从豁 《针灸医学验集》 科学技术文献出版社 1985]

2. 验案举例

男,32岁,司炉工人。一个人在更衣室煤炉旁烤火瞌睡,以致煤气中毒。被人发现时倒在靠背椅上,昏迷不醒。查体:四肢及躯体软绵,呼吸微速,瞳孔散大,对光反射迟钝,面色苍白,口唇紫黯,牙关紧闭,血压不能测及,颈项无抵抗感,肌腱反射消失,脉细沉弱。置空气通畅处,解开衣服领扣、裤带,胸部盖上褥子保温。迅速强刺激涌泉、人中,加十宣刺血,患者深吸了一口气后,四肢肌腱有了反应。即加服复方樟脑酊10 ml,以白糖茶频频灌入。15分钟后完全苏醒,休息2天康复,无后遗症。

[赵琼 《浙江中医学院学报》 1984(3)54]

(十一)亚硝酸盐中毒(青紫病)

1.《针刺和推刮术治愈肠原性紫绀症的疗效介绍》

治疗20例。治疗方法:经叩击、推刮四肢后,再以三棱针刺十宣穴、双肘窝及腘窝中静脉出血。若脉伏不出,加用毫针刺双手内关、太渊穴。疗效:除1例极重患者死亡外,余19例均痊愈,未用任何药物。

[张行柏 《中医杂志》 1960(2)27]

2. 验案举例

男,6岁。中午食菜泡饭,3小时后发现患儿昏迷,不省人事,面部手足指(趾)青紫。呼吸急促,脉搏126次/分,瞳孔等大,脘腹胀大,呕吐未消化食物1次。诊为"青紫病"(亚硝酸盐中毒)。因"亚甲蓝"缺货,乃用针刺人中、十宣、地仓、承浆、太阳等穴放血治疗。每15分钟1次,共3次,患儿苏醒,青紫渐退。又放血2次,恢复正常。

[陈克琳 《浙江中医杂志》 1986(1)21]

3. 验案举例

男,8岁。患儿精神不振、口唇、指甲、舌质青紫,四肢发冷,认为是"乌痧证",立即用小号三棱针点刺十宣,委中挤出紫暗色血1~2滴,肌注亚甲蓝15 g。1小时后,口唇、指甲、舌渐转红色,四肢转温,休息1天痊愈。

[罗四维 《江西中医药》 1985(4)48]

(十二)食物中毒

1.《刺血疗法治疗急性嗜盐菌食物中毒752例》

男393例,女359例;年龄3~15岁223例,16~50岁375例,51岁以上154例。临床症见呕吐、泄泻、腹痛、发热、血压低于正常值。治疗方法:先用三棱针点刺手指端井穴,深0.3~0.5 cm,此后用拇、食指从患者的腕部向指端方向推按顺压被点刺的穴位,使之充分出血,血色由紫暗变淡红为度。中毒症状较重加刺脐周四穴,深1~4分,血压下降、面色苍白或发绀,呈休克状态可深刺5分左右,同时包括神阙穴在内加拔火罐,神阙穴充血,脐周四穴血流出即可起罐。对重度休克可用直径0.7~0.9 mm粗针刺足三里穴,刺时可沿胫骨外缘5分处进针,以针尖滑刺胫骨外侧面,听之有刺骨膜声为度。深0.1~1寸。治疗效果:临床治愈725例,有效24例,无效3例,无一例死亡;总有效率为99.60%。

[张怀忠等 《辽宁中医杂志》 1983(6)47]

2.《针灸治疗暴发型胃肠炎 301 例疗效分析》

均系在某食堂就餐者,经市防疫站化验,确诊为"甲类球菌"所致,致病物质为被污染的食物。患者年龄为 18～26 岁,男女比例为 18：2。少数患者曾服抗生素,但因呕吐严重而停服。治疗方法:辨证属寒者,取穴金津、玉液、委中针刺放血,并用烧山火手法针委中穴、神阙穴隔姜(或葱、蒜、盐)艾灸三壮。证属热者,刺大椎后,取金津、玉液、委中三穴针刺放血,并用透天凉手法刺委中穴,神阙穴艾灸三壮。疗效:绝大多数患者在治疗 15～30 分钟内症状缓解,呕吐、腹泻等症状消失,大便次数减少,体温下降,一般 3 小时后症状全部消失。除 5 例因素有他疾转院外,其余全部治愈。

[柳岸 《北京中医杂志》 1985(3)51]

3. 验案举例

李某,女,34 岁。晚餐吃海蛤子,3 小时后出现左上腹及脐周绞痛,逐渐加重,兼有恶心呕吐,腹泻稀水样便 7 次,心慌、头昏、全身乏力。T 37.4℃,脉搏 106 次/分,血压 50/40 mmHg。面色苍白,神志尚清,语言低微,四肢厥冷,脉象沉细。诊断:急性嗜盐菌性食物中毒。遂用三棱针刺双手中冲、少商穴,推按使之充分出血。再刺水分、阴交、肓俞(双)脐周穴,刺 4 分深并拔罐后,肌内注射阿托品 1 mg,腹部热水袋保温。10 分钟后,腹痛、腹泻、呕吐停止;30 分钟后,手足转温,面色转红润,血压上升至 90/60 mmHg。脉缓有力,语言及神志正常,次日随访已愈。

[张怀忠等 《中国针灸》 1985(3)1]

(十三)乙醇中毒

《耳尖刺血醒酒法报告》

治疗方法:医者洗净双手,先用手指按摩患者耳郭,使其充血,消毒双侧耳尖穴,再用经过高压蒸煮或火燎过的三棱针对准穴位快速点刺,挤出鲜血 4～6 滴,后以消毒棉球擦拭,按压即可。共治 12 例,全部当场取效。

[郝艳新 《中国中医急症》 1993(6)263]

(十四)高血压

1.《点刺放血治高血压病 50 例》

男 33 例,女 17 例;20～30 岁 3 例,31～40 岁 16 例,41～50 岁 21 例,51～70 岁 10 例;病程半年至 3 年。临床分期:Ⅰ 期 21 例,Ⅱ 期 23 例,Ⅲ 期 6 例。治疗方法:取百会、太阳、印堂、禾髎、天柱、大椎穴,以三棱针在穴位上点刺出血,每穴出血 2～4 滴,每周 2 次,10 次为一疗程。嘱患者每日早晚自行用中指按摩百会、风府、风池穴以疏散头部阳热之气;按摩腰俞、涌泉穴以补阴通便,导气下行,每穴按摩 1 分钟。此法配合放血可减轻头晕、头痛等症状,并可使血压降至正常范围。结果:显效 28 例,有效 17 例;总有效率 90%。

[高洪宝 《吉林中医药》 1981(4)30]

2.《耳尖放血治疗高血压》

男 15 例,女 20 例;年龄40～70 岁;病程最短 13 年,最长 31 年,收缩压最高为 210 mmHg,舒张压最低 105 mmHg。治疗方法:双侧耳尖常规消毒后用三棱针快速刺入 3～5 分,出针后挤出血液数滴,用干棉球按压针孔,1 次/日。治疗结果:一次放血后收缩压下降 10～20 mmHg,舒张压下降 4～12 mmHg,3～5 次降至正常范围。35 例血压全部在 7 次内降至正常。随访 2 年仅 1 例复发。(身体虚弱及有出血情况者禁用,放血 1 小时内禁饮水)

[薛继岚 《中国针灸》 1991(1)32]

3.《点刺太阳穴放血治疗高血压头痛疗效观察》

男 23 例,女 27 例;年龄在 40 岁以下者 2 例,41～60 岁者 23 例,60 岁以上者 25 例;病程 1 年以内者 13 例,1～10 年者 24 例,10 年以上者 13 例;属原发性高血压者 31 例,继发性高血压者 19 例。治疗方法:取主穴太阳。配穴额痛加攒竹(双),巅顶痛加百会、四神聪,项强加风池(双),眩晕、眼花、耳鸣加头维(双)。以三棱针刺各穴约 0.2 寸深,每穴出血 5～6 滴。体质壮实而头痛严重者可多至 10 余滴,每日或间日 1 次,10 次为一疗程。疗效:50 例中,基本痊愈 13 例,显效 17 例,有效 16 例,无效 4 例;总有效率 92%。同时随机观察了病情相同的中药治疗组(服养阴潜阳、平肝息风药)30 例,总有效率 70%;西药治疗组(服用降压、镇静、止痛药)30 例,总有效率为 67%。3 组疗效比较,以放血治疗组为优($p < 0.01$)。

[邓世发 《中国针灸》 1983(3)8]

4.《刺大椎拔火罐治疗高血压 100 例》

其中属高血压Ⅰ期者 19 例,Ⅱ期者 71 例,Ⅲ期者 10 例,病程在 2 个月至 3 年不等。治疗方法:取大椎穴常规消毒后,用三棱针刺入皮下,挑拨 1～3 次出针,或用手术刀切 1 cm 横口,深达皮下,随后将火罐扣于穴上,15 分钟左右吸血 10～20 ml。每 7 天 1 次。疗效:总有效率 74%。部分患者随访 4～10 周,疗效巩固者占 66%。

[田从豁 《针灸医学验集》 科学技术文献出版社 1985]

5. 验案举例

女,48 岁,教员。患高血压病 5 年,经常头晕、头痛、心悸、胸闷,现失眠达 4 个月,双下肢水肿,食欲不振,便秘、心悸、胸闷症均加重,曾在某地作多次治疗无效。查体:面色苍白,表情淡漠,心前区可闻及Ⅲ级收缩期吹风样杂音,心律整齐,心率 98 次/分。两肺呼吸音清晰,肝脾未触及,血压 190/120 mmHg,舌苔薄黄,脉滑数。眼底检查示小动脉硬化。心电图示左心室肥厚。血生化检查示:血清胆固醇 2.9 mmol/L。诊断:高血压病Ⅱ期。治疗方法:取百会、太阳、禾髎、印堂、天柱、大椎等穴位点刺放血(每次每穴放血 2～4 滴)。共治疗 16 次,血压降至 130/80 mmHg,头晕、头痛等症状消失,又继续治疗 4 次,以巩固疗效。经观察 3 年,血压稳定。

[高洪宝 《吉林中医药》 1982(4)20]

6. 验案举例

男,45 岁。患者素有高血压病史,颠簸从乡镇来县城开会,加上会前准备汇报材料精神紧张,遂出现头痛、头胀,面红目赤,心悸多汗,烦躁不安,视物模糊,双手微颤。查体:肥胖体形,面部潮红,双手轻度颤抖,心率 105 次/分钟,血压 214/136 mmHg,双太阳穴血管暴涨,舌苔薄黄,脉弦数。治疗方法:刺太阳穴、曲池穴出血(总出血量约 20 ml)。结果:刺血后头胀立即缓解,精神趋于安定,测血压 160/116 mmHg,次日上午测血压 120/88 mmHg,诸症消失,照常参加会议。

[郑佩等 《刺血医镜》 安徽科学技术出版社 1999]

7. 验案举例

男,49 岁。经常头痛,血压高达 160/(100～110)mmHg。服降压、利尿、降脂药及中药治疗,疗效不稳定。头昏、头痛、耳鸣、失眠多梦、记忆力减退。眼底检查示:视盘(一),动脉变细,反光增强,静脉充盈,动静脉交叉可见压迹,黄斑部血管退缩。胆固醇 2.8 mmol/L。治疗方法:取穴太阳、曲泽、委中,隔 1 周刺血治疗 1 次,共刺血治疗 4 次,头痛消失,血压下降,舒张压 90 mmHg 左右。9 年后追访:测血压 128/88 mmHg,胆固醇 1.56 mmol/L,感觉良好。

[王秀珍等 《刺血疗法》 安徽科学技术出版社 1986]

8. 验案举例

女,66 岁。高血压病史 6 年,终日头昏、头痛,两腿沉重,近来两眼视物模糊。检查:BP240/150 mmHg。治疗方法:取穴太阳、阳交,刺血治疗后,立刻感到头部轻松,走路轻快,测血压下降到 176/88 mmHg,降压效果快速显著。

[王秀珍等 《刺血疗法》 安徽科学技术出版社 1986]

（十五）体质性低血压

1.《七星针配合针灸治疗体质性低血压症》

男 7 例，女 10 例；年龄最大 51 岁，最小 14 岁。经各种检查排除各种器质性疾病及慢性消耗性疾病。七星针反复叩击足太阳膀胱经背部分布区，上起大杼、附分，下止于白环俞、秩边。在素髎、气海、关元、肾俞穴上，毫针常规针刺，然后艾灸百会穴，经上述七星针叩刺出血加针刺，艾灸法治疗后，17 例患者症状全部消除，血压较治疗前最少者上升 10～14 mmHg，平均上升 16～20 mmHg。13 例随访 3 年以上，未见复发。2 例于治疗 1 年后又出现头晕不适，经再次治疗后症状消失。

[熊新安 《湖北中医杂志》 1981(5)48]

2. 验案举例

男，27 岁。血压低，间或轻度头晕 10 年，近 2 年经常头晕头痛，失眠多梦，精神疲倦，四肢无力，手足发麻，活动时心慌气短，胸闷不适，心前区时有针刺样疼痛，尤以夏季更为明显。患者多次在工作中发生晕厥，但无恶心、呕吐、耳鸣眩晕现象，被疑为冠心病。多次住院，经中西医治疗无效。体检和实验室检查未见心血管器质性病变，血压 80/50 mmHg，其母有类似病史。施上文中"七星针配合针灸疗法"上法治疗 3 次后，患者血压稳定在 (100～108)/(68～74) mmHg，并恢复工作。随访 12 年未见复发。

[熊新安 《湖北中医杂志》 1981(5)48]

（十六）大叶性肺炎

验案举例

男，43 岁。发热、咳嗽、胸痛 6 天，当地药物治疗未愈。T 38.8℃，左肺呼吸音减弱，舌苔黄，脉弦数。血常规示：白细胞 22×10^9/L，N 0.90，L 0.10。胸部 X 线透视示左下肺大片密度增高阴影。诊断：左下大叶性肺炎。治疗方法：取穴太阳、丰隆，针刺出血，配合口

服穿心莲片。次日体温下降至正常，第 3 日复查血常规：白细胞 8.6×10^9/L，N 0.70，L 0.30，1 周后胸透复查左下肺炎症已吸收，病愈。

[王秀珍等 《刺血疗法》 安徽科学技术出版社 1986]

（十七）自发性气胸

验案举例

男，28 岁。咳嗽痰多 1 年，加重 5 个月，伴胸痛、呼吸困难，诊为左侧原发性气胸，先后 4 次住院治疗，多次抽气及抗生素治疗，病情未能控制。查体：T37.8℃，BP110/70 mmHg，神清，急性病容，呼吸急促，左胸部饱满，肋间隙增宽，叩诊鼓音，呼吸运动受限，气管左移。听诊：呼吸音消失，心率 112 次/分，律齐，心音减弱，无病理性杂音。胸部 X 线透视：左上肺透明度明显增强，左胸膜腔积气，肺组织压缩达 35%。治疗方法：取穴条口、鱼际，针刺出血，内服开胸顺气丸每次 9 g，1 日 3 次。2 日后复诊，症状减轻，胸透复查，肺组织压缩减至 15%。取穴曲泽、委阳，内服止咳定喘丸。三诊时胸痛消失，呼吸平稳，饮食增加，仅活动后微感气短、头昏。取穴太阳、丰隆穴针刺出血。四诊刺血阳交穴，巩固疗效。刺血 4 次后胸透复查：双肺正常。追踪观察 8 年，从未发病。

[王秀珍等 《刺血疗法》 安徽科学技术出版社 1986]

（十八）肺心病

1.《放血稀释疗法加阿魏酸钠治疗肺心病的疗效观察》

慢性肺心病由于长期缺氧导致继发性红细胞增多，血液黏度高，影响血液流动及红细胞携氧能力。采用放血稀释疗法加阿魏酸钠共治 30 例，男 21 例，女 9 例；平均年龄 56.4 岁；中型 8 例，重型 22 例。每次放血 50～350 ml，放血后立即输入羧甲淀粉或低分子右旋糖酐 500 ml，第 2 天开始继以阿魏酸钠静滴 14 天以巩固疗效。放血后立即测血压、

心率,并用微分阻抗图测心脏每次搏出量、每分钟搏出量及心脏指数等。均测血液流变学指标,包括血红蛋白(Hb)、红细胞压积(Ht)、全血黏度($_{L}$b)、血浆黏度($_{L}$P)、血沉(ESR)、血气分析测氧分压(PaO_2)。结果:放血后Hb明显下降($p<0.001$),平均降低1.32g/dl。Ht比治疗前降低($p<0.005$),平均降低6.77,比治疗前降低11.05%,最多降低13。$_{L}$P明显下降($p<0.05$),平均降低1.0,比治疗前降低15.15%,最多1例降低6.31。PaO_2升高4.60,比治疗前增加9.98%,最多升高11mmHg,但统计学差异不显著($p>0.05$),可能与时间有关。其余指标如血沉、血浆黏度、心率、舒张压、心输出量、心脏指数均无差异。放血后继以阿魏酸钠治疗,治疗后各项指标均有改善,可巩固其疗效。放血疗法无死亡,心肺功能均能改善Ⅰ级以上,有26例放血后立即诉有轻松感,心悸、头晕、胸闷立即减轻。8例放血后球结膜水肿及颜面水肿消失,1例放血后奔马律消失,1例室上性心动过速(心率190次/分)放血后恢复窦性心律。20例合并慢性呼吸衰竭,放血后Hb、Ht、$_{L}$b迅速下降,使患者转危为安。

[杨如兰等 《中西医结合杂志》 1987(10)601]

2.《刺络放血法治疗肺心病急发期60例疗效观察》

分对照组、治疗组。治疗组男17例,女13例;年龄30～72岁;病程5～27年;病情轻型4例,中型15例,重型11例。对照组用先锋Ⅴ号4g加入5%葡萄糖500ml中静脉滴注,1次/日;氨茶碱0.1g或喘定0.25g加入5%葡萄糖500ml中静脉滴注,2次/日,15天为一疗程。治疗组在对照组方案的基础上,加刺络放血法。取穴大椎、肺俞(双)、孔最(双)、丰隆(双)。将三棱针和欲刺部位常规消毒,押手按压所刺穴位两旁,使其皮肤绷紧。刺手拇、食、中三指持针,呈持笔状,露出针尖,用腕力迅速、平稳、准确地点刺穴位,深度为1～2分,随即迅速退出,所按之手同时放松,然后拔罐10分钟,使血充分流出。疗程:开始每日1次,6天后改为隔日1次,14天为一疗程,疗程间休息3天。结果:对照组中显效9例,好转11例;总有效率为66.67%。治疗组中显效18例,好转11例;总有效率为96.7%。

[张智龙 《中国针灸》 1990(5)11]

(十九)心脏病

1. 验案举例

男,15岁。患儿胸闷、气短、心慌、全身关节疼痛两年。先后2次住院,检查诊断为风湿性心脏病、二尖瓣狭窄伴闭锁不全、风湿活动期。长期服西药地高辛、泼尼松等维持。诊断:风湿性心脏病。治疗方法:刺血取穴双侧曲泽。2个月后复诊,刺血后胸痛及关节疼痛均减轻,纳增,体重增加,又刺血少海。2次刺血治疗后,发热、胸闷、胸痛已除,只在活动后有不适感,后又刺血取穴委中、阳交,病情显著好转、稳定。

[王秀珍等 《刺血疗法》 安徽科学技术出版社 1986]

2. 验案举例

男,58岁,工人。2年前因胸闷、心慌、结代脉在医院查心电图示窦性心律不齐及心动过缓、慢性冠状动脉供血不足,偶见室性期外收缩,Ⅰ度房室传导阻滞,偶见室性融合波。诊断为冠心病。对症治疗,效果欠佳。胸部仍觉闷痛、心慌气短、眠食均差。治疗方法:取穴阳交、少海,每半个月刺血治疗1次,共刺血治疗5次,结代脉消失,症状缓解,能参加劳动,退休后病情亦较稳定。

[王秀珍等 《刺血疗法》 安徽科学技术出版社 1986]

3. 验案举例

男,32岁,工人。3年前始有发作性心悸,心电图报告为房颤、期前收缩,近10个月内急性发病3次住院,经各项检查诊断为病毒性心肌炎。服中西药物症状难以消除,现自感头昏、胸闷、心前区隐痛,心悸气短,腰酸无力,全身倦怠。诊断:慢性病毒性心肌炎。治疗方法:刺血取穴太阳、阳陵泉,针刺出血后,上述症状逐渐消失,全身舒畅。2周后因房事过频,又感不适。再刺血曲泽、阳交(均左侧)。效果:刺血2次诸症消失,2年后随访,面色有华,心悸未曾复发,正常上班。

[王秀珍等 《刺血疗法》 安徽科学技术出版社 1986]

(二十)胃肠炎腹痛

1.《针刺小静脉放血治疗急性单纯性胃炎 240 例》

男 134 例,女 106 例;年龄 8～73 岁。有恶心、呕吐、食欲减退,上腹部不适,疼痛等88 例,有急性水样腹泻 23 例,有发热 17 例。治疗方法:在双侧腘窝和肘窝部找到怒张的细小静脉,也可用腘、肘窝上下小静脉或较大静脉。消毒后,用三棱针点刺静脉,放出黏稠、黑紫色血液数滴或数十滴,舌下双侧静脉用三棱针点刺放血。结果:经 1 次治疗后症状很快消失,症状消失时间 10～30 分钟者118 例,31～59 分钟者 77 例,1～2 小时者 46例。除其中 17 例严重脱水患者给予复方生理盐水、50％葡萄糖输液治疗外,余未用任何药物。全部患者均经 2 天观察未见反复。

[李西坤 《中国中西医结合杂志》 1990(1)43]

2.《挑治法治疗慢性胃炎 210 例》

男 115 例,女 95 例;年龄 18～69 岁;病程 1 个月至 22 年;浅表性胃炎 132 例,萎缩性胃炎 78 例。治疗方法:在患者第十二胸椎棘突旁开 1 寸处,沿两侧第十二肋下缘,用双手拇指腹力循按,力度稳定,均匀并深达肌层,按之酸沉最重处,用红汞点记,为施术部位Ⅰ,取双侧足三里,为施术部位Ⅱ。这 2 个部位严格消毒后,取 0.2％的利多卡因 2 ml,在局部注射一皮丘。少顷,用带钩三棱针,直刺入皮下,挑断皮下纤维组织数根,出血 5～7 滴,无出血或出血量少加拔火罐。5 天挑治1 次,3 次为一疗程。结果:治愈 157 例,有效41 例,总有效率为 94.3％。

[郝海英 《河南中医》 1995(4)250]

3.《金津玉液放血止痛法缓解急腹痛100 例》

男 58 例,女 42 例;年龄 10～71 岁;胃痉挛 5 例,肠痉挛 8 例,胃炎 18 例,胃及十二指肠溃疡共 30 例,急性胃肠炎 24 例,肠功能紊乱 7 例,急性菌痢 8 例。治疗方法:患者仰靠,消毒后用三棱针点刺金津、玉液穴,放出血液。结果:1 次止痛者 38 例,2 次止痛者20 例,疼痛明显减轻者 35 例;总有效率93％。

[班勇 《中国针灸》 1991(5)26]

4. 验案举例

女,37 岁。患者腹痛、呕吐,喝生姜、葱白汤一大碗后,呕逆稍缓解,头昏加重,出现心烦,呼吸急促,口唇、指甲青紫,四肢冰冷,诊断为“乌痧胀”。用 50％葡萄糖 60 ml,氢化可的松 25 mg 等静脉推注,不见好转。速用小号三棱针点刺十宣、委中少量出血,给白糖冷开水 1 大碗,经 1 时许,解小便 2 次,口唇、指甲、舌渐红润,诸症缓解而愈。

[罗四维 《江西中医药》 1985(4)48]

5. 验案举例

马××,男,23 岁。昨日午后起病,至今日病情加剧,全身疲软,畏寒怕风,周身无汗,肌肤灼热而四肢末端欠温,头晕昏胀,面白唇青,胸闷脘痞,腹内绞痛,晨起拉水样便 1 次,口干思冷饮,自觉手指肿胀,握拳不固,舌质淡暗、苔黄白腻,脉弦数。速予三棱针点刺两侧手部井穴,各放血 20 余滴,头部顿觉清爽,继点刺合谷、委中出血,头颈部始见微汗;复于大椎、曲泽穴点刺后拔罐出血,少顷全身汗出,肌肤灼热渐减,肢端复温;再轻轻点刺天枢、中脘、足三里,术毕面色转为正常,脘痞腹痛若失,两手握拳自如,已能步行回家,仅感肢体稍软而已。

[熊光天 《上海针灸杂志》 1994(4)158]

6. 验案举例

某男,25 岁。急性胃痛约 5 小时用药无效。针刺中脘、内关、足三里,留针 20 分钟胃痛如故。起针后用三棱针取曲泽穴放血如豆大3滴，胃痛缓解，患者欲睡，矢气频作，约1小时醒后病愈。

某男，26岁。因食瓜果冷饮过量，当晚大量呕吐3次，脘腹剧痛，泻水样便3次，诊为急性胃肠炎，用药治疗未效，急取曲泽、委中用三棱针出血后，患者即能安睡，约1小时后疼痛消失，痊愈。

［刘汉兴 《新疆中医药》 1988(3)31］

7.验案举例

女，47岁。突然在路上昏倒，脸色大变，头痛如裂，呕吐腹泻，面色青白，四肢厥冷，唇色青紫，肠鸣绞痛。治疗方法：用三棱针点刺十宣、人中出血。梅花针弹刺委中穴，用火罐拔吸出血，血出为乌红色。半小时后基本恢复正常。

［刘少林 《中国民间刺血术》 科学技术文献出版社 1984］

8.验案举例

男，28岁。胃部及胁部反复窜痛6年，今日疼痛更甚。胃脘胀满，有时痛连胁下，用手按抚感到舒适。时而呃逆，舌苔薄白、脉弦。治疗方法：取穴用三棱针点刺太冲、足三里、少冲、二间出血。梅花针弹刺肝俞、胃俞、中脘区域，然后用火罐拔吸出血。1次治疗后，疼痛立愈。

［刘少林 《中国民间刺血术》 科学技术文献出版社 1984］

（二十一）食管憩室

验案举例

男，36岁。平素常常嗳气，但不影响进食。4个月前嗳气频作，继则出现食管有烧灼感、胸骨及后背隐痛，不能吃干食，只能进流质饮食。性情急躁，情绪紧张，睡眠差，下肢酸软，曾疑为癌变。食管钡餐摄片，诊断为食管下段左后壁憩室。治疗方法：刺血取穴太阳、条口（均双侧），出血量20 ml。半月后二诊，现病情渐渐好转，嗳气少，食管烧灼感已消失，胸骨隐痛亦减，能进干饭、馒头，吞咽

顺利无痛感。但胃脘部还胀，后背仍不舒展，刺血取穴委中、曲泽。三诊时病情又减轻，胸骨隐痛消除，后背酸痛虽减，仍未根除，胃脘部仍感胀满。刺血取穴足三里、委中。效果：共刺血3次，各种症状全部消失，饮食正常，体重增加。

［王秀珍等 《刺血疗法》 安徽科学技术出版社 1986］

（二十二）十二指肠溃疡

验案举例

男，52岁。反复发作性上腹疼痛伴泛酸、嗳气10余年。每于春季气温较低时发病，多在饭后1～2小时发作，痛时呕吐泛酸，大便色黑。近3个月胃痛加重，不能进干食，只能吃流质饮食。经中西药治疗收效甚微。诊断为十二指肠溃疡伴胃黏膜脱垂。形体消瘦，头昏乏力，大便干燥，舌苔薄，脉弦细。治疗方法：一诊刺血足三里（双）。二诊刺血曲泽（双）。三诊刺血太阳、丰隆（均双）。治疗3个月后病情显著好转，已能进食干饭，不泛酸，不嗳气。四诊刺血曲泽后，临床症状消失，未曾出现上腹痛，体重增加10 kg。

［王秀珍等 《刺血疗法》 安徽科学技术出版社 1986］

（二十三）十二指肠壅积症

《按摩拔罐法治疗十二指肠壅积症9例》

全部病例均表现为胃脘疼痛，腹胀，不能纳食，食入则痛或呕吐，吐后腹痛减轻。治疗方法：取胃脘疼痛处，先行局部按摩，再以皮肤针点刺出血后，迅速以闪火法拔罐。结果：全部获愈。

［江淑安 《江苏中医》 1983(5)43］

（二十四）胃神经症

验案举例

女，41岁。自20岁时发生胃痛，反复发作20多年，多在受凉、天冷时发作，疼痛、嗳气，严重时进食后呕吐，胃肠造影无器质性病变。治疗经过：三棱针刺血取穴曲泽（双）、阳

交(双)。治疗 2 次后,症状减轻,渐至消失。

[王秀珍等 《刺血疗法》 安徽科学技术出版社 1986]

(二十五)幽门梗阻

验案举例

男,21 岁。半年前因劳累后进食过多,午睡着凉,醒后发生呕吐,此后经常胃胀、呕吐。近 3 个月来症状加重,傍晚大吐 1 次,将 1 天所进饮食吐尽,才感舒服。逐渐消瘦、精神不振,胃肠造影报告示胃部未见充盈缺损,幽门管经挤压后尚不能开放,钡剂受阻。诊断为幽门不全性梗阻。建议行手术治疗,患者未同意。治疗方法:取穴曲泽,针刺放血后,饮食开始增加,1 周后呕吐停止,仍有胃胀、恶心。8 天后复诊刺血足三里,另服中药 3 剂。三诊时面色红润,二便通调,刺血足三里巩固疗效。随访 6 年,未再发生呕吐,胃肠 X 线复查示幽门钡剂通过顺利。

[王秀珍等 《刺血疗法》 安徽科学技术出版社 1986]

(二十六)顽固型干呕

验案举例

男,22 岁。因暴饮酒后,数月来频作干呕,呕声高亢,自觉胃脘嘈杂不适,发作时不能自制,苦不堪言。半年内服中西药数种,病仍不减。始用针刺,取耳穴、体穴效不显,后细查其耳郭,见胃区瘀络粗如细蚯蚓状,色紫暗。耳郭微循环呈现病理改变,血流减慢,红细胞聚集。随取锋针刺瘀络,出紫暗色血 2 ml左右,共刺 2 次告愈。查其耳瘀络消失,微循环通畅。

[宋丹露 《针灸学报》 1989(1)36—37]

(二十七)肝炎

1.《刺血加艾灸治疗乙肝 36 例临床观察》

本组 36 例中,病程最短 3 个月,最长 15 年,就诊前肝功能异常者 19 例,HBsAg、HBeAg、抗－HBc 三项均阳性者 21 例,HBsAg、HBeAg、抗－HBc 三项阳性且 HBV-DNA 阳性者 15 例,经用中药、针灸、西药等治疗者 27 例,使用过白细胞介素 2、干扰素者 3 例。中医辨证属中焦湿热者 10 例、气滞血瘀者 9 例、肝郁脾虚者 17 例。治疗方法:刺血取穴太阳、曲池、足三里、三阴交、大椎等,用三棱针点刺穴位上或穴位附近的静脉血管,视体质的强弱决定出血量,一般控制在每穴 2～6 ml,30 天 1 次,与艾灸同期进行。治疗期间停用其他治疗药物和方法。艾灸:取穴大椎、至阳、肝俞、脾俞、膏肓俞、章门、期门,采用隔姜灸,艾炷如蚕豆大,每穴 9 壮,艾炷燃尽复易之,每日 1 次,7 次为一疗程。隔 1 天后行下一疗程。结果:36 例患者经 9～24 个月治疗,痊愈 7 例(占 19.4%)好转 23 例(占 63.8%)无效 6 例(占 16.6%);总有效率 83.3%。

[合肥市第一人民医院 刘新萌等]

2. 验案举例

男,26 岁。2 年前患急性无黄疸型肝炎,经治疗好转。现肝区疼痛、全身无力、饮食减少,查肝功能示麝香草酚絮状试验(＋＋＋),脑磷脂胆固醇絮状试验(＋＋),谷丙转氨酶 300 单位。治疗方法:取穴太阳、阳陵泉,针刺出血,20 天后再次刺血治疗。经 2 次刺血治疗,症状消失,精神和饮食转好,复查肝功能麝香草酚浊度试验 6 单位,硫酸锌浊度试验 8 单位,谷丙转氨酶 40 单位以下。随访 10 年,未发病,正常工作。

[王秀珍等 《刺血疗法》 安徽科学技术出版社 1986]

3. 验案举例

男,32 岁,农民。肝区经常疼痛,伴乏力、纳差 1 年多。肝功能示麝香草酚浊度试验 12 单位,谷丙转氨酶 124 单位。治疗方法:取穴阳交,隔半月 1 次,刺血治疗 2 次,症状消失,3 个月后复查肝功能正常。

[王秀珍等 《刺血疗法》 安徽科学技术出版社 1986]

4. 验案举例

男，38 岁，军人。肝炎病史 4 年，肝功能异常，经 2 次住院治疗，肝功能均未转正常。肝区经常疼痛、腹胀、饮食减少。治疗方法：一诊取穴阳交（双），复诊刺血曲泽（双）。经 2 次刺血治疗后，症状减轻，后间隔 10～15 天又刺血治疗 2 次，复查肝功能正常，体重增加，正常工作。

[王秀珍等 《刺血疗法》 安徽科学技术出版社 1986]

（二十八）胆囊炎、胆石症

1.《耳背放血综合疗法治疗胆结石——附 20 例治疗效果》

治疗方法：耳背放血：选耳背较明显的血管 1 条（以耳轮沿的血管为主），经揉搓充血后，消毒，用手术刀划破放血数滴，贴以消毒敷料，每周 1 次，两耳交替进行。针刺：取穴阴陵泉、三阴交，快速进针手法，每周 1 次。内服：鸡矢藤汤。以放血和针刺各 4 次，服药 10 次为一疗程。疗效：20 例均经 B 超检查等确诊，按上法治疗 1 疗程后，停止治疗 2 个月，并作 B 超复查，随访 1 年。结果：疼痛症状全部消失、结石消失 7 例，结石缩小 9 例，结石无变化 4 例。本法适宜于不能手术者或泥沙型结石患者。

[林素筠 《中西医结合杂志》 1986(11)694]

2.《三棱针挑治胆囊炎胆石症疼痛》

穴位：①任脉从鸠尾至阴交共 8 个单穴（神阙穴除外）每穴相隔 1 寸。②从足阳明胃经不容穴下至天枢穴，各穴为双穴，另加容上 2 穴，共 16 穴。③另取容上、不容、承满三穴，以及鸠尾、巨阙、上脘 3 穴各旁开 1 寸处，名为回针穴，共 9 穴。治疗方法：患者取仰卧位，穴位常规消毒后用左手拇食两指捏起皮肤，右手持三棱针快速直刺 1 分，挤出血 3 滴为度。先点刺 24 穴，如仍有疼痛者，最后刺 9 个回针穴。治急性发作性疼痛者 7 例，3 例针挑一半穴位后疼痛即止，4 例针刺结束亦止；其中 3 例治后 5 年未复发，余 4 例复发缓

解期延长。邻近大队用此法治 7 例，获得同样效果。

[周志良 《浙江中医药》 1977(2)25]

3. 验案举例

男，33 岁。胁痛 1 日，逐渐加剧，有时左右走窜不定，以胀痛为主。两胁下痛甚，伴有胸脘胀闷，有时呃逆，沉闷寡言，不欲饮食，苔薄白，脉弦。治疗方法：用三棱针点刺取穴阳陵泉、陷谷，胀痛立止。后用梅花针弹刺期门、肝俞加火罐拔吸出血。1 次治疗后病痊愈。

[刘少林 《中国民间刺血术》 科学技术文献出版社 1984]

（二十九）肝硬化腹水

验案举例

男，53 岁。肝炎病史 8 年，半年前患者感腹部胀满、食纳减少。尿量少，下肢水肿。诊断为：肝硬化腹水。经中西药治疗后，症状不见减轻。查体：面色黧黑，贫血貌，巩膜无黄染，面颊皮肤可见蜘蛛痣，心肺（一），腹部膨隆，叩诊有移动性浊音，平脐腹围121cm，腹壁静脉怒张，肝脾因腹水较多未触及，双下肢凹陷性水肿。肝功能检查示麝香草酚浊度试验 18 个单位，硫酸锌浊度试验 18 个单位，谷丙转氨酶 140 个单位。治疗经过：取穴足三里，针刺出血，内服中药 3 帖。2 天后尿量增多，饮食增加，刺血委中、阴陵泉后腹胀减轻。隔 2 日后又刺血阳交，腹水消退，诸症减轻，精神转好。嘱戒酒，加强营养，保肝治疗，回家调养。5 年后追访患者未再发病，肝功能及蛋白电泳均正常。

[王秀珍等 《刺血疗法》 安徽科学技术出版社 1986]

（三十）急性膀胱炎、尿道炎

1. 验案举例

女，26 岁。今日下午小便时疼痛难解，尿色发红，伴口干欲饮，已服抗生素，但症状未缓解。查体：耻骨上压痛（＋）。尿常规示白细胞（＋＋＋），红细胞（＋＋）。诊断：急性

膀胱炎。治疗方法:刺血取穴阴陵泉穴(左)、腰俞出血。结果:患者晚7时许治疗,当夜小便即顺畅,梗阻症状消除,痊愈。半月后又来刺血治疗痤疮。

[郑佩等 《刺血医镜》 安徽科学技术出版社1999]

2. 验案举例

男,25岁。3天前出现尿道刺激症状,小便淋漓伴疼痛,总有解不完感觉,尿道口有白色分泌物,已服抗菌药物治疗,症状仍存在。尿常规示尿液蛋白(+)、白细胞(+++)、上皮细胞(+),红细胞0~2个,分泌物未发现淋球菌。诊断:急性尿道炎。治疗方法:刺阴陵泉穴(右)、中膂俞出血。二诊刺阴陵泉穴(左)出血。三诊刺膀胱俞出血。效果:刺血治疗3次,尿道刺激症状全部消失,复查小便各项指标(-)。

[郑佩等 《刺血医镜》 安徽科学技术出版社1999]

3. 验案举例

女,24岁。因交通阻塞,车行不通,滞留车上3小时,心情急迫,暑热难当,遂出现小便频数,尿时疼痛,尿量很少,小腹拘急。查体:T 36.8℃,耻骨上区压痛(+),舌苔黄腻,脉弦数。尿常规示尿液色黄、浑浊,尿蛋白(+++)、白细胞(++++)、红细胞(+++),上皮细胞(+)。诊断:急性膀胱炎。治疗方法:刺阴陵泉穴出血,辅助内服清利湿热、利尿通淋中药3帖。效果:患者刺血1次,中药3帖。次日尿路刺激症状即减轻大半,第3日症状全部消除,小便通畅。

[郑佩等 《刺血医镜》 安徽科学技术出版社1999]

(三十一)血尿

1. 验案举例

女,53岁。患者有丝虫病史20年,经药物治疗血中已无尾丝蚴。下肢有轻度象皮肿,昨夜突然尿血、尿频、尿急,肉眼尿呈深红色,口干,腰酸腿软,尿液红细胞(+++)、白细胞2~3个/单位视野。治疗方法:刺腰

俞出血,加拔火罐,出血量15 ml。效果:上午8时刺血治疗,10时血尿停止。随访6年来未再出现血尿。

[郑佩等 《刺血医镜》 安徽科学技术出版社1999]

2. 验案举例

男,21岁。患者2周前出现小便呈红色,时作时止,近2天来肉眼尿呈鲜红色,伴少腹、下腰疼痛酸软,但小便无梗阻,口干唇燥,消瘦,五心烦热。查体:面容消瘦,口唇干燥,舌质红,脉细数。尿液色红、浑浊,红细胞(++++)。B超示双肾、膀胱、输尿管无结石。治疗方法:刺阴陵泉穴(右)、膀胱俞出血,出血量两穴共20 ml。结果:患者刺血后,次日尿色透明清晰,血尿未再出现,其他症状一并消除。

[郑佩等 《刺血医镜》 安徽科学技术出版社1999]

(三十二)遗尿

1. 验案举例

女,27岁。生孩子后,经常在睡梦中遗尿。多则1~2天尿床1次,少则3~4天1次。平时头昏耳鸣腰酸,全身倦怠无力,经服中药、针灸等治疗,无明显疗效。查体:面色萎黄,唇淡色紫,舌苔白滑,脉沉细。尿常规示蛋白(-),上皮细胞(+),白细胞0~2个。腰部X线检查:腰骶椎隐性脊椎裂。治疗方法:刺血取穴太阳、肾俞、阴陵泉(均左)。二诊刺血取穴太阳、腰阳关、耳门。三诊刺血取穴印堂、膀胱俞。经刺血治疗3次,诸症消失,恢复正常排尿功能。

[郑佩等 《刺血医镜》 安徽科学技术出版社1999]

2. 验案举例

女,15岁。2岁始夜间遗尿。至今已10余年,一直遗尿未愈。多则每晚尿床3~4次,少则1周尿床4~5次。经用针灸、中药治疗,夜间仍然不知起床小便,全身无其他不适症状。尿常规(-)。治疗方法:一诊刺腰俞、太阳穴出血。二诊刺腰阳关穴出血。三

诊刺太阳穴、腰俞穴出血。四诊刺太阳穴出血。经刺血治疗 4 次后遗尿未再出现,夜间均能自醒,起床正常排尿。

[郑佩等 《刺血医镜》 安徽科学技术出版社 1999]

3. 验案举例

男,18 岁。尿床 10 余年,每夜尿床 1~3 次,未有间断,晚餐进干食,亦难幸免。因长期医治无效,思想苦恼,神疲乏力,面色少华,头昏腰酸。全身健康检查无器质性病变,查尿常规正常。治疗方法:刺血取穴腰俞、腰阳关、太阳,三棱针针刺出血,血止用闪火法拔罐再出血,共刺血治疗 4 次,尿床治愈。

[王秀珍等 《刺血疗法》 安徽科学技术出版社 1986]

(三十三)淋巴丝虫病

验案举例

女,60 岁。有丝虫病史 30 年,血中检出尾丝蚴,在劳累过度时下肢淋巴管易发炎。昨日出现寒战高热,右腿内侧疼痛,小腿皮肤局限性发红、粗肿,过去有类似病史。查体:T 39℃,右腹股沟淋巴结肿大触痛(+),有红梗向下蔓延,右小腿轻度象皮肿,小腿皮肤有红斑。诊断:丝虫性淋巴管炎。治疗方法:刺阴陵泉、三阴交穴出血。结果:刺血后全身症状缓解,体温下降,次日淋巴结消散,淋巴管炎消退。

[郑佩等 《刺血医镜》 安徽科学技术出版社 1999]

(三十四)慢性肾炎

1. 验案举例

男,10 岁。2 年前因感冒、发热,扁桃体发炎,继则出现腰酸乏力、肉眼血尿、全身水肿,诊断为急性肾小球肾炎,经抗感染、激素等治疗,水肿、肉眼血尿暂获缓解,但镜下血尿长期存在,全身酸软无力,不能坚持学习。查体:精神萎靡,下肢轻度水肿,舌苔薄黄,质淡,脉细数。尿常规示尿蛋白(+),管型(++),红细胞 5~10 个/单位视野。诊断:慢性

肾炎。治疗方法:刺肾俞穴出血,出血量约 10 ml。刺血后所有症状全部缓解和消除,1 月后又因感冒出现镜下血尿,予刺关元俞出血。经刺血治疗 2 次,症状消失,随访 5 年,未再复发,身体健康。

[郑佩等 《刺血医镜》 安徽科学技术出版社 1999]

2. 验案举例

女,37 岁。素有咽喉炎、扁桃体炎病史,15 年前病发急性肾炎,一直服中药治疗,病情迁延不愈。现耳鸣,下肢轻度水肿,全身酸软无力,长期蛋白尿。查体:血压 150/100 mmHg,下肢轻度水肿,面黄,舌苔薄,舌体胖大,边有齿痕,脉濡缓。尿常规示尿蛋白(+),白细胞(++),红细胞 0~2 个。诊断:慢性肾炎;肾性高血压。治疗方法:刺委中穴(右)、腰阳关穴出血。半月后复诊,血压下降,测血压 124/92 mmHg,病情减轻。二诊刺太阳穴(左)、委中穴(左)、关元俞出血。三诊时头昏耳鸣腰酸症状消失,刺阴陵泉穴(右)、太阳穴(左)出血。缠绵 15 年不愈肾炎,经刺血治疗 3 次症状消失,血压正常,病告痊愈。

[郑佩等 《刺血医镜》 安徽科学技术出版社 1999]

3. 验案举例

男,20 岁。3 年前患急性肾炎,发热,面部水肿,经治病情缓解。半年前,因感冒引起旧病复发,全身水肿,尿闭 33 小时,急诊入院,经药治疗,好转出院。后病情时有反复,现病情加重,全身水肿,贫血,精神萎靡,腹部胀满,尿常规示蛋白(++++),透明管型和颗粒管型(+)。治疗经过:患者来时身着棉衣,由 3 个人架扶,身体衰弱,精神萎靡。取穴腰俞、委中,针刺放血治疗后,当天就感到饥饿,吃了 2 碗饭。1 周后复诊刺血肾俞,病情逐渐好转,前后共刺血治疗 4 次,水肿消退,各种症状明显好转,复查尿常规示蛋白(+~++),管型消失,不久病愈回乡。

[王秀珍等 《刺血疗法》 安徽科学技术出版

社 1986]

(三十五)肾盂肾炎

验案举例

女,42 岁。发热、水肿、尿频、尿急、腰痛反复发作已 3 年。检查诊断为肾盂肾炎,中西药物治疗,久治不愈。尿常规示蛋白(++),白细胞(+),红细胞(++),脓细胞(++),尿培养有大肠杆菌生长。诊断:肾盂肾炎。治疗方法:取穴肾俞、阴陵泉针刺出血。半月后复诊:小便较前通畅,腰痛减轻,刺血腰阳关、委阳,20 天后再刺血肾俞。先后共刺血治疗 3 次,临床症状消失,尿常规复查正常。

[王秀珍等 《刺血疗法》 安徽科学技术出版社 1986]

(三十六)肾结石绞痛

1. 验案举例

男,34 岁。患肾结石多年。近 3 日来,每天均发作腰及小腹剧痛,今日中午又出现刀割样痛感,伴向小腹、睾丸放射,已注射哌替啶、阿托品等药物,疼痛未能缓解。查体:痛苦面容,弓腰不直,按压左肾区,绞痛加剧,左腰肌紧张。B 超示左肾中下极见多个强光团,大小分别为 2 mm×3 mm、3 mm×3 mm 不等。尿常规示红细胞(++),白细胞 1～3 个/单位视野。诊断:左肾结石,伴发绞痛。治疗方法:刺肾俞穴出血,出血量约 15 ml。效果:患者针刺出血后,腰腹剧痛缓解。治疗操作完毕,肾绞痛消失,能直腰行走自如,后用药物、仪器排石治疗。5 年来一直未再出现肾绞痛。

[郑佩等 《刺血医镜》 安徽科学技术出版社 1999]

2. 验案举例

女,25 岁。患者半个月来腰部隐隐作痛,今晨突然出现小腹及腰部剧痛,并向腹股沟放射,剧痛难忍,坐立不安。查体:痛苦面容,双肾区叩击痛(++),拒按。B 超示双肾内有 2 mm×6 mm、3 mm×4 mm、4 mm×4 mm

大小不等的多个结石。尿常规示尿液上皮(++),白细胞 1～3 个/单位视野。诊断:双肾结石伴肾绞痛。治疗方法:刺肾俞穴出血,出血量约 13 ml。效果:患者双肾结石,腰腹绞痛 3～4 个小时,刺肾俞出血,绞痛缓解,精神渐趋安静。治疗操作完毕,肾绞痛消除,再配合中药等排石治疗,病愈。

[郑佩等 《刺血医镜》 安徽科学技术出版社 1999]

3. 验案举例

男,34 岁。既往有肾结石病史。3～4 小时前突然出现小腹及腰部剧烈疼痛,辗转反侧,呻吟不止,腰不能直。B 超示左肾上中极可见两个光团,大小为 2 mm×3 mm、3 mm×3 mm,胆囊未见结石。尿常规示红细胞(++++),白细胞(+),上皮细胞(++)。诊断:肾结石伴肾绞痛。治疗方法:刺肾俞穴(左)、阴谷穴出血,出血量 10 ml 左右。效果:患者在刺血操作完毕后,腰腹剧痛立即缓解,血尿亦止。

[郑佩等 《刺血医镜》 安徽科学技术出版社 1999]

4. 验案举例

女,22 岁。3 天前突感左侧腰部剧烈绞痛阵发性加剧,伴向左下腹放射。剧痛,坐立不安,并呕吐 2 次胃内容物。尿常规示蛋白(+),红细胞(+++)。拟诊左侧尿路结石入院。入院后取次髎穴针刺出血,当即痛止,次日能进饮食,行动自如,住院 7 天,疼痛消失未再发作。

[王秀珍等 《刺血疗法》 安徽科学技术出版社 1986]

(三十七)乳糜尿

1.《刺血治疗乳糜尿 80 例》

男 51 例,女 29 例;年龄 15～68 岁;病程 2 个月至 20 年不等。治疗方法:取阴陵泉、关元俞、肾俞等穴。消毒后用三棱针快速刺破以上穴位附近暴胀的血络,任其流血,待血流停止时拔火罐。一般 10～15 分钟取罐,碘酒棉球消毒针眼,新洁尔灭棉球擦洗血迹。

结果:痊愈 66 例,好转 11 例,无效 3 例;总有效率 96.3%。

[郑策 《陕西中医》 1994(10)466]

2. 验案举例

女,36 岁。患者有丝虫病史 20 年。13 年前即出现小便白浊,有时发红。以中西药物治疗,收效甚微。现小便似米泔样,并有凝块,有时夹杂血块,发红,腰痛,全身酸软,纳差,无力参加劳动。查体:消瘦,面如土色,肉眼见小便似脂膏状。诊断:丝虫性乳糜尿。治疗方法:一诊刺阴陵泉穴、下髎穴出血。二诊刺阴陵泉穴、腰俞出血。三诊刺曲泽穴(右)出血。四诊刺阴陵泉穴、腰俞、太阳穴出血。第 4 次刺血后,小便清,自感体力增强。近期因农忙季节,劳累过度,尿中又出现白浊和红丝。五诊刺阴陵泉穴、曲泽穴出血。效果:患者 13 年的乳糜尿病史,经刺血治疗 5 次,症状消除。

[郑佩等 《刺血医镜》 安徽科学技术出版社 1999]

(三十八)痛风性关节炎

1.《刺血疗法治疗痛风性关节炎 23 例对照观察》

男 49 例,女 1 例;年龄 28~74 岁;病程 6 个月至 23 年。治疗方法:曲池(双)、阳池(单)、阳溪(双)、太冲(双)、丘墟(双)、商丘(双)、太溪(单)、阳陵泉(双)、血海(单),每次选用 2~3 穴交替使用。拍打穴位使局部充血,消毒后押手按压穴位两旁,使皮肤绷紧,用高压消毒小号三棱针,呈持笔状,露出针尖,用腕力迅速、平稳、准确地点刺穴位。深度视腧穴部深浅而定,随即退出,押手同时放松,然后拔火罐,出血量以 3~10 ml 为度。每周放血 1 次,急性发作期 2 次,3 次为一疗程,疗程间休息 1 周。结果:痊愈 10 例,显效 8 例,好转 5 例,有效率 100%。

[李兆文等 《中国针灸》 1993(4)11]

2.《刺络疗法治疗痛风性关节炎 30 例》

男 26 例,女 4 例;年龄 28~70 岁;病程

2 个月至 15 年。治疗方法:取病变关节局部阿是穴,消毒后持梅花针,以重叩手法于穴区垂直快速叩击,至局部皮肤潮红并有点状出血为度,后拔火罐,出血量一般为 2~10 ml,留罐 10 分钟。下肢关节病变选同侧井穴大敦、足窍阴、至阴、隐白、厉兑穴;上肢选同侧井穴少商、商阳、少冲、少泽、中冲穴,在针刺部位上下推按,使瘀血积聚一处,右手持三棱针对准穴位速刺入 0.1~0.2 cm,出针挤出 3~5 滴血。每次治疗选用 2 穴,可交替轮换选用。两种方法联合使用,急性期每周 3 次,缓解期每周 2 次,2 周为 1 疗程。结果:痊愈 16 例,好转 14 例。

[庞勇 《陕西中医》 1995(8)365]

3.《火针放血治疗痛风 105 例疗效观察》

男 99 例,女 6 例;年龄 37~74 岁;病程 3 天至 15 年不等。治疗方法:选行间、太冲、内庭、陷谷为主穴。湿热蕴结加丘墟、大都、太白,瘀血阻滞加血海、膈俞,痰浊阻滞加丰隆、脾俞,肝肾阴虚加太溪、三阴交,均取患侧穴。足部腧穴用粗火针,踝关节以上腧穴用细火针。穴位常规消毒后,将火针在酒精灯上烧至由通红转白亮时对准穴位速刺疾出,深度 0.3~1 寸。每穴 1~3 针,足部腧穴以出血为度。每次治疗总出血量控制在 100 ml 以内,每周治疗 1 次。结果:经 1~5 次治疗,痊愈 71 例,好转 25 例,总有效率为 91.4%。

[文绍敦 《中国针灸》 1996(3)23]

(三十九)风湿性关节炎

1.《"豹纹刺"治疗热痹(急性风湿性关节炎)61 例》

均为在突尼斯工作期间所治。取穴部位:循经取穴与局部取穴相结合,每次取穴 2~4 点。操作方法:常规消毒后,用粗毫针在穴位上下左右速刺 10 余次,以出血为度,施以"豹纹刺"。疗效:治愈(关节红肿热痛消退,活动功能正常,血沉、血常规均在正常范围内)27 例;好转(关节红肿热痛消失或好转,血沉仍高于正常值)30 例;无效(治疗前

后无明显变化)4例。

[虞成英 《四川中医》 1985(1)43]

2. 验案举例

女,45岁,突尼斯农民。患者肘、膝、腰游走性疼痛。反复发作5年,近半月来加重,就诊时膝关节肿胀,局部灼热,并见浅红色瘀斑数块,步行困难,ESR 56 mm/h。治疗取穴:委中、次髎。按"豹文刺"治疗,双侧委中出血约3 ml。复诊时,关节肿胀疼痛减轻。穴位改用肾俞、委中,共治疗4次,关节红肿热痛完全消失,活动功能正常。复查ESR为15 mm/h。

[虞成英 《四川中医》 1985(1)43]

3. 验案举例

男,25岁。全身游走性关节痛伴两手腕关节、指掌关节和两足踝关节肿胀4个月,不能行走。体检:体温正常,咽红,扁桃体Ⅰ度肿大,无脓性分泌物,两手腕关节、指掌关节和两足踝关节肿胀,活动受限。ASO 625U,ESR 54 mm/h。拟诊风湿性关节炎活动期,每隔12天刺血1次,取穴委中、足临泣、局部阿是穴。刺血治疗4次,关节肿胀消失,痛止,能自行活动。复查ASO 333U,ESR 10 mm/h。前后40天痊愈出院。

[王秀珍等 《刺血疗法》 安徽科学技术出版社 1986]

4. 验案举例

男,25岁。四肢关节疼痛月余,近几日右手腕关节肿胀,右肩关节疼痛加重,不能活动。ASO 833U,ESR 30 mm/h,T 39.4℃,WBC $1.4×10^9/L$,N 0.80,L 0.20。刺血曲泽及局部,同时给青霉素、链霉素肌注,连用3天。每隔1周刺血1次,共刺血6次,热退痛止,肿胀消失,复查ASO 333U,ESR 10 mm/h,治疗47天痊愈。

[王秀珍等 《刺血疗法》 安徽科学技术出版社 1986]

(四十)类风湿关节炎

《麦粒灸加叩刺拔罐法治疗类风湿关节炎120例》

男34例,女86例;年龄18～63岁;病程0.5～20年。治疗方法:先麦粒灸大椎、命门、双肾俞、肝俞、脾俞、足三里穴各5壮,再以梅花针叩刺病变关节肌肤至局部微渗血,然后于叩刺处拔罐约5分钟。均间日治疗1次,疗程3个月。结果:总有效率为89.16%,显效63.33%。

[黄迪君等 《成都中医药大学学报》 1996(1)17]

(四十一)雷诺综合征

《针刺治疗雷诺症31例》

男10例,女21例;年龄最大60岁,最小24岁。发病部位:发于双手指者27例,双足趾者1例,双手指双足趾者3例。治疗方法:用针刺加刺血法。发于手指者,主穴:缺盆,配穴:十宣、手三里、内关、小海。发于足趾者,主穴:三阴交、照海,配穴:足十趾尖、秩边、环跳主穴。放血3～5滴,其他配穴针刺得气后留针20分钟,每日针1次,18次为一疗程。按上述方法治疗2～4个疗程。结果:痊愈21例,显效10例;总有效率100%。

[张继武 《中国针灸》 1988(4)26]

(四十二)结节性红斑

1. 验案举例

女,32岁。双下肢小腿起红斑已2周,红斑大者如铜钱,小者如胡豆,较硬,凸出皮肤表面,有压痛,左侧3个红斑,右侧5个红斑,均分布在小腿下部内外两侧及后侧,下肢胀痛,局部有热感,脉稍数,舌红苔少。曾服西药无明显疗效。治疗方法:双下肢委中穴旁有紫色小静脉曲张,用三棱针浅刺之放血少许。再用毫针在双小腿8个红斑中心点各刺1针,刺入5分至1寸深,摇大针孔以泻之,出针时每个针眼各出血2～3滴。3日后来诊时,红斑缩小大半,仅有微痛感,再如法针 1 次,痊愈。

[谢继光 《上海针灸杂志》 1988(1)82]

2. 验案举例

女,22 岁。于 2 个月前开始右下肢酸软无力,行走疼痛,继则小腿下端肿胀疼痛,局限性硬结,皮色鲜红,感灼热、疼痛。查体:右腿内踝上下各有一个色泽鲜红之斑块,外踝上端有红斑两块;红斑大若杏,小若枣,质硬,皮肤紧绷,扪之灼热,压痛(+)。实验室检查:ESR35 mm/h。治疗方法:刺三阴交穴及红斑下端显露血管处出血。二诊刺病灶下方血络出血。三诊刺局部下方出血。效果:患者结节性红斑,经刺血治疗 3 次后,红斑全部消退而愈。

[郑佩等 《刺血医镜》 安徽科学技术出版社 1999]

(四十三)空调病

《刺络拔罐配合 TDP 照射治疗空调病 83 例》

男 52 例,女 31 例;年龄 16～78 岁;病程 1 天～1 个月;头痛 7 例,颈项痛 10 例,关节痛 13 例,背腰痛 32 例,膝关节痛 18 例,腕关节痛 3 例。治疗方法:阿是穴加局部取穴为主,辨证取穴为辅,头痛取头维、攒竹、太阳、阳白、百会、合谷;颈项取大椎、风池、后溪;肩关节取肩髎、肩贞、阳陵泉;背腰取相应华佗夹脊穴及背俞穴、委中,手针腰痛穴;膝关节取双膝眼、鹤顶;腕关节取阳池、阳谷、外关。患处消毒,持梅花针叩刺疼痛部位,阿是穴以出血为度,其他穴位以潮红无出血为宜,头痛者局部穴位点刺后挤血液 3～4 滴。刺络后在疼痛部位排罐数个,肌肉菲薄处用贴面拔罐法,留罐 15 分钟。起罐后再将 TDP 灯照射病灶上方,距皮肤 30～50 cm,照射 30 分钟,以患者感觉温热舒适为宜。远端穴位用一次性毫针针刺,留针 20 分钟,隔日治疗 1 次,5 次为一疗程。结果:治愈 46 例,显效 23 例,好转 11 例。

[秦黎虹 《辽宁中医杂志》 1995(10)47]

(四十四)输液反应

《耳尖穴点刺放血治验举隅》

用三棱针点刺耳尖穴,加体穴点刺,刺后挤压出血数十滴,治疗静脉输液发热反应 1 例。女,47 岁。因发热待查入观察室治疗,输液时出现发热反应。开始寒战,面色苍白,口唇青紫,即停止输液,肌内注射异丙嗪 50 mg。继之高热,体温 39℃,头痛、头晕,急取耳尖穴(双),上屏尖穴(双),用三棱针点刺放血,耳尖穴每穴放血 10 余滴。治疗后患者微汗出,自感头痛大减,30 分钟后体温降至 36.6℃。

[李兆洪 《上海针灸杂志》 1995(1)30]

(四十五)自主神经功能紊乱

验案举例

女,20 岁。两颧发热,潮红,午后尤甚,两眼干涩月余,伴头晕、乏力。查体:T 37.4℃,舌尖红,苔少,脉细数。诊为肝肾阴虚,虚阳上浮。先针刺太冲、内庭以滋阴潜阳,治疗 3 次,效果不显。后改取双侧太阳点刺出血各 3 ml,刺血 1 次后,自觉面部发热减轻,两颧仍发红,6 天后再刺太阳出血各 2 ml。两眼润泽,症状消失。

[朱广旗等 《贵阳中医学院报》 1996(4)32]

(四十六)钩端螺旋体病

验案举例

男,39 岁,农民。暴雨中涉水后数日,患者突然发生寒战、高热、全身酸痛,当地钩端螺旋体病暴发流行,发热持续 4 天不退。查体:T 40℃,急性热病容,双眼结膜充血,心肺(—),肝脾未触及,腓肠肌压痛明显。诊断:钩端螺旋体病。治疗方法:当即给予刺血治疗,取穴太阳、曲泽、阳交,针刺出血后,患者头痛顿减,全身舒服,想进食。次日体温即降至正常,未再予以治疗,病情逐渐好转至愈,步行回家。

[王秀珍等 《刺血疗法》 安徽科学技术出版社 1986]

(四十七)亚急性甲状腺炎

验案举例

女,31岁。3个月前曾有上呼吸道感染,继则出现右颈不适,渐渐肿大,微微作痛,在吞咽、咳嗽、转动头部时亦感疼痛不适。喉部似物梗阻,情绪紧张,心烦易怒。查体:双眼圈色泽灰暗,右甲状腺肿大,面积4.5 cm×3 cm。压痛(+),质稍硬,与周围组织无粘连,颈淋巴结(一),舌质淡紫,舌苔薄脉弦涩。实验室检查:ESR40 mm/h。B型超声波提示:右甲状腺偏大。诊断:亚急性甲状腺炎。治疗:刺太阳穴、人迎穴出血。二诊治疗:刺尺泽穴(右)出血。三诊治疗:刺人迎穴、足三里穴(均右)出血。四诊治疗:刺太阳穴、人迎穴(均右)出血。效果:患者经刺血治疗4次,甲状腺的炎症消散,肿块不见,病告痊愈。

[郑佩等 《刺血医镜》 安徽科学技术出版社1999]

十二、刺血治疗肿瘤疾病

(一)乳腺癌

验案举例

女,52岁。右侧乳房长一硬块,开始不痛,几个月后长成5 cm×6 cm包块,并出现疼痛,当地医院诊断检查诊为乳腺癌,建议至上海医院手术。上海医院亦活检确诊为乳腺癌,决定收住院治疗,但患者担心手术而返家中。此后包块一天比一天硬大,疼痛异常,不思饮食,形体日益消瘦,一位邻居介绍其行刺血疗法。三棱针治疗取穴右侧曲泽、右足三里、肿块局部的静脉,刺后拔火罐,总出血约20 ml。刺血后的当晚,疼痛减缓而能入眠,过几天硬块也渐小,约半个月后第2次刺血,取穴右侧曲泽、委中、乳房下缘。患者乳癌肿块逐渐缩小,约2个月全部消失,饭量增加,体重亦增加,恢复一切活动,16年后追访身体健康。

[王秀珍治疗 蒋文诚等整理 《江西中医药》1984(2)37]

(二)甲状腺腺瘤

1. 验案举例

男,38岁,干部。左侧颈部长一肿块,3个月未消,伴头昏、乏力、心悸、性情急躁、易出汗。诊断为甲状腺腺瘤,建议手术。查体:消瘦,无突眼、手颤。在左侧颈部有一约4 cm×4.5 cm大小之包块,表面光滑,随吞咽上下。基础代谢率测定为5.5%。治疗方法:取穴太阳、尺泽,针刺出血后,症状减轻,肿块开始缩小,1个月内肿块完全消失而愈。

[王秀珍等 《刺血疗法》 安徽科学技术出版社 1986]

2. 验案举例

女,43岁。10天前颈部生一肿块,颈前有压迫感,面色晦暗,左颈瘤体表皮光滑,不红不热,约4.5 cm×3.5 cm,随吞咽上下活动,舌苔黄腻,舌质淡紫,脉弦涩。治疗方法:一诊刺太阳、人迎(均左)出血。内服解郁散结、健脾祛湿中药3剂。二诊刺足三里穴出血。效果:第2次刺血后右颈瘤体全消,黄腻苔退净,面部黄褐斑消退,面色有华。随访4年病未复发。

[郑佩等 《刺血医镜》 安徽科学技术出版社1999]

(三)甲状腺囊肿

验案举例

女,45岁,工人。颈部肿大1个月,自觉嗓子受压不适,衣领扣不上。查体:左侧颈部有一约3 cm×4 cm之肿块,局部常规消毒后抽出13 ml液体。治疗方法:取穴太阳、尺泽,针刺出血。1周后复诊时,囊肿已消大半,其他症状减轻,刺血璇玑穴。20天后又刺血太阳,经3次刺血治疗后,囊肿不断缩小,2个月后完全消失。随访10年,囊肿未再复发。

[王秀珍等 《刺血疗法》 安徽科学技术出版社 1986]

(四)甲状腺乳头状囊腺瘤恶变

验案举例

男,38 岁,工人。8 个月前发现右下颌部有一 4 cm×5 cm×3 cm 包块,表面不红,质硬,按之不痛。外科手术治疗,术中所见:右胸锁乳突肌深处有一 9 cm×5 cm×4 cm 大小囊状物,与周围组织及血管粘连,术后局部照光两周。病理科报告为甲状腺乳头状囊腺瘤有恶变。外科准备行淋巴根治性切除术,手术准备就绪,患者突发高热,手术取消。先后去上海等地求治,均建议其做根治性手术,患者未同意。渐发生声音嘶哑,颈部紧束不畅,消瘦、乏力,后行术疗。诊断:甲状腺乳头状囊腺瘤恶变。治疗方法:取穴太阳、委阳,针刺出血后,感到颈部松畅,声音嘶哑减轻。复诊刺血尺泽,病情逐渐减轻。1 个月后三诊刺血曲泽、丰隆,诸症皆去,饮食增加,体质增强,正常上班工作。10 多年来多次随访,身体健康。

〔王秀珍等 《刺血疗法》 安徽科学技术出版社 1986〕

(五)右颌下淋巴囊肿

验案举例

男,19 岁,学生。1 年前发现右颌下肿大,不痛、不痒、不红,有胀感,包块逐渐增大。诊断为右颌下淋巴囊肿,建议手术,患者未同意。查体:右颌下可扪及一约 10 cm×8 cm 囊性肿块,无压痛。治疗方法:刺血取穴太阳、曲泽,三棱针点刺囊肿,局部流出黏性血水。10 天后二诊:右颌下包块缩小,刺血尺泽及局部。刺血治疗 3 次,包块消除,免除手术痛苦。

〔王秀珍等 《刺血疗法》 安徽科学技术出版社 1986〕

第九章 历代医家刺血疗法总汇

针刺放血疗法源远流长，早在中医医典《黄帝内经》中已形成体系，在其后2000多年的医学发展中，刺血疗法仍占有一席之地。临床上许多针灸医生在广泛应用，不少针灸典籍中提及且用于急危重症的治疗，至今在临床使用时常常取得神奇的疗效。

故在此依其内容整理出来，以便于对刺血疗法感兴趣的医务工作者阅读和了解，从而可作为临床治疗中的借鉴。

（一）发热

《素问·通评虚实论篇》："腋痈大热，刺足少阳五，刺而热不止，刺手心主三，刺手太阴经络者大骨之会各三。"

《素问·刺热篇》："肺热病者，先淅然厥，起毫毛，恶风寒，舌上黄，身热，热争则喘咳，痛走胸膺背，不得大息，头痛不堪，汗出而寒……刺手太阴、阳明，出血如大豆，立已。""热病先身重骨痛，耳聋，好瞑，刺足少阴，病甚为五十九刺。""热病先眩冒而热，胸胁满，刺足少阴、少阳。"

《素问·刺疟篇》："足太阳之疟，令人腰痛头重，寒从背起，先寒后热，熇熇喝喝然，热止汗出，难已，刺郄中出血。""足少阳之疟，令人身体解㑊，寒不甚，热不甚，恶见人，见人心惕惕然，热多汗出甚，刺足少阳。""疟发身方热，刺跗上动脉，开其空，出其血，立寒。"

《灵枢·热病篇》："热病先肤痛，窒鼻充面，取之皮，以第一针（镵针），五十九。""热病身重骨痛，耳聋而好瞑，取之骨，以第四针（锋针），五十九刺。""热病体重，肠中热，取之以第四针，于其腧及下诸指间，索气于胃络，得气也。""热病夹脐急痛，胸胁满，取之涌泉与阴陵泉，以第四针。""热病而汗且出……汗出太甚，取内踝上横脉以止之。"

《灵枢·刺节真邪篇》："大热遍身，狂而妄见、妄闻、妄言，视足阳明及大络取之。"

《铜人腧穴针灸图经》卷三："上星：以细三棱针刺之即宣泄诸阳热气，无令上冲头目……"卷五："少商：以三棱针刺之微出血，泄诸脏热凑，不宜灸。""委中者血郄也，热病汗不出，足热厥逆满，膝不得屈伸，取其经血立已。"

《素问病机气宜保命集》中风论第十："中风有汗身热，不恶风，葛根续命主之……宜针陷谷，刺厉兑。"针法附："热无度不可止，刺陷谷穴出血。"

"大烦热，昼夜不息，刺十指间出血，谓之八关大刺。"

《针灸聚英》卷二："热无度不止：陷谷血以泄热。"

《名医类案》卷五："一人年七旬，病体热麻，股膝无力，饮食有汗，妄喜笑，善饥，痰涎不利，舌强难言，声嘎不鸣，身重如山，李诊脉左手洪大而有力，是邪热客于经络之中也……又缪刺四肢，以泻诸阳之本，使十二经络相接而泻火邪，不旬日而愈。"

《东医宝鉴·杂病篇》卷三："伤寒大热不止，取曲池泻，绝骨补，陷谷（出血），八关大刺（十指间出血）。"

《循经考穴编》太阳经："攒竹：宜棱针刺之，宣泄诸阳之热，若三度刺，目当大明。"督脉经："上星：棱针出血，能宣泄诸阳热气。"

《针灸集成》卷二："若热极不能下气者，以绸系颈，则头额太阳及当阳血络自现，即以三棱针贯刺其血络，弃血如粪，神效。""热病极热，头痛引饮三日，以柔索缠肩下臂上，左右尺泽穴上下青络血贯，刺多出血，弃如粪汁，神效，出血与汗同，故也。"

《针灸甲乙经》卷七："热病汗不出，善呕

苦,痉,身反折,口噤,善鼓颔……上下取之出血,见血立已。"

《类经图翼》六卷:"冲阳,胃疟先寒后热,喜见日月光,得火乃快然者,于方热时刺之,出血立寒。"

《针灸逢源》卷五:"瘟疫六七日不解,以致热入血室,发黄身如烟熏,目如金色,口燥而热结,砭刺曲池出恶血,或用锋针刺肘中曲泽之大络,使邪毒随恶血而出,极效。"

(二)暑证

《儒门事亲》卷三:"余尝治大暑之病,诸药无效,余从其头数刺其痏,出血立愈。"

《针方六集》卷九:"十宣:三棱针出血,禁灸。治伤寒,不识尊卑,发沙。"

《针灸逢源》卷三:"又痧有青筋紫筋,或现于数处,或现于一处,必用针刺放去其毒血……再刮而痧出。"

《循经考穴编》手厥阴经:"中冲:主中风、中暑、中气等证,不省人事……出血为妙。"

(三)昏厥

《史记·扁鹊仓公列传》:"扁鹊过虢。虢太子死……试入诊太子……扁鹊乃使弟子阳厉针砥石,以取外三阳五会(百会)。有间,太子苏。"

《素问·刺疟篇》:"肝疟者,令人色苍苍然,太息,其状若死者,刺足厥阴见血。"

《灵枢·癫狂》:"脉癫疾者,暴仆,四肢之脉皆胀而纵,脉满,尽刺之出血,不满,灸之夹项太阳,灸带脉。"

《肘后备急方》卷一:"卒中恶死:视其上唇里弦,有青息肉如黍米大,以针决去之。"

《外科理例》卷一:"一妇患腹痛,脓胀闷瞀,卧针,脓出即苏。"卷六:"咽喉肿痛:一患者其气已绝,心头尚温,急针患处,出黑血即苏。"卷七:"一人风犬所伤,牙关紧急,不省人事,紧针患处出毒血,隔蒜灸,良久而醒。"

《针灸逢源》卷六:"妇人产后经行偶著恚怒,多有之如感臭秽瘴毒,暴死者名曰中恶,

视膝腕内有红筋,刺出紫血,或刺十指头出血,候醒以藿香正气散调之。"

《经穴会宗》附录:"十宣:各种急症闷闭,皆刺出血。"

《医学纲目》卷十:"中风不语,不省人事……怪穴又法,十指尖出血。"

《针灸大成》卷八:"凡初中风跌倒,卒暴昏沉,痰涎壅滞,不省人事,牙关紧闭,药水不下,急以三棱针,刺手十指十二井穴,当去恶血,又治一切暴死恶候,不省人事及绞肠痧,乃起死回生妙诀,少商二穴、商阳二穴、中冲二穴、关冲二穴、少冲二穴、少泽二穴。"

(四)癫狂

《素问·调经论》:"神有余则笑不休……神有余则泻其小络之血,出血勿之深斥,无中其大经,神气乃平。"

《灵枢·癫狂篇》:"癫疾始生,先不乐,头重痛,视举目赤,甚作极已,而烦心,候之于颜,取手太阳、阳明、太阴,血变而止。""狂始生,先自悲也,喜忘、苦怒、善恐者,得之忧饥,治之取手太阴、阳明,血变而止,及取足太阴、阳明。""狂始发,少卧不饥,自高贤也,自辩智也,自尊贵也,善骂詈,日夜不休,治之取手阳明、太阳、太阴、舌下少阴,视脉之盛者,皆取之,不盛,释之也。""狂言,惊,善笑,好歌乐,妄行不休者,得之大恐,治之取手阳明、太阳、太阴。""狂,目妄见,耳妄闻,善呼者,少气之所生也,治之取手太阳、太阴、阳明、足太阴、头、两顑。""狂者多食,善见鬼神,善笑而不发于外者,得之有所大喜,治之取足太阴、太阳、阳明、后取手太阴、太阳、阳明。""狂而新发,未应如此者,先取曲泉左右动脉及盛者,见血,有顷已,不已,以法取之,灸骶骨二十壮。"

《续名医类案》:"长山徐妪痫疾,手足颤掉,裸而走,或歌或哭,汉卿(明代医家)刺其十指端出血而痊。"

(五)癫痫瘛疭

《灵枢·癫狂篇》:"癫疾始作而反僵,因

而脊痛,候之足太阳、阳明、太阴、手太阳,血变而止。""脉癫疾者,暴仆,四肢之脉皆胀而纵,脉满,尽刺之出血。"

《灵枢·热病篇》:"热病数惊,瘛疭而狂,取之脉,以第四针,急泻有余者。""风痓身反折,先取足太阳及腘中血络出血,中有寒,取三里。"

《太平圣惠方》卷八十五:"耳后完骨上青络盛,卧不静,是痫候。清旦,大脉刺之,令血出也。"

《子午流注针经》卷下:"液门为荥,次陷中,惊悸痫热共头痛……三棱针刺即时灵。"

《神灸经纶》卷四:"癫痫病:先宜看耳后高骨间,见有青脉纹,抓破出血,可免其患。"

《针灸易学》卷下:"蛇曲驴翻,搐心战战,舌下有紫疔(舌下静脉曲张)治法,用针刺破舌下紫疔,烟油点之即愈。""摇头摆手,舌下有紫疔。治法,以针刺疔,雄黄点之即愈。""骆驼翻,如卧牛状,口发白沫,耳后有紫疔(小静脉曲张)。治法,用针刺破紫疔,以干牛粪烧灰,香油调擦,立效如神。""乌鸦狗翻,头疼头沉头痒,眼黑拥心发搐,先指甲青,后遍身青,上吐下泻不能言,小腹疼痛。乌鸦狗翻二症治法,如牙关已闭,急用箸别开,令病者卷舌,视之舌根下,或有红黄黑紫等泡,用针刺破出血,以雄黄末点之,炮药亦可。"

《针灸甲乙经》卷七:"热病汗不出,善呕苦,痓,身反折,口噤,善鼓颔,腰痛不可以顾,顾而有似拔者,善悲,上下取之出血,见血立已。"卷十一:"癫疾互引,口喎喘悸者,大迎主之,及取阳明、太阴,候手足变血而止。"

《名医类案》卷十二:"子和治一妇,年三十,病风搐目眩,角弓反张,数日不食……以镵针刺百会穴,出血二杯,立愈。"

《诸病源候论》卷四十五:"河洛间土地多寒,儿喜病噤……皆决舌下去血,灸颊以防噤。"

《千金要方》卷五上:"有噤者,舌下脉急,牙车筋急,其土地寒,皆决舌下去血,灸颊以防噤也。"

(六)破伤风

《灵枢·热病毒》:"风痉,身反折,先取足太阳腘中血络出血。"

《针灸大全》卷四:"破伤风,因他事搐发,浑身发热颠强:大敦二穴、合谷二穴、行间二穴、十宣十穴、太阳紫脉,宜锋针出血。"

《名医类案》卷十二:"江应宿曰:凡儿脐风,须看牙龈有水泡,点如粟粒,以银针挑破出污血,或黄脓少许而愈。"

(七)瘫痪

《元史·李杲传》:"陕帅郭巨济病偏枯,二指着足底不能伸,杲以长针刺骱中(委中),深至骨而不知痛。出血一二升,其色如墨,又且缪刺之,如此者六七,服药三月,病良已。"

《医学纲目》卷十二:"(垣)陕师,郭巨济,偏枯,二指着痹,足不能伸,迎先师治之,以长针刺委中,至深骨而不知痛,出血一二升,其色如墨,又且缪刺之,如是者六七次,服药三月,病良愈。"

《卫生宝鉴》卷二:"有曹通甫外郎妻萧氏……春月忽患风疾,半身不遂,语言蹇涩,精神昏愦,口眼㖞斜……予刺十二经井穴,接其经络不通,又灸肩井、曲池。"卷八:"真定府临济寺赵僧判……患中风,半身不遂,精神昏愦,面红颊赤,耳聋鼻塞,语言不出,诊其两手,六脉弦数……先以三化汤一两,内疏三两……次与至宝丹……又刺十二经之井穴,以接经络,翌日不用绳络,能行步。"

(八)头痛

《素问·刺疟篇》:"刺疟者……先头痛及重者,先刺头上及两额、两眉间出血。"

《素问·刺腰痛篇》:"腰痛,侠脊而痛至头,几几然,目䀮䀮欲僵仆,刺足太阳郄中出血。"

《灵枢·癫狂篇》:"癫疾始生,先不乐,头重痛,视举目赤,甚作极已而烦心,候之于颜,取手太阳、阳明、太阴，血变而止。"

《灵枢·热病篇》："热病面青脑痛，手足躁，取之筋间，以第四针（锋针），于四逆（在厥冷的四肢刺血）。"

《灵枢·厥病篇》："厥头痛，面若肿起而烦心，取之足阳明、太阴。""厥头痛，头脉痛，心悲，善泣，视头动脉反盛者，刺尽去血，后调足厥阴。""厥头痛，贞贞头重而痛，泻头上五行，先取手少阴，后取足少阴。""厥头痛，意善忘，按之不得，取头面左右动脉，后取足太阴。""厥头痛，项先痛，腰脊为应，先取天柱，后取足太阳。""厥头痛，头痛甚，耳前后脉涌有热，泻出其血，后取足少阳。"

《铜人腧穴针灸图经》卷三："百会：唐秦鸣鹤刺微出血，头痛立愈。"

《儒门事亲》卷一："其前五穴（神庭、上星、囟会、前顶、百会），非徒治目疾，至于头痛腰脊强，外肾囊燥痒，出血皆愈。"

《卫生宝鉴》卷二十二："风痰治验：参政杨公……忽病头旋眼黑，目不见物，心神烦乱，兀兀欲吐，复不吐，心中如懊憹之状，头偏痛，微肿而赤色，腮颊亦赤色，足胻冷……高巅之上，射而取之。予以三棱针约二十余处刺之，其血紫黑，如露珠之状，少顷，头目便觉清利，诸证悉减。"卷二十三："上热下寒治验：中书右丞姚公茂……头面赤肿而痛，耳前后肿尤甚，胸中烦闷，咽嗌不利，身半以下皆寒，足胫尤甚……遂于肿上约五十余刺，其血紫黑如露珠之状，顷时肿痛消散……"

《外科理例》卷三："一老冬月头面耳项俱肿，痛甚，便秘脉实……遂砭患处，出黑血，仍投前药，即应……恶血既去，其药自效。"

《续名医类案》："楼全善（明代医家）治一老妇人，头病岁久不已。因视其手足，有血络皆紫黑，遂用三棱针尽刺出其血，如墨汁者数盏。后视其受病之经刺灸之，而得痊愈。"

《医学纲目》卷十五："肾厥头痛，治在涌泉。""尝治一老妇人头痛，久岁不已，因视其手足有血络，皆紫黑，遂用三棱针尽刺，出其血，如墨汁者数盏，后视其受病之经，灸刺之，

而得痊愈。"

《循经考穴编》督脉经："囟会：若真头痛，宜棱针于此穴出血。"足太阳经："曲差：主偏正头风，头疮鼻衄，目视不明，鼻气不利，棱针出血为妙。"

《针灸易学》卷下："喜雀翻，心疼头疼，眼黑浑身疼，舌下有紫疔。治法，用针刺破舌下紫疔，雄黄点之，再饮雄黄酒即愈。"

《针灸集成》卷一："太阳二穴：治头风及偏头痛，针出血。"卷二："热病极热，头痛引饮三日：以柔索缠肩下臂上，左右尺泽穴上下青络血贯，刺多出血，弃如粪汁，神效。"

《子午流注针经》卷下："液门为荥，次陷中，惊悸痫热共头痛……三棱针刺即时灵。"

《针灸大成》中"唐高宗头痛，泰鸣鹤曰：'宜刺穴会出血'。武庄曰：'岂有至尊头上出血之理。'已易刺之，微出血，立愈。"

（九）眩晕

《名医类案》卷二："东垣治参政年近七十，春间病面颜郁赤，若饮酒状，痰黏稠，时眩晕，如在风云中……风治上焦，譬犹鸟集高巅，射而取之，即以三棱针于前眉际疾刺二十余，出紫黑血约二合许，时觉头目清利，诸苦皆去，自后不复作。"卷六："有人每头眩，则头不得举，目不能视，积年，华佗悉解其衣，且倒悬头，去地三寸，以濡布拭体，令周匝，视诸脉尽出五色，仍命其徒，以铍刀决脉，五色尽，视赤血出，乃下膏摩，被覆汗出周匝，以亭苈散饮之，旋愈。"卷六："高宗苦风眩头重，目不能视……鸣鹤刺百会及脑户出血……吾眼明矣。"

（十）衄血

《灵枢·杂病篇》："衄而不止，衃血流，取足太阳；衃血，取手太阳。不已，刺宛骨下；不已，刺腘中出血。"

《循经考穴编》足太阳经："曲差……头疮鼻衄，目视不明，鼻气不利，棱针出血为妙。"

《卫生宝鉴》卷十："清肺饮子治衄血、吐

血久不愈。服此药,以三棱针刺气冲穴出血,立愈。"

(十一)心痛

《素问·缪刺论篇》:"邪客于足少阴之络,令人卒心痛,暴胀,胸胁支满,无积者,刺然骨之前出血。如食顷而已,不已,左取右,右取左。"

《灵枢·热病篇》:"心疝暴痛,取足太阴,厥阴,尽刺去其血络。"

《针灸甲乙经》卷七:"心痛,卒咳逆,曲泽主之,出血则已。""卒心痛,汗出,大敦主之,出血立已。"

《千金翼方》卷二十七:"卒心疝暴痛,汗出,刺大敦,左取右,右取左,男左女右,刺之出血,立已。"

《针灸易学》卷下:"龟翻,其症两鬓有紫筋,伸头弯腰心疼,治法,用针挑破紫筋。""血拥心,七日拥脱或痛,针舌根,又舌下有黑泡,针破,雄黄点之,前后心轻轻打出红黑圈,即愈。""喜雀翻,心疼头疼,眼黑,浑身疼,舌下有紫疔,治法,用针刺破舌下紫疔,雄黄点之。""醋猪翻,四肢厥冷,浑身战战,心疼心热,舌下有紫疔,治法,用针挑破紫疔,以小盐点之。""象翻,病者流鼻,心疼时迷,治法,用针挑两肩……灸出血,雄黄点之。""鹰翻,撇嘴心疼昏迷,用针刺膀弯、腿弯出血,以雄黄点之。""螳螂翻,头斜不正,心痛昏迷,治疗方法:将膊弯紫筋挑破……"

《针灸集成》卷二:"卒心胸痛,汗出:间使、神门、列缺、大敦刺出血。""霍乱,心胸满痛,吐食肠鸣:中脘、内关、关冲、列缺、三阴交刺出血。"

(十二)惊悸

《灵枢·四时气篇》:"善呕,呕有苦,长太息,心中澹澹,恐人将捕之……取三里以下,胃气逆,则刺少阳血络以闭胆逆。"

《灵枢·癫狂篇》:"癫疾始作而引口啼呼喘悸者,候之手阳明、太阳,左强者攻其右,右强者攻其左,血变而止。"

《灵枢·禁服篇》:"……紧则先刺而后灸之,代则取血络而后调之……"

《针灸甲乙经》卷十一:"癫疾互引,口喎,喘悸者,大迎主之,及取阳明、太阴,候手足血变而止。"

《太平圣惠方》卷九十九:"百会:多睡心烦,惊悸无心力,忘前失后,吃食无味,饮酒面赤,鼻塞,针入二分,得气即泻,如灸数至一百五,即停,三五日讫,绕四畔,以三棱针刺,令出血。"

《子午流注针经》卷下:"液门:惊悸痫热共头痛……三棱针刺即时灵。"

《循经考穴编》手少阴经:"灵道:悸。""少冲:主心跳,喜怒不常,心下痞闷,宜棱针出血。"

(十三)哮喘

《素问·刺腰痛篇》:"中热而喘,刺足少阴,刺郄中出血。"

《素问·藏气法时论篇》:"肺病者,喘咳逆气,肩背痛,汗出,尻阴股膝髀腨胻足皆痛……取其经,太阴、足太阳之外,厥阴内血者。""肾病者,腹大胫肿,喘咳身重,寝汗出,憎风……取其经,少阴、太阳血者。"

《素问·刺热篇》:"肺热病者,先淅然厥,起毫毛,恶风寒,舌上黄,身热,热争则喘咳,痛走胸膺背,不得大息,头痛不堪,汗出而寒……刺手气太阴、阳明,出血如大豆,立已。"

《灵枢·癫犯篇》:"短气,息短不属,动作气索,补足少阴,去血络也。"

《灵枢·杂病篇》:"中热而喘,取足少阴,腘中血络。"

《针方六集》卷五:"少冲:哮喘,咽肿如有息肉,胸膈痛(宜三棱针出血)。"

《千金要方》卷三十:"咳喘,曲泽出血立已,又主卒咳逆,逆气。"

《千金翼方》卷二十七:"又刺手太阴出血,主肺热气上咳嗽,寸口是也。"

《子午流注针经》卷下："少商肺井注心中,寒热咳逆喘胀冲……三棱针刺血为功。"

《针灸易学》卷下："声如鹌鹑,舌下有紫疔。治方,用针刺疔出血,以鹌鹑网烧灰,黄酒送下。"

《济生拔粹》卷三："治热劳上气喘满,腰背强痛,刺足太阳经肺俞二穴……次针手太阴经尺泽二穴。"

(十四)腹胀、腹痛

《素问·藏气法时论篇》："肾病者……虚则胸中痛,大腹小腹痛,清厥,意不乐,取其经,少阳、太阳血者。"

《素问·刺疟篇》："胃疟者,令人且病也,善饥而不能食,食而支满腹大,刺足阳明太阴横脉出血。"

《灵枢·杂病篇》："腹痛,刺脐左右动脉,已刺按之,立已。"

《灵枢·热病篇》"热病夹脐急痛,胸胁满,取之涌泉与阴陵泉,取以第四针。"

《针灸聚英》卷二："小腹满:或腹中急痛,刺刮委中,或夺命穴等处。""腹痛:气冲心而死,刺刮委中穴。"

《针灸集成》卷一："腹胁及诸处流注刺痛不可忍:随其痛,每一处以三棱针刺四五穴,随痛随针,亦敷缸灸累处,神效。"卷二："腹中积聚,气行上下……痛气随往随针,敷缸灸必以三棱针。"

《针灸大成·东垣针法》："脾胃虚弱,感湿成痰,汗大泄,妨食。三里、气冲,以三棱针出血,若汗不减,不止者,于三里穴下三寸上廉穴出血。"

《名医类案》卷四："霍乱欲吐不吐,欲泻不泻,心腹绞痛,脉之沉伏如无,此干霍乱也,急令盐汤探吐,宿食痰涎碗许,遂泻……针刺手足眉心,出血为度。"

《医学纲目》卷二十二:"(世)治绞肠痧症,手足厥冷,腹痛不可忍者,以手蘸温水,于病者膝弯内拍打,有紫黑处,以针刺去恶血即愈。"

《东医宝鉴·杂病篇》卷五:"干霍乱者……俗名绞肠痧者,盖言痛之甚也,北方刺青筋以出气血,南方刮胸、背、手、足以行气血,俱能散病,然出气血不如行气血之为愈也。"

(十五)呕吐

《灵枢·四时气篇》："善呕,呕有苦,长太息,心中澹澹,恐人将捕之……取三里以下,胃气逆则刺少阳血络以闭胆逆。"

《针灸甲乙经》卷七："热病汗不出,善呕苦……上下取之出血,见血立已。"

《针灸易学》卷下："猴腰翻,其形瘸跌壅心,发热呕吐,胳肋肢内有紫泡。治法,用针刺破紫泡即愈。""老鹳翻,恶心,舌根强硬,呕吐不止,舌下有红疔。治方,针破红疔,用火药点之,治同老鸦。""蜈蚣翻,头出冷汗,拥心吐黄水,脊骨两旁有紫筋。治法,用针刺破紫筋,以雄黄点之即愈。""吭声不断,恶心,上吐下泻,舌下有紫疔。治法,用针刺破紫疔,以小盐点之即愈。""血腥抹心,其症饮食时即闻腥气。治法,舌下有紫疔刺破出血,雄黄点之。如不愈,细辛扫眼窝,内有紫泡,针破出血即愈。"

(十六)泄泻

《素问·藏气法时论篇》："脾病者……虚则腹满肠鸣,飧泄,食不化,取其经,太阴、阳明、少阴血者。"

《素问·刺热篇》："脾热病者……身热,热争则腰痛,不可用俯仰,腹满泄,两颔痛……刺足太阴、阳明。"

《素问·调经论篇》："志有余则腹胀飧泄……则泻然筋血者。"

《名医类案》卷八："一少年患血痢,用涩药取效,致痛风叫号,此恶血入经络也……刺委中,出黑血三合而安。"

《循经考穴编》足阳明经："天枢:若痢后手挛,针头向上泻之,足挛,针头向下泻之,更于委中出血。"

(十七)黄疸

《肘后备急方》卷二:"急黄若已深,应看其舌下两边,有血脉弥弥处,芦刀割破之,紫血出数升,亦歇。然此须惯解割者,不解割,忽乱伤舌下青脉,血出不止,便杀人。"

《扁鹊神应针灸玉龙经》磐石金直刺秘传:"浑身发黄:至阳(灸)、委中(出血)。"

《针灸逢源》卷五:"瘟疫六七日不解,以致热入血室,发黄,身如烟熏,目如金色,口燥而热结,砭刺曲池出恶血,或用锋针刺肘中曲泽之大络,使邪毒随恶血而出,极效。"

(十八)癃闭

《灵枢·邪气脏腑病形篇》:"三焦病者,腹胀气满,小腹尤坚,不得小便,窘急,溢则为水,留即为胀,候在足太阳之外大络,大络在太阳、少阳之间,赤见于脉,取委阳。"

《灵枢·四时气篇》:"小腹痛肿,不得小便,邪在三焦约,取之太阳大络,视其络脉与厥阴小络结而血者。"

《灵枢·热病篇》:"癃,取之阴跷及三毛上及血络出血。""男子如蛊,女子如怕,身体腰背如解,不欲饮食,先取涌泉见血,视跗上盛者,尽见血也。"

《外台秘要》卷二十七:"崔氏疗小便不通方:足大蹞趾奇闻有青脉,针挑血出,灸三壮愈。"

(十九)疟疾

《素问·疟论篇》:"疟之且发也……审候见之在孙络盛坚而血者皆取之,此真往而未得并者也。"

《素问·刺疟篇》:"足太阳之疟,令人腰痛,头重,寒从背起,先寒后热,熇熇暍暍然,热止汗出,难已,刺郄中出血。""诸疟而脉不见,针十指间出血,血去必已,先视身之赤如小豆者尽取之。""疟脉满大急,刺背俞,用中针,旁伍胠俞(即谚语穴)各一,适肥瘦出其血也。""先其发时如食顷而刺之,一刺则衰,二

刺则知,三刺则已;不已刺舌下两脉出血,不已刺郄中盛经出血,又刺项已下侠脊者必已。""风疟,疟发则汗出恶风,刺三阳经背俞之血者。"

《针灸甲乙经》卷七:"疟,寒厥及热厥,烦心善哕,心满而汗出,刺少商出血立已。"

《儒门事亲》:"会陈下有病疟二年不愈者……正当发时,余刺其十指出血,血止而寒热立止。"

(二十)项背腰痛

《素问·藏气法时论篇》:"心病者……虚则胸腹大,胁下与腰相引而痛,取其经,少阴、太阳、舌下血者。"

《素问·刺疟篇》:"肾疟者,令人洒洒然,腰脊痛宛转,大便难……刺足太阳、少阴。""刺疟者……先腰脊痛者,先刺郄中出血。""先足胫酸痛者,先刺足阳明十指间出血。……箭酸痛甚,按之不可,名曰箭髓病,以镵针针绝骨出血,立已。"

《素问·刺腰痛篇》:"足太阳脉令人腰痛,引项脊尻背如重状,刺其郄中太阳正经出血。""少阳令人腰痛,如以针刺其皮中,循循然不可以俯仰,不可以顾,刺少阳成骨之端出血。""阳明令人腰痛,不可以顾,顾如有见者,善悲,刺阳明于胻前三痏,上下和之出血。""足少阴令人腰痛,痛引脊内廉,刺少阴于内踝上二痏。""厥阴之脉令人腰痛,腰中如张弓弩弦,刺厥阴之脉,在腨踵鱼腹之处,循之累累然,乃刺之。""解脉令人腰痛,痛引肩,目䀮䀮然,时遗溲,刺解脉,在膝筋肉分间,郄外廉之横脉出血,血变而止。"

《灵枢·五邪篇》:"邪在肾,则病骨痛阴痹,阴痹者,按之而不得,腹胀腰痛,大便难,肩背颈项强痛,时眩,取之涌泉、昆仑,视有血者尽取之。"

《灵枢·五乱篇》:"乱于臂胫,则为四厥……气在于臂足,取之先去血脉,后取其阳明、少阳之荥输。"

《针灸甲乙经》卷七:"腰痛不可以顾,顾

而有似拔者,善悲,上下取之出血,见血立已。"

《素问病机气宜保命集·针法附》:"腰痛不可忍,针昆仑及刺委中出血。"

《丹溪心法·腰痛七十三》:"腰痛……血滞于下,委中穴刺出血,妙,仍灸肾俞、昆仑,尤佳。"

《济生拔粹》卷三:"治忽然气滞腰疼,不可俯仰,刺足太阳络神关二穴……即志室也,次针足厥阴经行间二穴。""今附,久虚人腰痛刺而复发者,腰重不能举体,刺足太阳经委中二穴,在 中央约文中动脉,取经血而愈。"

《针灸聚英》卷二:"腰痛:血滞于下,委中出血,灸肾俞、昆仑。"席弘赋:"委中腰痛脚挛急,取得其经血自调。"

《医学入门·杂病穴法》:"腰痛环跳委中神,若连背疼昆仑武。轻者委中出血,便愈……"

《类经图翼》七卷:"委中:凡肾与膀胱实而腰痛者,刺出血妙。"

《循经考穴编》手少阳经:"三阳络:挫伤腰疼,宜弹针出血。"

《千金要方》卷三十:"委中,凡腰脚重痛,于此刺出血。"

《医宗金鉴》卷八十五:"环跳主治中风湿,股膝筋挛腰痛疼,委中刺血医前证,开通经络最相应。"

(二十一)疔疮疖肿

《素问·长刺节论篇》:"治腐肿者,刺腐上,视痈小大深浅刺,刺大者多血,小者深之,必端内针为故止。"

《灵枢·官针篇》:"赞刺者,直出直入,数发针而浅刺之出血,是谓治痈肿也。"

《灵枢·玉版篇》:"故已成脓血者,其惟砭石铍锋之所取也。"

《灵枢·痈疽篇》:"痈发四五日逞焫之。发于腋下赤坚者,名曰米疽,治之以砭石,欲细而长,疏砭之……"

《外台秘要》卷三十:"疔肿:用法以针刺疮中心,深至疮根,并刺四畔,令血出,以刀刮取药如大豆许,内疮上。"

《儒门事亲》:"一省椽,背项常有痤疖,愈而复生,戴人(张子和)曰:太阳血有余也。先令涌泻之,次于委中以铍针出紫血,病更不复作也。"

《卫生宝鉴》卷十三:"二仙散:治疗肿恶疮……三棱针刺疮见血,待血尽,上药,膏药盖之,不过三易,决愈。"

《外科精要》:"一男子,患背疽肿痛,赤晕尺余,重如负石。其势当峻攻,其脉又不宜。遂砭赤处,出紫血碗许,肿痛顿退。"

《奇效良方》卷五十四:"治一切疔肿、悬痈,右用苍耳根茎苗,但取一束,烧为灰,醋泔蓝靛和如泥,先以针刺疮上及四边数下,令血出,度药气可以入针孔中,即去血敷药。"

《外科理例》卷四:"一妇六十,右耳下天容穴间一疔,其头黑靥,四边泡起,黄水时流,浑身麻木,发热谵语,时时昏沉,六脉浮洪,用乌金散汗之,就用铍针,刺疮心不痛,周遭再刺十余下,紫黑血出,方知疼痛。""疔疮:一人胸患,遍身麻木,脉数而实,急针出恶血,便明灸数壮,始痛。""一郑氏举家生疔,多在四股,皆食死牛肉所致,刺去恶血。""疔疮:若患在手足,红系攻心腹者,就于系尽处刺去恶血。"

《针灸逢源》卷五:"疔疮初发,必用铍针刺入疮心四五分,挑断疔根,令出恶血。""疔疮……毒气内攻,走黄不住,疮必塌陷,按经寻之,有一芒刺直竖,乃是疔苗,急用针刺出恶血,即在刺处用艾灸三壮,以宣余毒。"卷六:"又有红丝疔发于手掌及骨节间,初起小疮,渐发红丝,上攻手膊,急用针于红丝尽处砭断出血,寻至初起疮上挑破,用蟾酥条。"

《针灸集成》卷二:"瘰疔……发于肘内,而痛日久则成脓,脓后,则针破出脓;未脓前灸骑竹马穴各七壮,即愈。"

《治疗汇要》:"委中穴刺之不独疔疮有效,即如痈疽发背红肿均有效……"

(二十二)丹毒

《医心方》卷十七:"小品方云:丹毒者……能以锋针镵去其血,然后敷药,大良。"

《素问病机气宜保命集·疮疡论》:"治金丝疮,一云红丝瘤,其状如线或如绳,巨细不等,经所谓丹毒是也……法当于疮头截经而刺之,以出血……立愈。"

《外科理例》卷七:"一儿周岁患丹毒,延及遍身如血染,用磁锋击刺,遍身出黑血。""一小儿腿患丹如霞,游走不定,先以麻油涂患处,砭出恶血。""一小儿遍身皆赤,砭之,投解毒药即愈。""一人患丹毒,焮痛,便秘,脉数而实……令砭患处去恶血。""丹毒……如霞片者,须砭去恶血为善,如肿起赤色,游走不定者,宜先以升麻油涂患处砭之,以泄其毒。凡从四肢起入腹者不治。须知丹有数种,治者有数法,无如砭之为善,常见患稍重者不用砭法,俱不救也。""治小儿丹毒色赤,游走不定,用细瓷器击碎,取有锋芒者一块,以筯一根,劈开头尖,夹之以线缚定,两指轻撮筯梢,令瓷器芒者正对患处,悬寸许,再用筯一根频击筯头,令毒血遇刺皆出。"

《续名医类案》:"张子和治黄氏小儿面赤肿,两目不开,以镵针刺轻砭之,除两目尖外,乱刺数十针,出血乃愈。此法人多不肯从,必治病不可谨护。"

《薛己医案》:"一小儿,臀患赤晕走彻,令人频吮患处,使其毒聚于吮所,刀砭出黑血,余晕涂以神功散……月余后,两足赤肿,仍以前法治之而痊。"

《医宗金鉴·外科心法要诀》:"腿游风在绕腿生,赤肿如云焮热疼,荣卫风热相搏滞,宜砭出血双解清(服双解通圣散)。""赤白游风……此证发于肌肤,游走无定,起如云片,浮肿焮热,痛痒相兼,高累如粟。……游走太速者,砭之……"

《针灸集成》卷二:"风丹及火毒:以三棱针,无间乱刺当处及晕畔,多出恶血,翌日更看赤气所在,如初乱刺,弃血如粪,神效。""火丹毒谓游风,入胸腹则死:即用利针周匝红处,多出恶血,翌日更观红赤处,如上针刺,效。"

(二十三)虫蛇咬伤

《外台秘要》:"先以针刺螫处出血,然后愈之。"

《神应经·杂病部》:"蝎、蜥、蛇、犬、蜈蚣伤,痛不可忍者,各详其经络部分,逆顺戚气刺之。盖逆顺戚气者,气随经直泻,不欲呼吸,使毒气行经也。"

《针灸集成》卷二:"蛇咬:咬处在左,针刺右边相对处出血;又刺头顶上旋毛中,神效;又勿论轻重,即针不咬边内太冲及阴陵泉穴,大效。"

(二十四)犬咬伤

《千金要方》卷二十五:"凡猘犬所啮,未尽其恶血毒者,灸上一百壮,已后当日灸一壮,若不血出,刺出其血,百日灸乃止。"

《外科理例》卷七:"一人风犬所伤,牙关紧急,不省人事,紧针患处出毒血,隔蒜灸良久而醒。"

(二十五)瘙痒

《灵枢·终始篇》:"痒者阳也,浅刺之。"

《针灸易学》卷下:"挠痒翻,浑身刺挠,舌下有紫疗(舌下静脉曲张)。治法,用针刺破舌下紫疗出血即愈。"

《儒门事亲》卷一:"其前五穴(神庭、上星、囟会、前顶、百会),非徒治目疾,至于头痛腰脊强,外肾囊燥痒,出血皆愈。""桑惠民病风,而黑色,畏风不敢出,抓搔不已,眉毛脱落,作癞医三年。一日戴人(张子和)到棠溪,来求治于戴人。戴人曰:非癞也……宜先刺其面,大出血,其血当如墨色,三刺血变色。于是下针,自额上就铓针,直至颅顶,皆出血,果如墨色。偏肿处皆针之,唯不针目锐眦外两旁,盖少阳经,此少血多气也。隔日又针之,血色乃紫,二日外又刺,其血色变赤。初针时痒,再刺则额觉痛,三刺其痛不可任,盖邪退而然也。待二十余日,又轻刺一遍方已,每刺必以水洗其面血。十日黑色退,一月面稍赤,三月乃工白。""一女子年十五,两股间湿癣,长三四寸,下至膝发痒,时爬搔,汤火俱不解。痒定,黄赤水流,痛不可思……戴人以铋针磨令尖快,当以痒时,于癣上各刺百余针,其血出尽,煎盐汤洗之。如此四次,大病方除。"

(二十六)牙疳坏疽

《医宗金鉴·外科心法要诀》:"青腿牙疳……宜其血气,通其经络,使毒不得凝结。外用砭法,令恶血流出,以杀毒势……盖黑血出,则阴气外泄,阳气则随阴气而下降,两相交济,上下自安也。由是习为成法,其中活者颇多……砭刺出血法:此法用三棱针,形如锥挺者,向腿之青黑处,勿论穴道,量黑之大小,针一分深,或十针、二十针俱可,务令黑血流出……当顶刺破,用罐拔法。"

《太平圣惠方》:"急性牙疳,唇颊边或者有黑脉,即须针出恶血。"

(二十七)瘀血作痛

《素问·缪刺论篇》:"人有所堕坠,恶血留内腹中满胀,不得前后……刺足内踝之下,然骨之前血脉出血,刺足跗上动脉,不已,刺三毛上各一痏,见血立已。"

《针灸大成·东垣针法》:"视前痛者,当先取之,是先以缪刺,泻其经络之壅者,为血凝而不流,故先去之,而治他病。""(五乱)气在于臂,足取之,先去血脉,后取其手足阳明之荥、俞……视其足臂之血尽取之。"

《名医类案》:"一少年患血痢,用涩药取效,致痛风呼号,此恶血入经络也。与四物汤加桃红、红花、牛膝、黄芩、陈皮、生甘草,煎入生姜,研潜行散……又刺委中,出黑血三合而安。"

《整体类要》:"凡因杖疮跌仆之症,患处有瘀血,止宜砭法,服壮元气之剂。"

《针灸聚英·铜人指要赋》:"贼邪新客,未有定处……先去血脉,而后调之。"

《医宗金鉴·内治杂证法》:"瘀血作痛,伤损之证肿痛者,乃瘀血凝结作痛也……宜先刺去恶血以通壅塞,后用四物汤以调之。"

(二十八)痄腮发颐

《灵枢·杂病篇》:"颇痛,刺手阳明与颇之盛脉出血……刺足阳明曲周动脉,见血立已……"

《针灸集成》卷二:"虾蟆瘟:瘟热大炽,咽肿闭塞,口噤不语、不食,额下亦肿……急以三棱针贯刺头额上当阳(经外奇穴,位于瞳孔直上入发际1寸处)血络及太阳血络,多出恶血,继以绸系其肩下臑上,即针刺左右尺泽大小血络及委中血络,并弃血如粪。"

《重楼玉钥》卷上:"双搭颊风……初起面颊两边红肿,发热恶寒……宜用破皮针出血。不可针挑深。"

(二十九)失音喉痹舌肿

《素问·缪刺论篇》:"嗌中肿,不能内唾,时不能出唾者,缪刺然骨之前,出血立已,左刺右,右刺左。"

《灵枢·终始篇》:"重舌,刺舌柱以铍针也。"

《灵枢·顺气一日分为四时篇》:"病变于音者,取之经,经满而血者。"

《灵枢·寒热病篇》:"暴喑气鞭,取扶突与舌本出血。"

《针灸大成》卷九:"至于走马喉闭,生死人在反掌间,砭刺出血则病已。尝治一妇人木舌胀,其舌满口,令以铋针(铍针)锐而小者砭之,五七度,三日方平。计所出血几盈斗。"

《针灸聚英》:"昔余以治一妇人,木舌肿,其舌满口,诸药不愈,余以铋针小而锐者砭之五七度,肿减,三日方平。计所出血几盈斗。"

《儒门事亲》卷六:"南邻朱老翁,年六十余岁,身热数日不已,舌根肿起,和舌尖亦肿,肿至满口,比元舌大二倍,一外科以燔针刺其舌两旁下廉泉穴,病势转凶,将至巅巇,戴人曰,血实者宜决之,以铍针磨令锋极尖,轻砭之,日砭八九次,血出约一二盏,如此者三次,渐而血少痛减肿消。"

《千金方》:"治舌卒肿满口,刺舌下两边大脉出血。"

《外科发挥》:"一男子咽喉肿闭,牙关紧急,针不能入。先针少商二穴,出黑血,口即开,更针患处,饮清咽利膈散,一剂而愈。"

《续名医类案》:"楼全善治一男子喉痹,于太溪穴刺出黑血半盏而愈。由是言之,喉痹以恶血不散故也。凡治此疾,暴者必先发散;发散不愈,次取痰;不愈,又次取污血也。"

(三十)眼疾目瘤

《儒门事亲》:"余尝病目疾,或肿或翳,作止无时……病目百余日,羞明隐涩,肿痛不已。忽眼科姜仲安云:宜上星至百会,速以铍针刺四五十刺,攒竹穴、丝竹(空)穴上兼眉际一十刺,反鼻两孔内,以草茎弹之,出血三处。出血如泉,约二升许。来日愈大半,三日平复如故。余自叹曰:百日之苦,一朝而解,学医半世,尚阙此法,不学可否?""一日,卫寿之与子和入食肆中,见一夫病一瘤,正当目之上网眦,色如灰李,下垂复目之睛,不能视物。子和谓寿之曰:吾不待食熟,则立取此瘤,卫未之信也。子和曰:吾与尔取此瘤何如? 其人曰:人皆不敢割。子和曰:吾非用刀割,别有一术焉。其人从之,乃引入一小室中,令仰卧一床,以绳束其肘,刺乳中大出血,先令以手揉其目瘤上,亦刺出雀粪,立平出户。寿之大惊,子和曰:人之有技,可尽窥乎!""昔一士人赵仲温,赴试暴病,两目赤胀,睛翳不能识路,大痛不任,欲自寻死。一日与同侪释闷,坐于茗肆中,忽钩窗脱钩,其下正中温额上,鬓际裂长三四寸,紫血流数升,血止自快,能通路而归。来日能辨屋脊,次见瓦沟,不数日复故。此不药不针,误出血而愈矣。""戴人女僮至西华,目忽暴盲不见物。戴人曰:此相火也,太阳、阳明血气俱盛。乃刺其鼻中、攒竹

穴与顶前五穴,大出血,目立明。"

《针灸大成》卷九:"眼生倒睫卷毛者……用手法攀出内睑向外,速以三棱针出血,以左手爪甲迎其针锋立愈。目眶久赤烂,俗呼为赤瞎。当以三棱针刺目眶外,以泻湿热而愈。偷针眼,视其背上有细红点如疮,以针刺破即瘥,实解太阳之郁热也。"

《奇效良方》:"太阳二穴,在眉后陷中太阳紫脉上是穴,治眼红肿及头痛,宜用三棱针出血。"

(三十一)耳聋、耳鸣

《素问·藏气法时论篇》:"耳聋嗌干,取其经,太阴足太阳之外厥阴内血者。"

《灵枢·厥病篇》:"耳鸣,取耳前动脉。"

(三十二)腹水肿胀

《灵枢·水胀篇》:"肤胀者……腹大身尽肿……鼓胀身皆大,大与肤胀等也……先泻其胀之血络,后调其经,刺去其血络也。"

《灵枢·四时气篇》:"风痜肤胀,为五十七痏,取皮肤之血者,尽取之。""徒痜,先取环谷(即脐中)下三寸,以铍针针之,已刺而筩之,而内之,入而复之,以尽其痜,必坚,来缓则烦悗,来急则安静,间日一刺之,痜尽乃止。"

《灵枢·刺节真邪篇》:"津液内溢,乃下留于睾,血道不通,日大不休……此病荣然有水,不上不下,铍石所取。"

(三十三)痹证

《灵枢·经脉篇》:"故诸刺络脉者,必刺其结上,甚血者虽无结,急取之以泻其邪而出血,留之发为痹也。"

《灵枢·寿夭刚柔篇》:"久痹不去身者,视其血络,尽出其血。"

《灵枢·周痹篇》:"故刺痹者,必先切循其下之大经,视其虚实,及在络之血结而不通,及虚而脉陷空者而调之……"

《灵枢·宜针篇》:"病在经络痼痹者,取

以锋针。"

《灵枢·阴阳二十五人篇》:"……切循其经络之凝涩,结而不通者,此于身皆为痛痹,甚则不行,故凝涩……其结络者,脉结血不和,决之乃行。"

《卫生宝鉴》:"中书粘合公,年四旬有余,躯干魁梧……脚气忽作,遍身肢体微肿,其痛不能近,足胫尤甚,履不任穿……以三棱针数刺其肿上,血突出高二尺余,渐渐如线流于地,约半升许,其色紫黑,顷时肿消痛减。"

(三十四)疝气

《儒门事亲》:"顷关一男子,病卒疝,暴病不任,倒于街衢,人莫能助,呼张救之。张引经证之,邪气客于足厥阴之络,令人卒疝,故病阴丸痛也。急泻大敦二穴,大痛立已。"

(三十五)脏病

《素问·缪刺篇》:"邪客于五脏之间,其病也,脉引而痛,时来时止,视其病,缪刺之于手足爪甲上,视其脉,出其血,间日一刺,一刺不已,五刺也。"

《素问·藏气法时论篇》:"心病者,胸中痛,胁支满,胁下痛,膺背肩甲间痛,两臂内痛,虚则胸腹大,胁下与腰相引而痛,取其经,少阴、太阳、舌下血者。其变病,刺郄中血者。""肝病者,两胁下痛引少腹,令人善怒,虚则目䀮䀮无所见,耳无所闻,善恐,如人将捕之。取其经,厥阴与少阳,气逆则头痛,耳聋不聪,颊肿,取血者。""脾病者,身重,善饥,肉痿,足不收行,善瘈,脚下痛,虚则腹满肠鸣,飧泄,食不化。取其经,太阴、阳明、少阴血者。""肺病者,喘咳逆气,肩背痛,汗出,尻阴股膝、髀腨胻足皆痛,虚则少气不能报息,耳聋嗌干。取其经,太阴、足太阳之外厥阴内血者。""肾病者,腹大胫肿,喘咳身重,寝汗出,憎风,虚则胸中痛,大腹、小腹痛,清厥,意不乐。取其经,少阴、太阳血者。"

《灵枢·五邪篇》:"邪在肝,则两胁中痛,寒中,恶血在内,行善掣节,时脚肿。取之行间,以引胁下,补三里以温胃中,取血脉以散恶血,取耳间青脉以去其掣。""邪在肾,则病骨痛阴痹。阴痹者,按之而不得,腹胀,腰痛,大便难,肩背颈项痛,时眩。取之涌泉、昆仑。视有血者尽取之。"

《灵枢·宜针篇》:"病在五脏固居者,取以锋针,泻于井荥分输,取以四时。"

(三十六)时疫

《医勝》:"崇祯十六年八月至十月,京城内外,病称疙瘩,贵贱长幼,呼病即亡,不留片刻……九门计数,已二十余万……十月初有闽人补选县佐者,晓解病由,看膝弯后,有筋肿起,紫色无救,红则速刺出血,可无患,来就看者,且以万计。""所谓疙瘩,即痧病也。王庭《痧胀玉衡》序云:忆昔癸未秋,余在燕都,其时疫病大作,患者胸腹稍满,生白毛如羊,日死人数千,竟不知所名。有海昌明经李君,见之曰:此痧也,挑之以针,血出病随手愈。于是城中舁而就医者,亦日以千计,皆得愈而去。"

《痧胀玉衡》:"凡痧必有青筋紫筋,或现于数处,或现于一处,必须用针刺之,先去其毒血,然后据痧用药,治其脾肝肾及肠胃经络痧,万不失一。"

参 考 文 献

[1] 董郡. 病理学[M]. 北京：人民卫生出版社，1996.

[2] 成全忠. 组织学[M]. 北京：人民卫生出版社，1996.

[3] 王迪浔，金惠铭. 病理生理学[M]. 北京：人民卫生出版社，1996.

[4] DT 克里格，JC 休斯. 神经内分泌学[M]. 北京：人民卫生出版社，1986.

[5] 沈鼎烈. 神经系统疾病诊断学[M]. 北京：人民卫生出版社，1983.

[6] 黄克维. 临床神经病理学[M]. 北京：人民军医出版社，1999.

[7] 万选才. 现代神经生物学[M]. 北京：北京医科大学、中国协和医科大学出版社，1999.

[8] 谢启文. 现代神经内分泌学[M]. 上海：上海医科大学出版社，2001.

[9] 陈文杰. 血液流变学[M]. 天津：天津科学技术出版社，1987.

[10] 王鸿儒. 血液循环力学[M]. 北京：北京医科大学出版社，1990.

[11] DA 麦克唐纳. 动脉中的血液流[M]. 北京：科学出版社，1982.

[12] 李仲廉. 临床疼痛治疗学[M]. 天津：天津科学技术出版社，2000.

[13] 裴玉昆. 周围血管病学[M]. 北京：北京科学技术出版社，1993.

[14] 初洁秋. 免疫性血管疾病学[M]. 北京：人民军医出版社，2001.

[15] 姜春华. 活血化瘀研究[M]. 上海：上海科学技术出版社，1981.

[16] 韩济生. 针刺镇痛原理[M]. 上海：上海科技教育出版社，1999.

[17] 李家增. 血栓形成与临床医学[M]. 长沙：湖南科学技术出版社，1991.

[18] 赵洪钧. 希波克拉底文集[M]. 合肥：安徽科学技术出版社，1990.

[19] 王秀珍. 刺血疗法[M]. 合肥：安徽科学技术出版社，1986.

[20] 郭光文. 人体解剖彩色图谱[M]. 北京：人民卫生出版社，1995.

[21] 郭剑华. 中国实用刺血疗法[M]. 重庆：科学技术文献出版社重庆分社，1990.

[22] 郑佩. 刺血医镜[M]. 合肥：安徽科学技术出版社，1999.

[23] 喻喜春. 实用中华刺络疗法[M]. 北京：北京医科大学/中国协和医科大学联合出版社，1995.

[24] 南京中医学院. 黄帝内经素问译释[M]. 上海：上海科学技术出版社，1981.

[25] 河北中医学院. 灵枢经校释[M]. 北京：人民卫生出版社，1982.

[26] 山东中医学院. 针灸甲乙经校释[M]. 北京：人民卫生出版社，1979.

[27] 上海医科大学. 实用内科学[M]. 北京：人民卫生出版社，1994.

[28] 石美鑫. 实用外科学[M]. 北京：人民卫生出版社，1994.

[29] 胥少汀. 实用骨科学[M]. 北京：人民军医出版社，1999.

[30] 高维滨. 神经病中医新疗法[M]. 北京：军事医学科学出版社，2001.

[31] 彭广华. 现代眼科治疗学[M]. 广州：广东科技出版社，2001.

[32] 张学军. 现代皮肤性病学进展[M]. 合肥：安徽科学技术出版社，1997.

[33] 张惠明. 耳鼻咽喉科临床手册[M]. 北京：人民卫生出版社，1996.

[34] 葛秦生. 生殖内分泌与妇科疾病诊治手册[M]. 北京：科学技术文献出版社，2002.

[35] 陈卫主. 四肢躯干皮肤病诊病选方大全[M]. 北京：科学技术文献出版社，1997.

[36] 张进玉. 类风湿关节炎[M]. 北京：人民卫生出版社，1998.

[37] 郝伟主. 精神病学[M]. 北京：人民卫生出版社，2001.

[38] 李善顺. 腰腿病·腰椎间盘突出症防治 200 问[M]. 福州：福建科学技术出版社，1997.

[39] 刘立公. 急病针灸典籍通览[M]. 上海：上海科学技术出版社，2000.

[40] 葛洪. 肘后备急方[M]. 北京：人民卫生出版社，1963.

[41] 巢元方. 诸病源候论[M]. 北京：人民卫生出版社，1955.

[42] 孙思邈. 备急千金要方[M]. 北京：人民卫生出版社，1955.

[43] 孙思邈. 千金翼方[M]. 北京：人民卫生出版社，1955.

[44] 王焘. 外台秘要[M]. 北京：人民卫生出版社，1955.

[45] 王怀隐. 太平圣惠方[M]. 北京：人民卫生出版社，1958.

[46] 丹波康赖. 医心方[M]. 北京：华夏出版社，1993.

[47] 窦材. 扁鹊心书[M]. 北京：中医古籍出版社，1992.

[48] 王惟一. 铜人腧穴针灸图经[M]. 北京：人民卫生出版社，1955.

[49] 阎明广. 子午流注针经[M]. 上海：上海中医学院出版社，1986.

[50] 刘完素. 素问病机气宜保命集[M]. 北京：人民卫生出版社，1959.

[51] 张子和. 儒门事亲[M]. 上海：上海科学技术出版社，1959.

[52] 罗天益. 卫生宝鉴[M]. 北京：人民卫生出版社，1987.

[53] 朱丹溪. 丹溪手镜[M]. 北京：人民卫生出版社，1982.

[54] 王国瑞. 扁鹊神应针灸玉龙经[M]. 北京：中医古籍出版社，1990.

[55] 杜思敬. 济生拔粹[M]. 长沙：商务印书馆，1938.

[56] 陈会. 神应经[M]. 北京：中医古籍出版社，1990.

[57] 徐凤. 针灸大全[M]. 北京：人民卫生出版社，1987.

[58] 方贤. 奇效良方[M]. 北京：商务印书馆，1959.

[59] 高武. 针灸聚英[M]. 上海：上海科学技术出版社，1961.

[60] 汪机. 外科理例[M]. 北京：人民卫生出版社，1983.

[61] 李梴. 医学入门[M]. 南昌：江西科学技术出版社，1988.

[62] 江瓘. 名医类案[M]. 北京：人民卫生出版社，1957.

[63] 楼英. 医学纲目[M]. 北京：人民卫生出版社，1987.

[64] 黑龙江祖国医学研究所. 针灸大成校释[M]. 北京：人民卫生出版社，1984.

[65] 许浚. 东医宝鉴[M]. 北京：人民卫生出版社，1982.

[66] 施土生. 针方六集校释[M]. 北京：中国医药科技出版社，1991.

[67] 张景岳. 类经图翼[M]. 北京：人民卫生出版社，1965.

[68] 佚名. 循经考穴编[M]. 上海：上海科学技术出版社，1959.

[69] 郑宏纲. 重楼玉钥[M]. 北京：人民卫生出版社，1982.

[70] 吴谦. 医宗金鉴[M]. 北京：中医古籍出版社，1982.

[71] 陈延铨. 针灸易学[M]. 北京：中医古籍出版社，1984.

[72] 李学川. 针灸逢源[M]. 上海：上海科学技术出版社，1987.

[73] 吴亦鼎. 神灸经纶[M]. 北京：中医古籍出版社，1983.

[74] 廖润鸿. 针灸集成[M]. 北京：人民卫生出版社，1994.

[75] 凌云著. 盛燮荪，李栋森，李锄，校注. 校注经穴会宗[M]. 北京：人民卫生出版社，1995.

[76] 原林. 筋膜学[M]. 北京：清华大学出版社，2011.